U0262438

当代内分泌疾病研究精华

主 编 庞国明 倪 青 张 芳 陆润兰

科学出版社

北 京

内 容 简 介

本书是精选内分泌疾病中西医临床与实验研究成果的学术专著。全书分为四篇，第一、二、三篇均以循证医学证据为基础，阐述糖调节受损、糖尿病及其慢性并发症、甲状腺疾病、肾上腺疾病、垂体疾病、肥胖症、高尿酸血症与痛风、骨质疏松症等内分泌疾病 27 个病种的中西医药临床与实验最新研究进展，凝练出具有指导临床实践和科学研究的观点与思路，提出了存在的问题及治疗难点，阐发了各专病临床与实验研究的广阔前景。第四篇重点阐述肠道菌群与糖尿病相关性、降糖中药活性成分、中药复方治疗糖尿病及其并发症相关机制、中药复方治疗 2 型糖尿病组方规律、药典及相关临床用药指南收录治疗糖尿病中成药综合分析。

全书内容新颖，时效性强；条理清晰，方便查用；病种齐全，紧跟时代。适合于从事内分泌专业的各级中西医临床、教学、科研工作者及医学生参考使用。

图书在版编目（CIP）数据

当代内分泌疾病研究精华 / 庞国明等主编. —北京：科学出版社，2021.5
ISBN 978-7-03-067083-0

Ⅰ. ①当⋯　Ⅱ. ①庞⋯　Ⅲ. ①内分泌病–诊疗　Ⅳ.①R58

中国版本图书馆 CIP 数据核字（2020）第 238454 号

责任编辑：鲍　燕　刘　亚 / 责任校对：王晓茜
责任印制：肖　兴 / 封面设计：北京楠竹文化发展有限公司

科 学 出 版 社 出版
北京东黄城根北街 16 号
邮政编码：100717
http://www.sciencep.com

三河市春园印刷有限公司　印刷
科学出版社发行　各地新华书店经销

*

2021 年 5 月第　一　版　开本：787×1092　1/16
2021 年 5 月第一次印刷　印张：39 1/4
字数：936 000

定价：**208.00 元**
（如有印装质量问题，我社负责调换）

《当代内分泌疾病研究精华》编委会

《当代内分泌疾病研究精华》
编撰单位名单

河南大学中医药研究院

河南大学中医院

开封市中医院

中国中医科学院广安门医院

甘肃省兰州市中医医院

甘肃省兰州市西固区中医院

北京中医药大学深圳医院

四川省第二中医院

辽宁中医药大学附属第三医院

江苏省扬州市中医院

江苏省盐城市中医院

江苏省镇江市中医院

河北省石家庄市中医院

河北省馆陶县中医院

河南省人民医院

河南省中西医结合糖尿病诊疗中心

河南中医药大学第一附属医院

河南省中医糖尿病医院

河南省长垣市中西医结合医院

河南省滑县中医院

陕西省中医药大学第二附属医院

浙江省义乌市中医院

前　　言

　　"让所有内分泌专业朋友们、同道们，用最少的投入来汲取最大的学术收获、用最短的阅读时间来收获本专业跨越时空的研究精华；让所有由糖尿病专科向内分泌大科转变设计师们的梦想都能如期实现！"

　　——这就是我们《当代内分泌疾病研究精华》第一次编委会的专家共识，也是我们全体编著者的初心，更是我们全体编著者的迫切期盼！

　　本书虽系文献综述性体裁，却富含四大特点。第一是"新"：本书重点精选了近 5 年来内分泌专业 27 个病种的国内外研究精华，集中反映了国内外最新研究成果与研究动向；第二是"全"：本书全面收录了内分泌领域所涉及常见疾病及罕见疾病共 27 种，基本实现了对已发现内分泌疾病病种的全覆盖；第三是"详"：本书对内分泌疾病的概念、流行病学特点、病因、病机、临床研究、实验研究、药物研究及存在问题、未来发展方向等方面均进行详细阐述，凝练总结，提要钩玄，详述观点，阐发思想；第四是"实"：本书立足读者临床需求，海涵中西医研究精华，指导性、实用性强，有利于广大中西医内分泌专业临床、教学、科研工作者理论水平、思路方法、临床诊疗等综合能力提升。

　　感谢文中所引用的所有文献作者和他们的研究成果。如有不当之处，敬请批评指正。

庞国明

2020 年 6 月 26 日

目　录

第一篇　内分泌疾病中医药临床研究进展

第二篇　内分泌疾病现代医学临床研究进展

第三篇　内分泌疾病中西医协同临床研究进展

第四篇　内分泌疾病实验研究进展

第一篇

内分泌疾病中医药临床研究进展

第一章　糖尿病及其并发症中医药临床研究进展

第一节　糖调节受损中医药临床研究进展

提　要：糖调节受损（impaired glucose regulation，IGR）是处于糖代谢正常与糖尿病之间的一种状态，包括糖耐量减低（IGT）、空腹血糖受损（IFG）以及 IGT 与 IFG 并存的三种血糖异常状态[1]。近年来，中医药在本病临床上的应用受到普遍重视，实验与理论研究日渐深入，本文从诊断、流行病学、病名、病因病机、辨证论治、专方专药、单味中药、中医特色疗法、影响疗效的因素、存在的问题及展望等方面，对近年来运用中医药治疗 IGR 的临床报道及相关文献研究，进行了分析、归纳，希望能对广大中医临床工作者提供帮助。

关键词：糖调节受损，中医药，干预

一、流行病学研究结果引发人们对本病更加重视

目前我国采用的 IGR 诊断标准与 WHO 诊断标准相一致：空腹血糖（FPG）6.1～7.0mmol/L 或餐后 2 小时血糖（2hPG）7.8～11.1mmol/L[2]，美国糖尿病协会（American Diabetes Association，ADA）将糖化血红蛋白（HbA1c）5.7%～6.4%和（或）FPG 5.6～6.9mmol/L 作为 IFG 的诊断标准，2hPG 7.8～11.0mmol/L 作为 IGT 的诊断标准[3-4]。

2013 年中国糖尿病流行病学调查显示：随着人们生活水平的提高，我国成人 2 型糖尿病患病率已达 11.6%，IGR 患病率已高达 50.1%，且仍呈上升趋势[5]。如此数据当引起医疗及社会各界的重视。有研究表明，IGR 人群如不采用手段干预，4～7 年进展为糖尿病的概率可达 15% 甚至更高，IFG 和 IGT 同时存在者进展为糖尿病的风险竟高达 48%[6-7]。一项国外学者进行的多人群长期随访结果显示：正常人、IFG、单纯 IGT 和 IFG 与 IGT 并存者，转变为糖尿病的概率分别是 4.5%、33.0%、33.8%、64.5%[8]。同时有报告指出，IGR 不但是发生糖尿病的潜在危险因子，对大血管和微血管同样存在风险，其中主要的微血管病变有肾脏病变以及视网膜病变等，而肾脏病的发生发展与血糖水平的变化呈正相关[9-11]。因此早期干预意义重大，有利于延缓或阻止 IGR 的发展，已成为人们关注的重点[12]。

二、糖调节受损中医认识更加深刻

（一）中医病名已成共识并得以明确

在古代医籍的记载中并没有 IGR 这个病名，古代医家将其归属于"脾瘅"范畴。最早在《黄帝内经》中已有"脾瘅""消瘅"等的记载。此后众多医者对脾瘅众说纷纭，森立之在《素问考注》说："脾喜燥恶湿，肥甘伤脾，而内热熏灼，所以名曰脾瘅。"《圣济总录》中也有记载，认为嗜食肥甘，令人内热而中满，久之转为消渴。

近代医家吕仁和教授等[13]经过长期的临床实践认为"脾瘅"可以等同于现代医学 IGR；高彦彬教授[14]认为 IGR 应归属于中医学"脾瘅"范畴；《糖尿病前期中医药循证临床实践指南》中也将 IGR 归属于"脾瘅"范畴[15]。庞国明教授[16]经过近 40 年的临床实践总结归纳分析认为 IGR 在中医学中属于"脾瘅病"。

（二）病因病机立论有四

《素问·奇病论》曰："有病口甘者，病名为何，何以得之？岐伯曰：此五气之溢也，名曰脾瘅。夫五味入口，藏于胃，脾为之行其精气，津液在脾，故令人口甘也。此肥美之所发也，此人必数食甘美而多肥也，肥者令人内热，甘者令人中满，故其气上溢，转为消渴"，说明古代医家认为脾瘅与饮食有关，饮食不节脾胃受损，弗久而为消渴。《灵枢·五变》说："五脏皆柔弱者，善病消瘅"；《灵枢·五变》曰："其心刚，刚则多怒，怒则气上逆，胸中蓄积……转而为热，热则消肌肤，故为消瘅"，提示脏腑虚弱、进食过多肥甘、喜怒无常等因素，是本病发生的主要病理原因。现代大多数学者认为 IGR 是消渴病前期，与肺、脾、肾三脏津液输布失调有关，其病机主要包括脾虚、肝郁、肾虚、燥热、阴虚、血瘀、痰湿等，主要论述如下：

1. 五脏柔弱论

仝小林教授[17]以《素问》有关脾瘅的论述为依据，分析、归纳、总结认为 IGR 的基本病机为脾虚中满内热。谢春光教授[18]认为脾主肌肉，脾虚则水湿停聚，使其运化功能下降，四肢与脏腑器官组织吸收的精微物质减少甚至流失，从而出现糖脂代谢紊乱，血糖逐渐升高。吴长汶[19]认为 IGR 的核心病机为脾脏之玄府郁闭不通，使津液壅遏在脾而不得化精，致使"甘邪"内生，使脾失运化，发为此病。张望之[20]等认为，脾肾两虚是 IGR 的基础中医病机，先后天原因，均可致患者脾气不足，久则发为 IGR。

2. 肝郁情志失调论

赵昱[21]等认为肝气郁滞致气机不和，升降紊乱，阴津输布失衡，不能上输体盖、中以传输，使精微部分郁于血中，或随清气下达，导致血糖轻度升高。石晓琳研究团队[22]亦认为情志不畅，进而瘀血内停，气血津液停聚，日久可致肝郁；气血津液停聚是 IGR 发生的机理之一；2007 年版《糖尿病中医防治指南》中指出：情志不畅是 IGR 的重要诱发因素，正常人长期过度的精神刺激，情志不畅，气机失之升降，阴液凝聚，日久则肝郁。阴液凝聚，日久则形成血瘀；郁滞日久则化火，灼伤肺胃津液，最终可致血糖轻度升高。

3. 痰瘀论

庞国明教授研究团队[23]等通过对确诊为 IGR 的 322 例患者进行中医体质调查分析发现：IGR 人群的发病主要体质类型致病率排名依次是痰湿、气虚、阳虚体质。庞国明教授认为痰湿体质在 IGR 发病当中起着极其重要的作用，脾为后天之本，脾主运化水谷精微，喜燥恶湿，脾虚日久则导致湿浊内阻，困遏脾土，两者互为因果，使脾气更虚，脾虚不散精、聚湿生痰、津液输布紊乱致湿浊更盛，发为本病。刘爱华教授[24]认为 IGR 病位在胆，与肺、脾、肾三脏密切相关，胆郁为本，痰热瘀阻为标。刘香春等[25]认为脾胃受损，湿热瘀结是 IGR 的基本病机。

4. 阴虚论

魏东[26]等对大样本量的 IGR 患者进行体质分析可知：其中 48.14% 是阴虚体质，占主要地位，而痰湿体质则排名第二位。

三、辨证分型论治研究成果更加贴近临床实用

雷晴等[27]临床上根据经验及自身的学术思想，将 IGR 分为以下五个证型：①肝郁，脾虚夹痰湿型，治则为理肝健脾、除湿涤痰，方用柴芍六君子汤加味；②阴虚燥热型，治则为调补气阴、清热生津，拟用六味地黄汤加减白虎汤；③气阴两虚兼湿热型，治则为调补气阴，兼清热祛湿，方用七味白术散、四妙散和香连丸加减；④肝肾阴虚型，治则为滋阴潜阳，因久病则瘀，故加以活血化瘀的药物，处方用左归丸、天麻钩藤饮加减；⑤气阴两虚，兼夹瘀型，治则为补益气阴、活血化瘀，方用滋萃饮、桃核承气汤加减。

中华中医药学会糖尿病分会[28]2011 年发表 IGR 中医诊疗标准，认为肥胖或超体质量者多属痰浊，中等体型或消瘦者多属阴虚；将 IGR 分为气滞痰阻、脾虚痰湿、阴虚气滞 3 个证型。气滞痰阻证治宜理气化痰，脾虚痰湿证治宜健脾化痰，阴虚气滞证治宜养阴理气。

全小林教授[29]认为 IGR 阶段以"中满内热"为主，治用大量苦寒之药清热，同时当重用消导之药，对症治之。全小林教授治疗此病，灵活变通，他将本病分为以下几个证型：①肝胃郁热证，治疗此证，用开郁清热的方法，方以大柴胡汤为主方加减运用；②肝阳上亢证，治疗此证，用平抑肝阳法，方以天麻钩藤饮为主加减运用；③痰浊内阻证，治用消膏降浊法，方用小陷胸汤加减；④胃肠实热证，治疗以泄腑通浊为法，方以大黄黄连泻心汤为基础方加减；⑤脾虚胃热证，治用辛开苦降法，方用泻心汤类方加减；⑥腑实瘀滞证，治用通腑活血法，方用桃核承气汤加减；⑦湿热阻络证，治用清热利湿法，方用三仁汤。

孙新宇等认为[30]IGR 由于先天禀赋不足，肾精亏虚，气血生化乏源，脏腑失养，气血津液失常，发为脾瘅。将其分为 6 个证型：①脾虚湿盛型，治以健脾益气，祛湿化痰。自拟黄芪二术汤加减。②湿热内蕴型，治以清热祛湿化浊。方用三仁汤合半夏泻心汤加减。③痰热互结型，治以清热化痰，泄浊祛瘀。方用黄连温胆汤加减。④肝郁脾虚型，治以疏肝健脾，理气活

血。方用逍遥散加减。⑤肺胃津伤型，治以养阴生津，止渴除烦，益气和中。方用玉泉丸加减。⑥肾虚型，治宜滋阴补肾。方以六味地黄丸化裁。肾气虚以参芪地黄丸加减，肾阴虚以知柏地黄丸加减，肾阳虚以桂附地黄丸加减。

四、中医药干预手段更加丰富

（一）生活方式干预 IGR 更加受到重视

有研究显示，IGR 的发生发展与患者的生活方式密切相关，所以生活方式干预是阻止 IGR 进展的基石，包括合理的饮食与规律的运动[31-34]。合理饮食主要包括低热量、低脂、低盐、高纤维素、低饱和脂肪酸饮食等措施。低饱和脂肪酸可以改善血糖、血脂的代谢；生活方式干预不仅可以改善机体内部的环境，而且可以平衡各个器官功能，增强患者的身体素质，从而有效改善血糖，降低 2 型糖尿病发生风险[35-38]；另外 6 项大型队列研究和 21 项随机对照试验的Meta 分析显示：每天摄入 48～80g 全谷物，可以使 2 型糖尿病发病风险降低 26%[39]。研究指出，生活方式干预建议患者增加蔬菜摄入量，鼓励 BMI＞25kg/m² 的患者减轻体重，增加运动量，每天进行至少 20min 的中等强度活动[40]；研究显示生活方式干预 6 年，能够使 2 型糖尿病 14 年后发生风险降低 43%[41]。芬兰糖尿病预防研究（DPS）的生活方式干预组推荐个体化饮食和运动指导，每天至少进行 30min 有氧运动和阻力锻炼，目标是体重减少 5%，脂肪摄入量＜总热量的 30%；该研究平均随访 7 年，可使 2 型糖尿病发生风险下降 43%[42]。美国预防糖尿病计划（DPP）研究的生活方式干预组推荐患者摄入脂肪热量＜25%的低脂饮食，如果体重减轻未达到标准，则进行热量限制；生活方式干预组中 50%的患者体重减轻了 7%，74%的患者可以坚持每周至少 150min 中等强度的运动；生活方式干预 3 年可使 IGT 进展为 2 型糖尿病的风险下降 58%[43]。随访累计达 10 年后，生活方式干预组体重虽然有所回升，但其预防 2 型糖尿病的益处仍然存在[44]。2017 年中华医学会糖尿病学分会发布的《中国 2 型糖尿病防治指南》中建议，IGR 患者通过控制饮食和适当运动可以使糖尿病的发生风险降低[45]。

另外，有研究显示苦寒性的瓜果蔬菜长期食用也有降糖作用，常见的有苦瓜、柚子、洋葱等，是 IGR 患者的理想食物[46]。有报告指出蜂胶具有提高免疫、抗氧化作用，IGR 患者配合长期食用或可达到更好效果[47]。

（二）中医专方专药应用研究成效显著

目前中医药对 IGR 虽然还没有大范围的国际研究，但越来越被重视。邹亚兰等认为[48]健脾化浊汤可以明显改善中医证候，降低血糖，有益于降低血脂、血压、体质量。师美凤等认为[49]二冬汤可以显著改善 IGR 患者的胰岛素抵抗，增强胰岛素敏感性，改善胰岛功能。张利民等研究指出[50]小陷胸汤不仅可以降低血糖，还能够调控血脂，改善患者痰湿蕴热的体质，从而减缓或阻止疾病的发展。解晓静[51]等临床观察将 IGR 患者随机分为饮食运动组、西药组、中药组，进行饮食、运动治疗和糖尿病教育，西药组加用二甲双胍，中药组加用滋阴清热活血方（生地黄、麦冬、黄柏、丹参等），分别观察各组患者治疗前后各指标及中医临床症状，结果显示：滋阴清热活血方可以显著改善患者血糖及胰岛素抵抗，疗效与二甲双胍相当；在临床症状改善方面优于二甲双胍。邱英明等研究表明复方玉泉饮能降低 IGT（气阴两虚型）患者的血糖，并可以改善患者的临床症状[52]。龚敏等研究认为[53]生活方式干预的基础上加用知柏地黄丸经过 12 个月的临床观察，能有效改善 IGT 患者的血糖、血脂及对胰岛素的敏感性。

庞国明教授[54]等将 60 例 IGR 患者采用随机、对照、单盲的方法分组进行干预治疗，治疗组和对照组各 30 例，对照组给予合理饮食、运动、心理疗法，治疗组给予自拟茶方"六仙饮"（葛根、丹参、麦冬、西洋参等），每日一袋，代茶饮，频服，3 个月为 1 个疗程，共观察 1 个疗程；结果："六仙饮"能显著改善 IGR 患者的临床症状，具有促进胰岛素分泌的功用，能减轻胰岛素抵抗，降低血糖、血脂，对 IGR 有较好的干预作用，能延缓或阻止 2 型糖尿病的发生、发展，安全有效，可行性强，值得临床推广应用。

卓宁[55]采用自拟的花芪降糖方（主要以黄连、麦冬、天花粉、金银花、葛根、生地黄、黄芪等为基础，随证加减），临床干预治疗 IGR 患者 36 例，降糖效果明显，相关指标也有所改善。

（三）中成药的开发与应用日渐深入

王悦欣等[56]认为金芪降糖片对于防治 2 型糖尿病有显著疗效，并且患者有较好的依从性。

闫镛[57]等将 60 例 IFG 患者采用随机、对照、单盲的方法分组进行干预治疗，治疗组和对照组各 30 例，在合理饮食、运动、心理疗法的基础上，对照组口服安慰剂，治疗组口服糖尿康片（柴胡、苍术、黄芪、黄连等），每日 3 次，每次 3 片，3 个月为 1 个疗程，共观察 2 个疗程。结果：经过 6 个月治疗，糖尿康片能降低 FPG，减轻胰岛素抵抗，增强胰岛 B 细胞功能，降低胰高血糖素，改善血脂水平，可有效干预 IFG。

有学者发现[58]薯蓣胶囊能够在一定程度上降低血糖水平，改善血脂，促使胰岛素分泌，逆转 IGR，阻止糖尿病的发生，其主要机理是益气养阴，清热活血化瘀。

有研究显示[59]生津健脾胶囊能够降低气阴两虚型 IGR 患者的血糖、调节血脂、改善胰岛功能且疗效显著，安全性较高，能较好地逆转及延缓 IGR 转化为糖尿病的进程。

（四）单味中药干预 IGR 机制逐渐被揭示

大量研究表明，临床有多种单味中药能够降糖，而且具有多途径、多靶向、多效应性等特点[60]。

1. 改善胰岛素敏感性

山药[61-63]在糖尿病动物试验中显示有降糖作用，其机制为山药多糖在提高糖分解过程中起着重要作用，并与己糖激酶、乳酸脱氢酶、琥珀酸脱氢酶的活性有关，能改善胰岛素敏感性；黄连有效成分小檗碱具有增加胰岛素敏感性的作用，从而有效降低血糖，还可能在胰岛素受体后环节中起作用，使葡萄糖转运加强，减少脂肪堆积[64-67]；黄芪对于氧化应激、糖脂代谢的调节、免疫功能、胰岛素敏感性、胰岛素分泌的改善具有显著作用，可作为防治 2 型糖尿病的常用药物之一[68]；李燕等[69]的研究认为，白术提取物白术多糖可能通过降低血浆胰岛素、增加胰岛素的敏感性来降低血糖。

2. 减轻胰岛素抵抗

有关糖尿病大鼠的研究显示[70]，大黄有降糖作用，尤其是对链脲佐菌素引起的高脂高糖型糖尿病有作用，而且其降糖作用较强，大黄提取物的化学成分还可以减轻胰岛素抵抗，尤其对于由炎症引起者。

3. 促进胰岛素分泌，保护受损胰岛 B 细胞

研究发现[71]，生地能够增加胰岛素含量，其作用机制是由保护和修复胰岛 B 细胞而实现的。试验研究显示生地、黄连水煎液可明显降低四氧嘧啶诱导的糖尿病小鼠的 FPG 值，增加血清胰岛素的含量；沙建平[72]等通过动物实验研究显示，麦冬可使糖尿病大鼠体内的 C-肽正向升高、增加胰岛细胞、延缓或阻止细胞凋亡。以上结果表明，麦冬能够促进胰岛分泌和改善细胞的质量。有研究表明[73-74]枸杞的有效成分枸杞多糖有降糖作用，可显著修复胰岛细胞内超氧化物歧化酶（SOD）的活性，增强其抗氧化能力，可明显减少丙二醛（MDA）的生成，显示枸杞多糖可有效地保护四氧嘧啶损伤的离体大鼠胰岛细胞，促进胰岛素的分泌。研究表明[75]山茱萸所含萜类成分可以通过以下 3 个作用机制降糖：保护胰岛 B 细胞、提高糖耐量以及促进肝糖原合成；鬼箭羽有调节糖代谢和增强胰岛素分泌的作用，进而致血糖降低[76]。

4. 降低肝糖原

西洋参[77]能降血脂，抑制过氧化脂质的生成，抗自由基，改善心肌缺血，降低豚鼠肝糖原含量，增加肝脏 DNA 和 RNA 的含量，促进糖代谢。

5. 抑制小肠蔗糖酶水解

现代药理学研究发现，苍术提取液可抑制小肠蔗糖酶，以降低蔗糖酶对蔗糖的水解而减少糖的吸收以降血糖[78]。

（五）中医特色疗法

具有中医特色的 IGR 非药物治疗在临床中被广泛应用，其特点在于无服用药物可能产生的毒副作用，还能将养生与疾病治疗融于一体，常见的中医特色疗法可分为药物外治和非药物疗法[79]。

1. 药物外治法

（1）隔姜灸法：张慧娟等[80]在研究中把受试患者任意地分成 2 组，每组 36 人，其中一组给予基础教育、饮食、运动治疗，而相对应的另一组给予基础治疗，再加用隔姜灸治疗，1 个月为 1 个疗程，而此项临床研究需要治疗 3 个月，3 个月后评定疗效。疗效评定显示，隔姜灸能有效地干预 IGR。结果显示：上述治疗方法是继之前的方法探索出的又一不错的治疗方式，比基础的健康教育治疗方式有显著的优势。

（2）耳穴法：中医学认为"耳为泉穴之所聚"，《黄帝内经》云："耳者，宗脉之所聚"，"二经脉皆通于耳"，所以由此可知耳与脏腑经络关系密切，耳郭的相应部位是人体脏腑或某一部位疾病的反应点，因此针刺耳郭部位的穴位或者反应点，可以有效地改善脏腑功能，调控内分泌系统，纠正糖代谢异常。郑磷挺[81]对 60 例 IGR 患者进行耳穴按压治疗，结果显示：干预 IGR 患者有显著的成效。李银娣等[82]对不同证型的 IGR 患者进行临床观察，该试验共选取 105 例 IGR 患者，将他们随机分成治疗组（55 例）、对照组（50 例），治疗组根据不同证型在中医辨证治疗的同时配合相应耳穴治疗，临床结果表明：治疗组可更有效地防治糖尿病的发生发展。

（3）穴位敷贴法：主穴取胰俞、脾俞、三阴交、足三里。配穴取肺俞、肾俞、胃俞、膈俞。清洁皮肤，贴上穴位敷贴治疗贴，24h 后更换 1 次，10～15 次为 1 个疗程；或遵医嘱，适用于 IGR 各种证型[83]。穴位敷贴法简便易行，容易接受，疗效确切。

（4）耳迷走神经刺激仪：运用耳迷走神经刺激仪电针耳甲部"迷走穴"。输出电流 1mA，脉冲频率 20Hz，脉冲宽度≤1ms，强度以忍受而不产生疼痛为度。刺激时间为每次 20min，每日 2 次，12 周为 1 个疗程；或遵医嘱，适用于 IGR 各种证型[84]。

2. 非药物外治法

（1）针灸法：大量的临床试验证明，针灸疗法可很好地控制血糖水平，促进胰岛素的分泌，改善胰岛 B 细胞功能缺陷。针灸治疗在改善 IGR 胰岛素抵抗和胰岛 B 细胞功能、抑制胰岛 B 细胞凋亡等方面作用显著[85]。孙晓娟[86]等将 86 例受试患者随机平均分为 2 组，一组给予饮食、运动等健康教育的干预，另一组在健康教育的基础上给予针灸治疗，结合针灸补泻理论，以健脾化痰除湿法治疗糖尿病前期脾虚痰湿证。结果表明，3 个月后针灸组的血糖（FPG、2hPG）、HbA1c 均明显低于对照组。与单纯的健康教育比较，结合针灸治疗效果更为显著，运用中医特色针灸治疗糖尿病前期，预防糖尿病的发生，是值得在临床推广的。

（2）穴位埋线法：王彦军等[87]采用穴位埋线疗法治疗 IGR 患者 120 例，治疗组总有效率可高达 98.3%，优于对照组；不同疗程的穴位埋线疗法对 IGR 患者糖脂代谢的影响不同。

（3）刮痧疗法：阙艳等[88]将临床观察的 102 例 IGR 患者随机平分为对照组和治疗组，两组均给予饮食及运动指导，治疗组加用刮痧疗法，刮拭脾胃经体表循行部位及穴位，干预疗程 6 个月。结果证明刮痧疗法能够降低 IGR 患者的 FPG，并改善患者的体质，可延缓 IGR 发展为糖尿病的时间，使患者体质由偏颇质转向平和质。

（4）八段锦疗法：通过长期、不间断的八段锦习练，可以促进机体气血运行、阴阳平衡，从而达到有效调节 IGR 患者心理状态的目的，并且能不同程度地降低患者的 FPG、2hPG 等生化指标水平[89-90]。吴云川等[91]将 100 例 IGR 患者随机分为八段锦组、步行组、健康宣教组。健康宣教组：保持原有的生活方式，进行隔周一次健康宣教；步行组：患者每天进行步行锻炼，2 次/日，每次 0.5h，中等步速（80～100 步/分）；八段锦组：根据分组不同分别进行 1 次/日、2 次/日、3 次/日的八段锦锻炼。观察治疗前及治疗 3 个月、6 个月后的身体质量指数、FPG、2hPG、HbA1c、SF-36 量表评分的水平变化。结果显示：八段锦组可改善患者的身体质量指数、降低血糖及 HbA1c，调节患者心理状态。

五、存在的问题日益呈现

干预治疗 IGR 对延缓或阻止糖尿病及其血管病变并发症的发生有至关重要的作用。逆转 IGR，改善胰腺功能是当前临床研究的热点[92]。目前临床上干预 IGR 主要存在以下 5 个方面的问题。

1. 中医意识淡薄

临床上部分中医人员缺乏中医意识，而多采用西药联合饮食疗法作为 IGR 的首选治疗方法[93]，存在不良反应多、疗效不理想等缺陷。

2. 中医缺乏统一规范认识

由于中医学术流派的发展各具特色，本病的中医病因病机各家纷说，证候研究方面关于中医证候规范不统一，样本量严重不足，辨证分型标准不一致，不能给予针对性的临床指导，造成了临床治疗的极大困难[94]。

3. 症状较隐匿，缺乏重视

IGR 患者诊断困难，绝大部分患者并无临床症状，而是通过体检发现，亦不能引起患者重视，常忽视干预治疗。因此，应注重筛查。

4. 中医药的局限性

目前关于中医药干预 IGR 的研究存在着一定的局限性，如干预时间过短、随访率较低、药材质量参差不齐等。

5. 中医药缺乏大数据的科研成果

以上列举的疗法之间缺少疗效对比的研究，而且没有形成中医药治疗 IGR 科研成果的大数据，使 IGR 完全逆转依然是个难题，因此应多采用多中心、大样本、随机双盲的方法加强中医药对 IGR 的临床研究，进一步为中医药治疗 IGR 提供依据。

六、述评及展望

IGR 是 2 型糖尿病前期阶段，症状不明显，不易发现，容易引起患者忽视，如不加以干预病情发展将不可逆转，如进展为 2 型糖尿病且损害身体各个器官，严重影响患者的生活质量。关于本病的研究相对较多，对于本病的中医病名，各代医家对"脾瘅"有所共识；而本病的病机，有五脏柔弱论、肝郁情志失调论、痰瘀论、阴虚论，其根本病机是脾肾两虚，肝失条达，则产生湿热、痰瘀、气滞等生理病理因素；脾肾两虚是本，肝气郁结是始动因素；湿热、痰瘀等是标，虚实夹杂是其特点；就本病的辨证分型而言，各医家亦是各抒己见，百家争鸣。

中医药干预 IGR，以健脾益气养阴，疏肝解郁，化痰燥湿，活血化瘀等为治则；IGR 的中医治疗具有明显的优势，主要包括基础治疗、中医非药物干预、中医药干预，具有针对性强、毒副作用小、作用持久等优点，在减少糖尿病转化率的同时也降低了并发症[95]。

从 IGR 的机制和治疗的发展趋势上看，IGR 的防治需要整体的综合调理，这与中医传统医学理论有某种程度的接近，尤其是中药复方的多途径、多环节、多靶点的作用机制，符合中医学界现已公认的通过降糖、降脂、纠正代谢失衡等综合性因素干预来治疗 IGR。近年来中医药在防治 IGR 方面已取得一定的进展。运用中医"治未病"理论干预 IGR，可达到"未病先防"的效果，在该领域具有明显的优势，此项研究具有较好的前景。中医药可明显降低糖尿病发生率以及可改善胰岛功能，有较好的社会意义和经济效益。因此，中医药在 IGR 的治疗中发挥着不可替代的作用[96]。

参 考 文 献

[1] 中华中医药学会糖尿病分会. 糖尿病前期中医诊疗标准[J]. 世界中西医结合杂志，2011，6（5）：446.

[2] 聂春丽，李靖，郑世静，等. 中西医结合治疗 2 型糖尿病胰岛素抵抗的 Meta 分析[J]. 世界中医药，2018，13（3）：767-775.

[3] American Diabetes Association. Diagnosis and classifica-tions of diabetes mellitus[J]. Diabetes Care，2014，37：81-90.

[4] 王娟，王正珍，李勇勤，等. ACSM2015 年世界健身趋势调查报告及对我国全民健身活动的启示[J]. 北京体育大学学报，2015，38（1）：51-56.

[5] Yang W，Lu J，Weng J，et al. Prevalence and control of diabets in China adults[J] JAMA，2013，310（9）：948-959.

[6] 车晓礼，万沁. 饮酒量与糖尿病前期 3 年转归关系的前瞻性研究[J]. 天津医药，2015，43（12）：1433-1436.

[7] 史丽伟，倪青，李晓文，等. 针灸干预糖尿病前期系统评价[J]. 山东中医杂志，2018，37（4）：282-288.

[8] DECODE Study Group on behalf of the European Diabetes Epidemiology Group. Age，body mass index and glucose tolerance in European population-based surveys[J]. Diabet Med，2002，19：558-565.

[9] 段春梅，胡永东，李娜. 中药干预糖尿病前期的研究进展[J]. 湖南中医杂志，2019，35（8）：161-163.

[10] Swinburn BA，Metcalf PA，Ley SJ，et al. Long-term effects of reduced fat diet intervention in Individuals with glucose in tolerance[J]. Diabetes Care，2001，24：619-623.

[11] 张祎，常柏，杨菊，等. OLETF 大鼠"糖耐量减低肾病"的特点及机制探讨[J]. 中国糖尿病杂志，2018，26（7）：581-587.

[12] Rodríguez-Ramírez G，Simental-Mendía LE，Carrera-Gracia MDLA，et al. Vitamin E Deficiency and Oxidative Status are Associatedwith Prediabetes in Apparently Healthy Subjects[J]. Arch Med R es，2017，48（3）：257-262.

[13] 吕仁和. 消渴病（糖尿病）的分期[J]. 中国中医药现代远程教育，2006，4（2）：18-19.

[14] 高彦彬. 古今糖尿病医论医案选[M]. 北京：人民军医出版社，2015.

[15] 方朝晖，仝小林，段俊国，等. 糖尿病前期中医药循证临床实践指南[J]. 中医杂志，2017，58（3）：268-272.

[16] 庞国明. 纯中药治疗 2 型糖尿病实践录[M]. 北京：中国中医药出版社，2019：3-4.

[17] 仝小林. 糖络杂病论[M]. 2 版. 北京：科学出版社，2014：104-105.

[18] 钟文，谢春光，高鸿，等. 基于"脾主肌肉"从脾论治消渴及糖尿病性肌萎缩的相关性探讨[J]. 新中医，2017，49（1）：196-199.

[19] 吴长汶，杨小婷，陈淑娇，等. 从"甘邪"与"玄府"探讨消渴病的因机证治[J]. 中华中医药杂志，2016，31（5）：1547-1550.

[20] 张望之，李双蕾. 糖调节受损的中医研究进展[J]. 中医药学报，2012，40（6）：130-132.

[21] 赵昱，李洪皎，仝小林，等. 浅谈糖耐量低减（IGT）的中医证治[J]. 光明中医，2006，21（7）：24-26.

[22] 石晓琳，王东. 对糖调节受损的认识及中医治疗糖尿病研究进展[J]. 实用中医内科杂志，2012，26（4）：91-92.

[23] 庞国明，闫镛，朱璞. 糖调节受损者的主要中医体质类型及其与相关指标的关系[J]. 中华中医药杂志，2009，24（12）：1547-1548.

[24] 焦东方，刘爱华，等. 刘爱华教授运用舒胆降浊法治疗糖调节受损经验[J]. 四川中医，2017，35（4）：7-9.

[25] 刘香春，苏文博，蒲蔚荣，等. 消渴病湿热致病机理与治法探讨[J]. 中国中医基础医学杂志，2016，22（8）：1121-1122.

[26] 魏东，田锦鹰，郑粤文. 糖调节受损患者中医体质类型临床调查研究[J]. 长春中医药大学学报，2012，28（2）：343-344.

[27] 雷晴，周兴华. 治未病的中医理论在糖尿病前期的应用[J]. 泸州医学院学报，2009，32（3）：240-242.

[28] 中华中医药学会糖尿病分会. 糖尿病前期中医诊疗标准[J]. 世界中西医结合杂志，2011，6（5）：446-449.

[29] 仝小林. 糖络杂病论[M]. 北京：科学出版社，2010：19-30.

[30] 李玉萍，姚亚娟，孙新宇. 等. 孙新宇运用中医辨证治疗糖尿病前期经验[J]. 中国民间疗法，2019，27（23）：14-16.

[31] 李文书，王小芳，赵晓燕，等. 二甲双胍对糖耐量减低冠心病患者血清炎症因子的影响[J]. 临床医学，2017，37（4）：52-54.

[32] 范译丹，何渝煦，范源，等. 糖尿病前期的中西医干预研究进展[J]. 云南中医药，2019，40（12）：72-75.

[33] American Diabetes Association. Standards of medical care in diabetes—2014[J]. Diabetes Care，2015，38（Suppl 1）：S31-33.

[34] Colberg SR，Sigal RJ，Yardley JE，et al. Physical activity/exercise and diabetes：a position statement of the American diabetes Association[J]. Diabetes Care，2016，39（11）：2065-2079.

[35] 周建平. 中医食疗干预对糖尿病患者生存质量的影响[J]. 浙江中医杂志，2011，46（4）：261-262.

[36] 许文超，骆瑛，俞建. 用药指导对 2 型糖尿病患者服药行为的影响[J]. 中国现代医生，2011，49（18）：169.

[37] Esposito K，Chiodini P，Maiorino MI，et al. Which diet for prevention of type 2 diabetes？A meta-analysis of prospective studies[J]. Endocrine，2014，47（1）：107-116.

[38] 刘涛，刘影，梁春光，等. 长期单项运动干预对糖耐量减低女大学生体成分指标和血糖控制的影响研究[J]. 中国全科医学，2015，11（15）：1738-1742.

[39] Ye EQ，Chacko SA，Chou EL，et al. Greater whole-grain intake is associated with lower risk of type 2 diabetes，cardiovascular disease，and weight gain[J]. J Nutr，2012，142（7）：1304-1313.

[40] Pan XR，Li GW，Hu YH，et al. Effects of diet and exercise in preventing NIDDM in people with impaired glucose tolerance. The Da Qing IGT and Diabetes Study[J]. Diabetes Care，1997，20（4）：537-544.

[41] Li G，Zhang P，Wang J，et al. The long-term effect of lifestyle in terventions to prevent diabetes in the China Da Qing Diabetes Prevention Study：a 20-year follow-up study[J]. Lancet，2008，371（9626）：1783-1789.

[42] Lindström J，Ilanne-Parikka P，Peltonen M，et al. Sustained reduction in the incidence of type 2 diabetes by lifestyle intervention：follow-up of the Finnish Diabetes Prevention Study[J]. Lancet，2006，368（9548）：1673-1679.

[43] Knowler WC，Barrett-Connor E，Fowler SE，et al. Reduction in the incidence of type 2 diabetes with lifestyle intervention or metformin[J]. N Engl J Med，2002，346（6）：393-403.

[44] Knowler WC，Fowler SE，Hamman RF，et al. 10-year follow-up of diabetes incidence and weight loss in the Diabetes Prevention Program Outcomes Study[J]. Lancet，2009，374（9702）：1677-1686.

[45] 中华医学会糖尿病学分会. 中国 2 型糖尿病防治指南（2017 版）[J]. 中华糖尿病杂志，2018，10（1）：7.

[46] 艾雪，王东. 从湿热论治糖调节受损[J]. 中医临床杂志，2017，10（29）：1650-1652.

[47] 何佳丽，周威，成清洲. 鄂产蜂胶的抗氧化效能研究[J]. 中国药物经济学，2014，2：204-205.

[48] 邹亚兰，张卫兵，姚鹏，等. 自拟健脾化浊汤治疗糖尿病前期的疗效观察[J]. 中国医药指南，2017，15（29）：193-194.

[49] 师美凤. 二冬汤对糖尿病前期患者胰腺 B 细胞功能的影响[J]. 云南中医中药杂志，2016，37（5）：39-40.

[50] 张利民，谭毅，黄伟，等. 小陷胸汤对糖尿病前期痰湿蕴热体质糖脂代谢的影响[J]. 广州中医药大学学报，2013，30（1）：1-4.

[51] 解晓静，邢兆宏. 滋阴清热活血方干预糖调节受损患者的临床研究[J]. 中医药学报，2013，41（2）：35-37.

[52] 林燕，邱英明. 复方玉泉饮治疗气阴两虚型糖耐量减低 35 例[J]. 福建中医，2019，50（4）：7-11.

[53] 龚敏，李峻峰，邹丽妍，等. 知柏地黄丸对糖耐量减低患者炎症因子及尿微量白蛋白的影响[J]. 中医临床研究，2016，8（18）：28-30.

[54] 庞国明，陈丹丹. 六仙饮干预糖调节受损的临床观察[D]. 郑州：河南中医药大学，2016.

[55] 卓宁. 自拟花芪降糖方干预糖耐量异常疗效观察[J]. 广西中医药，2001，24（6）：13-15.

[56] 王悦欣. 金芪降糖片对糖调节受损者预防糖尿病的作用[J]. 天津医药，2005，33（12）：793-794.

[57] 闫铺，朱璞，张芳，等. 糖尿康片干预空腹血糖受损的临床研究[J]. 光明中医，2009，24（12）：2272-2274.

[58] 耿建国，刘根尚，王宝华，等. 薯蓣胶囊干预对糖调节受损转归影响的临床观察[J]. 时珍国医国药，2005，16（11）：1068-1069.

[59] 孟晓峰，郭俊杰. 生津健脾胶囊治疗气阴两虚型糖耐量减低的临床观察[D]. 太原：山西省中医药研究院，2015.

[60] 金汀龙，陈霞波. 临床常用中药降糖作用研究进展[J]. 浙江中西医结合杂志，2015，25（5）：526-528.

[61] 韩亚楠，陈曦，符德玉，等. 柏艾胶囊改善高血压伴代谢综合征病人胰岛素抵抗及糖脂代谢的临床研究[J]. 中西医结合心脑血管病杂志，2018，16（1）：25-27.

[62] 梅全喜. 现代中药药理与临床应用手册[M]. 3 版. 北京：中国中医药出版社，2016：749，813.

[63] 宏莉，张宏馨，李兰会，等. 山药多糖对 2 型糖尿病大鼠降糖机理的研究[J]. 河北农业大学学报，2010，33（3）：100-103.

[64] 张敬升，黄伟，谢鸣. 小檗碱对体外 HepG2 细胞 IR 模型抗 IR 的效应及机制[J]. 广东医科大学学报，2018，24（21）：138-143.

[65] 王冠梁，刘甲寒，李迪，等. 熊果酸通过 PPARα/γ 改善 HepG2 细胞胰岛素抵抗模型糖代谢的机制[J]. 中药药理与临床，2012，28（4）：24-29.

[66] 金水华，吴宁，刘少芳，等. 海普诺改善 HepG2 细胞胰岛素抵抗作用研究[J]. 海洋科学，2015，39（3）：26-32.

[67] 章平富，丁霞. 自拟养阴降糖方治疗糖耐量异常 31 例[J]. 浙江中医杂志，2017，52（3）：188-189.

[68] 吴雍真，高洁，李文，等. 基于维生素 D 探讨黄芪治疗 2 型糖尿病潜在靶点[J]. 中华中医药学刊，2020，38（7）：110-112.

[69] 李燕，陈素红，吉星，等. 白术多糖对自发性 2 型糖尿病小鼠血糖及相关指标的影响[J]. 中国实验方剂学杂志，2015，21（10）：162.

[70] 许乐，逄晓阳，芦晶，等. HepG2 细胞胰岛素抵抗模型的建立及其应用[J]. 核农学报，2017，31（9）：1775-1781.

[71] 杜宗礼，李正兰，陈春燕，等. 中西医结合治疗冠心病糖调节受损疗效分析[J]. 实用中医药杂志，2013，29（10）：850-851.

[72] 沙建平，马红英，陈晓文，等. 麦冬对糖尿病大鼠胰岛细胞的保护作用[J]. 成都中医药大学学报，2014，37（3）：23-40.

[73] 徐曼艳，张红锋，王煜飞. 枸杞多糖对四氧嘧啶损伤的离体大鼠胰岛细胞的作用[J]. 河北中医，2002，24（8）：636-638.

[74] 刘磊，李青旺，赵蕊，等. 枸杞多糖对糖尿病小鼠胰岛细胞形态与功能的影响[J]. 黑龙江畜牧兽医，2008，（3）：93-94.

[75] 张栋蔚，王余民，徐琎. 清热养阴补肾方干预治疗糖耐量减低的临床观察[J]. 河北中医，2018，40（11）：1679-1681.

[76] 黄程程，刘强，张琳琳，等. 逍遥散加减治疗糖耐量减低的探讨[J]. 四川中医，2016，34（8）：27-28.

[77] 王莉，石岩，杨宇峰，等. 中药益糖康治疗痰热互结型并有糖调节受损的代谢综合征临床研究[J]. 辽宁中医杂志，2012，39（5）：847-848.

[78] 郭赫，倪青. "运脾法"在糖调节受损截断扭转中的作用[J]. 环球中医药杂志，2019，12（7）：1062-1064.

[79] 孙宏峰，田文杨，吴淑馨，等. 中医非药物综合方案治疗糖耐量减低临床观察[J]. 河北中医，2016，38（8）：1162-1165.

[80] 张慧娟，常名空，高丽娜，等. 隔姜灸治疗糖调节受损临床观察[J]. 山西中医，2012，28（4）：37-38.

[81] 郑磷挺. 耳穴按压干预糖耐量受损 60 例临床分析[J]. 青海医药杂志，2006，36（6）：27.

[82] 李银娣，赵恒，朱莎. 中医辨证论治加耳穴治疗糖调节受损的临床观察[J]. 中医临床研究，2011，3（22）：74-76.

[83] Wu Y，Fei M，Hey，et al. Clinical observation on senilepatients with impaired glucose tolerance treated by point application[J]. J Tradit Chin Med，2006，26（2）：110-112.

[84] Feng H，Dong J，Jian H，et al. Effect of transcutaneous auricular vagus nerve stimulation on impaired glucosetolerance：a pilot randomized study[J]. BMC Complement Altern Med，2014，14（1）：1-8.

[85] 孙志，韩海荣，马丽，等. 针刺对 2 型糖尿病大鼠胰岛 B 细胞形态学影响[J]. 中华中医药杂志，2010，25（12）：1971-1973.

[86] 孙晓娟，方朝晖. 针灸干预糖调节受损脾虚痰湿证疗效观察[J]. 中医药临床杂志，2018，10（30）：1850-1852.

[87] 王彦军，焦生林. 穴位埋线治疗 2 型糖尿病前期患者疗效观察[J]. 上海针灸杂志，2015，34（11）：1064-1066.

[88] 阚艳，郑粤文，祁华琼. 刮经疗法对痰湿质糖尿病前期患者的疗效观察[J]. 中国中医药现代远程教育，2014，12（19）：10-12.

[89] 孙晓娟，方朝晖. 中医传统方法干预糖尿病前期的研究进展[J]. 中医药临床杂志，2018，30（12）：2315-2318.

[90] 方春平，江慧玲，王大伟，等. 健身气功八段锦对糖耐量低减的干预效果研究[J]. 天津中医药，2014，（10）：588-590.

[91] 吴云川，韦庆波，任建青. 八段锦对糖尿病前期生理心理调节的机制探讨及量效关系研究[J]. 辽宁中医杂志，2016，10（10）：2031-2032.

[92] 王森，温丽娜，周亚红. 滋肾化痰调周法联合西医治疗对多囊卵巢综合征伴胰岛素抵抗患者性激素水平及糖脂代谢的影响[J]. 河北中医，2018，40（12）：1780-1787.

[93] 李书文. 中西药合用治疗 2 型糖尿病对胰岛素抵抗及低度炎症反应改善作用观察[J]. 实用中医药杂志，2018，34（12）：1499-1500.

[94] 牛小娟，吴海娟，王春雨，等. 中西医结合诊治新诊 2 型糖尿病的研究进展[J]. 现代中西医结合杂志，2018，27（26）：2961-2964.

[95] 刘妍，常丽萍，高怀林，等. 糖尿病前期的中西医药物治疗研究进展[J]. 天津中医药，2019，36（11）：1141-1144.

[96] 侯宁，黄飞翔. 糖耐量减低的中医病因论治探究[J]. 糖尿病新世界，2017，2：193-196.

（陈丹丹、张景祖　执笔，庞国明　审订）

第二节　糖尿病中医药临床研究进展

　　提　要：2型糖尿病（T2DM）约占糖尿病的90%，其发病率高且呈逐年上升趋势，已经成为严重威胁人类健康的世界性公共卫生问题。但截至目前尚无根治性治疗方案，临床治疗和糖友康复的迫切需求，促使治疗 T2DM 有效、稳效、长效的"根治"方法的研发成为当前和今后一个时期医学界研究的热点、难点和重点。大量临床文献报道显示，中医药在治疗本病方面虽具有一定优势，但却未能引起医学界，尤其是中医界自身的高度重视和自信，甚至它已成为中医药治疗 T2DM 研究的最大障碍。为此，本文从中医病名、病因病机、辨证论治、专方专药、单味中药、特色疗法、外治疗法、影响疗效因素分析、存在的问题、述评及展望等方面，对近5年来运用中医药治疗 T2DM 的临床报道及相关文献进行归纳、总结、分析，以期为中医药治疗 T2DM 的临床研究提供借鉴、开阔思路，促进中医药在治疗 T2DM 研究中的深入开展。

　　关键词：中医药，2型糖尿病，治疗，研究进展

　　糖尿病（diabetes mellitus，DM）是由遗传因素和环境因素长期相互作用所引起的胰岛素分泌不足或作用缺陷，同时伴有胰高血糖素不适宜增高的双激素病，以血中葡萄糖水平升高为生化特征，以多饮、多食、多尿、消瘦、乏力等为临床特征的代谢紊乱症候群[1]。近年来，随着人们生活水平的提高、饮食习惯和生活方式的巨大变化，糖尿病的发病率急剧上升。截至2015年，中国糖尿病患者已超过1亿，居世界首位，预计到2040年，我国糖尿病患病人数将超过1.5亿[2]。T2DM 作为糖尿病的主要发病类型，约占90%。在可预见的相当长时期内，T2DM 的防治必将成为人类面临的严峻挑战。西药治疗本病以口服降糖药物、注射胰岛素为主，但长时间应用容易导致患者机体内药性蓄积，易引起不良反应，在不同程度上会对肝肾功能等造成损伤。近年来，中医药治疗糖尿病优势逐渐显现，日趋受到临床重视和糖友的青睐。中医治疗注重整体调节、辨证论治、综合调理以达到阴阳平衡、气血调和、气机调畅、脏腑协调、清升浊降，在平稳调糖的基础上，还具有缓解症状效果好、毒副作用小等独特优势。目前中医药在治疗本病临床研究方面已取得许多研究成果和可喜进展，现对近5年来研究报道相关文献综述如下。

一、中医对糖尿病的认识

（一）病名研究在守正中创新，旨在发挥其在诊治中的导向作用

　　"糖尿病"自古便有之，历代古籍对本病中医病名记载繁多，数千年更迭演变，如"消渴、消瘅、消中、脾瘅、膈消、膏消、肺消、消肾、三消、果木消、虫消……"，近年的教科书及指南标准等将其归属于"消渴病"范畴者居多。

1. 在守正中传承，病名内涵代有发挥

先秦时期，《灵枢·五变》指出："五脏皆柔弱者，善病消瘅"，认为五脏虚弱，过食肥甘，情志失调是引起消渴病的原因。唐·张介宾《类经·十六卷》亦有关于"消瘅"的记载："消瘅者，三消之总称，谓内热消中而肌肤消瘦也。"《灵枢·五邪》记载："邪在脾胃，……阳气有余，阴气不足，则热中善饥。"《素问·脉要精微论》云："瘅成为消中。"宋·王怀隐《太平圣惠方》则认为："吃食多而饮水少，小便少而赤黄者，消中也。"明·戴思恭《证治要诀》首次提出"上消""中消""下消"的概念。《证治准绳》在总结前人基础上，认为"渴而多饮为上消，消谷善饥为中消，渴而便数有膏为下消"。消渴及脾瘅之名，均首见于《素问·奇病论》，"有病口甘者……名曰脾瘅……此肥美之所发也，……故其气上溢，转为消渴"。其中由于"五气之溢"引起的"病口甘者"称为"脾瘅"，糖尿病早期无明显症状到有口渴或善饥等化火化热的症状之前，归属于"脾瘅"；而"消渴"则有两层含义：一是以多饮、多食、多尿、消瘦，或尿有甜味为主要表现的一类疾病，一是后世所述"三消"之统称。

2. 在临床中守正创新，以凸显中医病名的精准导向作用

近年来，高校的教材、相关机构发布的指南多将糖尿病归属于"消渴"，而笔者在临床中发现，"消渴"与 T2DM 虽然相关相似，但不全等。为此，提出应将 T2DM 病名重新进行审定的观点，如庞国明教授[3]据 T2DM 临床实际表现与中医传统"三消"病名内涵相结合，将 T2DM 的中医病名一分为五，旨在发挥其在诊疗中的导向作用：将有典型"三多一少"症状者诊为"消渴病"；以口干多饮为主症者诊为"上消病"；以消谷善饥、消瘦为主症者诊为"中消病"；以多尿、饮一溲一为主症者诊为"下消病"；而对于没有糖尿病相关临床症状，仅口中有甜味或体检发现血糖增高、符合 T2DM 诊断标准者，则诊为"脾瘅病"。

（二）病因病机

T2DM 病因比较复杂，研究日渐深刻，源于临床实践的新观点不断出现。中医认为先天禀赋不足、饮食失节、情志失调、劳欲过度等均可引发本病，而根据不同表现，分属于"四消一瘅"，病变脏腑主要在肺、胃、肾。传统观点认为其主要病机为阴津亏虚、燥热偏胜，而以阴虚为本、燥热为标，两者互为因果。但随着 T2DM 早期被诊断的增加和"无症状型"T2DM 的出现，现代中医学者对本病的病机认识也有所创新，更符合现代人发病的实际。

1. 病因认识不断深化

（1）禀赋不足是根本：早在春秋战国时期已认识到先天禀赋不足是引起本病的重要内在因素，《灵枢·五变》记载："五脏皆柔弱者，善病消瘅"，其中尤以阴虚体质为最。先天禀赋不足，五脏虚弱，脾胃运化失司，积热内蕴，化燥伤津，消谷耗液，是 T2DM 属消渴病群体发生的内在基础，这与现代医学认为糖尿病与遗传因素有关具有相似之处。

（2）饮食不节是基础：长期肥甘厚腻、嗜食辛辣或暴饮暴食，谷精蓄积，壅滞化热，发为消渴等，《素问·奇病论》记载："此肥美之所发也，此人必数食甘美而多肥也，肥者令人内热，甘者令人中满，故其气上溢，转为消渴。"特别是现代社会，随着物质生活水平的提高，饮食结构的改变，过食肥甘厚味，损伤脾胃，脾胃运化失司，积热内生，化燥伤阴，发为消渴。

（3）情志失调是诱因：长期过度的精神紧张，或郁怒伤肝，或忧思竭虑，肝气郁结，以致郁久化火，灼伤肺胃津液而诱发或加重病情。正如《临证指南医案·三消》说："心境愁郁，内火自燃，乃消症大病。"

（4）劳欲过度多下消：房室不节，劳欲过度，肾精亏损，虚火内生，则火因水竭愈烈，水因火烈肾虚肺燥胃热俱现，多以尿频为著而呈现下消之病。如《外台秘要·消渴消中》说："房室过度，肾气虚耗故也，下焦生热，热则肾燥，肾燥则渴。"

2. 病机源于临床赋新解

传统观点认为 T2DM 属于消渴病的病机主要在于阴津亏损、燥热偏胜，而以阴虚为本、燥热为标，两者互为因果。后期阴损及阳、阳损及阴，产生一系列变证。现代临床当中，又有诸多医家在临证实践中悟道解、究学术，提出了痰浊中阻、疏泄失常、脾壅络滞、脾肾阳虚、阴阳两虚等病机的新观点，对指导诊疗、提升疗效有帮助。

（1）阴虚为本、燥热为标论：罗立群认为"消渴"起始病机为阴津亏损、燥热偏盛，属阴虚为本、燥热为标的本虚标实证，临床上以气阴两虚型最为常见，治疗当益气养阴为主[4-6]。

（2）痰浊中阻、土壅木郁论：庞国明教授[7]认为 T2DM 的病机一是痰浊、痰热形成，痰浊困脾，中焦不运，致脾不能正常布运谷精津液，胃不能正常纳化水谷，脾不升清，胃不降浊则"升糖"病机形成，成为 T2DM 的始动因素与发生的主要病理机制之一；二是痰浊中阻，脾土被遏，土壅木郁，脾病及肝，肝脾不调，肝脾失于升清疏运，胆胃失于降泄浊邪，谷精不升，壅滞血中，变为"糖浊"而致血糖升高。魏文著[8]认为痰湿内蕴是肥胖型 T2DM 及其胰岛素抵抗最主要的致病因素；肥胖型 T2DM 的形成与脾阳气化失常、肾阳温煦无力、肝失疏泄密切相关，其病在三阴，统在太阴，根在少阴；扶阳健脾益肾、化痰泄浊祛瘀为主要治则。

（3）脾壅络滞与伏邪三焦论：韩笑[9]认为肥胖 T2DM 的核心病机为胰岛素抵抗，与中医"脾壅络滞"的病理环节密切相关。脾壅是脾气壅塞，是中焦食气不化，脾气受困，呆滞不行的病机变化；络滞是络脉郁滞，邪气留滞于络脉，依附难去，络脉不畅的病机变化。韩笑提出了"疏壅通络"法治疗 T2DM。黎又乐等[10]通过中医传承辅助平台分析孔光一教授治疗 T2DM 的用药特点，总结出糖尿病多由伏邪致病，认为人体脏腑气血阴阳失调日久，则邪气内生，伏藏于三焦膜系之中，耗伤阴血，导致内通性膜系萎弱，外通性膜系阻塞，倡导以内外膜系同调，气血并治，攻补兼施立法。

（4）脾肾阳虚论：刘志龙[11]教授认为由于脾肾阳虚，温煦功能下降，使脾胃运化失职，水饮难化，不能润泽五脏六腑、四肢百骸，造成了消渴病的发生、发展及演变。治宜甘温益气、温补肾阳、升清醒脾、导滞降浊。

（5）阴阳两虚论：陈亚琳等[12]研究提出肥胖型 T2DM 分为早、中、末三期，早期多胃火炽盛、脾失健运，中期痰瘀互结、气阴两虚，而末期为阴损及阳、阴阳失调，治宜调补阴阳。庞国明教授[13]则明确指出阴阳两虚是糖尿病发展的必然趋势。

二、辨 证 施 治

（一）辨证分型研究思路更趋宽泛

1. 依据临床实践探究辨证分型施治

庞国明教授[13]总结病机演变规律，将 T2DM 辨证分为热盛伤津证、气阴两虚证、肝郁脾虚证、痰浊中阻证、湿热内蕴证、脾肾气虚证、阴阳两虚证七个证型，分别重用清热养阴调糖饮、益气养阴调糖饮、疏肝健脾调糖饮、和中降浊调糖饮、清热化湿调糖饮、补肾健脾调糖饮、阴阳双补调糖饮进行加减治疗，取得了较好的临床疗效。贺颖[14]亦根据患者的主要症状及病机阶段进行辨证分型，肝胃郁热型，开郁清热治疗；阴虚火旺型，滋阴降火治疗；气阴两虚型，益气养阴治疗；气阴两虚兼瘀型，益气养阴、活血化瘀治疗；阴阳两虚型，阴阳双补治疗。熊静[15]研究认为 T2DM 的中医辨证为阴虚热盛证、肝肾阴虚证、气阴两虚证、阴阳两虚证、湿热内蕴证五个证型，在临床治疗中采用针对性疗法。

2. 依据病程转归探究辨证施治

左舒颖等[16]将 T2DM 分为早期、中期、晚期三个病程阶段：早期肺热津伤，宜清宣肺热、养阴生津，方选消渴方加减；胃热炽盛，则宜清泻胃火、养阴增液，方选玉女煎加减。中期脾气虚，宜益气健脾，方用七味白术散加减；肾阴虚，宜滋阴固肾，方用六味地黄丸加减。晚期阴阳两虚，则宜滋阴补阳、补肾固本，方用金匮肾气丸加减。

3. 依据脏腑辨证探究施治

彭贻燕等[17]根据中医脏腑辨证，分型论治 T2DM。其中，肾阴亏虚型采用滋阴补肾方，胃燥伤津型采用清热补虚方，燥热伤肺型采用清热润肺方，阴阳两虚型采用温阳补肾方，阴虚阳浮型采用滋阴降火方，取得满意临床疗效。杨红梅[18]将糖尿病辨证分为肾阴亏虚型、胃燥津伤型、燥热伤肺型、阴阳两虚型、阴虚阳浮型五种证型，给予对应中药方剂治疗，结果显示中医辨证治疗的临床疗效更为显著。

4. 依据特定患病类型探究辨证施治

庹明玉等[19]针对初发 T2DM 患者，应用中医辨证治疗：气阴两虚、脾肾亏损型，治以滋肾补阴、益气健脾为主，方用黄芪、熟地黄、山药、元参、丹参等；阴虚火旺、肾虚精亏型，治以补肾固精、养阴清热为主，方用生地、山药、黄芪、石膏、花粉等。通过特定患病类型进行辨证施治，取得满意临床疗效。

5. 依据指导原则辨证施治

邓权[20]参照《中药新药治疗糖尿病的临床研究指导原则》将入选病例分为以下证型，并予以辨证治疗：阴虚热盛型，予以增液汤加减；气阴两虚型，予以白虎汤联合人参汤加减；阴阳两虚型，予以肾气丸加减；湿热困脾型，予以葛根芩连汤加减，不仅能有效改善患者中医证候，且能改善 FPG、2hPG、HbA1c 等理化指标水平，疗效显著。

（二）临床论治多从治则治法入手

1. 养阴润燥法

沈小璇等[21]基于消渴病阴虚燥热理论，应用自拟黄连降糖汤（黄连、黄芪、生地黄、太子参等）治疗 T2DM，观察其临床疗效及对血管血管内皮生长因子（VEGF）的影响，结果表明该方安全有效，除了能调节患者血糖水平外，还能在一定程度上预防糖尿病血管并发症的出现。

2. 益气养阴法

基于阴虚为本、燥热为标，久病耗气伤阴，气阴双亏的病机认识，治疗原则为以益气养阴为主，辅以健脾补肾。南征教授[22]认为中药治疗该病须达到"阴平阳秘"，研究运用自拟方知参消渴安汤（人参、知母、黄芪、玉竹、黄连等）治疗消渴气阴两虚夹瘀证，与二甲双胍作对照研究，结果中药组总有效率达 90.6%，对照组为 86.7%，且中药组血糖指标的下降幅度均高于对照组。胡军平等[23]自拟益气养阴活血方与之类似。吕娟[24]亦从益气养阴立法，自拟降糖方（虎杖、黄芪、生地黄、熟地黄等），取得满意效果。王美子等[25]自拟中药复方益糖康（黄芪、黄精、红参、葛根等），以健脾益气、活血养阴为总则，对于控制 T2DM 患者的血糖以及延缓其并发症的发生发展起到了可见的疗效性作用。孙晓东等[26]应用五味消渴方（熟地、人参、乌梅、石斛等）治疗 T2DM 气阴两虚证，获得较好疗效，可有效控制血糖，改善胰岛功能。

3. 健脾益气法

张愿等[27]针对初诊脾虚型 T2DM 患者，选用健脾益气为主的加味参芪复方（人参、黄芪、山药、制大黄等），能明显改善患者的中医证候、提高其生活质量，同时有助于调节糖脂代谢紊乱。田源等[28]采用自拟的经验方益气健脾汤（太子参、茯苓、白术、黄芪、陈皮等）治疗脾气虚弱型 T2DM 患者，亦取得满意疗效。

4. 补益脾肾法

杨李祺等[29]将 60 例脾肾两虚型 T2DM 患者随机分为治疗组和对照组，对照组予胰岛素强化治疗，治疗组在对照组基础上给予口服补肾健脾方（黄芪、黄精、淫羊藿、沙苑子等），结果治疗组总有效率，总体疗效，以及对 FPG、2hPG、HOMA 法胰岛素抵抗指数（HOMA-IR）、胰岛 B 细胞功能的改善作用均明显优于对照组。孙天赐等[30]从脾肾论治，应用并提汤（黄芪、党参、炒白术、巴戟天等）加减治疗 T2DM，可有效控制血糖，改善胰岛功能，缓解中医证候，治疗 T2DM 效果确切，其机制可能与调节血清视黄醇结合蛋白 4（RBP4）、Betatrohin 水平有关。

5. 益气化痰（湿）祛瘀法

气虚阳虚日久，导致肺脾功能失调，精津运行输布障碍，痰湿内停，瘀血留滞，虚实夹杂。

临床中脾虚兼有痰湿瘀血互结病例较多。基于上述理论，李家丽等[31]自拟化痰降浊逐瘀方（桑叶、山楂、丹参、荷叶、荔枝核等）以改善患者的症状，降低其血糖水平，辅助调节血脂。成金燕等[32]选择 T2DM 具有胸脘腹胀、头身困重、体形肥胖、四肢倦怠等痰湿兼见脾虚之症患者为研究对象，自拟复方番石榴制剂（番石榴叶、鬼箭羽、五指毛桃等）联合二甲双胍治疗，能有效改善中医证候，降糖、降脂、减肥，且无明显副作用。何颖等[33]自拟健脾化痰方（黄芪、山楂、党参、绞股蓝、胆南星等）治疗 T2DM 效果较好，且有降低患者同型半胱氨酸水平的协同作用。尚祥岭及郝永蕾等[34-35]针对脾虚湿瘀证患者，自拟方亦从健脾益气、化湿祛瘀立法，取得满意疗效。而对于以阳气不足表现更著者，李吉武等[36]则以温补脾肾阳气、行血活血化瘀为大法治疗，亦可见良效。

三、经　方　时　方

1. 葛根芩连汤

表里双解剂之葛根芩连汤来源于医圣张仲景的《伤寒论》，由葛根、党参、黄芪、茯苓、丹参、生地、黄芪、白术、黄连、泽泻、猪苓、玉米须、桂枝、干姜、炙甘草组成，具有清热坚阴止利、解表清里、生津柔润之功。

（1）辨证选用：多项研究表明，临床中从湿热困脾这一病因病机施治，应用葛根芩连汤，可有效地降低血糖，同时调理脂质代谢、辅助控制体重，且应用安全[37-41]。但李红等及张颖等[42-43]则应用该方治疗 T2DM 气阴两虚证患者，亦取得满意疗效。

（2）临床研究：丁大飞等[44]通过对葛根芩连汤治疗 T2DM 的临床疗效进行 Meta 分析，检索了 2005～2018 年相关文献，最终纳入 15 篇，Meta 分析结果从循证医学角度证明了该方对 T2DM 治疗的有效性。王海超[45]选择 76 例 T2DM 患者作为观察对象，结果显示该方对降低患者 HbA1c 及血糖水平有积极影响，同时有助于改善口干口渴、怕热多汗等临床症状。张美琴[46]在常规治疗基础上应用葛根芩连汤能有效改善 T2DM 患者血糖水平，提高治疗总有效率，同时减少不良反应。朱亚歌[47]用葛根芩连汤治疗 T2DM 患者 60 例，结果显示该方有助于控制血糖，降低炎症因子水平，值得临床推广应用，但她同时也指出，临床应用时应根据患者临床表现、恢复情况辨证施治，提高治疗的针对性。

（3）动物实验：孙虹燕[48]选取无特定病原体级 SD 雄性大鼠 40 只为研究对象，实验结果表明葛根芩连汤能维持 T2DM 大鼠体重、降低 FPG、增加注射胰岛素后血糖下降速度、提升胰高血糖素样肽水平，对 T2DM 具有明显的治疗作用。

（4）作用机制：赵金龙等[49]利用系统药理学的分析方法，初步验证了葛根芩连汤治疗 T2DM 的作用机制，可能是其有效化合物成分槲皮素、山柰酚等通过 TNF signaling pathway 等信号通路，作用于前列腺素 G/H 合成酶 2、JUN、FOS 等靶标，从而起到调控炎症因子、降低或减缓引起 T2DM 的炎症反应，起到治疗 T2DM 的作用，证明了该方治疗 T2DM 具有较强的科学性。

2. 玉液汤

玉液汤是治疗消渴病的经典名方，出自张锡纯的《医学衷中参西录》，由黄芪、葛根、鸡内金、知母、五味子、山药、天花粉组成，具有补脾固肾、益气养阴、生津止渴之功效[50]。

（1）辨证选用：张明德[51]认为消渴病的基本病机是阴虚燥热，清热润燥、滋阴补液是基本治则，选用玉液汤治疗消渴病之气阴两虚者。结果显示，玉液汤联合西药治疗，其疗效、FPG 及 2hPG 下降超过 20%的时间、HbA1c 下降超过 10%的时间、不同时间下血糖状态、HbA1c 测定水平等各项指标，均优于单用西药者。吕萍等[52]同样应用玉液汤治疗气阴两虚型 T2DM，疗效显著，可降低患者血糖、血脂水平，提高胰岛素分泌水平。

（2）临床研究：陈红霞等[53]进行 Meta 分析结果显示，玉液汤治疗后患者的症状、体征、血糖均显著改善，从循证医学角度证明该方的有效性，但尚待进一步开展大样本、高质量研究予以证实。贾永忠等[54]在临证中以玉液汤为主方并加入枸杞、生地黄、玉竹等，使之更适合病情，临床疗效大大提高。冯国英等[55]亦应用玉液汤加减，不仅有效控制了 T2DM 患者的血糖水平，而且经试验证明该方具有辅助改善胰岛 B 细胞功能及减少颈动脉内中膜厚度的作用。

（3）动物实验：刘勇等[56]将 80 只大鼠作为实验研究对象，实验中应用玉液汤干预的 T2DM 大鼠胰岛体积比未干预者胰岛体积大、细胞数相对较多，研究表明玉液汤能对胰岛细胞产生修复作用，有效改善胰腺组织状态，降低 B 细胞受损程度，最终控制血糖水平。

3. 小柴胡汤

小柴胡汤是东汉张仲景《伤寒杂病论》中的名方，是和法的代表方剂。其药用七味：柴胡、黄芩、半夏、生姜、人参、大枣、炙甘草。全方寒温并用，升降协调，开郁活气，和枢机而疏利三焦。

（1）辨证选用：近年来，小柴胡汤在 T2DM 中的应用逐渐增多。宋锦华等[57]基于和法思想提出气血津液不和为糖尿病患者病理状态之总括，枢机不和为病机关键，临证予小柴胡汤和枢机，再据症、证不同灵活加减，以畅气血津液，恢复机体正常气化，而趋向"和"的状态，从而改善病家诸不适、辅助控糖。崔燕[58]基于中医学中消渴常见的阳微结、少阳失枢、胆火内郁病机，在西药常规降糖治疗的基础上，选用治疗少阳枢机不利的经典方——小柴胡汤加味治疗少阳失枢型 T2DM，获得较好临床疗效。

（2）临床研究：如冯斌等[59]研究发现，T2DM 患者在服用降糖药控糖基础上，以小柴胡汤为基础随证加减治疗 1 周后血糖控制良好，中医临床症状显著改善，有效率为 93.3%。徐静等[60]研究发现，小柴胡汤应用于 T2DM，可有效提升降糖效果和血糖达标率，有利于改善患者预后，治疗价值较高。罗小燕[61]亦在临床观察中总结出小柴胡汤对 T2DM 患者血糖、中医证候具有良好改善作用。金丽丽[62]将 60 例糖尿病患者随机分为对照组及治疗组，对照组单纯口服西药控糖，治疗组在此基础上予小柴胡汤加减治疗，治疗组总有效率为 90.0%，对照组为 66.67%。可见小柴胡汤加减治疗 T2DM 效果显著，值得临床推广，其降糖机制有待更多实验研究以明确。

4. 乌梅丸

乌梅丸首见于《伤寒论》，由乌梅、细辛、干姜、黄连、当归、附子、蜀椒、桂枝、人参、黄柏组成。原书记载主治脏寒蛔厥、厥阴头痛等证。因其组方精妙，寒温并用，攻补兼施，被后世医家广泛应用于临床。

（1）理论研究：消渴日久，病机十分复杂，寒热错杂，阴阳失调，虚实夹杂。乌梅丸寒热并用，温清并举，阴阳并调，攻补兼施，可用于治疗久病消渴[63]。李金骁等[64]从厥阴风木出发，运用取类比象法论述 T2DM 的病因病机，探讨了乌梅丸治疗 T2DM 的合理性。王兵等[65]简要分析了 T2DM 患者的临床表现和病因病机、乌梅丸的组方特点，参考历史文献和权威期刊对糖尿病与乌梅丸的认识等内容，分析得出临床运用乌梅丸进行灵活加减，符合中医辨证思路，同时也契合现代药理研究结论。李阳[66]从乌梅丸方义探析治疗消渴之机制，认为消渴从厥阴论治论据充分，应用厥阴病主方乌梅丸治疗糖尿病是契合病机的。

（2）临床研究：谢更钟等[67]拟对照组 30 例患者应用二甲双胍片治疗，治疗组 30 例患者在对照组基础上联合乌梅丸加减，分析后认为加减乌梅丸方能显著改善上热下寒型 T2DM 患者的临床症状，降低血糖等指标，另外还能够改善胰岛素抵抗，临床疗效显著。郑利星[68]的研究方法及研究结论与其趋于一致。金广辉[69]以乌梅丸为主方，变丸为汤，临症加减：伴四肢麻木疼痛者加桂枝、白芍、麻黄等；伴尿蛋白者加水蛭、土茯苓、萆薢等；伴腹泻者加赤石脂、苍术、白豆蔻等，取得满意疗效。

（3）动物实验：吴帆等[70]通过实验证明乌梅丸可以通过调节 T2DM 模型大鼠 FPG，降低 NF-κB 表达抑制炎症反应，上调胰高血糖素样肽-1 表达增强肠黏膜屏障保护作用，从而达到防治 T2DM 的作用，为进一步防治 T2DM 提供了新的思路和实验基础。

5. 干姜黄芩黄连人参汤

干姜黄芩黄连人参汤是来源于《伤寒论》治疗"食入即吐"病症的经典方剂，由干姜、黄芩、黄连、人参四味药组成。周玉刚等[71]采用干姜黄芩黄连人参汤治疗气阴两虚型 T2DM 取得很好效果，能降低患者血糖水平，改善临床症状，提高其生活质量。

6. 半夏泻心汤

半夏泻心汤系《伤寒论》第 149 条针对寒热错杂、脾胃升降失调病机而设，辛开苦降、和中散痞，由半夏、干姜、黄芩、黄连、党参、大枣、甘草组成。文献报道，采用半夏泻心汤联合西药治疗 T2DM（脾虚胃热证）疗效显著，且能改善血糖水平[72]。而半夏泻心汤联合柴芍六君子汤能通过调理脾胃而改善症状、降低血糖，对 T2DM 具有治疗作用[73]。

7. 其他

王松松等[74]提出早期 T2DM 治法以清热养阴为本，兼夹湿邪，见气滞胸闷、呕逆胀满者，可予柴胡达原饮化裁以升降气机、通三焦之气。黄志辉[75]则针对痰湿型 T2DM 患者选用柴胡温胆汤治疗，效果显著。王英英[76]研究发现加减抵当汤对于痰瘀型 T2DM 患者血糖控制、胰岛素使用量的降低以及中医证候积分的改善价值显著。

四、中成药开发与应用受到普遍重视

中成药多为经反复证实效果显著的方剂加工而成，服用方便，疗效确切，临床中单纯中成药或者中成药联合西药应用，在 T2DM 治疗中发挥着重要作用，并取得了显著的疗效。

1. 六味地黄软胶囊

郑文彬[77]通过实验分析六味地黄软胶囊在消渴病肾阴虚证治疗中的临床应用价值。纳入病例 98 例，其中对照组予阿卡波糖，观察组在对照组基础上加用六味地黄软胶囊，结果观察组的显效率、总有效率均明显提升，脂联素水平明显提高，而超敏 C-反应蛋白则明显降低，提示该药能够通过调节脂联素和超敏 C-反应蛋白水平而提高消渴病肾阴虚证患者的临床疗效。

2. 金匮肾气丸

何建敏[78]认为消渴病的发生、发展与气阴两伤、阴阳两虚密不可分，治疗从滋阴养气、温肾补阳着手，采用金匮肾气丸治疗，可以有效提高临床疗效，显著降低血糖水平，还能有效减少药物不良反应。

3. 津力达颗粒

赵进东等[79]纳入总计 156 名新诊断 T2DM 患者参与研究。研究结果显示，在二甲双胍治疗基础上，联合使用津力达颗粒可使新诊断 T2DM 患者血糖水平得到更好控制，表明将津力达颗粒应用于新诊断 T2DM 患者安全有效。

4. 芪蛭降糖胶囊

闫峰等[80]设对照组 50 例给予西药治疗，实验组 50 例在此基础上给予芪蛭降糖胶囊治疗，结果表明，相比单纯应用西药者，该药在改善临床症状方面效果更明显，且更有助于血糖控制。

5. 天麦消渴片

许成群[81]将 92 例中医辨证为气阴两虚证初发 T2DM 患者随机分为对照组（服用二甲双胍）、治疗组（服用二甲双胍片和天麦消渴片）各 46 例，结果总有效率治疗组优于对照组，表明天麦消渴片联合二甲双胍片治疗初发 T2DM 可明显降低血糖。

6. 参芪地黄降糖颗粒

徐月丽等[82]选取气阴两虚型 T2DM 患者 110 例，对照组常规降糖治疗，观察组在对照组基础上加用参芪地黄降糖颗粒，结果观察组血糖、血脂等指标显著低于对照组，倦怠乏力、口干咽燥、盗汗等症状的消失率均显著高于对照组，提示该药能有效调节血脂、血糖水平，改善临床症状。

7. 院内制剂

大量文献研究显示，院内制剂的开发应用对 T2DM 的治疗起到了积极的作用[83-86]。闫镛、庞国明等[87-91]应用院内制剂黄连降糖片治疗 T2DM，疗效显著，开展动物试验也验证了该药对 T2DM 的治疗作用，并对其作用机制、量效关系进行了探索。沈艳等[92]应用院内制剂泄浊降脂片干预 T2DM 患者，该药以《伤寒论》中抵当汤为基础方化裁而来，具有活血化瘀、化痰泄浊的功效，适用于痰瘀证，能显著改善糖脂代谢、胰岛素抵抗，降低超敏 C-反应蛋白水平，并能改善中医证候。张越等[93]应用院内制剂芪丹颗粒治疗脾虚痰瘀型 T2DM，在改善临床症状、降低血糖方面与二甲双胍效果相当。

五、单味中药研究为临床应用与方药研制提供支撑

1. 黄连

黄连味苦，性寒，归心、脾、胃、胆、大肠经。具有清热燥湿、泻火解毒之功。《本草正义》曰：“黄连大苦大寒，苦燥湿，寒胜热，能泻降一切有余之湿火。”在消渴病的治疗中，黄连以其独特的优势为历代医家所钟爱，再加之现代药理研究显示其显著的降糖作用，更使黄连备受关注。

张红、闫镛[94-95]均应用单药黄连，或黄连复方辨证论治消渴病，取得确切疗效。而基于网络药理学方法的研究，对黄连治疗糖尿病的作用机制有了进一步的探索，从微观角度证明了黄连能发挥多靶点、多通路的协同作用；不仅能直接调控血糖，减少胰岛素抵抗，还能降低血脂、保护心脏血管、改善糖尿病眼部以及足部损伤等并发症，在糖尿病发生发展的多个环节发挥保护作用[96-97]。姬广慧等[98]研究认为，针对阴虚燥热、湿热内蕴为主要病机的糖尿病，黄连的应用十分广泛，然病机不同，配伍有所区别。阴虚燥热为主要病机者，多以养阴清热为法，与滋阴约或者清热药配伍；对于湿热内蕴为主要病机者，多与燥湿健脾药、清热燥湿药配伍，如葛根芩连汤。

2. 桑叶

桑叶味苦、甘，性寒，归肺、肝经，具有清肝明目、清肺润燥、疏散风热等功效。《本草经疏》中记载：“桑叶……甘所以益血，寒所以凉血，甘寒相合，故下气而益阴，是以能主阴虚寒热及因内热出汗。经霜则兼清肃，故又能明目而止渴。”

桑叶提取物具有降糖作用。齐刚等[99]应用桑叶提取物联合有氧运动治疗肥胖型 T2DM，连续观察 4 周，结果显示，桑叶提取物可提高临床疗效，降低血糖、血脂水平，缓解临床症状，促进患者身体恢复，提高其生存质量。仝小林[100]以桑叶为主，配伍桑枝、桑白皮合成三味小方，用于 T2DM 早期中满内热阶段，既能针对“热态”，又具有明确的降糖疗效。动物实验中也证实了桑叶提取物的降糖疗效，且其降糖作用可能与抑制糖尿病模型小鼠肝组织中 Toll 样受体有关[101]。

3. 葛根

《本草纲目》中记载：“葛，气味：甘、辛、平、无毒。主治：消渴、身大热、呕吐、诸痹，起阴气，解诸毒。”

葛根作为传统中药有着悠久的应用历史，在糖尿病的应用早已引起人们的重视，葛根或从葛根中得到的多种活性成分已开始应用于糖尿病或其并发症的研究中，并发现了葛根治疗糖尿病的多种途径[102-103]。许凯霞等[104]选用高脂高糖喂养联合链脲佐菌素方法制备的 T2DM 大鼠

模型为研究对象，结果显示葛根咀嚼片对 T2DM 大鼠具有降糖、降脂及抗氧化作用。李冰涛等[105]基于网络药理学分析药物与疾病相互网络关系，有效地揭示葛根治疗 T2DM 的作用机制，认为葛根改善胰岛素抵抗、治疗 T2DM 可能是多靶点、多通路协同作用的结果，主要机制可能与葛根对脂质的影响有关。

4. 其他

徐锦龙等[106]开展 Meta 分析对黄精中药制剂治疗 T2DM 的有效性进行了系统评价。何卫波等[107]则通过网络药理学和生物信息学方法探索黄精治疗糖尿病潜在的分子机制，获得 10 个关键靶点，这些靶点发挥干预糖尿病发展，以及治疗糖尿病及其并发症的作用。另有文献报道[108-112]，黄芪、苦瓜、人参、山药等均能有效调控血糖，被应用于 T2DM 的治疗中。

六、中医外治法应用与研究受青睐

T2DM 常见口干渴、多饮、多尿、消瘦、乏力等症状，或随着病程进展出现一系列并发症前期症状，因此在疾病治疗过程中不仅要重视内治疗法的应用，同时要发挥中医特色优势，凸显外治法的作用，古人云："内治之理即外治之理，内治之法即外治之法，所异者，法尔"。外治法即是内服药物外用，或者用单纯器械、手法等对相应穴位、部位进行刺激来达到调整脏腑功能、调整气血、调和阴阳的作用，对治疗 T2DM 具有独特优势。中医外治法主要分为药物外治法和非药物外治法。

（一）药物外治法

1. 耳穴压豆疗法

宋小梅等[113]设对照组予以常规西医降糖治疗，干预组在此基础上加用耳穴压豆（以王不留行籽贴于阿是穴、屏间、胰胆穴）和中药茶方（黄芪、枸杞、决明子等），结果显示干预组总有效率达 72.62%，远高于对照组的 48.72%，疗效明确。范春玲等[114]选取 90 例肥胖型 T2DM 患者，分为口服西药的对照组、口服西药+针刺的针刺组、口服西药+针刺+耳穴压豆的针耳组，结果显示对照组总有效率为 26.7%，针刺组为 83.3%，针耳组为 93.3%。耳穴贴压、针刺在治疗肥胖型 T2DM 方面，对改善患者特异性生命质量临床疗效良好，联合应用效果更优。

2. 穴位贴敷法

庞岩等[115]将 100 例 T2DM 患者分为两组：Ⅰ组给予常规治疗，Ⅱ组在此基础上加用中药穴位贴敷，将黄芪、赤芍、丹参等诸药研成粉末，姜汁调匀，贴敷于主穴神阙穴及配穴肾俞、气海、阳陵泉等处。结果显示，Ⅱ组治疗后血糖改善更明显，中医证候评分优于Ⅰ组，整体治疗优势较Ⅰ组明显。

3. 中药熏蒸疗法

王桂平[116]采用中药熏蒸疗法治疗 T2DM 患者 60 例，目的是观察熏蒸治疗后能否部分或完全替代口服降糖药或停用胰岛素，血糖稳定控制于正常水平。结果：血糖指标控制良好 57 例（95%），停用胰岛素改口服药 29 例（48%），胰岛素减量血糖控制不稳定 1 例（2%），停用口服药 25 例（42%），口服药减量 5 例（8%），伴有并发症 22 例改善良好。

4. 艾灸疗法

严毓江[117]将 58 例 T2DM 患者随机分组，分别采用中医针灸疗法、单纯针刺疗法，两组所选穴位相同。结果显示针灸治疗的总有效率为 96.5%，针刺为 69.0%，其疗效机制可能是通过对脂肪-胰岛内分泌轴的良性调整，使机体内分泌、糖以及脂质代谢恢复正常。

（二）非药物外治法

1. 低频电脉冲治疗

宋丽燕等[118]设对照组 80 例常规使用药物降糖，治疗组 80 例应用降糖药基础上加用低频电脉冲治疗，结果治疗组总有效率为 95%，优于对照组的 87.5%，通过电脉冲对患者穴位进行机械刺激，并通过穴位所属的经络气血循环等发挥迅速到达病灶部位的作用。此外，低频电脉冲治疗仪所产生的治疗波，有助于恢复胰岛 B 细胞的功能，同时激活休眠受体，增加胰岛素受体数目，降低胰岛素抵抗，增加细胞与葡萄糖的生理反应，辅助血糖回落至合理水平。

2. 腹针疗法

腹针属于针灸疗法的一种，通过对各自所属脏腑进行调整，共奏调理五脏六腑之功效，从而有利于机体内的精微物质的生成、排泄以及运输趋于正常，达到治疗消渴病的目的。刘敏[119]针对肥胖型 T2DM（脾虚痰湿证）患者，给予腹针疗法（取穴：引气归元、腹四关、天枢、气穴、大横等），观察表明，该疗法可以有效改善患者体重指数、腰围、FPG、HbA1c 等指标，同时在改善病患的生存质量评分及中医证候积分方面明显优于常规治疗。

3. 推拿疗法

该疗法主要是通过调整人体督脉、膀胱经气而达到调整人体脏腑功能，调整周身气血的作用。推拿疗法治疗 T2DM 的主要作用机制是改善肢体血液循环；改善糖脂代谢水平；抑制炎症因子；降低胰岛素抵抗[120]。陆雪松等[121]设对照组给予口服降糖药物，治疗组在此基础上加予脊柱推拿手法。结果显示治疗组在改善患者 2hPG、中医证候积分、疼痛积分方面明显优于对照组，且能有效改善患者的背部症状和降低压痛，显著改善患者的中医临床症状，提高其生存质量。胡仁山[122]设对照组采用常规降糖治疗，中医组在对照组基础上加用中医推拿按摩疗法，结果中医组总有效率为 96.77%，高于对照组的 77.42%。主要基于中医认为消渴病主要病变部位在肾、脾、肝，通过按摩涌泉、太溪、肾俞穴以达到滋补肾阴、强健肾气之功效。三穴连用还可以将补肾固精之效用发挥至最佳功效。

4. 针刺疗法

针刺降糖的作用机制可能为调节自主神经以促进胰岛素分泌，从而加快人体对葡萄糖的利用和转化，进而降低血糖；提高人体细胞对胰岛素的敏感性，改善胰岛素抵抗状况；对人体胰岛组织有明显保护作用，可提高外周组织对胰岛素的利用[123]。蔡舒航[124]选取新发肥胖 T2DM患者，对照组应用单纯西药，观察组针药联合（选择脾俞、中脘、三阴交等以达到调理脾胃的目的，使气血生化之源受益，进而发挥生津止渴的效果），观察组总有效率为 93.55%，高于对照组的 77.42%，且观察组患者体重指数、血糖、空腹胰岛素水平改善均优于对照组。刘臣等[125]提出"胃强脾弱"是 T2DM 发病的重要病机，因此采用孙志教授的"泻胃补脾针法"治疗 T2DM，通过针刺疗法的补虚泻实作用而疏通经络达到抑胃扶脾、调节脏腑虚实的效果，观察发现可有效改善症状，降低食欲、减轻体重、降低血糖和 HbA1c 水平。

（三）内外治结合疗法

1. 中药联合针灸

王春芳[126]选取门诊就诊的 210 例患者，分为常规西药治疗组和辨证论治针药联合组（中药汤剂+针刺疗法），经过 3 个月治疗，针药联合组总有效率为 95.24%，优于常规西药组的89.52%，疗效确切。

2. 中药联合耳针埋穴

梁利鹏[127]设观察组，应用自拟中药汤剂健脾降浊汤+耳针埋穴（选交感、神门、内分泌、脾、肺、三焦等），与单纯运用二甲双胍片的对照组对比，治疗 2 个月后，观察组总有效率为38%，对照组为 29%，且观察组的 HOMA-IR、2hPG、FINS 低于对照组，提示中药和耳针埋穴联合不仅能降低血糖，还有助于减轻胰岛素抵抗程度。

七、存在问题分析

中医药对 T2DM 病因、病机、辨证分型及治法方药的研究不断深入，综述大量文献后总结认为，中医治疗 T2DM 优势突出，成果丰富，但同时也存在缺陷与不足。大致归纳如下：①中医治疗 T2DM 大多遵循辨证施治原则，因人、因时、因地制宜，病症结合、专人专药，治疗过程中依据病情变化随时加减，灵活性强。大量文献证实遵循该原则应用经方、时方、自拟方均能有效改善症状，调控血糖。但在临床实际中，辨证施治医者的水平不等、经验不同，影响对症下药的效果；而且，中医界对于 T2DM 病因病机的认识、治则方药各有千秋，但也正因为其辨证分型不统一、药方因人而异，因此治疗方法的可复制性差，不利于有效方药的推广应用。②多项研究发现，很多单味中药或复方制剂，有类似胰岛素的作用，可以改善胰岛素抵抗，改善胰岛功能，从而达到降血糖的作用。中药成分多样，产生的机制也多种多样，通过多途径、多方式、多位点作用而降低血糖，但中药降血糖的具体机制及途径亟须研究，以能量化和细化，从而提取更多有效成分应用于临床[128]。③中医治疗 T2DM 在调控血糖及胰岛功能的同时，还有补气养肾、健脾、化痰、活血、化瘀等作用，损其有余，补其不足，兼具整体调理、治本调理特点，可辅助减轻体重、降血脂等，调节机体的整个分泌系统，恢复机体气血阴阳平衡，从根本上治疗糖尿病，维持血糖水平的长期稳定。但其降糖作用比胰岛素等西药缓慢，治疗时间长，治疗可操作性有限，虽然成药研发成效显著，但新药开发周期长，且临床应用疗效有待后期大样本、多中心临床观察证实。

八、述评与展望

基于上述分析，在本病的未来治疗方面，笔者认为：①基于中医学"未病先防、既病防变、瘥后防复、择时防发"的治未病思想，应将该思想贯穿于本病治疗始终，充分发挥中医优势，将本病的防治工作关口前移，同时将中医学"五禽戏、八段锦、太极拳"等传统保健操用于本病的防治，加大研究力度。要加强健康宣教工作，普及相关知识。②在今后临床、科研中，需要建立完善的辨证分型标准，开展前瞻性、多中心、大样本的研究。同时充分发挥中医整体、综合治疗的优势，深入挖掘中医综合疗法，开展针灸、熏洗、茶饮、食疗、刮痧、埋线等特色治疗，丰富 T2DM 治疗手段，提高临床疗效。③加大中药研发力度，发挥中药优势，积极开发更多中药复方制剂。④糖尿病是一个终身性的慢性病，目前尚无特效药物，现阶段治疗目的只是控制血糖，预防或减缓并发症的发生发展，但中医药具有多靶点、多功效的特点，在控制血糖的同时，能够使患者综合受益，因此寻求纯中医药综合疗法仍是今后工作的重点、难点，也是中医人肩负的责任。

参 考 文 献

[1] 庞国明，倪青，温伟波，等. 糖尿病诊疗全书[M]. 北京：中国中医药出版社，2016：98.

[2] Akram T Kharroubi，Hisham M Darwish. Diabetes mellitus：The epidemic of the century[J]. World Journal of Diabetes，2015，6（6）：850-857.

[3] 庞国明，王凯锋，贾林梦，等. 纯中药治疗 2 型糖尿病"三辨诊疗模式"探悉[J]. 世界中西医结合杂志，2019，5：712-717.

[4] 罗立群. 自拟消渴 2 号方治疗气阴两虚型消渴病的临床观察[J]. 云南中医中药杂志，2018，39（5）：35-36.

[5] 李琪，章宁静，高天. 基于数据挖掘的中医药治疗 2 型糖尿病病例分析[J]. 亚太传统医药，2018，9：103-106.

[6] 王艳梅. 中医药治疗 2 型糖尿病研究概况[J]. 中国中医药现代远程教育，2017，20：154-157.

[7] 张平，孙扶，王凯锋，等. 庞国明从痰论治 2 型糖尿病经验[J]. 中医杂志，2019，18：1546-1549.

[8] 魏文著，阮永对，马春玲. 肥胖型 2 型糖尿病与三阴病相关性探讨[J]. 江西中医药，2015，47（3）：10-12.

[9] 韩笑. 从"脾络络滞"探讨肥胖 2 型糖尿病胰岛素抵抗的中医病机及治疗[J]. 环球中医药，2019，4：535-536.

[10] 黎又乐，李坤蒔，刘倩，等. 孔光一以三焦膜系理论指导治疗 2 型糖尿病经验总结[J]. 中医学报，2018，9：1656-1660.

[11] 娄东亮，季聚良，张好好. 刘志龙教授 2 型糖尿病六重法在初诊 2 型糖尿病患者治疗中的应用经验[J]. 陕西中医，2018，2：250-252.

[12] 陈亚琳，余丹丹，潘研，等. 中医药治疗肥胖型 2 型糖尿病的研究概况[J]. 中医研究，2017，3：78-80.

[13] 庞国明，王凯锋，朱璞，等. 中药序贯三法治疗 2 型糖尿病[J]. 中医杂志，2019，14：1243-1246.

[14] 贺颖. 2 型糖尿病患者中医辨证分型结合西医疗法的治疗体会[J]. 吉林医药学院学报，2016，6：415-417.

[15] 熊静. 中医辨证分组治疗早期糖尿病的临床效果分析[J]. 中国医药指南，2017，11：213-214.

[16] 左舒颖，倪青. 2 型糖尿病病证结合治疗体会[J]. 北京中医药，2017，6：537-540.

[17] 彭贻燕，陈勇飞，彭进军. 中医辨证法在糖尿病治疗中的应用及效果研究[J]. 内蒙古中医药，2017，3：10-11.

[18] 杨红梅. 中医辩证法在糖尿病治疗中的应用意义探析[J]. 糖尿病新世界，2016，16：119-120.

[19] 庹明玉，王随郿. 中医辨证治疗 94 例初发 2 型糖尿病患者的临床疗效观察[J]. 中国实用医药，2017，22：127-128.

[20] 邓权. 中医辨证治疗 2 型糖尿病的临床分析[J]. 中医临床研究，2019，17：45-47.

[21] 沈小璇，李亚娟. 黄连降糖汤治疗 2 型糖尿病的临床疗效及对血管 VEGF 的影响分析[J]. 世界中医药，2017，10：2318-2321.

[22] 张琦，赵芸芸，南征. 南征教授运用中药治疗消渴气阴两虚挟瘀证的研究[J]. 吉林中医药，2019，39（3）：338-350.

[23] 胡军平. 代强甫、黄昌秀，等. 益气养阴活血方治疗 2 型糖尿病气阴两虚夹瘀证临床观察[J]. 安徽中医药大学学报，2018，37（4）：23-26.

[24] 吕娟. 降糖方治疗 2 型糖尿病[J]. 中医学报，2018，33（246）：2090-2094.

[25] 王美子、石岩、杨朝旭. 中药复方益糖康治疗 2 型糖尿病研究进展[J]. 辽宁中医药大学学报，2019，21（10）：217-221.

[26] 孙晓东、陈涛. 五味消渴方治疗 2 型糖尿病气阴两虚证的疗效[J]. 实用中西医结合临床，2019，10：20-22.

[27] 张愿、谢红艳、周琳悦，等. 加味参芪复方治疗初诊脾虚型 2 型糖尿病临床观察[J]. 中华中医药学刊，2019，37（12）：2967-2970.

[28] 田源、运锋、陈依健. 益气健脾汤治疗 2 型糖尿病（脾气亏虚型）的临床疗效观察[J]. 中医药学报，2017，45（4）：129-131.

[29] 杨李祺、季兵、刘峰，等. 补肾健脾方联合胰岛素强化治疗 2 型糖尿病患者的疗效观察[J]. 广州中医药大学学报，2020，2：239-243.

[30] 孙天赐、李雯、刘芬，等. 并提汤加减治疗 2 型糖尿病临床疗效及对胰岛功能的影响[J]. 中国实验方剂学杂志，2019，24：60-64.

[31] 李家丽、方朝晖. 化痰降浊逐瘀方治疗 2 型糖尿病痰浊瘀阻证合并血脂异常 30 例[J]. 安徽中医药大学学报，2017，36（2）：14-17.

[32] 成金燕、李乐愚、林泽宏. 复方番石榴制剂治疗超重肥胖 2 型糖尿病的疗效分析[J]. 广州中医药大学学报，2016，5：630-633.

[33] 何颖、姚杰、东方. 健脾化痰方治疗 2 型糖尿病的临床疗效及对同型半胱氨酸水平的影响[J]. 湖北中医药大学学报，2019，2：64-66.

[34] 尚祥岭. 健脾降糖汤治疗肥胖型 2 型糖尿病痰瘀气虚证临床研究[J]. 中医学报，2017，5：743-746.

[35] 郝永蕾、徐江红、朱立春，等. 消糖组方治疗初诊 2 型糖尿病胰岛素抵抗脾虚湿瘀证临床观察[J]. 河北中医，2019，3：372-375，443.

[36] 李吉武、唐爱华、周卫惠，等. 温阳益气活血方联合西药治疗初发 T2DM 阳虚血瘀证 60 例疗效观察[J]. 世界中西医结合杂志，2018，7：989-991，996.

[37] 张华甫. 葛根芩连汤辅助治疗 2 型糖尿病伴肥胖 47 例[J]. 现代中药，2019，6：76-79.

[38] 范尧夫、曹雯、胡咏新，等. 葛根芩连汤对新发 2 型糖尿病胰岛素抵抗的影响研究[J]. 现代中西医结合杂志，2017，26（2）：115-117.

[39] 李先进、王瑾茜、刘侃. 体针配合葛根芩连汤治疗肥胖型糖尿病湿热困脾证的临床观察[J]. 辽宁中医杂志，2016，43（7）：1475-1478.

[40] 姚沛雨、李鹏辉、苏惠娟. 健脾补肾、养阴清热中药对 2 型糖尿病患者血清 CRP、IL-6 及 TNF-α 炎性因子的影响[J]. 世界中西医结合杂志，2017，12（7）：1009-1012.

[41] 李桂玲. 葛根芩连汤治疗 2 型糖尿病湿热困脾证的疗效观察[J]. 糖尿病新世界，2016，19（12）：13-14.

[42] 李红、田洁、王艳，等. 葛根芩连汤配方颗粒联合基础治疗对 2 型糖尿病气阴两虚证患者糖代谢指标和胰岛功能的影响[J]. 中医临床研究，2019，13：1-5.

[43] 张颖、蔡春沅. 葛根芩连汤饮片治疗 2 型糖尿病的疗效观察[J]. 辽宁中医杂志，2016，4：783-785.

[44] 丁大飞、郑曙琴. 葛根芩连汤治疗 2 型糖尿病 Meta 分析[J]. 河南中医，2019，7：1009-1015.

[45] 王海超. 葛根芩连汤对 2 型糖尿病患者糖化血红蛋白及血糖水平的影响[J]. 湖北中医杂志，2016，7：12-13.

[46] 张美琴. 葛根芩连汤治疗糖尿病患者的效果分析[J]. 中国医药指南，2019，34：179-180.

[47] 朱亚歌. 葛根芩连汤治疗 2 型糖尿病 60 例临床观察[J]. 中国民族民间医药，2018，1：114-115.

[48] 孙虹燕. 葛根芩连汤对 2 型糖尿病大鼠宏观表征及胰高血糖素样肽相关指标影响[J]. 四川中医，2019，1：67-72.

[49] 赵金龙、汤顺莉、陈国铭，等. 基于系统药理学的葛根芩连汤治疗 2 型糖尿病作用机制探讨[J]. 中国实验方剂学杂志，2018，12：199-209.

[50] 陈澈、乔海琦、周晟. 基于整合药理学的玉液汤治疗 2 型糖尿病的作用机制[J]. 中国老年学杂志，2019，18：4418-4423.

[51] 张明德. 玉液汤对消渴病的治疗作用研究[J]. 糖尿病新世界，2018，12（28）：84-85.

[52] 吕萍、陈璐、毕宁娜. 玉液汤治疗气阴两虚型 2 型糖尿病临床研究[J]. 中医学报，2018，7：1244-1247.

[53] 陈红霞、李双蕾、郑景辉. 玉液汤治疗 2 型糖尿病的 Meta 分析[J]. 世界中医药，2017，3：680-683.

[54] 贾永忠、裴海泉. 运用玉液汤治疗糖尿病体会[J]. 光明中医，2016，1：112-114.

[55] 冯国英、曾纪斌、陈玉甜. 玉液汤加减治疗 2 型糖尿病疗效及对患者 B 细胞功能、颈动脉内中膜厚度的影响[J]. 陕西中医，2019，9：1244-1246.

[56] 刘勇、柏合、刘洁婷，等. 中药方剂玉液汤治疗 2 型糖尿病大鼠的作用机制研究[J]. 光明中医，2017，12：1727-1729.

[57] 宋锦华、刘秀萍. 小柴胡汤和枢机治疗糖尿病刍议[J]. 环球中医药，2019，6：946-949.

[58] 崔燕. 小柴胡汤加味联合西药治疗少阳失枢型 2 型糖尿病临床研究[J]. 山东中医杂志, 2019, 7: 638-644.

[59] 冯斌, 曾远强, 梁建明. 小柴胡汤加减治疗 2 型糖尿病临床研究[J]. 河南中医, 2016, 11: 1880-1882.

[60] 徐静, 王峰. 糖尿病治疗中应用小柴胡汤的观察与临床评价[J]. 山西医药杂志, 2019, 16: 2026-2028.

[61] 罗小燕. 2 型糖尿病患者给予小柴胡汤加减治疗的临床效果分析[J]. 糖尿病新世界, 2019, 24: 75-76.

[62] 金丽丽. 小柴胡汤加减治疗糖尿病的临床观察[J]. 黑龙江中医药, 2016, 45 (1): 23-24.

[63] 唐咸玉, 林玉平, 何柳, 等. 乌梅丸治疗久病消渴的理论初探[J]. 中华中医药杂志, 2016, 1: 319-321.

[64] 李金骁, 魏士雄, 章程鹏, 等. 乌梅丸治疗 2 型糖尿病机理的取象比类法分析[J]. 时珍国医国药, 2018, 9: 2209-2211.

[65] 王兵, 朱亮, 田春雨. 论乌梅丸在糖尿病治疗中的应用[J]. 内蒙古中医药, 2017, 2: 103-104.

[66] 李阳. 从乌梅丸方义探析治疗消渴之机制[J]. 中西医结合研究, 2016, 2: 107-108.

[67] 谢更钟, 何艳惠, 张志玲, 等. 经方乌梅丸治疗上热下寒型 2 型糖尿病疗效观察[J]. 中医药临床杂志, 2017, 8: 1272-1276.

[68] 郑利星. 加减乌梅汤联合盐酸二甲双胍治疗 2 型糖尿病的临床研究[J]. 山西医药杂志, 2017, 23: 2835-2837.

[69] 孙晓明, 金广辉. 金广辉老师运用乌梅丸法治疗糖尿病经验[J]. 内蒙古中医药, 2016, 12: 178-179.

[70] 吴帆, 刘圣徽, 朱金华, 等. 乌梅丸对 2 型糖尿病模型大鼠 NF-κB p65 及 GLP-1 的影响[J]. 中国实验方剂学杂志, 2018, 21: 144-148.

[71] 周玉刚, 田大虎, 门超. 干姜黄芩黄连人参汤治疗气阴两虚 2 型糖尿病临床观察[J]. 陕西中医, 2017, 5: 568-569, 606.

[72] 刘胜. 半夏泻心汤联合西药治疗消渴病（脾虚胃热证）的临床观察[J]. 中国民间疗法, 2019, 13: 51-52.

[73] 魏嘉琦, 赵静. 柴芍六君子汤合半夏泻心汤治疗糖尿病临床研究[J]. 辽宁中医药大学学报, 2018, 10: 197-199.

[74] 王松松, 李光善, 林兰. 柴胡达原饮加减治疗早期 2 型糖尿病个案分析[J]. 内蒙古中医药, 2019, 2: 32-34.

[75] 黄志辉. 柴胡温胆汤在痰湿 2 型糖尿病患者治疗中的临床疗效观察[J]. 中医临床研究, 2019, 5: 78-80.

[76] 王英英. 痰瘀型 2 型糖尿病给予加减抵当汤治疗的效果研究[J]. 实用糖尿病杂志, 2019, 1: 31-32.

[77] 郑文彬. 六味地黄软胶囊在消渴病（肾阴虚证）治疗中的临床应用研究[J]. 中医临床研究, 2019, 11 (28): 104-106.

[78] 何建敏. 金匮肾气丸加味治疗消渴病的临床效果分析[J]. 中医临床研究, 2018, 10 (4): 95-96.

[79] 赵进东, 李艳, 刘诗富, 等. 津力达颗粒联合二甲双胍治疗新诊断 2 型糖尿病患者的临床观察[J]. 天津中医药大学学报, 2017, 36 (5): 348-351.

[80] 闫峰, 范秀丽. 芪蛭降糖胶囊对 2 型糖尿病患者治疗的研究[J]. 糖尿病新世界, 2016, 19 (45): 45-46.

[81] 许成群. 天麦消渴片联合二甲双胍治疗初发 2 型糖尿病气阴两虚证 46 例临床观察[J]. 实用糖尿病杂志, 2017, 14 (1): 19-20.

[82] 徐月丽, 张丽, 王丽梅. 参芪地黄降糖颗粒治疗气阴两虚型 T2DM 患者的临床疗效观察[J]. 中药材, 2016, 39 (8): 1893-1895.

[83] 张军. 黄地安消胶囊联合胰岛素治疗肺热津伤证 2 型糖尿病疗效观察[J]. 中医药临床杂志, 2017, 29 (1): 104-106.

[84] 王金梅, 郭俊杰. 生津健脾胶囊联合盐酸二甲双胍治疗 2 型糖尿病临床观察[J]. 世界中西医结合杂志, 2019, 14 (2): 271-274.

[85] 李娜, 贺红梅, 王齐有, 等. 消渴健脾胶囊治疗肥胖痰湿型 2 型糖尿病 40 例临床观察[J]. 湖南中医杂志, 2017, 33 (5): 4-6.

[86] 王金梅, 郭俊杰. 益气化浊胶囊治疗 2 型糖尿病胰岛素抵抗疗效观察[J]. 陕西中医, 2017, 38 (9): 1224-1225.

[87] 庞国明, 闫镛, 朱璞, 等. 纯中药治疗 2 型糖尿病（消渴病）的临床研究[J]. 世界中西医结合杂志, 2017, 1: 74-77.

[88] 闫爱华, 张瑞帅, 闫镛. 黄连降糖片治疗肥胖型 2 型糖尿病验案 1 则[J]. 光明中医, 2018, 13: 1955-1957.

[89] 闫镛, 庞国明, 苗明三, 等. 黄连降糖片对 2 型糖尿病模型大鼠 IL-6 及 TNF-α 的影响[J]. 天津中医药, 2018, 2: 131-133.

[90] 闫镛, 庞国明, 苗明三, 等. 黄连降糖片治疗 2 型糖尿病模型大鼠的量效关系研究[J]. 时珍国医国药, 2018, 3: 562-565.

[91] 闫镛, 庞国明, 苗明三, 等. 黄连降糖片对 2 型糖尿病大鼠血脂代谢及脂联素的影响[J]. 中华中医药杂志, 2019, 11: 5415-5418.

[92] 沈艳, 唐红. 泄浊降脂片治疗 2 型糖尿病痰瘀证的疗效观察[J]. 北京中医药, 2016, 35 (11): 1064-1066.

[93] 张越, 叶仁群, 梁奇, 等. 芪丹颗粒治疗脾虚痰瘀型 2 型糖尿病患者的临床疗效观察[J]. 世界中西医结合杂志, 2019, 14 (11): 1600-1604.

[94] 张红. 中药黄连在糖尿病治疗中的应用[J]. 中国医药指南, 2019, 26: 207-208.

[95] 闫爱华, 徐伶俐, 张瑞帅, 等. 闫镛教授应用黄连治疗糖尿病经验[J]. 中国民族民间医药, 2018, 13: 43-45.

[96] 罗婷婷, 鲁媛, 严诗楷, 等. 基于网络药理学的黄连干预 2 型糖尿病潜在靶点研究[J]. 中药材, 2019, 1: 202-207.

[97] 邱杨, 张菁. 基于网络药理学的黄连治疗糖尿病的作用机制研究[J]. 医学信息, 2020, 1: 64-67.

[98] 姬广慧, 崔云. 中药黄连在糖尿病治疗中的应用[J]. 湖北中医杂志, 2016, 9: 57-58.

[99] 齐刚, 王继锋, 齐凤军. 桑叶提取物联合有氧运动治疗肥胖型 2 型糖尿病临床研究[J]. 中医学报, 2018, 33 (242): 1230-1235.

[100] 王涵, 顾成娟, 仝小林. 桑叶、桑枝、桑白皮治疗糖尿病经验——仝小林三味小方撷萃[J]. 吉林中医药, 2019, 11: 1463-1465.

[101] 田思敏, 柳辰玥, 马双双, 等. 桑叶对糖尿病小鼠肝脏 Toll 样受体基因表达的影响[J]. 中国实验方剂学杂志, 2017, 6: 137-142.

[102] 张洪敏, 曹世杰, 邱峰. 葛根和葛根素治疗糖尿病及并发症的研究进展[J]. 天津中医药大学学报, 2019, 6: 607-615.

[103] 陈光耀、方锦颖、郑思思，等. 中药葛根对糖尿病的相关研究进展[J]. 时珍国医国药，2017，11：2716-2718.

[104] 许凯霞、魏凤华、郭亚菲，等. 葛根咀嚼片降糖、降脂及抗氧化作用研究[J]. 时珍国医国药，2018，2：260-263.

[105] 李冰涛、翟兴英、涂珺，等. 基于网络药理学葛根治疗2型糖尿病的分子机制研究[J]. 江西中医药，2018，11：59-63.

[106] 徐锦龙、陈武、段宝忠. 黄精中药制剂治疗Ⅱ型糖尿病的Meta分析[J]. 中华中医药学刊，2017，7：1698-1701.

[107] 何卫波、曾梅艳、宋厚盼，等. 黄精治疗糖尿病的分子机制[J]. 中医学报，2019，10：2186-2193.

[108] 闻静娟. 浅谈黄芪对糖尿病的治疗作用[J]. 临床医药文献电子杂志，2017，90：17805，17807.

[109] 安小平、崔庆荣、康学东. 苦瓜胶囊联合二甲双胍治疗2型糖尿病46例[J]. 西部中医药，2016，6：77-79.

[110] 刘紫燕、朱定君、王丽媛，等. 苦瓜总皂苷对2型糖尿病大鼠心肌脂联素受体1表达及心功能的影响[J]. 长春中医药大学学报，2017，1：40-43.

[111] 张美双、李志成、田淋淋，等. 人参、黄连及其药对治疗糖尿病研究进展[J]. 长春中医药大学学报，2016，3：656-658.

[112] 李亚娟、顾晓琦、沈小璇，等. 胰岛素治疗糖尿病过程中配合山药食疗的效果分析[J]. 世界中医药，2016，12：2665-2668.

[113] 宋小梅、肖燕兰. 中医干预治疗对社区中心糖尿病患者血糖、血尿酸和血脂水平的影响及疗效观察[J]. 成都医学院学报，2016，6：727-730.

[114] 范春玲、张瑜、张娟，等. 针刺联合耳穴贴压治疗肥胖型2型糖尿病中医症候观察[J]. 中医药临床杂志，2019，3：522-524.

[115] 庞岩、宋伟. 中药穴位（神阙穴）疗法用于治疗二型糖尿病100例病人的临床评价[J]. 世界最新医学信息文摘，2017，67：142.

[116] 王桂平. 中医熏蒸治疗2型糖尿病60例临床疗效观察[J]. 中国社区医师，2018，24：76，78.

[117] 严毓江. 中医针灸在治疗气阴两虚型2型糖尿病中的应用[J]. 糖尿病新世界，2017，7：66-67.

[118] 宋丽燕、王怀颖. 低频电脉冲治疗仪治疗消渴病的临床观察[J]. 临床医药文献电子杂志，2019，76：47，52.

[119] 刘敏. 腹针疗法治疗肥胖型2型糖尿病（脾虚痰湿证）临床研究[J]. 世界最新医学信息文摘，2019，5：184-185.

[120] 林琴、彭德忠、包锐，等. 推拿疗法治疗2型糖尿病研究进展[J]. 中国疗养医学，2017，10：1033-1035.

[121] 陆雪松、白金山、王秀芝，等. 脊柱推拿手法治疗初发2型糖尿病的临床研究[J]. 北京中医药，2019，5：470-474.

[122] 胡仁山、杨辟举、孔锦辉. 探讨中医推拿按摩治疗社区2型糖尿病的临床疗效[J]. 中国实用医药，2018，27：36-37.

[123] 王斌. 针刺联合六味地黄丸治疗2型糖尿病脂代谢紊乱的临床疗效及其对胰岛素抵抗的影响研究[J]. 中国全科医学，2016，31：3878-3882，3887.

[124] 蔡舒航. 针灸治疗新发肥胖2型糖尿病疗效观察[J]. 糖尿病新世界，2018，18：9-11.

[125] 刘臣、孙志. 孙志教授"泻胃补脾法"针刺治疗2型糖尿病经验浅析[J]. 浙江中医药大学学报，2017，4：336-338.

[126] 王春芳. 糖尿病中医治疗的临床研究[J]. 糖尿病新世界，2017，2：50-51.

[127] 梁利鹏. 自拟健脾降浊汤联合耳针埋穴治疗2型糖尿病胰岛素抵抗42例临床观察[J]. 中国民间疗法，2018，14：50-51.

[128] 董玉香. 中医药治疗2型糖尿病的临床研究进展[J]. 内蒙古中医药，2016，10（13）：148-150.

（高言歌、郭世岳　执笔，庞国明　审订）

第三节　糖尿病周围神经病变中医药临床研究进展

提　要：糖尿病周围神经病变是糖尿病最常见的慢性并发症之一，也是中医的优势病种之一，更是中医药能完全独立解决其临床实际问题的特色病种之一。临床上以"凉、麻、痛、痿"之"四大症"为特点。近年来文献报道显示，中医药在防治糖尿病周围神经病变方面具有显著优势。本文对近年来运用中医药治疗糖尿病周围神经病变的临床报道及相关文献进行研究，通过分析、归纳、梳理，从中医病名、病因病机、辨证论治、专方专药、单味中药、中医外治、影响疗效因素分析、存在的问题、述评及展望十个方面阐述，冀望能为糖尿病周围神经病变的中医治疗提供新的思路和方法，为进一步提高中医药治疗糖尿病周围神经病变的临床疗效提供参考及借鉴。

关键词：糖尿病周围神经病变，中医药，临床治疗，研究进展，述评展望糖尿病周围神经病变（diabetic peripheral neuropathy，DPN）是糖尿病最常见的慢性并发症之一，发病率为 30%～90%，可累及 50% 以上的糖尿病患者，与病程长短呈正相关[1]。临床常见远端对称性的多神经病变，主要表现为感觉异常和疼痛，感觉异常常先出现，如蚁行感、肢端麻木、针刺样疼痛或烧灼感、袜套样痛觉、异物爬行、手足逆冷甚则冰凉等四肢远端感觉障碍；主要体征包括痛觉、温度觉及触觉减退，皮温降低，少汗，色素沉着甚至肌肉萎缩等，后期常出现足部溃疡，是糖尿病足的易患因素，不同程度地影响着患者的生活质量。随着人口老龄化及糖尿病发病率的升高，本病的发病率也呈逐年上升趋势，严重威胁人类健康。

目前，本病的临床治疗仍是以西药为主流。中医药虽然在治疗 DPN 方面具有改善症状快、症状消失后不易反复等独特优势，但未能广之。中医药治疗本病，内治与外治相结合，药物与非药物相结合，能够多靶点、多途径发挥其整体性治疗作用，不仅能够显著改善患者的临床症状，提高其生活质量，同时还可显著改善患者血管、神经功能，减少门诊治疗与住院次数，进而降低经济及社会负担，节约医疗资源和医疗支出。中医药治疗 DPN 临床研究方面已取得不少成果与进展，通过对近年来 96 篇临床研究文献的学习，从以下十个方面进行综述，希望能为 DPN 的治疗与深入研究开阔思路，同时为中医药治疗 DPN 临床研究成果推广应用提供参考。

一、中医对 DPN 的认识不断深化

（一）中医病名沿革及归属

中医虽无 DPN 相应的病名，但就其有关临床症状、体征及中医名称早有论述，且代有发挥。《黄帝内经》载有"凡治消瘅、仆击、偏枯、痿厥、气满发逆，肥贵人，则高梁之疾也。隔塞闭绝，上下不通，则暴忧之疾也。暴厥而聋，偏塞闭不通，内气暴薄也。不从内、外中风之病，故瘦留著也。"《兰室秘藏》记载消渴病患者"上下齿皆麻，舌根强硬，肿痛……四肢痿弱，前阴如冰"。《丹溪心法》中记有"消渴……肾虚受之，腿膝、骨节酸疼"。《普济方》曰："肾消口干，眼涩阴痿，手足顽痛。"诸如此类皆是对糖尿病神经及周围神经病变临床表现的真切描述。

国家中医药管理局全国"十一五""十二五"DPN 协作组建议以"痹证"命之[2]。中华中医药学会 2007 年发布的《糖尿病中医防治指南》将本病归属"麻木""血痹""痛证""痿证"等范畴，以"凉、麻、痛、痿""四大症"为其主要临床特点[3]；倪青教授[4]认为当根据 DPN 的不同阶段、不同表现分别归属于中医学"血痹""痹证""痿证""痿痹""肌痹""麻木""不仁"等范畴。庞国明教授、朱章志、倪青教授[2]等与国家"十二五"DPN 协作组的全体同仁在深悟传统理论认识基础上，结合多年临床实践的体会一致认为，将本病命名为"消渴病痹症"更为贴切本病的内涵与临床实际。2010 年国家中医药管理局颁布的《22 个专业 95 个病种中医诊疗方案》中将本病中医病名正式确定为"消渴病痹症"，已成为中医界临床推广使用的"合法"的中医病名。

（二）阐发因机，切中原委

1. 以虚为主论

汤宗明教授认为，DPN 的发病总以气营不足，瘀滞四末，络脉失养为主要病机，从而导致麻、痿等临床主要症状发生[5]。嘉士健教授等[6-7]从络病理论阐发 DPN 病机，认为"络脉空虚"为 DPN 的主要发病机制。由于气血、精血亏虚，络脉中的气血、津液不能正常运行，四肢肌肉失于濡养，不荣则痛。周德生[8]认为五脏虚损，阴阳不调是 DPN 发生发展的基本病机。庞国明[2]认为 DPN 的病机有虚有实。虚有本与变之不同。虚之本在于阴津不足，虚之变在于气虚、阳损。虚之本与变，既可单独在 DPN 的发生发展中起作用，也可相互转化，互为因果；既可先本后变，也可同时存在。因而才有气虚、血虚、阴虚和气阴两虚致瘀的临床证型。

2. 本虚标实论

仝小林院士[9]认为其主要病机以气虚、阴虚、阳虚为本，以瘀血络滞、风寒湿邪外侵为标，络滞贯穿于 DPN 整个病程的始终。庞国明教授[2]认为本病是因消渴（糖尿病）日久，耗伤气阴，阴阳气血亏虚，血行瘀滞，脉络痹阻所致，属本虚标实证。病位在肌肤、筋肉、脉络，内及肝、肾、脾等脏腑，以气血阴阳亏虚为本，痰瘀阻络为标。有部分医家认为 DPN 的病性是本虚标实，本虚是指气虚、阴虚、气阴两虚甚至阴阳俱虚，标实是指痰湿、血瘀等病理产物[10-12]。梁立经教授认为本病以脾虚为本，湿痰瘀浊为标，在此病机指导下以三消理论辨证施治，临证每有收效[13]。裴瑞霞[14]认为消渴病痹症的病机属虚实错杂，以阴血亏虚为本，气滞、血瘀、血热、痰湿等为标，病位在腠理肌肤，主要病变脏腑在肝，与肺、脾、胃、肾密切相关。张永文等[15]认为本病病机不外虚、瘀两端，虚为气阴亏虚，瘀为瘀血阻络，因虚致瘀，虚瘀错杂，以虚为本，以瘀为标，虚、瘀贯穿本病整个发生发展过程。刘笑迎等[16]认为本病属本虚标实之证，本虚在于气阴不足，标实在于瘀血阻滞，在治疗上以益气养阴、活血通络为基本治法。衡先培教授[17]认为 DPN 的发病是由于消渴病日久耗伤气阴，以致气阴两虚，甚至阴阳俱虚，致使血瘀形成，导致脉络痹阻。霍晓明等[18]认为气阴两虚、瘀血阻络为本病病机核心。糖尿病气阴两虚，日久阴虚更甚，阴损及阳，而出现阴阳两虚，阴虚、阳虚、气虚均加速了痰浊瘀血的产生。

3. 瘀血贯穿病程始终论

钟欢等[19]通过研究发现本病的病因包括经脉损伤、痰浊壅盛、气血虚弱等方面，关键病机在于瘀血。宁亚功认为本病的基本病机为络脉瘀阻，是由于消渴病寒热错杂、痰瘀蕴结、虚实并见而导致[20]。余江毅认为 DPN 的基本病机为脉络瘀阻，以寒痹为多见，故温经通络为主要治法[21]。庞国明教授[2]认为 DPN 的病机是动态演变的过程，随着糖尿病的发展，按照气虚夹瘀或阴虚夹瘀→气阴两虚夹瘀→阴阳两虚夹瘀的规律而演变，阴亏是发生 DPN 的关键；气虚是迁延不愈的症结；阳虚是发展的必然趋势；血瘀是造成本病的主要原因，并明确指出，瘀血贯穿于消渴病痹症发生与发展的全过程，这对指导本病的临床治疗实践极具参考意义。

二、辨证施治研究更切临床实际，指导性更强

（一）论辨证分型方法有五

1. 以脏腑辨证论分型

孙素云[22]在临床研究中发现，本病可分为六个证型：肝气郁结者予逍遥散加减，以疏肝理气；肝郁化火者予丹栀逍遥散加减，以清泻肝火；肝郁脾弱胃强者予加味逍遥散，以疏肝健脾，和胃行津；肝肾阴虚者予一贯煎加减，以滋补肝肾；肝不藏血者予复元活血汤加减，以活血调肝；肝肾阳虚者予肾气丸加味，以温补肝肾。吴灵敏等[23]结合历代医家对 DPN 症状的中医病因病机论述，将肝脏生理特点（肝藏血，主疏泄，肝主筋）与 DPN 主要的症状（麻木、疼痛、痿软）结合进行分析，提出从肝论治本病，指出本病主要分为肝阴血虚证，肝失疏泄、气滞血瘀证，肝肾阴虚、风痰瘀阻证。李硕等[24]通过聚类分析发现，DPN 中医证候主要集中于脾气亏虚、瘀血阻络 49 例（31.4%），脾肾阳虚、瘀血阻络 57 例（36.5%），肝肾阴虚、瘀血阻络 29 例（18.6%），热瘀交阻 21 例（13.5%）。

2. 以气血津液辨证论分型

许花等[25]在探究 97 例糖尿病患者的证型与慢性并发症的关系中发现，气阴两虚型消渴患者最易并发神经病变，97 例中可达 77 例，占 79.38%；其次是血瘀气滞型，为 9 例，占 9.28%。程征[26]在总结大量资料后将 DPN 分为气阴亏虚、气血不足、阴阳两虚、瘀血阻络、痰瘀闭阻以及肝风内动型六类，对于丰富 DPN 的中医辨证思路与内容具有一定意义。谌静等[27]在临床中对 DPN 患者实施基于络病理论指导下的中医护理干预可明显改善患者临床症状及神经传导速度。

3. 以络病辨证论分型

方朝晖等[28]结合叶天士络脉理论，将本病归属于"络病"，认为络脉瘀阻伴随本病始终，采用辛润通络法论治本病。

4. 以阴阳辨证论分型

宋薇等[29]从阳虚论治，运用加味桂枝芍药知母汤治疗阳虚湿瘀互结型 DPN。

5. 以内生五邪辨证论分型

姜南等[30]认为消渴病日久化燥，燥邪可引发痰瘀阻滞、筋脉不荣、阳虚郁滞、气机郁滞、肺热津伤、热毒损伤经络等病机变化，提出从燥论治本病。

（二）论施治要则力倡补活宣通

1. 施治首先辨虚实，用药勿忘活血"通补"

庞国明教授认为 DPN 的病机是动态演变的过程，随着糖尿病病程的进展，DPN 在临床上

多按照气虚夹瘀或阴虚夹瘀→气阴两虚夹瘀→阴阳两虚夹瘀的规律而演变，阴亏是发生 DPN 的关键；气虚是迁延不愈的症结；阳虚是发展的必然趋势；血瘀是造成本病的主要原因，以虚为本，以痰、瘀等病理性实邪为标。故在临证中认为当首辨其虚实，虚当辨气虚、阴虚、阳虚之所在；实当辨瘀、痰之所别，但总以虚中夹实最为多见。治疗当在辨证施治，遣方择药前提下，酌情选加化瘀通络之品，取其"以通为补""以通为助"之义[2]。

2. 施治以活血通络为主，辅以辨证施法遣药

倪青教授[4]通过多年中医临床实践，认为 DPN 治疗应以活血通络为基本治则。气为血之帅，血为气之母，气虚推动无力，血行不畅，缓慢涩滞而成瘀血者，治以益气养血、化瘀通络；阴虚火旺，煎熬津液，津亏液少则血液黏稠不畅成瘀者，治以滋阴活血，柔筋缓急；血得温则行，得寒则凝，阳虚无以温煦血行而成瘀血者，治以温经散寒、通络止痛；痰瘀阻络，血行不畅者，则化痰活血、宣痹通络。DPN 日久，经脉失养，不荣则痛者，治以滋补肝肾、兼以通络为主。先立基本法则，再结合辨证结果，复加相应法则，简便易行，指导性强，值得推广。

3. 施治分三期，期期治疗不离风

金智生教授[31]认为风与 DPN 的发生发展有着紧密的联系，故把握治风法则与合理使用祛风剂对治疗本病尤为关键。在治疗过程中，初期散风以除邪，中期息风以通络，后期防风以护正。但值得注意的是，风药多具有辛燥之性，而糖尿病的基本病机为阴虚燥热，所以在应用时要注意剂量的多少，并配合扶助正气养阴的药物。

4. "气虚生毒"与"益气解毒"

冯兴中[32]认为"气虚生毒"是糖尿病病程迁延难愈，导致全身各个系统器官并发症、致死致残率高、多发生变证和坏证的病理关键，倡导以益气活血解毒为主治疗 DPN。

三、经方名方临床试验研究受重视，以法统方应用研究趋广泛

（一）经方名方临床应用，研究重在疗效观察

李微微[33]观察黄芪桂枝五物汤治疗 DPN 时发现，与单纯使用甲钴胺注射液对照，有非常明显的效果。在临证应用中要注重灵活化裁，若为上肢病变则加姜黄与桑枝；若为下肢病变则加牛膝与木瓜；延胡索与威灵仙对疼痛明显的患者效果较好；阳虚内寒者可加附子与肉桂；血虚者可加用生晒参。现代药理研究亦证实，黄芪桂枝五物汤对糖尿病大鼠周围神经功能有明显改善作用[34]。汤宗明教授[35]临证运用黄芪桂枝五物汤治疗 DPN 时，黄芪常用量为 $40 \sim 60g$，重者可用至百余克。常根据其气虚程度选加党参、白参；若兼见阴虚，则予西洋参；若偏阳气不足，则选红参。麻木明显者，常加鸡血藤 $20 \sim 50g$，当归 $15 \sim 30g$，以增强养血活血通络之功。若肌肉痿弱较重，则在重用黄芪至 50g 以上的基础上，配以参、苓、术、草健脾益胃，培补气血，意即"治痿独取阳明"之旨。教富娥等[36]发现补阳还五汤（药用：黄芪 30g，当归 15g，川芎 15g，地龙 20g，赤芍 15g，桃仁 10g，红花 1g，穿山甲 10g，牛膝 10g，鸡血藤 20g，阴

虚甚者加五味子、沙参、麦冬；疼痛甚者加全蝎、水蛭；麻木，蚁行感加乌梢蛇、丝瓜络；气虚甚者加太子参、白术、茯苓；阳虚者加杜仲、淫羊藿。每日 1 剂，水煎分 2 次口服。4 周为 1 个疗程，8 周后观察疗效）对改善四肢末端麻木疼痛、感觉异常症状，提高神经传导速度有显著效果。

（二）经方名方实验研究，侧重神经电生理指标

周晓晶等[37]运用当归四逆汤治疗 DPN，发现其能够通过下调糖基化终末产物/晚期糖基化终末产物含量提高坐骨神经传导速度、保护坐骨神经结构，从而有效抑制病情的发生发展。贲莹等[38]通过大鼠建模观察发现，补阳还五汤能有效减低 DPN 大鼠的氧化应激反应，充分发挥其保护作用，其中黄芪用量 120g 的补阳还五汤抗氧化作用更佳。钟锦煜[39]通过研究发现，化裁黄连阿胶汤对 DPN 有较好的疗效，其改善患者的麻、痛觉较好。崔杰等[40]将门诊和住院的 128 例 DPN 气虚血瘀证患者随机分成中药口服治疗组（62 例）和中药熏蒸治疗组（66 例），两组在常规降糖治疗的基础上，中药口服治疗组给予独活寄生汤口服，中药熏蒸治疗组给予独活寄生汤熏蒸，最终结果显示两组均可以明显升高血清 NO 水平，降低血浆 ET-1 水平，双侧正中神经及腓肠神经的电流阈值（CPT）均明显降低，中药口服治疗组、中药熏蒸治疗组两组患者中医症状积分降低的总有效率分别为 83.9% 和 86.4%，说明独活寄生汤对气虚血瘀证 DPN 患者有较好效果；也提示我们内服方的另一个用药途径，值得进一步探究。

（三）以法统方的临床与实验研究趋广泛

1. 补气活血法

汤宗明教授[41]临床上用黄芪桂枝五物汤加味治疗 DPN，以收益气通阳、和营行痹之功，疗效明显。杨若愚[42]临床观察 166 例 DPN 住院患者，对照组 80 例给予糖尿病常规治疗。治疗组 86 例在常规治疗的基础上采用黄芪桂枝五物汤加减（桂枝、赤芍、当归、红花、生地黄、大枣、黄芪、丹参）治疗。两组均用药 90 天。结果：治疗组与对照组的总有效率分别为 93.02%、75.00%，两组总有效率比效差异有显著性（$P<0.01$），治疗组明显优于对照组，说明中药治疗本病具有一定优势。

2. 清热活血法

郑全喜等治疗表现为肢体灼痛、热痛、刀割样疼痛等症状的痛性糖尿病神经病变络热血瘀证大鼠模型，运用白薇煎逐瘀泻热、活血散结，对其体重、尾尖热敏感度、脊神经传导速度及其致痛通道蛋白均有明显作用[43]。

3. 温阳化瘀法

王平等[44]发现当归四逆汤（桂枝 15g、细辛 5g、当归 15g、炙甘草 10g、白芍 15g、大枣 10g、通草 10g，此方统一由辽宁中医药大学附属医院煎药房高压浓缩煎药机煎煮为 200ml 药液，每次 200ml，1 日 2 次口服，8 周为 1 个疗程）可提高 DPN（寒凝血瘀型）腓总神经、

胫神经传导速度，显著改善患者临床症状，其临床疗效优于甲钴胺片组，针对正中神经同样可以改善其传导速度。加味桂枝芍药知母汤[45]对DPN属阳虚湿瘀互结型者有确切的疗效。

4. 滋养肝肾，清泄邪热法

连梅汤[46]出自《温病条辨·下焦》，由黄连、乌梅、生地、麦冬、阿胶组成。原书云："暑邪深入少阴，消渴者，连梅汤主之。入厥阴，麻痹者，连梅汤主之。心热烦躁，神迷甚者，先与紫雪丹，再与连梅汤。"主治暑邪深入下焦，或在少阴或在厥阴，火灼阴伤故致消渴，肝肾之阴大伤，筋脉失养故致麻痹，故以连梅汤清泄余热，滋养肝肾。从连梅汤证"消渴""麻痹"两大主症出发，紧扣"火有余，水不足""真阴枯竭，宗筋失养""水不涵木，虚风内动"的病机，探讨连梅汤证与DPN的相关性；并从立法遣方角度，指出原方药物间苦酸相伍可制甘、助肝、泄热、坚阴，酸甘相伍可化阴、滋水、涵木，切合疾病病机，故能治疗DPN。虎潜丸出自《丹溪心法》，组成为黄柏、龟板、知母、熟地黄、陈皮、白芍、锁阳、虎骨、干姜，具有滋阴降火、强壮筋骨的作用，用于治疗DPN肝肾皆热，阴血俱虚之证[47]。

四、中成药开发与应用研究备受重视

1. 以补气活血立法促剂改创新药

梁晓春教授所带领的课题组对院内制剂筋脉通胶囊（由菟丝子、女贞子、水蛭、桂枝、延胡索、细辛等组成）所进行的系列实验研究较为深入，筋脉通胶囊可改善糖尿病大鼠坐骨神经的形态测量学异常，提高其神经传导速度[48]，也可改善2型糖尿病大鼠的痛觉、温度觉及坐骨神经病理形态学异常[49]。木丹颗粒（由黄芪、延胡索、三七、赤芍、丹参、川芎、红花、苏木、鸡血藤组成）[50]可改善糖尿病大鼠的神经传导速度及足迹步态参数足印长、足印宽、足中间三指宽等周围神经病变指标，其作用效果优于甲钴胺。芪丹通络颗粒（由黄芪、丹参、当归、附子、桂枝、赤芍、川芎、川牛膝等组成）[51]治疗DPN具有明显的疗效，并能改善患者的临床症状和氧化应激水平。易文明[52]等研究证明应用糖痹康（由黄芪、桂枝、水蛭等组成）8周，可通过提高SOD，清除过多MDA、ROS，缓解DPN大鼠的氧化应激损伤，减少神经细胞凋亡，延缓DPN的进展。

2. 以通络止痛立法探究中成药现代作用机制

田秀娟等研究发现，复方丹参滴丸（由丹参、三七、冰片等组成）可有效改善DPN患者多伦多临床神经病变评分，并可降低电流感觉阈值[53]。崔恒菁等研究表明，复方芎芍胶囊（由川芎、独活、木瓜等组成）[54]治疗DPN疗效显著，且可改善患者正中神经和腓总神经传导速度、潜伏期、振幅及全血高切黏度，其效果与依帕司他联合贝前列腺素钠相当，且优于呋喃硫胺联合甲钴胺及依帕司他单药治疗；同时，该药不会影响患者的血糖、血脂、血肌酐水平，安全性较高。王超等研究发现，通心络胶囊（由人参、水蛭、全蝎、赤芍、蝉蜕、土鳖虫等组成）[55]可调节血管活性因子，升高血管性血友病因子、血管内皮生长因子表达，改善DPN。

3. 以益气养阴立法与西药开展对照研究

周月红[56]采用中药消麻止痛胶囊（由怀牛膝、川芎、牡丹皮、赤芍等组成）治疗消渴病周围神经病变气阴两虚夹瘀型患者，发现消麻止痛胶囊与甲钴胺联合治疗 DPN 的疗效优于单用西药甲钴胺组，临床上可明显改善患者的症状和神经传导速度。

五、验方开发与应用研究日益受重视

吴金隆等[57]临床观察 150 例 DPN 患者，对照组 75 例在糖尿病常规治疗的基础上给予维生素 B₁20mg、谷维素 20mg、甲钴胺 500μg，每日 3 次口服。治疗组在对照组基础上给予舒筋通络汤（黄芪、蜈蚣、葛根、川芎、水蛭、全蝎、桂枝、伸筋草、丹参、海风藤）治疗 60 天。结果：两组临床疗效比较有显著性差异（$P<0.01$），两组临床症状体征积分变化比较有显著性差异（$P<0.01$）。蒙花散[58]为张运华老中医经验方（专利号：ZL200410064515.4）的演化，由密蒙花、桑叶、天花粉、菊花、山茱萸、红花、木贼七味中药组成，清热生津、活血化瘀两法并施，蒙花散可改善糖尿病大鼠的胰岛素抵抗及周围神经的功能，其机制可能与抗氧化及降低炎性因子水平有关。通络川乌方（当归 10g、水蛭 6g、甘草 6g、丹参 10g、白芍 10g、桂枝 10g、地黄 15g、黄芪 30g、制川乌 30g 等）可明显提高 DPN 的临床疗效，减轻机体过氧化反应程度[59]。张芳等[60]发现降糖通络片（黄芪 50g、川芎 12g、当归 15g、地黄 15g、地龙 30g、赤芍 30g、红花 30g、桃仁 15g、全蝎 10g、鸡血藤 30g、鬼箭羽 30g 等），能够改善局部血液循环，改善临床症状，提高神经传导速度，并具有一定的抑制炎症因子的作用，初步揭示其有效作用机制，该方已获准院内生产，在临床中应用 20 余年，疗效肯定，并在国家区域中医内分泌诊疗中心专科联盟 6 省 12 家机构推广应用。专方专药的开发与应用研究日益受到重视。

六、单味中药的应用与实验研究为临床治疗和开发提供参考

（1）桑枝能改善神经传导速度、缓解症状：赵胜等[61]运用酒桑枝治疗 DPN 也起到了较佳的效果，能明显改善感觉、运动神经传导速度，缓解临床症状及体征，疗效较好，且较西药无明显副作用。

（2）葛根具多重作用以改善临床症状：葛根能降血糖、降血脂、抗氧化应激、减轻炎症反应、改善胰岛素抵抗[62]，能有效改善 DPN 的临床症状[63]。

（3）蛣蟆被誉为 DPN 的专药：袁伟等认为瘀滞虽然为标，却在本病变中起重要作用，且病变既久符合叶天士"久病入络"之说，临证运用通络祛瘀之单味中药也取得一定疗效。蛣蟆具有破癥结、通二便、定惊痫、拔毒生肌、散肿止血之功。因本病主要发生于四肢，尤重于下肢，而蛣蟆之通络破癥之效正主于此，且其寒性又有益于消除标热，故认为蛣蟆为治疗 DPN 的专药[64]。

（4）穿山龙能缓解 DPN 病理性疼痛：根据网络药理学方法，穿山龙[65]活血通络止痛的治

疗机制可能通过调节血糖，改善氧化应激水平，减轻神经血管损伤，抑制炎症反应，从而缓解DPN 病理性疼痛。

（5）地鳖虫具有保护血管内皮细胞的作用：杜清华等[66]研究证明地鳖虫活性组分 F2-2 能有效抑制细胞脂质过氧化反应，提高损伤血管内皮细胞分泌 NO 的能力，表现出一定程度的血管内皮细胞保护作用。

（6）地龙具有溶栓与抗凝等多重作用：地龙味咸，性寒，功能清热息风、清肺定喘、利尿通淋、通行经络。地龙中含有蚓激酶、链激酶、蛋白质、多肽、氨基酸、脂类成分、核苷酸及微量元素，具有溶血栓和抗凝血、降压平喘、抗惊厥、镇静解热、抗癌、增强免疫功能等作用[67]。

（7）僵蚕有促循环与神经营养保护等作用：僵蚕味咸、辛，性平，具有息风止痉、祛风止痛、化痰散结等功效。僵蚕含蛋白质、多肽、氨基酸、核苷、挥发油、有机酸、衍生物及微量元素等多种成分。研究表明僵蚕提取物有抗凝、抗血栓、促进微循环、神经营养和保护、增强免疫、镇静催眠等作用[68]。

七、中医外治疗效确切受到普遍关注

DPN 临床主要表现为肢体麻木、疼痛、感觉异常等，中医外治法通过对经穴及局部刺激作用，可明显改善局部血液微循环，进而改善神经功能，同时也能在一定程度上调节患者的整体代谢水平[69]，对治疗 DPN 具有独特优势。中医外治法与内治法，殊途同归、异曲同工，助其提高疗效，且可补内治之不逮。因此，已普遍引起重视。中医外治法主要分为药物外治法和非药物外治法两大类。

（一）药物外治法

1. 外敷法简便易行

将温通活血乳膏[70]（由川芎、细辛等药组成）涂搽于患处，能通过抑制 DPN 大鼠坐骨神经结构的改变，以及抑制血管内皮生长因子的表达，从而阻止细胞凋亡的进程，最终达到延缓周围神经病变进展的目的。

2. 熏洗法热疗药疗兼备

开封市中医院将庞国明教授研创的糖痛外洗方（透骨草 50g、桂枝 18g、川椒 30g、艾叶10g、木瓜 30g、苏木 50g、红花 12g、赤芍 30g、白芷 12g、川芎 15g、川乌 10g、草乌 10g、生麻黄 10g、白芥子 30g 等，共为细末）[71]倒入套有一次性袋子的熏洗木桶或足浴器内，放上熏药支架并检查其稳固性；将熏洗部位置于支架上，用治疗巾或治疗单覆盖，水温 38～40℃时将双足浸入药液中 30min，每日 2 次。适用于各种证型 DPN，对阳虚血瘀证尤为适宜。

3. 穴位注射法针疗药疗同施

穴位注射简单易行，操作方便，通过针药的双重作用直接作用于病变局部，临床疗效确切[72]。苏娟[73]采用甲钴胺肌内注射联合丹红注射液穴位注射治疗 DPN 患者 60 例，足三里常规消毒后，5ml 注射器针头沿皮肤垂直进针 1～1.5 寸，行提插手法，得气后回抽无回血则注入药液 2ml，每天 1 次，2 周后，总有效率达 90%。韩豆瑛[74]运用黄芪注射液联合丹红注射液穴位注射治疗 DPN 患者 60 例，总有效率达 96.67%，临床疗效明显优于甲钴胺穴位注射组。

4. 穴位贴敷法药疗灸疗并行

穴位贴敷是利用药物的透皮吸收作用，使药物通过经络腧穴传导和反射，以治疗疾病的一种外治法。李象辉等[75]认为 DPN 多由于气虚经络瘀阻，阳气不通，阻滞气机所致，采用自拟方药（组成：黄芪、乳香、延胡索、玄参、鸡血藤、紫草、防风、威灵仙、海风藤、络石藤、钩藤）研末制成糊状，取适量贴于双侧足三里、丰隆、三阴交，每天 1 次，治疗 14 天，总有效率为 92.5%。潘立民等[76]选取阳虚寒凝证 DPN 患者 33 例，应用当归四逆汤制备成穴位贴，敷中脘、天枢、足三里、脾俞、肾俞、涌泉，同样取得了良好的疗效。

（二）非药物外治法

非药物外治法中应用较为广泛的是针刺疗法和艾灸疗法。通过针灸治疗可以达到平衡阴阳、调和脏腑、活血通络的效果，进而可以起到整体调节机体的作用。据研究表明，针灸在改善微血管病变及 DPN 致病因素的环节上能够多元化发挥作用[77-78]。临床上可根据不同病情、不同部位等分别选择耳针、电针、体针等不同的治疗手段[79-80]。

1. 刺络放血逐瘀驱邪

宋薇等[81]使用方氏刺络放血法治疗 DPN 患者 30 例，治疗原则以病变与手象上的穴位互相对应，或者选取患肢上青紫、怒张及充盈的络脉，用三棱针点刺放血。方云鹏教授认为发生疾病时，在相应的手象上可出现阳性反应点，通过对该部位辨证施予刺络放血等手法刺激，可实现对内脏和全身的良性调节作用，故可以达到较理想的治疗目的，结果治疗后总有效率为96.7%。周紫炫等[82]总结临床治疗经验发现，以刺血疗法辅助治疗 DPN 具有明显效果，临床一般采用点刺和叩刺的方式，取穴以循经取穴、局部取穴、循经结合局部取穴及其他取穴方法为指导原则，可起到祛瘀生血之功，通过改善局部微循环及组织缺氧状态从而促进神经修复，用此法治疗相似病机的糖尿病并发症也多有收效。

2. 电针治疗增刺激提高疗效

刘铭等[83]将收治的 80 例 DPN 患者随机分为观察组和对照组，对照组在口服甲钴胺片的基础上加以电针治疗，取曲池、合谷、足三里、三阴交等穴位，结果显示，治疗组显效 16 例，有效 20 例，无效 4 例，总有效率高达 90.0%，优于对照组。

3. 电针与温针相结合叠加增效

蚁淳等[84] 针对寒凝血瘀型 DPN 患者采用电针联合温针疗法进行治疗。治疗组在对照组常规治疗的基础上加电针联合温针灸，选穴：合谷、曲池、血海、足三里、三阴交、太溪。采用断续波治疗 10min 后，在原位置进行温针手法，每日针 1 次，两侧穴位交替，观察 4 周。

结果显示，治疗组在正中神经、腓神经的感觉神经传导速度及正中神经的运动神经传导速度提升程度方面均显著优于对照组，有显著统计学差异（$P<0.01$），且所有病例均未出现不良反应，证明此法安全有效，值得推广应用。

4. 电针与耳针相结合殊途同归增疗效

杨晓瑞[85]观察电针联合耳穴贴敷治疗 DPN 的效果，治疗组耳穴取脾、肾、神门等，电针取足三里、三阴交、阳陵泉、太溪、太冲、解溪、合谷、外关、曲池等穴位。对照组则选用肌内注射甲钴胺注射液联合丹参川芎嗪注射液静脉滴注的治疗方案，试验周期 14 天、2 个疗程。经统计学分析，结果表明治疗组总有效率（88%）明显优于对照组（68%）。

5. 针灸疗法直达病所奏效迅捷

程金莲等[86]采用统计学和数据挖掘技术，收集 CNKI 建库以来针灸治疗 DPN 的临床文献，建立数据库并进行数据挖掘关联规则和聚类分析，结果发现针灸治疗 DPN 临床疗效显著，其中较多选用的主穴有足三里、三阴交、阳陵泉、曲池和合谷，以足太阳膀胱经、足阳明胃经和足太阴脾经的穴位使用频次最高。任那等[87]将 60 例 DPN 患者随机分为治疗组和对照组，各 30 例，治疗组予关节六经围刺法治疗，下肢症状者取双侧昆仑、太溪、解溪、申脉、照海，合并上肢症状者取双侧阳池穴、阳谷、阳溪、太渊、大陵、神门。对照组给予甲钴胺治疗。治疗后整理数据发现，关节六经围刺法能显著改善运动神经传导速度（MCV）、感觉神经传导速度（SCV）及临床症状，效果均优于对照组。陈谦艳等[88]设治疗组 62 例，取穴肝俞、肾俞、脾俞、胰俞等针灸治疗，对照组 30 例给予口服维生素 $B_1$30mg、$B_6$30mg，每日 3 次。结果显示：治疗组在改善自觉症状和体征上优于对照组（$P<0.05$）。马艳红[89]以益气养血、活血通络为基本治法，在常规治疗的基础上加用针灸治疗，取穴以脾俞、足三里、肾俞、肺俞、三阴交、太溪、胰俞为主，治疗 DPN，临床疗效显著。

6. 束悗疗法助复末梢神经功能

刘鹏等[90]运用通络活血濡筋的"束悗疗法"治疗 DPN，发现"束悗疗法"对末梢神经功能的恢复有明显的促进作用，可有效治疗 DPN。

7. 低频脉冲电治疗改善神经传导、助消症状体征

周卓宁等[91]选取双侧脾俞、肾俞、足三里、三阴交、涌泉等穴位，予以低频脉冲治疗仪刺激穴位治疗，每日 1 次，每次 15min，经观察发现低频脉冲刺激穴位治疗能明显改善 DPN 患者的症状及体征，提高神经传导速度。

八、内治外治并举成为提高临床疗效的重要途径

1. 针药并用，方与法合

李金花等[92]运用当归四逆汤联合针灸治疗 DPN，观察组运用中药口服汤剂加针刺合谷、

曲池、血海、足三里、三阴交、太溪等穴位,对照组单用硫辛酸静脉滴注,两组患者在改善中医证候积分、多伦多临床评分系统评分及腓总神经运动神经传导速度、腓肠神经感觉神经传导速度方面,治疗组效果均优于对照组。

2. 动药结合,降患增效

谢春华等[93]将收集的 DPN 患者随机分为治疗组 60 例和对照组 60 例。对照组给予甲钴胺胶囊 500μg/次,3 次/天,口服;贝前列素钠片 40μg/次,3 次/天,口服。治疗组在对照组治疗基础上加服黄芪桂枝五物汤加减胶囊(黄芪、当归、桂枝、红花、芍药、川芎、生姜、大枣)。两组均同时给予运动疗法:每周参加 3 次有氧健身操,时间 30～50min,每次运动前后使用脉搏血氧仪测量血氧,并在运动中使用心率监测仪监测心率。该项临床研究表明,采用黄芪桂枝五物汤加减胶囊联合运动疗法治疗 DPN 临床疗效较好,有效率达到 88.33%,对照组为 76.67%。

3. 服药浴足,叠法叠药

姜俊玲等[94]经过研究发现消渴安糖方(黄芪 30g,党参 2g,山茱萸 15g,枸杞 15g,沙参 15g,丹皮 15g,当归 10g,桃仁 15g,红花 10g,黄连 10g。每日 2 次,每次 1 包,每包 150ml,早晚温服。疗程 2 周)联合中药足浴能够有效地改善糖尿病患者周围神经病变,调节神经营养障碍及糖脂代谢,达到较好的临床效果。

4. 埋线服药,异曲同工

刘嵘等[95]采用穴位埋线合加味四神煎(黄芪 60g,远志 30g,牛膝 30g,石斛 30g,银花藤 15g,丹参 15g,生熟地各 20g,黄精 20g,当归 15g,桃仁 9g,红花 3g,川芎 15g,地龙 3g。每日 1 剂,分 3 次水冲服,连续服用 60 天)治疗 DPN 30 例,发现效果较好,且治法简单,不良反应小,宜于推广。

5. 多法并举,协同增效

王志强等[96]运用中医药综合疗法,予以辨证口服中药汤剂、糖痛外洗方中药熏洗、配合局部蜡疗物理疗法治疗 380 例消渴病痹症患者,发现能够缓解患者麻、凉、痛、痿症状,改善血糖、血脂,降低 Toronto 临床评分,是一套疗效可靠、安全便捷的治疗方案。

九、存 在 问 题

综上所述,中医治疗本病在临床上取得了一些成就,从文献内容分析,结合临床实际,我们认为,中医药治疗 DPN 主要存在以下七个方面的问题:

1. 中医信念不够坚定

在临床上部分中医人员对中医治疗缺乏信心,只是把中医药治疗当成西医治疗的一种配角。所以,目前中医治疗 DPN 在临床上比例偏低,严重地存在着盲目"追潮"使用所谓现代的新特药及新疗法现象。

2. 辨证施治缺乏中医思维

从部分文献对中医病名、病因、病机、治则、方药、辨证分型与治法、组方看，就本病认识上缺乏中医的思维理念，尤其是缺乏中医的阴阳对立、阴阳互根、五行生克制化的思维及中医君臣佐使理念的运用等。

3. 临床治疗力不够

临床缺乏对病情的全面认知与把握，治疗上盲目追求"所谓"常规治疗，不分病情轻重、标本缓急、证候繁简、病程远暂等，把中药一日一剂，早晚两次服用当成惯例，致使病重药轻、杯水车薪或病源多端、证候多靶，而单枪独兵、孤军作战等，未能取得应有疗效。

4. 忽略中医外治法

临床上只注重辨证开方，关注内服药，不重视或不了解中医外治法在本病中的作用、地位，而忽略中医外治法的应用，致使具有特色的中医疗法未能发挥应有的作用。

5. 早期症状隐匿易忽视

本病早期诊断困难，50%以上患者早期无临床症状，患者不够重视，亦忽视对并发症的筛查，待临床症状出现时病程已较长，其神经的病理性损害多已不可逆，仅凭中医四诊可能会出现漏诊。因此，应注重早期筛查。

6. 临床诊疗思路局限，开拓提效措施能力薄弱

临床科研报道治疗方法虽日渐增多，而各医家对 DPN 的中医病因病机的理解缺乏统一认识，临床辨证分型各不相同，治疗方法虽各有侧重，但多为某一方面、单一环节或某一方药的认识，缺乏系统、全面的治疗视野和制定有效方案的本领。

7. 中成药使用欠规范

目前无论中医师或西医师，在治疗 DPN 时选择中成药只认"活血"，不讲辨证，不分寒凉温热、不分八纲及在脏在腑，造成活血化瘀滥用而影响疗效。

十、述 评 展 望

DPN 是糖尿病最常见的慢性并发症之一，发病率高、不易控制，从而引起严重的经济和社会影响。中西医对本病的研究均相对较多，就其中医病名，有"痹症""痿证""麻木"等，现多用国家中医药管理局确定的"消渴病痹症"；而其病机，有以虚为主论、本虚标实论、瘀血贯穿病程始终论，其根本病机主要属本虚标实证，以阴阳亏虚为本，痰瘀阻络为标；就本病的辨证分型，有以脏腑辨证分型，有以气血津液辨证分型，有以络病辨证分型，有以阴阳辨证分型，有以内生五邪辨证分型，各抒己见，百家争鸣。

DPN 的治疗，总的治疗原则是首辨虚实，活血化瘀贯穿治疗始终，也有医家从治风和益

气解毒着手；很多经方名方，如黄芪桂枝汤、补阳还五汤、当归四逆汤、独活寄生汤在 DPN 的治疗中均有较好的疗效，主要通过补气活血法，清热活血法，温阳化痰法，滋养肝肾、清泄邪热法等立法。除了经方名方，有很多医家的经验方也具有较好的疗效。而很多不是针对治疗 DPN 的成药，如木丹颗粒、复方丹参滴丸、通心络胶囊在既往的研究中发现对改善 DPN 有较明确的研究依据；无论是单味中药和中药复方较西医药对治疗 DPN 均有显著效果，除了内服中药外，很多中医外治法的"简便廉验"也易于患者接受，如传统的针灸疗法、熏洗疗法和束悗疗法等。

综上所述，中医药治疗 DPN 有较好的疗效，且治疗方法较多，患者易于接受，其根本在于辨证论治、同病异治、三因制宜、治病求本、疗效稳定、灵活有度、延缓或逆转病势发展等；但临床中也存在中医信念不坚定、缺乏中医思维等问题。所以，我们在今后的研究中应该从以下六方面着手：

（1）强化中医思维，用中医思维指导临床及立题研究。临床要把中医药继承好，坚持中医思维和中医信念，温习中医经典古籍，潜移默化接受中国传统文化的熏陶，培养能灵活运用八纲辨证、气血津液辨证、脏腑辨证、六经辨证、卫气营血辨证、三焦辨证、经络辨证等进行分析的辨证力，以中医的思维进行立题研究和总结。

（2）中医辨证施治方法进一步着重提升，在现有基础上形成推广体系。按照中医辨证施治方法理念，以循证医学为依托，为临床研究的深入提供保证，进行大样本、多中心的、严谨合理的临床研究，制定统一的 DPN 诊断及疗效评价标准，形成一套切实可行的中医内外治法相结合的系统体系在全国推广应用。

（3）在继承基础上开发专病专药、专证专药。凝练中医疗效优势、疗效定位、疗效特点、疗效学基础、疗效机理，凝练临床治疗规律，形成专病专治、专证专治相结合，满足临床需要。

（4）利用科学手段对现有能有效指导临床的理论和临床有效的方药、特色疗法、有效的中医专家共识进行机制的研究与探索，把中医理论和方药赋予现代科学内涵，以便医疗人员进行国内外行业推广，为中医药治疗 DPN 现代化、国际化提供依据与支撑。

（5）根据本病特点注重内外治结合。本病以"凉、麻、痛、痿""四大症"为主，病虽在内，表现在外，尤其是以下肢为重，治疗上要在内外治相结合上做好探索和研究，病在内，治在外，医理、法则、药理无二，殊途同归，异曲同工，外治更有单独内服所不及的诸多优点。中药外治，简、便、廉、捷、验，既可补内治法之不逮，又无内服之累，又有攻邪而不伤正的优势，从而弥补了西医及中医内治法的不足。外治法治疗 DPN 具有药物直接作用于患处、疗效显著、副作用小等优点，临床须充分发挥外治法不经胃肠吸收、不须经过肝的首过效应、毒副作用低、攻邪而不伤正的优势。同时对中医外治的各个环节进行标准量化，如熏洗流程、时间、温度等，有利于评价临床应用时的疗效。

（6）进一步理清本病治疗中的难点，如痛性神经病变，尤其是顽固性夜间灼痛，对难点进行机制探讨，对方法的研究进行攻关，对影响临床疗效的因素进行分析总结，力争寻找到治疗靶点，更好地发挥中医药优势，提高临床疗效，更好地服务于广大患者。

参 考 文 献

[1] 庞国明, 倪青, 温伟波. 糖尿病诊疗全书[M]. 北京: 中国中医药出版社, 2016: 357.

[2] 庞国明, 闫镛, 朱璞, 等. 糖尿病周围神经病变中医诊疗规范初稿[J]. 中华中医药杂志, 2010, 25（2）: 260-264.

[3] 中华中医药学会. 糖尿病中医防治指南[M]. 北京: 中国中医药出版社, 2007: 25.

[4] 张芳, 倪青. 倪青临证论治糖尿病周围神经病变验案辨析[J]. 中华中医药杂志, 2019, 34（9）: 4125-4127.

[5] 严兴茂, 王安宇, 简政义, 等. 汤宗明教授辨治麻、痿型糖尿病周围神经病变经验[J]. 时珍国医国药, 2018, 29（5）: 1228-1229.

[6] 嘉士健, 雷行华. 基于络病理论"通络法"治疗糖尿病周围神经病变临床研究[J]. 西部中医药, 2015, 28（7）: 108-110.

[7] 陈霞. 张玉琴. 从络病论治糖尿病周围神经病变[J]. 实用中医内科杂志, 2015, 29（4）: 18-19.

[8] 刘峻呈, 苏丽清, 胡华, 等. 周德生从调补脏腑、开通玄府辨治糖尿病周围神经病变[J]. 中医学报, 2019, 34（11）: 2366-2370.

[9] 王佳. 仝小林教授辨治糖尿病周围神经病变经验[C]//第十次全国中医糖尿病大会论文集. 厦门, 2007: 561-562.

[10] 王莉明. 中医中药治疗糖尿病周围神经病变研究进展[J]. 医学理论与实践, 2015, 28（4）: 441-443.

[11] 魏军平. 糖尿病及慢性并发症中医证候的文献研究分析[J]. 世界中医药, 2015, 10（10）: 1614-1617.

[12] 孟妍, 吕千千. 中西医结合诊治糖尿病的研究进展[J]. 现代中西医结合杂志, 2015, 24（31）: 3525-3527.

[13] 张芸, 颜洁. 梁立经治疗糖尿病的经验[J]. 云南中医中药杂志, 2015, 36（9）: 1-3.

[14] 何丹, 郭龙龙, 裴瑞霞. 裴瑞霞从肝辨治消渴痹症[J]. 湖北中医杂志, 2019, 41（8）: 23-25.

[15] 张永文, 韩康生, 程燕. 糖尿病周围神经病变的中医病因病机及证治[J]. 吉林中医药, 2014, 34（6）: 561-564.

[16] 刘笑迎, 曹贺, 钟萍. 益气养阴活血方治疗糖尿病周围神经病变效果观察[J]. 人民军医, 2015, 58（8）: 914-916.

[17] 苏雪云. 衡先培教授治疗糖尿病神经病变临床心得[J]. 亚太传统医药, 2015, 11（1）: 65-66.

[18] 霍晓明, 谢勤, 余婵娟, 等. 经方治疗 2 型糖尿病临床研究进展[J]. 实用中医药杂志, 2015, 31（1）: 81-82.

[19] 钟欢, 吕安林, 汪厚莲, 等. 从"瘀"论糖尿病周围神经病的针灸治疗[J]. 中国针灸, 2017, 37（2）: 199-201.

[20] 胡玉焕, 肖燕, 张景芸, 等. 宁亚功教授治疗糖尿病周围神经病变经验[J]. 国医论坛, 2013, 28（2）: 12-13.

[21] 朱琳, 余江毅. 余江毅教授治疗糖尿病周围神经病变经验[J]. 长春中医药大学学报, 2013, 29（2）: 214-215.

[22] 孙素云. 肝与糖尿病周围神经病变证候特点的相关性研究[D]. 北京: 中国中医科学院, 2013.

[23] 吴灵敏, 杨叔禹, 闫冰. 从肝论治糖尿病周围神经病变[J]. 亚太传统医药, 2014, 10（8）: 39-41.

[24] 李硕, 潘秋, 彭彦平, 等. 糖尿病性周围神经病变中医证候聚类分析[J]. 北京中医药, 2017, 36（5）: 394-396.

[25] 许花, 于明成. 中医证型糖尿病慢性并发症的关系探究[J]. 糖尿病新世界, 2016, 19（1）: 196-198.

[26] 程征. 中医辨证论治糖尿病周围神经病变研究概况[J]. 河南中医, 2016, （3）: 553-554.

[27] 谌静, 陈盛业. 基于络病理论指导下的中医护理干预对糖尿病周围神经病变的影响[J]. 辽宁中医杂志, 2015, 42（12）: 2427-2428.

[28] 方朝晖, 赵进东. 从叶天士辛润通络法论治糖尿病周围神经病变[J]. 天津中医药, 2013, 30（7）: 410-411.

[29] 宋薇, 胡剑萍. 加味桂枝芍药知母汤治疗阳虚湿瘀互结型糖尿病周围神经病变的疗效观察[J]. 中药材, 2015, 38（12）: 2661-2663.

[30] 姜南, 王强. 从燥论治糖尿病周围神经病变[J]. 四川中医, 2014, 32（7）: 29-31.

[31] 郇鹏飞, 高钰莹, 何流, 等. 从"风"论治糖尿病周围神经病变探析[J]. 湖北中医杂志, 2019, 41（11）: 59-51..

[32] 冯兴中. 基于"气虚生毒"学说论糖尿病的防治[J]. 中医杂志, 2016, 57（12）: 1023-1026.

[33] 李微微. 黄芪桂枝五物汤加减治疗糖尿病周围神经病变 18 例临床观察[J]. 中外女性健康研究, 2018, 11（21）: 20-39.

[34] 齐峰, 邱昌龙, 朱亮, 等. 黄芪桂枝五物汤对 STZ 诱发糖尿病大鼠周围神经保护作用[J]. 中国中医基础医学杂志, 2013, 19（6）: 631.

[35] 严兴茂, 王安宇, 简政义, 等. 汤宗明教授辨治麻、痿型糖尿病周围神经病变经验[J]. 时珍国医国药, 2018, 29（5）: 1228-1229.

[36] 教富娥, 丛科, 纪笑艳. 补阳还五汤治疗糖尿病周围神经病变疗效观察[J]. 辽宁中医杂志, 2013, 40（4）: 740.

[37] 周晓晶, 李欣, 柳烨惠, 等. 当归四逆汤对大鼠 DPN 抑制作用及 AGEs/RAGE 的调节[J]. 中国老年学杂志, 2018, 11（38）: 5522-5524.

[38] 贾莹, 张凤华, 梁文杰. 不同黄芪剂量补阳还五汤对糖尿病大鼠周围神经功能及氧化应激的作用[J]. 中成药, 2015, 37（1）: 199-202.

[39] 钟锦煜. 化裁黄连阿胶汤治疗糖尿病周围神经病变的临床研究[D]. 广州: 广州中医药大学, 2015: 29.

[40] 崔杰, 牛素贞, 谈力欣, 等. 独活寄生汤对气虚血瘀型糖尿病周围神经病变患者一氧化氮和内皮素的影响[J]. 中国实验方剂学杂志, 2018, 24（16）: 176-181.

[41] 严兴茂, 王安宇, 简政义, 等. 汤宗明教授辨治麻、痿型糖尿病周围神经病变经验[J]. 时珍国医国药, 2018, 29（5）: 1228-1229.

[42] 杨若愚. 黄芪桂枝五物汤联合西药治疗糖尿病周围神经病变随机平行对照研究[J]. 实用中医内科杂志, 2015, 29（5）: 149-151.

[43] 郑全喜, 王昆, 刘超. 白薇煎对糖尿病神经病变大鼠脊神经致痛通道蛋白的影响[J]. 中国实验方剂学杂志, 2014, 20（14）: 145-149.

[44] 王平, 崔鹏, 洪杨洋. "当归四逆汤"治疗寒凝血瘀型糖尿病周围神经病变优效性的临床观察[J]. 中华中医药学刊, 2017, 35（3）: 661-664.

[45] 宋薇, 胡剑萍, 温建炫, 等. 加味桂枝芍药知母汤治疗阳虚湿瘀互结型糖尿病周围神经病变的疗效观察[J]. 中药材, 2015, 38（12）: 2658-2660.

[46] 冷玉琳, 杨婵, 唐诗韵, 等. 连梅汤治疗糖尿病周围神经病变机理探讨[J]. 中国中医基础医学杂志, 2019, 25（3）: 369-370.

[47] 孟宜丹. 虎潜丸治疗阴虚内热型痿症临床疗效观察[J]. 河北医学, 2015, 21（2）: 326-327.

[48] 吴群励, 梁晓春. 糖尿病周围神经病变发病机制及中药复方筋脉通胶囊对其干预作用的研究进展[J]. 中国中西医结合杂志, 2014, 34（11）: 1401-1404.

[49] 吴群励, 杨丹, 崔雅忠, 等. 筋脉通胶囊对2型糖尿病周围神经病变大鼠感觉及坐骨神经病理形态的影响[J]. 中华中医药杂志, 2019, 34（4）: 1405-1408.

[50] 杨文强, 于炎冰, 徐晓利, 等. 木丹颗粒对实验性大鼠糖尿病周围神经病变的疗效研究[J]. 中国糖尿病杂志, 2015, 23（12）: 1099-1102.

[51] 王靖清, 刘艳, 于世家. 芪丹通络颗粒对糖尿病周围神经病变患者神经传导速度及 MDA、SOD、TAOC 的影响[J]. 中国生化药物杂志, 2016, 36（3）: 93-95.

[52] 易文明, 孙文郭, 郭翔宇, 等. 糖痹康对糖尿病周围神经病变大鼠氧化应激及细胞凋亡的影响[J]. 环球中医药, 2015, 8（7）: 798.

[53] 田秀娟, 刘玉佳, 赫广玉, 等. 复方丹参滴丸治疗糖尿病周围神经病变的效果[J]. 中国老年学杂志, 2016, 36（7）: 1621-1623.

[54] 崔恒菁, 朱伟嵘, 周金晶, 等. 复方芍归胶囊治疗糖尿病周围神经病变的临床观察[J]. 中国药房, 2018, 29（2）: 223-228.

[55] 王超, 王晓, 张会欣, 等. 通心络胶囊对糖尿病周围神经病变 KK/Upj-Ay 小鼠血管生成的影响[J]. 中成药, 2016, 38（1）: 173-176.

[56] 周月红. 消麻止痛胶囊对糖尿病周围神经病变患者神经传导速度的改善作用及机制[J]. 中国实验方剂学杂志, 2014, 20（22）: 189-193.

[57] 吴金隆, 金永喜. 舒筋通络汤治疗糖尿病周围神经病变75例观察[J]. 浙江中医杂志, 2019, 50（9）: 653.

[58] 柯向梅, 张彦廷. 蒙花散对2型糖尿病伴胰岛素抵抗并发周围神经病变大鼠的影响[J]. 中药材, 2015, 38（11）: 2372-2375.

[59] 丁来标, 高怀林, 李会玉, 等. 通络川乌方治疗糖尿病周围神经病变的疗效及对氧化应激状态的影响[J]. 中药药理与临床, 2015, 31（1）: 328-329.

[60] 张芳, 庞国明, 闫镛, 等. 降糖通络片治疗气虚血瘀证糖尿病周围神经病变43例临床观察[J]. 北京中医药, 2018, 37（8）: 792-794.

[61] 赵胜, 曹艳. 酒桑枝治疗糖尿病并周围神经病变30例的临床观察[J]. 贵阳中医学院学报, 2015, 37（5）: 57-60.

[62] 罗春, 步世忠, 王福艳. 葛根素治疗2型糖尿病的药理机制和临床进展[J]. 基础医学与临床, 2016, 36（11）: 1582-1585.

[63] 王凌霄, 温宏峰, 才丽娜, 等. 葛根素注射液治疗糖尿病周围神经病变的疗效及对肌电图、血液流变学的影响[J]. 世界中医药, 2018, 13（8）: 1929-1932.

[64] 袁伟, 王友明, 侯仙明, 等. 蜣螂在糖尿病周围神经病变治疗中的重要作用[J]. 中国中医基础医学杂志, 2014, 20（2）: 245-246.

[65] 李建, 冷锦红. 穿山龙治疗痛性糖尿病周围神经病变的网络药理学作用机制[J]. 中成药, 2019, 41（10）: 2509-2517.

[66] 杜清华, 曹唯仪, 王宏涛. 土鳖虫活性组分对过氧化氢损伤血管内皮细胞的保护作用[J]. 中医药信息, 2014, 31（3）: 10.

[67] 杜航, 孙佳明, 郭晓庆, 等. 地龙的化学成分及药理作用[J]. 吉林中医药, 2014, 34（7）: 707.

[68] 徐冲, 商思阳, 刘梅, 等. 僵蚕化学成分和药理活性的研究进展[J]. 中国药房, 2014, 25（39）: 3732.

[69] 许婷, 周培, 岳蛟, 等. 中医外治法治疗糖尿病周围神经病变的研究进展[J]. 云南中医中药杂志, 2017, 38（1）: 92-94.

[70] 郭诗韵, 冯程程, 陈茜, 等. 温通活血乳膏对糖尿病周围神经病变大鼠 VEGF 及细胞凋亡的影响[J]. 中华中医药杂志, 2018, 33（9）: 4130-4133.

[71] 庞国明, 闫镛, 王志强, 等. "消渴病痹症诊疗方案验证方案"临床验证480例疗效分析[J]. 中华中医药杂志, 2011, 26（12）: 3019-3022.

[72] 谢文健, 邹如政, 郑龙. 中医药治疗糖尿病周围神经病变临床研究进展[J]. 湖北中医杂志, 2016, 38（7）: 71-75.

[73] 苏娟. 丹红注射液穴位注射治疗糖尿病周围神经病变疗效观察[J]. 现代中西医结合杂志, 2015, 24（28）: 3107-3109.

[74] 韩豆瑛. 黄芪注射液联合丹红注射液穴位注射治疗糖尿病周围神经病变临床观察[J]. 西部中医药, 2017, 30（7）: 117-119.

[75] 李象辉, 金娜. 中药穴位贴敷治疗糖尿病周围神经病变 54 例[J]. 实用中医药杂志, 2016, 32（10）: 1013-1014.

[76] 潘立民, 孙素芹, 叶婷. 穴位贴敷治疗糖尿病周围神经病变的疗效研究[J]. 中医药信息, 2016, 33（3）: 96-99.

[77] 王莉明. 中医中药治疗糖尿病周围神经病变研究进展[J]. 医学理论与实践, 2015, 28（4）: 441-443.

[78] 张秀娟. 中医治疗糖尿病周围神经病变的研究进展[J]. 中国民族民间医药, 2015, 24（21）: 21-22.

[79] 杨欢. 电针治疗糖尿病神经病理性疼痛机制的研究进展[J]. 中国疼痛医学杂志, 2015, 21（11）: 855-858.

[80] 林万庆. 针灸治疗糖尿病周围神经病变临床研究概况[J]. 中医药通报, 2006, 6（6）: 59-61.

[81] 宋薇, 何柳, 叶康杰, 等. "方氏"刺络放血法治疗糖尿病周围神经病变的疗效观察[J]. 中西医结合心脑血管病杂志, 2013, 11（4）: 433-434.

[82] 周紫炫, 张婷婷, 阮继源, 等. 刺络放血治疗糖尿病周围神经病变临床应用[J]. 新中医, 2018, 50（11）: 43-46.

[83] 刘铭, 马晖, 富晓旭, 等. 电针结合甲钴胺片治疗糖尿病周围神经病变 40 例疗效观察 [J]. 湖南中医杂志, 2015, 31（9）: 88-90.

[84] 蚁淳, 金真, 冯细强, 等. 电针联合温针疗法治疗寒凝血瘀型糖尿病周围神经病变疗效观察[J]. 现代中西医结合杂志, 2015, 24（16）: 1744-1746.

[85] 杨晓瑞. 电针配合耳穴贴敷治疗糖尿病周围神经病变 50 例[J]. 内蒙古中医药, 2015, 34（10）: 69-70.

[86] 程金莲, 张彦青, 张少强. 基于数据挖掘的针灸治疗糖尿病周围神经病变选穴规律分析 [J]. 河南中医, 2018, 38（11）: 1755-1760.

[87] 任那, 王冰梅, 李崖雪, 等. 关节六经围刺法治疗糖尿病周围神经病变疗效观察[J]. 哈尔滨医科大学学报, 2014, 48（4）: 322-324.

[88] 陈谦艳, 吴志明. 针灸治疗糖尿病并发围神经病变 62 例[J]. 中国中医药现代远程教育, 2013, 11（12）: 45-46.

[89] 马艳红. 针灸治疗糖尿病周围神经病变体会[J]. 河南中医, 2015, 35（4）: 898-899.

[90] 刘鹏, 张燕, 李跃宗. "束悗疗法"治疗糖尿病性周围神经病变 [J]. 长春中医药大学学报, 2013, 29（5）: 880-881.

[91] 周卓宁, 刘鹏, 庞健丽, 等. 低频脉冲刺激穴位治疗糖尿病周围神经病变 42 例临床观察[J]. 中医杂志, 2015, 56（10）: 859-862.

[92] 李金花, 陈叶. 当归四逆汤联合针灸治疗糖尿病周围神经病变 20 例[J]. 江西中医药, 2018, 49（431）: 52-54.

[93] 谢春华, 宋渊, 陈兴涛, 等. 黄芪桂枝五物汤加减胶囊联合运动疗法治疗糖尿病周围神经病变 60 例[J]. 中医研究, 2018, 31（11）: 12-16.

[94] 姜俊玲, 林寿宁, 刘鹏, 等. 消渴安糖方联合中药足浴对 DPN 患者 APN、MBP、IGF-1 的影响[J]. 时珍国医国药, 2019, 30（3）: 636-638.

[95] 刘嵘, 张芙蓉, 张汉平穴位埋线合加味四神煎治疗糖尿病周围神经病变 30 例[J]. 中国针灸, 2013, 8（33）: 75-76.

[96] 王志强, 庞国明, 闫镛, 等. 中医药综合疗法治疗消渴病痹症 380 例临床观察[J]. 河南大学学报, 2016, 35（1）: 43-46.

（孙　扶　执笔，庞国明　审订）

第四节　糖尿病肾脏病中医药临床研究进展

提　要: 糖尿病肾脏病是糖尿病糖代谢异常引起的肾小球及肾小管损伤，亦是导致肾衰竭的重要原因之一，是糖尿病临床常见慢性并发症。中医药治疗糖尿病肾脏病具有独特优势，笔者从病因病机、辨证分型和临床研究等方面阐述糖尿病肾脏病的中医发病机制，为临床治疗提供治疗方法。

关键词: 糖尿病肾脏病，中医药，病因病机，辨证分型，临床研究

糖尿病肾脏病（diabetic kidney disease，DKD）是糖尿病（diabetes mellitus，DM）最主要的微血管并发症之一，是目前引起终末期肾病（end-stage renal disease，ESRD）的首要原

因[1]。国外研究资料显示，20 年以上病程的 DKD 患者发展为 ESRD 的发生率为 40.8/1000（人·年），需要进行透析或移植等肾脏替代治疗[2]。我国 DKD 的患病率亦呈快速增长趋势，2009～2012 年我国 2 型糖尿病（type 2 diabetes mellitus，T2DM）患者的 DKD 患病率在社区患者中为 30%～50%[3]，在住院患者中为 40%左右。DKD 起病隐匿，一旦进入大量蛋白尿期后，进展至 ESRD 的速度大约为其他肾脏病变的 14 倍，因此早期诊断、预防与延缓 DKD 的发生发展对提高 DM 患者存活率，改善其生活质量具有重要意义。

虽然 DKD 具有高患病率、高死亡率的特点，然而现代医学尚缺乏行之有效的措施。DKD 的中医药治疗，有一定的优势，对于病机亦有独特的认识。下面将梳理古今中医对 DKD 病因病机、辨证分型、临床治疗等方面的认识，冀能为 DKD 的临床诊治及进一步研究提供参考[4]。

一、病 因 病 机

（一）病名归属

DKD 是现代医学病名，古代无 DKD 之名。现代医家对 DKD 的中医病名尚存在争议，大致将 DKD 归为"消渴病肾病""消渴肾病""下消""肾消"等疾病的范畴[5]。消渴病肾病来源于消渴病，故言消渴病肾病病机不可离消渴病。

（二）病机阐释

消渴病肾病是消渴病日久，病久及肾出现的病证。消渴病阴虚燥热日久煎灼阴血津液，同时气虚无力推动津血运行，而形成痰、瘀、郁等病理产物，这些病理产物又作为新的致病因素，形成正气进一步损伤，邪实进一步加重的恶性循环，而进入糖尿病肾脏病并发症期，也就是《灵枢·五变》所云"消瘅"，消瘅期则包括糖尿病并发症阶段和糖尿病伴发疾病状态[6]。此期五脏受累，阴损及阳，气累及血，而成气血阴阳俱虚，痰瘀毒热互结，变证丛生，危及生命。张蕾等[7]通过对隋唐至民国时期的中医文献进行光盘检索，认为糖尿病肾脏病的基本病机特点是本虚标实，火烁真阴，津液燥竭为其根本。

消渴病肾病继发于消渴病，其核心病位为肾，且具有消渴病本虚标实的基本病机特点。现梳理古代文献，可以将消渴病肾病的中医病理过程总结如下：

1. 胃肠热结，阴津耗伤

先有《黄帝内经》"二阳结谓之消"，说明胃肠热结，燥热内盛；又有先师仲景《金匮要略·消渴小便不利淋病脉证并治》"……消渴，气上冲心，心中疼热，饥而不欲食……趺阳脉浮而数，浮即为气，数即为消谷而大坚。气盛则溲数，溲数即坚，坚数相搏，即为消渴"，提出"渴欲饮水，口干舌燥者，白虎加人参汤主之"，是为消渴病热伤气阴，治以清热益气养阴之渊薮。张子和《儒门事亲》更是提出"三消之说当从火断"。

燥热初伤阴津，久耗精血，如刘完素《素问病机气宜保命集·消渴论》有云："肾消者，病在下焦，初发为膏淋，下如膏油之状，至病成而面色黧黑，形瘦而耳焦，小便浊而有脂，治法宜养血，以整肃分其清浊而自愈也。"提出治疗肾消应养血，用药助机体分别清浊。

2. 火热内盛，热竭肾阴

《诸病源候论·消渴病诸候》提出"渴利者，随饮小便故也……致令肾气虚耗，下焦生热，热则肾燥，燥则渴，肾虚又不得传制水液，故随饮小便……其内热，小便利故也，小便利则津液竭。"无疑是对热竭肾阴的一个贴切的论述。篇中同时提到"其久病变，成发痈疽，或成水疾"，首次明确记载了消渴病会并发水疾，这与糖尿病肾脏病导致的水肿极为相近。后世更是指出了消渴病久及肾的情况，如杨士瀛《仁斋直指方》曰："真水不竭，安有所谓渴哉。"陈士铎《石室秘录·消渴证治》云："消渴之症，虽分上、中、下，而肾虚以致渴则无不同也。"

《证治准绳·杂病·消瘅》对三消做了明确分类："渴而多饮为上消。(经谓膈消。)消谷善饥为中消。(经谓消中。)渴而便数有膏为下消。(经谓肾消)。"说明"下消"即"肾消"，可以认为是消渴病肾病，并提出了治法，"治当补肾水阴寒之虚，而泻心火阳热之实，除肠胃燥热之甚，济身中津液之衰"，也就是滋肾水，除燥热，泻心火。《明医指掌》也提出了相似的治法，"善治者补肾水真阴之虚，泻心火燔灼之势，除肠胃燥热之甚，济心中津液之衰，使道路散而不结，津液生而不枯，气血利而不涩，则渴证自己矣"。

3. 阴损及阳，脾肾阳虚

《金匮要略·消渴小便不利淋病脉证并治》载有肾气丸："男子消渴，小便反多，以饮一斗，小便一斗，肾气丸主之"，开消渴病治以助肾气化之先河。《圣济总录》曰："消渴病久，肾气受伤，肾主水，肾气虚衰，气化失常，开阖不利，能为水肿"，与仲景之意类似。

《太平圣惠方》指出："夫消肾者，是肾脏虚惫，膀胱冷损，脾胃气衰……唇口干焦。精液自泄。或小便白浊。大便干实。或渴而且利。或渴而不利。或不渴而利。所含之物。皆作小便。肾气消损。故名消督也""夫消肾……此由劳伤于肾。肾气虚冷故也"。在肾气失化的基础上提出了肾气虚冷导致消肾的理论。明·戴思恭《证治要诀》主张消渴病机为上热下冷，治疗上则不离温肾，强调"诸消不宜用燥烈峻补之剂……宜用黄饮，吞八味丸，或玄兔丹或小菟丝子丹，又竹龙散皆可"，使用温肾缓补之品，拒用燥热峻烈之品。

明·赵献可在《医贯·先天要论·消渴论》又提出了"命门火衰"致下消的学术观点："下消无水，用六味地黄丸，可以滋少阴之肾水矣，又加附子肉桂者何!盖因命门火衰。不能蒸腐水谷，水谷之气，不能熏蒸，上润乎肺，如釜底无薪，锅盖干燥，故渴。至于肺亦无所禀，不能四布水精，并行五经，其所饮之水，未经火化，直入膀胱，正谓饮一升溺一升，饮一斗溺一斗，试尝其味，甘而不咸可知矣，故用附子肉桂之辛热，壮其少火，灶底加薪，枯笼蒸溽，稿禾得雨，生意维新"，阐释了仲景肾气丸的内涵，也在仲景的基础上提出了下消的"命门火衰"说，成为后世治疗 DKD 扶阳学说的基石。

消渴病肾病继发于消渴病，消渴病初在脾胃，久病及肾，且脾为先天，肾为后天，消渴病肾病热伤气阴，阴损及阳，终成阴阳俱虚，脾肾两虚之证。脾胃主运化水液，脾胃受损，加之肾虚不化，即可致水肿。《普济方·消渴门》论述消渴病导致水肿的原因是"夫脾土也，土气弱则不能治水，消渴饮水过度，脾上受湿而不能有所制。则泛溢妄行于皮肤肌肉之间"。《罗氏会约医镜》曰："肾消，小便甜者为重，是生气泄，脾气下陷于肾中，为土克水也，治宜脾肾两补，或中时用归脾汤加升麻，早夜服六味，八味之类。"《济生方》曰："水肿为病，皆由真阳怯少，劳伤脾胃，脾胃既寒，积寒化水。"说明脾肾气虚、脾肾阳虚，水液不化，泛溢肌肤，而成水肿。除了脾肾二脏，另有医家同时强调了肺在消渴病肾病水肿中的作用，如《景岳全书·肿胀》指出"凡水肿等证，乃脾肺肾三脏相干之病，盖水为至阴，故其本在肾；水化于气，故其标在肺；水惟畏土，故其制在脾。今肺虚则气不化精而化水，脾虚则土不制水而反克，肾虚则水无所主而妄行"。

二、病机多元化阐释

（一）各家学说，百花齐放

现代医家对 DKD 的认识主要存在"微型癥瘕学说""络病学说""毒邪学说""毒损肾络学说""扶阳学说"等[8]。

1. 微型癥瘕学说

"微型癥瘕"的概念首先由吕仁和教授提出。他提出糖尿病微血管并发症"络脉""微型癥瘕"形成病机理论，且认识日益完善[9]。

吕仁和教授将中医的"癥瘕"概念与现代医学糖尿病肾脏病的病理变化相结合。目前认为糖尿病肾脏病的肾脏病理改变主要呈弥漫性或结节性肾小球硬化，这些糖尿病肾脏病的病理改变符合中医学聚而成形、久而成积的病理变化，可归属于中医学"疮瘕"范畴，但与中医学传统望、闻、问、切四诊的宏观诊法看到或触及的有形结块有别，"微型癥瘕"是借助显微镜等仪器观察到的微观病理改变，故而吕仁和教授称之为"微型癥瘕"[10]。

王耀献教授在微型癥瘕学说的基础上又有了新的发挥，提出"肾络微型癥瘕三态论"，即功能态、聚散消长态、癥瘕形成态。功能态时邪气尚微，正气已馁；聚散消长态的病机特点为正邪抗争，痰、瘀、毒等病理产物的形成与消散再形成动态变化的过程；癥瘕形成态阶段，肾衰竭的临床表现逐渐加重，局灶节段性肾小球硬化可以作为肾络微型癥瘕形成的标志，在多年的临床实践及中医基础理论的研究基础上，认为辨机论治在治疗糖尿病肾病时能取得更好的疗效，首次提出将辨机论治分为初始病机、体质病机、衍生病机、证候病机、共通病机5 种方法[11-12]。

2. 络病学说

络病学说是当前中医学术界研究糖尿病肾脏病病机的主流学说[8]。吴以岭教授认为糖尿病肾脏病属于本虚标实之证，"气阴两虚"是 DKD 的发病基础，"络脉瘀阻，津凝痰聚"是 DKD 的主要病理环节，"络息成积"是 DKD 的主要病理基础，为络脉病变导致的继发性病理改变，是 DKD 发展加重的关键因素，这与 DKD 病理发展过程中正常细胞外基质（ECM）成分及调控机制失常相吻合[13]。针对 DKD 肾络病变，依据"络以通为用"原则，确立"益气养阴、祛瘀化痰、通络消积"治疗大法，吴以岭教授研制出治疗 DKD 的基础治疗方药——通肾络胶囊，并在动物实验中发现，通肾络胶囊可显著减轻 DKD 大鼠肾脏组织基底膜的厚度，减轻肾小球病理改变，与阳性对照药比较无显著性差异，起到了对 DKD 大鼠肾脏良好的保护作用；同时对于 ECM 的聚积从多个途径均能起到抑制作用。以方测证，可以说明 DKD 络病学说的有效性。

在络病学说的基础上，一些医家又提出了理论的延伸。如李建民[14]结合 DKD 病理变化和中医络病学说，提出了"肾络瘀痹"理论，认为久病入络，气虚、血虚导致血瘀、痰浊等病理因素相互胶结，痹阻肾络。治疗上则强调补肾祛邪、活血通络，自创通络保肾方，临床上取得了较好的疗效。另有许庆友等[15]总结赵玉庸教授经验，提出"肾络瘀阻"病机学说，认为糖尿病肾脏病病程漫长，久病入络，必然出现肾络瘀阻，这与 DKD 肾脏病理学也是可以联系的。胡筱娟等[16]对 300 例糖尿病肾病患者进行肾络瘀阻程度统计，对糖尿病肾病分期、病程、证型、是否合并并发症之间肾络瘀阻程度进行对照分析，发现全部观察对象均存在肾络瘀阻，不同糖尿病肾病分期、病程、证型、是否合并并发症之间肾络瘀阻程度不同。

3. 毒邪学说

毒邪学说形成于唐宋，在现代发展达到高潮。毒邪分为内毒与外毒。外毒指六淫邪气之毒、疫毒等。内毒主要包括：一是机体在代谢过程中产生的代谢废物；二是人体正常所需的生理物质，由于代谢障碍，超过生理需要量，转变为致病物质蓄积体内；三是人体生理性物质，改变了其存在的部位形成毒[17]。很多学者认为机体的病理生理代谢产物，如氧自由基、炎性介质、微小血栓等均为内生之毒。

4. 毒损肾络学说

南征教授[18]将中医"毒"的概念应用于糖尿病及其并发症中，认为消渴病气阴两虚日久，从三个方面导致瘀血内生，一是阴虚血少而成瘀血，二是气虚无力推动血运而成瘀血，三是阴损及阳，阳虚寒凝而成瘀血。瘀血内生，久可化热，复伤气阴，阻滞气机，影响水液代谢，而成痰、湿、郁、瘀、热相互胶结，终成"毒"邪。五脏六腑均有各自伤的症状表现。而消渴病肾病的病机要点在于肾本身藏五脏六腑之精，与全身脏腑都有联系，同时消渴病病程日久，久病伤肾，久病入络，而导致毒损肾络，由于肾脏虚损，决渎无权，水饮久停，邪无出路，甚则肾经失藏，开阖失职，固摄无能，清浊难分，阴精外泄，最终肾之体用俱病。

此后学者对"毒"多有论述，如李佃贵教授[19]提出"浊毒理论"，浊毒之邪泛指体内一切秽浊之邪，凡风、寒、暑、湿、燥、火久聚不散，体内痰、瘀、水、血、气久郁不解，均可化浊，浊聚成毒而成浊毒，浊毒之邪，留居体内变生多病。浊毒的致病特点为病情较重，治疗较难，病程较长，可侵及上、中、下三焦，以中焦最为常见。

有学者对糖尿病肾脏病的浊毒学说和毒损肾络学说进行了比较[20-22]，浊毒内蕴学说和毒损肾络学说均可解释糖尿病肾脏病的病机变化，前者的虚实变化偏重由虚致实，后者偏重由实致虚又致邪实内阻。两者均属虚实夹杂之证，但患者的临床表现仍以邪实为主，如大量蛋白尿、水肿、恶心呕吐、头晕目眩等痰浊、水湿、瘀血内阻之征象。

另有学者虽未提出具体的学说，但仍从毒、瘀的角度对糖尿病肾脏病的中医病机进行阐释。冯辉等[23]认为 DKD 的基本病机为虚实夹杂，气阴两虚，随病情发展出现痰凝、血瘀、湿阻、水停、浊毒内生等标实证。

陆健等[24]认为消渴肾病为本虚标实之证，本虚为气血阴阳、五脏亏虚，标实多为痰、湿、热、瘀等。"毒损肾络"在消渴肾病发病机制中占重要地位，正所谓"变由毒起"，毒损肾络，肾元亏虚，肾之体用俱病，病程迁延难愈，消渴肾病中抓住毒邪损伤肾络这一致病环节，就是抓住其发病环节，也就是抓住了矛盾的主要方面，并以此病机为依据，确立解毒通络法。

5. 扶阳学说

扶阳学说在糖尿病肾脏病病机中占有一席之地。扶阳派源于伤寒派，以仲景学说为宗，认为人身立命最为根本的是"坎中一阳"，万病皆损于一元阳气，将宣通和温补定为调护阳气的两大法门[25]。李可、路付耳等扶阳派认为阳虚是糖尿病肾脏病的主要病机因素。路付耳认为糖尿病病机中不仅有气阴两虚，亦兼有阳虚，尚有糖毒内虐。该病机不仅在糖尿病病程的后期阶段可辨可证，即便在发病之初已见端倪。因此，当前中医治疗糖尿病在益气养阴的基础上尤应注重解毒扶阳，以求阴阳平衡，提高疗效[26]。黄祥武[27]认为糖尿病乃肾阳虚衰、热毒内蕴使然，提出解毒扶阳法，据此理论组"解毒扶阳方"。郭立中[28]认为慢性肾衰竭的基本病机为脾肾阳虚、浊毒内盛、三焦壅滞，而病源为坎中一阳不足，肾的气化开阖失常，脾肾阳气虚亏，清浊升降失常，湿浊由此内生。坎中一阳借助三焦之道通达周身，推动全身机能运转，成为生化动力源泉，而三焦气化失司，气、血、津液无以化生布达，脏腑失养，代谢废物不得出，内积成毒，进而损伤人体元阳之气，以扶阳泄浊法治之，温通为扶，泄浊为助。

朱章志从《伤寒杂病论》出发，认为糖尿病肾脏病论治应首辨阴阳，再辨六经。糖尿病病机阴虚燥热之"阴"应理解为"阳"之收藏状态，"阴虚"可解读为"阳气之收藏功能减弱"[29]。糖尿病肾脏病发病病机为"太少并病"。早期糖尿病肾脏病以太阴虚损，清气下陷为主要病机。早期糖尿病肾脏病患者虽有口干多饮、体形肥胖、大便初硬等燥热之象，但同时伴有大便初硬后溏、倦怠乏力等太阴虚寒之征。其中，阳气不足为本源，燥热为衍生标象。六经传变由太阴传至少阴，有少阴受邪尿浊的表现，治疗贵在温运，散太阴寒邪，健其运化，清阳始升，以理中汤为代表方；晚期糖尿病肾脏病病机为"少阴寒厥，阴水泛溢"，为三阴受寒，少阴为主。太阴重在温运，少阴首在温扶，厥阴贵在温达，以四逆汤为代表方[30]。

（二）病、证、症分层辨治理论

1. 疾病病机

DKD 的病机在于阴精损耗，导致真阴不足，使肾气、肾阳、肾阴不足。而从"形气神"理论来看，依据《景岳全书·治形论》"凡欲治病者必以形体为主，欲治形者必以精血为先。此实医家之大门路也"。真阴亏耗属"形"层次的病机，是 DKD 病机的高度概括。

庞国明教授总结多年临床经验，结合文献，总结性提出 DKD 的治疗应从疾病病机、证候病机和症状病机分层次论治；提出脾肾虚损是 DKD 的病机基础，气阴两虚、阴阳两虚是 DKD 的病理机制，瘀血、痰浊、水湿是兼加之邪。他同时研制出的有效纯中药复方制剂十一味益肾降糖片（豫药制字 Z04020164），其中包含黄芪、生地黄、白术、山药、山茱萸、鬼箭羽、益母草、泽泻、怀牛膝、车前子、防风十一味中药，方中黄芪、生地黄二药补气益阴共为君药，配伍白术、山药、山茱萸、泽泻、车前子、防风健脾燥湿，散风胜湿，鬼箭羽、益母草活血破瘀，活血消肿利水。诸药相合，共奏益气养阴、活血通络之功。闫镛[31]等通过动物实验证实十一味益肾降糖片可改善 DKD 大鼠的一般状况，降低 FPG、KW/BW、24h 尿蛋白定量、血清胱抑素 C（Cys-C）等指标，抑制肾小球毛细血管基底膜增厚、系膜基质增生及细胞外基质合成，因此可以减轻肾脏病理损害，保护肾脏功能。

2. 证候病机

中医学者对于 DKD 中医病机本虚标实的认识是统一的，本虚多认为是肝脾肾气血阴阳不足，标实则主要围绕在痰浊、瘀血、水湿、燥热、气滞等方面。本虚是标实诸证出现的基础，而这些新生的病理产物反过来又成为致病因素加重本虚证。王永炎教授引用宋·杨士瀛《仁斋直指方》中"虚气流滞"的概念提出"虚气留滞"理论。"虚气留滞"指元气虚衰，气血津液等流动物质发生郁滞的病理变化，故亦称"虚气流滞"。此后该理论被中医学者运用在诸多慢性疾病的中医病机理论中，包括慢性感染性疾病、心脑血管疾病、代谢性疾病、肿瘤等病，被认为是这些疾病的共同病理环节[32]。"虚气"在先，虚在元气。元气源于先天，系于命门，充养于后天，通过三焦输布全身。DKD 是由糖尿病发展而来，而糖尿病主要是以阴虚为本、燥热为标，随病情进展病位由脾胃逐渐累及肝肾，可见"虚气"之虚，首见于气阴，逐渐累及阴阳气血、五脏六腑。而"留滞"在后，因元气虚而成气滞、血滞、水停。"虚气""留滞"互为因果、相互促进，最终形成以虚为本，虚、滞兼夹相伴，相互影响的螺旋柱发展模式[33]。

王养忠[34]通过采集 2014 年 3 月至 2015 年 2 月收治的明确诊断 DKD 的 120 例患者的中医证候信息，在线录入，建立数据库，运用聚类分析、主成分分析探索性研究其四诊信息特征。结果认为经聚类分析及主成分分析后，将 DKD 分为四类：气阴两虚证、热盛气滞血瘀兼气虚证、血虚兼阴虚气滞证、湿热兼血虚阳虚证。

3. 症状病机

在症状病机方面，主要强调抓主症，协助辨证、辨病。在不同疾病、不同证候的情况下，可以使用类似的药物进行治疗，且能够在辨证治疗的基础上尽快缓解症状，达到急则治标的目的。这在"形气神"理论中亦属于"气"，也就是气机升降出入失常导致脏腑功能病变的范畴。

三、中医治法研究进展

DKD 一病在古籍中无明确的中医治法方药记载，可参考消渴病治疗的相关论述。《黄帝内经》记录消渴的治疗方法为"治之以兰，除陈气也"，表明可以用芳香之品祛陈浊顽湿以治疗消渴。张仲景在《金匮要略》中创立了具体的消渴病治疗方剂，如肾气丸和五苓散等。刘完素《三消论》论述三消的总治则为"补肾水阴寒之虚，而泻心火阳热之实，除肠胃燥热之甚"，以"济一身津液之衰"，在治次疾时重视散除瘀滞之结，润津液之枯，利气血之涩。朱丹溪在《丹溪心法》提出分部论治的观点："消渴，养肺，降火，生血为主，分上中下治"，强调根据消渴的不同表现分为上、中、下法论治。近现代医家基于消渴治疗的传统医学经验，不断探索研究DKD 的中医治则治法，并在临床实践中取得了一定疗效。现分类论述如下：

（一）分型辨证论治

高彦彬教授[35]基于本虚标实、久病入络的病机，将DKD辨为三个证型论治：肝肾气阴两虚，肾络瘀滞型者，治法以养阴益气、通络化瘀为主，治疗方药予以参芪地黄汤加减；脾肾气阳两虚，肾络瘀阻型者，治法以健脾温肾，通络逐瘀为法，以二仙汤合水陆二仙丹加减以调之；气血阴阳俱虚，肾络瘀结型者，治法以调补阴阳，泻浊除瘀为要，以当归补血汤加金匮肾气丸治疗。同时论述了如瘀血、燥热、气滞、浊毒等不同兼夹证候的加减治疗。

马居里[36]根据DKD疾病进展的不同表现，辨证分为五型：气阴两虚证者，以参芪地黄汤为主调治，若兼血瘀加当归、丹参通瘀；阴虚火旺证者，以一贯煎滋补肝肾，清热降火，再入丹皮、赤芍，以疗目干涩；阴阳两虚证者，以济生肾气丸加真武汤助阳化气行水；燥热证者，以芩连四物汤加减润燥清热，兼渴者加花粉、葛根；瘀血证者，以当归芍药汤合桃红四物汤加减，眼底出血者冲服三七粉，肢端麻木者加木瓜、桂枝。

张茹等[37]通过对入选病例进行辨证分型，认为随着疾病的进展，尿ACR、Scr、Cys-C、UA、TG、TC、LDL-C由阴虚燥热→气阴两虚→脾肾阴虚→阴阳两虚逐渐递增，GFR、HDL逐渐递减；HbA1c在阴虚燥热证和阴阳两虚证的差异有统计学意义（$P<0.05$），在一定程度上反映了DKD病情的进展。

（二）分期辨证论治

姚源璋教授[38]分早、中、晚三期治疗DKD，认为本病早期多肝肾气阴两亏，日久致瘀阻血络，治疗以调补肝肾、益气养阴为主，兼以活血通络祛瘀为法；中期阴损及阳，脾肾两虚，肾虚脾阳不振，运化失司，湿停瘀阻，治宜健脾温肾，调补为主，利水祛瘀，祛实为次；晚期阴损及阳，气血阴阳衰败，痰、湿、瘀、浊、毒诸邪实阻于内。治疗大法为健脾益肾，益气养心，降浊排毒。

亓鲁光[39]结合DKD阴虚为本，燥热为标，日久阴损及阳的病机，将DKD分为五期辨证论治：肝肾不足，气阴两虚期，以水肿和乏力为主要表现，伴见眼干目涩，头晕耳鸣，治疗以杞菊地黄丸加猪苓、益母草等活血利水药物；脾肾两虚，阳气亏虚期，表现为水肿加重、神疲乏力、畏寒肢冷，用肾气丸或真武汤加大腹皮、冬瓜皮等治疗；湿浊滞留，上逆犯胃期，表现为口苦臭，有尿味，恶心，呕吐，兼见面色萎黄，食不化，便溏，治以大黄附子汤或温脾汤，佐加砂仁、佩兰等；肾虚血瘀，脉络痹阻期，表现为面色黧黑、浮肿消瘦，参芪地黄汤配以活血化瘀药主之；水气上逆，凌心射肺期，以浮肿、心悸、少尿为主要表现，可有痰中带血，方用真武汤合葶苈大枣泻肺汤加减。

（三）分期分型论治

张琪教授[40]提出DKD不同阶段发病特点不同，当分期分型辨证结合考虑，将DKD总结为三个主型，分别对应早期、临床期和晚期的临床特点，其中早期属气阴两虚证，阴虚燥热，灼津耗气，治以六君子汤调补脾胃气阴，加当归、白芍，以补血和营；中期属脾肾两虚证，阴损及阳，脾肾无火，治以八味肾气丸调阴和阳；晚期属脾肾虚衰证，脏腑阴阳亏虚，治以参芪地黄汤补脾肾阴阳。同时三期又分别有血瘀、湿浊、浊毒瘀血互结三种兼并证，当随证治之。

吕仁和教授[41]提倡将 DKD 分期、分型、分候论治，将 DKD 分为早、中、晚三期，在早期阶段有四型六候，四型以脏腑功能失调，阴阳虚衰为基本病机，根据其脏腑病位不同，阴阳表现有别，具体分为肝肾阴虚型、肺肾阴虚型、脾肾阳虚型、肝脾肾俱虚型。肝肾阴虚型当滋阴益气，滋水涵木；肺肾阴虚型当滋补肺肾，金水相生；脾肾阳虚型治以健脾益气，补肾助阳，活血通络。六候以标实证的主要类型来分，主要为肝郁、血瘀、湿热、燥热、食结、热毒六候。病至中期，气血阴阳虚衰、浊毒病邪内盛，分为五型九候：肝肾气血阴虚型，调补肝肾气血，补阴升清降浊；脾肾气血阴虚型，补脾益气生血，调肾助阳降浊；脾肾阴阳俱虚型，阴阳同补，利水降浊；肺肾阴阳俱虚型，肺肾双调，清肺降浊；心肾阴阳俱虚型，交通心肾，活血降浊。九候内容囊括了上述六候，另可见痰饮、虚风、浊毒三候。病至晚期，症状加重，又可分属五型十一候，其中五型所见与中期分类相同，症状程度更重，当综合其虚实情况调整补泻治法的不同侧重，治疗主要以缓解症状，改善生活质量为主，方药治法参考中期。晚期除上述九候外还可见浊毒伤神、浊毒伤心两候。

李芮等[42]发现早期 DKD 处于微蛋白尿期，肾功能轻度受损，进展期出现临床大量蛋白尿，肾功能处于 CKDⅢB 期；终末期则以肾功能严重衰竭为主。三期中医证候分布各有特点：早期以气阴两虚证为主，并可兼杂血瘀证；进展期以脾肾气虚证为主，兼证以血瘀证和水湿盛多见；终末期以脾肾阳虚证为主，并呈血瘀、水湿、痰浊兼杂重症。

四、专方专药治疗

（一）经方、名方灵活应用

彭亚军等[43]通过临床观察认为猪苓汤治疗 DKD Ⅳ期的患者可减少尿蛋白、改善肾功能及减少中医证候积分，同时提高尿中 AQP2 表达，延缓 DKD 的进展。

王涓涓等[44]通过观察 86 例早期糖尿病肾病患者发现小陷胸汤合补阳还五汤结合西医基础治疗可降低 UAER、Scr、BUN、FPG、TC、TG、LDL 等指标。

（二）以法统方临床应用

1. 健脾固肾，活血通络法

吕树泉等[45]选取 120 例临床期糖尿病肾病患者作为研究对象，通过健脾固肾化瘀组方联合前列地尔治疗，可降低患者尿蛋白、Scr、mAlb、BUN 水平，能有效缓解临床症状与体征，改善患者肾功能。

路建饶等[46]选择 DKD Ⅳ期（脾肾气虚、湿浊瘀阻型）患者 150 例，使用益肾泄浊方内服外用一体化治疗能明显改善Ⅳ期 DKD 患者的中医证候，延缓肾衰竭。其作用机制可能与改善肾脏血流动力学和相关炎症因子水平有关。

李松等[47]选取 DKD 患者 126 例作为研究对象，通过使用通瘀煎化方配合雷公藤多苷，能够有效改善临床症状，降低血糖水平，改善血液流变学和 TGF-β1、PDGF-BB、CTGF 水平，同时增强肾功能，提高临床疗效。

鲁阳侠等[48]使用活血益肾方与前列地尔联合治疗，可有效降低患者24h尿蛋白定量、Scr、BUN水平，提高肾动脉收缩期最大流速（Vs_{max}）、舒张期最低流速（Vd_{min}），改善肾血流动力学。

叶蓉等[49]在常规疗法基础上加用稳糖保肾消癥汤治疗早期DKD，能够有效改善患者的症状、降低同型半胱氨酸（Hcy）、Scr、血糖、HbA1c以及尿微量白蛋白、24h尿蛋白定量等指标，进而保护肾功能，具有较高的实用性和安全性。

2. 益气养阴，活血化瘀法

梁立革[50]通过参芪地黄汤合桃核承气汤化裁辨治120例DKD患者，证实该治疗方法疗效肯定，能有效改善患者的临床症状，改善糖脂代谢，提高肾功能，其机制与改善血液流变学有一定的相关性，值得临床深入探究。

佟刚强等[51]选取134例DKD患者，发现早期DKD患者应用益气养阴活血方治疗更能迅速缓解其临床症状，改善机体血液流变学，调节糖代谢紊乱，降低炎症水平，改善患者肾功能，减少尿蛋白的排出。

裴文丽等[52]通过临床观察发现补肾益气通络化浊方治疗早期DKD，能降低血糖和血脂水平，减少蛋白尿，改善肾功能，延缓疾病进展。

文辉[53]等通过门诊及住院病例观察发现益肾养阴通络方能有效降低气阴两虚型2型糖尿病肾病Ⅲ期患者的尿蛋白排泄率、24h微量白蛋白、C-反应蛋白等指标，改善患者的临床症状。

周笑漪[54]通过使用益气滋阴活血方治疗早期DKD，能有效降低患者中医症状评分、血糖、肾功能、Cys-C及hs-CRP等指标，能有效改善患者的临床症状和肾功能，控制血糖，减轻炎症。

翟晓丽等[55]在西医常规疗法基础上加用益气化瘀汤治疗早期DKD气阴两虚兼血瘀证，能有效改善患者的临床症状，减轻蛋白尿，并能改善血管内皮功能，延缓肾功能损害，临床疗效显著。

（三）中成药在各个分期中的应用

1. DKD 早中期

李鹏辉等[56]通过对气阴两虚兼瘀型早期DKD患者60例的观察，发现十一味益肾降糖片治疗DKD安全有效，可以显著降低患者MBAL、UAER、Cys-C、TGF-β1水平，保护肾功能，减轻临床症状，改善生活质量及延缓肾衰竭进程，值得进一步推广。

朱海燕等[57]通过单次腹腔注射链脲佐菌素（65mg/kg）建立DKD大鼠模型，发现葛根素+丹参酮ⅡA高剂量组可明显降低DKD大鼠血糖，减少尿量，减轻尿蛋白排泄，抑制DKD大鼠肾组织p27kip1蛋白表达（$P<0.05$，$P<0.01$），且优于其他各组，表明其作用机制可能是通过下调糖尿病肾病大鼠肾组织p27kip1的表达实现的。

任鲁颖等[58]通过对150例早期DKD患者的观察，发现使用肾康注射液能明显改善早期DKD患者的中医证候积分、FPG、2hPG、HbA1c、24h尿蛋白定量、尿微量白蛋白等指标，延缓 DKD 的发展，值得临床推广应用。

王祥生等[59]通过对早期 DKD 属于脾肾亏虚血瘀证型患者的观察，发现灵芝健肾胶囊可明显改善早期 DKD 患者的中医证候积分、FPG、HbA1c、尿微量白蛋白排泄率、24h 尿蛋白定量等指标，且其服用方式较传统汤药更为方便，又体现了其实用性，值得进一步推广。

2. DKD 晚期

陈司汉等[60]在西医常规治疗的基础上，采用肾康宁胶囊内服治疗 DKD Ⅳ 期患者，能改善脾肾气虚证症状、减轻蛋白尿、调节糖脂代谢、改善患者营养状况，从而降低终点事件的发生率，对 DKD 病情起到延缓作用，其作用机制可能是通过下调血清 TGF-β1、PDGF、NF-κB 等细胞因子来实现的。

徐洁淼等[61]认为木丹颗粒（糖末宁）对糖尿病、早期 DKD、血脂异常症、糖尿病伴颈动脉硬化、糖尿病足、糖尿病自主神经病变有治疗作用。这可能与木丹颗粒（糖末宁）具有改善胰岛素抵抗和胰岛 B 细胞功能、抑制胰岛 B 细胞凋亡、减轻血管炎症反应、抗氧化应激、改善血管内皮功能、改善血液循环的多靶点作用机制有关。

（四）中药用药规律

1. 对药应用研究

孔畅等[62]通过查阅近年来有关芪归药对的文献，从中医基础理论、现代药理研究的角度对其在 DKD 中的运用进行探讨，针对 DKD 气虚血瘀的病机，芪归药对益气活血的治疗是可行的。

赵玲等[63]通过对药物之间关联性的定量分析发现，使用频次较高的药物分别为黄芪、丹参、山药、生地黄、山茱萸、茯苓、当归、太子参、泽泻。挖掘出高频药对及核心组合各 23 个，新处方 8 个。从深度和广度上挖掘隐形经验并发现早中期 DKD 气阴两虚血瘀证治疗的中医新处方，为研发相关中药新药提供新的线索。

孙红颖等[64]总结聂莉芳教授治疗 DKD 的经验，指出聂老善用黄芪-山药、苍术-玄参、生地-生石膏、黄连-生石膏等对药，其中黄芪配山药、苍术伍玄参，补脾益肾，滋阴降火，为治消渴之要药。对于多饮、多食上、中二消症状突出者，聂师多以生地配石膏，二者均为甘、寒之品，生石膏辛甘大寒，入肺、胃经，尤擅清气分之实热。黄连味苦性寒，可直折胃火。此两对药，均清肺胃之热、兼养阴生津，可明显抑制患者食欲、减轻烦渴症状。

高亚斌等[65]运用关联规则和聚类算法分析王耀献教授治疗 DKD 的用药经验、规律，显示 12 味药物为治疗 DKD 的核心用药，主要分为四大类：①扶正固本药：黄芪、杜仲；②清热生津药：黄连、葛根；③祛痰消癥药：海藻、牡蛎、鳖甲、茯苓；④活血化瘀药：三七、红花、川牛膝、丹参。上述核心药物体现了王耀献临床上针对"虚、热、痰、瘀"等因素造成"肾络癥瘕"的病机特点，以扶正清热，活血消癥为主要治法。

辛彩虹等[66]以体外培养人肾小球系膜细胞株，认为：①高糖环境刺激作用下人肾小球系膜细胞及胞外基质均能够显著增殖，且在 48h 达到顶峰；②益气解毒活络中药防治 DKD 的作用机制与通过下调高糖作用下肾小球系膜细胞Ⅳ型胶原（Col Ⅳ）、单核细胞趋化蛋白-1

（MCP-1）mRNA 及蛋白活性表达，进而抑制高糖刺激肾小球系膜细胞增殖相关；③益气解毒活络中药有效，最佳配伍为黄芪甲苷低剂量、盐酸小檗碱低剂量、水蛭素低剂量、木犀草苷低剂量。

陆施婷等[67]探讨丁学屏教授诊治水瘀交互型 DKD 的临证经验及用药规律发现，高频药物有土茯苓、茯苓、牛膝、防己、黑大豆等，药物组合有黑大豆与白扁豆、牛膝与茯苓、牛膝与土茯苓、白扁豆与茯苓等。结论：辨治 DKD，首先辨缓急，急者治其标，缓者治其本，重视肺、脾、肾三脏，多用芳淡化湿，上下分利之品，祛邪而不伤正。

白宇等[68]认为活血化瘀类中药如红花、丹参、三七、姜黄等可明显降低尿蛋白，改善患者临床症状，延缓 DKD 的发生、发展，提高患者生活质量。

2. 成方应用研究

陈迎春等[69]通过对 104 例重度 DKD 患者的观察发现，给予常规西医对症治疗、针灸疗法和中医辨证论治方配合中药配方颗粒口服治疗，可降低患者中医证候积分、血糖、Scr、BUN、血清 25（OH）D_3 和胰岛素样生长因子-1（IGF-1）水平及不良反应发生率，具有更好的疗效和安全性。

李春梦等[70]采用网络药理学方法发现，二至丸中 13 个化合物在治疗 DKD 中起重要作用。二至丸主要通过调节肾脏炎症反应及纤维增生相关通路干预 DKD（主要调节 MAPK、Insulin signaling pathway、Regulation of actin cytoskeleton、Gap junction 等通路），初步揭示了二至丸药效物质基础及作用机制，为该经方药效标志物及作用机制的进一步深入研究提供了必要的理论依据。

方六一等[71]在治疗 DKD 时，于常规治疗基础上加用金芪玉泉方，可以有效减轻患者的蛋白尿并保护患者肾功能。金芪玉泉方以玉泉丸为基础化裁，方中重用黄芪为君，健补脾气，升阳行水；更以生地、玄参、金樱子补肾养阴填精，全方双补气阴，清热生津。用之治疗气阴两虚夹瘀型 DKD，在改善血糖、蛋白尿等指标方面优于西医常规治疗组。

高彦彬等[72]针对早期 DKD 肾气亏虚、肾络瘀滞的特点，研制了中药复方制剂糖肾宁颗粒以补肾益气，通络逐瘀。糖肾宁颗粒的多中心双盲随机对照研究结果显示其可以缓解患者症状，改善相关理化指标。

3. 动物实验研究

周陈陈等[73]通过试验观察高糖高脂饲料联合链脲佐菌素诱导的实验性糖尿病大鼠发现，其肾脏损害的早期表现可能为肾脏皮层血流值增加，补肾活血中药能降低实验性糖尿病大鼠肾脏皮层血流值，其防治 DKD 的机制可能与降低肾脏皮层血流值从而改善肾脏微循环有关。

五、中医外治疗法

1. 针灸法

耿立芳等[74]提出取患者背俞穴调补脏腑功能以治疗早期 DKD 的理论，可以优化临床疗效。张智龙等[75]以调理脾胃针法治疗 DKD 并发症，临床疗效良好，对患者糖脂代谢、尿蛋白定量有较好的调节、改善作用。宋卫国等[76]提出益肾化瘀汤加减配合温和灸关元、肾俞两穴治疗早期 DKD 临床疗效明确。

2. 灌肠法

王东济等[77]在基础治疗上合并使用中药保留灌肠法治疗 DKD，中药灌肠液以大黄、六月雪为主要成分，灌肠治疗以通腑化浊、活血化瘀、平调阴阳为主。临床观察表明其与基础治疗组相比，对蛋白尿和肾功能的改善更加显著。

3. 穴位贴敷法

阔桃[78]用滋阴通络方药配合中药穴位贴敷治疗 DKD 早期患者以调畅脏腑阴阳，与基础治疗组相比，中药贴敷组在改善症状及各项理化指标上都有显著的意义。

4. 脐疗法

胡静等[79]提出采用益肾泄浊法内服外敷一体化治疗能够有效作用于 DKD 早期肾功能不全并延缓肾衰竭，可降低炎性细胞因子（TGF-β1、MCP-1 和 TNF-α）等指标。

六、现状及展望

1. 病机概括，肾虚血瘀为主

古代医家对 DKD 的认识形成了现代 DKD 病机认识的雏形，即核心在肾，本虚标实。不同的医家对具体的病位尚有不同的认识，大抵包括脾肾两虚、肝肾不足、肺脾肾同病等。本虚在肾，气阴两虚，阴损及阳，气血阴阳俱虚为病机发展演变过程；标实则主要集中在对痰浊、水湿、燥热的论述，少见在"下消""肾消""消瘅"的有关文献中出现血瘀的论述。

2. 中西阐述，活血通络为法

现代医家对 DKD 中医病机的认识继承于古人本虚标实的认识，核心病位在肾，同样涉及多个脏腑，但是"标实"的内涵却因为现代病理学的微观视角产生了与古时的变化。不论是络病学说、毒损肾络学说、毒邪学说，还是微型癥瘕学说，都是从现代病理学 DKD 肾小球节段性硬化出发，在辨证论治的基础上以活血通络或活血通络解毒贯穿全程，同样取得了较好的临床疗效。

3. 重视根本，强调肾虚学说

对于目前诸多结合肾脏病理学的 DKD 病机学说，虽然大多通过以方测证的方式，通过动物实验，从病理学角度进行了验证，但是目前尚无直接动物造模或具有特定证型患者的临床病理证据支持；且上述学说大多强调瘀、痰、毒邪的致病作用，着重攻邪而忽视了肾虚的实质，所以至少可以说其学说是不够完整的。

综上，现代医家总结 DKD 病机为本虚标实，主张 DKD 按照中医病机辨证论治，并开展了诸多临床及实验研究，均表明中医药通过多靶点治疗 DKD 安全有效，但仍存在缺乏大样本的临床多中心报道、中医药治疗 DKD 的机制仍未完全阐明等问题，今后仍需进一步深入研究，以提供足够的理论支持，促进中医药治疗 DKD 的标准化、规范化。

参 考 文 献

[1] KDOQI. KDOQI clinical practice guideline for diabetes and CKD：2012 update[J]. Am J KiDKDey Dis，2012，60（5）：850-886.

[2] Nelson R G，Newman J M，Knowler W C，et al. Incidence of end-stage renal disease in type 2（non-insulin-dependent）diabetes mellitus in Pima Indians[J]. Diabetologia，1988，31（10）：730-736.

[3] Lu B，Gong W，Yang Z，et al. An evaluation of the diabetic kidney disease definition in Chinese patients diagnosed with type 2 diabetes mellitus[J]. J Int Med Res，2009，37（5）：1493-1500.

[4] 汪珊珊，陈冬. 代谢综合征对 2 型糖尿病患者糖尿病肾病的影响分析[J]. 中国慢性病预防与控制，2011，19（5）：509-511.

[5] 赵进喜，邓德强. 糖尿病肾病相关中医病名考辨[J]. 南京中医药大学学报，2005，21（5）：288-289.

[6] 傅强，王世东. 吕仁和教授分期辨治糖尿病学术思想探微[J]. 世界中医药，2017，12（1）：21-24.

[7] 张蕾，刘旭生. 基于古代文献的糖尿病肾病方药研究[J]. 中国医药导报，2012，9（20）91-93.

[8] 王兴，田力铭. 糖尿病肾病的中医病机研究进展[J]. 中国中医急症，2015，24（12）：2172-2174.

[9] 陈潜. 中医药防治糖尿病及其并发症研究述评[J]. 临床医学文献电子杂志，2017，4（85）：16829.

[10] 丁英钧，潘莉. 糖尿病肾病微型癥瘕病理假说及临床意义[J]. 新中医，2009，41（1）：1-2，8.

[11] 王耀献，刘尚建. 肾络微型癥瘕三态论探析[J]. 北京中医药大学学报（中医临床版），2010，17（3）：17-18.

[12] 孙卫卫，滕福斌. 王耀献从辨机理论论治糖尿病肾病[J]. 中华中医药杂志，2017，（8）：3394-3396.

[13] 吴以岭，魏聪，贾振华，等. 从络病学说探讨糖尿病肾病的病机[J]. 中国中医基础医学杂志，2007，13（9）：659-660.

[14] 牛丽娜，李建民. "肾络瘀痹"理论探讨及其在糖尿病肾病中的应用[J]. 中华中医药杂志，2014，29（8）：2514-2516.

[15] 许庆友，韩琳. 赵玉庸"肾络瘀阻"病机学说及临床应用[J]. 中华中医药杂志，2010，25（5）：702-704.

[16] 胡筱娟，秦艳. 糖尿病肾病中医证型与肾络瘀阻相关性临床探讨[J]. 辽宁中医杂志，2016，（1）：91-92.

[17] 张允岭，常富业. 论内毒损伤络脉病因与发病学说的意义[J]. 北京中医药大学学报，2006，29（8）：514-516.

[18] 于敏，张波. 南征教授"毒损肾络"理论学说探析及临床运用[J]. 中华中医药学刊，2010，28（2）：243-246.

[19] 裴林，李佃贵. 浊毒浅识[J]. 河北中医，2010，32（1）：24-25.

[20] 于晓辉，檀金川. 从浊毒论糖尿病肾病[J]. 天津中医药大学学报，2013，32（3）：183-185.

[21] 周凯旋，檀金川. 从"浊毒理论"论治糖尿病肾病[J]. 湖南中医杂志，2013，29（10）3-5.

[22] 孙洁梦，檀金川. 从"浊毒"理论论证糖尿病肾病的发病机制[J]. 中医药临床杂志，2014，26（1）：69-71.

[23] 冯辉，刘永林. 痰、瘀、毒与糖尿病肾病[J]. 江西中医药大学学报，2016，28（2）：11-12.

[24] 陆健，杨芳. 毒损肾络与糖尿病肾病[J]. 辽宁中医杂志，2016，（12）：2522-2523.

[25] 张存悌. 李可学术思想探讨（上）[J]. 辽宁中医杂志，2006，33（10）：1340-1341.

[26] 陆付耳. 中医治疗糖尿病从强调"益气养阴"到兼顾"解毒扶阳"[J]. 中国中西医结合杂志，2009，29（4）：293-295.

[27] 黄江荣，黄蔚. 黄祥武运用解毒扶阳法治疗 2 型糖尿病经验[J]. 湖北中医杂志，2013，35（2）：38-39.

[28] 李安娜. 郭立中教授从扶阳论治慢性肾功能衰竭的病案研究[D]. 南京：南京中医药大学，2013.

[29] 朱章志，王振旭. 从元气角度论消渴病的病机与证治原则[J]. 中华中医药杂志，2009，24（8）：1002-1003.

[30] 江丹，林明欣，朱章志. 朱章志教授从"三阴病"论治糖尿病肾病经验[J]. 中华中医药杂志，2013，28（9）：2635-2638.

[31] 闫镛 付永祥. 十一味益肾降糖片对期糖尿病肾病大鼠肾损伤干预的实验研究[J]，辽宁中医杂志，2014，7（41）：1524-1524.

[32] 张先慧. 糖尿病肾病"虚气留滞"病机探微[J]. 北京中医药大学学报（中医临床版），2012，19（6）：4-6.

[33] 王养忠，柳红芳. 基于聚类分析及主成分分析的糖尿病肾病中医四诊信息特征临床研究[J]. 中华中医药杂志，2016，（4）：1416-1419.

[34] 黄世敬，吴萍. "虚气留滞"与血管性抑郁症[J]. 中国中医基础医学杂志，2006，12（12）：901-902.

[35] 高彦彬，赵慧玲. 糖尿病肾病的中医诊治[J]. 北京中医药大学学报（中医临床版），2009，16（5）：36-37.

[36] 赵莉，马居里. 马居里扶正祛邪辨证分型治疗糖尿病肾病[J]. 实用中医内科杂志，2014，28（11）：8-9.

[37] 张茹，许筠. 糖尿病肾病中医证型与实验室指标的相关性研究[J]. 中国中西医结合肾病杂志，2018，（3）：308-310.

[38] 孟加宁，姚源璋. 姚源璋教授治疗糖尿病肾病经验介绍[J]. 中国中西医结合肾病杂志，2017，18（1）：6-8.

[39] 林莹宣，张静. 亓鲁光治疗糖尿病肾病经验撷要[J]. 山西中医，2009，25（1）：6-7.

[40] 王晓光，王亚丽，张佩清. 张琪教授辨治糖尿病肾病经验介绍[J]. 新中医，2005，（3）：20-21.

[41] 李俊美. 吕仁和教授治疗糖尿病肾病的经验[J]. 四川中医，2009，27（5）：1-3.

[42] 李芮，王会玲. 糖尿病肾病患者不同分期中医证候特点及证型分布的临床调查[J]. 中国中西医结合肾病杂志，2016，（7）：599-602.

[43] 彭亚军，何泽云. 加减猪苓汤治疗糖尿病肾病IV期的临床观察及对尿 AQP2 的影响[J]. 世界中西医结合杂志，2016，（10）：1376-1379.

[44] 王涓涓，邵岩. 小陷胸汤合补阳还五汤治疗早期糖尿病肾病临床观察[J]. 中国实验方剂学杂志，2016，（21）：152-156.

[45] 吕树泉，张淑芳. 健脾固肾化瘀组方联合前列地尔治疗临床期糖尿病肾病临床应用[J]. 辽宁中医杂志，2018，（8）：1644-1646.

[46] 路建饶，易扬. 益肾泄浊方内服外用治疗IV期糖尿病肾病的前瞻性多中心临床研究[J]. 时珍国医国药，2018，（5）：1137-1140.

[47] 李松，陈民，石晓娟. 通瘀煎化方配合雷公藤多苷对糖尿病肾病患者血液流变学及血清 TGF-β₁、PDGF-BB、CTGF 的影响[J]. 世界中西医结合杂志，2019，（1）：74-77，81.

[48] 鲁阳侠，孟帆. 活血益肾方联合前列地尔对糖尿病肾病患者肾功能和血流动力学水平的影响[J]. 新中医，2019，（8）：137-140.

[49] 叶蓉，陈霞波. 稳糖保肾消癥汤联合常规疗法治疗III期糖尿病肾病临床研究[J]. 新中医，2019，（5）：170-172.

[50] 梁立革. 参芪地黄汤合桃核承气汤化裁辨治气阴亏虚、瘀浊阻络证糖尿病肾病的临床研究[J]. 辽宁中医杂志，2016，（10）：2115-2117.

[51] 佟刚强，刘丹. 益气养阴活血方对糖尿病肾病临床疗效及对患者肾脏保护作用研究[J]. 世界中西医结合杂志，2018，（2）：253-257.

[52] 裴文丽，张定华. 补肾益气通络化浊方治疗糖尿病肾病早期临床观察[J]. 新中医，2018，（9）：98-101.

[53] 文辉，易桂生，胡小慧. 益肾养阴通络方治疗气阴两虚型 2 型糖尿病肾病III期临床观察[J]. 新中医，2018，（2）：32-35.

[54] 周笑漪. 益气滋阴活血方治疗早期糖尿病肾病临床观察[J]. 新中医，2018，（1）：60-63.

[55] 翟晓丽，许筠. 益气化瘀汤联合西药治疗早期糖尿病肾病疗效观察及对血管内皮功能的影响[J]. 新中医，2017，（4）：39-42.

[56] 李鹏辉，付永祥，姚沛雨. 十一味益肾降糖片治疗早期糖尿病肾病的临床疗效观察[J]. 世界中西医结合杂志，2018，（12）：1711-1714.

[57] 朱海燕，吴贤波. 葛根素和丹参酮IIA组分配伍对糖尿病肾病大鼠肾组织 P27 kip1 蛋白的调控作用[J]. 世界中西医结合杂志，2018，（9）：1244-1247.

[58] 任鲁颖，郭文厂，王祥生. 肾康注射液治疗早期糖尿病肾病的临床观察[J]. 世界中西医结合杂志，2016，（11）：1567-1569，1573.

[59] 王祥生，刘丹丹. 灵芝健肾胶囊治疗早期糖尿病肾病的临床观察[J]. 世界中西医结合杂志，2016，（5）：688-691，695.

[60] 陈司汉，柳尧. 肾康宁胶囊对显性糖尿病肾病脾肾气虚证病情进展的延缓作用[J]. 中国实验方剂学杂志，2017，（10）：183-188.

[61] 徐洁森，王镁. 木丹颗粒（糖末宁）治疗糖尿病及多种并发症的实验和临床研究证据[J]. 中华中医药学刊，2018，（2）：384-387.

[62] 孔畅，陈东峰. 芪归药对治疗糖尿病肾病的理论探讨[J]. 辽宁中医杂志，2018，（2）：267-269.

[63] 赵玲，曾慧妍. 基于中医传承辅助系统的早中期糖尿病肾病气阴两虚血瘀证治疗方剂组方分析及新方发现[J]. 世界中西医结合杂志，2018，（5）：613-617.

[64] 孙红颖，王卫华. 聂莉芳教授辨治慢性肾病的对药经验研究[J]. 中西医结合肾病杂志，2016，（3）：197-199.

[65] 高亚斌，王珍. 基于数据挖掘的王耀献教授治疗糖尿病肾病用药规律研究[J]. 中国中西医结合肾病杂志，2019，（8）：728-730.

[66] 辛彩虹，李敬林. 益气解毒活络中药有效成分对高糖刺激人肾小球系膜细胞增殖分化及 Col IV、MCP-1 mRNA 和蛋白表达影响[J]. 辽宁中医杂志，2017，（3）：566-570.

[67] 陆施婷，陈清光. 基于中医传承辅助平台探讨丁学屏名中医诊治糖尿病肾病的用药规律[J]. 新中医，2017，（4）：203-207.

[68] 白宇，贺云. 活血化瘀类中药治疗糖尿病肾病机制的研究进展[J]. 中国实验方剂学杂志，2018，（23）：200-206.

[69] 陈迎春，刘中香. 中药配方颗粒与传统汤剂用于重度糖尿病肾病的疗效及安全性综合分析[J]. 辽宁中医杂志，2017，（10）：2121-2123.

[70] 李春梦，孙婷婷，刘洋，等. 经典名方二至丸基于网络药理学治疗糖尿病肾病机制探讨[J]. 中国中西医结合肾病杂志，2019，（5）：419-421.

[71] 方六一，石健. 金茂玉泉方治疗气阴两虚夹瘀型糖尿病肾病的临床研究[J]. 南京中医药大学学报，2018，34（1）：54-57.

[72] 高彦彬，周晖，关崧，等. 糖肾宁颗粒治疗糖尿病肾病多中心随机双盲对照临床试验[J]. 中华中医药杂志，2017，32（11）：5212-5215.

[73] 周陈陈，石玉婷，等. 补肾活血中药对实验性糖尿病大鼠肾脏皮层血流值影响的观察[J]. 中华中医药学刊，2016，（3）：712-714.

[74] 耿立芳，崔丽，朱忠强. 健脾补肾针灸法治疗早期糖尿病肾病的理论探讨[J]. 针灸临床杂志，2013，29（12）：41-42.

[75] 张智龙，赵淑华，等. 调理脾胃法对糖尿病肾病患者淋巴细胞损伤的修复[J]. 中国针灸，2013，33（12）：1065-1070.

[76] 宋卫国，廖维政，朱慧. 益气化瘀汤配合温和灸关元、肾俞治疗早期糖尿病肾病40例疗效观察[J]. 新中医，2012，（9）：80-81.

[77] 王东济，周智广. 保留灌肠方治疗糖尿病肾病80例[J]. 陕西中医，2013，34（10）：1377+1434.

[78] 阙桃. 早期糖尿病肾病采用滋阴通络汤联合中药穴位贴敷治疗的临床体会[J]. 糖尿病新世界，2014，34（15）：5.

[79] 胡静，郁东海，等. 益肾泄浊法内服外敷一体化治疗糖尿病肾病中晚期肾功能不全的临床研究[J]. 辽宁中医杂志，2017，（4）：775-779.

（付永祥　执笔，朱　璞、韩颖萍　审订）

第五节　糖尿病性视网膜病变中医药临床研究进展

提　要：糖尿病性视网膜病变作为糖尿病最常见且最为严重的微血管并发症之一，成为近年常见致盲性疾病之一。文献报道显示，中医药在改善糖尿病性视网膜病变的症状方面有一定优势，能够从整体、多环节、多层面、多靶点、多途径进行治疗，且无明显不良反应。本文通过阅读近年来中医药治疗糖尿病性视网膜病变的临床报道及相关文献，从中医病名、病因病机、辨证论治、专方专药、单味中药、外治及特色疗法、影响疗效因素等方面进行分析、归纳、总结，以期为糖尿病性视网膜病变的中医药治疗提供更为广阔的思路，为提高中医药治疗糖尿病性视网膜病变提供参考与借鉴，提高病患生存质量。

关键词：糖尿病性视网膜病变，中医药，辨证论治，研究进展

糖尿病性视网膜病变（diabetic retinopathy，DR）是糖尿病性微血管病变中极重要的表现，是一种具有特异性改变的眼底病变，是糖尿病最早发、最常见和最为严重的微血管并发症之一，是一种涉及多种细胞、分子的非常复杂的视网膜疾病[1]。临床上根据是否出现视网膜新生血管为标志，将没有视网膜新生血管形成的糖尿病性视网膜病变称为非增殖性糖尿病性视网膜病变（NPDR）（或称单纯型或背景型），而将有视网膜新生血管形成的糖尿病性视网膜病变称为增殖性糖尿病性视网膜病变（PDR）。来自全球的研究数据推算，在糖尿病患者中，DR的年龄标准化患病率为35.4%，糖尿病性视网膜增生期病变（PDR）为7.24%，黄斑水肿（DME）为7.48%[2]。目前西医治疗本病的手段为手术、药物注射等，疗效不稳定，易反复，副作用较多[3]。中医药诊疗疾病的"辨证论治"思维、整体诊断与治疗的"整体观"和当今医学领域注重与提倡的"个体论"治疗相吻合。故应用中医手段在糖尿病性视网膜病变防治中的全程参与发挥有不可或缺的作用，早在古代已有文献对糖尿病性视网膜病变的症状进行描述，近代以来多位医家在前人的基础上，对其病名和病因病机、辨证论治、理法方药等进行了论述，使得中医药对于本病的认识更为深入与全面。本文从中医角度通过综述方式总结近年来有关糖尿病性视网膜病变临床研究报道文献，以期为消渴病目病的治疗与深入研究开阔思路，同时为中医药治疗消渴病目病的临床应用及推广提供参考和依据。

一、中医对消渴病目病的认识、深化、统一

（一）病名由来归属及统一

消渴病目病是在消渴的基础上发展而来，消渴病目病的专著无明确记载，但有医家早已察觉消渴病可致目病，曾提出"雀目""内障"等消渴病目病病名[4]。临床表现大致与"视瞻昏渺""云雾移睛""血灌瞳神""萤星满月""暴盲""青盲""雀目"等相似，多见于消渴病中后期，病因与消渴病相似，现代医家多称其为"消渴病目病"[5]，是消渴病后期的病理产物，正如《黄帝素问宣明论方》说：消渴一证"故变为雀目或内障"[5]，消渴病目病是在消渴病的基础上发展而来，是消渴病发展到中后期出现的并发症，诸多中医古代文献中对消渴病出现视力障碍均有认识：①早在《黄帝素问宣明论方》总论中提到"周身热燥怫郁，故变为雀目或内障"[6]；②刘完素对于糖尿病继而并发视网膜病变也有一定认识，他在《三消论》一书中记录到"夫消渴者，多变聋盲"；③在《河间六书》中也写道"消渴可变为雀目或内障"[6]；④《金匮钩玄》也对糖尿病并发视网膜病变有所解释，书中提到"消渴小便多者，盖燥热太甚……故久而多变为聋盲疮疡痤痹之类而危殆"[4]，提出了视网膜病变可为阴虚火旺的理念；⑤《普济方》对于视网膜病变的症状有所记录，文中记载"眼目昏暗，视物不明，兼青盲"；⑥《证治要诀》的消渴一章对于视网膜病变的主要临床表现有所记录"三消久之，精血既亏，或目无见，或手足偏废如风疾"[8]；⑦《目经大成》对于糖尿病并发视网膜病变的认识是"津液消渴，则目睛枯涩"[5]；⑧《审视瑶函·内外二障论》说："视瞻昏渺，视瞻有色……，主要由于精液亏虚所致"[9]；⑨《证治准绳》中对"视瞻昏渺""云雾移睛""血灌瞳神"等都有论述。对视瞻昏渺的记载为"目内外别无证候，但自视昏眇蒙昧不清也……，致害不一。"认为本病外眼无异常，而视物模糊不清，是由正气亏虚所致。云雾移睛乃"自见目外有棉絮等状之物，……，在眼外空中飞扬缭乱"，其症状相当于现代医学之"飞蚊症"。血灌瞳神为"视瞳神不见其黑莹，但见其一点鲜红，甚则紫浊色也……"其成因是目内之血不循经而溢于瞳神前后，相当于西医学中前房积血或玻璃体积血。暴盲是指眼外观端好，突然一眼或两眼视力急剧下降，甚至失明的严重内障眼病，与西医学中的视网膜中央动脉阻塞、急性神经炎、视网膜脱离等病相似。

（二）古今病因归属、分类

《黄帝内经》总结其病因主要为外感六淫、饮食不节、情志失调、气血亏虚。几经变更，消渴目病是在消渴病的基础上发展而来，是消渴病中后期出现的并发症，如明代戴元礼在《秘传证治要诀》中所言："三消久之，精血既亏，或目无见，或手足偏废如风疾，非风也"；因此，消渴目病的病变机制与消渴病有相似之处。综合古代文献，回世洋等[10]认为大致可归纳为以下六个方面：①先天禀赋不足；②饮食不节：过食膏粱厚味及嗜酒无惮；③情志失调；④房劳过度；⑤外感六淫毒邪；⑥嗜服丹石、温燥之品。

（三）病机分类

中医各家对本病的病因病机认识有脏腑虚实偏重的不同，认为瘀、热、痰、湿对眼底病变发展过程的影响侧重亦各有不同。中华中医药学会糖尿病分会[11]总结现代各医家的研究，指

出糖尿病性视网膜病变的病机主要是气阴两虚迁延至肝肾亏虚，最终发展为阴阳两虚，瘀、郁、痰是发病过程中的三个重要因素，并将其分期大致分为早、中、晚三期，分别对应气阴两虚、肝肾亏虚、阴阳两虚这三个证型。现代医家在此基础上，对 DR 病机的认识各有侧重，治疗也各不相同。

1. 从瘀血论治

瘀血与消渴的关系[3]在《灵枢·五变》有"血气逆留，髋皮充肌，血脉不行，转而为热，热则消肌肤，故为消瘅"；唐容川在《血证论》[12]中论述"瘀血在里则口渴，所以然者血与气本不相离，内有瘀血故气不得通，不能载水津上升，是以发渴，名曰血渴"。由于历史条件的限制，古代医家在认识眼科疾病时，对内眼疾病很难做出正确的诊断，而现代医家则可借助裂隙灯、检眼镜、眼底血管造影等多种检查手段，对眼内组织的病变进行诊察，当视网膜出现血管瘤、渗出、血管闭塞、缺血、新生血管形成、纤维牵拉等，这些都是血瘀证的直接证据。然而近 30 年，瘀血才逐渐成为消渴病目病的病机之一[13-15]；王佳等[16] 总结仝小林防治早期糖尿病性视网膜病变的经验，认为糖尿病早期即存在络脉瘀滞的现象，其发病多在糖尿病虚态、损态的病理阶段，其发展经历了由气及血，由络滞、络瘀到络闭、络损的病理变化。张梅芳等[17]均认为本病病机为阴虚内热，气阴两虚，阴阳两虚，而血瘀伴随整个病变过程。李华等[18]认为痰瘀是 DR 的重要病机。文小敏等[19]也认为瘀血为 DR 发生发展的主要原因。吕仁和等[20]认为，糖尿病及其并发症的发生存在血脉瘀滞的病机，实质上是消渴病初始治不得法，伤阴耗气，痰郁热瘀，互相胶结而致。

2. 从虚实论治、主责脾肾

尹翠梅等[21]提出 DR 以气阴两虚为本，气虚鼓动无力，血流缓慢致瘀；阴亏液少，血液黏滞，血行涩滞不畅而致瘀；或脾虚失运，水湿内生，聚而为痰，痰浊滞积则阻碍血行，血行不畅而致瘀；血液瘀滞则脉络痹阻不通畅，致使湿聚为痰，精微蓄积为浊（脂浊、糖浊）而致痰浊。代丽娟等[22]认为肾阳不足，脾失温煦，津凝为痰；阳虚生内寒，寒则血凝，也将导致瘀阻脉络，发生血瘀。余杨桂[23]教授认为，在以广东为代表的岭南地区，消渴病目病患者发病"以虚为本，痰湿瘀为标"，脾气亏虚，痰湿内生是本病发生的重要病机。彭清华[24]指出消渴病目病的基本病机是气阴两虚、肝肾亏虚；血瘀、痰凝是消渴病目病产生的病理因素。

3. 从脏腑论治、主责肝肾

《素问》谓："夫精明者，所以视万物，别白黑""肾者主水，受五脏六腑之精而藏之"。说明眼之能视与肾所受藏脏腑的精气充足与否关系密切。《素问·金匮真言论》云："东方青色，入通于肝，开窍于目，藏精于肝。"《审视瑶函·目为至宝论》云："肝中升运于目，轻清之血，乃滋目经络之血也。"肝血的濡养对维持眼的正常功能尤为重要。

肝血不足，亦可加重肾阴不足，肝肾阴虚，虚火内生，上炎于目，灼中血络，热迫血行，泛溢络外，则见视网膜点片状深层或火焰状浅层出血或充盈扩张。宛维等[25]认为肝肾虚损，阴损及阳，目窍失养是 DR 的基本病机；心脾亏虚，因虚致瘀，目络阻滞是 DR 发展过程中的重要因素。

脾运健旺，则生化不息，精气上注于目，目得濡养而视明。若脾气虚弱，运化与输布水谷精微不足，脏腑精气亏虚，目失濡养故视物昏蒙。其次，若脾气亏虚，清阳不升，浊阴不降，化生痰湿，上扰清窍，亦致视物不清。再者，脾气虚弱，统摄失职，脾不统血，血不循经流注，溢于目络之外而见出血。易细香等[26]认为脾气虚是 DR 发生之根本，脾气亏虚，痰瘀内生是其发生的重要机制。胡恒昶[27]认为脾运化水谷精微，布散于五脏六腑，充养其精气。故脾功能失调，影响五脏六腑，进而可致糖尿病性视网膜病变。在糖尿病性视网膜病变的中医治疗中，当重视脾之病理改变，辨证论治，以期获得更为精准的治疗。

综观上述，本病乃本虚标实之证，虚为气血阴阳不同程度的虚损，实主要为痰、瘀的形成。虚实夹杂贯穿始终，涉及肝、肾、脾三脏。

4. 从经络论治

贾琼等[28]认为从经络辨证角度来看，糖尿病性视网膜病变的进展与督脉阳虚密切相关。结合临床及实验研究，主要探讨督脉阳虚与糖尿病性视网膜病变之间的联系，提出通调督脉，进而振奋督阳防治糖尿病性视网膜病变的新思路。

赵云[29]通过整理中医文献，并总结出津液学说、气阳学说、玄府闭塞、瘀血阻络为消渴病目病的主要病机，为消渴病目病的中医治疗提供思路；并指出治病必求于本，消渴病目病的病机，与眼睛的生理相关，与消渴的病机相关，因此对消渴病目病的治疗必须结合眼病的生理与消渴的病理机制。虽然其论述的津液学说、气阳学说、玄府闭塞、瘀血阻络都与消渴病目病相关，但中医以辨证论治为特点，具体患者具体分析，其病机各有侧重，仍需通过望、闻、问、切来综合辨证论治。

二、辨 证 施 治

（一）辨证分型研究

1. 中医诊断标准

本病的中医诊断标准参照中华中医药学会糖尿病分会发布的《糖尿病视网膜病变中医诊疗标准（2011 年）》。

（1）消渴病史。

（2）不同程度的视力减退，眼前黑影飞舞，或视物变形。

（3）眼底出血、渗出、水肿、增殖，晚期可致血灌瞳神后部、视衣脱离而致暴盲甚或失明。

（4）可并发乌风内障、青风内障及金花内障等内障眼病。

2. 证候诊断标准

本病的证候诊断标准参照中华中医药学会糖尿病分会发布的《糖尿病视网膜病变中医诊疗标准（2011 年）》。

（1）气阴两虚，络脉瘀阻证。

（2）肝肾亏虚，目络失养证。

（3）阴阳两虚，血瘀痰凝证。

3. 分型论治

（1）中华中医药学会推出的《糖尿病中医防治指南》[30]将 DR 分为三型：①气阴两虚，络脉瘀阻证：生脉散（《内外伤辨惑论》）合杞菊地黄丸（《医级》）加减。加减：眼底以微血管瘤为主加丹参、郁金、丹皮；出血明显加生蒲黄、墨旱莲、三七；伴有黄斑水肿酌加薏苡仁、车前子。②肝肾亏虚，目络失养证：六味地黄丸（《小儿药证直诀》）加减。加减：出血久不吸收出现增殖加浙贝母、海藻、昆布。③阴阳两虚，血瘀痰凝证：偏阴虚者选左归丸（《景岳全书》），偏阳虚者选右归丸（《景岳全书》）加减。加减：出血久不吸收加三七、生蒲黄、花蕊石。

（2）张婷等[31]把糖尿病性视网膜病变辨证分为：①阴虚燥热型：方选玉泉丸合白虎加人参汤。口渴甚者，加天冬、麦冬、元参、石斛等以润燥生津；尿频者，加山药、枸杞子、桑螵蛸以滋阴固肾；视网膜出血鲜红者，可加白茅根、槐花、大蓟、小蓟以凉血止血。②气阴两虚型：方选六味地黄汤合生脉散。自汗、盗汗者加黄芪、生地、牡蛎、浮小麦以益气固表；出血新鲜者，酌加侧柏叶、旱莲草、藕节炭；出血日久、血色暗红者，酌加赤芍、川芎、当归、红花；渗出者，酌加海藻、昆布；视网膜水肿者，酌加车前子、益母草、猪苓。③脾肾两虚型：方用金匮肾气丸合四君子汤加减。视网膜水肿明显者，可酌加猪苓、泽泻；棉絮状白斑者，应加法半夏、浙贝、丹参；夜尿频多者加巴戟天、淫羊藿、肉苁蓉等以温补肾阳。④瘀血内阻型：方药以血府逐瘀汤为主（方中去柴胡，因其有升糖作用），达活血化瘀通络作用。新近又出血者，当去桃仁、红花，酌加仙鹤草、茜草、生蒲黄；玻璃体积血和机化膜者，应选僵蚕、浙贝母、昆布、海藻等。⑤痰瘀阻滞型：方选温胆汤，玻璃体内有增殖膜者，加用浙贝母、昆布、海藻以活血软坚散结。

（3）袁超英[32]将 DR 分为三型：①气阴两虚，络脉瘀阻型：方用生脉散合杞菊地黄丸加减。②肝肾亏虚，目络失养型：方用六味地黄丸加减。③阴阳两虚，血瘀痰凝型：偏阴虚者方用左归丸；偏阳虚者方用右归丸。

（4）蔡厚田等[33]将 DR 分为三型：①肝肾阴虚、瘀阻目络型：用杞菊地黄丸合犀角地黄汤加减。②气阴两虚、瘀阻目络型：用参芪地黄丸加减。③阴阳两虚、瘀阻目络型：用归脾汤合金匮肾气丸加减。

（5）金威尔[34]将 DR 分为四型：①气阴两伤型：治以益气养阴，祛瘀明目，方用加味补阳还五汤。②肝肾阴虚型：治以滋补肝肾，活血明目，方用杞菊地黄汤。③脾虚气弱型：治以行气活血，化瘀通络，方用参苓白术散。④血行瘀滞型：治以行气活血，化瘀通络，方用血府逐瘀汤合补阳还五汤。

（6）国医大师廖品正教授[35]将消渴病目病分为四型：①气阴两虚，脉络不利型：眼症见视力减退，视网膜病变多为轻、中度非增殖期。治以益气生津，滋阴补肾为主，兼以活血通络，方用芪明颗粒或生脉散合杞菊地黄丸加减。②气阴两虚，脉络瘀阻型：眼症见视物模糊，或视物变形，或自觉眼前黑花飘移，甚至视力严重障碍。视网膜病变多为非增殖期或非增殖期向增殖期发展。非增殖期予益气滋肾，化瘀通络或化瘀止血，方用芪明颗粒合血塞通胶囊或生脉散合六味地黄丸加减。增殖期出血予滋阴凉血，化瘀止血，方用生蒲黄汤；出血静止期宜活血化瘀为主，常用桃红四物汤加减。③阴损及阳，血瘀痰凝型：眼症见视物模糊或严重障碍，视网膜病变多为增殖期，可见视网膜玻璃体纤维增生，甚至纤维膜或条带收缩牵引视网膜脱离。治以化瘀散结，补肾健脾。常用补阳还五汤合肾气丸加减。④眼症见视力严重障碍，甚至盲无所见，视网膜病变多为增殖期。治以阴阳双补为主，兼以逐瘀化痰、软坚散结。方用右归饮加减。

（7）傅冠英[36]将消渴病目病分为五型。①肺胃阴伤，燥热内生型：方用生地黄、麦冬、牛膝、玄参、山药、玉竹、知母、生甘草。②肝肾阴虚，目络不畅型：方用熟地黄、山药、茯苓、牡丹皮、五味子、人参、玄参、白菊花、川芎。③气阴两虚，脉络瘀阻型：方用熟地黄、党参、山药、茯苓、白芍、生地黄、黄芪、麦冬、玄参。④脾肾阳虚，痰湿阻滞型：方用牛膝、车前子、肉桂、制附片、熟地黄、茯苓、党参、山药、山萸肉、生地黄。⑤阴阳两虚，痰瘀互结型：方用熟地黄、山药、枸杞子、茯苓、杜仲、肉桂、当归、五味子、楮实子、菟丝子、丹参、川芎。

综合目前文献资料，各学者、专家提出多种关于消渴病目病的中医辨证分型，主要证型为气阴两虚、阴虚内热、气滞血瘀、肝气郁结等，且目前中华中医药学会糖尿病分会[11]总结现代各医家的研究认为，消渴病目病根据疾病发展过程，初期多见气阴两虚，中后期发展为阴阳两虚，而脏腑辨证多涉及肝、肾、脾，多见脾肾两虚或肝肾两虚型，且瘀、痰、郁等多种病理因素夹杂于疾病之中，使得消渴病目病病情复杂多变，治疗上纷繁复杂。

（二）DR中医证候特点临床研究

曹晶晶等[37]运用因子分析法探讨糖尿病性视网膜病变的中医证候要素及其分布规律。方法：采集4个研究单位诊治的929例DR患者的四诊指标，通过因子分析法对事先未经经验辨证的四诊指标提取证候要素。结果：得到23个公因子（即证候要素），经合并后，初步诠释为阴虚、气虚、血瘀、阳虚、痰、血虚、精亏、气滞、湿、热（火）10种病性类证候要素，其中阴虚、气虚、血瘀、阳虚位居前4位，为DR的多见证候要素，此与中医关于DR病因病机的认识基本一致。结论：因子分析是确定DR常见证候要素的有效方法，本文提取的证候要素，可作为DR辨证论治的重要参考。

（三）分期与中医分型相关性研究

宋阳光[38]通过观察糖尿病中医分型与糖尿病性视网膜病变西医分期之间的关系，得出结论：糖尿病气阴两虚证多发生于糖尿病性视网膜病变单纯期和增殖前期；糖尿病血瘀气滞和阴阳两虚两种证型多发生于糖尿病性视网膜病变增殖期。

郑军[39]将增殖型DR分三期论治，早期用丹栀逍遥散加减，药用牡丹皮、山栀子、生地黄、赤芍、柴胡、白茅根、小蓟、生蒲黄、三七粉、仙鹤草、水牛角、茜草、土茯苓、土大黄、薄荷等；中期药用生地黄、赤芍、牡丹皮、知母、黄柏、女贞子、旱莲草、生蒲黄、炒蒲黄、三七粉、香附、牛膝、茜草、当归、柴胡、葛根、花蕊石、白及、血余炭等；后期方用杞菊地黄丸合桃红四物汤加减，药用生地黄、熟地黄、枸杞子、菊花、山茱萸、山药、茯苓、黄精、桃仁、红花、当归、丹参、石斛、白术、牡丹皮、地龙、决明子、葛根等。观察期1年，其中显效7只眼，有效18只眼，无效13只眼，总有效率为65.8%。

刘文华[40]观察本病非增殖型，认为以气阴两虚、脉络不利型和气阴两虚、脉络瘀阻型为多见，前者多为Ⅰ～Ⅱ期，常用生脉散合杞菊地黄丸加减；后者多为非增殖型或非增殖型向增殖型发展阶段，眼底病变属于Ⅱ或Ⅲ期，常用生脉散合六味地黄丸加减。对于眼底病变属于Ⅲ～Ⅳ期、眼底出血量多，甚至玻璃体积血者，可用生蒲黄汤加减。对出血静止期以活血化瘀为主，常用桃红四物汤加减。对增殖期为阴损及阳、血瘀痰凝者，治以活血逐瘀、软坚散结，方用补阳还五汤酌加穿山甲、瓦楞子、浙贝母、海藻、昆布、三七、生蒲黄等。对阴阳两虚、痰瘀互结者，常用右归饮为基础方，选加太子参、茯苓、茺蔚子、淫羊藿、三七、当归、益母草、瓦楞子、穿山甲、海藻、昆布等。

三、专方专药论治

中医药的发展历史悠久，加减灵活，许多中医眼科临床专家通过现代药理或临床经验自拟一些中医方剂、单味中药或中药提取物能在不同的方面和不同程度上预防和治疗DR。

王凤艳等[41]观察加味逐瘀明目汤配合降糖药物治疗DR的疗效。得出结论：加味逐瘀明目汤配合降糖药物治疗DR疗效显著，复发率低，可有效改善患者视功能，值得临床推荐。

朱可夫等[42]研究桃红四物汤合驻景丸加减法对阴虚血瘀证DR的治疗效果。得出结论：对阴虚血瘀证DR采取桃红四物汤合驻景丸加减疗法，可显著提高患者视力与眼底积分，有效改善中医证候，获得良好疗效，推广价值高。

魏春秀等[43]结合文献和临证经验，探讨了大柴胡汤辨证用于六大类眼病包括DR玻璃体积血、感染性角膜炎、急性虹膜睫状体炎、急性青光眼（含青睫综合征）、前房积脓、前房积血的治疗。认为大柴胡汤应用于眼病治疗，辨证要点在于结合方证辨证、五轮辨证、六经辨证及脏腑辨证，着眼于肝胆热郁气滞血瘀的病机，探求眼病病机，灵活加减，可提高临床疗效。以上探索为拓展中医经方的临床应用提供了思路。

张南等[44]通过观察视清饮对瘀热阻络型白内障合并非增殖期DR（NPDR）患者的临床疗效，并探讨其对房水中ICAM-1水平及黄斑视网膜厚度的影响。得出结论：视清饮在治疗瘀热阻络型NPDR方面对房水中ICAM-1水平有一定调控作用，能有效降低黄斑视网膜厚度，改善眼底病变，还对瘀热阻络典型症状有明显改善作用。

丛建秀[45]通过分析探讨止血散瘀明目汤治疗非增殖期DR的治疗效果。得出结论：止血散瘀明目汤用于治疗中度非增殖期DR及重度非增殖期DR疗效显著，可以有效提高患者的视力，改善患者的中医证候及视网膜病变情况。

杨玲[46]通过探讨补阳还五汤加减联合羟苯磺酸钙治疗DR的临床疗效。得出结论：补阳还五汤加减联合羟苯磺酸钙治疗DR，可有效改善患者视力，提升临床疗效。

张燕等[47]通过观察参苓白术散合桃红四物汤治疗脾虚气弱型糖尿病黄斑水肿的临床疗效，探索治疗糖尿病黄斑水肿的有效方法。得出结论：参苓白术散合桃红四物汤能有效改善脾虚气弱型糖尿病患者的视力，减轻黄斑水肿，改善视功能，是治疗脾虚气弱型糖尿病黄斑水肿的有效方法，值得临床推广运用。

陈志丽等[48]采用中药参杞当归活血汤与西药导升明（羟苯磺酸钙）联合治疗气阴两虚，

络脉瘀阻型 NPDR，结果显示，本方与导升明胶囊联合治疗气阴两虚，络脉瘀阻型 DR 疗效确切，可提高视力，改善眼底病变，效果均优于单用导升明胶囊治疗。

罗恒等[49]自拟降糖愈目汤，药用黄芪、天花粉、玉竹、茯苓、生地黄、生石膏、赤芍、竹叶、麦冬、当归、丹参、茜草、小蓟，并联合递法明片治疗 DR 患者 47 例，总有效率达 66%。

徐新荣等[50]自拟二至明目胶囊（女贞子、墨旱莲、山药、山茱萸、葛根、牡丹皮、三七、泽泻等）治疗肝肾阴虚、瘀血阻络型早期 DR 取得显著效果。

对 DR 后期之阴虚血瘀证，黄云飞[51]应用血府逐瘀汤治疗 70 例，总有效率为 63%。

陈建军[52]也使用血府逐瘀汤治疗 DR 患者 68 例，总有效率达 83.33%。

魏冠男等[53]用益阴活血明目汤（熟地、山茱萸、怀山药、丹皮、茯苓、大蓟、当归、川芎、赤芍、田三七、黄芪等）治疗 DR 52 例 3 个月，总有效率为 94%。

孙河等[54]自拟达明饮（由三七、枸杞子、生地黄、黄芪、黄精等药物组成）对 42 例 DR 患者进行治疗，结果表明，非增殖期总有效率为 90%，增殖期总有效率为 65%。

钟瑞英[55]用滋肾通窍饮（女贞子、菟丝子、柴胡、香附、石菖蒲、田七、丹参、北黄芪、太子参、茯苓等）治疗 DR，疗效确切，且副作用少。

何伟珍等[56]给予 DR 患者口服复方血栓通胶囊，结果表明：口服复方血栓通可改善高血糖引起的视网膜血流量的变化，从而改善因微循环异常所致的视网膜病变。

柯向梅等[57]自拟复明散，清热生津、活血通络、清肝明目，药用天花粉、山茱萸、鬼箭羽、红花、密蒙花、桑叶、菊花、蝉蜕、木贼等，总有效率为 61.26%。

四、中成药治疗

范海燕等[58]研究发现丹红注射液对糖尿病大鼠视网膜有保护作用，是通过下调 VEGF，改善视网膜缺血缺氧状态，减少视网膜新生血管的形成实现的，同时能在一定程度上减少视网膜神经细胞的凋亡。

吴阳妃[59]研究发现六味地黄丸联合银杏叶片可以有效控制 2 型糖尿病性早期视网膜病变新增率、进展率，提高缓解率，药物安全性高，具有进一步临床研究的意义。

吴学志[60]将 76 例 DR 患者随机分为观察组和对照组各 38 例，两组患者均给予羟苯磺酸钙片治疗，观察组患者在此基础上加用血栓通联合丹红化瘀口服液治疗。结果：观察组患者总有效率为 84.21%，明显高于对照组（63.16%），差异具有统计学意义（$P<0.05$）；观察组患者的 hs-CRP、VEGF 及 IGF-1 水平低于对照组，组间比较差异具有统计学意义（$P<0.05$）。

刘世龙[61]观察芪贞降糖颗粒治疗肝肾阴虚型非增殖期 DR 的疗效，探讨其可能的作用机制。证实芪贞降糖颗粒治疗肝肾阴虚型非增殖期 DR 有较好疗效。

申爱军[62]通过给予 DR 患者口服复方血栓通胶囊（主要成分为三七、丹参和黄芪）发现，其可提高抗缺氧能力，降低血液黏度，促进血液循环，改善症状，特异地阻断血管平滑肌 d 受体操纵钙离子通道作用，因而可改善高血糖所引起的视网膜血流量的变化，从而改善 DR 所致的血管阻塞、出血、硬性渗出、组织缺血和新生血管等病变。复方血栓通胶囊对 DR 有较好疗效，有效率达 85.2%，结合视网膜光凝疗效更好，且未发现有肝肾功能损害。

刘静等[63]通过探讨芪明颗粒治疗高度近视合并 DR 的临床疗效。得出结论：芪明颗粒对高度近视或正视眼合并 DR 均有一定的临床疗效。

五、联 合 治 疗

（一）中药联合针刺治疗

针灸具有操作简单，方便易行的特点，而广泛应用于 DR 的治疗中。

李锦等[64]将 120 例 DR 患者分为试验组及对照组，试验组给予中药及针刺治疗（取穴攒竹、四白、睛明、风池、足三里、三阴交、合谷、外关、肝俞、脾俞、肾俞）。对照组给予羟苯磺酸钙口服，分别对视力、眼底出血、渗出、水肿、微血管瘤等指标进行观察。结论表明：组间总有效率比较差异有统计学意义（$P<0.05$），试验组各临床症状有明显改善。

杨博[65]等治疗 10 例消渴病目病患者，强刺激眼部穴位如睛明、攒竹、鱼腰、瞳子髎、四白、承泣、丝竹空、太阳、上星，辨证属阴虚型加三阴交、肾俞、涌泉，气虚型加关元、气海、血海、脾俞、肝俞，临床效果显著。

（二）中药离子导入法

中药离子导入法，是把中药药汁制作成导入液，通过直流电等形式导入眼局部位置。离子导入法是利用电学上同性相斥、异性相吸的原理，将所需要导入的中药药物离子放在与其极性相同的电极下，使其被斥入眼内。

吴媛媛等[66]将 149 例 DR 患者分为观察组与对照组，对照组采用西药治疗，给予患者口服卵磷脂络合碘片，观察组患者实施自拟中药汤剂联合离子导入治疗，中药组成包括玄参15g，茺蔚子 10g，决明子 10g，生地黄 10g，党参 10g，葛根 10g，白芍 10g，茯苓 10g，赤芍 10g，三七 3g。上述方剂每日 1 剂，用水煎 2 次，得水煎液 300ml，早晚各服用 1 次。另外，将上述中药通过眼-枕导入法进行离子导入治疗。两组患者临床治疗效果比较，观察组总有效率为 89.04%（65/73），对照组总有效率为 71.05%（54/76），两组治疗总有效率相比差异显著（$P<0.05$）。

姜士军等[67]采用川芎嗪离子导入联合葛根素注射液静脉滴注治疗 25 例消渴病目病患者，总有效率为 90%。

吴鲁华等[68]采用眼底出血方离子导入治疗 40 例消渴病目病患者，总有效率为 82.5%，也高于对照组。

何柳等[69]采用丹参注射液眼部离子导入法治疗 43 例消渴病目病患者，治疗后临床有效率为 95.4%。

（三）耳穴贴压疗法

耳穴贴压疗法即是在无创伤、无副作用、基本无痛的基础上，利用王不留行籽刺激耳穴，或者利用撤针埋针治疗，对耳穴对应脏腑区域进行渗透、集中、持久及反复的刺激，并且通过相应的经络传输，可以调节相应的病变脏腑的经络之气，从而使之畅通，以达到化散病灶瘀滞气血，恢复阴阳平衡，达到治愈疾病的目的[70]。

戴淑香[71]将 60 例 DR 患者随机分成治疗组与对照组，对照组给予和血明目片，每次 5 片，每日 3 次。治疗组给予耳穴贴压肝、脾、内分泌、耳迷走神经反射点、眼，两耳交替，中药（生黄芪 30g，党参 20g，茯苓 15g，白术 15g，赤芍 15g，桔梗 10g，生地黄 20g，川芎 12g，甘草 10g，升麻 12g，柴胡 12g，桃仁 10g，红花 6g），煎汤取汁，眼局部离子导入。结果表明：治疗组的中医证候评分及视力变化均优于对照组，治疗组有效率为 86.7%，对照组为 60%。表明耳穴贴压联合中药离子导入在治疗 DR 方面具有一定的优势，且操作方便，安全性良好。

（四）推拿疗法

朱志坚[72]通过对 7 名 DR 患者按揉风池、肩井、大椎、肩中俞、风府至大椎、胰俞、肝俞、胆俞、肾俞、三阴交、血海、足三里等穴，直擦膀胱经，横擦腰骶部，再擦足部涌泉穴，直至发热。得出结论：推拿具有调整阴阳、扩张血管、抗黏抗凝、改善微循环等作用。

（五）中药热敷眼罩

张芳等[73]选取 2016 年 6 月–2018 年 6 月在开封市中医院糖尿病肾病科明确诊断为气阴两虚兼瘀型非增殖性 DR 患者 80 例，按照随机数字表法分为治疗组和对照组各 40 例。得出结论：中药热敷眼罩在提高气阴两虚兼瘀型 NPDR 患者视力、减少血管瘤数量、缩小渗出灶和出血灶面积及降低血清 Hcy 和 CRP 水平方面均优于对照组，综合临床疗效好于对照组。综上所述，中药热敷眼罩治疗气阴两虚兼瘀型 NPDR 疗效显著，安全性好，进而可提高患者生活质量，值得临床推广应用。

六、述评与展望

DR 是糖尿病并发症之一，严重影响患者的生活质量，预防及治疗 DR 是治疗糖尿病的一个重要课题。中医治疗本病的方法主要还是依靠辨证论治，但各医家的辨证依据及分类方法差异较大，但也有相同之处。有大量研究结果证明采用中医综合治疗，可明显改善眼底及视力状况，中医药提高治愈率的同时减少了现代医学治疗带来的并发症。突出中医特色，辨证和辨病相互结合更能明显改善视网膜微循环，促进出血及渗出的吸收，保护视力。但目前中医治疗仍存在下列问题：①中医对 DR 的辨证分型不统一，各成一家，无法有效地发挥中医辨证治疗的优势；②各研究均为各地的小样本短期临床研究，缺乏大样本、多中心、随机对照临床研究，应加强地域间的交流、互通有无；虽已开辟中医药的基础研究，但多为复方且药方复杂，几乎涵盖 DR 的各期，不利于临床推广；③缺少对药效机制的研究。中药单体研究可注重中药作用的多靶点优势，从多个角度或通路探讨作用机制，以获取其疗效的科学依据，希望能更深入、更科学、更全面地阐明中医药的合理性；中医药研究应注重中西医结合，发挥各自优势，为患者谋求疗效最大化。因此，在今后的研究中，我们应争取开展更多大规模研究，在辨证论治基础上统一标准，立足经验，继承发展，旨在发挥中医药的优势，以更科学严谨的成果，使这一中华瑰宝释放更加夺目的光彩，造福千万人民。

参 考 文 献

[1] 庞国明. 糖尿病诊疗全书[M]. 北京：中国中医药出版社，2016：98.

[2] Yau J W，Rogers S L，Kawasaki R，et al. Global prevalence and major risk Factors diabetic retinopathy [J]. Diabetes Care，2012，35（3）：556-564.

[3] 倪妙玲，金智生. 糖尿病视网膜病变的中医临床治疗进展[J]. 中医研究，2019，（7）：41-44.

[4] 刘求红，易细香. 余杨桂教授治疗消渴目病经验介绍[J]. 新中医，2008，（1）：10-11.

[5] 刘峥嵘，秦裕辉. 中医治疗糖尿病视网膜病变的现代研究概况[J]. 湖南中医杂志，2015，（2）：156-158.

[6] 伦中恩. 糖尿病（消渴病）临床常见慢性并发症的中医文献研究[D]. 北京：中国中医科学院，2010.

[7] 庄乾竹. 古代消渴病学术史研究[D]. 北京：中国中医科学院，2006.

[8] 孙欣，张玉琴. 中医药治疗糖尿病视网膜病变浅析[J]. 实用中医内科杂志，2011，25（4）：86-87.

[9] 傅仁宇. 审视瑶函[M]. 郭君双，赵艳，整理. 北京：人民卫生出版社，2007：73.

[10] 回世洋，张焱，谷峰. 消渴目病病因病机文献溯源[J]. 辽宁中医药大学学报，2014，（12）：99-101.

[11] 中华中医药学会糖尿病分会. 糖尿病视网膜病变中医诊疗标准[J]. 世界中西医综合杂志，2011，6（7）：632-637.

[12] 唐宗海. 血证论[M]. 魏武英，李佺，整理. 北京：人民卫生出版社，2005：105.

[13] 刘晓瑞，黄彬洋，王岗，等. 近年中医内外治法治疗消渴目病的研究进展[J]. 世界最新医学信息文摘，2018，18（9）：103，108.

[14] 谷启全. 化痰祛瘀法治疗糖尿病眼底病变疗效观察[J]. 山东中医杂志，2006，25（4）：252-253.

[15] 嵇立平. 糖网增视汤治疗糖尿病性视网膜病变 126 例[J]. 中国中医药现代远程教育，2010，8（13）：27-28.

[16] 王佳，李青伟，杨映映，等. 仝小林防治早期糖尿病视网膜病变经验[J]. 北京中医药，2017，（6）：512-515.

[17] 邱波. 张梅芳教授辨治糖尿病视网膜病变经验介绍[J]. 新中医，2008，40（4）：7-8.

[18] 李华，黄平. 糖尿病视网膜病变从痰瘀论治[J]. 浙江中医学院学报，2003，27（4）：23-24.

[19] 文小敏，丁辉. 浅谈糖尿病视网膜病变中瘀血病理机制初探[J]. 陕西中医，2003，24（10）：959-960.

[20] 吕仁和，赵进喜，王世东. 糖尿病及其并发症的临床研究[J]. 新中医，2001，33（3）：325.

[21] 尹翠梅，季长春，南征，等. 气虚浊留探析[J]. 光明中医，2008，23（11）：1708.

[22] 代丽娟，李最，王明芳. 水血同治法治疗糖尿病视网膜病变[J]. 四川中医，2008，26（4）：10-12.

[23] 王小川，余杨桂. 余杨桂辨治眼底疾病思路[J]. 广州中医药大学学报，2016，（5）：752-754.

[24] 彭清华. 中医眼科学[M]. 北京：中国中医药出版社，2016.

[25] 宛维，金明. 糖尿病视网膜病变中医治疗进展[J]. 北京中医药大学学报，2004，27（1）：89.

[26] 易细香，余杨桂，张淳，等. 糖尿病视网膜病变的证候统计与病机研究[J]. 辽宁中医杂志，2005，32（8）：773-775.

[27] 胡恒昶，殷丽平. 基于脾"中央土灌四傍"理论辨治糖尿病视网膜病变[J]. 中医研究，2019，（7）：41-43.

[28] 贾琼，罗向霞. 从督脉阳虚论治糖尿病视网膜病变的理论探讨[J]. 中国中医眼科杂志，2019，（2）：139-142.

[29] 赵云. 消渴目病中医病机小议[J]. 中国中医眼科杂志，2019，（4）：318-319.

[30] 中华医学会糖尿病学分会. 中国 2 型糖尿病防治指南（2017 年版）[J]. 中国实用内科杂志，2018，38（4）：292–344.

[31] 张婷，余琴. 辨证论治联合西药治疗糖尿病视网膜病变 56 例临床分析[J]. 新疆中医药，2016，（2）：13-14.

[32] 袁超英. 辨证分型综合治疗对早期糖尿病视网膜病变疗效的影响[J]. 湖北中医杂志，2012，34（711）：12.

[33] 蔡厚田，刘凤环. 中医辨证治疗糖尿病视网膜病变 43 例[J]. 河南中医，2014，34（9）：1786-1787.

[34] 刘光辉，徐朝阳，金威尔，等. 金威尔教授论治糖尿病视网膜病变经验[J]. 中华中医药杂志，2015，30（1）：134-136.

[35] 李翔，路雪婧，叶河江，等. 廖品正治疗糖尿病视网膜病变经验[J]. 辽宁中医，2011，38（2）：228-229.

[36] 傅冠英. 辨证分型治疗糖尿病视网膜病变 50 例[J]. 湖南中医杂志，2011，27（1）：64-65.

[37] 曹晶晶，杨卫杰，曹轶. 糖尿病视网膜病变的中医证候要素研究[J]. 中医学报，2017，（6）：939-941.

[38] 宋阳光. 糖尿病视网膜病变分期与中医分型相关性研究[J]. 山西中医，2015，（8）：55，59.

[39] 郑军. 中西医结合治疗增殖型糖尿病视网膜病变 23 例[J]. 江西中药，2004，35（3）：36.

[40] 刘文华. 糖尿病视网膜病变的病因及分型论治探讨[J]. 国医论坛，2001，16（3）：15-16.

[41] 王凤艳，岳敏，杨世琳，等. 加味逐瘀明目汤配合降糖药物治疗糖尿病视网膜病变的疗效观察[J]. 四川中医，2018，（4）：153-156.

[42] 朱可夫，魏伟，左晶. 桃红四物汤合驻景丸加减治疗阴虚血瘀证糖尿病视网膜病变临床研究[J]. 四川中医，2017，（6）：106-107.

[43] 魏春秀, 李敬华, 夏秋芳. 数据挖掘技术在中医特色方药治疗眼科疾病文献研究中的应用[J]. 中国医院用药评价与分析, 2019,（5）: 537-541.

[44] 张南, 许家骏, 赵静如, 等. 视清饮对瘀热阻络型白内障合并非增殖期糖尿病视网膜病变患者的疗效[J]. 中华中医药杂志, 2018,（1）: 386-389.

[45] 丛建秀. 止血散瘀明目汤治疗非增殖期糖尿病视网膜病变的疗效研究[J]. 中医临床研究, 2015,（14）: 25-26.

[46] 杨玲. 补阳还五汤加减联合羟苯磺酸钙治疗糖尿病视网膜病变的临床观察[J]. 中国民间疗法, 2019,（17）: 60-61.

[47] 张燕, 冯俊, 解晓斌, 等. 参苓白术散合桃红四物汤治疗糖尿病黄斑水肿疗效观察[J]. 现代中西医结合杂志, 2019,（15）: 1614-1617.

[48] 陈志丽, 孙高幸, 余亚波. 参杞当归活血汤联合导升明治疗糖尿病视网膜病变的疗效观察[J]. 中国中医药科技, 2019,（3）: 465-466.

[49] 罗恒, 余红. 递法明片联合降糖愈目汤治疗糖尿病视网膜病变 47 例[J]. 中华现代眼科学杂志, 2004, 1（2）: 168.

[50] 徐新荣, 王育良, 章淑华, 等. 二至明目胶囊治疗单纯型糖尿病性视网膜病变的临床研究[J]. 南京中医药大学学报（自然科学版）, 2003, 19（2）: 81-83.

[51] 黄云飞. 中西医结合治疗糖尿病视网膜病变 70 例疗效观察[J]. 四川中医, 2004, 22（8）: 94.

[52] 陈建军. 血府逐瘀汤加减治疗糖尿病性视网膜病变 68 例疗效观察[J]. 四川中医, 2007, 25（12）: 105-107.

[53] 魏冠男, 刘仁波, 刘炯. 益阴活血明目汤治疗糖尿病性视网膜病变 52 例总结[J]. 湖南中医杂志, 2007, 23（1）: 7-8.

[54] 孙河, 牛世煜. 达明饮治疗糖尿病视网膜病变 42 例临床观察[J]. 中医药信息, 2010, 27（2）: 61-62.

[55] 钟瑞英. 滋肾通窍饮治疗糖尿病视网膜病变 23 例[J]. 中国民间疗法, 2006, 14（7）: 36-37.

[56] 何伟珍, 王洁婷, 蔡晓华, 等. 复方血栓通胶囊对糖尿病视网膜病变眼动脉血流动力学的影响[J]. 临床医学, 2005, 25（2）: 51-52.

[57] 柯向梅, 张彦玲. 复明散治疗糖尿病视网膜病变 60 例疗效观察[J]. 甘肃中医学院学报, 2006, 23（1）: 28-30.

[58] 范海燕, 王俊芳, 李贞, 等. 丹红注射液对糖尿病大鼠视网膜的保护作用（英文）[J]. 国际眼科杂志, 2019,（6）:895-900.

[59] 吴阳妃. 六味地黄丸联合银杏叶片防治 2 型糖尿病早期视网膜病变[J]. 国际眼科杂志, 2017,（6）: 1127-1129.

[60] 吴学志. 血栓通联合丹红化瘀口服液对糖尿病性视网膜病变患者 hs-CRP、VEGF 及 IGF-1 水平的影响[J]. 亚太传统医药,2017,（7）: 141-142.

[61] 刘世龙. 芪贞降糖颗粒治疗肝肾阴虚型非增殖期糖尿病视网膜病变的临床观察[J]. 中医药导报, 2015,（22）: 64-66.

[62] 申爱军. 复方血栓通胶囊治疗糖尿病视网膜病变疗效观察[J]. 中国误诊学杂志, 2006, 6（7）: 1263.

[63] 刘静, 滕月红, 肖蕾. 芪明颗粒治疗高度近视合并糖尿病视网膜病变的临床观察[J]. 中医药导报, 2019,（8）: 94-97.

[64] 李锦, 李晓华, 王勤, 等. 针刺联合中药治疗非增殖型糖尿病视网膜病变的临床观察[J]. 陕西中医, 2015, 12（36）: 222-223.

[65] 杨博, 邹伟, 岳远更. 眼部穴位针刺治疗糖尿病视网膜病变 10 例临床观察[J]. 吉林中医药, 2009, 29（8）: 688-689.

[66] 吴媛媛. 中药联合离子导入治疗糖尿病视网膜病变Ⅳ期玻璃体积血临床观察[J]. 光明中医, 2017, 32（10）: 1482-1484.

[67] 姜士军, 曹晋宏. 川芎嗪离子导入治疗糖尿病视网膜病变疗效观察[J]. 国际眼科杂志, 2006, 6（4）: 941-943.

[68] 吴鲁华, 王雁, 韦企平. 眼底出血方联合中药离子导入治疗糖尿病视网膜病变的临床观察[J]. 北京中医药大学学报, 2013, 20（1）: 41-43.

[69] 何柳, 刘振杰, 蓝柳贵, 等. 丹参注射液眼部离子导入治疗糖尿病性视网膜病变临床观察[J]. 中医学报, 2015, 30（204）: 650-651.

[70] 温木生. 耳穴贴压疗法治百病[M]. 北京: 人民军医出版社, 2005: 8-9.

[71] 戴淑香. 耳穴贴压联合中药离子导入法治疗气虚血瘀型糖尿病视网膜病变的临床疗效观察[J]. 世界中西医结合杂志, 2017, 12（7）: 978-981.

[72] 朱志坚. 治疗糖尿病并发症 7 例[J]. 江苏中医, 1997, 18（4）: 35.

[73] 张芳, 庞国明, 闫镛, 等. 中药热敷眼罩治疗气阴两虚兼瘀型非增殖性糖尿病视网膜病变 40 例[J]. 中医外治杂志, 2018,（5）: 8-9.

（顾娟娟、鲍玉晓　执笔，王　鑫　审订）

第六节　糖尿病足中医药临床研究进展

提　要：糖尿病足是糖尿病最严重的慢性并发症之一，中医药对糖尿病足的认识逐年深入。笔者从糖尿病足的中医病因病机、辨证论治、专方专药及外治法方面概述近年来中医药认识、治疗糖尿病足的研究进展和存在的问题，以期为糖尿病足的治疗提供参考。

关键词：糖尿病足，中医，研究进展，综述

糖尿病足是糖尿病最严重的慢性并发症之一，是糖尿病患者由于合并神经病变及各种不同程度的末梢血管病变而导致的下肢感染、溃疡形成和（或）深部组织的破坏[1]。其临床表现为早期肢端麻木、疼痛、发凉，有间歇性跛行，继则出现末梢皮肤发黑甚至组织溃烂、感染、坏疽。中医药治疗糖尿病足有独特优势，现将近年来有关中医药治疗糖尿病足的研究综述如下：

一、中医病名多种多样

祖国医学并无"糖尿病足"的概念，根据其临床表现，归属于中医消渴病之兼证"脱疽"，有关论述可见于许多中医古籍，最早见于《黄帝内经》，《灵枢·痈疽》谓："发于足趾，名脱疽。其状赤黑，死不治；不赤黑，不死。不衰，急斩之，不则死矣。"唐·王焘《外台秘要》亦记载：消渴病"多发痈疽"。元·罗天益《卫生宝鉴》记载："消渴者足膝发恶疮，至死不救"。明·汪机《外科理例·卷六》云："丁生手足指，或足溃而自脱，故名脱疽；有发于手指者，名蛀节。"清·魏之琇《续名医类案》载有："一男，因服药后作渴，左足大趾患疽，色紫不痛，若黑若紫即不治"。这说明古代医家已认识到糖尿病可以并发肢体坏疽，并对其症状做了相关描述。

二、病因病机

目前糖尿病足的病因病机尚无统一定论，多数医家认为糖尿病足以虚为本，有气虚、血虚、阴虚、阳虚，以血瘀、热毒、湿热、寒凝为标。

1. 阴虚燥热论

全国名老中医崔公让教授认为糖尿病早期病机以阴虚为本，燥热为标，日渐发展而致阴愈虚，燥愈热，耗气损阳，终至阴阳俱虚，阳不能鼓动血脉，而致阴寒血瘀；脉络阻塞，脾阳不健，日久湿热内蕴而致湿热血瘀[2]。谢春光教授[3]认为消渴脱疽隶属消渴变证，根本病机亦为阴虚燥热，迁延日久，阴虚耗血，燥热灼津，血液凝滞；耗气伤阴，运血无力；阴损及阳，阳虚不温，阴血寒凝均可致血行不利而成瘀，瘀阻肢体经脉，碍气血化生及运行，气虚血瘀两者互为因果。

2. 脏腑虚衰论

郑则敏教授[4]认为糖尿病足当责之肝、心、脾、肾,乃因患者年老久病,肝肾不足,脾失健运,心血亏损,血脉运行不畅,营卫气血失调,寒邪客于经络,气血凝滞,使阳气不能下达于四肢或日久失治、误治或外伤再感毒邪而发。张传清教授[5]从脏腑出发,认为糖尿病足多因久病肝、脾、肾虚衰,气血津液运化失常,日久筋损肉腐,肢端坏死而成脱疽。

3. 气阴虚血瘀论

魏佳平教授[6]主张一病一机,认为糖尿病足常常因为消渴病久不愈,耗伤正气,以致气血亏损,气虚鼓动无力,血亏脉道不利而成瘀,以气阴两虚为本,瘀血为标,气阴两虚贯穿消渴病的始终,而血瘀为合并肢端坏疽的主要原因。

4. 玄府郁闭论

杨九一等[7]从“玄府学说”理论出发,认为糖尿病足为脉道玄府郁闭不通,气液流通受阻,肢体失养所致。消渴病日久,脉道闭塞,四肢玄府瘀闭,玄府开阖不利,气机无以畅达,卫气失其卫外功能,故见肢体肌肤发冷;四肢玄府瘀闭不通,气液流通受阻,故肌肤少汗或无汗;四肢玄府郁闭,气血渗灌功能失常,或渗灌不足,则肢体血流缓慢甚则瘀阻,肢体失却灌溉荣养,功能失调,则肢体麻木不仁,或渗灌太过者,短时间内出现血流加快,出现局部充血征象,引起血液瘀滞,血瘀日久化热,耗气伤阴,甚则成瘀热之毒。玄府瘀滞,脉络阻塞,肌肤麻木不仁,外邪乘虚入侵,湿热毒邪互结,进一步加重玄府闭塞。

5. 卫气营血论

张朝晖教授[8]认为糖尿病足病机之本在于营卫气血不和,其标为痰、浊、瘀,治疗当围绕卫气营血理论,并依其伴随血瘀、血虚等证而方取桂枝汤、四物汤、补阳还五汤、血府逐瘀汤等。颜菊等[9]从叶天士“营血”理论探析糖尿病足的病机,认为营热阴亏,络脉瘀阻,是营分证在糖尿病足的基本病机;热灼瘀血、脉络受损,是血分证在糖尿病足病程后期的病机变化。

6. 络病学说论

胡庆锦等[10]认为,气络受损导致的血虚、血瘀、痰凝是糖尿病足溃疡发生的病理基础及基本病机,代谢产物蓄积而生毒、痰、瘀阻滞损伤脉络,络中营卫气血津液运行输布及渗化失常,日久脉络瘀阻从而形成坏疽,络气郁滞是糖尿病足溃疡发病之本,血瘀痰凝腐邪阻络是糖尿病足溃疡发病的关键。李雅慧认为络脉瘀阻、络脉空虚、络脉损伤是糖尿病慢性并发症的主要病机[11]。

7. 内因外因论

黄祥武主任医师[12]认为,糖尿病足的病因可分内、外二因,内因为病久耗伤人体气血阴阳,气虚无力推动血行;阴虚、血虚不能濡润四末;阳虚不能化气利湿,导致筋脉失养,湿邪内生,湿邪蕴久化热,湿热蕴蒸,使虚损之筋脉腐败,热灼津血,血行失常,瘀阻下肢脉道,瘀阻日久,脉络闭塞,筋骨皮肉失去气血之荣养,热腐成脓;外因为湿、寒等邪侵犯,导致湿邪内蕴，聚湿生痰，寒凝筋脉，气滞血瘀，痰瘀阻络，久则患肢失于濡养，进而坏死而成坏疽。

三、辨证论治方法各异

临床糖尿病足证型多样，治法多变，用药灵活，归结起来主要集中于湿热、热毒、阴寒、血瘀、气血两虚、阴虚、阳虚。活血化瘀法贯穿于各型的治疗当中。湿热型治以清热祛湿，活血化瘀，方选四妙勇安汤、茵栀莲汤类；热毒型治以清热解毒，活血祛瘀，方选顾步汤、解毒汤、五味消毒饮、犀角地黄汤类；阴寒型治以温阳散寒，活血化瘀，方选通脉活血汤、阳和汤类；血瘀型治以活血化瘀，温经止痛，方选血府逐瘀汤类；气血两虚型治以补气养血，敛疮生肌，方选生脉散、八珍汤类；阴虚型治以滋养肝肾，活血通络，方选六味地黄汤、四物汤类；阳虚型治以温补脾肾，活血化瘀，方选金匮肾气丸、当归四逆汤类。

1. 从气血阴阳、湿热痰瘀分型

中华中医药学会制定的《糖尿病中医防治指南（2011 年）》[13]将本病分为五型：湿热毒蕴，筋腐肉烂型，治以四妙勇安汤（《验方新编》）合茵栀莲汤（奚九一验方）加减；热毒伤阴，瘀阻脉络型，治以顾步汤（《外科真诠》）加减；气血两虚，络脉瘀阻型，治以生脉散（《内外伤辨惑论》）合血府逐瘀汤（《医林改错》）加减；肝肾阴虚，瘀阻脉络型，治以六味地黄丸（《小儿药证直诀》）加减；脾肾阳虚，痰瘀阻络型，治以金匮肾气丸（《金匮要略》）加减。

2. 从寒热分型，血瘀贯穿各证

崔公让教授[14]通过临床观察和经验总结将糖尿病足溃疡分为两型：阴寒血瘀型，治以温阳散寒，活血化瘀，方用通脉活血汤加减；湿热血瘀型，治以清热祛湿，活血化瘀，方用四妙勇安汤加减。

3. 化繁为简，据病程分型

辽宁中医药大学附属医院吕延伟教授[15]结合自身多年临床经验，根据病程将糖尿病足分为两个证型：初期为湿热毒盛型，治宜清热利湿，解毒消肿，方选糖足 1 号，药用黄芪 30g，黄柏 30g，苍术 20g，天花粉 20g，葛根 30g，金银花 30g，当归 30g，鸡血藤 20g，红花 15g，丹参 20g，牛膝 20g，生地 20g，蜈蚣 2 条，水蛭 8g；中后期为气血两虚型，治宜益气养血，温经通脉，方选糖足 2 号，药用黄芪 50g，当归 50g，白术 30g，熟地 30g，党参 30g，白芍 20g，牛膝 20g，鹿角胶 20g，阿胶 10g，丹皮 20g，泽泻 15g，甘草 20g。

4. 以虚实分型，注重瘀热虚

胡思荣教授[16]将糖尿病足分为以下三型治疗：瘀血阻络型，治以活血化瘀，温经止痛，方以血府逐瘀汤加减；热毒炽盛型，治以清热解毒，破血祛瘀，口服中药以四妙勇安汤加减；气血两虚型，以补气养血，敛创生肌为治则，口服中药以八珍汤加减。

5. 以阴虚为主分型，兼顾寒瘀热毒

郑则敏教授[4]临床论治糖尿病足主要分三个证型：一是阴寒络阻，气阴两虚证，治宜健脾阳，活血通络，益气养阴，方用四妙汤合生脉饮加减；二是瘀阻络道，脾肾阴虚证，治宜健脾益肾，活血化瘀，清热解毒，方用四妙汤合六味地黄汤加减；三是阴虚血瘀，热毒内蕴证，治宜通络祛瘀，滋阴凉血，清热解毒，方用四妙勇安汤合解毒汤、犀角地黄汤化裁。

四、专方专药作用独特

（一）中药汤剂

1. 当归拈痛汤

当归拈痛汤出自《医学启源》，功能利湿清热、疏风止痛，由羌活、茵陈、防风、苍术、当归、知母、猪苓、泽泻、升麻、白术、黄芩、葛根、人参、苦参、甘草组成，加减后用以治疗糖尿病足，可缩短起效时间，提高创面愈合率[17]。

2. 归龙汤

归龙汤组成为赤芍、路路通、银杏叶、地龙、当归尾、桂枝、细辛，刘惠洁运用此方加减治疗糖尿病足，疗效与西药依帕司他相当，可改善全血高切黏度（HBV）、全血低切黏度（LBV）、血浆黏度（PV）、WBRV、血细胞比容（HCT）等血液流变学指标及血管内皮细胞功能[18]。

3. 复元活血汤

复元活血汤出自《医学发明》，由川芎、赤芍、桃仁、柴胡、金银花、肉桂、丹皮、红花、大黄、瓜蒌、穿山甲、当归组成，是活血祛瘀、疏肝通络之良方，宗艳艳用以治疗糖尿病足患者，结果显示其可以缩短愈合时间[19]。

4. 桃红四物汤

桃红四物汤出自《医宗金鉴》，是经典的活血化瘀方，而且兼具养血、行气之效，可降低气阴两虚兼血瘀型糖尿病足患者血清CRP、IL-6水平，抑制炎症反应，提高血管内皮功能，改善神经传导功能[20]。

5. 人参养荣汤

人参养荣汤出自《三因极一病证方论》，为气血双补方，治疗糖尿病足溃疡可缩短创面愈合时间，增高患者血清白蛋白含量，改善患者营养情况[21]。

6. 黄芪桂枝五物汤

黄芪桂枝五物汤出自《金匮要略》，具有益气温经、和血通痹之功效，治疗 Wagner 0 级老年糖尿病足，4 周总有效率高达 91.7%，优于单用前列地尔和甲钴胺的对照组，且可改善患者踝肱指数（ABI）[22]。

7. 大黄芪汤

大黄芪汤出自《三因极一病证方论》，具有益气温阳、养阴清热、健脾和胃之功效，由黄芪、党参、白术、茯苓、石斛、白芍、泽泻、姜半夏、黄芩、瓜蒌、桃仁、红花、五灵脂、当归、川芎、赤芍、丹皮组成，用于治疗气阴两虚、脉络瘀阻型糖尿病足患者，有助于改善中医症状和血液循环，大大提高有效率[23]。

8. 黄连解毒汤

黄连解毒汤出自《外台秘要》，由苦寒之黄连、黄芩、黄柏、栀子组成，主要功效为泻火解毒，能有效减轻糖尿病足患者全身和局部炎症反应，其机制可能是通过中药的泻热作用减轻炎性反应，加快代谢，减轻炎症因子对肠黏膜造成的缺血、缺氧损伤[24]。

9. 五味消毒饮

五味消毒饮具有清热解毒、消散疔疮之功效，出自《医宗金鉴》，由金银花、野菊花、蒲公英、紫花地丁、紫背天葵子组成，可改善 2 型糖尿病足溃疡患者中医证候，并抑制患者炎症反应[25]。

10. 解毒通络汤

解毒通络汤由当归、赤芍、川芎、桃仁、重楼、红花、丹参、地骨皮、葛根、生地、黄芪、川牛膝、水蛭、三七组成，治疗糖尿病足溃疡，总有效率高达 96.7%，显著高于常规治疗组（70.0%）[26]。

11. 犀角地黄汤

邵鑫等[27]认为糖尿病足的病机关键当为瘀热相搏，且在不同阶段"瘀"和"热"各有侧重，凉血化瘀类方剂如犀角地黄汤可选为临床治疗瘀热证的重要方剂，临床辨治中根据瘀热的侧重，灵活变通。

专方治疗糖尿病足千变万化，但多以活血化瘀、益气养血（阴）、清热解毒为主，其疗效主要体现在缩短起效时间，减轻氧化应激反应和炎症反应，改善血液流变学指标及血管内皮细胞功能，提高创面愈合率。

（二）中成药活血通络，促进创面愈合

1. 复方丹参滴丸

复方丹参滴丸由丹参、三七、冰片等组成，具有活血理气、化瘀止痛的功效，有利于改善血脂水平，改善神经传导，提高运动耐量，缓解糖尿病足病情进展[28]。秦春堂等发现银杏叶片可降低糖尿病下肢动脉硬化闭塞症患者腔内介入术后 12h 炎症因子水平，能有效改善介入术后的炎症状态、Wagner 分级、踝肱指数和临床症状[29]。

2. 川芎嗪注射液

何敏佳[30]采用川芎嗪注射液与黄芪注射液序贯静脉滴注治疗糖尿病足患者，总有效率显著高于单纯西医常规治疗组，可明显改善患者肢冷、肢体麻木、肢体疼痛症状，提高腓肠神经运动神经传导速度（MCV）、感觉神经传导速度（SCV），提高足背动脉血流量。

3. 丹红注射液

丹红注射液主要成分为丹参、红花，多项研究表明，它可以改善糖尿病足患者的足背血流动力学，在下肢动脉血管内径和血流量增加方面甚至优于银杏叶注射液[31-33]。

4. 灯盏花素针

刘伟军等[34]对灯盏花素联合甲钴胺治疗糖尿病足的相关文献进行 Meta 分析，结果显示灯盏花素联合甲钴胺治疗组总体有效率优于对照组。

5. 银杏叶提取物注射液

陈冬青[35]随机观察了银杏叶提取物注射液联合基础疗法治疗糖尿病足的临床疗效，结果显示联合银杏叶提取物注射液能够有效提升治疗效果，改善患肢的足动脉血流动力学指标。

6. 血栓通针

血栓通的主要成分三七总皂苷由中药三七中提取而出，具有较好的活血化瘀和通脉络效果，可有效保护缺血细胞和血管内皮细胞，增加血流量[36]。

7. 七叶皂苷钠针

七叶皂苷钠是从中药婆罗子的果实中提取出的含有多酯键三萜皂苷的钠盐,联合血栓通治疗糖尿病足患者，在治疗有效率、缩小溃疡面积、创面新鲜肉芽例数、足背动脉血流速度及踝肱指数方面均明显优于单用血栓通组[37]。

五、单味中药使用执简驭繁

现代研究发现，诸多中药对糖尿病坏疽具有改善作用。如枸杞的有效成分枸杞多糖可降低2 型糖尿病模型大鼠的血糖、血脂、血清胰岛素水平，改善血脂紊乱和胰岛素抵抗，保护血管内皮功能；黄芪能直接扩张血管，还能提高 SOD 活力；生地不仅有降低血糖、改善胰岛素抵抗的作用，还可降低血脂，减少血小板凝聚，改善血液流变学及微循环；赤芍具有不同程度的改善微循环、抑制血小板聚集、降低血黏度、抗凝、促纤溶、保护血管内皮功能等作用；乳香、没药具有消炎、镇痛、抗菌、降低血小板黏附性作用[38]。温井奎等[39]研究发现，黄连、黄芩、黄柏、金银花、夏枯草、当归、川芎、苦参对糖尿病足常见的感染细菌均有不同程度的抑菌作用，以黄连、黄芩、夏枯草效果最佳，且浓度越大，效果越好。研究发现，玉米须提取物具有有效改善糖尿病足模型小鼠血糖、血管内皮相关因子、炎症因子的作用，且随着剂量浓度的增高，其效果也愈加显著[40]。金鸡毛草为菊科土三七属植物，有清热解毒、舒筋接骨、凉血止血、散瘀消肿之功效，可明显加快糖尿病足模型大鼠足部创面愈合，提高创面愈合率，其疗效与剂量有一定依赖性[41]。海螵蛸为《本草纲目》记载的中药，有收敛止血、收湿敛疮、制酸止痛功效[42]，联合银离子油纱外敷治疗糖尿病足溃疡，创面愈合总有效率达92.5%，显著高于单纯应用银离子敷料治疗的有效率[43]。

六、中医外治局部起效

糖尿病足中药外治法多种多样，因剂型丰富、辨证处方、用药简便、不良反应少、高效价廉、无创、少痛苦、少污染等优势逐渐成为治疗糖尿病足的一大特色。目前常用的外用药剂型包括洗剂、掺药、泡腾剂、溶液、湿敷剂、膏药、油膏、酊剂、擦剂等，尤以洗剂、外敷药和膏剂最为多用。

（一）中药外洗

中药外洗疗法多用于0级糖尿病足患者，主要由温经通络、清热解毒、活血化瘀药物组成，通过减轻炎症反应、改善血管神经情况以促进创面愈合。

1. 温经通络类

四川省名中医谢春光教授自拟的糖痛外洗液（由透骨草、川椒、艾叶、木瓜、苏木、红花、赤芍、白芷、川芎、桂枝等组成）临床用于治疗0级糖尿病足，可防止其进一步发展，疗效显著[44]。朱锦匙[45]运用枝黄止痛洗剂（由大黄、桂枝、两面针组成）联合西医治疗30例2～4级糖尿病足患者，其患者足部氧分压测试及血流量监测指数改善情况均优于单用西医治疗的对照组。

2. 清热解毒类

马天红等[46]应用活血解毒方（由黄柏、地肤子、焦栀子、白鲜皮、路路通、连翘、丹参、积雪草、金银花、透骨草、蝉蜕、红花、白及、七叶一枝花、煅白矾组成）外洗治疗1～2级糖尿病足患者，6周后患者的溃疡面积明显缩小，炎症指标（白细胞、中性粒细胞百分比、超敏C-反应蛋白、血沉）均明显降低，总有效率为92.31%。高蓓蓓[47]选取94例0级糖尿病足患者随机分为对照组（采用西药治疗和温水足浴）和观察组（在西药治疗的基础上采用四藤消痹方足浴）各47例，观察两组的有效率和腓总神经传导速度，结果显示，观察组治疗总有效率更高，腓总神经传导速度更快。陈晓玲[48]观察了荆芥连翘汤足浴治疗糖尿病足的疗效，结果显示观察组的总有效率为97.50%，显著高于对照组的70.00%，足部溃疡面积明显小于对照组（$P<0.05$）。吴英等[49]观察了伤科黄水对消肿祛腐期糖尿病足患者的治疗效果，发现其可抑制NF-κB mRNA的表达，降低细胞因子IL-1β、TNF-α水平，具有抗氧化作用，从而加快糖尿病足部溃疡愈合。李凌霄等[50]在常规治疗的基础上局部应用复方黄柏液冲洗及浸润治疗97例糖尿病足溃疡患者，临床总有效率为92.8%，复方黄柏液通过抗感染和改善微循环促进溃疡愈

合。梅喜庆等[51]选择 140 例 Wagner 2 级糖尿病足溃疡患者，随机分为两组，对照组采用溃疡蚕食清创与莫匹罗星外用的换药方法，治疗组采用溃疡蚕食清创外用双黄液的换药方法，并联合应用康复干预，经 28 天治疗后，治疗组在溃疡治愈率、溃疡好转率、总有效率方面均显著高于对照组，与对照组比较，治疗组溃疡面积显著减小，脓液渗出显著减少，肉芽显著生长，疼痛显著减轻。

3. 活血化瘀类

苏文博等[52]运用桃红四物汤加味足浴联合芒硝外用治疗糖尿病足胼胝患者 30 例，取中药芒硝 50g，以 250ml 水冲化，浸泡胼胝区域，每次约 1h，然后用小刀将胼胝刮掉，以不出血为度。然后再将结晶状芒硝敷于胼胝上，以无菌敷料覆盖胶布外固定，每日浸泡、换贴 1 次，直至胼胝消失为止，总有效率达到 93.3%。王旭等[53]通过实验观察糖足洗液对糖尿病小鼠皮肤溃疡的疗效，结果显示糖足洗液组糖尿病小鼠的溃疡愈合时间早于模型对照组，且其 CRP、IL-6、TNF-α 均低于模型对照组。

（二）中药外敷

1. 蚓黄散

中药外敷是糖尿病足治疗过程中的常用外治法。李友山等[54]进行的实验室研究显示中药蚓黄散外敷可降低糖尿病足溃疡大鼠血清 AGE 和 TNF-α、IL-1、CRP，升高碱性成纤维因子、表皮细胞生长因子、血管内皮生长因子、血小板衍生生长因子水平，治疗后创面肉芽组织中新生毛细血管数、成纤维细胞数均增多，提示蚓黄散可明显促进大鼠糖尿病溃疡创面的愈合，其机制可能与改善大鼠的炎性状态，提高大鼠血清中生长因子含量，降低 AGE 水平，促进新生毛细血管、成纤维细胞的增殖有关。

2. 三黄四物散

范婷婷等[55]研究发现，三黄四物散外敷治疗 0 级糖尿病足患者，可有效改善患者临床症状，提高患者下肢感觉神经传导速度和血清生长因子水平，提高总有效率，优于西医常规治疗。

3. 解毒生肌膏

黄宣东等[56]将 120 例糖尿病足患者随机分为对照组和观察组各 60 例，在相同基础治疗下，对照组进行常规外科换药治疗，观察组在常规外科换药基础上给予解毒生肌膏薄层涂抹治疗，观察 8 周后两组伤口愈合状况，结果显示观察组治愈率优于对照组；观察组渗液评分、创面疼痛评分及创口愈合时间均优于对照组。

4. 肤愈散

曹彬等[57]观察肤愈散治疗糖尿病足的疗效，293 例对照组给予降糖、抗感染、营养神经及改善循环治疗，293 例治疗组在对照组治疗基础上加用肤愈散外敷创面，治愈率为 90.44%，显著优于对照组。

5. 天楼解毒消肿散

巴元明等[58-59]运用天楼解毒消肿散外用治疗糖尿病足，总有效率为 91%，治疗后病灶范围、肿势、发热、疼痛、成脓性质、腐肉生成积分及临床症状总积分均较本组治疗前下降，溃疡面积亦明显下降，且治疗组优于对照组，其机制可能与天楼解毒消肿散能提高足背动脉中缺氧诱导因子 1α、血管内皮生长因子蛋白表达及微血管密度相关。

6. 消毒愈肌膏

李旗等[60-61]研究表明，消毒愈肌膏可提高糖尿病足患者创面愈合率，其治疗作用可能与促进血管内皮生长因子（VEGF）、基质细胞衍化因子 1α（SDF-1α）及趋势化因子受体 4（CXCR4）蛋白表达，从而促进新生血管形成有关。另外，消毒愈肌膏可影响糖尿病足溃疡患者 RNA 基因表达，在消毒愈肌膏干预下，众多基因表达发生积极的变化，为糖尿病足溃疡组织愈合提供了生物基础。

7. 糖疽愈疮油

王志强等[62]应用糖疽愈疮油治疗 40 例糖尿病足患者，在降低疼痛分值、缩短愈合时间、减少创面细菌平均数方面均优于应用京万红软膏的对照组。

（三）中药塌渍

丁毅等[63]应用中药塌渍治疗糖尿病足，发现塌渍组疮面显效率高于对照组，尤其炎性渗出与坏死组织的减少表现突出，其可能的作用机制之一为 MMP-2、MMP-9 酶活性下降控制了疮面细胞外基质过度降解，从而促进疮面愈合。

（四）针灸推拿

针灸、推拿按摩等也是治疗糖尿病足的有效方法。尤琴[64]观察了艾灸联合穴位按摩治疗 60 例 0 级糖尿病足患者，每日行艾灸三阴交、涌泉、足三里、关元、气海 20min，然后给予穴位按摩 20min，疗程 20 天，结果显示治疗后患者的踝肱比（ABI）值及中医症状积分均较治疗前明显改善。俞年塘等[65]则应用艾灸（取患侧足三里、三阴交、涌泉、太溪、阳陵泉、阴陵泉、解溪）联合推拿（循足三阴经、足三阳经）治疗 0 级糖尿病足，总有效率达到 96.9%，治疗后 ABI 值亦明显提高。李思等[66]采用调理脾胃针法治疗早期 2 型糖尿病足，结果显示其可改善患者血糖、血脂、6-酮-前列腺素 F1α（6-Keto-PGF-1α）及血栓素 B2（TXB2）指标，提示调理脾胃针法可改善糖代谢异常造成的进行性损害，是治疗早期糖尿病足的一种有效方法。李海燕等[67]应用中医针灸治疗 Wagner 0 级糖尿病足患者，发现针灸可改善患者动脉硬化、调节血脂、扩张血管、增加血管弹性、降低血液黏稠度，可有效改善患者神经功能，提高患者生活质量。研究表明，运用基于脉络学说的通络穴位按摩治疗 Wagner1～2 级糖尿病足患者，可以改善患者临床症状，改善下肢中小血管、微血管及足部的局部血流，提高临床疗效[68]。

（五）穴位注射

宋宏文等[69]应用解溪穴穴位注射治疗 0 级糖尿病足患者，无论是注射生理盐水还是注射

维生素 B_1，1 个月后患者静脉血中 6-Keto-PGF1α、TXB2 的变化均较空白对照组有显著差异，提示解溪穴穴位注射能改善 0 级糖尿病足患者的血液循环状态。

（六）综合外治

李文文[70]应用分期中医外治治疗糖尿病足，对急性感染期患者给予中药熏洗、湿敷，好转缓解期患者给予如意金黄散干预，恢复期患者给予自制枯矾汤擦拭患处，结果显示其总有效率为 94.29%，显著高于西医组（77.14%），且治疗后主要症状评分、患肢腓总神经和腓肠神经传导速度及实验室指标均较治疗前明显改善，与西医组相比，中医分期组感觉迟钝、溃疡、疼痛、跛行评分显著更低，腓总神经和腓肠神经的运动神经传导速度、感觉传导速度均更快，一氧化氮、血管内皮生长因子水平显著较高，内皮素-1 显著较低。兰博雅等[71]选取 80 例 0 级糖尿病足患者，随机分为对照组和治疗组各 40 例，在糖尿病常规治疗基础上，对照组给予依帕司他片口服治疗，治疗组给予通痹汤外用熏洗联合穴位针刺治疗，连续 8 周，结果显示治疗组在改善临床症状及神经传导速度方面明显优于对照组，临床总有效率为 89.47%，明显高于对照组的 61.54%。

七、存 在 问 题

糖尿病足表现多样，病机演变错综复杂，在其发病机制、辨证论治方面众医家见解各不相同，导致在辨证及用药方面缺乏统一标准。同时，虽然中医药治疗糖尿病足疗效确切，但因中药成分复杂，作用机制研究尚不明确，难以形成统一化的标准在临床推广使用。另外，研究的深度有待进一步提高，目前的研究指标多集中于炎症指标、血液流变学指标、创面愈合时效等，进一步的细胞、分子水平、信号通路等更深层机制的研究相对较匮乏。

八、述   评

糖尿病足的治疗重点不仅在治，更在防，要积极发挥中医"治未病"思想在糖尿病足防治中的作用，注意糖尿病易感人群、糖尿病足高危人群的预防性治疗，对于已经发生糖尿病足的患者，则注意阻止其病情进展，而对于糖尿病足恢复期患者，要注意引起糖尿病足复发的危险因素，防止复发。随着科学技术的不断发展，今后更多的医者可以借助现代科学技术，使用现代化的方法研究中医药治疗糖尿病足的作用机制，探求其对于西医细胞因子机制层面的作用，为临床使用中医药治疗糖尿病足提供客观依据，更好地发挥中医药治疗糖尿病足的独特优势。

参 考 文 献

[1] 葛均波，徐永健. 内科学[M]. 第 8 版. 北京：人民卫生出版社，2013：739.

[2] 崔公让，崔炎. 崔公让临证经验辑要[M]. 郑州：中原农民出版社，2015：50-51.

[3] 李美玲，王晶，陈明秀，等. 谢春光教授治疗糖尿病足溃疡临床经验[J]. 内蒙古中医药，2018，37（11）：37-38.

[4] 施婉玲，李文豪，杨旭. 郑则敏教授诊治消渴病脱疽经验总结[J]. 亚太传统医药，2015，11（14）：52-53.

[5] 邓兰英，吴永灿，陈德清. 张传清治疗糖尿病足经验[J]. 山东中医杂志，2017，36（9）：788-790.

[6] 胡祝红，魏佳平. 魏佳平从瘀辨治糖尿病足经验辑要[J]. 浙江中西医结合杂志，2015，25（6）：529-530.

[7] 杨九一，廖焦鲁，陈中沛. 糖尿病足玄府学说病机微探[J]. 内蒙古中医药，2018，37（9）：108-109.

[8] 李菲，徐强，张朝晖. 张朝晖以卫气营血理论为主辨治糖尿病足经验[J]. 上海中医药杂志，2018，52（9）：26-28.

[9] 颜菊，陈永华，徐寒松，等. 从"营血"理论探析糖尿病足的病机及治疗[J]. 中国民族民间医药，2020，29（1）：1-4.

[10] 胡锦庆，巴元明，丁霈，等. 基于络病理论探讨糖尿病足溃疡的中医病机及治疗[J]. 辽宁中医杂志，2017，44（1）：51-53.

[11] 李雅慧. 基于络病理论探析糖尿病慢性并发症病机[J]. 山东中医药大学学报，2018，42（5）：408-410.

[12] 黄江荣，黄蔚. 黄祥武主任医师治疗糖尿病足临床经验介绍[J]. 新中医，2012，44（2）：139-140.

[13] 奚九一，李真，范冠杰，等. 糖尿病中医防治指南糖尿病足[J]. 中国中医药现代远程教育，2011，9（19）：140-143.

[14] 罗秀荣，马立人. 崔公让教授中医辨证论治糖尿病溃疡的临床经验[J]. 中医临床研究，2017，9（23）：110-111.

[15] 贾铁东. 吕延伟教授分期治疗糖尿病足经验总结[J]. 中医外治杂志，2014，23（6）：63-64.

[16] 胡然，王娇. 胡思荣分型治疗糖尿病足经验[J]. 湖北中医杂志，2015，37（4）：31-32.

[17] 丰哲，林宗汉，李书振，等. 当归拈痛汤加味治疗糖尿病足 42 例临床观察[J]. 新中医，2013，45（1）：39.

[18] 刘惠洁. 归龙汤联合西药治疗糖尿病足对患者血液流变学及血管内皮细胞功能的影响[J]. 新中医，2018，50（3）：84-87.

[19] 宗艳艳. 复元活血汤联合化腐生肌膏对糖尿病足患者创面恢复情况的影响[J]. 实用糖尿病杂志，2018，14（6）：45-46.

[20] 李建秀，于红俊，孙文亮. 桃红四物汤对老年气阴两虚兼血瘀型糖尿病足患者血清 CRP 水平及 IL- 6 水平影响研究[J]. 陕西中医，2018，39（2）：196-198.

[21] 敖小青，吴俊，吴帅. 人参养荣汤促进糖尿病足溃疡患者创面修复临床观察[J]. 浙江中西医结合杂志，2017，27（5）：400-402.

[22] 黄丽萍，张冷，齐辉明，等. 黄芪桂枝五物汤治疗老年糖尿病高危足的临床观察[J]. 中华老年心脑血管病杂志，2014，16（5）：500-502.

[23] 朱青燕，孙迪. 人黄芪汤加减联合西药治疗糖尿病足临床研究[J]. 新中医，2019，51（6）：90-92.

[24] 张红敏，杨媚. 黄连解毒汤对糖尿病足重度感染患者炎症因子的影响及对肠道屏障的保护作用[J]. 河北中医，2019，41（8）：1152-1156.

[25] 张广静，冯世军，王正想，等. 五味消毒饮加减联合组织工程全层皮肤治疗 2 型糖尿病足溃疡临床观察[J]. 河北中医，2019，41（2）：258-261.

[26] 马江波，卢巧英，黄燕红，等. 解毒通络汤治疗糖尿病足溃疡 30 例观察[J]. 浙江中医杂志，2018，53（8）：583-584.

[27] 邵鑫，王旭. 犀角地黄汤类方在糖尿病足治疗中的运用思路[J]. 广州中医药大学学报，2017，34（1）：110-112.

[28] 陈敏，邱嘉茗，谢乃强，等. 复方丹参滴丸对糖尿病足 0 期干预治疗的临床研究[J]. 云南中医中药杂志，2019，40（9）：48-50.

[29] 秦春堂，刘曙艳. 银杏叶片对糖尿病下肢动脉硬化闭塞症患者腔内介入术后的影响[J]. 中国现代医学杂志，2018，28（34）：108-112.

[30] 何敏佳. 川芎嗪、黄芪注射液序贯治疗糖尿病足的临床观察[J]. 中国中医药科技，2020，27（1）：109-111.

[31] 杨丽鸣，周晓莺，叶明，等. 丹红注射液对糖尿病足患者下肢动脉血液动力学的影响[J]. 世界中西医结合杂志，2018，13（9）：1310-1312.

[32] 刘文星，黄密伶，王晓军. 丹红注射液对糖尿病足的疗效观察[J]. 吉林医学，2018，39（9）：1671-1673.

[33] 李雪花，黄盛新，黎玮. 丹红注射液对糖尿病足患者足背血流动力学指标的影响[J]. 中国卫生标准管理，2019，10（9）：93-95.

[34] 刘伟军，赵豫梅，周丽颖，等. 灯盏花素联合弥可保治疗糖尿病足有效性及安全性的 Meta 分析[J]. 药品评价，2018，15（17）：8-13.

[35] 陈冬青. 舒血宁注射液联合基础疗法治疗糖尿病足临床观察[J]. 临床医药文献杂志，2018，5（7）：41-42.

[36] 黄安华. 血栓通注射液联合前列地尔和硫辛酸治疗糖尿病足的效果探讨[J]. 中西医结合心血管病电子杂志，2019，7（21）：164.

[37] 王奕兰. 血栓通与七叶皂苷钠联合治疗糖尿病足的临床效果[J]. 海峡药学，2018，30（8）：221-223.

[38] 沈映君，李仪奎. 中药药理学[M]. 上海：上海科学技术出版社，1997.

[39] 温井奎，徐丽梅，吴镝. 中药对糖尿病足常见细菌敏感性研究[J]. 中华中医药杂，2013，28（2）：535-537.

[40] 孙秋，张洪财，高杰，等. 玉米须提取物对糖尿病足小鼠血管内皮相关因子及炎症因子的影响[J]. 中国中西医结合外科杂志，2019，25（6）：888-891.

[41] 乐暾，王蕾，李晶，等. 金鸡毛草水提物对糖尿病足模型大鼠的作用[J]. 中国实验方剂学杂志，2018，24（8）：135-139.

[42] 陈蔚文. 中药学[M]. 北京：中国中医药出版社，2011：408.

[43] 曹玉汉，薛猛，张文文，等. 海螵蛸联合银离子油纱外敷促进糖尿病足溃疡愈合的临床效果观察[J]. 感染、炎症、修复，2019，20（2）：79-83.

[44] 金彩云，张恒，龚光明，等. 谢春光自拟足浴方防止 0 级糖尿病足经验初探[J]. 中医外治杂志，2018，27（3）：63-64.

[45] 朱锦龙. 枝黄止痛洗剂外洗联合西医对糖尿病足微循环影响的观察[J]. 新中医，2015，47（912）：89-91.

[46] 马天红，潘孙峰，方瑞华，等. 活血解毒方外洗治疗初期糖尿病足伴溃疡 26 例观察[J]. 浙江中医杂志，2017，52（1）：18-19.

[47] 高蓓蓓. 四藤消痹方足浴对 0 级糖尿病足疗效的影响[J]. 北方药学，2018，15（1）：187-188.

[48] 陈晓玲. 荆芥连翘汤足浴治疗糖尿病足的疗效观察[J]. 糖尿病新世界，2018：13-14.

[49] 吴英，黄慧萍，林旋，等. 伤科黄水对消肿祛腐期糖尿病足抗氧化作用的研究[J]. 现代医药卫生，2015，31（21）：3227-3229.

[50] 李凌霄，徐俊，王鹏华，等. 复方黄柏液局部应用对糖尿病足溃疡愈合的临床研究[J]. 重庆医科大学学报，2017，42（3）：289-294.

[51] 梅真庆，杨萍萍，黎英豪. 双黄液辅助治疗促进糖尿病溃疡愈合的临床疗效观察[J]. 中华中医药杂志，2014，29（9）：3028-3030.

[52] 苏文博，刘香春，李志悦，等. 桃红四物汤加味足浴联合芒硝外用治疗糖尿病足胼胝疗效分析[J]. 中华中医药杂志，2014，30（4）：1345-1346.

[53] 王旭，洪兵，孙斯凡. 糖足洗液对糖尿病足小鼠皮肤溃疡的影响[J]. 中医杂志，2011，52（16）：1402-1405.

[54] 李友山，杨博华，冀凌云. 中药"蚓黄散"对大鼠糖尿病溃疡创面形态及促愈因子的影响[J]. 环球中医药，2016，9（1）：10-14.

[55] 范婷婷，石立鹏，杜旭勤，等. 三黄四物散外敷治疗 0 级糖尿病足疗效及对血清生长因子的影响[J]. 现代中西医结合杂志，2018，27（23）：2517-2520.

[56] 黄宣东，谢晓兰. 解毒生肌膏对糖尿病足伤口愈合的疗效观察[J]. 中医临床研究，2017，9（23）：117-118.

[57] 曹彬，曹永泉. 肤愈散治疗糖尿病足 586 例临床观察[J]. 中国中医基础医学杂志，2014，20（9）：1300-1301.

[58] 巴元明，尹红，姚杰，等. 天楼解毒消肿散外用治疗糖尿病足 100 例临床观察[J]. 中医杂志，2016，57（6）：496-499.

[59] 巴元明，胡锦庆，姜楠，等. 天楼解毒消肿散对糖尿病足大鼠足背动脉 HIF-1α、VEGF 蛋白表达及 MVD 的影响[J]. 中医杂志，2017，58（21）：1864-1868.

[60] 李旗，田福玲，张文丽，等. 消毒愈肌膏对糖尿病足患者创面肉芽组织 VEGF/SDF-1α/CXCR4 蛋白表达的影响[J]. 中国中西医结合杂志，2017，37（2）：165-168.

[61] 李旗，田福玲，郑德松. 消毒愈肌膏对糖尿病足溃疡 RNA 基因表达的影响[J]. 中国中西医结合杂志，2016，36（11）：1397-1399.

[62] 王志强，闫镛，武楠，等. 糖疽愈疮油治疗糖尿病足 40 例[J]. 中医外治杂志，2016，25（23）：22-23.

[63] 丁毅，赵京霞，徐旭英，等. 辨证应用中药渍渍 I 号、II 号方对糖尿病足创面 MMPs-2、MMPs-9 酶活性的影响[J]. 北京中医药，2015，34（2）：136-138.

[64] 尤琴，管玉香. 艾灸联合穴位按摩对 Wagner 0 级糖尿病足患者的效果观察[J]. 实用糖尿病杂志，2017，14（2）：32-33.

[65] 俞年塘，许成华，鲁静，等. 艾灸配合推拿按摩治疗早期糖尿病足疗效观察[J]. 上海针灸杂志，2017，36（12）：1435-1438.

[66] 李思，杨元庆，薛莉，等. 调理脾胃针法治疗 2 型糖尿病足疗效观察[J]. 上海针灸杂志，2017，36（11）：1290-1293.

[67] 李海燕，马朝阳. 中医针灸治疗 Wagner 0 级糖尿病足的疗效及对患者神经功能的影响[J]. 辽宁中医杂志，2018，45（10）：2180-2182.

[68] 黄蔷，张春玲，邸铁涛，等. 通络穴位按摩治疗血脉瘀阻型糖尿病足的疗效观察[J]. 中西医结合心血管病杂志，2019，7（3）：1-7.

[69] 宋宏文，余白浪，周海旺. 解溪穴穴位注射维生素 B_1 对 0 级糖尿病足患者血浆 TXB_2、6-Keto-$PGF_{1α}$ 的影响[J]. 针灸临床杂志，2016，32（1）：32-34.

[70] 李文文. 中医外治分期治疗糖尿病足筋疽型的临床研究[J]. 四川中医，2017，35（5）：289-294.

[71] 兰博雅，王国强，赵芸芸. 活血化瘀通络法对糖尿病足神经病变影响的临床研究[J]. 时珍国医国药，2015，26（12）：2945-2946.

（岳瑞文　执笔，张景祖、王志强　审订）

第七节　糖尿病性心脏病中医药临床研究进展

提　要：糖尿病性心脏病是糖尿病在糖脂代谢紊乱的基础上发生的严重并发症，死亡率极高，且经济负担沉重，具有症状不典型、病变弥散、治疗难度大、易猝死等临床特点。祖国医学在本病治疗中具有独特的优势，本文通过对糖尿病性心脏病病名探讨、病因病机、辨证论治、专方专药、中医外治及特色疗法等进行归纳、总结，以期为本病的诊疗提供可靠的参考依据。

关键词：糖尿病性心脏病，中医，研究进展，治疗

糖尿病性心脏病是指糖尿病并发或者伴发的心脏血管系统的病变，涉及心脏的大、中、小、微血管损害，包括非特异性冠状动脉粥样硬化性心脏病（冠心病）、微血管病变性心肌病和心脏自主功能失调所致的心律失常与心功能不全[1]。糖尿病性心脏病是糖尿病最主要的慢性并发症之一，有着较高的患病率及致死率[2]，糖尿病患者罹患心血管疾病的概率是非糖尿病患者的 2～4 倍[3]，约 80% 的糖尿病患者死于心血管并发症，且呈年轻化趋势[4]。糖尿病引起的心脏功能和结构的病变，是独立于高血压、冠状动脉疾病及其他已知心脏疾病存在的[5]。美国心脏学会（AHA）指出"糖尿病是心血管疾病"，建立糖尿病性心脏病有效系统的防治策略至关重要。钱贻简[6]等学者称"从降糖治疗到全面防治心血管危险因素"是"2 型糖尿病防治策略的革命"。祖国医学在糖尿病性心脏病防治中的全程参与发挥有不可或缺的作用，早在古代已有文献对糖尿病性心脏病的症状进行描述，近代以来多位医家在前人的基础上，对其病名和病因病机、辨证论治、理法方药等进行了论述，使得中医药对于本病的认识更为深入与全面。本文查阅 83 篇文献从中医角度通过八方面对糖尿病性心脏病进行综述，以期探索祖国医学防治糖尿病性心脏病的思路与方法。

一、中医病名探讨与现代认识

祖国医学文献中虽无对应病名，但根据其病因病机并结合主症，认为本病是消渴病继发胸痹、真心痛、厥心痛、心悸、水肿、支饮等病证，范畴较广，因此对于糖尿病性心脏病确切的中医病名目前仍无定论。目前中医界普遍认为心脏病变引起的一系列心痛、心悸、怔忡等症状可统称为"心病"，且早在《黄帝内经》时期就有"心病先心痛"之说，因此由糖尿病继发的心脏病便可称为"消渴病心病"，该病名首由吕仁和教授主编的《糖尿病及其并发症中西医诊治学》提出，另外赵进喜教授亦将糖尿病性心脏病所涉及的繁杂症状统属于"消渴病心病"，认为可以概括糖尿病性心脏病发生发展的全过程，可较好地阐明病程中出现的纷繁复杂的证候，便于指导本病的防治[7]。现代医家为研究方便，更为贴近临床进行针对性的诊疗，根据糖尿病性心脏病的主要症状，在消渴病心病范畴中又分为"消渴病胸痹""消渴病心悸怔忡""消渴病心衰"等。糖尿病性冠心病属于中医学"胸痹""消渴""真心痛"等范畴[8]，胸痹心痛的

命名首见于《医宗金鉴》"凡阴实之邪，皆得以上乘阳虚之胸，所以病胸痹心痛"，现代医家结合现代研究方法及临床经验总结，提出诸如"糖心病""消心病""消渴胸痹"等病名，同时对本病的病因病机有了更深入的认识，认为先天禀赋不足，后天饮食不节，贪逸少劳，加之外邪浸淫，即所谓"先天不足""后天失养"为其主要病因，痰瘀为主要的病理产物，进一步加速了疾病的进展[9]。同理，继发于糖尿病的心律失常、糖尿病心脏自主神经病变命名为消渴病心悸怔忡。当消渴日久出现呼吸困难、咳嗽、咯血等症状，甚至出现下肢、全身水肿等症状，正如《证治准绳》载"消渴后遍身浮肿，心隔不利"；《圣济总录》载"消渴，心腹胀满或胁肋间痛，腰腿沉重"，文献描述与现代医学慢性心力衰竭症状类似，因此有学者把"糖尿病心衰"中医命名为"消渴心衰"[10]，其中支饮是疾病发展到后期，造成全身气化功能障碍的主要症状，《金匮要略·痰饮咳嗽病脉证并治篇》中载"咳逆倚息，短气不得卧，其形如肿，谓之支饮"，而《金匮要略》中的"支饮"指的是痰饮停滞胸膈，阻碍肺气宣降而引起的以咳喘为主症的肺部疾患，常见于西医学的急慢性支气管炎、肺气肿、肺水肿等[11]，消渴病久治不愈，气阴两虚、阴阳俱虚、心阳虚衰、水饮内停，上迫肺气而致咯血、水肿等症与"支饮"病机相似，因此"支饮"后发于"消渴者"者亦可命名为"消渴病支饮水肿"[12]。

二、阐述因机，辨明脏腑虚实

消渴病心病系由消渴病进一步发展而成，现代医家普遍认为其发病与久病不愈、情志不调、年老体衰、劳倦内伤、饮食不节等因素有关，其病位在心、脾，涉及肺、肝、肾等脏腑，属本虚标实、虚实夹杂之病。

（一）阐述因机

庞健丽等[10]认为糖尿病合并冠心病发生的病因与七情郁结、饮食不节、寒邪侵袭、禀赋虚弱等因素有关。吴淑馨等[13]认为，消渴病患者或因饮食失节，或因情志失调，或因劳力损伤，导致气血阴阳失调，心气、心阴、心血、心阳不足和虚衰，导致气滞、血瘀、痰浊、寒凝等痹阻心脉，心脉受阻致脉络不通，不通则痛，故有胸痛的发生，导致本病。

（二）本虚标实论

栗锦迁教授[14]认为本病总属本虚标实之证，因虚致实，虚实夹杂。本虚表现为气阴两虚，以阴虚为主；标实表现为痰浊、血瘀，二者既是病理产物，也是致病因素。心气虚、心阴虚、瘀血痰浊阻滞心脉是糖尿病性心脏病共同的病机。吕仁和[15]教授等认为消渴病心病是在气血阴阳失调基础上的心气、心阴、心血、心阳不足和虚衰，导致气滞、血瘀、痰浊、寒凝等痹阻心脉，虚瘀相兼，痰气互阻，寒热错杂是糖尿病性心脏病的主要病理变化，其基本病机是气阴两虚，痰瘀互结，心脉痹阻，并以虚定证型，以实定证候，将其分为两期、四型、七候辨治。康兴霞等[16]在文献研究基础上认为糖尿病性冠心病病因病机的研究大多从以下几个方面探讨：阴虚燥热，伤津耗气；心脾两虚，痰瘀互结；六郁致消，心脉受损；久病生毒，毒损心络。孙友荣、闫冬雪等[17-18]医家均认为本病为本虚标实，本虚为阴阳气血亏虚，标实为阴寒、痰浊、血瘀交互为患。

（三）以实为主论

王学良等认为消渴病胃肠燥热，易耗津灼液，血运不畅，日久则血瘀结于心，表现为瘀热互结，导致消渴病胸痹的发生。胃肠燥热才是消渴病胸痹发生的根本[19]。熊曼琪教授在《内经》"二阳结谓之消"理论的指导下，认为胃肠燥热是糖尿病及其并发症的基本病机，提出瘀热互结、气阴两虚是糖尿病及其并发症的主要证型，采用加味桃核承气汤治疗糖尿病性心脏病取得显著疗效[20]。

（四）脏腑辨证论

金英花等[21]认为糖尿病性冠心病虽病位在心，但以肝为发病核心和枢纽，肝的功能失常，影响脾枢气机升降出入，机体气化功能失常，产生湿、痰、瘀、热诸浊，进而引起心脉痹阻或挛急发为胸痹心痛。

（五）络脉病变论

仝小林、杨晓晖等[22-23]提出络脉病变是早期糖尿病性心脏病的基本病理基础，心之络脉积聚的形成是其基本病理改变，并确立了消补兼施、同治心络中痰瘀是早期糖尿病性心脏病的治疗总则。赖淑华、刘鑫[24-25]亦通过现代临床研究发现本病气阴两虚兼血瘀证型出现率最高，认为因气阴两虚，气虚则无力推动血液运行而致血瘀，阴虚燥热，煎熬津液，津亏液少，不能载血运行，导致脉络不和。

三、辨证施治遵循指南，结合临床经验，遣方择药

（一）遵循指南，指导临床实践

根据糖尿病合并心脏病的诊疗标准，目前诸多医家[26]普遍认为本病的病机表现为本虚标实，虚实夹杂，发作期以标实为主，缓解期以本虚为主，其治则应补其不足，泻其有余。虚证当以益气养阴为主，根据兼瘀、痰、寒、水的不同，分别采用活血通络、健脾祛痰、宣痹通阳、祛寒通络、温阳利水等标本同治的原则。病到后期，虚中有实，病情复杂，则宜标本兼顾，攻补兼施。气阴两虚证以益气养阴、活血通络为法，方药为生脉散加减；痰浊阻滞证以化痰宽胸、宣痹止痛为法，方药以瓜蒌薤白半夏汤加减；心脉瘀阻证以活血化瘀、通络止痛为法，方药以血府逐瘀汤加减；阴阳两虚证以滋阴补阳为法，方药以炙甘草汤加减；心肾阳虚证以益气温阳、通络止痛为法，方药以参附汤合真武汤加减；水气凌心证以温阳利水为法，方药以葶苈大枣泻肺汤合真武汤加减。

（二）辨病辨证相结合，灵活论治

林兰[27-29]将糖尿病性心脏病分为糖尿病性冠心病、糖尿病性心肌病和糖尿病性心脏神经病变，辨证与辨病相结合，分型论治：①糖尿病性冠心病分为冠心病和急性心肌梗死，分别对应中医的胸痹和真心痛；冠心病（胸痹）分为三型：气滞血瘀型，方以四逆散与丹参饮合用加减，

以达到疏肝理气，宣痹止痛的目的；痰浊瘀阻型，方以瓜蒌薤白半夏汤加味，以化痰宽胸、宣痹止痛；寒凝血脉型，方以赤石脂汤加味，以温阳通痹、散寒止痛。急性心肌梗死（真心痛）分为三型：瘀闭心脉型，方以丹参饮合用抗心梗合剂（红花、赤芍、丹参、檀香、砂仁、郁金、生黄芪、桂心），以达到活血化瘀，宣通心脉的作用；心阳暴脱型，方以参附汤加味以回阳救逆；肾阳虚衰型，以真武汤加味以温阳利水。②糖尿病性心肌病分为三型：心阴不足，虚火偏旺型，以天王补心丹加减以滋养心阴，清热宁神；心气不足、心阳虚亏型，以保元汤加减以补益心气，宣通心阳；心肾阳虚，水气凌心型，以苓桂术甘汤加减以温阳利水。③糖尿病性心脏神经病变分为三型：心气虚亏型，以珍珠母丸为主方以达到益心气，养心阴的作用；心血不足型，以归脾汤随症加减，以补心宁神；心肾阴虚型，以补心丹合六味地黄汤为主方加减以达到养心益肾之功用。糖尿病性心肌病为本虚标实之证，阴虚燥热、痰浊闭阻、瘀血阻滞为其主要病机，后期亦可出现心肾阳衰、水饮凌心。中医宜根据糖尿病性心脏病的特点，辨证与辨病、分期相结合，灵活论治。

丁学屏教授[30]将本病分为糖尿病性非特异性冠心病、糖尿病性特异性心肌病、糖尿病性心脏自主神经病变。糖尿病性非特异性冠心病临床常见心律失常，间或胸痛，瞬间即逝，易疲乏，口干少津，舌嫩红，边有齿痕，或有紫斑，苔薄净，脉小弦或细涩，用益气生津、和营疏瘀法为治，方以生脉散、六花绛复汤、丹参饮三方复合；糖尿病性特异性心肌病临床常表现为动则气促，心悸怔忡，甚或卧难着枕，喘而汗出，虚里动跃，舌嫩红，边有紫斑，苔少或剥裂，脉濡数或结代，用固护气液、摄纳冲气、疏瘀行水法为治，方用生脉散、坎炁潜龙汤、苓桂术甘汤化裁；糖尿病性心脏自主神经病变临床表现为心悸怔忡，寐短易醒，自汗寝汗，动则气促，口干便难，舌质红，苔光或有剥裂，脉弦数或结代，用滋阴养血、潜摄心阳法以治，方取加减复脉汤、甘麦大枣汤复合。

魏执真[31-33]将糖尿病性心脏病分为两类，其一，消渴病胸痹（糖尿病性冠心病心绞痛、糖尿病性心肌病）分为两型：心脾不足，痰气阻脉型，治以益气通脉、疏气化痰为法，方用疏化活血汤（验方），该方主要由太子参、茯苓、半夏等组成；心气阴虚，郁瘀阻脉型，治以益气养心、理气通脉为法，方用通脉理气汤（验方）。其二，消渴病心悸（糖尿病性心律失常）分为两类、十种证型、三种证候。两类是阳热类（快速类心律失常）和阴寒类（缓慢类心律失常），各分为五种证型，各型可兼见不同的证候。①阳热类，包括窦性心动过速、阵发性室上性心动过速、心室率偏快的各种期前收缩、室性心动过速。病机：心气阴不足，瘀郁化热。治法：益气养阴，佐以解郁活血清热。方药：生脉散加香附、香橼等。根据虚实偏重不同而辨证用药：兼脾虚湿阻者，六君子汤合行气活血之品；心气衰微者，加北芪；兼心血虚者，加生地、白芍；兼肺瘀生水者，加葶苈子、桑白皮、泽泻、车前子。②阴寒类，包括窦性心动过缓、结区心律及加速的心室自主心律等。病机：心脾肾虚，寒湿瘀阻。治法：温阳补气、化湿活血。方药：六君子汤或理中汤加丹参、川芎、升麻。根据病情轻重及虚实偏重不同辨证用药：以心脾虚为主，心脉瘀阻者，六君子汤加北芪、泽泻、羌活、独活、防风；脾虚湿阻者，加葛根、川楝子、香附、乌药；寒湿盛者，附桂理中汤加生芪、鹿角、川芎、丹参；寒痰瘀阻者，附桂理中汤加白芥子、葶苈子、三七粉、陈皮、法夏；阴阳两虚者，附桂理中汤合四物汤加丹参、北芪、阿胶；消渴病心悸若兼有气郁，郁闷不舒者，加郁金、枳壳、香附、乌药、大腹皮、川朴等理气解郁；若兼神魂不宁，易惊者，加菖蒲、远志、夜交藤、合欢花、琥珀粉、生龙骨、生牡蛎等；若兼风热化毒，咽痛、流涕者，加薄荷、连翘、金银花、板蓝根、锦灯笼等。

（三）八纲辨证，论治分型

栗锦迁教授[14]将本病分为五型：心脾阴虚型、阴虚火旺型、痰瘀交阻型、寒凝血瘀型、肾阳虚衰型。心脾阴虚型治以益气健脾、化瘀通脉，方以补中益气汤合山药、枳壳、丹参、五味子、山楂加减。补中益气汤健脾益气；山药滋养脾阴；柴胡伍枳壳取四逆散之意以疏肝，使气机畅达，脾气升降有序；丹参活血化瘀；山楂消食以解食郁，防食滞中焦；五味子收敛心气。阴虚火旺型治以滋阴降火、活血养心，方以知柏地黄汤合生脉饮加减。知柏地黄汤滋阴降火、生脉饮补心之气阴，酌加赤芍、丹参、红花等活血之品以活血化瘀通脉。痰瘀交阻型，治以燥湿化痰、活血止痛，方以温胆汤合失笑散加减，温胆汤健脾化痰，失笑散理气活血止痛，二者相合，使痰浊得祛，瘀血得化；寒凝血瘀型，治以通阳宣痹、化瘀止痛，方以瓜蒌薤白桂枝汤加减。薤白、桂枝性温而辛散，瓜蒌化痰，枳壳理气止痛；肾阳虚衰型治以温阳利水，方以真武汤加减。附子大辛大热，温补肾阳，通行十二经，干姜温中以助脾阳，茯苓、白术健脾利水，对于四末不温、周身水肿者多有良效。

（四）分期论治，以虚实定证型证候

杨晓晖[34-35]在回顾性临床研究的基础上，参照现代医学中的有关糖尿病性心脏病的认识，结合当代医家对消渴病心病辨治体会和吕仁和教授的经验，提出了本病的分期辨证方法，即以虚定证型，以实定证候，将消渴病心病分为两期、四型、七候辨治。两期即早期，主要病理改变是心脏自主神经病变和心肌、心内微血管病变；晚期，病理改变主要是出现了心脏大血管病变。四型分别为阴虚燥热、心气阴虚、心气阳虚、心阴阳两虚，分别治以滋阴清热、益气养阴、补气助阳、滋阴温阳。早期以前两型多见，晚期以后两型多见。七候是肝郁气滞、热毒侵袭、痰浊中阻、阴寒凝结、血脉瘀阻、湿热内停、水饮内停，所对应的主方分别是四逆散、银翘解毒散、二陈汤、四逆汤、平胃散合茵陈蒿汤或二妙散、四妙散、葶苈大枣泻肺汤。魏执真教授[36]治疗消渴病心衰（糖尿病性心力衰竭）分为三期、四证论治。消渴病心力衰竭Ⅰ期，证属心气阴衰，血脉瘀阻，肺气受遏。拟益气养心，活血通脉。消渴病心力衰竭Ⅱ期，证属心气阴衰，血脉瘀阻，肺失肃降。拟益气养心，活血通脉，泻肺利水。消渴病心力衰竭Ⅲ期，分两证型：心气衰微，血脉瘀阻，肝失疏泄，脾失健运证；心气衰微，血脉瘀阻，肾失开阖证，分别治以益气养心、活血通脉、疏肝健脾，以及益气养心、活血通脉、温肾利水。

四、中药复方现代研究备受重视

（一）经方名方实验研究探究作用机理

桂枝汤为《伤寒论》经典名方，试验研究显示桂枝汤可逆转自发性糖尿病大鼠心肌胶原重构，抑制多种炎症因子[37]，并能抑制糖尿病大鼠交感神经的异常重构，促进心脏迷走神经恢

复，保护自主神经平衡[38]。临床研究认为，桂枝汤加减能显著改善糖尿病性心脏自主神经病变患者的临床症状，改善炎症状态，纠正心脏自主神经失衡[39]。

黄芪散出自《圣济总录》，由黄芪、葛根和桑白皮按 1：2：1 比例配伍而成，具有益气健脾，滋阴清热，生津止渴的功效。研究[40-43]发现，黄芪散能够通过平衡脂肪胰岛轴，改善胰岛素和瘦素敏感性，降低循环中胰岛素和瘦素水平，进而改善机体的糖脂代谢，同时对糖尿病大鼠的心肌起到保护作用。高颖等[44]则在前期研究基础上进一步探索黄芪散对实验性 2 型糖尿病大鼠心肌病变的保护作用及作用机制，发现黄芪散不仅可以调控血糖、血脂水平，还可通过抑制 MG53、PPAR-αmRNA 的表达改善模型组大鼠心肌病理状态，减轻心肌纤维化病变，从而预防或延缓糖尿病大鼠心肌病变的发生。另外，徐慕娟[45]通过观察黄芪散对糖尿病性心肌病患者的临床疗效发现，黄芪散能在一定程度上改善对糖尿病性心肌病患者的 FPG、2hPG、HbA1c，并在一定程度上降低血清 AngⅡ 水平，改善左心室收缩及舒张功能，有一定的抗心肌纤维化作用。

于一江等[46]发现，桃红四物汤能够抑制血小板凝集，改善血流状态，增加血液回心量，改善血液微循环，抗氧化损伤，改善患者的心率变异性并可以有效控制血糖，缓解症状。

（二）时方验方临床基础相结合阐明作用机制

糖心宁是魏执真教授的经验方，以太子参、麦冬、五味子益气养心，以香附、香橼、佛手宽胸理气，配以丹参、川芎活血通脉，牡丹皮、赤芍凉血清热，黄连厚肠止泻，诸药相伍，共奏益气养心、理气通脉、凉血清热之功。实验研究[47]显示，糖心宁可通过调节糖代谢、减少心肌内脂质沉积、改善血液流变状态、降低血浆心房钠尿肽及 AngⅡ 的水平，从而达到对糖尿病性心脏病心肌、微血管及冠状动脉的治疗作用。岳改英[48]通过给予 ROCK 通路阻滞剂法舒地尔作为对照药，研究糖心宁减轻糖尿病性心肌病大鼠心室重构的信号转导通路，初步发现糖心宁高剂量组、等效剂量组抑制 ROCK1、JNK、p38MAPK 蛋白表达与法舒地尔组基本一致，其改善实验性糖尿病性心脏病大鼠心肌病变，延缓心室重构可能是通过 ROCK-MAPK 信号通路实现的。谷玉红等[49]发现糖心宁可以降低左心室肥厚指数，减轻 DCM 心室重构，实现途径与改善氧化应激反应、减弱 TIMP-1 对 MMP-9 的抑制密切相关。

黄芪保心汤由黄芪、党参、丹参、当归、鳖甲、连翘、桂枝、茯苓、麦冬、五味子组成。研究发现黄芪保心汤对扩张型心肌病后期阴阳两虚，痰瘀互结型临床疗效甚好，动物实验也证实其能显著改善扩张型心肌病大鼠心功能及延缓心室重构进程，且对心肌梗死后心衰、心肌纤维化、心室重构等疾病和病理过程均有明显改善作用[50-51]。黄芪保心汤能在常规治疗的基础上更有效地改善糖尿病性心肌病的临床症状，调节游离脂肪酸（FFA）、HbA1c 及减轻氧化应激损伤和抑制炎症反应[52]。

（三）特色制剂疗效确切改善生化指标

1. 芪参胶囊缓解病情，提高临床疗效

程微[53]研究发现，给患有糖尿病性心脏病的患者加服芪参胶囊，患者的心排出量等指标好转，病情得以缓解。原全利等[54]也证明了芪参胶囊能够改善患者的心脏功能和血液流变学，有效地缓解患者症状，提高疗效。

2. 五参口服液降低糖脂，专注心律失常

王智勇、余淑菁等[55-56]提出五参口服液可降低血糖血脂，抗血小板凝集，延缓房性传导，使心律逐渐恢复正常，对糖尿病性心脏病伴心律失常治疗有效。

3. 参脉注射液改善耐受力，助力预后

王岩、轩静静等[57-58]提出，参麦注射液可降低心肌组织内活性氧水平，可以有效改善冠状动脉灌注、降糖升压、增强心肌的耐受能力，有利于患者的预后恢复。

4. 银丹心脑通软胶囊改善血流变，控制心绞痛

银丹心脑通软胶囊由银杏叶、丹参、灯盏细辛、三七、大蒜、绞股蓝、山楂、冰片等药物组成，具有活血化瘀、行气止痛、消食化滞功效。临床研究[59]显示，银丹心脑通软胶囊能够有效改善患者的血液流变学及心功能，提高患者的临床治疗效果，并具有一定的安全性。系统评价显示银丹心脑通软胶囊联合常规治疗能够控制心绞痛临床症状，在控制心绞痛持续时间、心绞痛发作频率、FPG 方面有可能优于常规治疗组，同时可以改善冠心病合并 2 型糖尿病患者的血液流变学，降低血液高黏滞状态而起到治疗心绞痛的作用[60]。

5. 降糖三黄片调控能量代谢，减轻细胞损害

降糖三黄片是熊曼琪教授于 20 世纪 80 年代对防治 2 型糖尿病及其并发症研制的中成药，其组方依据是围绕糖尿病气阴不足、瘀血停滞的基本病机，采取益气养阴、活血祛瘀为法。其组方为以桃核承气汤为底方的基础上加增液汤及黄芪。从 20 世纪 80 年代至今，已有诸多临床及实验研究[61-64]表明降糖三黄片可明显改善患者心肌缺血状态，降低 FPG、2hPG 及血脂水平，其作用机制或通过稳定糖尿病大鼠心肌细胞 Na^+-K^+-ATP 酶和 Ca^{2+}-ATP 酶活性的作用，或提升血清中 GLP-1 浓度、大肠及下丘脑中 GLP-1 受体基因表达量，或通过心肌细胞 TGF-β1 调控等多种作用途径改善心肌细胞的能量代谢，在一定程度上，可以阻止糖尿病大鼠的心肌肥大和心功能下降的病理改变，从而达到对抗高血糖所致的心肌细胞损害的作用。

（四）经验方侧重实验研究，验证作用途径

实验研究表明，杨晓晖教授经验方益气养阴通络散结方可以明显减轻糖尿病动物的心肌坏死程度，缩小坏死范围，可改善链脲佐菌素致糖尿病大鼠和自发糖尿病小鼠的糖脂代谢紊乱情况[65]；可抑制糖尿病大鼠心肌细胞质中 Ang Ⅱ 及 Ang Ⅱ mRNA 的表达，减轻糖尿病心肌病变，其作用机制与抑制心脏局部肾素-血管紧张素系统（RAS）激活有关[66]；并可通过改善血清及心肌组织中 IGF-1 的表达，从而对自发糖尿病小鼠的心肌具有一定的保护作用[67]；可改善糖尿病患者的左心室舒张功能，改善中医临床证候，对糖尿病患者的早期心脏病变有一定的保护作用。

五、单味中药及提取物的应用与实验研究为临床治疗提供参考

（一）葛根素改善心肌病变及动脉硬化进程

实验表明[68-70]葛根素可以显著抑制 TGF-β1/Smad3 通路，改善心肌病变，可改善葡萄糖/胰岛素耐受及脂肪因子表达，改善胰岛素抵抗，并且可以延缓动脉粥样硬化进程，对于缺血性心脏病的治疗尤其有效。

（二）杨桃根提取物减轻心肌损伤

明建军等[71-72]研究发现，杨桃根提取物可增强己糖激酶（HK）、丙酮酸激酶（PK）的活性，提高肝脏的抗氧化能力，进而降低糖尿病小鼠的血糖，提高糖耐量。而李伟斯等[73-74]采用高糖高脂饮食联合小剂量链脲佐菌素诱导 2 型糖尿病大鼠模型，观察 YTG 给药后对糖尿病性心肌病大鼠心脏功能的保护作用，并初步探讨这一保护作用的机制，发现 YTG 可减轻糖尿病性心肌病大鼠心肌功能损害，对心脏功能有一定的改善作用，其机制可能与清除自由基有关。

（三）姜黄素保护心肌，抑制心室重构

姜黄素是从姜科植物中提取的一种黄色酚类化合物，可通过对神经调节蛋白-1（NRG-1）/ErbB2 信号通路、NF-κB 的调节而对糖尿病心肌具有保护作用[75-77]。熊雪松等[78]通过复制 2 型糖尿病大鼠模型，发现姜黄素可以通过降低血糖、减轻心肌纤维化、抗心肌细胞凋亡等多个方面起到抑制糖尿病性心肌病大鼠心室重构的作用。

（四）中药多糖抑制心肌细胞凋亡

黄芪多糖、香菇多糖、菊苣多糖、红芪多糖[79]等均可抑制糖尿病心肌细胞的凋亡坏死，减轻心肌损伤，保护心肌细胞。中药多糖在糖尿病性心脏病中对保护心肌细胞起到了重要的作用，临床价值极高，值得推广。

六、中医外治疗效确切，备受关注

中医外治法具有历史悠久、操作简便、方法独特、疗效显著、安全可靠等特点，作为一种临床常规疗法，在治疗糖尿病及其并发症实际应用中效果显著[80]。早在《针灸甲乙经·五气溢发消渴黄瘅》详细记载了糖尿病性心肌病的穴位外治法，云："消渴身热，面赤黄，意舍主之；消渴嗜饮，承浆主之；嗜卧，四肢不欲动摇，腕骨主之；消瘅善，气走喉咽而不能言，大便难，唾血，口中热，唾如胶，太溪主之；阴气不足，热中，消谷善饥……足三里主之。"

（一）综合疗法彰显中医特色

吴以岭等[26]在《糖尿病合并心脏病中医诊疗标准》一文中系统而详细地介绍了糖尿病性心脏病的中医外治疗法。具体包括针灸，针刺疗法依"盛则泻之，虚则补之，热则疾之，寒则

留之，陷下则灸之"的基本理论，采取体针分型施治。①心律失常：主穴取心俞、巨阙、内关、神门。功用：宁心安神定悸。手法：平补平泻法，阳虚和血瘀者用温法。每日 1 次，10～15 天为 1 个疗程。②冠心病心绞痛：主穴取巨阙、膻中、心俞、厥阴俞、膈俞、内关。功用：益气活血，通阳化浊。手法：捻转手法，久留。每日 1 次，10～15 天为 1 个疗程。③慢性心力衰竭：主穴取心俞、厥阴俞、膏肓俞、膻中、大椎、内关。功用：补心气、温心阳。手法：先泻后补或配合灸法。每日 1 次，10～15 天为 1 个疗程。还在附录中介绍了糖尿病合并心脏病的食疗药膳方、气功疗法、心理调摄等，具有很强的操作实用性。

（二）电针选穴定位促疗效

郑晓燕、肖凤英等[81-82]研究发现，电针可以改善实验性糖尿病小鼠的心功能，推测当心肌处于收缩功能下降状态时，电针小鼠双侧阳明经穴区在提高心脏收缩性能时可能改善了相关经穴穴区的能量代谢和气血功能活动。电针足三里极有可能是通过改善心肌的线粒体功能来提高心肌的收缩功能。另外，电针可有效减轻糖尿病性心脏自主神经纤维损害程度，除考虑减轻神经损伤选取阳明经腧穴外，还以调整心脏交感-迷走神经平衡为重点选取心包经腧穴及背俞穴[83]。

七、存在问题

糖尿病性心脏病目前中医药研究有一定的局限性，存在如下一些问题。
（1）多为临床个例报道或小样本量的临床试验，缺乏大样本、多中心的对照平行实验。
（2）对疗效的报道多带有主观性，缺少严谨的科研设计，难以统一标准，致使部分研究结果缺乏可比性。
（3）中医证型具有动态易变性的特点，造成分型标准不规范。
（4）目前的研究多体现中医药短期效果良好，对远期疗效还缺乏资料。

八、评述与展望

综上所述，现代医家多认为本病为虚实夹杂证，虚证在于气血阴阳亏虚，实证在于气滞、血瘀、痰浊、寒凝等。临床治疗方面有分期论治、分型论治、辨病辨证相结合、专方专药、中医外治、特色疗法等。中医古籍记载了许多治疗消渴病心病的方药，现代医家根据各自临床经验拟有一些验方，已通过一些临床试验证实了其有效性。药理研究已表明部分方药对糖尿病性心脏病有一定的防治作用。临床试验研究也证实中医药能改善糖尿病性心脏病患者的临床症状及大鼠的一些实验室指标，如改善高血糖、高血脂、炎症因子水平、血液高凝状态等。但目前糖尿病性心脏病中医诊治仍需要不断地总结经验，结合现代医学研究方法，寻求高级别的循证医学证据，开展大规模、对照、平行研究，以证实中医中药在防治糖尿病性心脏病方面的特色及优势，制定完善、切实可行的糖尿病性心脏病的中医诊疗方案。同时将中医中药与现代分子生物学方法结合起来，探索在临床上行之有效的方药的作用靶点和早期防治糖尿病性心脏病的机制，为中医药防治糖尿病性心脏病的现代化、国际化奠定基础。

参 考 文 献

[1] 庞国明. 糖尿病诊疗全书[M]. 北京：中国中医药出版社，2016：98.

[2] Grundy SM. Pre-diabetes，metabolic syndrome，and cardiovascular risk [J]. J Am Coll Cardiol，2012，59（7）：635-643.

[3] 中华医学会糖尿病学分会. 中国 2 型糖尿病防治指南（2017）年版[J]. 中国糖尿病杂志，2018，10（1）：21-22.

[4] 胡延，张萍. 糖尿病与非糖尿病青年心肌梗死的临床分析[]. 中国糖尿病志，2017，25（6）：493-496.

[5] Fowlkes V，Clark J，Fix C，et al. Type II diabetes promotes a myofibroblast phenotype in cardiac fibroblasts[J]. Life Sci，2013，92（11）：669-676.

[6] 陆灏，钟南山. 内科学[M]. 第九版. 北京：人民卫生出版社，2018.

[7] 朱明丹，杜武勋，柴山周乃，等. 糖尿病性冠心病中医研究进展[J]. 天津中医药大学学报，2009，28（2）：110-112.

[8] 何立华. 糖尿病合并冠心病的中医研究进展[J]. 中医研究，2019，32（11）：78-80.

[9] 吴定坤，石磊. 冠心病合并 2 型糖尿病中医辨证论治研究进展[J]. 中医药导报，2010，16（4）：106-108.

[10] 庞健丽，林兰，倪青，等. 糖尿病性冠心病中医研究进展[J]. 辽宁中医杂志，2009，（1）：150-152.

[11] 张晓雨，马家驹，蔡永登，等. 《金匮要略》痰饮水气辨析[J]. 中国中医药现代远程教育，2016，17：43-45.

[12] 陈方敏. 糖尿病心脏病中医药文献研究与方药证治规律探微[D]. 广州：广州中医药大学，2010.

[13] 吴淑馨，孙宏峰，龙泓竹，等. 益气养阴通络散结方治疗早期糖尿病性心脏病的临床研究[J]. 世界中医药，2018，13（7）：1658-1661，1665.

[14] 徐金珠，苏明，栗锦迁. 栗锦迁教授治疗糖尿病性心脏病经验[J]. 云南中医中药杂志，2015，9：6-8.

[15] 肖永华，王世东，李靖，等. 吕仁和辨治糖尿病医案病因、病机和病位解析[J]. 北京中医药大学学报，2010，8：524-528.

[16] 康兴霞，邹耀武. 糖尿病并发冠心病中医病因病机的研究概况[J]. 山东中医杂志，2015，34（7）：559-561.

[17] 孙友荣. 益气养阴中药治疗糖尿病合并心脏病临床研究[J]. 现代医学与健康研究电子杂志，2017，3：159.

[18] 闫冬雪，赵杼沛，刘亚丽，等. 益气养阴中药治疗糖尿病合并心脏病临床研究[J]. 中国中医急症，2016，12：2223-2225.

[19] 王学良，朱章志，熊曼琪，等. 从心胃相关论治糖尿病心脏病[J]. 新中医，2009，（2）：5-6.

[20] 邓烨，李赛美，朱章志. 熊曼琪教授治疗糖尿病学术经验述略[J]. 中华中医药杂志，2012，（8）：2110-2113.

[21] 金英花，郭姣. 郭姣运用辛味药治疗糖尿病冠状动脉粥样硬化性心脏病经验[J]. 中华中医药杂志，2019，34（8）：3562-3564.

[22] 仝小林，赵昱，毕桂芝，等. 试论中医"治未病"及"络病"理论在糖尿病微血管并发症治疗中的应用[J]. 中医杂志，2007，48（6）：485-486.

[23] 杨晓晖，吕仁和. 试论络脉病变是早期糖尿病心脏病的病理基础[J]. 北京中医药大学学报，2005，3：85-87.

[24] 赖淑华. 2 型糖尿病合并心脏病中医证型与相关性因素的研究[D]. 广州：广州中医药大学，2009.

[25] 刘鑫. 气阴两虚兼血瘀型糖尿病性心脏病临床相关指标研究及中药疗效分析[D]. 沈阳：辽宁中医药大学，2015.

[26] 吴以岭，高怀林，庞国明，等. 糖尿病合并心脏病中医诊疗标准[J]. 世界中西医结合杂志，2011，6（5）：455-460.

[27] 龙泓竹. 糖尿病性心脏病的中医药研究进展[C]. 第九届海峡两岸中医药发展与合作研讨会、第十五次全国中医糖尿病大会暨中国针灸学会砭石与刮痧专业委员会年会论文集. 厦门，2014.

[28] 第十五次全国中医糖尿病大会论文集[C]. 国家中医药管理局、厦门市人民政府：，2014：8.

[29] 胡东鹏，倪青. 著名中医学家林兰教授学术经验系列之七巧定病性明标本中西合参论治疗——辨治糖尿病心脏病的经验[J]. 辽宁中医杂志，2000，7：289-291

[30] 何大平，丁学屏. 丁学屏论治糖尿病性心脏病经验介绍[J]. 新中医，2018，7：241-242.

[31] 李云虎，魏执真. 魏执真教授辨治冠心病心绞痛临床经验[J]. 西部中医药，2015，9：27-29.

[32] 戴梅，张大炜，周旭升. 魏执真辨治快速型心律失常的临床经验[J]. 北京中医药，2011，30（5）：343-345.

[33] 易京红. 运用吕仁和教授"六对论治"思路诊治糖尿病心脏病[J]. 世界中医药，2014，（3）：340-342.

[34] 杨晓晖. 糖尿病心脏病的中医诊治思路[C]. 中国中西医结合学会内分泌专业委员会. 第九次全国中西医结合内分泌代谢病学术大会暨糖尿病高峰论坛专家演讲集. 北京，2016.

[35] 傅强，王世东，肖永华，等. 吕仁和教授分期辨治糖尿病学术思想探微[J]. 世界中医药，2017，12（1）：21-24.

[36] 李雅君. 魏执真教授辨证治疗充血性心力衰竭的经验[J]. 北京中医药大学学报（中医临床版），2007，（4）：17-18.

[37] 李晓，姜萍，徐云生，等. 桂枝汤对自发性糖尿病大鼠心肌胶原重构的影响[J]. 中华中医药杂志，2009，24（8）：1068-1071.

[38] 姜萍，李晓，姜月华. 桂枝汤对糖尿病大鼠右心房自主神经重构的调节作用[J]. 中华中医药杂志，2014，29（6）：1991-1993.

[39] 魏芹，赵晓鹏，李晓. 桂枝汤加减治疗糖尿病心脏自主神经病变81例临床观察[J]. 中医杂志，2016，57（9）：753-757.

[40] 李金磊. 黄芪散改善二型糖尿病胰岛素抵抗模型小鼠糖脂代谢及其机制研究[D]. 广州：广州中医药大学，2014.

[41] 陈艳芬，王春怡，李卫民，等. 古方黄芪散降糖作用的实验研究[J]. 广东药学院学报，2010，（1）：73-76.

[42] 罗娇艳，王芳，张娟，等. 黄芪散对糖脂代谢和骨生物力学指标影响的实验研究[J]. 广东药学院学报，2015，（1）：75-79.

[43] 罗娇艳，高英，王春怡，等. 黄芪散及黄芪葛根汤调脂作用研究[J]. 中药新药与临床药理，2013，24（3）：221-226.

[44] 高颖，秦阳，王春怡，等. 黄芪散对2型糖尿病大鼠心肌 MG53/PPAR-α 通路的影响[J]. 中国实验方剂学杂志，2017，（9）：131-135.

[45] 徐慕娟，王玲，常晓，等. 黄芪散治疗糖尿病心肌病的临床观察[J]. 中国实用医药，2015，（18）：169-170.

[46] 于一江，周冬梅，陈丽娟，等. 桃红四物汤对2型糖尿病患者心率变异性及炎性细胞因子的影响[J]. 辽宁中医药大学学报，2016，（1）：157-160.

[47] 魏执真，易京红，宋冰，等. 糖心宁治疗糖尿病性心脏病的实验研究[J]. 中华中医药杂志，2004，19（10）：631-633.

[48] 岳改英. 基于 ROCK-MAPK 通路观察糖心宁干预糖尿病心肌病作用机制研究[J]. 中国中医急症，2017，26（1）：26-29.

[49] 谷玉红，李景，王军，等. MMPs 和 TIMPs 与糖尿病心肌病心室重构的关系及糖心宁的干预作用[J]. 世界中医药，2017，12（1）：36-40.

[50] 刘贺，张培影. 张培影治疗扩张型心肌病经验[J]. 河南中医，2015，35（5）：951-953.

[51] 卢磊，张培影，陈永刚，等. 黄芪保心汤对阿霉素诱导扩张型心肌病大鼠心室重构的影响[J]. 南京中医药大学学报，2017，33（2）：160-166.

[52] 杜安业，张培影，左文标. 黄芪保心汤治疗糖尿病心肌病的临床观察及相关机制研究[J]. 中药材，2018，41（8）：2007-2010.

[53] 程微. 芪参胶囊对改善糖尿病性心脏病左室功能的有效性分析[J]. 心血管病防治知识（下半月），2015，（7）：92-93.

[54] 原全利，高桂梅. 芪参胶囊对冠心病患者血液流变学及心功能的影响[J]. 中国实用医药，2013，8（15）：142-143.

[55] 王智勇，许晨，张静. 五参口服液治疗糖尿病性心脏病伴心律失常效果观察[J]. 糖尿病新世界，2014，21：21.

[56] 余淑菁. 五参口服液治疗糖尿病性冠心病心绞痛的研究[D]. 武汉：湖北中医药大学，2011.

[57] 王岩，郭永川，梁前垒，等. 参麦注射液对糖尿病心肌病大鼠心肌纤维化的干预作用及相关机制探讨[J]. 中国病理生理杂志，2014，30（3）：449-453.

[58] 轩静静，高彩霞，关怀敏，等. 参麦注射液治疗急性心肌梗死后心力衰竭患者的远期临床疗效[J]. 中成药，2015，37（2）：465-467.

[59] 张亚庆，黄旴宁，张秋元，等. 银丹心脑通软胶囊对2型糖尿病合并慢性心力衰竭患者血液流变学及心功能的影响[J]. 中华中医药学刊，2019，37（9）：2264-2268.

[60] 徐桂琴，李雪苓，杨骏，等. 银丹心脑通软胶囊治疗2型糖尿病合并冠心病临床疗效的系统评价[J]. 世界科学技术-中医药现代化，2014，16（9）：2002-2008.

[61] 王慧睿，李赛美，王保华，等. 降糖三黄片对糖尿病心肌病大鼠心室重构的影响[J]. 广州中医药大学学报，2011，28（1）：49-52.

[62] 刘奇. 降糖三黄片对高糖诱导的心肌细胞 TGF-β1 调控的影响及临床研究[D]. 广州：广州中医药大学，2012.

[63] 范佳琳. 降糖三黄片对糖尿病心脏病变心肌保护作用及对 GLP-1 的影响[D]. 广州：广州中医药大学，2013.

[64] 包淑清. 降糖三黄片治疗2型糖尿病合并冠心病的临床观察[J]. 白求恩医学杂志，2016，14（1）：44-45.

[65] 吴淑馨，孙宏峰，龙泓竹，等. 益气养阴散结中药方对 KKAy 糖尿病小鼠糖脂代谢的影响[J]. 世界中医药，2014，9（6）：781-783.

[66] 杨晓晖，吴淑馨，张力，等. 糖尿病大鼠心肌组织 Ang II 变化及益气养阴散结中药复方对其影响的实验研究[J]. 中国药物警戒，2013，10（4）：196-199.

[67] 吴淑馨，孙宏峰，龙泓竹，等. 益消方对自发糖尿病小鼠血清和心肌组织 IGF-1 表达的影响[J]. 世界中医药，2016，11（9）：1846-1848.

[68] Zhang N B，Huang Z G，CuiW D，et al. Effects of puerarinon expression of cardiac Smad3 and Smad7 mRNA in spontaneously hyper -tensiverat[J]. Journal of Ethnopharmacology，2011，138（3）：738-740.

[69] Zhang W，Liu CQ，Wang PW，et al. Puerarin improves insul in resistance and modulates adipokine expression in rats fed a high-fat diet[J]. European Journal of Pharmacology，2010，649（1-3）：398-402.

[70] 周凤华. 葛根素抗 ApoE～（-/-）小鼠动脉粥样硬化的炎症机制研究[J]. 中药药理与临床，2013，（5）：33-36.

[71] 明建军. 杨桃根总提取物对糖尿病小鼠肝糖代谢的影响及肝脏的保护作用[D]. 南宁：广西医科大学，2015.

[72] 明建军，徐小惠，兰博，等. 杨桃根提取物对糖尿病小鼠的降糖作用[J]. 中国实验方剂学杂志，2015，21（10）：133-136.

[73] 李伟斯. 杨桃根总提取物对糖尿病心肌病大鼠的保护作用及相关机制[D]. 南宁：广西医科大学，2015.

[74] 李伟斯，方芳，覃斐章，等. 杨桃根总提取物对糖尿病心肌病大鼠的影响[J]. 中国实验方剂学杂志，2015，21（7）：128-132.

[75] 刘忠和，余薇，刘超，等. 姜黄素对糖尿病大鼠心肌的保护作用[J]. 中国病理生理杂志，2014，30（4）：725-728.

[76] 徐秋玲，金秀东，张绪东，等. 姜黄素对糖尿病心肌病大鼠心肌 NF-κB 的影响和机制研究[J]. 辽宁中医杂志，2013，40（12）：2603-2605.

[77] 王玲，常晓，徐慕娟，等. 姜黄素通过调节 NRG-1/ErbB2 信号通路影响糖尿病心肌病大鼠的作用机制[J]. 岭南心血管病杂志，2017，23（4）：468-475.

[78] 熊雪松，戚忠林. 姜黄素改善糖尿病心肌病大鼠心室重构及机制的研究[J]. 中西医结合心脑血管病杂志，2017，12：1445-1450.

[79] 陈维维. 茶多糖对糖尿病 db/db 小鼠心肌保护作用的初步研究[D]. 石家庄：河北医科大学，2014.

[80] 吴大斌. 中医外治法治疗糖尿病及其并发症研究进展[J]. 中医药导报，2015，21（1）：79-81.

[81] 郑晓燕，唐纯志. 针灸对实验性糖尿病小鼠心脏功能调节的影响[J]. 西安交通大学学报（医学版），2018（5）：765-769.

[82] 肖凤英，崔金涛，张压西，等. 超声心动图评价电针内关穴对糖尿病心肌病大鼠心功能的影响[J]. 中医药学报，2014，42（3）：29-31.

[83] 祝恩智，李南溪，张宇，等. 电针对 2 型糖尿病大鼠右心房自主神经损害的调节作用[J]. 长春中医药大学学报，2017，（6）：39-42.

（姚沛雨　执笔，郭世岳、张　芳　审订）

第八节　糖尿病胃轻瘫中医药临床研究进展

提　要：糖尿病胃轻瘫是一种常见的糖尿病胃肠道并发症，主要以非机械梗阻性因素所致的胃肠排空延迟为特点，临床主要表现为恶心、呕吐、早饱、上腹胀痛等症状，严重者可影响患者营养状况、精神状态及生存质量。本文对近年来中医药治疗胃轻瘫的研究进展总结如下，以期为治疗本病提供新的思路。

关键词：中医药，糖尿病胃轻瘫，研究进展，问题，述评与展望

糖尿病胃轻瘫（diabetic gastroparesis，DGP）属于糖尿病慢性并发症，指在不伴有机械性梗阻的情况下，糖尿病所导致的胃动力障碍及胃排空延迟。临床症状包括腹胀、恶心、呕吐、食欲减退等。DGP 可引起患者营养不良、药物吸收障碍、血糖不稳、电解质紊乱等，同时可增加心血管疾病、视网膜病变风险。DGP 发病机制尚未明确，多数学者认为本病与高血糖基础上出现内脏的自主神经病变、肠神经系统病变、高血糖、胃肠道激素分泌异常、Cajal 间质细胞（ICC）病变、幽门螺旋杆菌感染、胃肠肌运动障碍等相关[1-2]。现代医学对于 DGP 多以饮食治疗为主，必要时采取促动力药物、胃电刺激、手术等改善患者症状[3]，但尚缺乏疗效显著、效价比高的治疗药物和方法。近年来，从中医药角度探寻 DGP 的有效治疗措施取得了可喜成果[4]，并对其疗效和机制探索进行了深入研究。本文从中医病名、病因、病机、辨证论治、专方专药、外治等，以及中药的疗效机制、存在的问题、述评及展望等，就近年来运用中医药治疗 DGP 的临床报道和相关文献进行整理，通过分析、归纳、梳理，希望能为 DGP 的中医药治疗提供思路和方法，为进一步提高中医药治疗 DGP 的临床疗效提供参考和依据。

一、中医对糖尿病胃轻瘫的认识不断深化

（一）中医病名沿革及归属

中医古代文献中无 DGP 的病名，多根据本病的症状特点，将其归属"胃胀""痞满""呕吐"等范畴。多数医家认为其基本病机为消渴日久、饮食不节、损伤脾胃、运化无力，肝失疏泄、胃失和降及肾气不足等所致。如《脾胃论》中曰："呕吐哕皆属脾胃虚弱，或寒热所侵，或饮食所伤，致气上逆而食不得下"。《神农本草经疏》曰："痞气属脾气虚及气郁所致。"《千金翼方》记载："食不消，食即气满，小便数起……胃痹也。痹者闭也，疲也。"《诸病源候论》中有言："……胃中不和，尚有蓄热，热气上熏，则心下痞结，故干呕"。《赤水玄珠》记载了消渴"一日夜小便二十余度……饮食减半，神色大瘁""二不能食者，必传中满鼓胀"。《圣济总录·消渴门》曰："能食者，未传脑疽背疮；不能食者，未传中满膨胀。"《医碥》中记载："东垣谓消渴……不能食者，必传中满鼓胀……不能食者为虚寒，虚寒则气不运，故胀满。"《扫叶庄医案》中有言："消渴心嘈，心下痛，气塞自下而上，咽中堵塞。此厥阴肝阳升举，劳怒动阳必发，久则反胃欲厥。"

（二）阐发病机、切中原委

现代医家对 DGP 的病因病机认识尚不统一。祝谌予[5]认为本病的发生源于消渴病日久，或因情志不遂，或因久服药物，累及脾胃，致使中焦运化失司，气机失常，脾气不升，胃气不降，发为本病。本病以脾气虚弱、运化无力为本，脾不升清，胃不降浊，引发食积、痰浊、血瘀为标。病性为本虚标实，虚实夹杂。其责之于"气"，诉之于"脾"，咎之于"郁"。治疗以调畅气机、健脾醒脾、开郁祛瘀为法。

1."木土皆郁"论

谢晶日[6]认为中医治疗糖尿病胃轻瘫应当以控制原发病为基础，主张以中医思维运用降糖药物。在脏腑辨证、气血辨证的基础上，结合现代医学对疾病的认识，提出糖尿病胃轻瘫"木土皆郁"之脏腑辨证观及"精浊相掺"之痰、脂、瘀病因观。

2."治痿独取阳明"论

林兰[7]认为糖尿病胃轻瘫的临床特点与"痿"的表现颇有相似之处；认为糖尿病胃轻瘫当隶属"痿"的范畴，糖尿病病程缠绵，病久必虚，演变至并发症阶段，此时总体以气阴两虚为主，进一步阴损及阳可出现阴阳两虚。病变累及中焦脾胃，致使脾胃失于运化，饮食停滞；中虚则无力行气运血，诸多继发性病理产物应运而生。故糖尿病胃轻瘫以脾胃虚弱为病之本，气机壅滞、胃络瘀阻等为病之标。认为本病是在消渴病基础上转化而来的，多见于消渴病的中后期。消渴病病程缠绵，久病则脏腑整体机能下降。此时口干多饮、多食易饥等"消"或"渴"的特征性表现已然不甚明显，病性由实转虚，或虚实夹杂，病位主要在中焦脾胃。胃主受纳腐熟水谷，胃气以通降为主；脾主运化水谷，气机以布散升清为要。消渴病燥热日久，气耗阴损，以致气阴两虚。中焦受病，脾胃气虚则推动运化无力，以致受纳无权，健运失司，脾胃升清降

浊功能失常，饮食停滞不行，出现痞满、纳呆等[8]。

3.“本虚标实”论

姜荣钦[9]认为本病多属本虚标实，虚实夹杂之证。脾胃虚弱为本病之本，中焦气滞、气逆为病之标，更兼有痰、瘀之邪，治疗应当标本兼顾，补虚泻实，治以健脾疏肝、化痰消瘀为主。仝小林[10]教授认为，中焦气机逆乱，脾胃功能失常是糖尿病胃轻瘫的基本病机；指出本病的病位在脾胃，病机特点多为本虚标实，以脾胃虚弱、运化无力为本，以痰浊、血瘀、气滞等病理产物阻滞为标。

4.“脾胃虚弱、升降失常”论

吕仁和[11]教授认为糖尿病胃轻瘫的基本病机以消渴病日久导致中气虚弱、脾胃升降失调为主，脾气虚弱、运化无力为本，气滞、血瘀、湿阻、痰浊、食积、湿热等引起胃失和降为标。庞国明教授[12]认为DGP患者病机特点是消渴病日久，脾胃损伤，气机升降失调，而致脾虚气陷、胃失和降；脾胃虚弱，不能运化水谷，饮食停滞，以致痰湿水饮内生；或七情不畅，肝胆疏泄不利，横逆犯胃，受纳运化失常；或病久入络，瘀阻中焦，脉络不畅，胃失和降均可导致DGP的发生。本病以脾胃虚弱、运化无力为本，痰湿、气滞、血瘀等引起的胃失和降为标，为虚实夹杂之证。

5. 从“毒”论治

张玉琴教授[13]提出本病的治疗应在降糖基础上，执简驭繁，以治病求阴阳为原则，临证以升阳益胃解毒为论治基本法则；提出“食毒”“郁毒”“药毒”学说阐释现代消渴病胃轻瘫病因病机；认为本病由于消渴病日久，迁延不愈，加之饮食不节，嗜食肥甘，饮酒无度，饥饱失常，酿成“食毒”，现代人生活节奏快，压力增大，多忧愁思虑、精神紧张等精神因素长期刺激，加之久病情志抑郁，情志不畅，肝气郁结，肝失疏泄所致“郁毒”，久服降糖药物所致“药毒”“食毒”“郁毒”克伐脾土之阳气，损伤胃仓之脉络，脾阳虚则脾气化生不足，对胃肠道的推动能力减弱，胃络受损，不能受纳腐熟，胃肠蠕动减缓，日久出现气滞、血瘀、湿阻、痰浊、食积、湿热等病理产物，最终导致糖尿病胃轻瘫之诸症发生。

二、辨证施治研究更切临床实际，指导性更强

（一）论辨证分型古今有别

1. 古代医家辨证[14]

（1）从脾胃论治，恢复气机的升降出入功能。《证治汇补》中记载：“……中消初起，加减甘露饮，久则钱氏白术散……若脾胃虚衰，不能交媾水火，变化津液而渴者，参苓白术散……”《彤园医书》中云：“七味白术汤：治消渴兼泻不能食，胃虚脉弱无热者。人参、白术、茯苓、炙甘草、藿香、葛根、木香、姜、枣，煎汤常服。”《外台秘要》中记载了“消渴阴脉绝，胃反吐食方……茯苓（八两）、泽泻（四两）、白术（三两）、生姜（三两）、桂心（三两）、甘草（一

两灸）"，指出本证的病机为津液亏损、脾胃虚弱，治疗方法为生津止渴、健脾理气。

《医学正传》中言："……消渴……不能食者，必传中满膨胀……不能食而渴者，钱氏白术散倍加葛根治之。"《普济方》中记载："白术散……脾胃久虚……津液枯竭，烦躁多渴……一名钱氏白术散，干葛（二两）、人参、白术、茯苓（去皮）、甘草（炙）、藿香（去土）、木香（各一两）。"《医方集宜》中有言："有渴而能食者有渴而不能食者……不能食者久传为中满鼓胀之病……不能食而渴者宜用白术散加干葛。"认为本证的病机为津液亏损、脾胃阳虚，治疗当温阳健脾、补气生津。

《临证指南医案》中记载："某，液涸消渴，是脏阴为病，但胃口不醒，生气遏振，阳明阳土，非甘凉不复……人参、麦冬、粳米、佩兰叶、川斛、陈皮。"叶氏认为本证乃是津液亏损、胃阴不足，治疗当以滋阴养胃、生津止渴为法。

《素问·宣明论方》中有言："消痞丸：治积湿毒热甚者……心胁腹满呕吐，不能饮食……热中消渴……黄连、干葛（各一两）、黄芩、大黄、黄柏、栀子、薄荷、藿香、厚朴、茴香（炒，各半两）、木香、辣桂（各一分）、青黛（一两，研）、牵牛（二两）。"从以上论述可知，本病的病机为津液亏损、湿热内盛，治疗方法为清热祛湿，健脾生津。

（2）从肝论治，使肝木条达。《伤寒论》中言："厥阴之为病，消渴……饥而不欲食……"《临证指南医案》中言："朱，消渴干呕，口吐清涎，舌光赤，泄泻，热病四十日不愈，热邪入阴，厥阳犯胃，吞酸不思食……（肝犯胃）。川连、乌梅、黄芩、白芍、人参、诃子皮。"提出病机为津液亏损、肝热犯胃，治疗方法为清肝泻火，生津止渴。

（3）从肾论治，补足肾之真阴真阳。《千金翼方》中记载："太一白丸：主八痞……消渴，泻痢……不能饮食……少腹寒……面目黧黑……狼毒、桂心（各半两）、乌头（炮，去皮）、附子、芍药。"《叶天士医案精华》中记载："今年长夏久热，伤损真阴，深秋天气收肃，耐身中泄越已甚，吸短精浊，消渴眩晕，见证都是肝肾，脉由阴渐损及阳明胃络，纳谷减，肢无力，越人所云，阴伤及阳，最难充复，诚治病易，治损难而。人参，天冬，生地，茯神，女贞，远志。"本证的病机为津液亏损、阴阳两虚，治疗方法为滋阴补阳、生津止渴。

2. 现代医家辨证

对于 DPG 的辨证分型，中医学界仍然没有统一的标准，各家多根据自身在临床中的经验和体会而辨证分型。

（1）以脏腑辨证论分型：吕仁和[11]教授临床辨治糖尿病胃轻瘫多分为脾胃虚弱证、胃阴不足证、肝气郁滞证、痰湿内阻证，针对糖尿病胃轻瘫的病因病机，多选用理气健脾、消积导滞药物，以四逆散最为常用。

（2）以气血津液论分型：林兰[8]教授将本病辨证分为：①气虚食滞型，治以健脾和胃，消食化滞。方选香砂六君子汤合保和丸加减。②痰湿中阻型，治以除湿化痰，理气和中。方选平胃散合温胆汤加减。③胃阴亏虚型，治以滋阴益胃，和中降逆。方选益胃汤或麦门冬汤加减。④中焦虚寒型，治以健脾温中，和胃降逆。方选良附丸合理中汤加减。⑤瘀血内阻型，治以化瘀通络，理气止痛。方选丹参饮合失笑散加减。

（3）以标本缓急论分型：仝小林[10]把本病分为急性期和缓解期，急性期主要以胃气上逆、脾胃阳虚为主，脾胃阳虚是急性期的主要证型；缓解期的常见中医辨证分型为：①中焦壅滞，寒热错杂，治以辛开苦降，调理中焦，方选半夏泻心汤加减；②中焦虚寒，脾肾阳衰，治以温阳散寒、益气健脾，方选附子理中汤加减；③脾胃虚弱，痰湿阻滞，治以降逆和胃，化痰下气，方选旋覆代赭汤加减。

（4）以脏腑辨证与气血津液结合论分型：庞国明教授认为本病当分四型[12]。①痰湿中阻型，治以祛湿化痰、顺气宽中，方选平胃散合二陈汤加减。②肝胃不和型，治以疏肝和胃、理气消滞，方选柴胡疏肝散加减。③胃阴亏虚型，治以滋阴养胃、行气消痞，方选麦门冬汤加减。④脾胃虚弱型，治以补气健脾、升清降浊，方选补中益气汤加减。

（5）以升阳解毒论分型：张玉琴[13]以李东垣升阳益胃汤为基本方将本病分三型辨证论治。①升阳益胃解毒消食法：治以益气升阳、解毒化滞，方选升阳益胃汤合保和丸加减；②升阳益胃、解毒化郁法：治以益气升阳、解毒疏郁，方选升阳益胃汤合柴胡疏肝散加减；③升阳益胃、解毒通络法：治以益气升阳、解毒和络，方选升阳益胃汤合血府逐瘀汤加减。

（6）以脏腑寒热虚实论分型：2017年《消渴病胃痞（糖尿病性胃轻瘫）中医诊疗方案》[15]中，将DGP分为五型：①肝胃不和型，治以疏肝和胃，方选柴胡疏肝散合丹参饮加减；②脾胃虚弱型，治以补气健脾，方选黄芪建中汤加减；③痰湿中阻型，治以祛湿化痰，顺气宽中，方选二陈汤合平胃散加减；④胃阴亏虚型，治以滋阴养胃，方选益胃汤加减；⑤寒热错杂型，治以寒热平调，方选半夏泻心汤加减。

（二）经方临床试验研究不断深入，中西医结合应用广泛

1. 寒热错杂痞满证，半夏泻心汤化裁

韩松林等[16]以糖尿病合并胃轻瘫患者为研究对象，每组29例，观察组给予半夏泻心汤治疗，对照组给予多潘立酮治疗，对比分析两组患者临床治疗效果及治疗前后血糖变化。结果显示观察组患者临床治疗总有效率为93.10%，对照组患者临床治疗总有效率为72.41%，观察组治疗总有效率显著高于对照组，差异具有统计学意义。李媛[17]用半夏泻心汤加味治疗DGP 22例，总有效率为86.36%，优于用西沙必利治疗的对照组（66.67%）。

李燕舞[18]用半夏泻心汤加减治疗DGP 34例，总有效率达到了94.11%，而使用多潘立酮治疗的对照组总有效率仅76.47%。王静宇[19]采用半夏泻心汤治疗DGP患者38例，总有效率为94.73%。

刘波[20]随机将收治的50例DGP患者分为两组，每组25例。对照组常规西医治疗，观察组在对照组的基础上加半夏泻心汤，比较两组临床疗效。结果显示，观察组总有效率、胃排空时间及住院时间等指标均明显优于对照组。从上述文献报道可以看出，半夏泻心汤治疗DGP疗效确切可靠，明显优于多潘立酮、西沙比利等药物，说明中医药治疗DGP有独到的优势。

徐萌等[21]采用高脂高糖喂养联合腹腔注射链脲佐菌素的方法制备DGP大鼠模型，将成模大鼠随机分为模型组，二甲双胍（1.80 g/kg）组，半夏泻心汤高、中、低剂量（10.20g/kg、5.10g/kg、2.55g/kg）组，另设对照组。各组均连续腹腔注射给药4周，检测各组大鼠FPG、胃残留率、肠推进率、血清D-木糖水平、肠道菌群、血清内毒素、免疫球蛋白A（IgA）及肠组织炎症因子水平。结果显示，半夏泻心汤能够有效调节DGP模型大鼠各项指标，改善肠道

菌群比例，减轻内毒素作用，抑制炎症因子，提高肠道屏障功能，其作用机制可能与调控肠杆菌及炎症因子有关。

2. 寒温并用治痞满，乌梅丸证疗效显

罗屏彭等[22]纳入 80 例 DGP 患者，对照组采用胰岛素、胃动力药进行治疗，乌梅丸（汤）组在对照组基础上给予乌梅丸汤剂加减方治疗。结果显示，乌梅丸（汤）组 DGP 预后转归情况优于对照组，症状消失时间短于对照组，症状积分、胃排空时间、炎性因子优于对照组。张绍芬等[23]将 112 例 DGP 患者随机分为治疗组、对照组，两组均常规使用胰岛素控制血糖，治疗组患者加用乌梅丸汤剂加减方，对照组患者口服莫沙必利 5mg，结果显示，治疗组总有效率为 96.4%，对照组为 85.7%，彰显了乌梅丸汤剂的显著疗效。

3. 脾气不升胃气失降，升阳益胃汤加减

卓冰帆等[24]观察升阳益胃汤对 73 例 DGP 患者的临床疗效时发现，该方不仅能够提高患者胃肠排空率，而且可降低 FPG、2hPG（$P<0.05$），有效率高达 93.2%。梁勇[25]观察 72 例 DGP 患者，对照组采用莫沙必利治疗，观察组采用升阳益胃汤治疗，观察组有效率为 91.6%，对照组为 66.7%，两组有效率比较，差异有统计学意义（$P<0.05$）。与治疗前比较，治疗后血浆胃泌素（GAS）及胃动素（MOL）水平均明显升高，差异有统计学意义（$P<0.05$）；观察组治疗后血浆 GAS 及 MOL 水平均明显高于对照组治疗后，差异有统计学意义（$P<0.05$）。

杜立娟等[26]运用 Meta 分析的方法系统评价半夏泻心汤对 DGP 患者的疗效。方法：收集关于半夏泻心汤治疗 DGP 与西药比较的随机对照研究，进行文献评价后提取相关数据，运用 RevMan 5.3 软件进行疗效及安全性等的分析评价。结果：研究共纳入 13 项研究，纳入患者 1060 例，结果显示半夏泻心汤组与对照组相比治疗 DGP 临床总有效率、胃肠激素分泌情况、FPG 均具有统计学意义；倒漏斗图显示不对称，提示目前证据表明半夏泻心汤对 DGP 患者的疗效优于西药。但由于现有研究质量较低，仍需进行更为严格的大样本随机对照试验，以验证其可靠性。

（三）时方、经验方研究应用备受重视

傅克模等[27]在控制 DGP 患者血糖的基础上，给予具有益气健脾作用之香砂六君子汤加减治疗 4 周，发现患者血清 MOT、GAS 水平明显降低（$P<0.01$）。李利娟等[28]自拟益气健脾通降汤治疗 DGP 患者，对照组给予曲美布汀和甲钴胺，比较两组临床疗效、症状评分、胃半排空时间、延迟相时间及 HbA1c 变化,实验组和对照组患者治疗后总有效率分别为 88%、85.72%，消化道症状评分、T1/2、Tlag 参数均显著下降，且未发现明显不良反应。现有学者应用橘皮竹茹汤、香砂六君子汤、补中益气汤、柴胡疏肝散等经方加减治疗 DGP，结果均取得满意疗效。总之，大多学者将 DGP 以"痞满"或"胃痞"论治，不忽视脾胃虚弱、运化失调的同时，更加重视气郁、气滞、痰湿、血瘀，从而使传统方剂在 DGP 的治疗上得到了很好的体现。

（四）中成药制剂开发研究前景广阔

邱伟中[29]认为，消渴日久，三焦受损，气机失调，脾胃运化失常或过多服用养阴之品致中虚气滞、通降无力而致 DGP。应用四磨汤口服液（主要药物是木香、枳壳、乌药、槟榔）治疗 DGP 有和胃降逆、理气行滞之功，与莫沙必利对照组进行比较，疗效相似，说明四磨汤口服液对 DGP 有较好的疗效。陈晚娇等[30]采用枳术宽中胶囊治疗 DGP 患者 30 例，治疗组有效率为 90.0%；对照组选用氯波必利，有效率为 66.7%，两组对比，差别有统计学意义（$P<0.05$）。章其春等[31]采用藿香正气软胶囊治疗本病患者 30 例，治愈 19 例，好转 11 例，有效率为 100%，认为该方提气降逆，芳香化湿，能多靶点改善肠蠕动，提高胃动力。

（五）中医针刺治疗疗效确切受到普遍关注

葛佳伊等[32]将 60 例 DGP 患者随机分为治疗组和对照组各 30 例，治疗组针刺中脘、足三里（双侧）、内关（双侧），每日 1 次，每周 5 次；对照组口服多潘立酮。结果：治疗组总有效率为 96.7%，对照组为 76.7%，两组之间总有效率比较有显著性差异（$P<0.05$）。何虹等[33]对针灸治疗 DGP 的疗效进行统计分析，发现针灸治疗 DGP 的总有效率高于西药治疗，且不良事件和复发率低于西药。佟媛媛等[34]对 62 例 DGP 患者取内关、公孙、丰隆等穴进行针刺，10 天为 1 个疗程，经过 3 个疗程的治疗后胃肠道症状明显改善，表明针刺可以治疗胃轻瘫并有效改善消化道症状。针药并用、温针灸等方法治疗胃轻瘫同样取得了显著的效果。韩笑等[35]将 60 例 DGP 患者随机分成两组，治疗组取中脘、足三里进行电针操作，配合服用温阳消痞的中药，对照组口服西药，针药结合能更好地改善胃轻瘫患者的临床症状。邓聪、金义羚等[36-37]研究验证了温针灸可以改善患者胃肠和血清激素水平，促进胃排空。临床上除上述疗法外，穴位注射、耳穴等治疗胃轻瘫也取得了很好的疗效[38-39]。针灸具有累积效应，针刺频率对胃轻瘫的治疗效果也会有影响，在临床上要重视对针灸刺激量的研究，以达到最佳的针灸疗效。

由此可见，针灸可以通过调节神经功能、改善其原发病的自主神经病变、调节胃肠道激素变化、多途径调节胃肠肌运动，从而提高胃动力，降低血糖，改善胃肠功能障碍，提高胃排空率，对本病产生治疗作用。

三、中药有效机制研究，获得循证医学证据

（一）中医药可调控血糖水平，缓解胃轻瘫症状

研究显示，血糖水平与胃肠排空延迟密切相关，其机制可能与影响胃肠自主神经功能、消化间期移行性复合运动周期、平滑肌细胞酶活性等有关[40]。张卉等[41]研究显示，壮医药线点灸能缓解 DGP 大鼠的临床症状，提高胃肠推进率，改善胃排空功能，并可能一定程度上降低血糖水平。临床大量临床实践证实，中医药不仅能够缓解或消除 DGP 患者胃轻瘫症状，同时对血糖有很好的控制作用。可见，中医药可有效调控血糖水平，从而对 DGP 症情缓解产生积极作用。

（二）中医药可调节胃肠激素分泌，促进胃肠蠕动与排空

胃肠激素可通过直接作用于胃内平滑肌、影响神经反射、调控胃酸分泌等途径影响胃肠排空功能。DGP 患者可出现胃动素（motilin，MOT）、胃泌素（gastrin，GAS）等兴奋型胃肠激

素升高，以及生长抑素（somatostatin，SS）、血管活性肠肽（vasoactive peptide，VIP）等抑制型胃肠激素降低，可能与代偿反应、糖尿病微血管病变导致代谢障碍等原因相关[42-45]。中医药可通过调节胃肠激素水平而发挥疗效作用。研究表明，半夏泻心汤具有很好的调节胃肠运动和促进胃排空的作用[46-48]。

林辉等[49]研究显示，疏肝和胃丸能促进糖尿病模型大鼠胃动力，可能与增加胃血流量、改善胃肠组织缺血缺氧、调节胃肠激素功能有关。卜仁梅等[50]运用半夏泻心汤联合西药莫沙必利治疗 DGP 患者 6 周，患者血清 MOT 水平降低、SS 水平升高（$P<0.01$ 或 $P<0.05$），且联合用药较单纯运用莫沙必利变化幅度更显著（$P<0.05$）。

傅克模等[51]在控制血糖的基础上，给予 DGP 患者具有益气健脾作用之香砂六君子汤加减治疗 4 周，发现患者血清 MOT、GAS 水平明显降低（$P<0.01$）。Jing 等[52]通过观察当归和黄芪的乙醇提取物对 DGP 大鼠的治疗作用发现，当归、黄芪乙醇提取物可降低 DGP 大鼠 MOT、GAS 水平（$P<0.01$ 或 $P<0.05$）。此外，有研究显示，中医药可调节胆囊收缩素和 SS 等的分泌，从而改善患者胃肠动力，对 DGP 的治疗发挥作用[53-58]。

（三）中医药可改善微循环障碍，增强胃组织血流量

微血管病变是糖尿病严重的特异性并发症之一，其典型改变为微循环障碍及微血管基底膜增厚，二者一定程度上可影响自主神经和肠内神经系统的微循环灌注，从而在 DGP 的发生发展中起重要作用。钟毅等[59]对 DGP 大鼠中药胃肠舒灌胃 30 周后检测大鼠血液流变学相关指标，在光学显微镜下观察大鼠胃组织的微血管数和密度，以及在电子显微镜下观察胃窦微血管的超微结构的变化，发现大鼠的全血黏度、全血还原黏度、血浆黏度、血沉、纤维蛋白原、红细胞聚集指数等各项血液流变学指标均较 DGP 模型组明显好转；光镜及电镜下观察胃组织微血管的病理改变明显减轻，微血管数显著增加。

葛海燕等[60]用益气健脾方（党参、茯苓、炒白术、白扁豆、木香、炙甘草及砂仁等）与养阴和胃方（生地黄、麦冬、玉竹、佛手、北沙参、生白术及莱菔子等）灌胃 DGP 大鼠，发现二方均可显著增加 DGP 大鼠的胃血流量。另外，有研究表明，在调节免疫、介导炎症反应中起重要作用的 TNF-α 与糖尿病微血管病变的发生发展有关，这为中医药在 DGP 发挥疗效机制的研究方面提供了新的思路[61-62]。

（四）中医药可修复 ICC，改善胃肠起搏功能

ICC 是一类主要存在于消化道神经末梢和平滑肌细胞之间的能产生和传导胃肠慢波电位，并可介导胃肠神经信号传导的特殊间质细胞[63]。研究显示，其作为胃肠动力的起搏细胞在胃肠运动中起到重要作用，DGP 的发病与 ICC 缺失及其结构破坏等有密切关系[64]。

有研究发现，约 83% 的胃轻瘫患者存在组织细胞学异常，其中最常见的是 ICC 减少和 CD45、CD68 免疫浸润增加[65-66]。李慧等[67]在研究和胃汤对 DGP 大鼠的影响时发现，其可明显增加大鼠胃窦肌间 ICC 数目，进而改善 DGP 大鼠的胃肠起搏功能，促进胃动力，且与多潘立酮作用相当。张燕等[68]对半夏泻心汤治疗 DGP 的作用机制进行研究时发现，半夏泻心汤含药血清可使豚鼠胃窦 ICC 与平滑肌细胞和神经末梢之间的缝隙连接明显增多，ICC 数目增多，受损细胞器修复，从而发挥治疗作用。

张程程[69]研究证实，电针足三里等穴对 DGP 大鼠胃肠动力障碍具有调节作用；电针足三里等穴调节 DGP 胃肠动力障碍的作用机制可能与抑制 SCF-kit 蛋白的异常表达从而恢复胃窦受损 ICC 超微结构有关；电针足三里等穴对 ICC 内 Ca^{2+} 浓度及钙激活氯离子通道电流的影响可能是其调节 DGP 胃肠动力障碍的作用机制之一，而电针并非通过直接干预 TMEM16A 而促进胃肠运动。

四、存在的问题

随着对 DGP 认识的不断深入和现代分子生物技术的不断发展、应用，中医药治疗 DGP 的疗效机制研究取得了可喜成果，逐渐发现中医药可能通过调控血糖水平、调节胃肠激素分泌、改善微血管病变、修复 ICC 等途径发挥疗效作用。

回顾近年来中医药对 DGP 疗效机制的研究现状，尚存在一些问题和不足，主要有以下几方面：

（1）整体观念不强，研究不够系统：对于疗效机制的研究多不够系统、全面，缺乏从整体调节角度对疗效机制有关指标或因子的联系及相互作用等方面进行研究。

（2）偏于指标变化，缺少靶点研究：中药复方成分复杂，具有较多的作用靶点，现有研究多集中于相关指标的变化，缺少对具体作用靶点的研究。

（3）对照药物缺乏代表性，样本量不足：存在研究设计不完全合理、样本量相对不足、对照药物不具有代表性等问题，缺乏大样本的研究结果，其数据可靠性及可信度较差。

（4）疗效评价标准不一，影响结论可信度：缺少系统、明确且统一的疗效判定标准，从而影响机制阐述的可信性。

（5）证型分类多样，缺乏特异性指标：中医药疗效机制研究缺少对证型的明确分类，缺乏针对不同证型的特异性机制指标。

五、述评与展望

DGP 是糖尿病常见的消化道慢性并发症，近年来，西医对 DGP 的常用治疗措施是饮食调理、促胃动力药、止吐药、抗抑郁等，但疗效不持久，具有一定副作用。而中医对 DGP 的研究越来越多，已显示出治疗上的优势，前景广阔。积极治疗 DGP，对于提高 DGP 患者的生活质量具有十分重要的意义。

下一步，还需要从整体观念出发，对其疗效机制进行系统、全面研究，同时，对确有疗效的经方、验方及中成药制剂进行有效成分测定，明确作用靶点，阐述其药理机制，提高临床疗效。同时，在科研设计上，需要更多大样本、多中心的数据支撑，提高数据可靠性及可信度。最后，形成系统、明确且统一的辨证论治诊疗体系及疗效判定标准，深入明确中医药疗效机制，为提高中医药防治 DGP 的疗效及其临床应用提供了更为可靠的科学依据。

参 考 文 献

[1]　Langworthy J，Parkman H P，Schey R. Emerging strategies for the treatment of gastroparesis[J]. Expert Rev Gastroenterol Hepatol，2016，20（4）：1-9.

[2]　Cho N H，Shaw J E，Karuranga S，et al. IDF Diabetes Atlas：Global estimates of diabetes prevalence for 2017 and projections for 2045[J]. Diabetes Research and Clinical Practice，2018，138：271-281.

[3]　Camilleri M，Parkman H P，Shafi MA，et al. Clinical Guideline：management of gastroparesis[J]. Am J Gastroenterol，2013，108（1）：18-37.

[4]　张瑶，时昭红，李阳. 糖尿病胃轻瘫中西医结合诊治进展[J]. 中华中医药杂志，2019，34（2）：702-704.

[5]　梁晓春. 祝谌予治疗糖尿病胃轻瘫经验[J]. 北京中医药，2019，38（9）：876-877.

[6]　杨先达，谢晶日，王海强. 谢晶日辨治糖尿病胃轻瘫经验[J]. 上海中医药杂志，2019，53（8）：31-34.

[7]　王泽，王秋虹，李晓文，等. 糖尿病胃轻瘫从"痿"论治探讨[J]. 中华中医药杂志，2019，34（10）：4705-4707.

[8]　王泽，王秋虹，林兰. 林兰教授治疗糖尿病胃轻瘫经验拾粹[J]. 四川中医，2019，37（7）：8-11.

[9]　李正，秦静，姜荣钦. 姜荣钦主任医师治疗糖尿病胃轻瘫经验[J]. 中国现代医生，2019，57（19）：127-129.

[10]　逄冰，周强，李君玲，等. 仝小林教授治疗糖尿病性胃轻瘫经验[J]. 中华中医药杂志，2014，7（29）：2247-2249.

[11]　吴文静，赵进喜，王世东. 吕仁和"六对论治"治疗糖尿病性胃轻瘫经验[J]. 中华中医药杂志，2015，30（12）：4340-4342.

[12]　王志强，李丽花. 庞国明治疗糖尿病性胃轻瘫临床经验[J]. 内蒙古中医药，2013，16（4）：103-104.

[13]　刘剑明，张玉琴. 张玉琴教授治疗糖尿病性胃轻瘫临证经验[J]. 中国中医药现代远程教育，2018，16（20）：75-77.

[14]　王开放，毋中明，张建中. 古代文献中关于糖尿病胃轻瘫的辨证治疗[J]. 中医药学报，2017，45（5）：5-8.

[15]　广东省中医院. 消渴病胃痞（糖尿病性胃轻瘫）中医诊疗方案（2017年版）[J]. 中国实用乡村医生杂志，2017，24（8）：71-72.

[16]　韩松林，李世云，李俊飞. 半夏泻心汤治疗糖尿病合并胃轻瘫临床观察[J]. 光明中医，2018，33（1）：59-61.

[17]　李媛. 半夏泻心汤加味治疗糖尿病性胃轻瘫临床观察[J]. 辽宁中医药大学学报，2013，（5）：191-192.

[18]　李燕舞. 半夏泻心汤加减治疗糖尿病性胃轻瘫34例疗效探讨[J]. 中外医疗，2015，（9）：175-176.

[19]　王静宇. 半夏泻心汤加味治疗糖尿病性胃轻瘫寒热错杂证的临床分析[J]. 糖尿病新世界，2019，4（2）：59-60.

[20]　刘波. 半夏泻心汤治疗糖尿病胃轻瘫临床观察[J]. 航空航天医学杂志，2018，29（9）：1141-1143.

[21]　徐萌，岳仁宋，杨茂艺. 半夏泻心汤对糖尿病胃轻瘫大鼠肠道菌群及炎症因子的影响[J]. 中草药，2018，18（7）：3056-3058.

[22]　罗屏彭，薇淇，谭海灯. 乌梅丸汤剂加减方治疗糖尿病胃轻瘫的临床效果探究[J]. 中黑龙江中医药，2018，2（7）：12-14.

[23]　张绍芬，潘卓文，覃晓东. 乌梅丸汤剂加减方治疗糖尿病胃轻瘫56例疗效观察[J]. 亚太传统医药，2013，6（12）：1678-1679.

[24]　卓冰帆，刘晓伟，周迎春，等. 升阳益胃汤加减治疗糖尿病胃轻瘫73例临床研究[J]. 江苏中医药，2014，46（6）：35-37.

[25]　梁勇. 升阳益胃汤治疗糖尿病胃轻瘫临床研究[J]. 中医学报，2014，8（6）：102-104.

[26]　杜立娟，程若东，倪青. 半夏泻心汤治疗糖尿病胃轻瘫疗效的Meta分析[J]. 环球中医药，2018，11（4）：605-607.

[27]　傅克模，莫耘松，王永亮. 香砂六君子汤对糖尿病胃轻瘫患者血清胃动素和胃泌素水平的影响及疗效观察[J]. 中国医药导报，2014，11（3）：108-110.

[28]　李丽娟，王静飞，潘满立. 益气健脾通降汤治疗糖尿病性胃轻瘫25例[J]. 环球中医药，2016，9（3）：307-309.

[29]　邱伟中. 四磨汤口服液治疗糖尿病胃轻瘫疗效观察[J]. 现代医学，2005，1（12）：43.

[30]　陈晚娇，雷静. 枳术宽中胶囊治疗糖尿病胃轻瘫疗效分析[J]. 实用中医药杂志，2011，27（9）：8-9.

[31]　章其春，张自正. 藿香正气软胶囊治疗糖尿病胃轻瘫30例[J]. 浙江中西医结合杂志，2004，14（9）：571.

[32]　葛佳伊，姜跃炜，王东煜，等. 温针灸对糖尿病胃轻瘫患者胃肠激素的影响[J]. 中华全科医学，2016，14（2）：298-299，316.

[33]　何虹，李珂，张林，等. 针灸治疗糖尿病性胃轻瘫的系统评价[J]. 针灸临床杂志，2015，31（8）：46-50.

[34]　佟媛媛，吕建民，卞金玲，等. 针刺治疗糖尿病性胃轻瘫62例的疗效观察[J]. 中华中医药杂志，2014，29（11）：3657-3659.

[35]　韩笑，朴春丽. 电针联合中药治疗糖尿病胃轻瘫（脾胃虚寒证）临床研究[J]. 时珍国医国药，2017，28（4）：904-906.

[36]　邓聪，老锦雄. 温针配合隔附子饼灸对糖尿病胃轻瘫血浆胃肠激素的影响[J]. 上海针灸杂志，2012，31（11）：818-819.

[37]　金义羚. 温针灸对轻、中度糖尿病胃轻瘫患者临床疗效观察及其对血清瘦素的影响[D]. 南京：南京中医药大学，2016.

[38]　刘建梁，古力沙尔阿·吐尔逊，景福权. 穴位注射治疗糖尿病胃轻瘫临床观察[J]. 上海针灸杂志，2016，35（8）：920-922.

[39]　贺红梅，王齐有. 灸法联合耳穴压豆治疗糖尿病胃轻瘫疗效观察[J]. 山西中医，2017，33（3）：35-36.

[40]　吴恋，刘纯伦. 糖尿病胃轻瘫发病机制研究进展[J]. 现代医药卫生，2013，29（14）：2152-2154.

[41]　张卉，刘俊岭，苗芙蕊. 壮医药线点灸疗法对糖尿病性胃轻瘫大鼠胃肠推进率和血糖的影响[J]. 新中医，2015，41（2）：220-221.

[42] 许瑾瑾，刘倩琦. 糖尿病胃轻瘫发病机制的研究进展[J]. 医学综述，2017，23（18）：3680-3682.

[43] 索静宇，徐华. 胃肠动力的影响因素[J]. 临床消化病杂志，2013，25（4）：249-250.

[44] Koch KL，Calles-Escandón J. Diabetic gastroparesis[J]. Gastroenterol Clin North Am，2015，44（1）：39-57.

[45] Horváth VJ，Izbéki F，Lengyel C，et al. Diabetic gastroparesis：Functional/morphologic background，diagnosis，and treatment options[J]. Curr Diab Rep，2014，14（9）：527.

[46] Rahelic D. 7th edition of IDF diabetes atlas-call for immediateaction[J]. Lijec Vjesn，2016，138（1/2）：57-58.

[47] 吴会玲，娄侠，段立志，等. 糖尿病胃轻瘫患者血胃泌素、胃动素水平的观察[J]. 临床荟萃，2014，29（7）：800-801.

[48] 赵静，崔德芝. 半夏泻心汤治糖尿病胃轻瘫的系统评价[J]. 山东中医药大学学报，2015，39（2）：115-119.

[49] 林辉，孙必强，黄群. 疏肝和胃丸对糖尿病胃轻瘫模型大鼠胃动力及胃肠激素的影响[J]. 湖南中医杂志，2019，35（11）：130-133.

[50] 卜仁梅，傅石明. 莫沙必利联合半夏泻心汤对糖尿病胃轻瘫患者血清胃肠激素水平的影响及疗效观察[J]. 中国中西医结合消化杂志，2015，23（8）：571-573.

[51] 傅克模，莫耘松，王永亮. 香砂六君子汤对糖尿病胃轻瘫患者血清胃动素和胃泌素水平的影响及疗效观察[J]. 中国医药导报，2014，11（3）：108-110.

[52] Jing Q，Wu G T，Du L D，et al. Therapeutic effects of ethanol extracts of Angelica sinensis and Astragalus mongholicus in diabetic gastroparesis rats[J]. Zhong Yao Cai，2014，37（8）：1415-1420.

[53] Moraveji S，Bashashati M，Elhanafi S，et al. Depleted interstitial cells of Cajal and fibrosis in the pylorus：Novel features of gastroparesis[J]. Neurogastroenterol Motil，2016，28（7）：1048-1054.

[54] Grover M，Bernard CE，Pasricha PJ，et al. Clinical-histological associations in gastroparesis：results from the gastroparesis clinical research consortium[J]. Neurogastroenterol Motil，2012，24（6）：249-531.

[55] Bashashati M，Mccallum R W. Is interstitial cells of Cajal-opathy present in gastroparesis？[J]. J Neurogastroenterol，2015，21（4）：486-493.

[56] Grover M，Bernard CE，Pasricha PJ，et al. Diabetic and idiopathic gastroparesis is associated with loss of CD206-positive macrophages in the gastric antrum[J]. Neurogastroenterol Motil，2017，29（6）.

[57] 钱秋海，李红专，陈文辉，等. 糖胃安对糖尿病胃轻瘫患者胃电节律及 MTL、cKc 影响的临床研究[J]. 中国临床医生，2010，38（3）：41-43.

[58] 李秀红，林国华，邹卓成. 电针对糖尿病胃轻瘫大鼠胃动素及生长抑素的影响[J]. 上海针灸杂志，2015，34（9）：892-895.

[59] 钟毅，赵志明，陆英杰，等. 胃肠舒对糖尿病胃轻瘫大鼠血液流变学和胃组织微血管的影响[J]. 江西中医学院学报，2008，20（3）：75-79.

[60] 葛海燕，沈明勤，李娟. 中医益气健脾与养阴和胃法对糖尿病胃轻瘫大鼠胃动力和胃血流的作用比较[J]. 中国实验方剂学杂志，2012，18（12）：238-241.

[61] 沈春瑾，石哲群，饶颖臻，等. 2 型糖尿病胃轻瘫与肿瘤坏死因子和微血管病变的关系[J]. 现代中西医结合杂志，2013，22（23）：2540-2541.

[62] Tangvar asittichai S，Pongthaisong S，Tangvarasit-tichai O. Tumor Necrosis Factor-A，Interleukin-6，C-Reactive Pro-tein Levels and Insulin R esistance Associated with Type 2 Diabetes in Abdominal Obesity Women[J]. Indian J Clin Biochem，2016，31（1）：68-74.

[63] Tack J，Carbone F，Rotondo A. Gastroparesis[J]. Current Opinion in Gastroenteroloy，2015，31（6）：499-505.

[64] Huan YU，Cheng JP，Zhang DQ，et al. Effect of combined with Chinese medicine on the expression of interstitial cells of Cajal，substance P and nerve nitric oxide synthase in diabetic mice with gastroparesis antrum[J]. World J Acupun Moxi，2015，25（3）：35-42.

[65] 吴泉霞，赵劢，谭至柔，等. 糖尿病胃轻瘫大鼠胃窦 Cajal 间质细胞和缝隙连接蛋白 43 的变化及胰岛素的干预作用[J]. 世界华人消化杂志，2014，22（29）：4399-4405.

[66] Grover M，Farrugia G，Lurken MS，et al. Cellular changes in diabetic and idiopathic gastroparesis[J]. Gastroenterology，2011，140（5）：1575-1585.

[67] 李慧，魏兰福，张伟，等. 和胃汤对糖尿病胃轻瘫大鼠胃 Cajal 间质细胞的影响[J]. 时珍国国药，2013，24（12）：2883-2884.

[68] 张燕，刘换新，邢德刚，等. 半夏泻心汤治疗糖尿病胃轻瘫的作用机制[J]. 天然产物研究与开发，2015，27（2）：350-354.

[69] 张程程. 电针对糖尿病胃轻瘫大鼠 Cajal 间质细胞起搏功能影响的研究[D]. 长沙：湖南中医药大学，2018.

（金　凯　执笔，姚沛雨　审订）

第九节　糖尿病便秘中医药临床研究进展

提　要：糖尿病便秘是糖尿病（DM）常见并发症之一，不仅严重影响患者的生活质量，同时也增加了血糖控制的难度，最终可加速糖尿病多种并发症的发生、发展。因此，积极治疗糖尿病患者的便秘病状，不仅有利于控制血糖、改善其生活质量，同时也能延缓糖尿病并发症的发生、发展。本文通过对近 5 年糖尿病便秘的中医病名、病因病机、治疗方法等方面的研究进展进行综述，以期为今后糖尿病便秘的临床治疗提供参考。

关键词：糖尿病便秘，病因病机，中医治疗，研究进展

中华医学会糖尿病分会调查显示，我国糖尿病发病率已达 10.9%[1]。预计到 2040 年我国糖尿病患者人数将达到 1.507 亿[2]。便秘与血糖关系密切，高血糖是糖尿病便秘的发病因素之一[3]。糖尿病便秘发生率约占糖尿病的 25%[4]，占糖尿病并发广泛神经病变的 90%[5-6]。随着糖尿病发病率的不断增加，糖尿病便秘的发生率也逐年攀升。糖尿病便秘属于现代医学"糖尿病自主神经病变"范畴，糖尿病患者因自主神经病变导致其胃肠道功能紊乱，临床上呈现出多种症状，便秘是其中之一。便秘不仅使患者腹胀、腹痛，还会导致心律失常、肛裂、痔疮，用力排便甚至会出现失明、脑血管破裂、猝死等一些严重并发症，增加了患者的痛苦与经济负担[7]。中医对本病的研究源远流长，积累了丰富的临床经验，治疗方法多样，疗效确切，本文就近 5 年来糖尿病便秘的中医研究进展综述如下。

一、中医病名沿革及归属

"消渴病"病名最早见于《素问·奇病论》"有病口甘者，病名为何……故其气上溢，转为消渴"。《黄帝内经》中有"肺消""隔消""消中""消瘅"等名称的记载。《证治要诀》中记载："上消消心……中消消脾……下消消肾。"提出"三消"分类法，即渴而多饮为上消，消谷善饥为中消，渴而便数有膏为下消。

"便秘"病名亦可追溯到《黄帝内经》，最早记载谓之"闭"，之后随着中医学的发展、历代医家对祖国医学的探索，提出很多与便秘相关的名称，有"大便难""大便不利""后不利"等记载，如《诸病源候论·大便难候》所述，大便艰涩难排者，主要原因在于机体五脏之功能协调不利，导致阴阳虚实不平衡，此即中医所认为的三焦不和，因而易导致便秘的发生。此处称便秘为"大便难"。《丹溪心法》中将便秘称为"燥结"。张仲景提出"脾约"的说法，并在《金匮要略》中提出："其病为约，麻仁丸主之。"而"便秘"这一病名最早见于清代沈金鳌的《杂病源流犀烛》，并沿用至今。

糖尿病便秘是现代医学病名，属中医学"消渴病""便秘"范畴[8-10]，中医古籍对其病名虽无直接记载，但对其症状有诸多相关描述，如《秘传证治要诀》云："三消，小便既多，大

便必秘";《诸病源候论·大便难候》云:"渴利之家,大便亦难"。《素问·举痛论》曰:"热气留于小肠,肠中痛,瘅热消渴,则坚干不得出,故痛而闭不通矣……",指出糖尿病患者大便有坚硬、干结的特点。《金匮要略》云:"消谷引食,大便必坚,小便即数。"《证治准绳·消渴卷》亦提到"三消小便既多,大便必秘"。可见古代医家早已认识到消渴日久,阴津亏耗,肠失濡润,可出现便秘症状。

二、病因病机认识不断深化

糖尿病便秘主要因消渴日久,大肠传导失司所致;或因病久气阴耗伤,气虚则大肠传送无力,阴伤津亏则不能滋润大肠而致肠道干涩,或因燥热内结,津液耗伤,导致肠道失润,大便干结难以排出;或病久肝气郁滞,疏泄失常,津液不能下渗大肠致肠道干涩,肾主五液,司二便,肾阴不足,则大肠干涸,肠道失润,无水行舟而致便秘。

(一)阴津亏虚论

庞国明等[11]认为阴亏是消渴病发生的根本,气虚是其迁延不愈的关键,气阴两虚是病程中的枢机阶段,阴阳两亏是发展的必然趋势,血瘀是造成并发症的主要原因,湿热阻滞是病程中的变证。便秘主要因消渴后期阴阳两虚,肠道失润,无水行舟所致。郑启艳等[12]认为其病机以阴虚为本,瘀血为标,其血瘀以不同程度贯穿于本病始终。万斌[13]认为,其病机主要为阴津亏损,燥热偏盛,随着病程的发展导致阴阳两伤、津亏肠燥、瘀血阻络;病变脏腑以大肠、脾为关键,大肠津液亏虚,脾不布津,血络瘀阻,导致大肠失于濡润,传导失职,从而发生便秘。袭麟[14]对近20年糖尿病便秘的文章进行中医证候分型,发现气阴两虚型占30.0%,阴虚燥热型占19.5%,阴虚型占12.0%。

(二)肾虚血瘀论

秦刚新等[15]认为消渴之便秘,主要由肾虚血瘀、大肠功能下降所致。刘静等[16]认为其病位在胃肠,病久累及脾肾,其病性多为本虚标实,虚实夹杂,气血亏虚为本,痰湿瘀热为标。肾阳亏虚,温煦无权,阴邪凝结,或是肾阴亏损,大肠液枯,无力行舟,可致便秘,另外瘀血阻遏血脉、经络,气机郁滞,大肠不能"以通为用"而肠蠕动明显减慢,使糟粕停滞于肠中。

(三)脾失健运论

张博纶等[17]认为糖尿病肠病的基本病机为脾失健运;脾虚则气血津液生化无权,阴津不足,肠失濡润则大肠秘结不通。单世钰等[18]根据中医理论,通过分析49例糖尿病便秘患者的临床表现提出脾运化失常是糖尿病便秘发生的根本原因,也是其病机关键,主要理论依据:一是中医认为"气"是人体一切生理功能的基础,人的排便过程依赖气的推动和固摄作用协调配合才能完成;二是脾胃为后天之本、气血生化之源,体内元气的盈亏取决于脾胃化生气血的能力。

（四）肝失疏泄论

胡爱民教授[19]则认为肝疏泄功能失常是糖尿病便秘的主要病机，肝失疏泄，气机升降失调，致肺失宣肃，脾胃失和，大肠传导功能失职，最终可导致大肠腑气不通，糟粕不能顺降而潴留于肠腑发为便秘。

综上所述，糖尿病便秘病位主要在大肠，涉及脏腑主要有肺、脾、胃、肝、肾。主要因消渴致气阴两虚，日久损伤肠胃，或病久耗气太过，肺与大肠相表里，肺气虚则大肠传导无力，肝失疏泄，脾气虚则运化失常；或因燥热内结，津液耗伤，致肠道失润；而肾主五液，司二便，或肾精亏耗，肠道干涩，或肾气不固，小便频数，肠道津亏，无水行舟而致大便干结难下形成便秘[20]。

三、辨证论治切中临床，内服外治协同增效

糖尿病便秘属本虚标实之证，以气阴亏虚为本，燥热、瘀血为标，治疗提倡采取综合措施，在控制血糖的基础上，针对其便秘的原因及症状，采取标本兼治、内外结合等方法，在中医学整体观念和辨证论治理念指导下，中医药在糖尿病便秘的治疗中发挥着重要的作用。

（一）辨证使用中药汤剂及中成药

1. 经方名方疗效卓著

（1）增液承气汤加减：李翠翠等[21]通过对 60 例糖尿病便秘患者临床治疗的观察，证明增液承气汤加味（玄参、麦冬、生地、大黄、厚朴、芒硝、枳实）对糖尿病便秘（阴虚肠燥型）有良效。张立峰[22]研究亦应用增液承气汤加味（麦冬、玄参、地黄、大黄、黄芪、白术、桃仁、火麻仁、肉苁蓉、木香）治疗糖尿病便秘疗效显著。杨桃等[23]认为燥、结、瘀是本病的病机，采用增液汤加减治疗 39 例糖尿病便秘患者，治疗 1 个疗程后总有效率为 71.79%，2 个疗程后总有效率为 89.74%，治疗 2 个疗程后，患者排便频次、便质、排便时间、排便难度、腹胀痛积分均低于治疗前。

（2）增液汤加减：苏露煜等[24]观察增液通便方辨证加减治疗糖尿病便秘的临床疗效，增液通便方组疗效优于通便灵胶囊组，前者总有效率为 91.67%，后者为 67.65%。王治义等[25]认为消渴病日久，老年人脏腑机能减退，气阴两虚证多见，养阴生津的同时需加用补气药，使"水增、力加"；治疗组以增液汤合黄芪，即"增水推舟"法治疗老年糖尿病便秘，对照组则单用增液汤治疗，治愈率与显效率两组相比差异有统计学意义（ $P<0.05$ ）。

（3）大黄附子细辛汤加减：吕珀菱[26]对糖尿病便秘患者进行疗效观察，治疗组以大黄附子细辛汤加减治疗，对照组以苁蓉通便口服液治疗，15 天为 1 个疗程，治疗 2 个疗程，结果：治疗组治愈 5 例，显效 11 例，有效 11 例，无效 8 例，总有效率为 77.1%，而对照组治愈 1 例，显效 4 例，有效 4 例，无效 11 例，总有效率为 45.0%。

（4）小承气汤加减：李娜等[27]应用加味小承气汤（大黄、枳实、厚朴、槟榔、莱菔子、火麻仁等）治疗糖尿病实热便秘取得较好疗效，该方能调整肠道内分泌失调和代谢紊乱，使胃

肠功能能得到恢复，改善糖尿病便秘患者的排便时间间隔、大便性状、排便时间及排便费力情况等，且疗效持久，不易复发。

2. 专病专方作用独特

巴丽君[28]将184例糖尿病便秘患者随机分为对照组和实验组各92例，对照组给予西药治疗，实验组给予自拟益气增液汤治疗，辨证加减，结果：对照组和实验组总有效率分别为68.48%、89.13%，不良反应发生率分别为2.17%、9.78%。李巧霞[29]研究认为自拟枳术黄芪汤（生白术、枳实、黄芪、陈皮、火麻仁、郁李仁等）能够促进消渴病便秘（气虚证）患者排便，提高肠道厌氧菌菌群数量，降低需氧菌菌群数量，能改善消渴病便秘患者的肠道菌群。秦尧玉等[30]自拟参芪调中汤治疗糖尿病便秘，总有效率达90%，优于单用莫沙必利片，尤其对糖尿病便秘之脾虚气滞型疗效较满意。单晓琴[31]采用自拟乾坤丹Ⅱ号（生黄芪20g，石斛15g，三七粉12g，瓜蒌、玄参、枸杞、炒苍术各10g等）治疗糖尿病便秘患者，结果：治愈11例，好转21例，未愈4例，有效率为88.9%。肖万泽[32]临床应用自拟益气滋阴通便方（黄芪、生地、茯苓、玄参、麦冬、黄精、党参、肉苁蓉等）治疗糖尿病便秘有效，且没有增加不良反应。王凯锋等[33]应用院内制剂降糖通便丸（由火麻仁、当归、生地黄、大黄、生枳实、桃仁、生白芍、生甘草、生白术等经加工制成）治疗糖尿病便秘，总有效率达96.78%，疗效确切，能显著改善患者临床症状及理化指标，提高患者生活质量。

3. 辨证论治切中病机

王清仪[34]认为治疗本病当以辨清虚实为先，实证治以通泻，虚证予以补益；实证：肺胃热盛证，方用小承气汤合二冬汤加减以清泻内热、润肠通便；肝胃气滞证，方用柴胡疏肝散合增液汤加减以疏肝理气，导滞通便；虚证：肺肾阴虚证，方用增液汤合左归丸加减以滋阴增液，润肠通便；肺脾气虚证，方用黄芪汤加减以补益脾肺，润肠通便；气阴两虚证，方用补中益气汤合增液汤加减以益气滋阴，润肠通便。

胡爱民教授[35]针对糖尿病便秘的病因病机，在治疗上善用疏肝理气之法，或活血养血，或滋阴润肠，或补气健脾，或益气温阳等，以四逆散为主方加减，阴虚甚者加麦冬、天冬、生地；肠燥津枯者加火麻仁、柏子仁；气虚甚者加黄芪、党参、白术；阳虚寒甚者加肉苁蓉、何首乌；火热重者加黄连、黄芩、栀子、芦荟；血瘀者加当归、桃仁。

张娟教授在治疗老年糖尿病便秘方面经验颇丰，首先提出了"上下不行治其中""以后天养先天"的治疗方法，根据其病因病机特点将临床治疗分为两大阶段：脾虚阶段治以健脾益气、行气化湿之法；肾虚阶段以肾气亏虚为根本，辨明虚实寒热，调畅气机，酌情加以补肾之品，疗效确切[36]。

赵进喜教授治疗糖尿病便秘，主张先辨体质，次辨方证，体质为纲，方证为目，纲举则目张，针对糖尿病"热伤气阴"病机及糖尿病并发症"血瘀"病机，重视清解郁热、益气养阴、活血化瘀治法的运用，即辨体质、辨病、辨证"三位一体"综合治疗[37]。

衡先培教授从阴虚燥热、浊阴凝痞两方面对老年糖尿病便秘进行辨治，临证时灵活运用经验方以清热生津、养阴润燥、补肾填精、润肠通便、芳香化湿、健脾益气、活血行气、降浊通腑[38]。

马居里教授在治疗糖尿病便秘时以辨证论治为主，辨病与辨证相结合：肺热津伤、肠道失润者，治以通腑泄热、润肠通便，方选麻子仁丸加减；脾肾阳虚、阴寒内结者，治以温补脾肾、润肠通便，方选济川煎加减；气血亏虚、瘀血阻滞者，治以益气养血、活血化瘀，方用八珍汤合桃红四物汤加减；肺脾气虚、腑气不通者，治以益气健脾、补肺润肠，方用补中益气汤合黄芪汤加减；津液枯竭、无水行舟者，治以增液行舟、润肠通便，方选增液承气汤加减[39]。

4. 成药应用重在疗效

宫建新等[40]基于中西医糖尿病便秘相关理论，对糖尿病便秘患者采用枸橼酸莫沙必利联合芪蓉润肠口服液治疗，临床取得了良好效果，尤其对中重型便秘疗效明显优于单药治疗。韩青[41]观察麻子仁丸加减治疗糖尿病便秘的临床疗效，选择果导片作为对照药物，经过 9 周治疗，在 160 例患者中，麻子仁丸总有效率为 85.0%，能缩短排便时间、增加排便频率、改善大便性状、减轻患者痛苦，有良好的效果。檀雪松等[42]用六味地黄丸治疗糖尿病便秘患者 60 例，7 天为 1 个疗程，共治疗 3 个疗程，与对照组枸橼酸莫沙必利片比较，患者排便间隔时间、每次排便时间均显著缩短。王旭等[43]采用消渴丸对 105 例气阴两虚型糖尿病便秘患者进行治疗，疗程 12 周，结果：消渴丸组总有效率为 89.52%，同时治疗组其他各项指标均较治疗前有明显改善，安全性高。

综上所述，糖尿病便秘的中医内治法主要有经方治疗、专病专方、辨证运用中药汤剂及中成药治疗等。用药方面主要针对本病阴亏肠燥、津液匮乏、瘀阻气机、无水行舟的病因病机，治疗上侧重具有滋阴增液、润肠通便、活血化瘀、调畅气机功效的方药为主，常用中药有生地黄、麦冬、玄参、生白术、生枳实、厚朴、当归、火麻仁、郁李仁等。

（二）中医外治备受青睐

1. 穴位贴敷安全有效

中药穴位贴敷疗法治疗便秘由来已久，该疗法可以避免首过效应，起效快、经济、安全，临床单选神阙穴时，被称作"脐疗"。陈细娟[44]对 60 例糖尿病便秘患者给予穴位贴敷治疗，药物中大黄、芒硝、当归、黄芪、冰片提取有效成分后按照比例混合，制作成药饼贴敷于神阙穴。对照组服用排毒养颜胶囊。结果：治疗组总有效率高于对照组（$P<0.05$）。符丽等[45]将 68 例糖尿病便秘患者随机分为治疗组和对照组各 34 例，对照组给予拍打天枢穴；治疗组给予拍打天枢穴的同时配合大黄粉贴敷神阙穴。结果：治疗组总有效率为 91.1%，对照组为 52.9%，大黄粉贴敷神阙穴结合天枢穴拍打能显著改善糖尿病便秘，缩短排便时间。周璇[46]同样选择 56 例糖尿病便秘患者，均给予大黄粉敷脐（神阙）治疗，结果：治愈 28 例，显效 21 例，有效 6 例，无效 1 例，临床总有效率为 98.21%（55/56）。包敏[47]应用薄荷油脐部湿敷治疗糖尿病便秘，亦取得满意疗效。宋双双[48]应用穴位贴敷联合穴位按摩对糖尿病便秘患者进行疗效观察，试验组 30 例，在对照组基础上采用穴位贴敷联合穴位按摩，有效率为 86.67%，优于对照组，疗效肯定。白盼盼[49]认为中药可以经皮吸收，通过经络起到调节全身作用，采用自制粉末（冰片、木香、大黄按比例混合）对 83 例糖尿病便秘患者进行治疗，结果：治疗组总有效率为 95.24%，对照组为 80.49%。王亚丽等[50]认为糖尿病便秘的核心病机为"枢机不利，

大气不转"，治应滋阴益气、温中散寒，采用自制粉末（干姜、高良姜、白芥子、甘遂、槟榔、巴豆霜各等份）敷掌心治疗糖尿病便秘患者 88 例，证实中药敷掌心疗法与中药口服疗法治疗糖尿病便秘总体疗效相当，但中药敷掌心疗法较中药口服起效更快，能更好地改善患者便秘症状。

2. 针灸治疗精究选穴

白维华[51]采用温热电针治疗糖尿病便秘患者 40 例，结果：治疗组总有效率达 100%，高于对照组的 80%，差异显著。陈雅娟等[52]探讨增液通便方敷脐联合蜡袋灸治疗气阴两虚型 2 型糖尿病便秘患者的临床疗效，结果：敷脐加灸疗组的总有效率明显高于单纯敷脐组（$P<0.01$），对生活质量的影响和对便秘效果的远期疗效优于单纯敷脐治疗。吴芳华等[53]设干预组给予"标本配穴"电针法结合莫沙必利治疗，对照组给予单纯莫沙必利治疗，结果：干预组便秘改善程度明显优于对照组（$P<0.05$），干预组临床总有效率优于对照组（$P<0.05$），证明"标本配穴"电针法联合莫沙必利治疗糖尿病便秘具有肯定疗效。王剑波等[54]将 156 例阴虚血瘀型糖尿病便秘患者随机分为治疗组和对照组，治疗组采用电针配合穴位贴敷治疗，对照组口服枸橼酸莫沙必利片治疗。结果：治疗组改善临床症状、生活质量及中医证候总积分均优于对照组。

综上所述，中医外治法主要侧重于中医学传统的穴位贴敷及针灸疗法，这也是传统中医学最行之有效的几种外治疗法，常用的外治药物主要是具有通腑行气泄浊功效的大黄、枳实、巴豆、槟榔等，制成药饼外贴，不管是外敷还是针灸疗法，常用的穴位多集中于足阳明胃经及局部阿是穴，主要起到攻下导滞，增加胃肠蠕动的作用。

3. 特色疗法彰显优势

（1）低频脉冲电疗法：吴圆荣[55]通过观察低频脉冲穴位电刺激对糖尿病便秘患者首次排便时间、肠鸣音次数、血浆 NO 值、便秘症状积分的变化、便秘疗效、不良反应及随访后便秘的复发情况等指标的影响，证明该疗法可以有效改善糖尿病便秘患者的便秘情况，且不增加不良反应发生率，同时具有一定的远期效果，是一种简便、有效的外治方法。

（2）传统刮痧疗法：朱晓珍等[56]用刮痧治疗糖尿病便秘，结果：观察组治疗后每周排便次数高于对照组，排便间隔时间、每次排便时间明显低于对照组，观察组总有效率（92.2%），明显高于对照组（82.0%）。

（3）局部按摩疗法：杨国芳等[57]用耳穴埋豆联合腹部按摩治疗糖尿病便秘患者 70 例取得满意效果，在总体疗效评价、平均每周排便次数和排便通畅度评分等方面，治疗组总有效率达62.86%，远高于对照组的 22.86%。

（4）耳穴压豆疗法：李维花[58]用耳穴压豆法治疗糖尿病便秘患者 85 例，总有效率达到94.82%。其机理主要是利用双耳配合，对消化系统起到泄热通导、益气温阳及养血滋阴的功效，从而改善患者的便秘症状。

（5）穴位埋线疗法：李雅洁等[59]研究发现，穴位埋线配合福松口服治疗糖尿病便秘，在临床疗效、便秘症状评分方面均优于单纯穴位埋线和单纯口服福松治疗。单纯穴位埋线治疗在近期疗效方面与单纯口服福松治疗无显著差异，但远期疗效及安全性方面优于单纯口服福松治疗。

综上所述,糖尿病便秘的治疗除外中医内服药物及针灸疗法外,还常常选用中医学的按摩、穴位埋线、耳穴压豆、刮痧,以及将现代医学成果运用于中医临床的低频脉冲电治疗,其主要作用是借助外力增加胃肠蠕动,促进大便排出,从而缓解症状,达到治疗的目的。

(三)内外同治,协同增效

1. 内服汤药联合穴位贴敷

金美娟等[60]以陈士铎的濡肠饮加味内服联合穴位贴敷治疗糖尿病便秘患者 24 例,结果:显效 18 例,有效 5 例,无效 1 例,总有效率为 95.8%;对照组显效 10 例,有效 7 例,无效 7 例,总有效率为 70.8%。赵明刚[61]用益气滋阴润燥方内服(药用黄芪、玄参、麦冬、当归、火麻仁、生地黄、柏子仁、陈皮、枳壳)联合香军散穴位贴敷神阙穴(药用枳实、木香、大黄、厚朴等)治疗糖尿病便秘,结果:排便间隔时间及排便时间比较,疗效均优于对照组(莫沙必利片组)。赵言[62]设观察组应用苏子降气汤加减口服,联合穴位贴敷(药用冰片、牛膝、生黄芪、厚朴、生大黄、芒硝)治疗糖尿病便秘,设对照组单纯应用苏子降气汤加减口服,研究结果表明,观察组总有效率为 95.24%,高于对照组的 80.95%,观察组治疗效果明显优于对照组($P<0.05$)。

2. 内服汤药联合按摩

许海燕等[63]将符合纳入标准的 62 例糖尿病便秘患者分为治疗组和对照组,其中对照组应用逍遥散(当归 20g,茯苓、生白术各 15g,生地 12g,赤芍、柴胡、桃仁、枳壳、川牛膝各 10g,薄荷 6g)为主方加减联合按摩治疗糖尿病便秘,治疗组在上述治疗基础上加用按摩,以神阙穴为圆心,沿顺时针方向按摩腹部,每日三餐后 1h 各按摩 1 次,每次约 20min。结果显示,联合治疗方法在改善临床症状方面疗效显著,总有效率达到 90.6%。可能因按摩手法局部刺激可疏通经络、调畅气机,消除腹壁紧张和挛缩现象,增加肠道蠕动,改善胃肠道功能紊乱,对药物治疗有增效作用。

3. 内服汤药联合耳穴压豆

袁瞳等[64]为观察中药汤剂联合耳穴压豆在糖尿病便秘中的作用,采用增液汤(生地 15g,麦冬 15g,玄参 15~30g,全瓜蒌 25g,决明子 15~30g,火麻仁 15~30g,桃仁 10g,杏仁 9g)为主加减配合耳穴贴压(主穴:直肠、大肠、交感;配穴:脾、皮质下、肾、三焦)治疗糖尿病便秘患者 28 例,其中临床治愈 18 例,好转 8 例,未愈 2 例,总有效率为 92.86%。其认为耳穴压豆具有平衡阴阳、调理脏腑、疏通经络、通便等功能,刺激耳穴能调整经脉、传导感应、调整虚实,使人体各部的功能活动得到调整,以保持相对平衡而达到治疗疾病的目的。

4. 内服汤药联合针刺

席作武等[65]观察针刺联合便通饮治疗阴虚津亏型便秘的临床疗效,以单纯便通饮治疗为对照组,结果:治疗组总有效率为 93.33%,对照组为 83.33%,两组治疗后排便间隔时间、粪便性质、排便费力程度、排便不尽感、紧迫感程度、腹痛腹胀程度积分均较治疗前明显下降

（ $P<0.05$ ），且治疗组除粪便性质外，其他各项症状改善均优于对照组（ $P<0.05$ ）。

综上所述，内外结合是增加临床疗效的一种非常重要的手段，就本病而言，在单纯运用内服药物或者外治疗法效果欠佳时，考虑二者的联合运用，主要是内服中药汤剂联合穴位贴敷的方法，往往能收到事半功倍的效果。

四、目前存在问题

便秘是糖尿病常见的并发症之一，因排便困难，不仅增加了患者的痛苦，同时更增加了血糖的难控性。综合近 5 年来的文献我们发现，虽然中医学对本病的研究取得了一定的进展，但是对其病因病机的认识仍未取得共识，同时在治疗中方法多样，但是没有一个完整的、循证医学价值较高的诊疗方案。

五、述评与展望

糖尿病便秘是糖尿病患者的常见症状，可不同程度地影响患者的生存质量，不利于血糖控制，对有心、脑、肾并发症的患者可能加重病情或促使其发病。现代医学对糖尿病便秘的治疗方法比较局限，西医治疗本病只能采取对症处理，疗效一般。中医药作为我国传统文化的瑰宝，有其自身的优势。在基础理论的指导下，注重整体观念、辨证论治、个体化治疗、加减运用灵活，在治疗糖尿病便秘方面取得了确切的临床疗效，能有效减轻患者痛苦，提高其生活质量，体现了中医中药的优势。但是中医药研究缺乏循证医学的研究证据，且目前尚缺乏统一的糖尿病便秘诊断标准、辨证分型及疗效评定标准。这种状况限制了中医药在防治糖尿病便秘发生、发展方面的推广应用。因此，建立中医诊疗体系的规范化指标，并根据循证医学的要求进行验证，开发疗效显著、机理明确、可重复性强的中药制剂并进行推广，是摆在我们面前的艰巨任务，也是非常有开发前景的研究方法。

参 考 文 献

[1] 中华医学会糖尿病学分会. 中国 2 型糖尿病防治指南（2017 年版）[J]. 中华糖尿病杂志, 2018, 10 (1) : 3.

[2] 徐楠, 刘克军, 顾雪非, 等. 糖尿病治疗人群医疗总费用研究[J]. 中国卫生经济, 2016, 35 (10): 65-68.

[3] 万燕萍, 欧国琴. 中医护理技术在糖尿病便秘患者中的应用[J]. 当代护士: 学术版（中旬刊）, 2016, 23 (2): 8-9.

[4] 朱延涛, 楼百层, 王菁. 中医药治疗糖尿病便秘研究进展[J]. 新中医, 2018, 50 (10): 26-28.

[5] 王伟臣, 罗亚男, 岳仁宋. 针刺治疗糖尿病性便秘的临床研究[J]. 中国民间疗法, 2016, 24 (4): 24.

[6] 刘宇, 张瑞凤, 李如意, 等. 40 岁以上 2 型糖尿病患者便秘与早期动脉粥样硬化的相关性[J]. 上海医学, 2016, 39 (1): 1-5.

[7] 刘治业. 糖尿病便秘治疗的研究进展[J]. 甘肃医药, 2018, 37 (11): 971-973.

[8] 刘吉琴, 柯宗萍, 谢丹丹, 等. 针灸治疗 2 型糖尿病周围神经病变对腓神经神经传导速度影响的 Meta 分析[J]. 上海针灸杂志, 2016, 35 (1): 105-110.

[9] 刘美君, 刘志诚, 徐斌, 等. 针灸治疗 2 型糖尿病合并抑郁症的 Meta 分析[J]. 浙江中医药大学学报, 2016, 41 (1): 54-59.

[10] 赵宏, 刘萌萌, 毛仁丹吉. 老年糖尿病患者便秘发生情况及其影响因素分析[J]. 甘肃科技, 2015, 31 (2): 130-131.

[11] 庞国明, 王凯锋, 贾林梦, 等. 纯中药治疗 2 型糖尿病 "三辨诊疗模式" 探悉[J]. 世界中西医结合杂志, 2019, 5: 712-717

[12] 郑启艳, 杨会生, 项蓉蓉, 等. 针灸治疗 2 型糖尿病的 Meta 分析[J]. 上海针灸杂志, 2016, 35 (5): 618-622.

[13] 李宝华, 郑凌鹏, 工鹏, 等. 万斌治疗老年糖尿病便秘的经验[J]. 光明中医, 2015, 30 (9): 1852-1853.

[14] 裵麟. 中药治疗糖尿病性便秘的现代文献组方配伍规律研究[D]. 沈阳：辽宁中医药大学，2016.

[15] 秦刚新，苏衍进，梁红，等. 益肾化瘀法治疗糖尿病便秘 32 例临床观察[J]. 云南中医中药杂志，2015，36（10）：29-30.

[16] 刘静，彭书磊. 糖尿病肠病中医证治简况[J]. 实用中医内科杂志，2015，29（1）：80-81.

[17] 张博纶，李敬林. 从脾失健运认识糖尿病肠病病机[J]. 中医药临床杂志，2016，28（11）：1532.

[18] 单世钰，李敬林. 从"脾失健运"论治糖尿病便秘浅析[J]. 实用中医内科杂志，2010，6：59-60.

[19] 万巧巧，胡爱民. 胡爱民教授从肝论治糖尿病性便秘的经验介绍[J]. 中西医结合研究，2015，7（6）：325.

[20] 庞国明，陈丹丹，王凯锋. 糖尿病性便秘的中西医研究进展[J]. 中医临床研究，2015，7（27）：98-100.

[21] 李翠翠，宋宗良. 增液承气汤加味治疗糖尿病便秘 30 例临床观察[J]. 黑龙江中医药，2015，6（1）：9-10.

[22] 张立峰. 增液承气汤加味治疗糖尿病便秘疗效观察[J]. 实用中医药杂志，2016，32（10）：957.

[23] 杨桃，肖天保. 增液汤加味治疗糖尿病性便秘的疗效观察[J]. 临床合理用药杂志，2017，10（1）：77-78.

[24] 苏露煜，曹平. 增液通便方治疗糖尿病便秘 36 例[J]. 陕西中医学院学报，2015，38（2）：58-59.

[25] 王治义，徐寒松，吴青，等. "增水推舟"法治疗老年糖尿病便秘 30 例临床观察[J]. 中国民族民间医药，2015，24（2）：32.

[26] 吕珀菱. 大黄附子细辛汤加减法治疗 2 型糖尿病便秘的探讨[J]. 大医生，2016，1（1）：50-52.

[27] 李娜，陈玉. 加味小承气汤治疗糖尿病实热便秘疗效观察[J]. 山西中医，2016，32（5）：15-16.

[28] 巴丽君. 92 例益气增液汤治疗糖尿病便秘临床观察[J]. 中国实用医药，2015，10（32）：193-194.

[29] 李巧霞. 枳术黄芪汤对消渴病便秘（气虚证）患者肠道菌群的影响[J]. 湖北民族学院学报·医学版，2018，35（4）：86-88.

[30] 秦尧玉，姚景玲. 参芪调中汤治疗糖尿病性便秘疗效观察[J]. 山西中医，2015，31（5）：39.

[31] 单晓琴. 乾坤丹Ⅱ号治疗糖尿病便秘 36 例[J]. 内蒙古中医药，2016，35（8）：31.

[32] 姜清，肖万泽. 肖万泽自拟益气滋阴通便方治疗糖尿病合并便秘的临床研究[J]. 世界最新医学信息文摘，2018，18（6）：186-188.

[33] 王凯锋，高言歌，庞国明. 降糖通便丸治疗糖尿病性便秘 63 例疗效观察[J]. 世界中西医结合杂志，2018，9：1314-1317.

[34] 王清仪. 2 型糖尿病患者便秘的中医辨治心得[J]. 中医临床研究，2016，8（31）：97.

[35] 万巧巧，胡爱民. 胡爱民教授从肝论治糖尿病性便秘的经验介绍[J]. 中西医结合研究，2015，6：325-326.

[36] 贾宁，张娟. 张娟教授治疗老年糖尿病性便秘的经验探讨[J]. 浙江中医药大学学报，2015，39（10）：750.

[37] 申子龙，王世东，庞博，等. 赵进喜辨体质、辨病、辨证"三位一体"诊治糖尿病性便秘经验[J]. 环球中医药，2015，8（10）：1212-1214.

[38] 邹苏芬，衡先培. 衡先培教授辨治老年糖尿病性便秘经验撷菁[J]. 亚太传统医药，2017，9：93-95.

[39] 袁秀丽，秦刚新，苏衍进，等. 马居里教授治疗糖尿病便秘经验[J]. 现代中医药，2017，3：5-7.

[40] 宫建新，林瑶. 枸橼酸莫沙必利联合芪蓉润肠口服液治疗糖尿病便秘疗效观察[J]. 中国妇幼健康研究，2017，28（1）：311-312.

[41] 韩青. 麻子仁丸治疗糖尿病便秘的临床研究[J]. 中国中医药现代远程教育，2016，14（24）：60-61.

[42] 檀雪松，谢勇，高燕. 六味地黄丸联合中药方剂穴位敷贴治疗 2 型糖尿病便秘的临床观察[J]. 中国药房，2016，27（27）：3797-3799.

[43] 王旭，陈军，周云庆，等. 消渴丸治疗 2 型糖尿病患者 105 例临床疗效及安全性观察[J]. 世界中西医结合杂志，2015，10（2）：223-225.

[44] 陈细娟. 穴位贴敷神阙穴在糖尿病便秘患者中的应用研究[J]. 糖尿病新世界，2018，17：45-46.

[45] 符丽，刘燕娟，曾远娴，等. 大黄粉贴敷神阙穴结合天枢穴拍打治疗糖尿病便秘的疗效观察[J]. 中医临床研究，2016，8（4）：130-132.

[46] 周璇. 大黄粉敷脐治疗糖尿病便秘的护理干预效果分析[J]. 内蒙古中医药，2017，36（8）：179-180.

[47] 包敏. 薄荷油腹部湿敷治疗糖尿病便秘的疗效观察[J]. 内蒙古中医药，2017，20：90-91.

[48] 宋双双. 穴位贴敷配合穴位按摩治疗糖尿病便秘患者的护理观察[J]. 光明中医，2017，32（8）：1192-1193.

[49] 白盼盼. 中药穴位敷贴对糖尿病便秘患者的影响[J]. 光明中医，2017，32（3）：390-392.

[50] 王亚丽，胡江，章国英. 中药敷掌心治疗糖尿病便秘疗效观察[J]. 浙江中西医结合杂志，2017，27（10）：855-858.

[51] 白维华. 电热针治疗糖尿病性便秘疗效观察[J]. 中医药临床杂志，2017，29（2）：251-253.

[52] 陈雅娟，祝亚男，冯晓红，等. 增液通便方敷脐联合蜡袋灸治疗气阴两虚型 2 型糖尿病便秘患者 30 例临床观察[J]. 中医杂志，2015，56（6）：483-486.

[53] 吴芳华，周焕娇，朱启玉，等. "标本配穴"电针法联合莫沙必利治疗糖尿病便秘的疗效观察[J]. 中华中医药学刊，2016，34（2）：353-355.

[54] 王剑波，薛晶晶，陈薇薇. 电针配合穴位贴敷治疗糖尿病便秘疗效观察[J]. 上海针灸杂志，2016，35（9）：1077-1080.

[55] 吴圆荣. 低频脉冲穴位刺激对糖尿病便秘患者的临床干预研究[D]. 福州：福建中医药大学，2016.

[56] 朱晓珍，胡倩，张春晓. 刮痧治疗糖尿病便秘的临床研究[J]. 内蒙古中医药，2017，36（17）：72-73.

[57] 杨国芳、王静、罗曼. 耳穴埋豆联合腹部按摩治疗糖尿病便秘疗效观察[J]. 中医药临床杂志，2016，28（12）：1789-1791.

[58] 李维花. 耳穴压豆治疗 85 例 2 型糖尿病患者习惯性便秘的临床观察[J]. 医药前沿，2015，5（1）：114.

[59] 李雅洁，安丽，田浩. 穴位埋线配合福松治疗糖尿病便秘：随机对照研究[J]. 中国针灸，2016，36（2）：124.

[60] 金美娟，唐存祥，董艳. 濡肠饮加味内服联合通便穴位贴敷治疗糖尿病便秘 24 例[J]. 浙江中医杂志，2017，52（5）：340.

[61] 赵明刚. 益气滋阴润燥方内服联合香军散穴位贴敷治疗糖尿病便秘 59 例疗效观察[J]. 国医论坛，2018，33（3）：35-36.

[62] 赵言. 中药内服联合穴位贴敷对糖尿病便秘患者的影响[J]. 中国民间疗法，2018，6：18-19.

[63] 许海燕，刘明明，许惠玲. 逍遥散加减联合按摩治疗糖尿病便秘临床观察[J]. 陕西中医，2015，1：54-55.

[64] 袁瞳，陈晓磊，刘佳嘉，等. 增液汤加减配合耳穴贴压治疗糖尿病便秘 28 例临床观察[J]. 中国社区医师，2015，32：86-88.

[65] 席作武，吴耀宗，李培培，等. 针刺联合便通饮治疗阴虚津亏型便秘患者 30 例疗效观察[J]. 中医杂志，2015，56（6）：503-505.

（王凯锋　执笔，韩建书、王志强　审订）

第十节　糖尿病性腹泻中医药临床研究进展

提　要：糖尿病性腹泻是糖尿病常见并发症，但其发病机制尚不明确，临床诊疗中主要是采取经验性治疗，针对腹泻对症治疗，疗效不佳。祖国医学中，糖尿病性腹泻属"消渴""泄泻"范畴，认为其病因病机多为脾虚湿盛、运化失司而致，遵循整体观念，辨证施治，通过运用中药内服、灌肠，以及其他一些中医特色疗法（针刺、隔姜灸、耳穴贴压等），能够从根本上改善症状，临床疗效确切。

关键词：糖尿病性腹泻，病因病机，辨证施治，特色疗法，研究进展

　　糖尿病性腹泻是糖尿病常见并发症之一，目前认为主要由糖尿病神经病变中胃肠病变引起，主要临床表现为顽固性、间歇性腹泻，腹泻与便秘交替，每天数次至数十次不等，甚至大便失禁，严重影响糖尿病患者的生活质量。现代医学对本病的病因病机尚未完全明确，治疗上多以改善神经营养、纠正代谢紊乱等药物对症治疗为主，尚无疗效确切的治疗方案。中医学认为，糖尿病性腹泻可归于"消渴"和"泄泻"范畴，正如《伤寒论·辨厥阴病脉证并治》所述："厥阴之为病，消渴，……下之利不止。"使用中医学整体观念进行辨证施治，内治与外治相结合，药物与非药物相结合，临床疗效确切，能够显著改善患者的临床症状，提高其生活质量，降低社会及经济负担。为了充分发挥中医药整体观念、辨证论治、内外结合治疗糖尿病性腹泻的临床疗效，拓展思路、发幽启微，笔者对近年来糖尿病性腹泻的中医药治疗研究文献进行了深入学习、系统总结，试从以下几个方面对糖尿病性腹泻的中医药治疗进行阐述，以期为糖尿病性腹泻的中医药诊疗提供参考。

一、中医病名考

　　糖尿病性腹泻是现代医学病名，祖国传统医学并没有与之相对应的病名，根据其症状可归属"消渴"和"泄泻"范畴。消渴首见于《素问·奇病论》，其主要表现为三多（多饮、多食、多尿）、消瘦、乏力或尿有甜味，故又名"消瘅""消中"。泄泻首见于《素问·气交变大论》，又名"飧泄""注下""鹜溏"，主要表现为便次增多，便质稀溏、完谷不化，甚则泻如水样。

二、病　因　病　机

（一）脾虚失运论

庞国明[1]认为脾虚湿盛是本病发生的重要因素，脾虚则运化失司，湿浊内生，清浊相混，下迫为泄泻。张玉福等[2]认为糖尿病患者久病损伤脾胃，脾胃功能失常，湿邪为患，阻碍气机，升降失衡，清浊不分，故发为泄泻。陈大舜[3]认为糖尿病性腹泻的根本病机是气机升降失调，魄门启闭功能障碍；内生邪气交泪壅滞，五脏与魄门使道阻塞。

（二）肾阳不足论

张书月等[4]认为本病多由消渴日久，脾胃虚弱，湿浊内生，损耗阳气，致脾肾两虚或脾肾阳虚。莫小书[5]认为消渴日久，阴损及阳，肾阳衰微，无以温煦脾土，运化失常，湿邪停聚，发为泄泻。梁厚策等[6]认为消渴日久，耗气伤阴，阴损及阳，命门火衰，失于温煦而致泻下无度。

综上所述，糖尿病性腹泻主病之脏在脾，但在发病中往往涉及肝、肾等多个脏腑，病机主要有脾胃虚弱、脾肾阳虚，并涉及痰湿、湿热、燥热、瘀血等。糖尿病性腹泻主要病因病机是脾虚湿盛，脾失健运；肝脾不和，脾肾阳虚，故本病为本虚标实、虚实夹杂之证。

三、辨　证　论　治

关于糖尿病性腹泻的诸多辨证分型，目前尚无统一标准。朱国茹[7]将糖尿病性腹泻分为脾胃气虚、脾肾阳虚、脾虚肝旺、脾虚湿滞等证型。吕仁和[8]教授提出，糖尿病性腹泻可分为湿热中阻、肝脾不和、脾虚湿盛、脾肾阳虚等型，分别可选用葛根芩连汤、白术芍药散、参苓白术散、理中汤合四神丸等方，利用"六对论治"：对病分期辨证论治、对病辨证论治、对病论治、对症论治、对症辨证论治、对症辨病辨证论治，显著提高了临床疗效。于世家[9]认为糖尿病性腹泻以脾肾阳虚为本、脾胃虚弱为标，治宜温肾健脾，化湿固涩；久则入络，瘀血内生，可加无润肠作用的活血化瘀之品。姚沛雨[10]治疗本病则主张首辨虚实，再辨寒热，运用经方，灵活化裁，以和解少阳、温中祛寒、补气健脾等法治疗。综合各医家思想，糖尿病性腹泻的辨证论治应以和中运脾、益气健脾、泻肝补脾、温肾健脾为主，佐以调畅气机、清热燥湿、解毒化瘀、涩肠止泻。

（一）和中运脾

庞国明教授[1]认为平调平治，和中运脾是湿热中阻型糖尿病性腹泻的有效治疗方法，运用连朴饮加减以理气和中、清热化湿，取得了良好的临床疗效。韩文彪等[11]认为多数糖尿病性腹泻患者存在上焦燥热未除、下焦寒湿又生的情况，运用半夏泻心汤以清上温中、平调寒热，总有效率为98.0%，明显高于对照组的86.0%。姚沛雨[10]运用半夏泻心汤加减治疗糖尿病性腹泻亦取得了良好的临床疗效。谭志雄等[12]运用藿香正气滴丸化湿辟秽，理气和中，治疗脾虚湿盛型糖尿病性腹泻，临床疗效确切。李惠林教授[13]认为本病病机多为上热下寒，故应用乌梅降糖止泻方以辛开苦降、寒热并调，治疗糖尿病性腹泻寒热错杂诸证，总有效率为90.00%，显著高于对照1组的32.97%和对照2组的73.33%（$P<0.05$），且治疗组FPG、2hPG、HbA1c等指标水平均优于对照1组和对照2组（$P<0.05$）。

（二）益气健脾

范嘉裕等[14]运用健脾益气法治疗糖尿病性腹泻患者，给予参苓白术散加味治疗，在对应性治疗后，研究组患者临床总有效率显著优于对照组，差异有统计学意义（$P<0.05$），表明参苓白术散加味治疗糖尿病性腹泻的临床疗效较为理想。孙平[15]运用葛芪二术汤治疗本病，并设治疗组和对照组，结果：治疗组的总有效率为95%，显著高于对照组（$P<0.05$），表明本方具有益气健脾、升清降浊以止泻的功效。董明霞等[16]以健脾益气祛湿法治疗糖尿病性腹泻患者30例，并与采用六十角蒙脱石治疗的对照组进行疗效对比，结果：治疗组的总有效率为93.33%，明显优于对照组的73.33%。杜丽霞等[17]运用自拟健脾止泻化毒汤治疗脾胃虚弱型糖尿病性腹泻，对照组予西医常规治疗，治疗组在对照组基础上予自拟健脾止泻化毒汤治疗。治疗组总有效率为90.0%，对照组为63.3%，组间差异有统计学意义（$P<0.05$）；两组中医证候积分治疗前后组内比较及治疗后组间比较，差异均有统计学意义（$P<0.05$）；两组复发率比较，差异有统计学意义（$P<0.01$）。说明自拟健脾止泻化毒汤治疗脾胃虚弱型糖尿病性腹泻疗效显著，且复发率低。邓毅[18]运用加味参苓白术散治疗脾胃虚弱型糖尿病性腹泻，结果显示加味参苓白术散可显著降低血糖，并能有效缓解糖尿病性腹泻患者的各种临床症状和体征，在治疗总有效率、改善患者临床症状、降低症状积分、降低FPG和2hPG、改善腹泻症状等方面均明显优于对照西药组，二者比较有显著性差异（$P<0.05$）。

（三）泻肝补脾

王振静等[19]运用扶脾抑肝汤治疗糖尿病性腹泻，对肝郁脾虚型泄泻疗效显著，可以改善糖尿病性腹泻患者的中医证候积分，降低FPG、2hPG水平，改善肠道菌群，此方切合临床实际。白首振[20]运用白术芍药散加味方治疗糖尿病性腹泻患者，设对照组和观察组，两组均给予常规基础治疗，观察组再给予白术芍药散加味方治疗。结果：采用白术芍药散加味方治疗的观察组有效率为95.35%，对照组只有69.77%，二者差异有统计学意义（$P<0.05$），证明白术芍药散加味方治疗糖尿病性腹泻效果良好。张书月等[21]运用舒肝健脾丸以疏肝健脾，益气固本，治疗糖尿病性腹泻，总有效率为92.3%，显著高于对照组的75%，二者差异有统计学意义（$P<0.01$），疗效确切。

（四）温肾健脾

郭乃刚等[22]认为消渴病、泄泻病责之脾、肾二脏，病机为虚实夹杂、阳虚下陷、湿多成泄，应治以温补脾肾、升阳散湿，郭乃刚以东垣升阳除湿汤加味治疗本病患者66例，组方：苍术30g，补骨脂30g，羌活、益智仁、神曲、柴胡、法半夏、泽泻、猪苓、陈皮、防风、升麻各10g，炙甘草、五味子各5g。结果：治疗组总有效率为91.2%。史楠[23]运用健脾温肾固涩法，以参苓白术散合四神丸加减诊治消渴病久脾肾阳虚型泄泻患者，组方：肉豆蔻12g，吴茱萸 6g，党参 15g，补骨脂 12g，茯苓 12g，白术 12g，莲肉 12g，薏苡仁 30g，白扁豆 30g，升麻 10g，山药 15g，随证加减，疗效显著。许公平名老中医[24]结合新疆特色地域治病特点，以自拟六炒散治疗脾肾阳虚型糖尿病性腹泻，总有效率为 90%，临床疗效满意。柴彦军等[25]应用温肾健脾方治疗糖尿病性腹泻，并对胃肠动力 OCTT、GAS、SS 和血清 5-HT、MOT 等指标进行观测，发现治疗组总有效率为 92.31%，上述指标均有明显改善，取得了显著的临床疗效。

四、中医外治疗法

（一）针法

1. 体针

闫滨[26]取中脘、内关、足三里、三阴交等穴，得气后留针，中脘、足三里加温针灸，留针 30min，治疗糖尿病性腹泻，总有效率为 88.5%，对照组为 59%，两组疗效比较差异具有统计学意义（$P<0.05$）。

2. 针药联合

邓永志等[27]在温肾暖脾治疗的基础上佐以通络的中药内服，同时联合针刺治疗刺激络气运行，温肾暖脾以改善脏腑虚损状态（脾肾阳虚），治疗脾肾阳虚型糖尿病性腹泻，总有效率为 97.79%，疗效确切。陈敬鸿[28]针药并用治疗本病患者 30 例，取得满意疗效。

3. 针灸联合

于文霞等[29]运用毫针刺结合雀啄灸法治疗 39 例糖尿病性腹泻患者，针刺取天枢、中脘、建里、足三里穴，平补平泻法，得气后留针 20min，雀啄灸取肾俞、脾俞穴，每穴 10min，每日 1 次，14 日为 1 个疗程。1 个疗程后，总有效率为 89.7%。程坤等[30]采用毫针刺结合隔盐灸加温针灸法治疗 36 例糖尿病顽固性腹泻患者，针刺取天枢、关元、足三里、脾俞、胃俞、肾俞和大肠俞穴，留针 30min，并结合神阙穴隔盐灸法、腰阳关穴温针灸法，每日 1 次，7 日为 1 个疗程。2 个疗程内总有效率为 94.4%。雷烨等[31]采用健脾温肾止泻法配合针灸热敷治疗糖尿病性腹泻患者 60 例，结果：治愈 38 例，好转 19 例，无效 3 例，总有效率为 95%，疗效满意。

4. 水针

余渊等[32]采用真人养脏汤加山莨菪碱足三里穴位注射治疗本病患者 40 例，获得较满意的疗效。刘云[33]用山莨菪碱进行双侧足三里穴位注射，研究表明药物穴位注射可以充分发挥针灸与药物双重效果，有效治疗糖尿病性腹泻。

（二）灸法

1. 悬灸

刘光华[34]采用艾条温和灸胰俞、足三里、关元、脾俞、肾俞、上巨虚，每次每穴灸致皮肤潮红为度，治疗 2 型糖尿病并发胃肠功能紊乱；全洁莉[35]用艾条温和灸中脘、天枢、关元、足三里治疗糖尿病性腹泻，高包初[36]用艾灸足三里配合内服中药治疗糖尿病性腹泻，均取得良好疗效。

2. 隔物灸

张建等[37]在给予糖尿病基础治疗基础上采用隔姜灸中脘、神阙、关元、气海，1次/日，6天为1个疗程，共治疗5个疗程，总有效率为86.67%，对照组总有效率为66.67%，两组疗效相比，差异有统计学意义（$P < 0.05$），证明隔姜灸治疗本病有很好的临床效果。黄惠榕等[38]选用吴茱萸、公丁香、肉桂、黄连作为双侧天枢穴贴敷药方，并联合隔盐灸双侧天枢穴，共同起到温补脾肾、助阳止泻的作用，治疗组总有效率为93.33%，治疗后FPG、2hPG均明显降低（$P<0.05$），有效率及复发率均优于对照组（$P<0.05$）。

（三）针灸联合穴位敷贴

朱员群[39]采用针灸联合耳穴贴压治疗糖尿病性腹泻，结果：显效率为66.7%，有效率为26.6%，无效率为6.7%，总有效率为93.3%，疗效显著。李仁铭[40]采用穴位贴敷法治疗96例糖尿病性重症腹泻患者，取双侧天枢穴，加神灯治疗，每次1～2h，每日2～3次，治愈率为100%。王淑敏[41]运用隔姜温针灸加隔姜灸结合耳穴贴压法治疗48例糖尿病性腹泻患者，隔姜温针灸取足三里、天枢、阴陵泉、中脘穴，留针30min，每日1次，5次为1个疗程，隔姜灸取胰俞、脾俞、肾俞穴，日灸1壮，每日1次，耳穴贴压取神门、内分泌、交感、脾、肾、大肠穴，每3日换贴1次，2个月后总有效率为93.75%。陈芹梅等[42]采用穴位贴敷疗法（贴敷药物组成：乌梅20g，当归10g，五倍子10g，诃子10g研细末，用时取药粉适量用生姜汁及白醋调成糊状，置于纱布中，敷贴于腹部两侧天枢穴，每日换药1次），配合自拟健脾玉液汤（党参、黄芪、山药各20g，茯苓、薏苡仁、炒白术、石榴皮各15g，天花粉、葛根各10g，砂仁、黄连、甘草各5g。水煎口服，每日1剂）治疗糖尿病性腹泻，总有效率为88.89%，高于对照组的53.84%，治疗组显著优于对照组。

（四）中药灌肠

梁厚策等[6]采用保留灌肠法治疗糖尿病性腹泻脾肾阳虚型患者，在给予基础治疗后，予附桂理中汤保留灌肠，总有效率为88.9%，说明此法治疗脾肾阳虚型患者疗效明显。苏爱芳[43]应用平溃散保留灌肠治疗糖尿病性腹泻患者43例，总有效率为93%。

五、存在问题与展望

糖尿病性腹泻可严重影响患者的健康水平和生活质量，西医对于本病的诊断标准、发病机制认识尚不明确，临床疗效也不甚理想，特别是远期疗效欠佳，但中医对于糖尿病性腹泻的治疗取得了良好效果。中医的整体观念、个体化辨证施治可减轻患者的症状，提高患者的生存质量，有临床推广价值。但是，目前中医药对于糖尿病性腹泻的临床诊疗尚无统一标准，需要对本病进行更加深入的研究和探索，为临床治疗提供参考依据。

参 考 文 献

[1] 朱璞，王瑞阳，庞国明. 庞国明主任医师论糖尿病性腹泻临床证治[J]. 光明中医，2017，32（23）：3378-3380.

[2] 张玉福，李真，张慧. 从脾（胃）论治糖尿病腹泻的研究进展[J]. 中医临床研究，2015，7（1）：146-148.

[3] 郭彪，张飒，周德生. 陈大舜辨治糖尿病腹泻学术思想及临证经验[J]. 中医药临床杂志，2018，30（4）：658-662.

[4] 张书月，石洪伟. 糖尿病腹泻的发病机制及中西医结合治疗[J]. 实用糖尿病杂志，2016，12（4）：63-64.

[5] 莫小书. 经方黄土汤治疗糖尿病腹泻32例的疗效观察[J]. 中医临床研究，2015，7（4）：85-86.

[6] 梁厚策，徐焕成. 附桂理中汤保留灌肠治疗脾肾阳虚型糖尿病腹泻48例[J]. 云南中医中药杂志，2016，37（4）：35-36.

[7] 马丽娟，朱国茹. 从脾论治糖尿病性腹泻体会[J]. 辽宁中医药大学学报，2011，13（1）：180-181.

[8] 吕仁和，赵进喜，王世东. 糖尿病及其并发症的临床研究[J]. 新中医，2001，（3）：3-5.

[9] 丛晓迪，于世家. 于世家教授治疗糖尿病腹泻的经验[J]. 实用中医内科杂志，2011，25（7）：12-13.

[10] 李晓辉. 姚沛雨教授经方辨治糖尿病腹泻[C]. 中华中医药学会糖尿病分会2019首届全国中青年中医糖尿病论坛论文集. 开封，2019.

[11] 韩文彪，刘艳. 半夏泻心汤加减口服治疗糖尿病性腹泻的临床疗效[J]. 中国肛肠病杂志，2019，39（8）：42-43.

[12] 谭志雄，黄梅光. 藿香正气滴丸治疗糖尿病腹泻的疗效研究[J]. 辽宁中医杂志，2012，39（7）：1315-1316.

[13] 谢更钟，李惠林，张志玲，等. 乌梅降糖止泻方佐治上热下寒型糖尿病伴顽固腹泻患者的效果及对胃肠动力指标的影响[J]. 临床误诊误治，2017，30（7）：91-95.

[14] 范嘉裕，叶伟锋. 糖尿病性腹泻应用参苓白术散治疗的效果评估与分析[J]. 中外医学研究，2017，15（10）：131-133.

[15] 孙平. 葛芪二术汤治疗糖尿病性腹泻40例临床观察[J]. 四川中医，2010，28（10）：74-75.

[16] 董明霞，葛楠，李颖. 补中益气汤治疗2型糖尿病腹泻30例[J]. 河南中医，2013，33（6）：969-970.

[17] 杜丽霞，张力娜，杨立娟，等. 中西医结合治疗糖尿病腹泻30例临床观察[J]. 湖南中医杂志，2018，34（9）：61-63.

[18] 邓毅. 加味参苓白术散治疗糖尿病腹泻（脾胃虚弱型）的临床观察[D]. 武汉：湖北中医药大学，2011.

[19] 王振静，马素平，吴丽平. 扶脾抑肝汤治疗糖尿病性腹泻临床研究[J]. 中医学报，2017，32（8）：1416-1419.

[20] 白首振. 白术芍药散加味方治疗2型糖尿病并发肠功能紊乱性腹泻临床观察[J]. 中医临床杂志，2017，29（9）：1480-1482.

[21] 张书月，石洪伟，张兴中. 舒肝健脾丸治疗糖尿病腹泻临床观察[J]. 实用糖尿病杂志，2017，13（2）：18-19.

[22] 郭乃刚，黄福斌. 东垣升阳除湿汤加味治疗糖尿病性腹泻临床观察[J]. 辽宁中医药大学学报，2013，15（1）：173-174.

[23] 史楠. 参苓白术散合四神丸加减治疗消渴病久脾肾阳虚泄泻[J]. 内蒙古中医药，2014，33（32）：17.

[24] 赵飞，莎依娜. 自拟中药六炒散治疗糖尿病泄泻临床观察[J]. 新疆中医药，2017，35（6）：22-24.

[25] 柴彦军，张友杰. 温肾健脾方对糖尿病伴顽固性腹泻胃肠动力学及5-HT和MOT表达的影响[J]. 四川中医，2016，34（8）：123-125.

[26] 闫滨. 针灸治疗糖尿病胃肠功能紊乱腹泻[J]. 昆明医学院学报，2007，（5）：136-137.

[27] 邓永志，包扬，徐凯，等. 针刺联合温肾暖脾通络法治疗糖尿病性腹泻[J]. 吉林中医药，2019，39（4）：538-540，544.

[28] 陈敬鸿. 针药并用治疗糖尿病腹泻30例[J]. 江苏中医药，2011，43（3）：63.

[29] 于文霞，迟秀娥，孙文亮. 针灸治疗糖尿病性腹泻39例临床观察[J]. 河北中医，2007，（8）：688.

[30] 程坤，生忠东. 针灸并用治疗糖尿病顽固性腹泻36例[J]. 天津中医，2001，（2）：56.

[31] 雷烨，段兆洁. 健脾温肾止泻配合针灸热敷治疗糖尿病性腹泻60例[J]. 现代中医药，2010，30（6）：69-70.

[32] 余渊，陈晓文. 真人养脏汤加654-2穴位注射足三里治疗糖尿病腹泻40例[J]. 中国中医急症，2009，18（11）：1834.

[33] 刘云. 山莨菪碱穴位注射治疗糖尿病腹泻56例疗效观察[J]. Journal of External Therapy of TCM，2002，11（5）：24.

[34] 刘光华. 艾灸治疗2型糖尿病并发胃肠功能紊乱36例[J]. 吉林医学，2010，31（18）：2879.

[35] 全洁莉. 艾灸治疗糖尿病性腹泻12例[J]. 实用中医内科杂志，2002，16（1）：48.

[36] 高包初. 中药加灸足三里治疗糖尿病腹泻临床观察[J]. 江西中医药，2002，33（6）：24.

[37] 张建，赵静. 隔姜灸治疗糖尿病腹泻的临床疗效及其对肠道菌群的影响[J]. 中西医结合研究，2016，8（3）：118-120.

[38] 黄惠榕，刘秦宇，韩雪琪，等. 隔盐灸配合穴位贴敷治疗脾肾阳虚型糖尿病性腹泻疗效观察[J]. 福建中医药，2019，50（5）：72-73.

[39] 朱员群. 针灸联合耳穴贴压治疗2型糖尿病性腹泻的护理[J]. 中国当代医药，2013，20（30）：191-192.

[40] 李仁铭. 天枢穴贴药治疗糖尿病重症腹泻96例临床体会[J]. 中国中医急症，2009，18（8）：1338.

[41] 王淑敏. 针灸结合耳穴贴压治疗2型糖尿病性腹泻48例[J]. 山西中医，2009，25（3）：25-26.

[42] 陈芹梅，黄福斌. 自拟健脾玉液汤配合穴位贴敷治疗糖尿病性腹泻 53 例[J]. 黑龙江中医药，2014，43（3）：33-34.

[43] 苏爱芳. 平溃散保留灌肠对糖尿病顽固性腹泻的临床效果研究及应用评价[J]. 医药论坛杂志，2012，33（11）：109-110.

（李　静、鲍玉晓　执笔，张　芳　审订）

第十一节　糖尿病合并抑郁中医药临床研究进展

提　要：近年来，患糖尿病合并抑郁的人数不断增长，中医药在治疗糖尿病合并抑郁方面取得了很大进展，本文从糖尿病合并抑郁的病名沿革与归属、病因病机、辨证论治、专方专药、特色疗法等几个方面总结了近年来糖尿病合并抑郁的中医诊疗新进展，初步总结出糖尿病合并抑郁属中医"脾瘅""消渴""郁证""郁病"等范畴；在病因病机方面"糖尿病"与"抑郁"相互为病，分为"因糖而郁""因郁而糖"两个方面；总结出"肝郁""脾虚"是此疾病发病过程中的重要证机；在专病专药方面，"逍遥散"和"交泰丸"是治疗此病的重要经典方剂；认为"发病隐匿，延误病机"和"辨证多样，标准不一"是影响此病中医疗效的重要因素，提出对未来的展望，以期为临床医生和科研工作者提供参考。

关键词：糖尿病，抑郁，中医诊疗，研究进展

糖尿病（DM）[1]是由于人体内分泌系统代谢紊乱产生的以血液中葡萄糖升高为主要特征的一组代谢性疾病，与遗传和环境因素密切相关，以胰岛素分泌不足或作用缺陷，胰高血糖素不适宜增高为基本病理特点。目前 DM 已成为全球性的健康难题，威胁着几乎世界上所有国家人民的健康。2017 年全球 20～79 岁的成年人中糖尿病患病总人数为 4.25 亿，患病率为 8.8%，据国际糖尿病联盟（IDF）估计，到 2045 年糖尿病患病人数预计突破 6.29 亿人[2]。中国是全世界拥有人口最多的国家，同时也是糖尿病高发病率的国家之一。1994 年的调查研究发现，我国成人糖尿病的患病率仅为 2.5%[3]，2007 年的调查研究显示，我国成人糖尿病患病率已达 9.7%[4]，至 2013 年的调查报告显示，我国成人糖尿病患病率已上升到 10.4%[5]，其增展速度之快令人惊讶。抑郁症是一种常见的精神障碍类疾病，临床表现较为复杂，多表现为持续的情志抑郁，低落，精力不足，并伴有焦虑、幻听、胸闷不舒，或喜怒无常等症状。并且抑郁症较易复发，前期发作后多可自行缓解，后期发作频率增加可转变为慢性疾病。抑郁症终生患病率从低收入国家的约 11%到高收入国家的 15%[6]。根据世界卫生组织（WHO）的数据，全球导致残疾的主要原因是抑郁症，有 3 亿人死于这种使人衰弱的精神障碍[7]，给人类的生命健康带来了极大威胁。相关研究证明，与正常人相比，抑郁症患者在糖尿病前期人群中的患病率呈中度上升趋势，而在已经确诊的糖尿病患者中呈明显上升趋势[8]。1 型糖尿病患者的抑郁症患病率大约是正常人的 3 倍，2 型糖尿病患者的抑郁症患病率大约是正常人的 2 倍[9]。40%的糖尿病患者出现焦虑[10]。糖尿病患者合并抑郁加重了糖尿病的预后，增加了对治疗的不依从性[11]，降低了患者的生活质量[12]，增加了死亡率[13]。近年来，中医药在治疗糖尿病合并抑郁方面取

得了很大进展，为糖尿病合并抑郁的治疗提供了思路与方法，本文将对近年来中医诊治糖尿病合并抑郁的研究文献进行综述，以期为临床医生和科研工作者提供参考。

一、中医病名沿革及归属

糖尿病合并抑郁为现代医学病名，在中医古籍中无此称谓，但结合糖尿病合并抑郁的发病特点及临床症状，此病应当归属祖国医学"脾瘅""消渴""郁证""郁病"等范畴，在"百合病""脏躁""梅核气""癫证"等病中亦有相关记载，现代一些中医家也将其称为"消渴病郁病""消渴病郁证"。关于"消渴"的记载，最早出现在秦汉时期。《素问·奇病论》记载："有病口甘者……故其气上溢，转为消渴"。至两晋时期，医家对此类疾病的称呼在前人的基础上有所发展，除用"消渴"一词外，还出现了"消利""渴利"等多个病名。如陈延之《治渴利诸方》专篇，直接以"渴利"作为篇名。关于"郁病"的相关记载，最早出自《黄帝内经》，《素问·六元正纪大论》记载："郁极乃发，待时而作"。到金元时期，郁病的记载更加详细，《景岳全书·郁病》记载："凡气血一有不调而致病者，皆得谓之郁病""凡诸郁滞，为气血食痰风湿寒热或表或里或脏或腑，一有滞逆，皆为之郁"，使郁病有了明确定义。朱丹溪总结出气、血、痰、火、湿、食六者郁而为病，始称"六郁"，对后世影响深远。《金匮要略》记载"脏躁"者喜悲伤欲哭，如中神灵，也与现代抑郁症症状相似，《伤寒论》亦载有百合病、狐惑病等病，皆与此病相关。

二、病因病机研究愈发深入

在病因病机方面，糖尿病合并抑郁的病因病机具有整体性，不能单从糖尿病或抑郁症某一种疾病去论述。在糖尿病合并抑郁的发病过程中，糖尿病和抑郁症相互为病，相互影响。《景岳全书》载："大抵诸病多有兼郁者，或郁久而成病，或病久而成郁。"明确地提到了"因病而郁"和"因郁而病"的理论。因此，论述糖尿病合并抑郁的病因病机，应分"因糖而郁"和"因郁而糖"两种情况。

（一）因糖而郁

此种糖尿病合并抑郁属消渴日久，心情忧愁，从而并发抑郁。此种糖尿病合并抑郁的病因病机是建立在糖尿病的基础之上，以"糖"为本，以"郁"为标。此种患者发病的病因病机在疾病前期与消渴病大致相同。盖因先天不足，脏腑虚弱，气血津液不足，发为消渴。抑或后天饮食失节、纵欲无度，而致脏腑功能受损，气血津液失调，发为消渴。此种患者前期病位主要在脾肾，后期可涉及肝、心、肺。正如《灵枢·五变》中的论述"五脏皆柔弱者，善病消瘅"，认为先天五脏柔弱，后天就易产生消渴病。孙思邈也曾强调过不当饮食和过度纵欲对消渴病发病的重要影响。他在《备急千金要方》中对过量饮酒而致消渴的认识非常深刻，明确提出"凡积久饮酒，未有不成消渴"的论述，且古人认为消渴病的发病除了久食肥甘厚味，过食咸味也是其重要原因。唐代孙思邈在《备急千金要方》中提到："脯炙盐咸……五藏干燥……在人何能不渴？"且《备急千金要方》中还记载有"凡人生放恣者众……快情纵欲……或渴而不利；或不渴而利……此皆由房室不节所致也。"即指出房劳过度是消渴发病的重要因素。消渴日久，心情烦闷，肝气不舒，气机不畅，郁而生疾，发为抑郁。正如《医贯》中描述："木郁，则火亦郁于木中矣……火郁，则土自郁。土郁，则金亦郁。金郁，则水亦郁。五行相因，自然之理也。"唐代王焘在《外台秘要》中也有记载"消渴患者，悲哀憔悴，伤也"，明确提出糖尿病患者易情绪低落，诱发情志疾病。

（二）因郁而糖

此种糖尿病合并抑郁属久患郁病，肝气郁结，全身气机不畅，脏腑气血功能受损，从而转为糖尿病。此种糖尿病合并抑郁的病因病机是建立在抑郁基础之上，故以"郁"为本，以"糖"为标。此种患者，盖因平素情志不畅，肝气不达，郁而化火，损伤脏腑津液，发为糖尿病。此种患者前期病位主要在肝、心，后期可涉及脾、肾、肺。如《灵枢》云："怒则气上逆，胸中蓄积，血气逆流，髋皮充肌，血脉不行，转而为热，热则消肌肤，故为消瘅"。《三消论》说："夫消渴者或因饮食服饵失宜，或因耗乱精神，过违其度，而燥热郁盛之所成也。此乃五志过极，皆从火化，热盛伤阴，致令消渴。"《临证指南医案》记载："心境愁郁，内火自燃，乃消证大病"。《儒门事亲》曰："消渴一症，如若不减嗜卧，或不节喜怒，病虽一时治愈，终必复作"，明确提出长期精神抑郁，易化火损伤人体津液，发为消渴，并提出"节喜怒"为糖尿病的重要治疗手段。

总之，糖尿病与抑郁相互为病，相互影响，在此病的发病过程中，累及肝、脾、肾、心、肺等多个脏腑。在糖尿病合并抑郁前期，多累及肝、脾，属实证，与气滞、痰浊、郁火等病理产物相关，而在糖尿病合并抑郁后期，多累及心、肺、肾，属虚证，多与瘀血等病理产物相关。

三、辨证论治研究百花齐放

目前中医对糖尿病合并抑郁的辨证论治并没有统一标准，存在的辨证论治多为现代中医各家根据自己的临床经验结合自己的学术观点总结而得。

（一）从肝论治

张玉琴教授[14]认为，肝郁气滞为消渴病、郁证的共同病机，且"气阴两虚"为消渴病病机之常，故张玉琴教授治疗消渴病郁证多以"疏肝理气、益气养阴"为主要治疗原则，应用柴胡疏肝散（陈皮、柴胡、川芎、香附、枳壳、芍药、炙甘草）合自拟滋益方（黄芪、黄精、丹参、天花粉、茯苓、陈皮、丹参、山药、山萸肉、生地）为基础方来治疗本病。朱琳等[15]认为，2型糖尿病合并抑郁基本证型为肝气郁结，其他证型均为该证型经久不愈发展而来，故治疗当以疏肝解郁为原则，方以逍遥散为底方随证加减。若患者气郁日久，由气及血而致血瘀，可加用三七粉、丹参以活血化瘀，若肝郁日久化火者，可加用生地、丹皮、栀子以清热凉血。而肝郁气滞较甚者，可加佛手、香附、枳壳、陈皮以疏肝解郁。对于失眠严重者，可加百合、酸枣仁、合欢皮。

（二）从六经论治

章伟明等[16]根据糖尿病合并抑郁的特点，按六经辨证将其分属少阴、太阴、厥阴病，而亦可兼见于阳明、少阳及太阳病。李巨奇等[17]则认为糖尿病合并抑郁，应当从厥阴论治，同时兼顾其他经，他认为此病主要责之心包、肝二经功能失调。在此辨证思想基础上将糖尿病合并抑郁分为五型：①厥阴血虚寒凝，肝阳失用，阴阳不和型；②厥阴阳郁失宣型；③寒热错杂，肝热脾寒，火逆神乱型；④寒热错杂，肺热脾寒，阳郁阴伤型；⑤寒热错杂，胃热脾寒，寒热格拒型。

（三）文献研究

李娜等[18]通过对中医文献进行研究，认为糖尿病合并抑郁主要分为肝气郁滞型、痰气交阻型、肝肾阴虚型、阴阳两虚型。其中肝气郁滞型治宜疏肝解郁，方用丹栀逍遥散、小柴胡汤、一贯煎、四逆散等；痰气交阻型治宜行气解郁，化痰散结，方用半夏厚朴汤加减；肝肾阴虚型治宜滋补肝肾、疏肝理气，方用一贯煎加减或养阴清郁汤；阴阳两虚型治宜滋阴补阳，理气解郁，方用金匮肾气丸加减。刘聪敏[19]通过聚类分析得出，2型糖尿病伴抑郁状态主要分为气阴两虚型、肝郁脾虚型、阴阳两虚型、瘀血阻络型。

（四）从虚实论治

李小娟教授[20]将糖尿病合并抑郁分为抑郁型和亢奋型两大类，其中，抑郁型属虚证，亢奋型属实证。抑郁型分为脾虚痰阻证、肝郁脾虚证、气阴两虚兼血瘀证。脾虚痰阻证治宜益气化痰，健脾开郁，方选半夏厚朴汤合四君子汤加减；肝郁脾虚证治宜益气健脾，疏肝解郁，方选解郁安神汤加减；气阴两虚兼血瘀证治宜益气养阴，活血化瘀，方选百合地黄汤合生脉散加减。亢奋型分为阴虚火旺证、痰热内扰证、瘀热互结证。阴虚火旺证治宜滋阴降火，清热除烦，方选当归六黄汤合栀子豉汤加减；痰热内扰证治宜清热化痰，解郁安神，方选黄连温胆汤合半夏秫米汤加减；瘀热互结证治宜清热活血，解郁安神，方选血府逐瘀汤合旋覆花汤加减。宣磊[21]也认为糖尿病合并抑郁应分虚实论治，实证包括痰气交阻型、肝气郁结型、气滞血瘀型，分别选用柴胡疏肝散、半夏厚朴汤、血府逐瘀汤治疗；虚证包括忧郁伤神型、心脾两虚型、肝阴亏虚型、心肺阴虚型，选用甘麦大枣汤、归脾汤、滋水清肝饮和百合地黄汤。

（五）综合论治

吕仁和等[22]结合自身学术经验，综合将糖尿病合并抑郁分为四种证型，分别为肝郁气滞型、痰气郁结型、心脾两虚型、气滞血瘀型。肝郁气滞型可选四逆散或逍遥散加减，痰气郁结型可选四逆散或温胆汤加减，心脾两虚型可选归脾汤化裁，气滞血瘀型可选越鞠丸、金铃子散加减。蔡永敏等[23]将其分为肝气郁结型，方选柴胡疏肝散化裁；心脾两虚型，方选二阴煎加味；阴虚火旺型，方选滋水清肝饮加减。朱伟等[24]将本病分为以下七型辨证论治：肝气郁结型、心肺阴虚型、痰气交阻型、气滞血瘀型、心阴亏虚型、心脾两虚型、肝肾阴虚型，分别选用柴胡清肝汤、百合地黄汤、半夏厚朴汤、血府逐瘀汤、天王补心丹、归脾汤、一贯煎加减治疗。吴群励[25]将本病分为五型论治：肝气郁结型（柴胡疏肝散），气滞痰郁型（半夏厚朴汤），忧郁伤神型（甘麦大枣汤），心脾两虚型（归脾汤），阴虚火旺型（滋水清肝饮）。路杰云[26]运用基本方（血府逐瘀汤化裁）+辨证分型治疗，将本病分为肝郁脾虚型、气郁化火型、阴虚火旺型、气血两虚型、阴阳两虚型五型，分别联合逍遥散、大柴胡汤、丹栀逍遥散、滋水清肝饮、归脾汤、金匮肾气丸加减治疗。陆建华[27]将其分为火热内郁型、痰气互结型、气滞血瘀型，分别用黄连解毒汤、半夏厚朴汤、血府逐瘀汤加减治疗。吴俊宽[28]通过临床观察发现，糖尿病合并抑郁可分为肝郁气滞证、湿热困脾证、血瘀脉阻证、阴虚热盛证、阴阳两虚证、气阴两虚证六型，其中以肝郁气滞证最为常见。庞国明教授[29]结合自身多年临床经验，将消渴病合并抑郁分为六种证型，分别为肝郁血虚型、瘀血阻络型、痰热瘀结型、心脾两虚型、肝肾阴虚型、脾肾气虚型，分别采用疏肝健脾、活血通络、清热豁痰化瘀、健脾养心、滋肾养阴、健脾益肾佐以安神，治疗消渴合并郁证，效如桴鼓。

　　总的来看，虽中医各家对糖尿病合并抑郁的辨证分型不尽相同，但都认为"肝郁""脾虚"是本病的重要证机，在疾病的发生、发展过程中起着关键作用。在治则上，"疏肝""健脾"也是各个医家治疗此种疾病的重要准则与基本手段。

四、临床常用方药加减灵活

（一）逍遥散加减

　　逍遥散出自《太平惠民和剂局方》，原文记载："治血虚劳倦，五心烦热，肢体疼痛，头目昏重，心悸颊赤，口燥咽干，发热盗汗，减食嗜卧，及血热相搏，月水不调，脐腹胀痛，寒热如疟，又疗室女血弱阴虚，荣卫不和，痰嗽潮热，肌体羸瘦，渐成骨蒸"。其主要由黄芪、芍药、白术、柴胡、黄精、茯苓、当归、薄荷等中药制成，具有益气健脾、疏肝解郁之功效。逍遥散加减对抑郁症的治疗具有显著效果，早已经得到国内外医家的广泛认可[30-31]。随着对糖尿病病因、病机的不断认识，发现肝郁、脾虚亦可导致糖尿病，由此，逍遥散作为治疗肝郁脾虚证的代表方剂，重新焕发光彩，被国内外学者广泛用于中医药治疗消渴病合并抑郁的研究与临床实践中。目前逍遥散加减已经是治疗糖尿病合并抑郁研究最多的方药，也是被公认的最行之有效的方剂之一。王晓敏等[32]早在10余年前已经利用动物实验对逍遥散加减方（丹栀逍遥散）进行了研究，他们的研究显示：丹栀逍遥散可以有效治疗糖尿病合并抑郁，其机理可能与纠正脂代谢和提高肝组织的 IRS-2、PI3KmRNA 基因表达从而改善外周组织胰岛素信号传导有关。刘加河等[33]将70名糖尿病合并抑郁患者随机分为对照组和观察组，每组各35例，对照组患者采用常规降糖及心理疏导治疗，观察组在此基础上加用逍遥散治疗。结果证实：临床治疗糖尿病合并抑郁加用逍遥散能够提高患者症状改善效果，促进患者抑郁症、生存质量显著改善，降低血糖水平，值得推广。张杰文[34]同样进行了相似的临床观察，结果证实：逍遥散不仅可以有效降低糖尿病合并抑郁患者的血糖水平，还能更好地降低皮质醇、促肾上腺皮质激素水平，降低患者抑郁自评量表、汉密尔顿抑郁量表评分，改善患者的中医症状。周珺等[35]通过 Meta 分析得出：逍遥散加减可明显改善糖尿病合并抑郁患者的汉密尔顿量表值、FPG、HbA1c 水平，具有很好的治疗作用。这进一步为逍遥散加减治疗糖尿病合并抑郁提供了依据。此外，柴皓[36]、杨国棠等[37]的研究也证实了逍遥散加减治疗糖尿病合并抑郁的有效性。

（二）交泰丸加减

交泰丸是中医经典方剂，主要用来治疗心肾不交型失眠，效果显著。交泰丸出自《韩氏医通》，方中黄连清心泻火，肉桂补益肾阳而助肾阴，两者互为互用，交通心肾，使肾阳足、水津升、心火灭、神自安。近来研究发现，交泰丸的作用不断被发掘延伸，不仅用来治疗糖尿病[38]，且治疗糖尿病合并抑郁的疗效也被证实[39]。朱虹宇等[40]运用网络药理学技术，通过数据库检索，以交泰丸的有效成分、作用靶点、治疗疾病种类为网络节点，使用 Cytoscape 构建相互作用网络，MAS 进行生物信息学分析从而分析了交泰丸治疗糖尿病合并抑郁的作用机制。交泰丸治疗糖尿病的靶点主要富集在抗细胞凋亡生物过程和 Toll 样受体信号通路，治疗抑郁的靶点主要富集在信号转导生物过程和神经活性配体-受体相互作用通路。张月等[41]以交泰丸为底方进行化裁，自拟交泰解郁方，其主要组成为黄连 15g，肉桂 3g，酸枣仁 20g，浮小麦 30g，生地黄 15g，百合 10g，丹参 10g，甘草 10g。他们对交泰解郁方的临床疗效进行了临床观察研究，在遵循随机分组的原则下，将 153 例糖尿病合并抑郁患者分成观察组 77 例和对照组 76 例，两组均予常规降糖处理方案，使血糖控制平稳，对照组给予氟哌噻吨美利曲辛片，1 片/早，口服治疗，观察组则根据中医理论进行辨治，以自拟交泰解郁方为主方进行加减，治疗周期为 3 个月。研究结果显示：观察组的总有效率显著高于对照组，从而证实了交泰解郁方治疗糖尿病合并抑郁的有效性。

（三）温胆汤加减

温胆汤是临床常用的一首古代名方，始载于北周姚僧垣著《集验方》(第五卷)，其组成是生姜四两、半夏二两、橘皮三两、竹茹二两、枳实三枚（炙）、甘草一两（炙），主治"大病后，虚烦不得眠"。近年来，温胆汤及其加减方也被广泛用于治疗 2 型糖尿病合并抑郁的研究。王雁秋[42]对温胆汤治疗 2 型糖尿病进行了临床观察，结果发现，温胆汤治疗脾虚湿热型 2 型糖尿病能部分降低三酰甘油、低密度脂蛋白、血糖（尤其餐后血糖）水平，能一定程度改善胰岛功能。薛长春等[43]也对温胆汤化裁治疗 2 型糖尿病进行了临床观察，其结果显示温胆汤加减可改善 2 型糖尿病患者的临床症状，控制病情发展，明显提高疗效。柴胡温胆汤是温胆汤加减方之一，其组成有柴胡、枳壳、陈皮、郁金、黄芩、茯苓、佩兰、法半夏、石菖蒲。刘挺[44]通过临床研究发现，柴胡温胆汤在痰湿型 2 型糖尿病患者治疗中的临床疗效显著，能有效改善患者 FPG、2hPG、HbA1c 及中医证候情况，值得临床推广应用。郭广琪[45]、薛金娜[46]、张丹丹[47]、黄志辉[48]、高广俊[49]的研究亦证实了柴胡温胆汤治疗 2 型糖尿病的有效性。此外，研究资料证实，金麦温胆汤[50]、连佩温胆汤[51]、连蒌温胆汤[52]、葛根虎杖温胆汤[53]对 2 型糖尿病也有良好的疗效。温胆汤加减治疗抑郁症的功效也被临床医生广泛发掘并应用。周邵华[54]在临证中治疗抑郁症尤为注重治"痰"，并善以温胆汤系列方治疗抑郁症，临床取得不错疗效。张玉红等[55]对柴桂定志温胆汤治疗抑郁症进行了临床研究，将 60 例患者随机分为 2 组，中药组 30 例采用柴桂定志温胆汤治疗，西药组 30 例口服氟西汀治疗。用药前及用药 8 周时采用汉密尔顿抑郁量表（HAMD）、抑郁自评量表（SDS）评定药物疗效。结果：临床疗效有效率中药组为 83.3%，西药组为 76.6%，两组疗效比较，差异无显著性意义（$P>0.05$）；两组治疗前后 HAMD、SDS 评分分别比较，差异均有显著性意义（$P<0.05$）；两组治疗后 HAMD、HAMD

减分率、SDS 评分分别比较，差异均有显著性意义（$P<0.05$）。从而得出柴桂定志温胆汤治疗抑郁症有明显的临床疗效且与氟西汀相当。包天极等[56]为了观察温胆汤加味（清半夏 15g，竹茹 15g，化橘红 20g，枳实 10g，茯苓 25g，甘草 10g）治疗痰气互结型消渴合并郁证是否具有确切临床效果，采用随机抽样法将 60 例痰气互结型消渴合并郁证患者分为试验组和对照组各 30 例。两组患者均进行糖尿病基础治疗，在此基础上试验组应用温胆汤加味辅治，对照组则应用安慰剂治疗。比较两组患者的临床疗效、中医症状积分、HbA1c 水平、HAMD 量表 17 项（HAMD-17）评分及不良反应。结果试验组总有效率为 86.67%，高于对照组的 56.67%，差异有统计学意义（$P<0.05$）。治疗后两组中医症状积分及 HAMD-17 评分均低于治疗前，且试验组低于对照组，差异均有统计学意义（$P<0.05$）；治疗后两组 HbA1c 水平均低于治疗前，但两组间比较差异无统计学意义（$P>0.05$）。因此得出结论：温胆汤加味辅治痰气互结型消渴合并郁证有确切临床疗效，可有效改善患者的临床症状，并且能控制糖尿病病情的进一步发展，值得临床推广应用。

此外，尚有报道自拟补气养阴疏肝汤[57]（五指毛桃、葛根各 20g，太子参、玄参、山药、白芍各 15g，柴胡、香附、延胡索、枳壳、郁金、木香各 10g，陈皮 5g）、柴胡舒肝丸[58]（柴胡、香附、川芎、陈皮、芍药、枳壳、炙甘草、党参、半夏、白芍）、当归补血汤[59]（黄芪、当归）、百合解郁汤[60]（生黄芪 20g，百合 20g，生地 15g，麦冬 15g，白芍 15g，栀子 10g，柴胡 10g，沙参 9g，炒枣仁 20g）、左归降糖解郁方[61]（黄芪 18g，山药 12g，熟地黄 12g，山茱萸 12g，黄连 6g，丹参 9g，茵陈 15g，虎杖 12g）、疏肝健脾方[62]（柴胡 12g，黄芪 30g，茯苓 15g，淮小麦 30g，石菖蒲 15g，丹参 15g）均能有效治疗糖尿病合并抑郁。

总的来说，治疗糖尿病合并抑郁，大多数围绕着"健脾""疏肝"两大法则而立，同时兼顾"清心""补肾"，使木达土运、水火相济，阴阳平和。

五、特色疗法效果显著

现代研究证实，中医特色疗法治疗糖尿病合并抑郁也有显著疗效。洪肖娟等[63]将 36 只 SD 大鼠随机分为空白组（12 只）、模型组（12 只）和针刺组（12 只）三组，针刺组于造模后每日取穴"后三里"（双）、"三阴交"（双）、"百会"针刺，每次留针 20min，每日 1 次，连续针刺 7 天。空白组和模型组用相同方法抓取固定，不予处理。实验结果证实，针刺对糖尿病合并抑郁模型大鼠血糖、抑郁情绪及 CORT 昼夜节律具有调节作用，其作用机制可能是通过下调糖尿病合并抑郁大鼠 SCN 内 Per2 基因表达，从而降低对正性过程的反馈抑制而实现的。黄家兴[64]也通过动物实验证实，针刺糖尿病合并抑郁小鼠足三里、三阴交、百会穴，能够改善小鼠的血糖、抑郁情绪，并且初步得出这可能与针刺调节 Per2RNA 基因的表达有关。河车路[65]是许针疗法的特定穴位，罐具有拔罐和按摩的双重效应，其温热及推拉的良性刺激可疏通经络，激发阳气；而擦法是手直接作用于皮部、经络和腧穴，其产生的温热效应，具有温阳益气的作用。行罐配合擦法可调整经络气血，鼓舞正气，激发阳气，疏理气机，通经活络，调节脏腑功能，调和气血阴阳，达到"阴平阳秘"的效果。申治富通过临床观察证实，改善中医证候和降低 HAMD 及贝克抑郁量表评分方面治疗组的疗效明显优于对照组，并且河车路穴行罐配合擦法的治疗方式更易被患者接受，值得在临床上推广。王绘等[66]通过研究发现，针灸联合心理治疗对初次胰岛素治疗的糖尿病伴抑郁焦虑症状患者在降糖的同时不仅能缓解抑郁焦虑症状，还能减少胰岛素用量，且低血糖发生事件亦明显减少。熊伟伟等[67]通过临床研究证实，口服化裁酸枣仁汤胶囊配合经颅磁刺激治疗可以明显缓解糖尿病合并抑郁患者的症状，迟滞病情进展。

六、影响疗效的因素分析

综上所述，糖尿病合并抑郁的中医研究已取得极大进展，但笔者认为，在临床运用中医药治疗糖尿病合并抑郁时仍存在以下几方面问题。

1. 发病隐匿，延误病机

因糖尿病患者的抑郁常带有隐匿性，症状和体征多样，易与糖尿病本身的并发症相混淆，诊断率不高。即使早期发现端倪，但由于患者及家属重视程度不够，往往易被忽略。糖尿病合并抑郁早期相对易治，但往往患者前来诊治时，病情已发展到后期，救治则颇费心思。

2. 沟通欠缺，依从性差

糖尿病合并抑郁早期，难以被患者接受，必须依赖临床医生的有效沟通，从而使患者在早期就能接受患病的事实，并帮助患者逐渐认识疾病，熟悉中医诊疗方法的利弊，从而提高患者的依从性。在临床诊疗中，由于中医药自身特点及临床中医师沟通欠缺，从而造成一部分患者对中医药的依从性差，从而导致中医药疗效欠缺。

3. 辨证多样，标准不一

大多数医家虽围绕"肝郁""脾虚"两大证机进行辨证分型，但细分却呈现出多样化、复杂化的局面，遣方用药也纷繁不一。这虽然促进了各个学说的百家争鸣，但缺乏统一的辨证分型及遣方用药标准，不利于临床推广，也成为影响中医药治疗糖尿病合并抑郁疗效的一个重要原因。

七、未来展望

中医治疗糖尿病合并抑郁从整体观念入手，调整脏腑功能，改善阴阳失衡的状况，在临床实践中，处方灵活，治法多变，获得了显著疗效。且中医治疗的副作用小，能被大多数患者所接受。中医治疗糖尿病合并抑郁有着确切的优势，但也存在一些急需解决的问题。在今后的研究中，笔者认为我们应从以下几方面着手。

1. 制定标准化临床路径

中医以整体观和辨证论治为基础，其具有多种辨证体系，临床组方选药依据的理论体系不同就有不同的遣方用药，另外中医药治疗手段多样，多数疾病经过不同的治疗手段及方法，可达到相同的临床效果，但这种纷繁复杂的治疗手段难免鱼龙混杂，从而影响中医药的疗效。而临床路径是基于已有较明确证据而制定的，具有相对的确定性，且各阶段目标都比较清晰，有利于临床推广，从而提高中医药治疗效果。

2. 制定合理的疗效评价标准

中医药治疗糖尿病合并抑郁手段多样，但这些治疗方法的优劣缺乏有力的证据来区分，并且中医药治疗疾病往往是多手段综合运用。针对治疗效果的评价，中医药更重视整体功能的调节和适应性能力的改善，不局限于某个生物医学指标，因此，制定合理的疗效评价标准是促进中医药防治糖尿病合并抑郁的关键所在。

3. 融入"治未病"理念

糖尿病合并抑郁具有发病隐匿的特点，容易延误治疗，而中医"治未病"理念在这方面具有独特优势。"良医者，常治无病之病；圣人常治无患之患，故无患"。在糖尿病合并抑郁发展早期，我们应当强化"治未病"理念。

4. 加强医患沟通方面的研究

在糖尿病合并抑郁的临床诊疗中，医患沟通也是影响临床疗效的重要因素。而目前的研究中，这方面的研究相对欠缺，在下一步的研究中，我们应当从细节着手，加强医患沟通方面的研究，从而提高中医药防治糖尿病合并抑郁的临床疗效。

参 考 文 献

[1] 庞国明，倪青，温伟波，等. 糖尿病诊疗全书[M]. 北京：中国中医药出版社，2016.

[2] International Diabetes Federation. IDF Diabetes Atlas Eighth Edition 2017 [M]. Brussels，Belgium：IDF，2017.

[3] Pan XR，Yang WY，Li GW，et al. Prevalence of diabetes and its risk factors in China，1994. National Diabetes Prevention and Control Cooperative Group [J]. Diabetes Care，2017，20：1664-1669.

[4] Yang W，Lu J，Weng J，et al. Prevalence of diabetes among men and women in China[J]. N Engl J Med，2010，362：1090-1101.

[5] 中华中医药学会糖尿病学分会. 中国 2 型糖尿病防治指南（2017 版）[J]. 中华糖尿病杂志，2018，10（1）：4-67.

[6] Bromet E，Andrade LH，Hwang I，et al. Cross-national epidemiology of DSM-IV major depressive episode [J]. BMC Med，2011，9：90.

[7] Khan P，Qayyum N，Malik F，et al. Incidence of Anxiety and Depression Among Patients with Type 2 Diabetes and the Predicting Factors[J]. Cureus，2019，11（3）：e4254.

[8] Chen S，Zhang Q，Dai G，et al. Association of depression with prediabetes，undiagnosed diabetes，and previously diagnosed diabetes：a meta-analysis [J]. Endocrine，2016，53（1）：35-46.

[9] Roy T，Lloyd C E. Epidemiology of depression and diabetes：a systematic review [J]. J Affect Disord，2012，142 Suppl：S8-21.

[10] Grigsby A B，Anderson R J，Freedland K E，et al. Prevalence of anxiety in adults with diabetes：a systematic review[J]. J Psychosom Res，2012，53（6）：1053-1060.

[11] Gonzalez J S，Peyrot M，Mccarl L A，et al. Depression and diabetes treatment nonadherence：a meta-analysis[J]. Diabetes Care，2018，31（12）：2398-2403.

[12] Baumeister H，Hutter N，Bengel J，et al. Quality of life in medically ill persons with comorbid mental disorders：a systematic review and meta-analysis[J]. Psychother Psychosom，2011，80（5）：275-286.

[13] Egede L E，Nietert P J，Zheng D. Depression and all-cause and coronary heart disease mortality among adults with and without diabetes[J]. Diabetes Care，2015，28（6）：1339-1345.

[14] 王瑶，张玉琴. 张玉琴教授治疗消渴病郁证经验总结[J]. 中国当代医药，2019，10：185-187.

[15] 朱琳，赵泉霖. 中医治疗 2 型糖尿病合并焦虑经验总结[J]. 亚太传统医药，2017，17：126-127.

[16] 章伟明，李赛美. 糖尿病合并抑郁症的中医六经辨证[J]. 中医杂志，2013，54（16）：1370-1373.

[17] 李巨奇，李卫青，张横柳，等. 从伤寒六经厥阴病论治糖尿病抑郁症思路[J]. 中医学报，2013，28（5）：720-722.

[18] 李娜，景玉霞，李晓娟，等. 消渴郁证的中医文献研究[J]. 天津中医药，2015，6：344-346.

[19] 刘聪敏. 基于聚类分析对 2 型糖尿病伴抑郁状态中医证型的探索[D]. 北京：北京中医药大学，2018.

[20] 赵书阁. 李小娟教授治疗消渴合并郁病经验总结[D]. 沈阳：辽宁中医药大学，2016.

[21] 宣磊. 糖尿病合并抑郁症的中西医治疗[J]. 中国临床医生，2011，11：15-17.

[22] 吕仁和，赵进喜. 糖尿病及其并发症中西医诊治学[M]. 2 版. 北京：人民卫生出版社，2011：465-466.

[23] 蔡永敏，杨辰华，王振涛. 糖尿病临床诊疗学[M]. 上海：第二军医大学出版社，2016：322-323.

[24] 朱伟，王学美. 糖尿病伴发抑郁症的中医辨治规律探讨[J]. 中华中医药杂志，2016，21（12）：755-757.

[25] 吴群励. 糖尿病抑郁症与消渴兼证"郁证"及其中医治疗[J]. 中国临床医生，2006，5：13-15.

[26] 路杰云. 辨证分型治疗糖尿病抑郁症临床体会[J]. 光明中医，2018，23（10）：1584-1585.

[27] 陆建华. 糖尿病伴发抑郁症中医证治体会[J]. 中国社区医师，2013，19（16）：32.

[28] 吴俊宽. 糖尿病抑郁症中医辨证分型临床观察[D]. 广州：广州中医药大学，2017.

[29] 贾林梦，庞国明. 庞国明教授运用纯中药治疗消渴合并郁证的经验初探[J]. 世界中西医结合杂志，2018，9：1237-1239，1266.

[30] Changfeng Man，Chuan Li，Dandan Gong，et al. Meta-analysis of Chinese herbal Xiaoyao formula as an adjuvant treatment in relieving depression in Chinese patients[J]. Complementary Therapies in Medicine，2014，22（2）：362-370.

[31] Lun Zheng. A study on the antidepressant effect of Danzhi Xiaoyao Powder[J]. African journal of traditional，complementary，and alternative medicines：AJTCAM/African Networks on Ethnomedicines，2014，11（1）：205-208.

[32] 王晓敏，罗颖，高增光. 丹栀逍遥散对糖尿病抑郁大鼠肝组织 IRS-2—PI3-K 信号通路的作用[J]. 中华中医药学刊，2013，11：2450-2452.

[33] 刘加河，洪冠宇，纪春敏，等. 逍遥散治疗糖尿病合并抑郁症的疗效观察[J]. 糖尿病新世界，2018，10：77-78，81.

[34] 张杰文. 逍遥散对 2 型糖尿病共病抑郁障碍的治疗作用[D]. 广州：广州中医药大学，2018.

[35] 周珺，张黎，席红领，等. 逍遥散加减对糖尿病合并抑郁症治疗作用的 Meta 分析[J]. 中医学报，2017，10：1878-1882.

[36] 柴皓. 糖尿病伴抑郁症应用中西医联合法治疗的观察[J]. 糖尿病新世界，2018，18：32-33.

[37] 杨国棠，王晓峰. 消渴解郁方合丹栀逍遥丸治疗糖尿病后抑郁症 45 例临床观察[J]. 北方药学，2015，7：33-34.

[38] 段灿灿，吴先，穆文碧，等. 基于整合药理学策略的交泰丸治疗糖尿病的潜在机制分析[J]. 中国实验方剂学杂志，2019，8：133-140.

[39] 李俊，王凌，尚秀玲，等. 不同剂量交泰丸治疗糖尿病合并抑郁症的作用研究[J]. 糖尿病新世界，2018，24：75-77.

[40] 朱虹宇，李红品，高兴，等. 交泰丸对糖尿病、抑郁和失眠症"异病同治"的网络药理学机制分析[J]. 世界科学技术-中医药现代化，2018，3：460-467.

[41] 张月，董艳，王倩，等. 自拟交泰解郁方治疗糖尿病合并焦虑抑郁状态的疗效分析[J]. 河北中医药学报，2018，3：18-20.

[42] 王雁秋. 温胆汤治疗脾虚湿热型 2 型糖尿病的临床观察[C]. 中华中医药学会糖尿病分会全国中医药糖尿病大会（第十九次）资料汇编. 合肥，2018.

[43] 薛长春，吴震宇. 温胆汤化裁治疗 2 型糖尿病 54 例临床研究[J]. 四川中医，2016，8：119-121.

[44] 刘挺. 柴胡温胆汤治疗痰湿型 2 型糖尿病的临床效果观察[J]. 中国实用医药，2019，26：100-101.

[45] 郭广琪. 柴胡温胆汤在治疗社区 2 型糖尿病中的应用效果观察[J]. 医学理论与实践，2016，6：746-747.

[46] 薛金娜. 柴胡温胆汤治疗痰湿型 2 型糖尿病患者临床疗效研究[J]. 当代医学，2018，24：1-3.

[47] 张丹丹. 柴胡温胆汤社区治疗痰湿型 2 型糖尿病临床效果分析[J]. 家庭医药. 就医选药，2019，1：118-119.

[48] 黄志辉. 柴胡温胆汤在痰湿型 2 型糖尿病患者治疗中的临床疗效观察[J]. 中医临床研究，2019，5：78-80.

[49] 高广俊. 柴胡温胆汤社区治疗痰湿型 2 型糖尿病临床效果分析[J]. 临床医药文献电子杂志，2019，73：183+192.

[50] 陈忠山. 金麦温胆汤对痰瘀互结型 2 型糖尿病患者代谢指标、早时相胰岛素及肠道菌群的影响[D]. 福州：福建中医药大学，2019.

[51] 李蔚然. 连佩温胆汤治疗湿热困脾型 2 型糖尿病的临床研究[D]. 太原：山西中医药大学，2019.

[52] 江雪，崔云竹. 崔云竹运用连萎温胆汤治疗早期 2 型糖尿病的经验[J]. 世界最新医学信息文摘，2017，40：164-165.

[53] 何煜峰. 葛根虎杖温胆汤治疗痰湿型 2 型糖尿病临床观察[J]. 亚太传统医药，2017，16：131-132.

[54] 段文慧，祁江峡. 周绍华从"痰"治疗抑郁症经验介绍[J]. 中西医结合心脑血管病杂志，2019，3：473-475.

[55] 张玉红. 柴桂定志温胆汤治疗抑郁症临床疗效[J]. 世界最新医学信息文摘，2015，31：168-169.

[56] 包天极，王莉. 温胆汤加味辅治痰气互结型消渴合并郁证疗效观察[J]. 临床合理用药杂志，2019，7：20-22.

[57] 陈丽兰，简小兵，李慧枝. 补气养阴疏肝汤治疗 2 型糖尿病合并郁证临床观察[J]. 山西中医，2019，1：28-30.

[58] 彭述珊，岳静. 柴胡疏肝丸对糖尿病合并抑郁大鼠行为学表现及认知功能的影响[J]. 中国老年学杂志，2018，24：6069-6071.

[59] 王文恺，张良，孙悦，等. 当归补血汤治疗糖尿病抑郁症的研究进展[J]. 世界科学技术-中医药现代化，2018，12：2191-2195.

[60] 李晶，张靖，贾文魁. 百合解郁汤治疗糖尿病后抑郁症的效果[J]. 中国当代医药，2018，34：157-160.

[61] 杨琴，凌佳，王宇红，等. 左归降糖解郁方对糖尿病并发抑郁症胎鼠海马神经元 NR-5-HT 信号轴的影响[J]. 中药药理与临床，2018，3：137-141.

[62] 雷永华，徐蓉娟，李红. 疏肝健脾方对糖尿病抑郁大鼠 BDNF 干预作用研究[J]. 辽宁中医药大学学报，2017，1：31-34.

[63] 洪肖娟，王蓓蕾，黄家兴，等. 针刺对糖尿病抑郁模型大鼠血清 CORT 昼夜节律及 SCN 内 Per1、Per2 基因表达的影响[J]. 辽宁中医杂志，2018，3：483-486.

[64] 黄家兴. 针刺对糖尿病抑郁大鼠血糖、情绪昼夜节律及 Per1mRNA、Per2mRNA 表达的影响[D]. 成都：成都中医药大学，2016.

[65] 申治富. 河车路行罐配合擦法治疗脾肾阳虚型糖尿病抑郁症的多中心随机对照研究[D]. 成都：成都中医药大学，2016.

[66] 王绘，唐云生. 针灸联合心理疗法对初次胰岛素治疗的糖尿病伴抑郁焦虑症患者的临床研究[J]. 长春中医药大学学报，2012，3：408-410.

[67] 熊伟伟，李蕾，刘红军，等. 中药配合重复经颅磁刺激穴位干预糖尿病抑郁症的临床研究[J]. 中医药临床杂志，2018，4：713-715.

（李方旭　执笔，郭世岳、庞国明　审订）

第十二节　糖尿病神经源性膀胱中医药临床研究进展

提　要：糖尿病神经源性膀胱（DNB）归属于中医学"消渴""癃闭"病证范畴，本文从病因病机、中医内治法、中医外治法等方面进行了系统总结和阐述。总体来说，中医治疗糖尿病神经源性膀胱具有一定的疗效，可明显提高患者生活质量。

关键词：中医，糖尿病，神经源性膀胱，综述

糖尿病神经源性膀胱（DNB）属于消渴变证之一，乃因消渴病迁延不愈，脾肾亏虚所致气血运行不畅、水湿内停，加之膀胱气化不利，水湿郁结于内而化热，以致小便不利或点滴不出。其主症包括夜间尿频尿多、尿意频频，次症包括精神不振、畏寒、腰膝酸软、肢体轻度浮肿、运动后有虚弱感，且舌淡苔白、脉沉无力，符合《中药新药临床研究指导原则》[1]对本病的诊断标准，属于中医学"癃闭""消渴淋病"的范畴。现将近年来中医对本病的认识综述如下：

一、病因病机互有关联

中医学认为消渴病分为上、中、下三消，与肺、脾、肾三脏相关，而尿液的生成、传输、排泄同样与肺、脾、肾三脏密切相关。从病机来讲，二者有相通之处，再者消渴日久必累及多个脏腑，可并发多种病症，如消渴淋病。

（一）肾虚不化说

消渴淋病病位在膀胱，涉及多个脏腑，张仲景于《金匮要略·消渴小便不利淋病脉证并治》云："男子消渴，小便反多，以饮一斗，小便一斗，肾气丸主之"，提出消渴淋病病因乃肾气虚弱、阳气衰微，应从"温扶少阴"论治，一直为后世所推崇沿用。关于消渴淋病的病因病机主要有：消渴日久导致阳气受损，命门火衰，蒸腾气化功能失常，最终造成膀胱开阖失司[2-4]。消渴病发病之初以阴虚燥热为主，燥热之邪最易耗气，中期出现气阴亏虚证，病情进一步发展，阴损及阳，可致阳虚，最终导致阴阳气血俱虚。所以消渴并发癃闭时多属虚证。《圣济总录》指出："消渴日久，肾气受伤，肾主水，肾气衰竭，气化失常，开阖不利。"由此可见，消渴日久，肾气受损是病之内因。消渴日久，耗气伤阴，损伤阳气，使中气下陷或命门火衰，不能蒸腾气化，导致膀胱气化无权，小便排出困难或膀胱开阖失司出现小便失禁等[5]。

（二）本虚标实说

周卫慧[6]认为，其病因病机多为阴虚火旺，上蒸肺胃，发为消渴。消渴日久，阴损及阳，阴阳两虚，膀胱气化失常，发为癃闭。消渴日久，伤津耗气，则气阴两虚，气虚无力推动血液运行，阴虚血脉涩滞，可使血脉运行不利，形成血瘀。故本病病机以阴阳两虚为本，瘀血阻滞为标。

（三）湿热下注说

衡先培[7]认为其成因主要为：①饮食不节，肥甘过用，酿成脾胃湿热，清浊相干，升降失序，湿热下注膀胱，膀胱气化不利，则为癃闭。②消渴日久，燥热伤津，津不载血，血行仄涩，瘀滞脉络，足太阳膀胱经气不舒，留瘀膀胱，气化失司，遂为癃闭、遗溺。

（四）肺失治节说

杨震等[8]强调肺在膀胱水液代谢中的重要性：肺失治节，敷布无权。三焦为之滞塞，膀胱气化不利，必然引起膀胱开阖失常，肺气无权则肾水终不能摄。治肾者必治肺，肺肾二脏母子相关，提出治疗本病不仅要温肾之元阳，还要宣肺之滞气。

二、中医治疗途多效佳

（一）中医内治辨证求本

1. 辨证论治，万家争鸣

（1）补肾利水为主：赵明权[9]自拟补肾利水丸，联合艾灸治疗肾阳亏虚型消渴淋病，取效良好。补肾利水丸中附子、肉桂补下焦之阳，以鼓舞肾气；熟地黄、山药、山萸肉补肾滋阴，又有"阴中求阳"之意；人参、白术、茯苓补气健脾，气足则水行，又有"塞因塞用"之妙；牛膝、车前子、泽泻利尿消肿；与艾灸联合应用治疗效果良好。

（2）辛开苦降为主：朱章志教授[10]认为消渴淋病的治疗首先当以治疗原发之消渴病为主，

消渴病以"三多一少"为主要临床表现，消渴病的发生与脾胃功能失调、气机不利、脾虚胃热密切相关，当从脾胃论治。糖尿病神经源性膀胱以肾阳亏虚为本，脾虚胃热为标，兼三焦气化不利、水湿内停、小便不利。病位在肾与膀胱，为少阴肾经所主。《素问·六微旨大论》云："少阴之右，太阴治之！"故朱章志教授提出：治疗消渴淋病当从太阴、阳明入手，以"寒温中适"为原则，以辛开苦降为治法。

（3）通调水道为主：于世家[11]等认为本病病位在膀胱，与肺、脾、肾、肝、三焦等脏腑相关，治疗应遵循急则治其标、缓则治其本的原则，治疗时要分清脏腑虚实，急则利尿以通水道，缓则健脾补肾益气以通水道。癃闭日久，蓄水酿毒，可生他疾，必须及时治疗。

（4）脾肾同治为主：王东等[12]认为本病相当于中医的消渴并癃闭，并从肾、脾虚衰对其进行论治，利用中药汤剂和针灸之法配合现代医学来治疗本病。按不同证候分析给予辨证施治，分前、中、后期，每期治疗方案各不同，具体如下：①前期：按消渴病诊断与辨证。方药：金匮肾气丸（《金匮要略》）加减。药用熟地、山药、山萸肉、丹皮、茯苓、泽泻、肉桂、制附子（先煎）。尿闭较重者酌加王不留行、车前子。②中期：辨证属少阴病，或兼阳明有热，或可兼有少阳证。治法：健脾益肾。方药：无比山药丸（《太平惠民和剂局方》）加减。药用熟地、山药、山萸肉、茯苓、泽泻、肉苁蓉、菟丝子、五味子、赤石脂、巴戟天、杜仲、牛膝。少腹坠胀者，可配合补中益气汤加减；腰膝酸软、怕冷甚者，可配合右归丸加减治疗。③后期：有尿潴留或尿失禁症状者，属少阴病或阳明病。方药：沉香散（《金匮翼》）加减。药用沉香、石韦、滑石、王不留行、当归、冬葵子、白芍、甘草、橘皮。小便不利者酌加车前子、泽泻；小腹胀满者酌加大腹皮[13]。

2. 专方专药，重在实效

李银娣[14]等对30例糖尿病神经源性膀胱患者行益气温阳方穴位贴敷治疗，益气温阳方组成：熟地黄、黄芪各30g，肉桂、山茱萸、怀牛膝、炮附子、车前子及泽泻各15g，上述药物清洗后研磨成粉状，使用姜汁调和成膏状，将其置于敷贴内，在患者中极穴、气海穴、关元穴、肾俞穴及膀胱俞穴贴敷，持续贴敷6h，每日贴敷1次。

刘蓉[15]采用温肾升阳方（黄芪、淫羊藿、枸杞、当归、升麻、益母草、甘草、桂枝）治疗肾阳不足型糖尿病神经源性膀胱患者，能明显改善患者膀胱功能，使膀胱残余尿量减少，有效率为86.67%，膀胱功能逐渐恢复。

张韬[16]运用金匮肾气丸结合腹针（取穴中脘、水分、肓俞、天枢、中极、曲骨、归来、水道、气冲）治疗肾气虚型糖尿病神经源性膀胱患者12例，治疗3个疗程后有效率为83.33%，得出针药联合能明显降低患者残余尿量，使患者最大尿流率显著上升。

周鲁辉[17]采用清热燥湿通关汤（方含川连、黄柏、炙苍术、炒白术、泽泻、淡竹叶、赤茯苓、萹蓄、甘草）治疗30例湿热下注型糖尿病神经源性膀胱患者，治疗2个月后有效率为93.33%，说明中药治疗可以改善患者膀胱功能及提高患者生活质量。

邱斌[18]采用桂附地黄丸散剂结合盐酸坦索罗辛、氯贝胆碱对29例女性糖尿病神经源性膀胱患者进行治疗，有效率约为89.66%，得出中西药结合治疗有效率明显高于单纯西药治疗，更能够改善膀胱尿潴留状态，减少残余尿量。

周先富[19]采用中药配合间歇性导尿治疗神经源性膀胱患者17例，治疗8周后，有16例建立起反射性膀胱，能够自主排尿，膀胱功能得到恢复，证明此法能够改善患者的临床症状，促进膀胱功能恢复。

黄延芹[20]采用补肾升阳方[黄芪30g，枸杞子12g，僵蚕9g，蝉蜕6g，姜黄9g，车前子（包）30g，益母草30g]加减治疗DNB，具有补肾升阳、活血利水之效，有效率为86.7%，疗效明显优于基础治疗组。

谢瑾[21]采用济生肾气丸加减（熟地黄30g，山萸肉20g，怀山药20g，肉桂15g，茯苓15g，制附子15g，牡丹皮15g，泽泻15g，车前子15g，牛膝15g）治疗DNB，并随证加减，具有化气行水和温阳补肾之效，临床疗效与常规治疗组具有明显差异。

刘惠芬[22]应用补中益气汤加减（黄芪15g，党参10g，炙甘草6g，当归15g，升麻10g，柴胡10g，陈皮10g，菟丝子10g，山茱萸10g，怀牛膝10g，茯苓20g，泽泻10g）治疗DNB，具有升中气，降浊阴，温阳化气行水之功效，总有效率为88.5%，疗效显著。张众[23]采用瓜蒌瞿麦丸加减（瓜蒌根30g，茯苓15g，山药15g，薏苡仁30g，瞿麦15g，车前子25g，仙茅12g，淫羊藿12g，川牛膝18g）治疗DNB，全方寒凉温燥并用、淡渗补益共施，具有健脾温肾，行气利水，通利三焦之功效，有效率为82.93%，疗效显著。

王德伟等[24]采用温阳利尿汤（熟地15g，山药、益母草各30g，枸杞子、川牛膝各12g，肉桂5g，制附子6g，泽泻、川芎、赤芍各10g）治疗DNB，总有效率为91.7%，与对照组（维生素B1，甲钴胺针）比较差异有显著意义（$P<0.05$）。

任筱雅[25]用凉润通络方（生地20g，百合15g，木瓜15g，生石膏20g，蒲黄10g，五灵脂10g，当归10g，川芎12g，元胡10g，女贞子20g，旱莲草20g，白芍10g）治疗DNB，治疗组给予凉润通络方治疗，对照组给予甲钴胺片溶液治疗，结果：凉润通络方能降低24h尿量及膀胱湿重，并改善膀胱组织结构，治疗组疗效明显优于对照组。

（二）中医外治疗效确切

1. 艾灸法

任亚锋[26]采用艾灸（取穴关元、会阳、双侧足三里、百会、双侧阴陵泉、八髎、命门）对31例脊髓损伤后膀胱功能障碍患者治疗6周，治愈率达93.4%，证明艾灸能改善患者膀胱功能状态，促进膀胱功能恢复平衡。郭宝珍[27]采用艾灸治疗神经源性膀胱患者，取中极、气海等，能有效减少膀胱残余尿量和改善患者生活质量，有效率约为76.92%。张艳等[28]运用艾灸治疗糖尿病神经源性膀胱患者，取中极、气海、关元等穴进行艾灸，使患者膀胱残余尿量明显减少，膀胱功能趋于平衡。于文霞等[29]取关元、中极等艾灸治疗糖尿病神经源性膀胱，能够明显改善膀胱排尿功能，并且减少膀胱残余尿量，有效率为92.31%。薛玲玲[30]采用艾灸配合走罐法对35例糖尿病神经源性膀胱患者进行治疗，选取关元、中极等，治疗3个月后有效率为80%，对减少膀胱残余尿量、改善患者的临床症状效果明显。艾灸[9]是中医学的重要组成部分，具有温经通络，温阳补气的作用，艾炷在燃烧的过程中对机体进行温热刺激，透皮达络，经络与脏腑密切相连，因此艾灸所产生的温热刺激就通过经络传递到六腑之一的膀胱，促进膀胱气化功能恢复，以利于尿液排出。同时，现代医学认为，艾灸对于神经功能恢复有着重要的促进作用，取脾俞、肺俞、肾俞等穴位进行艾灸，旨在通过艾灸补益肺、脾、肾脏，以利于尿液的生成、输布、排泄。

2. 中药热奄包法

中药热奄包理论来源于清代外治大家吴师机的外治思想，只不过把炒药敷脐部换成了微波炉加热；热奄包中高良姜、干姜、益智仁、花椒、莪术、王不留行、泽兰七药合用，具有活血行气、利尿通淋之效；大青盐咸，入肾经，且有导热之能，可使药效得到持久发挥。关元穴与足少阴肾经相通，是聚气凝神之所，主一身元气之根，有温肾益精之效，能够促进膀胱行使"州都之官"的职权；气海穴大补元气，总调下焦气机。神阙穴别名气舍穴，有温补元阳，复苏固脱之效。

3. 推拿法

李宝华[31]采用推拿（先做局部揉按，取穴关元、中极、曲骨、气海、大赫、横骨、水道、归来，揉按2~3min，然后用一手指压关元穴，一按一放，以增加排尿功能；另一手推按膀胱体或底，双手动作应协调）联合中药导尿方治疗DNB，以补中气、助膀胱气化为主进行治疗，有效率为90%，疗效优于对照组甲钴胺肌内注射治疗。

三、存在问题

DNB是糖尿病自主神经病变的一种，严重影响患者的生活质量。运用中医药治疗糖尿病神经源性膀胱取得了一定进展，并且疗效优于单纯西药治疗，中草药联合中医外治法，可从多个靶点治疗本病，其取得的成果值得肯定。但研究中尚存在许多有待解决的问题：目前缺乏大规模的流行病学研究及数据，容易延误诊断，治疗时机严重滞后，造成治疗效果差的现状；中医诊治多为经验积累，尚无统一性认识，因此医生诊治过程中需要反复摸索，而且本病往往和其他糖尿病并发症同时出现，患者一般状况较差，预后欠佳。

四、述评与展望

综上所述，DNB目前病因尚不明确，西医临床治疗效果多不明显，副作用相对较大。在给予DNB患者饮食及运动指导、排尿锻炼、血糖控制等基础治疗上，中医药以中医基础理论为指导，以辨证辨病论治相结合，采用中药内服、艾灸、针刺、推拿、拔罐等治疗措施，副作用小，但是在研究中也存在一些不足之处，虽然以上中医疗法效果明显，但疗效判定标准不一致，部分临床研究观察样本较小，缺少统计学依据，不能阐明哪种治疗措施更有效；本病的发病机制尚未完全阐明，目前尚缺乏统一的临床诊断标准及疗效判定体系。因此，对于本病仍然需要加强基础研究，更加深入发掘现代医学机制，为中医药预防、治疗、延缓DNB的发生、发展提供理论依据。

参 考 文 献

[1] 郑筱萸. 中药新药临床研究指导原则（试行）[M]. 北京：中国医药科技出版社，2002.

[2] 钱华. 针灸联合大株红景天注射液治疗糖尿病神经源性膀胱疗效及对尿动力学参数的影响[J]. 现代中西医结合杂志，2017，26（16）：1810-1812.

[3] 王伟. 中药内服联合艾灸治疗糖尿病神经源性膀胱临床研究[J]. 中医学报，2014，29（12）：1729-1730.

[4] 周建民，樊斗霜. 温针灸配合硫辛酸注射液治疗糖尿病神经源性膀胱临床研究[J]. 中国中医药信息杂志，2016，23（2）：45-48.

[5] 吴萍，钱丽敏，茅丽珍. 间歇导尿配合中药穴位贴敷治疗神经源性膀胱的效果观察[J]. 护理学报，2015，22（13）：62-63.

[6] 吴铁，陈贵恒. 健脾温肾法治疗糖尿病神经源性膀胱[J]. 长春中医药大学学报，2015，31（2）：370-371.

[7] 李素娟. 温阳利水方治疗糖尿病神经源性膀胱临床研究[J]. 中医学报，2015，30（11）：1588-1589.

[8] 王丽娜，郭玉卿，康岩，等. 抗氧化剂与醛糖还原酶抑制剂治疗糖尿病神经源性膀胱的疗效对比[J]. 河北医科大学学报，2014，35（5）：568-568.

[9] 赵明权. 中医综合治疗联合西药治疗糖尿病神经源性膀胱40例[J]. 中医研究，2019，32（5）：35-37.

[10] 刘温华，邓斌，朱章志. 朱章志教授运用辛开苦降法治疗糖尿病神经源性膀胱验案一则[J]. 中国医药导报，2019，8（16）：177-179.

[11] 郝宏铮，于世家. 于世家教授运用黄芪治疗糖尿病兼证经验撷菁[J]. 辽宁中医药大学学报，2015，7（17）：100-102.

[12] 王东，崔冰，李敬林，等. 从肾、脾虚衰论治糖尿病神经源性膀胱[J]. 辽宁中医杂志，2015，9（42）：1631-1632.

[13] 中华中医药学会糖尿病分会. 糖尿病神经源性膀胱中医诊疗标准[J]. 世界中西医结合杂志，2011，4（6）：365-368.

[14] 李银娣，朱莎. 益气温阳方穴位贴敷治疗肾阳亏虚型糖尿病神经源性膀胱的效果[J]. 中国医药科学，2019，9（5）：48-50.

[15] 刘蓉. 补肾升阳方治疗糖尿病神经源性膀胱的疗效观察[D]. 济南：山东中医药大学，2014.

[16] 张韬. 金匮肾气丸联合腹针治疗肾气虚型神经源性膀胱的临床治疗研究[D]. 北京：北京中医药大学，2013.

[17] 周鲁辉. 清热燥湿通关汤治疗糖尿病神经源性膀胱的临床研究[D]. 济南：山东中医药大学，2013.

[18] 邱斌. 温肾通阳法治疗女性糖尿病神经源性膀胱的临床研究[D]. 南京：南京中医药大学，2010.

[19] 周先富. 中药配合间歇性导尿治疗神经源性膀胱17例疗效观察[J]. 健康研究，2012，2：97-99.

[20] 黄延芹. 补肾升阳方治疗糖尿病神经源性膀胱临床观察[J]. 中国中医药信息杂志，2013，20（11）：80-81.

[21] 谢瑾. 济生肾气丸加减治疗糖尿病神经源性膀胱疗效观察[J]. 现代诊断与治疗，2013，24（17）：3892-3892.

[22] 刘惠芬. 补中益气汤加减治疗2型糖尿病神经源性膀胱52例[J]. 实用糖尿病杂志，2010，（4）：37-37.

[23] 张众. 瓜蒌瞿麦丸加减治疗糖尿病神经源性膀胱疗效观察[J]. 实用中医杂志，2011，27（7）：452-453.

[24] 王德伟，王利芳，吴凡. 温肾利尿汤治疗糖尿病神经源性膀胱36例[J]. 浙江中医杂志，2013，（12）：886-887.

[25] 任筱雅. 凉润通络方对糖尿病大鼠胃黏膜微血管超微结构的影响[J]. 河南中医，2013，33（11）：1881-1882.

[26] 任亚锋. 艾灸治疗脊髓损伤后膀胱功能障碍的临床研究[D]. 郑州：郑州大学，2015.

[27] 郭宝珍. 温箱灸配合综合康复技术治疗神经源性膀胱的临床研究[D]. 广州：广州中医药大学，2012.

[28] 张艳，付永丽，张健，等. 艾灸治疗糖尿病神经源性膀胱潴留的临床研究[J]. 中国保健营养，2013，（3）：946-947.

[29] 于文霞，苏秀海，李文东，等. 艾灸治疗糖尿病神经源性膀胱39例[J]. 辽宁中医杂志，2010，（6）：1118-1119.

[30] 薛玲玲. 艾灸联合走罐法治疗糖尿病神经源性膀胱35例[J]. 光明中医，2013，（8）：1649-1650.

[31] 李宝华. 推拿联合中药治疗糖尿病神经源性膀胱病变疗效观察[J]. 中国中医急症，2010，（9）：1514-1515.

（王立功 执笔，雷烨、王志强 审订）

第十三节 糖尿病黎明现象的中医认识及诊治进展

提 要：本综述通过对糖尿病黎明现象与中医时间医学的认识关系从日周期变化、五脏精气的活动节律、气血经络流注节律、营卫之气昼夜运行节律、五行八卦方位等方面进行论述；中医对黎明现象的治疗从阴虚热盛以补阴、肝肾阴亏以阳中求阴补肝肾、肝脾肾肺胃失调以调补脏腑等方面进行调治。

关键词：糖尿病，黎明现象，中医，诊治黎明现象（dawn phenomenon）是指糖尿病患者在夜间血糖控制尚可且无低血糖的情况下，于黎明时分（3:00～9:00）出现高血糖或胰岛素需求量增加的情况[1]。高血糖定义为 FPG 高于夜间血糖最低值至少 1.11mmol/L 或空腹胰岛素需求量比夜间最低值增加 20%[2]。无论是 1 型还是 2 型糖尿病患者，都有可能发生黎明现象，但由于定义标准不同和各研究试验条件的差异，不同文献报道的黎明现象发生率差异很大，据统计 1 型糖尿病患者黎明现象的发生率为 29%～91%，2 型糖尿病患者为 6%～89.5%[3]。近年来，随着动态血糖监测技术的发展，黎明现象的检出率不断提高，有助于对黎明现象的研究不断深入和细化。目前认为，清晨至早餐前血糖升高属于黎明现象的范畴，而早餐后血糖的异常升高被定义为延伸的黎明现象[4-5]。西医治疗糖尿病黎明现象尚无理想的防治措施，以睡前注射胰岛素、生长抑制素、二甲双胍、赛庚啶等药物报道较多，鉴于此，笔者重点就中医对黎明现象的认识及诊治作一综述。

一、中医对黎明现象的认识是有效诊治的前提

糖尿病黎明现象的发生即是中医时间医学在中医整体观与恒动观念指引下所体现的人与自然、时间的辨证统一。

1. 日周期变化阴消阳长是发生的前提

祖国医学认为，人体内阴阳之气的盛衰消长有明显的昼夜节律，人体阴隆于夜半，夜半后逐渐减弱，至平旦则阴气尽而阳气开始上升，日中盛，日西逐渐减弱，日入阳尽阴气始长。5:00～9:00 为卯辰之时，就阴阳而论，正值人体阴气将尽，阳气渐盛之时；从人体生理而言，正值阴消阳长之时，而消渴病本阴虚，可谓两虚相得而阳愈盛，阴愈虚，脏腑阴阳失调，谷精运布与出入升降不能与昼夜阴阳消长同步，而在子夜交替时谷精壅滞加重，故而清晨血糖升高。

2. 五脏精气的活动节律异常是发生的基础

五脏的精气活动量不断上下波动，精气活动上升，达峰值，再经开始下降和下降明显两个阶段，最后达谷值，继而又逐渐上升，开始又一变化周期，如此反复，终而复始，并呈现出周期性盛衰消长的变化节律。其精气活动量的盛衰消长随着自然界时令变化而变化，通常在某一时间中，五脏精气活动量状态各不相同。五脏精气活动量的水平决定了疾病的变化与转归。通过五脏精气消长示意图与五脏精气活动节律周期表[6-8]可知，5:00～9:00 为卯辰之时，五脏精气消长处于下降的状态，提示病势为退，从而引起卯辰之时 FPG 明显升高，或维持正常，血糖胰岛素需要量增加。

3. 气血经络流注节律异常是发生的关键

气血在人体经脉中按次序循环流注，《灵枢·经脉》曰："胃足阳明之脉，起于鼻其支者，起于胃口，下循腹里……"中医时间学为疾病的发作、加重与腑脏精气活动的衰弱有直接关系，在某经脉处于功能活动的"旺时"，患者大多出现明显的气阴两虚和阴虚证候。胃经属阳而循行在属阴的胸腹部，手足阳明胃、大肠两经在经络循行时间正值清晨 5:00～9:00，而这一时段

又恰好是一般糖尿病患者检测 FPG 的时间。由此可见，十二经脉的气血流注节律与糖尿病黎明现象之间存在着一定的相关性，影响着疾病的发生和发展。

4. 营卫之气昼夜运行的节律异常是发生的根本

卫气循行于人体有浮沉之分，白天主要运行于体表经络，夜晚主要运行于体内五脏。正常人在 5：00～9：00 卯辰之时当血糖升高的同时，由于机体营卫调和，机体功能强盛，此时可以通过胰腺分泌更多的胰岛素来下调血糖水平，从而使血糖维持在正常水平而不升高。由于糖尿病患者代谢功能出现紊乱，机体失常，影响人体营卫的调和与正常循行，以致卫气对自身组织细胞产生免疫反应，造成人体生理调节系统紊乱，胰腺分泌胰岛素的功能也受影响，导致分泌的胰岛素不足以下调血糖水平，从而发生黎明现象。

5. 五行八卦方位不同是发生的一环

寅卯辰属东方震位，东方属木，具有条达之性。《素问·阴阳离合论》指出阳明主三阳经的气机升降门户，一旦门户处于闭合之状，内外就被隔绝，无法交通，阳明经气随之被困遏，进而影响其所藏的气机舒展，从而导致气机升降失常。就脏腑经络而论，此时正值胃、大肠经气旺盛流注之时、阳明乃多气多血之经，足阳明胃主血所生病，手阳明大肠主津液所生病，"津血同源"，其源皆来自水谷精微，若阳明之气郁结不行，气机受阻，则水谷精微无以正常输运，周身脏腑失于濡养，造成人体生理调节系统紊乱，胰腺分泌功能也遭受波及，故使血糖升高。因此可见，糖尿病黎明现象是源于阳明经气郁结不通所致。

二、中医诊治黎明现象的研究日益深入

1. 黎明阳盛阴渐衰，阴虚热盛以补阴

《灵枢·邪客》云："天与人相应也。"又如《素问·生气通天论》云："故阳气者，一日而主外，平旦人气生，日中阳气隆，日西阳气已虚，气门乃闭。"人体于午夜至凌晨间是阳渐生而阴渐衰的阴阳转变过程，而大多消渴患者的病理基础为肾阴亏虚，阴虚燥热，两虚相得，则致阴更虚而阳更盛，故见消渴病发作加重而发生黎明现象。肖万泽等[9]运用中医方法防治黎明现象，在原有治疗方案的基础上，于每晚睡前至次日晨 5：00～6：00 加用中药。处方：天花粉、生地黄各 30g，沙参、玄参各 15g，石膏 20g，知母 10g，黄连、甘草各 6g。加水煎服，每次 1 剂，连用 1 周。17 例患者发生黎明现象前平均 FPG 11.28mmol/L，发生黎明现象后平均 FPG 达 16.63mmol/L，上升了 47.43%（$P<0.01$）。治疗后平均 FPG 为 11.52mmol/L，较治疗前下降了 30.73%（$P<0.05$）。17 例中有效 14 例，有效率达 82.35%，无效 3 例，其中气阴两虚型 1 例，阴阳两虚型 2 例，治疗过程中未发生低血糖现象。糖尿病黎明现象多发生于阴虚热盛的患者，中药补阴之剂于发病前服用，可以纠正由于昼夜时间交替之时发生的阴阳偏颇现象，防治黎明现象的发生，有较好的效果，且无低血糖等副作用。

张彩萍[10]在原治疗基础上加服滋阴补肾、养阴清火之剂，用以防治糖尿病黎明现象，其中燥热伤肺型，治以清热润肺、生津止渴为主，佐以滋补肾阴。药用：天花粉 30g，黄连 6g，生地黄 15g，葛根 15g，怀山药 15g，麦冬 15g，山萸肉 6g，五味子 10g，地骨皮 15g。气虚者加生黄芪 30g，肢体麻木者加鸡血藤 30g。胃燥津伤型，治以清胃泻火，养阴生津，佐以滋阴补肾。药用：生石膏 30g（先煎），知母 15g，黄连 6g，炒山栀 10g，生地黄 15g，麦冬 15g，葛根 15g，山萸肉 6g，怀山药 15g，玄参 15g，地骨皮 15g，生大黄 6g（后下）。便通后去生大黄。肾阴亏虚型，治以滋阴固肾为主，佐以养阴清火。药用：山萸肉 6g，怀山药 15g，生地黄 15g，麦冬 15g，玄参 15g，天花粉 15g，地骨皮 15g，五味子 10g，知母 15g，黄柏 6g。气虚者加生黄芪 30g，四肢麻木者加鸡血藤 30g。显效 8 例，有效 10 例，无效 2 例，有效率达 90%。治疗前平均 FPG（发生黎明现象时）10.78mmol/L，治疗后平均 FPG 7.90mmol/L，治疗前后比较有显著性差异（$P < 0.05$）。

2. 肝肾阴亏阳更盛，阳中求阴补肝肾

刘瑞霞等[11]采用阳中求阴的方法治疗 2 型糖尿病黎明现象，纳入 30 例肝肾阴虚型患者，治疗以左归丸去鹿角胶加紫河车：熟地黄 30g，山药 15g，枸杞子 15g，山茱萸 10g，牛膝 15g，菟丝子 15g，紫河车 15g，龟甲胶 15g。每日 1 剂，水煎，分 2 次服，服药 30 天。结果：30 例中显效 15 例（50%），有效 12 例（40%），无效 3 例（10%）。治疗前 3：00 血糖浓度均值（9.18±0.83）mmol/L，治疗后血糖浓度均值（6.21±0.81）mmol/L，治疗前后差异有显著性（$P < 0.05$）。治疗前 7：00 血糖浓度均值（12.03±1.57）mmol/L，治疗后血糖浓度均值（7.91±2.79）mmol/L，治疗前后差异有显著性（$P < 0.05$）。

3. 肝虚及母脾肾累，阴阳失调调气机

中医认为糖尿病黎明现象的主要病变机理是阴阳失调，肝脾肾功能紊乱。从阴阳而言，黎明现象正处在阳渐盛、阴渐衰之阴消阳长之时，由于糖尿病日久体弱，此时阳虚不能升发，阴亦随时令而衰减，两虚相得，致黎明时血糖升高；就脏腑而论，5：00～9：00 为寅卯辰时，寅卯属木，辰属土主水，隶属肝、脾、肾三脏，寅卯又为平旦之时，恰巧是肝气当令，可见这一黎明现象主要责之肝的阳气虚，此时由于肝的阳气虚，升发不及，疏泄失职，气机失于通畅，进而耗泄脾土气阴，脾阳运化功能受损，转化无力，水谷精微失脾之运化，不能濡养肝气，肝阳虚无力疏泄，累及其母，导致肾之阴阳亏损，气化不利，失于开阖，封藏失职，津液失于气化。总之，当肝阳气虚时，脾肾功能随之受累，故在肝气当令平旦之时，糖尿病定时发作或定时加重，以致形成糖尿病黎明现象。

高玉芳等[12]自拟消糖灵，药物组成：黄芪、党参、丹参、枸杞各 100g，苍术、山茱萸、何首乌、决明子、当归各 80 g，肉苁蓉、淫羊藿、葛根各 60g，共为细末，水泛为丸，每次 6g，分 5：00、11：00 2 次服用，连服 7 天后监测 1：00、3：00、7：00 血糖浓度。服药后对黎明现象改善情况 60 例中显效 31 例，有效 24 例，无效 5 例，显效率 51.7%，有效率为 91.7%；治疗前 7：00 血糖浓度平均值为（16.44±6.80）mmol/L，治疗后 7：00 血糖浓度平均值为（9.98±2.11）mmol/L，平均下降差值（6.46±1.48）mmol/L，下降率为 39.3%。

4. 肺胃肾脏共失调，滋阴清热兼活血

王学信等[13]认为糖尿病黎明现象病变机理主要是由于肺、胃、肾三脏功能失调，水谷输布失常所致。迁延日久，常可累及五脏，致精血枯竭，阴阳俱衰，燥热内蕴而并发多种兼症，从而制定消渴降糖丹系列胶囊。将 100 例糖尿病患者分为气阴两虚、燥热内盛、肾虚血瘀三型，运用补气滋阴、清热润燥、活血固本的中药复方制剂消渴降糖丹 1、2、3 号，分别为消渴降糖丹 1 号：黄芪、丹参、怀山药各 24g，石斛、沙参、茯苓各 12g，高丽参 8g，苦参 18g，黄精、五味子、酸枣仁、龙眼肉各 10g。功用：补气滋阴，用于气阴两虚型。消渴降糖丹 2 号：黄柏、山栀子各 10g，青黛 12g，石斛 4g，知母、熟地、丹皮各 15g，乌梅、生地、草决明各 24g，黄连、酒大黄各 8g。功用：清热润燥，用于燥热内盛型。消渴降糖丹 3 号：水蛭 6g，蜈蚣 4g，怀山药 30g，枸杞子 15g，泽兰 18g，鸡内金、龟板、木香各 10g，肉桂 5g，巴戟天、桑螵蛸各 12g，山茱萸 24g。功用：活血固本，用于肾虚血瘀型。以上三方均分别按比例研末，过 100目筛混匀，装入 0 号胶囊，每粒 0.5g，分别或联合应用治疗。结果：显效 48 例，有效 34 例，无效 18 例，总有效率为 82%。其中以发病时间短、未用过降糖西药者疗效较优。证实本方具有整体调节功能。在服药方法上采用 1 日 4 次给药，可避免"黎明现象"，疗效得以巩固和提高。

5. 少阳不利脾失常，平肝健脾调达畅

李宝华[14]认为黎明现象发生在 3：00～9：00，此时乃少阳经所主，对应脏腑是肝胆，少阳主枢，枢机不利，相火妄动，克伐脾土，脾运化水谷精微失常，致血糖升高。故治疗应平肝健脾、清泄相火。采用中药强金健脾制木之剂治疗糖尿病性黎明现象 30 例，并设西药对照组30 例进行对比。治疗组患者均于原治疗方案的基础上在每晚睡前及次日 5：00～6：00 加用中药：乌梅 10g，沙参 20g，麦冬 10g，白芍 10g，柴胡 6g，木瓜 10g，石斛 10g，苍术 6g，莲肉10g，桑叶 6g，黑山栀 6g，黄芩 6g，党参 10g。水煎服，每日 2 次，连服 20 天。对照组在原治疗方案基础上每晚睡前加服二甲双胍 0.25g。治疗组 30 例，显效 6 例（20%），有效 16 例（53.33%），总有效率为 73.33%；对照组 30 例，显效 4 例（13.33%），有效 9 例（30%），总有效率为 43.33%。治疗组疗效优于对照组（$P < 0.01$）。

6. 肥人湿重困中焦，芳香化浊以调糖

临床糖尿病肥胖兼有痰湿证者见黎明现象，梁苹茂[15]采用内服雷氏芳香化浊方（藿香 15g，佩兰 15g，陈皮 10g，半夏 10g，厚朴 10g，大腹皮 10g，荷叶 10g，黄芩 15g，丹参 30g，鬼箭羽 15g）加味。每日 1 剂，水煎 200ml，分早晚 2 次服，治疗 2 型糖尿病（痰湿型）黎明现象57 例，并与单用西药二甲双胍治疗的 32 例作对比观察。结果：治疗组 57 例中，良好 30 例，一般 18 例，不良 9 例，总有效率为 84.0%；对照组 32 例中，良好 16 例，一般 10 例，不良 6例，总有效率为 81.0%，两组总有效率比较无显著性差异（$P > 0.05$），但两组治疗后 7：00～8：00 FPG 分别与治疗前比较有显著性差异（$P < 0.01$）。

三、述评与展望

目前虽然中医学对糖尿病的认识及论述较多，但关于糖尿病黎明现象的文献较少，而临床中糖尿病黎明现象普遍存在，糖尿病患者如果未能及时改善黎明现象，患者的 FPG、2hPG

水平会持续升高，进而使全天血糖升高，对糖尿病患者的血糖管理和并发症的防治产生不利影响。

中医学天、地、人三才一体的整体观与恒动观念等特点，使之在分析疾病的发生、发展、变化规律及病理现象的形成等方面有着独到的见解，并结合时间、环境变化等各种因素，以天、地、人的系统整体观来分析机体的正常生理功能和异常生命活动。在治疗方面从肝、脾、肺、胃、肾等脏腑入手，从滋阴清热、疏肝健脾、益肾、化湿等方面治疗以纠正昼夜时间交替之时阴阳偏颇现象，然目前论述及研究有限，有待进一步探索。

参 考 文 献

[1] 苏杭，周健，贾伟平. 糖尿病黎明现象及延伸黎明现象的研究进展[J]. 中华内分泌代谢杂志，2015，31（8）：739-742.

[2] Monnier L. Colete C，Sardinoux M，et al. Frequency and severity of the dawn phenomenon in type 2 diabetes：relationship to age [J]. Diabetes Care，2012，35（12）：2597-2599.

[3] Monnier L，Colette C，Dejager S，et al. Magnitude of the dawn phenomenon and its impact on the overall glucose exposure In type 2 diabetes：is this of concern[J]. Diabetes Care，2013，36（12）：4057-4062.

[4] Rrybicka M，Krysiak R，Okopien B. The dawn penomenon and the Somogyi effect-two phenomena of morning hyperglycemia[J]. Endokrynol Pol，2011，62（3）：276-284.

[5] King A B，Clark D，Wolfe G S. Contribution of the dawn phenomenon to the fasting and postbreakfast hyperglycemia in type 1 diabetes treated with once-nightly insulin glargine [J]. Endocr Pract，2012，18（4）：558-562.

[6] 瞿岳云，潘远根，许建平，等. 中医时间医学理论及应用[M]. 重庆：重庆出版社，1993：14.

[7] 张年顺，宋乃光. 实用中医时间医学[M]. 上海：上海中医学院出版社，1991：48.

[8] 胡剑北. 中医时间医学[M]. 合肥：安徽科学技术出版社，1990：67.

[9] 肖万泽，童昌珍. 糖尿病黎明现象及其中医防治的观察[J]. 中医杂志，1996，37（1）：30-31.

[10] 张彩萍. 中医治疗糖尿病伴有黎明现象 20 例[J]. 中国中医基础医学杂志，2002，8（3）：54-55.

[11] 刘瑞霞，武红，徐东娟，等. 左归丸化裁治疗糖尿病黎明现象 30 例[J]. 中国中医药信息杂志，2005，12（8）：71-72.

[12] 高玉芳，杨荣哲. 自拟消糖灵治疗糖尿病黎明现象 60 例临床观察[J]. 安徽中医临床杂志，2000，12（3）：171-172.

[13] 王学信，邢华旭，杨文斌. 消渴降糖丹治疗糖尿病 100 例临床观察[J]. 新中医，1994，2：21-24.

[14] 李宝华. 强金健脾制木法治疗糖尿病黎明现象 30 例[J]. 中国中医急症，2010，19（5）：845.

[15] 梁苹茂. 雷氏芳香化浊方加味治疗 II 型糖尿病黎明现象 57 例总结[J]. 湖南中医杂志，2001，17（2）：16-17.

（朱　璞　执笔，庞国明、张景祖　审订）

第二章 甲状腺疾病中医药临床研究进展

第一节 甲状腺功能亢进症中医药临床研究进展

提 要：甲状腺功能亢进症根据其临床表现可归属于祖国医学"瘿病"中"瘿气"范畴。通过中医辨证论治来调节脏腑功能，配合中医特色疗法，提高了临床疗效。本文对各医家在本病的病因病机、辨证分型、中药治疗等方面的认识进行综述，以飨同道。

关键词：甲状腺功能亢进症，瘿病，中医治疗

甲状腺功能亢进症简称甲亢，是指甲状腺腺体本身产生甲状腺激素过多而引起的以神经、循环、消化等系统兴奋性增高和代谢亢进为主的临床综合征，是内分泌系统的常见疾病之一，以烦躁、心悸、乏力、怕热、多汗、消瘦、食欲亢进等为主要临床表现[1]。随着日益增长的生活压力，甲亢的患病率呈逐年增长的趋势。临床研究表明，女性与男性甲亢的患病率之比约为 4∶1，女性更易患此疾病。

目前，西医治疗甲亢主要以抗甲状腺药物、放射性碘及手术治疗为主，然而三者均不能对甲亢进行有效的病因治疗，以至于治疗后往往存在复发率高、副作用多、手术创伤大等不良反应[2]。目前西医治疗甲亢多是对症施治，而祖国医学讲究辨证论治、治病求本，针对本病发病机理施治，治疗甲亢具有一定优势，弥补了西医治疗的不足。

一、中医病名归属、病因病机概述

（一）病名及归属

祖国医学虽无"甲亢"之病名，但根据其主要临床特征，可将其归属于中医"瘿瘤""瘿病""汗证""心悸""郁证"等范畴，其中尤以"瘿病"最为常见[3]。甲亢在中医属"瘿病"中的"瘿气"范畴[4]，其中情志变化既是重要病因，也是临床表现之一[5]。《临证指南医案》曰："女子以肝为先天，阴性凝结，易于怫郁。"肝脏喜条达而恶抑郁，肝主疏泄的功能与情志活动有密切联系，易致气郁痰结、肝郁化火，故瘿气多以女子常见。

（二）从情志到脏腑致病，从本虚到标实，致虚实夹杂之病机

对于其病因病机历代医家各有阐述。

1. 情志失调，地域差异论

古代《三国志·魏书》有"发愤生瘿"之言，巢元方《诸病源候论·瘿候》曰："瘿者，由忧恚气结所生，亦曰饮沙水，沙随气入于脉，搏颈下而成之"，陈延之《小品方》认为"长安及襄阳蛮人，其饮沙水喜瘿"。可见，古代医家已经认识到忧郁恼怒等情志失调易导致瘿病的发生。

2. 由情志失调，致脏腑失调论

近代，不同医家在情志失调的基础上，认识到脏腑的病变。

（1）情志不调，肝郁炼痰：景录先[6]与李赛美[7]均认为情志不调是促使本病发生的重要因素。悲哀恼怒，郁伤肝气，肝失条达，郁结于内，易致水液输布失常，加之肝气郁久化火，灼液成痰，结于颈前而发此病。

（2）情志不畅，肝郁脾虚，痰结血瘀：林兰[8]认为甲亢病因多是情志不畅，而致肝气郁滞，津液不运，凝结成痰；或脾胃受损而虚，湿浊自生；或气血不通，导致血瘀，终致气滞、痰凝、瘀血搏结于颈前，导致机体代谢异常，发为本病。

3. 由脏腑失调，到本虚标实论

当代医家认为，甲亢发病与先天禀赋不足、饮食水土失宜、情志不节、劳逸失度、感受外邪、失治误治等因素有关[9]。亦有研究表明，甲亢发病原因在于气血阴阳偏盛偏衰和脏腑失调，患者情志损伤，长期悲伤、郁怒和忧思，气机郁滞，导致津液运行受阻，形成痰，而血行不畅形成瘀，痰凝气滞，血瘀壅结于颈前，因此患病[10]。

（1）毒损瘿络：朴春丽[11]将甲亢病机概括为毒损瘿络，认为郁毒、痰毒、瘀毒，日久化热，热伤血络，发为本病。

（2）多脏腑的致病因素：魏子孝[12]和王立琴[13]均认为甲亢是一个多脏腑病变的疾病，其中尤以心、肝、肾阴虚为本。心阴不足，肝阴亏虚，肾阴虚耗，脏腑、机体失于濡养，复因情志不遂，气机不畅，痰气瘀阻，结于颈前，发为瘿病。

（3）本虚标实之虚实夹杂：①阴虚为本，气滞、痰凝、血瘀为标：黄仰模[14]认为甲亢的发生主要与患者阴虚体质有关，阴虚是致病之本，气郁、痰凝、血瘀则为致病之标，为本虚标实之虚实夹杂证。甲亢是一种虚实夹杂的疾病，先天不足，素体阴虚，加之情志、外感等致病因素，易致肝肾功能失调，发为本病[15]。②气阴两虚，痰浊、湿热、瘀血并见，致虚实夹杂：钱秋海[16]认为甲亢的基本病机为气阴两虚、肝失条达，肝、脾、肾为主要病变脏腑，痰浊、湿热、瘀血等致病因素共见乃成虚实夹杂之证。③情志失调为因，肝、肾阴虚为本，气滞、痰凝、血瘀为标：李德新[17]认为情志失调是甲亢最重要的致病因素，病位关乎肝、肾，肝郁气滞，津聚成痰，痰气交阻，瘀血内停，痰瘀互结导致本病，本虚为肝肾阴虚，标实为肝郁、气滞、痰凝、血瘀。

甲亢病因复杂，病位在颈部，与肝、脾、肾有着密切的联系。气血津液运行失常，初起多实，以气郁为先，进而导致气滞、痰凝、血瘀结于颈前，气滞痰凝，壅结颈前，是其基本病机，日久引起血脉瘀阻，以致气、痰、瘀三者合而为患。临床初期常见气机郁滞、肝火旺盛、痰凝血瘀等证型。病久多虚，后期可见气阴两虚、阴阳两虚、阴虚火旺等证型。

二、分型、分期论治，体现中医之多角度思维

（一）从不同证型论治

辨证论治是中医的独特诊断方法，通过"望闻问切"对疾病进行综合的归纳、分析，确定相应的治疗方法，是对疾病发生发展的动态认识。甲亢主要病机特点为本虚标实，基本病理变化是气滞痰凝血瘀，但不同医家有因实致虚、虚实夹杂、以虚为本的不同观点。本病初起多实，以气郁为先，兼有气机郁滞、肝火亢盛、痰气凝结和瘀血阻滞；病久多虚，主要是阴虚、气虚、气阴两虚、阴虚火旺，日久阴亏可渐损及阳，而成阴阳两虚之证。

目前，中医药治疗甲亢的辨证分型尚无统一标准，近代医家在不断的临床实践中，结合自己的经验总结，提出了不同的辨证分型原则。

1. 由实致虚进行辨证分型

（1）从火、郁、痰、瘀、虚辨证，分四型。刘祥秀等[18]将甲亢辨证分为肝火旺盛证、气郁痰阻证、痰结血瘀证、气阴两虚证，常用清肝、泻火、理气、化痰、活血、益气等法以消瘿散结，选方如栀子清肝汤、二陈汤、柴胡疏肝散、生脉饮、消瘰丸。

（2）从气郁、痰阻、湿热、气虚、阴虚辨证，分四型。高益民[19]将甲亢辨证分为气郁痰阻型、肝胆湿热型、肝肾阴虚型、气阴两虚型四型，分别予理气化痰、清利湿热、滋养肝肾、益气养阴之法。

（3）从肝郁、火旺、气虚、阴虚辨证，分两型。高天舒[20-21]将甲亢分为肝郁火旺证和气阴两虚证，肝郁火旺证以清泻肝火、养阴疏肝为法，治以龙胆泻肝汤化裁；气阴两虚证以益气养阴、消瘿散结为法，选择三甲复脉汤化裁。常配合自拟消瘿散结汤加减治疗肝郁火旺证，药用夏枯草 30g，浙贝母 25g，柴胡 10g，郁金 15g，莪术 10g，法半夏 12g，紫苏子 20g，鳖甲 30g 等。

2. 由虚实夹杂进行辨证分型

林兰[22]首次将甲状腺归属于奇恒之腑的范畴，并认为本病是由于甲状腺"助肝疏泄"功能失调而引起的虚实夹杂之证，治疗甲亢分为五个证型：①肝郁气滞，痰凝血瘀：治宜理气化痰、活血消瘿，选用甲亢宁加减；②疏泄失调，肝郁化热：治宜疏解肝郁、清热消瘿，选用四逆散合丹栀逍遥散加减；③火炽风动，乘木侮心：治宜清肝息风、佐以消瘿，选用羚角钩藤汤加减；④灼津伤气，阴虚风动：治宜益气养阴、息风消瘿，选用生脉散合大定风珠加减；⑤气随液脱，真阳衰微：治宜益气、回阳、固脱，选用参附汤加减。

3. 由以虚为本进行辨证分型

倪青[23]从阴虚阳亢证、肝肾阴虚证、气阴两虚证三个方面论治甲亢。阴虚阳亢者可用阿胶鸡子黄汤加减以滋阴潜阳、化痰消瘿；肝肾阴虚者选用柴胡加龙骨牡蛎汤合二至丸以滋补肝肾、化痰消瘿；气阴两虚者以生脉散合四君子汤为主加减以达益气养阴之效。

（二）从早、中、晚三期论治

1. 早期多实证

病因病机：甲亢早期肝郁气滞，郁而化火，火热伤阴，致肝阴不足，阴不制阳，阳偏亢盛；兼因肝气郁滞，气血运行不畅，酿生痰浊、瘀血。

临床表现：甲亢毒症，如心悸手抖、怕热多汗、急躁易怒、消瘦、多食易饥、突眼。

辨证论治：治疗以疏肝解郁、化痰散结、活血化瘀、清肝泻火、清胃生津、清心养血为法。

（1）早期多肝郁气滞、胃热炽盛：李赛美[24]认为甲亢早期从肝胃论治，病机为肝郁气滞、胃热炽盛，从疏肝气、清胃火论治，李教授擅用经方，如白虎汤类，配合理气药，常用药物如石膏、知母、柴胡、白芍、枳壳、山药、太子参、生牡蛎。

（2）早期多肝郁气滞：董振华[25]认为甲亢早期多为肝郁气滞、气阴两虚，故治拟疏肝解郁、益气养阴，常用四逆散合生脉散加减治疗。

（3）早期多肝阳上亢：梁苹茂[26]认为甲亢初期，肝阳上亢明显，治以平肝潜阳为主，选用自拟之甲宁方加减。

（4）早期多肝郁化火，痰气相搏：卜献春[27]将甲亢按照初期和后期辨证论治，初期以肝郁化火，痰气相搏为主，故首要治肝，次则治痰，其中清肝化痰用龙胆泻肝汤加减，疏肝化痰用逍遥散合二陈汤加减，平肝化痰用天麻钩藤饮合半夏白术天麻汤加减。

2. 中期常实中夹虚

病因病机：甲亢中期多由肝郁日久，化火伤阴，肝阳偏亢；或兼肝郁气滞，气滞则痰凝，气滞则血瘀，进而痰瘀互结而成。

临床表现：甲亢毒症表现减轻或缓解，如心悸手抖减轻或缓解、怕热多汗减轻或缓解、急躁易怒减轻或缓解、不再消瘦、多食易饥减轻或缓解，可有乏力困倦，可仍有突眼表现或突眼加重。

辨证论治：治疗以平肝潜阳、涤痰化瘀、益气养阴为法。

（1）中期多虚实并见：李赛美[24]认为甲亢中期多虚实并见，故宜以涤痰化瘀、软坚散结为主，以益气养阴为次，可予柴胡加龙骨牡蛎汤、小柴胡汤加减，或用程国彭《医学心悟》之"消瘰丸"加夏枯草、山慈菇、猫爪草作为基本方，辅以柴胡、白芍等疏肝之品，以期标本同治。

（2）中期多肝阳上亢、阴虚火旺：董振华[25]认为甲亢中期以肝阳上亢、阴虚火旺为主，治宜滋阴降火、平肝潜阳，常用当归六黄汤加减。

（3）中期多气阴两虚：梁苹茂[26]认为甲亢中期气阴两虚显著，治以益气养阴为主，可用自拟之甲宁方合生脉散加减，或用王氏清暑益气汤加减。

3. 后期又虚中夹实

病因病机：甲亢病久则气阴两虚，阴损及阳，最后致阴阳两虚。或病程日久，正气虚弱，脾肾阳虚，痰瘀互结。

临床表现：甲亢毒症缓解，如心悸手抖缓解、怕热多汗缓解、急躁易怒缓解、不再消瘦、多食易饥缓解，可有乏力困倦、腰膝酸软、自汗或盗汗、畏寒怕冷等表现，可仍有突眼表现或突眼加重。

辨证论治：治疗以益气养阴、调和气血、温补脾肾、化痰散结为法。

（1）后期多损脾胃，入肾络：李赛美[24]认为甲亢后期病程迁延，损及脾胃，久病入肾，脾肾两虚，太少合病，方选理中汤或柴芍六君子汤加减，以期匡扶正气，调理善后。

（2）后期多心脾两虚、脾肾不足：董振华[25]认为甲亢晚期多伤及心脾肾，以心脾两虚、脾肾不足最为明显，治拟补益心脾，温阳育阴，常用归脾汤、保元汤合四逆汤加减治疗。

（3）后期多血瘀痰凝：梁苹茂[26]认为甲亢后期血瘀痰凝突出，治以活血化瘀为主，仍可用自拟之甲宁方加减。

（4）后期多脾肾亏虚，气阴不足：卜献春[27]认为甲亢后期以脾肾亏虚为主，其中以气阴不足较为多见，故治拟健脾益气、滋肾养阴，同时兼顾痰瘀火毒，其中补肾健脾、益气化痰用补中益气汤加减，补肾养阴、化痰祛瘀用参麦地黄汤加减。

综合各医家针对甲亢的分期治疗经验可知，一般认为甲亢前期多为肝气郁滞，中、后期以气郁化火、肝脾肾阴虚为主。故治疗上前期多以理气疏肝解郁为主，后期则以清肝化火、益气养阴为主，同时化痰活血消瘿贯穿治疗始终。

三、自拟方治疗

1. 从益气养阴、消肿祛瘀立法组方

李中华[28]认为气阴两虚是导致甲亢发病的主要原因，故以益气养阴、消肿祛瘀为法，自拟益气养阴方治疗甲亢患者 60 例，90 天后，总有效率为 90.0%，甲状腺指标均较治疗前改善，不良反应方面，有 3 例出现轻度皮疹，经阿西韦洛治疗 7 天后，皮疹全部消退，经 3 年随访，仅有 5 例复发。

2. 从健脑宁心、柔肝滋肾立法组方

张曾譻[29]认为本病发于"精明失养"，首次提出"甲亢之本在于脑"，以健脑宁心、柔肝滋肾为法配制甲安合剂，经过数年的临床验证，对甲亢的有效率达 90%，在降低血清 T_3、T_4 水平，降低心脑耗氧量，保护和修复肝脏损害方面优于硫脲类药物。

3. 从调肝立法组方

于志强[30]认为甲亢的发生发展与肝的关系最为密切，因此临床诊疗中将"调肝"作为诊疗甲亢的关键，并自拟经验方甲亢煎，该方由白芍、木瓜、乌梅、茯苓、白术等 15 味药物组

成，以酸泄肝木为主，融强金制木、培土荣木、理气化痰、平肝息风为一炉，用于临床，常取得可喜疗效。

4. 从滋阴潜阳立法组方

王学文等选用甲宁方治疗甲亢中医辨证属肝阳上亢型患者 31 例，经治疗后，患者的血清水平较治疗前明显降低[31]。用甲亢汤治疗阴虚阳亢型甲亢患者，总有效率达 93.3%。且治疗后甲状腺球蛋白抗体、抗甲状腺微粒体抗体水平均有显著下降，提示甲亢汤具有免疫调节的作用[32]。

5. 从清热祛湿消肿立法组方

丁颖超[33]自拟复方甘露饮，方由枇杷叶、天门冬、熟地黄、茵陈、枳壳、生地黄、石斛、黄芩、甘草组成，全方共奏清热祛湿消肿的功效，配合 ^{131}I 治疗，治疗甲亢患者 22 例，较单纯放射治疗有效率更高，差异有统计学意义。

6. 经验方及联合西药治疗

易佳佳[34]应用复方甲亢汤治疗甲亢患者 39 例，并设对照组 39 例使用甲巯咪唑联合普萘洛尔治疗，3 个月后，治疗组总有效率为 92.31%，高于对照组的 71.79%，在改善临床症状及甲状腺激素水平方面均优于西药组。

陈如泉经验方复方甲亢片[35]（主要成分为黄芪、白芍、玄参、夏枯草、钩藤等九味中药）和小剂量甲巯咪唑片（每片含甲巯咪唑 1mg）在改善甲亢症状上相当。

四、单味药研究大放异彩

关于富碘中药治疗甲亢，一直众说纷纭，但有研究[36-37]表明，甲亢初期及恢复期，阳亢火旺之象不显著，临床以甲状腺肿大为主要表现时，在药物配伍中短期应用富碘中药，是利用其软坚散结、化痰消瘿的功效，此时不仅可以改善患者的高代谢症状、调节甲状腺功能，还能够缩短甲亢病程、减少西药的用量及用药后的复发率。

（1）黄药子：解毒化痰消瘿，治瘿病结块，是历代医家的首选，经其临床实践证明，疗效确切[38]。

（2）柴胡：平肝火，疏肝气，具有疏肝解郁之效，现代药理研究[39]显示，柴胡所含柴胡皂苷，能够显著改善甲亢患者的毛细血管通透性，抑制白细胞游走、炎性介质的释放及结缔组织的增生，具有显著的抗免疫损伤的作用。

（3）黄芪：益气健脾，培补后天之本，兼有祛瘀血痰浊之功效，现代医学研究[40]表明，黄芪能够改善和调节机体的免疫功能，促进具有免疫功能的细胞因子的产生，对于改善甲亢患者的临床症状，降低血清 T_3、T_4 含量，以及改善甲状腺功能的远期疗效甚好。

五、中医特色疗法

（一）中药外敷疗效确切

穴位敷贴是通过药物直接刺激穴位的一种治疗方法，因其"简、便、廉、效"等优势，逐渐用于临床诊疗。

（1）与丙硫氧嘧啶对照：王世红[41]将 50 例甲亢患者分为观察组和对照组，对照组 26 例予丙硫氧嘧啶治疗，观察组 24 例予自拟中药外敷方联合中医辨证分型中药内服治疗，疗程为 6 个月。研究显示：观察组疗程短且有效率达 87.5%，而对照组有效率为 46.2%，两组间有显著差异性（$P<0.05$）。

（2）与甲巯咪唑对照：曾艳丽等[42]将 100 例甲亢患者随机分为两组，对照组予西药甲巯咪唑治疗，观察组予甲巯咪唑联合穴位敷贴（足三里、三阴交、神门、太冲、内关），疗程为 2 个月。治疗后发现两组患者的血激素水平较治疗前均有所改善，且观察组的总有效率为 98%，明显高于对照组的 78%（$P<0.05$）。

（3）自身前后对照：倪青[43]采用甲状腺敷药疗法，药用黄药子 15g，生大黄 20g，僵蚕 15g，土鳖虫 20g，贯众 15g，连翘 20g，明矾 15g。共为细末，用醋、黄酒调成糊，湿敷患处。3 日换药 1 次。功能活血化痰、清热散结，用于痰热壅盛型甲状腺肿大。

（二）针刺疗法疗效佳

（1）颤针围刺法：符晓敏[44]基于经络理论选取"气瘿穴"作为治疗甲亢的主穴，予以颤针围刺法，同时选取配穴（内关、神门、足三里、三阴交、太冲），并佐以耳穴压豆（神门、心、肝、肾、脾、胃、内分泌），临证治疗中，在改善甲亢患者的甲状腺功能、提高机体免疫功能、缓解症状、改善体征方面常取得较好疗效。

（2）毫针泻法：刘晶岩等[45]选用主穴中脘、气海、合谷、太冲、内关、水突等治疗甲亢患者 34 例，并根据辨证分型选取配穴，采用毫针泻法，隔日 1 次，20 次为 1 个疗程，连续治疗 4～5 个疗程，治疗后发现患者甲状腺肿大及眼部症状都有一定好转。

（三）耳穴埋豆疗效肯定

（1）单用耳穴埋豆法：刘娇[46]采用耳穴埋豆治疗 1 例对抗甲亢药物过敏且不愿手术治疗的中度甲亢患者，主穴取交感、内分泌、甲状腺、神门等，并酌情配穴，两耳交替埋豆，每天按揉 3～4 次，每次至耳廓明显感觉胀痛时停止，3～5 天更换 1 次，4 周为 1 个疗程，1 个疗程后，患者心慌、失眠、颈部压迫感等自觉症状即有所缓解，5 个疗程后，上述症状完全消失，甲状腺激素水平明显改善。

（2）耳穴压豆并中药内服法：陈徐栋[47]用耳穴压豆联合中药治疗甲亢患者 30 例，90 天后，患者临床症状均得到不同程度的缓解，甲状腺激素水平明显改善，疗效值得肯定。

（四）红外线治疗效果优

吕珊等[48]采用内服加外敷中药，联合远红外线照射，治疗甲亢患者 30 例，中药外敷自拟方：牡蛎 10g，浙贝 10g，夏枯草 10g，三棱 10g，莪术 10g，玄参 10g，黄药子 10g，白矾 5g，调蜜或者醋外敷于颈前甲状腺部位，同时以红外线局部照射 30min。与甲巯咪唑组对比，中药综合治疗疗效较优，总有效率为 83%。

六、影响疗效因素分析

（1）未服用中药治疗：西医学传入中国，对祖国医学的冲击；人们对西医院的过度的崇拜，不信任中医、不服中药的情况还普遍存在，中药未能普及应用。

（2）证型和诊疗方案未能统一：对于瘿病的辨证分型、诊疗方案缺乏统一标准，且长期服用中药治疗的依从性差，亟须进行辨证论治且疗效好的中成药问世。

（3）未定期复查相关指标：本病需要定期复查甲状腺功能、血常规、肝功能等指标，部分患者依从性不好，未能按时复查，进而不能及时调整药物，导致甲减、白细胞低下等问题，而影响病情。

七、存在的问题

（一）含碘中药能不能用

1. 古代医家运用多

运用含碘中药治疗瘿病最早可追溯到战国时期，及至明清时期已经形成了相对完善的治疗体系，同时大量含碘复方在临床实践中得以运用。

2. 近代医家有选择

直至近代，有学者[49]将含碘中药大致分为两类：一类是含碘量较多的中药，如海藻、昆布等；另一类是含碘量较少的药物，如浙贝、夏枯草、木通、黄药子、玄参等。黄淑玲[50]认为 Graves 甲亢并非由碘缺乏而引起，大量使用含碘中药会加重甲亢病情，因此在临证治疗中应尽量避免使用昆布、海藻等含碘丰富的"消瘿"中药，但可适当选用生牡蛎、浙贝母、香附等含碘量少的中药。

3. 现代研究更深入，斟酌应用并权衡

（1）药理研究机制明：根据现代研究，在针对甲亢患者用含碘药、富碘药过程中，中等量的碘（0.5～2mg/d）因为可以提供合成甲状腺激素（TH）的原料，故而可增加 TH 的合成。大剂量的碘（＞5mg/d）则会抑制 TH 的合成与释放，使血中的 TH 含量迅速下降，进而使甲亢症状短时间内即可得到缓解。但是这种抑制作用并不能长时间保持，甲状腺对碘化物的抑制作用会逐渐适应，而出现逸脱现象，TH 的合成开始新一轮的加速，血液中的 TH 浓度急剧增加，从而造成甲亢症状的复发、反跳或者病情加重。

（2）辨病、分期适量用：何莉莎等[51]认为由碘缺乏引起的单纯性甲状腺肿、良性甲状腺

结节，可以使用富碘中药进行治疗；而对于甲亢患者，应谨慎使用含碘中药。患病初期，可适当选用含碘中药以消瘿散结、化痰软坚；及至后期，患者火热之征已显，阴虚之象已露，应以清热养阴益气为主，此时应少用，或者不用含碘中药[52]。

故在治疗由缺碘引起的甲状腺疾患时，含碘中药在缓解患者临床症状方面确有疗效，但在临证治疗中也应根据病情的轻重、病程的长短合理选用。临床使用时需仔细斟酌利弊。

（二）瘿病中医指南

期待系统规范的瘿病中医指南问世。

（三）科研设计

有些科研设计不够精密，观察周期普遍较短，样本来源范围相对较窄，缺乏大样本、随机、多中心研究，研究结果的准确性及可重复性有待进一步提高。

（四）作用机制

部分中药药理机制不甚明确，在此方面仍需进一步深入研究。

八、述评与展望

甲亢归属于祖国医学"瘿病"的"瘿气"范畴。近年来，中医在治疗甲亢方面取得了较大的进展，通过临床辨证论治，各种专方验方在改善患者症状、减少并发症、增强免疫力方面取得了良好的效果。中医特色疗法如中药外敷、针刺、耳穴埋豆等在临床中的应用，取得了良好的疗效。但目前对本病的诊治，缺乏统一的辨证分型、治疗原则、用药标准，有望将来尽快得到解决。下一步需深入开展对含碘中药的药理研究，提高临床用药的安全性，扩大对本病的预防、调理及中医药疗效的宣传，更好地改善患者的生活质量。

参 考 文 献

[1] 中华医学会内分泌学分会《中国甲状腺疾病诊治指南》编写组. 中国甲状腺疾病诊治指南——甲状腺功能亢进症[J]. 中华内科杂志，2007，46（10）：876-882.

[2] 陆再英，钟南山. 内科学[M]. 北京：人民卫生出版社，2008：718.

[3] 刘艳骄，魏军平，杨洪军. 甲状腺疾病中西医结合治疗[M]. 北京：科学技术文献出版社，2012：68.

[4] 田德禄. 中医内科学[M]. 北京：中国中医药出版社，2005：349-354，726-733.

[5] 李雪，李靖，吴欣莉，等. 高菁主任医师中西医结合治疗甲状腺功能亢进症的经验[J]. 世界中医药，2015（8）：1219-1221.

[6] 林少兰. 景录先教授诊治甲状腺功能亢进症的经验总结及分析[D]. 北京：北京中医药大学，2015：11-16.

[7] 吴彦麒，李赛美. 李赛美教授辨治甲状腺机能亢进症经验举要[J]. 新中医，2013，45（1）：186-189.

[8] 郑亚琳，黄达. 林兰教授治疗甲状腺疾病经验介绍[J]. 新中医，2013，45（9）：175-176.

[9] 陈惠，倪青. 甲状腺功能亢进症中医病因病机探讨[J]. 辽宁中医药大学学报，2013，15（3）：76-78.

[10] 胡建.用丹栀逍遥散加减治疗肝气郁结证的效果研究[J]. 当代医药论丛，2016，14（18）：125-126.

[11] 李婷.解毒通络调瘿法在甲亢治疗中的应用[J]. 亚太传统医药，2016，12（1）：71-72.

[12] 陈筑红，胡国庆. 魏子孝教授治疗甲状腺功能亢进症经验[J]. 世界中医药，2016（8）：1547-1548，1553.

[13] 曹莹，张金梅. 王立琴治疗甲状腺功能亢进症经验[J]. 四川中医，2016，34（9）：10-11.

[14] 田黎.黄仰模教授治疗甲亢经验[J]. 河南中医，2010，30（10）：961-963.

[15] 胡波. 张发荣教授治疗甲状腺功能亢进症临证经验[J]. 成都中医药大学学报，2014，37（4）：80-82.

[16] 张芳、杨文军. 钱秋海治疗甲状腺功能亢进症经验[J]. 实用中医药杂志，2015，（2）：149.

[17] 史景木.李德新辨证论治甲状腺机能亢进症[J]. 实用中医内科杂志，2015，29（7）：13-14.

[18] 刘祥秀、李红，孔德明. 瘿病中医名词术语规范化研究探讨[J]. 贵阳中医学院学报，2015，37（3）：5-8.

[19] 张焱、王文娟，高琦，等. 高益民辨治甲状腺功能亢进症经验[J]. 河北中医，2013，35（10）：1445-1446.

[20] 陈广滔、高天舒. 高天舒教授治疗甲状腺功能亢进症经验[J]. 吉林中医药，2008，28（4）：247-248.

[21] 周婵媛、高天舒. 高天舒消瘿散结汤治疗甲状腺机能亢进症[J]. 实用中医内科杂志，2014，28（2）：7，60.

[22] 任志雄.林兰谈甲亢的中医诊治[J]. 中国中医基础医学杂志，2013，19（6）：651-652.

[23] 倪青. 甲状腺功能亢进症中医药治疗述评[J]. 北京中医药，2016，35（6）：517-520.

[24] 黄润波.甲状腺机能亢进症中医辨治述略与李赛美临床经验探讨[D]. 广州：广州中医药大学，2013：1-118.

[25] 王景、宣磊. 董振华教授治疗甲状腺功能亢进症的经验[J]. 环球中医药，2014，（4）：284-286.

[26] 侯献兵、陈丹丹，梁苹茂.梁苹茂辨治甲亢经验[J]. 湖南中医杂志，2016，32（1）：14-15.

[27] 杨梦、黄森鑫，卜献春.卜献春治疗甲状腺功能亢进症经验[J]. 湖南中医杂志，2017，（1）：30-32.

[28] 李中华.益气养阴方治疗甲亢 60 例临床观察[J]. 实用中医内科杂志，2014，8（1）：44-46.

[29] 李明.张曾譻老师治疗甲状腺功能亢进症经验[J]. 内蒙古中医药，2015，（7）：40-41.

[30] 刘岩、曹旭焱，于志强. 于志强治疗甲状腺功能亢进症之对药浅析[J]. 中国中医药信息杂志，2015，22（4）：108-109.

[31] Haugen B R，Alexander E K，Bible K C，et al.2015 American Thyroid Association Management Guidelines for Adult Patients with Thyroid Nodules and Differentiated Thyroid Cancer：The American Thyroid Association Guidelines Task Force on Thyroid Nodules and Differentiated Thyroid Cancer[J]. Thyroid，2016，26（1）：1-133.

[32] Adam M A，Pura J，Gu L，et al.Extent of Surgery for Papillary Thyroid Cancer Is Not Associated With Survival[J]. Ann Surg，2014，260（4）：601-607.

[33] 丁颖超. 中西医结合方法应用于甲亢病突眼以及甲状腺肿疗效[J]. 中西医结合心血管病电子杂志，2016，4（18）：161.

[34] 易佳佳.复方甲亢汤治疗甲亢临床研究[J]. 亚太传统医药，2016，12（2）：125-126.

[35] 罗亚锋、陈如泉教授辨证治疗甲亢并突眼的经验[J]. 光明中医，2015，30（10）：2073-2074.

[36] 裴迅.甲状腺功能亢进症治疗中含碘方药的合理应用[J]. 湖北中医药大学学报，2015，17（5）：62-63.

[37] 周丽静.含碘中药及其复方治疗甲状腺疾病探讨[J]. 中国医药科学，2014，4（1）：47-49.

[38] 汤青、刘树民，王加志，等.黄药子及黄药子配伍当归对大鼠肝组织 grp78 和 bad 基因表达的影响[J]. 药物不良反应杂志，2010，12（2）：91-94.

[39] 赵香妍.中药柴胡的研究概况与发展趋势[J]. 时珍国医国药，2015，26（4）：963-966.

[40] 李志红.黄芪的药理作用及临床应用探讨[J]. 基层医学论坛，2014，（34）：4717-4719.

[41] 王世红. 中药内服结合中药外敷治疗甲状腺功能亢进症的疗效观察[J]. 光明中医，2016，（5）：664-665.

[42] 曾艳丽、晁良洪，陈琼科，等. 穴位贴敷联合甲巯咪唑治疗甲状腺功能亢进的临床疗效及作用机制[J]. 检验医学与临床，2017（11）：1534-1536.

[43] 倪青. 甲状腺功能亢进症中医药治疗述评[J]. 北京中医药，2016，35（6）：517-520.

[44] 谭双. 符晓敏教授治疗甲状腺机能亢进症的经验[J]. 中医临床研究，2015，7（28）：20-21.

[45] 刘晶岩、薛晓凤. 针刺治疗甲状腺功能亢进症 34 例疗效观察[J]. 中国地方病防治杂志，2012，（1）：75-76.

[46] 刘娇.耳穴疗法治疗 1 例甲状腺功能亢进症观察及护理[J]. 中医药临床杂志，2015，27（5）：744-745.

[47] 陈徐栋.耳穴压豆法联合中药治疗甲亢的临床观察究[J]. 山东中医药大学学报，2015，39（4）：334-336.

[48] 吕珊、周跃，柴淑芳，等. 中药塌渍联合远红外线照射治疗甲状腺功能亢进症临床疗效观察30例[J]. 中国医学创新，2014，11（9）：87-89.

[49] 崔鹏、高天舒. 常用软坚散结中药及复方碘含量的测定[J]. 中华中医药学刊，2007，25（7）：1396-1398.

[50] 王晓晴. 黄淑玲中西医结合序贯治疗甲亢经验[J]. 环球中医药，2017，10（1）：59-61.

[51] 何莉莎、逄冰，赵林华，等. 含碘中药在甲状腺疾病中的应用概况[J]. 中医杂志，2015，56：801-806.

[52] 裴迅、向楠. 甲状腺功能亢进症治疗中含碘方药的合理应用[J]. 湖北中医药大学学报，2015，（5）：62-63.

（李红梅　执笔，雷　烨　审订）

第二节　甲状腺功能减退症中医药临床研究进展

提　要： 甲状腺功能减退症临床中较为难治，而近年来针对甲状腺功能减退症的中医治疗研究日益增多，本文就中医理论中甲状腺功能减退症的病因病机、辨证论治、分型分期进行了阐述，同时针对中医药专方专药治疗、中医治疗及针灸治疗等方面进行了综述。

关键词： 甲状腺功能减退症，中医药疗法，研究进展

甲状腺功能减退症（hypothyroidism，简称甲减）是由于各种原因导致的甲状腺激素合成和分泌减少或组织利用不足引起的全身性低代谢综合征，以畏寒、乏力、手足肿胀感、嗜睡、记忆力减退、少汗、关节疼痛、体重增加、便秘、女性月经紊乱或者月经过多、不孕为主的临床症候群。西医学认为其病理特征是黏多糖在组织和皮肤的堆积[1]，表现为黏液性水肿，严重者影响患者的生活质量和加重心血管疾病发生的风险。西医多采用甲状腺激素替代治疗，如左甲状腺素钠片、甲状腺片等，疗效确切但不良反应较多。中医药对其治疗有一定优势，现将关于中医药治疗甲减的研究进展综述如下：

一、中医对甲减的认识不断深化

（一）中医病名沿革及归属

中医文献中并无甲减病名，临床依据症状归入"瘿病""虚劳""水肿""劳瘿"等范畴。祖国医学早有记载论述，总体将本病归属于中医"瘿病""瘿气""瘿瘤"等范畴。《诸病源候论》云："瘿同婴，婴之义为绕，因其在颈绕喉而生，状如缨侪或缨核而得名"，最早对"瘿病"进行描述，并分为血瘿、肉瘿、气瘿三种，并指出瘿病的产生与水土有一定相关性。《千金翼方》中对"瘿病"的分类有所增加，包含气瘿、劳瘿、忧瘿、泥瘿、石瘿五种。《中医内科学》十二五规划教材与之前版本，均将甲减归属为"瘿病"章节，历史文献均无对此病完全一致的描述。随着病程的进展，除甲状腺肿大外，患者会伴发甲状腺结节，其临床表现也各不相同，疾病前期属"瘿病""肾虚"等范畴，后期则属"虚劳""水肿"等范畴。

（二）阐发因机，切中原委

中医学认为，甲减多因先天不足，后天失养，以致脾肾阳虚；或因手术、药物损伤，机体阳气受损，导致脾气阳虚而发病[2]。脾为后天之本，脾气不足，五脏之精气失去充养。其主要病机是肾阳气亏虚，脏腑功能衰弱。现代医家[3-13]多认为，导致甲减发生的病机主要是阳气亏虚，尤以脾肾阳虚为主；病位在脾、肾，涉及肝、心；病理因素为气结、食滞、水停、痰阻、血瘀，进而导致阴阳两虚、虚实夹杂、精气俱损等；治以温肾助阳、健脾益气、活血祛瘀、化痰利水。胡波、张梅菊等[14-15]提出肝郁是甲减发生的重要病机，情绪不良是导致甲减发生的重要因素，疏肝健脾是其治本之法。

二、辨证施治研究更切临床实际，指导性更强

辨证分型责因肝脾肾

1. 从阳虚论治是主要的治疗方法

有学者[3-4]根据病证结合方法，以辨病与辨证相结合，重视诊断及预后，以养为先。辨证分为脾肾阳虚、水湿泛滥证及痰湿中阻、气滞饮停证；采用温阳、健脾、利湿、化痰、理气等法治疗，方以自拟温阳健脾利水方和藿朴夏苓汤化裁。也有根据甲减临床表现辨为阳虚水肿证、心阳不振证、肾精不足证者，常用温肾、补阳、利水、益气等缓解症状，选方真武汤、四逆汤合苓桂术甘汤、右归饮、右归丸等[14]。郜旭亮等[6]强调甲减的病机以肾阳虚为主，将证型分为肾阳虚型、脾肾阳虚型、心脾两虚型和阴阳两虚型，治以温阳补肾、活血化瘀、益气健脾、利水消肿、活血，方用右归丸、芪桂汤、温胆汤、补阳还五汤、真武汤、金匮肾气丸加减。也有付贵珍等[7]按照甲减的发生发展阶段，临床辨证分为肝郁痰凝型，治以疏肝解郁、清心化痰，方用小柴胡汤合黄连温胆汤加减；肾阳虚衰型，治以温肾助阳、益气祛寒，方用桂附八味丸加减；脾肾阳虚型，治以温中健脾、助阳补肾，方用右归丸合附子理中汤加减；心肾阳虚型，治以温通心阳、补肾利水，方用真武汤加减；阴阳两虚型，治以温润滋阴、调补阴阳，方用金匮肾气丸加减。

2. 脏腑辨证，首选肝脾

王耀立等[8]认为，甲减多以情志不畅为其原因，可从脾、肝调治甲减，辨证以脾肾阳虚、水湿内停，肝肾阴虚、脾阳不足、气阴两虚、脾虚失健为主，治以温肾阳、健脾祛湿，滋补肝肾、益气滋阴，方用桂附理中汤合参苓白术散、杞菊地黄丸合参苓白术散、生脉散合酸枣仁汤加减。也有学者从肝脾论治，初期以肝郁脾虚、痰气交阻证为主，用半夏厚朴汤加减，抑或用四逆散、逍遥散治疗；中期以阳气不足、脾气虚衰证为主，用补中益气汤合四逆散加减；后期以阳气不足、肾气虚衰为主，用右归丸加减或桂附地黄汤合真武汤加减。

3. 辨病辨证，统一于脾

于森等[16]认为脾气亏虚、中阳不足是甲减的主要病机，认为"脾为后天之本，气血生化之源"，辨病与辨证相结合，从脾论治，并以加味补中益气汤发挥健脾益气、温补中阳的作用，临床随证加减，能有效治疗本病，改善临床症状。

4. 从肝论治，标本兼治

马瑶等[17]从肝的生理功能、老年病与肝脏的关系、肝与老年甲减的关系进行探讨，认为在肝虚的基础上，情志不畅、肝气郁结、肝的疏泄升发藏血功能失常，导致气、血、精、津、液及他脏功能失调，气滞、血瘀、痰阻、食滞、饮停、虚火六郁丛生，使脏腑失去正常濡养。故治疗应从肝论治，以疏肝理气治其本，兼顾标实。

三、专方专药结合西医指标有所侧重

1. 经方名方临床应用，重在疗效观察

以辨证或辨症运用经方，方选肾气丸补气、温阳、养精；或五苓散温阳利水渗湿；当出现水肿以腰以下肿甚，当首选真武汤。三方均较单纯西药治疗优势明显[18]。以自拟健脾温阳疏肝方，治疗肝郁脾虚所致乏力、水肿取得显著疗效[19]。蔡兰英等[20]治疗甲减用淫羊藿、补骨脂、枸杞子、黄芪、山茱萸、杜仲、续断、当归、党参、怀牛膝、泽泻、车前子、浙贝母、夏枯草、茯苓、肉桂为主温阳健脾，治疗组总有效率为96.67%，高于对照组的80.00%，患者甲状腺激素水平及临床症状均明显改善。周桂玲[21]用益气健脾补肾法联合中药外敷疗法治疗甲减，治疗组有效率为95.0%，对照组为80.0%。

2. 结合辨病，药对治疗日趋重视

（1）冬瓜皮-冬瓜子治水肿：甲减患者多属脾肾阳虚证，临床表现为眼睑水肿或下肢水肿，严重时全身水肿。使用西药可以消除水肿，但是治疗时间较长，水肿消退缓慢。有学者在西药替代治疗的基础上，加用温阳固肾利水中药治疗，可加快水肿消退的速度，缩短治疗时间，减轻患者的痛苦[22]。"冬瓜皮-冬瓜子"可有效缓解甲减所致的水肿症状，二者相须为用，起到利水消肿的作用。现代药理学研究[23]认为，冬瓜皮、冬瓜子还具有抗氧化、解毒、降压和降糖等作用。甲减所致水肿之证型，多不离阳虚的根本病机，治疗常用温阳之法，但应注意，除顾及本虚，还需考虑久病入络、本虚标实，更切记不能见水只治水，否则易伤阴津，水邪未尽而精气耗损[24]。

（2）远志-石菖蒲治记忆力减退：甲减是一组低代谢性临床综合征，常表现为记忆力减退、嗜睡、反应迟钝等。现代中药学研究[25-26]表明，远志、石菖蒲二者都有糖类，不同之处在于远志含有皂苷类、寡糖酯类、生物碱类、黄酮类等成分，而石菖蒲还含有挥发油、有机酸等多种化学成分，二者同用共同发挥开窍醒神、抗抑郁、保护脑神经元、改善记忆等作用，由此改善甲减带来的低代谢症状。

（3）当归-益母草治月经不调：甲减患者常常伴随月经不调和不孕症。当归，味甘、辛，性温，活血补血，多用于治疗月经不调、女性不孕等多种疾病，现代药理研究[27]表明其具有抗氧化、抗衰老和抗辐射的作用；益母草可活血利水调经，二者共用，能够活血通经，改善月经不调症状。

（4）肉苁蓉-当归治腹胀、便秘：甲减患者常常合并便秘，临床常用肉苁蓉-当归药对，补肾润肠，可缓解脾肾阳虚所导致的便秘，现代药理学研究[28]显示肉苁蓉具有抗氧化、抗疲劳、抗衰老等作用。

（5）枳壳-香附治情志不舒：甲减常见的临床表现如水肿、体重增加，使患者精神负担加重，枳壳-香附可理气疏肝、调畅情志。

3. 单味中药应用与试验研究为临床治疗提供重要参考

中医药治疗甲减具有减少西药用量和增效的作用。甲减病程长，病情复杂，评价临床疗效时，不能仅凭甲状腺功能的改善，还要观察患者临床症状、体征的变化及心理情绪的变化。对治疗过程中出现的兼证，可以使用单味药物治疗。

（1）淫羊藿的双向调节：淫羊藿为小檗科植物淫羊藿和箭叶淫羊藿或柔毛淫羊藿等的全草。味辛、甘，性温，具有补肾壮阳、祛风除湿的作用。淫羊藿能够增强下丘脑-垂体-性腺轴及肾上腺皮质轴、胸腺轴等内分泌系统的分泌功能。动物实验研究[29]表明，淫羊藿全成分、水段组分、多糖组分对正常小鼠免疫功能有抑制作用，而对迟发型特异性超敏反应型、免疫低下型等免疫功能异常的小鼠具有免疫回调和免疫保护作用，与补肾药通过调节下丘脑-垂体-肾上腺皮质和免疫网络而发挥双向调节作用相吻合。

（2）蛇床子调节生殖内分泌：蛇床子为伞形科植物蛇床的干燥成熟果实。性温，味苦，具有温肾壮阳、燥湿祛风杀虫的作用。蛇床子的香豆素成分，尤其是蛇床子素是补肾壮阳的有效成分。《名医别录》载蛇床子"温中下气，令妇人子藏热，男子阴强……令人有子"。现代药理研究[30]发现，蛇床子素有利于生殖内分泌功能的修复。

（3）肉苁蓉双向调节肝脾核酸：肉苁蓉为列当科植物肉苁蓉的带鳞叶的肉质茎。味甘、咸，性温，归肾、大肠经，具有补肾壮阳、润肠通便的作用。肉苁蓉对阳虚动物的肝脾核酸含量下降和升高具有调整作用，能提高垂体对促黄体素释放激素（luteinizing hormone releasing hormone，LRH）的反应性，而不影响自然生殖周期的内分泌平衡[31]。

四、中西协同，增强疗效

研究[32-35]证明，中西医结合治疗甲减的临床疗效较单纯使用西药满意，能增强疗效，缩短疗程。通常使用左甲状腺素片调节促甲状腺激素的同时加用中药治疗，能够改善患者神疲乏力、面浮肢肿、腰膝酸软等症状，还能调节机体代谢状态和机体免疫力，从而促进甲状腺激素的释放，提高甲状腺激素的敏感性。

五、内外同治，提高临床疗效

1. 针药并用，方与法合

针灸具有疏通经络、调和阴阳、扶正祛邪的作用。针灸治疗甲减可能的作用机理是针灸可直接作用于甲状腺局部，修复少量损伤的甲状腺组织，改善其分泌功能；或借助于神经系统实现对内分泌系统的调节，通过调节下丘脑-垂体-甲状腺轴；或作用于免疫系统，通过增强机体的免疫功能而治疗甲减[36]。研究[37]证明，针灸结合左甲状腺素治疗脾肾阳虚型甲减临床疗效显著，能明显改善患者临床症状及甲状腺功能。

2. 善用膏方，力求缓攻

膏方以平为期，以喜为补。适用于久病之人，多虚多瘀，借膏剂、丸药之力，既可补虚而不留邪，又可逐瘀而不伤正，尤适用于甲减患者，调畅气血阴阳、斡旋脾胃升降、补虚扶弱。田忠于等[38]使用温阳化浊膏方治疗甲减，1年后复查甲状腺功能正常，随访3年未复发。

3. 天人合一，三因制宜

冬病夏治强调顺应四季，在盛夏三伏天施治以鼓舞人体阳气、驱散阴凝寒邪，适用于阳气不足、虚寒内生的病证，对甲减属脾肾阳虚型有较好疗效。冯文煦[39]观察冬病夏治的疗效，给予患者连续贴敷 3 年，患者残存甲状腺组织的分泌功能改善，分泌量增加，甲状腺功能改善，促进和调节了机体的内分泌功能，从而改善了临床症状。

六、存 在 问 题

（1）中医病机，辨证单一。阳虚是甲减的基本病机，以肾为主，涉及脾、肝、心等，临床主要分为肝郁脾虚、脾肾阳虚、心肾阳虚、阴阳两虚四个证型。中医治疗多以补肾温阳为主。

（2）单一治疗，疗效不佳。西医疗效确切，但不良反应多。采用中医辨证治疗，能改善症状，但相关生化指标和彩超变化缓慢，难以满足临床需求。二者都对中、重度甲减疗效不满意。中西医结合治疗甲减有明确的临床疗效，治愈率高，打破了西药固定化治疗的模式。

（3）缺乏临床证据，辨证标准不统一。中医辨证、专方专药、针灸、冬病夏治抑或膏方，均具有一定的疗效，但仍缺乏大样本、多中心的随机双盲对照研究证据，已有研究实验设计不严谨；还存在研究中临床辨证分型标准不一、治疗不规范、疗效标准不明确等问题。

七、述评与展望

综上所述，中医药治疗甲减历史悠久，疗效确切，副作用少，整体调节是其优势，并取得了一定的成就，在病因病机、中医辨证、中西医结合治疗、专病专方等方面取得了显著进展。目前已开展了西医辨病与中医辨证相结合的研究工作，结合甲状腺激素减少的病理特点，在甲减的诊断、疗效判定等方面找到了结合点。中医治疗甲减的下个重要方向是：

（1）统一标准：对患者的生活方式、情绪管理进行干预，进行大样本、多中心的随机双盲对照研究，尽快统一辨证分型标准、疗效评定标准、规范的诊断及治疗方法以验证中医药在甲减中的疗效。

（2）机制研究：对疗效显著的经方、自拟方、经验方需深入讨论成分和研究机理，力争在疗效上有所突破。

参 考 文 献

[1] 葛均波，徐永健. 内科学[M]. 北京：人民卫生出版社，2017：693-695.
[2] 黄贵心，庄日喜. 内分泌疾病中西医结合诊治[M]. 北京：人民卫生出版社，2002：92-93.
[3] 王凡，陈惠，倪青. 倪青治疗成年型甲状腺功能减退症临证特点[J]. 北京中医药，2015，34（11）：874-876.
[4] 周雨，陈惠，倪青. 甲状腺功能减退症中医学病因病机探讨[J]. 北京中医药，2012，31（3）：189-190.
[5] 王文萍. 廖世煌治疗甲状腺功能减退症经验[J]. 亚太传统医药，2016，12（16）：97-98.
[6] 部旭亮，张晓昀. 张晓昀教授治疗甲状腺功能减退症经验[J]. 黑龙江中医药，2018，（2）：58-59.
[7] 付贵珍，赵一冰，李真. 李真教授治疗甲状腺功能减退症经验[J]. 中国中医药现代远程教育，2016，14（15）：79-80.
[8] 王耀立，魏军平. 魏军平治疗甲状腺功能减退症经验[J]. 中国中医基础医学杂志，2016，（6）：869-887.

[9] 吴瑞鑫，杭程，李兆楠，等. 米烈汉主任医师治疗甲状腺功能减退症的经验浅析[J]. 光明中医，2016，31（6）：784-785.

[10] 闫若庸，白长川. 白长川教授治疗甲状腺功能减退症经验撷菁[J]. 光明中医，2015，30（6）：1167-1169.

[11] 邱惠琼，谢春光. 谢春光教授诊治甲状腺功能减退症经验撷菁[J]. 四川中医，2014，（1）：7-9.

[12] 冯晓，钱秋海. 钱秋海治疗甲状腺功能减退症经验撷菁[J]. 辽宁中医杂志，2013，（11）：2208-2209.

[13] 于森，曲博文，朴春丽. 朴春丽从脾论治甲状腺功能减退症经验探析[J]. 中医药通报，2016，15（2）：15-17.

[14] 胡波，张发荣. 张发荣治疗甲状腺功能减退的临床经验[J]. 江苏中医药，2014，46（8）：13-14.

[15] 张梅菊，马小军，张津怀，等. 王志刚主任医师从肝论治甲状腺功能减退症经验[J]. 中医研究，2016，29（5）：37-39.

[16] 于森，曲博文，朴春丽. 朴春丽从脾论治甲状腺功能减退症经验探析[J]. 中医药通报，2016，15（2）：15-17.

[17] 马瑶，谭丽蓉，雷鸣. 从肝论治老年甲状腺功能减退症[J]. 湖南中医杂志，2015，31（6）：130-131.

[18] 陈波，崔云竹. 经方治疗甲状腺功能减退的应用[J]. 国中医药现代远程教育，2015，13（10）：9-10.

[19] 李会龙，陈晓珩，王鑫，等. 丁治国治疗甲状腺功能减退症经验初探[J]. 北京中医药，2018，37（2）：146-148.

[20] 蔡兰英，田强，党毓起，等. 甲减平合剂治疗原发性甲状腺功能减退症（脾肾阳虚型）30例临床疗效观察[J]. 云南中医中药杂志，2016，37（3）：35-37.

[21] 周桂玲. 益气健脾补肾法中药汤剂联合中药外敷疗法配合左甲状腺素钠片治疗甲状腺机能减退症临床观察研究[J]. 黑龙江医药，2017，30（3）：605-607.

[22] 王文雄. 中西医结合治疗甲状腺功能减退症黏液性水肿72例[J]. 新中医，2009，41（6）：74.

[23] 张帅中，梁雪. 冬瓜皮药用价值及综合利用研究进展[J]. 现代农业科技，2016，（9）：286-288.

[24] 袁晓琳. 金实治疗甲状腺功能减退所致水肿之经验探析[J]. 中华中医药杂志，2015，30（12）：4350-4352.

[25] 叶佳琪. 石菖蒲药理作用研究进展[J]. 中医临床研究，2016，8（20）：145-146.

[26] 桑旭星，杨依，方芳. 远志寡糖酯类化合物药理活性研究进展[J]. 中国药学杂志，2017，52（18）：1576-1579.

[27] 王华，孙娜. 当归的有效化学成分及药理作用研究进展分析[J]. 山东化工，2017，46（18）：115-118.

[28] 方鉴. 肉苁蓉的药理研究进展[J]. 光明中医，2017，32（14）：2140.

[29] 卢芳，冯镇凯，杨晓旭，等. 基于免疫调节作用的淫羊藿各拆分组分筛选研究[J]. 中华中医药学刊，2018，36（6）：1331-1335.

[30] 贾丽娜，康学智，张栩. 蛇床子素现代药理研究进展[J]. 西部中医药，2018，31（4）：141-145.

[31] 倪青. 内分泌代谢病-中医诊疗手册[M]. 北京：科学技术文献出版社，2017：95-100.

[32] 何卫东. 二仙参附汤治疗原发性甲状腺功能减退症的临床疗效观察[J]. 内蒙古中医药，2016，35（9）：10.

[33] 刘雅林. 甲状腺功能减退症中西医联合治疗效果探讨[J]. 中外医学研究，2018，16（5）：135-136.

[34] 汪艳茹. 使用温肾补阳方联合小剂量的甲状腺素治疗甲状腺功能减退的疗效观察[J]. 当代医药论丛，2016，14（17）：114-115.

[35] 夏正芹，戴林. 观察中西医结合治疗脾肾阳虚型原发性甲状腺功能减退症的临床疗效[J]. 中医临床研究，2016，8（34）：100-102.

[36] 王媛媛，郑倩倩. 甲状腺功能减退症的中医药研究现状[J]. 生物技术世界，2016，（3）：187-188.

[37] 李林. 针灸治疗脾肾阳虚型甲状腺功能减退症的临床研究[D]. 哈尔滨：黑龙江省中医药科学院，2014.

[38] 田忠于，何刚. 何刚以中医膏方治疗甲状腺功能减退症经验[J]. 中国中医药信息杂志，2013，20（11）：87.

[39] 冯文煦. "冬病夏治"穴位贴敷疗法治疗脾肾阳虚型甲状腺功能减退症60例临床观察[J]. 光明中医，2015，30（1）：106-107.

（魏光辉　执笔，朱　璞　审订）

第三节　桥本甲状腺炎中医药临床研究进展

提　要：随着桥本甲状腺炎（hashimoto thyroiditis，HT）发病率的逐年升高，关于中医药治疗本病的研究也逐年增多，但目前尚缺乏本病的中医诊疗标准，其临床用药尚不够规范与系统。本文对中国知网（CNKI）近年来中医药治疗本病的相关文献进行梳理，从病因病机、分型论治、分期论治、专方专用、以法论治等方面分析归纳其研究现状，以期为本病的中医规范化治疗提供参考。

关键词：桥本甲状腺炎，自身免疫性甲状腺炎，瘿病，中医药治疗

　　桥本甲状腺炎（hashimoto thyroiditis，HT）又称慢性淋巴细胞性甲状腺炎（chronic lymphocytic thyroiditis），特征主要为甲状腺内淋巴细胞浸润和特异性甲状腺自身抗体形成，临床以甲状腺肿大为临床表现，可伴临床甲减或亚临床甲减[1]。目前西医治疗本病主要有补充 L-T4、硒类制剂及糖皮质激素等以改善自身免疫、缓解临床症状，但尚无针对病因治疗的措施，尤其是在甲状腺功能正常时，绝大多数病例仅局限于被动随访观察[2]。中医的整体观念与辨证论治在本病的治疗上体现出一定的优势，在改善患者的症状和体征、调节机体免疫系统、降低甲状腺抗体水平、恢复甲状腺功能等方面优势明显，但目前尚缺乏本病的中医诊疗标准，其临床用药尚不够规范与系统，本文从中医角度对近年来中医药治疗本病的相关文献进行分析、研究归纳，主要包括病名及归属、辨证论治、单药研究、HT 与体质等方面，以期为本病的中医规范化治疗提供参考。

一、中医对桥本甲状腺炎的认识不断深化

（一）中医病名沿革及归属

　　祖国医学没有本病病名的记载，但根据其临床症状，祖国医学早有记载、论述，总体将本病归属于中医"瘿病""瘿气""瘿瘤"等范畴。《诸病源候论》云："瘿同婴，婴之义为绕，因其在颈绕喉而生，状如缨侪或缨核而得名"，最早对"瘿病"进行描述，分为血瘿、肉瘿、气瘿三种，并指出瘿病的产生与水土有一定相关性。《千金翼方》中对"瘿病"的分类有所增加，包含气瘿、劳瘿、忧瘿、泥瘿、石瘿五种。《中医外科学》十一五规划教材与之前版本，均将桥本甲状腺炎归属"瘿痈"章节，书中提出："痈者，壅也，是指生于体表皮肉之间的急性化脓性疾病，如颈痈、腋痈。"历史文献均无对此病完全一致的描述。随着病程的进展，除甲状腺肿大外，患者会伴发甲亢、甲减、甲状腺结节等，其临床表现也各不相同，疾病前期属"瘿病""心悸"等范畴，后期则属"虚劳""水肿"等范畴。田昌平、王福凯等[3-4]结合现代研究及临床表现总结得出，桥本甲状腺炎的主要病因为"浊毒邪积聚"，结合中医对"浊"的认识和命名原则，"瘿浊"作为桥本甲状腺炎的中医命名是适当的，更能体现中医命名与病因、病机及理法方药的一致性。

（二）阐发因机，切中原委

　　《诸病源候论》云："瘿者，由忧恚气结所生。"指出情志失调是其致病因素。《杂病源流犀烛·颈项病源流》曰："西北方依山聚涧之民，食溪谷之水，受冷毒之气，其间妇女，往往生结囊如瘿"，中医认为瘿病的病因与情志内伤、饮食失宜、水土失宜及体质因素等密不可分。饮食不节、水土失宜，既会影响脾胃功能，使脾失健运，无法运化水湿，聚而生痰；又会导致气血运行不畅，气滞痰凝血瘀壅结颈前而成瘿。晋代皇甫谧《针灸甲乙经》曰："气有所结发瘤瘿。"明代陈实功所撰《外科正宗·瘿瘤论》说："夫人生瘿瘤之症，非阴阳正气结肿，乃五脏瘀血、浊气、痰滞而成。"他指出瘿病的基本病机为气滞、痰凝、血瘀，初期为气滞、痰凝聚结于颈前，从而导致血瘀，最终气、痰、瘀三者合而发为瘿病。历代医家总体认为本病可由体质、地域等多种因素导致，情志失调是其重要的致病因素，基本病机为气滞、痰凝、血瘀。

现代医家在古代文献及医家认识的基础上,结合本病的临床特点,认为本病多因情志内伤、饮食失宜,加之外邪侵袭,导致肝、脾、肾三脏功能失常,气滞、血瘀、痰凝结于颈前而发病,病性本虚标实,虚实夹杂。刘素荣教授[5]指出情志不畅为本病的始动因素。除此之外,六淫之邪,尤其是暑热之邪,亦是诱发或加重本病的原因之一。杨华[6]认为本病的主要病机为肝郁脾虚、水瘀互结。肝气郁结,肝失疏泄,肝气横逆犯脾,脾失健运,不能正常运化水谷精微,血行不畅,津液停聚,水湿聚生,则水湿、血瘀壅结于颈前,故颈前瘿肿。许芝银教授[7]认为本病早期常因患者情志不畅、精神压力大等因素,致肝失调达,肝郁气滞,久而郁结化火,火热又会伤阴,致阴虚火旺,虚实夹杂。陈如泉教授[8]认为肝肾功能失调是本病发生的主要原因,痰浊、瘀血是其主要病理因素,阳虚则是本病的主要结局。牟淑敏[9]认为本病在内为正气亏虚,肾阳虚衰;在外为痰毒互结,临床中许多患者感受外来毒邪后诱发本病,或因劳累使得本病加重,从而进展成正虚邪恋,病情属虚实错杂。何泽教授[10]提出桥本甲状腺炎属于"络病"范畴,基于本病发病过程缓慢,认为络气瘀滞贯穿于本病始终,本病的病理关键为毒邪损络,肝气郁滞,血行不畅,气滞血瘀,而致津液、痰浊、瘀血等病理产物交结于颈前,发生瘿肿。林兰教授[11]提出甲状腺为"奇恒之府,助肝疏泄,助肾生阳",从一个新的角度来认识甲状腺,为本病的诊疗提供了新的理论指导。唐汉钧[12]认为本病为正邪相交,互为因果所致,"正气内虚"为关键,自拟扶正清瘿方加减,重点突出补益脾气以增强自身免疫力;冯建华教授[13]认为瘀血、浊气、痰滞既是本病的致病因素,同时也是病理产物,常用夏枯草、山慈菇等化痰散结。陈焱等[14]认为桥本甲状腺炎的发生、发展、转归与气、血、津液的变化有着密切联系,提出本病治疗应从气、血、津液着手,临床上可有气滞、气虚、血瘀、血虚、气阴两虚、血瘀痰凝、气滞痰阻、气滞血瘀等证型。王福凯等[4]认为"浊毒积聚"是桥本甲状腺炎的病因,"浊毒壅滞,气血津液运行失常,脏腑功能失调"为本病的病机。

二、辨证施治研究更切临床实际,指导性更强

(一)辨证分型责因肝脾肾

姜兆俊教授[15]将本病分为三型,肝郁痰凝治以自拟消瘿方;气阴两虚则去海藻、昆布,加白芥子、紫苏子、莱菔子、黄芪、生地;脾肾阳虚则加淫羊藿、鹿角胶、熟地。马建教授[16]将本病分为肝气郁结证、痰凝血瘀证、脾肾阳虚证,据疾病发展规律提出疏肝理气、软坚散结、补益脾肾三大治则。李静蔚等[17]筛选 117 例桥本甲状腺炎患者进行聚类分析得出三个证候:肝郁气滞证、脾肾阳虚证、阴虚火旺证。赵丽等[18]考虑本病早期多属气郁痰阻、痰瘀互结之证,治宜标本兼治;甲亢期多属肝火旺盛或阴虚火旺之证,当以治标为主;甲减期多为脾肾两虚之证,当以治本为主。李敏超等[19]结合吴敏教授多年的临床治疗经验,相应地将本病分为心肝火旺型、脾胃虚弱型和脾肾阳虚型,前期多用清热养阴药,中期多用补益脾胃兼理气化痰药,后期则用温补脾肾兼化湿药。刘素荣教授[5]将本病分为肝郁脾虚、心肝火旺、脾肾阳虚、痰凝血瘀四型,分别予逍遥散、丹栀逍遥散、肾气丸、消瘰丸加减治疗。程汉桥[20]亦将本病分为四型:气郁痰阻、阴虚阳亢、痰郁互结、阳虚痰凝,分别以四海舒郁丸合柴胡疏肝散、三甲复脉汤、海藻玉壶汤、阳和汤加减治疗。陈如泉教授[8]将本病分为气郁痰阻证、痰结血瘀证、

气阴两虚证、脾肾阳虚证四个证型，除对证治疗外，还提出"清热泻火、宣肺消瘿"的治则。林燕等[21]将本病分为肝气郁滞证、血瘀痰结证、气阴两虚证、脾肾阳虚证，以调理肝气、滋肾清肝及温补脾肾为治疗大法，注重分期治疗。姜德友等[22]从地理环境及精神因素两方面论述瘿病的成因，总结历代医家对瘿病病机的认识，将瘿病分为六个证型：痰浊阻滞型、肝郁气滞型、肝火旺盛型、心肝阴虚型、痰结血瘀型、气阴两虚型，相对应地选用化痰散结类、疏肝理气类、清肝泻火类、养阴柔肝类、活血化瘀类、益气养阴类中药论治。魏军平教授[23]将本病分为八大证型：气郁痰阻、痰结血瘀、肝郁脾虚、心肝火旺、气阴两虚、肝肾阴虚、脾肾气虚及阳虚。此外，魏教授还提出分期而治、身心同治的治则，并着重强调"治未病"防治本病的地位。

（二）辨证早中晚三期论治

许芝银教授[24]在长期的临床实践中根据本病的发展过程分为早、中、晚三期论治，他认为早期主要病机为肝郁火旺，瘀热伤阴，治拟清热养阴、理气和血，方选自拟方清肝泻心汤加减；中期病机为气滞血瘀，痰瘀互结，治拟行气活血、化痰散结，方选桃红四物汤合二陈汤加减；晚期病机为脾肾阳虚，寒痰凝聚，痰瘀互结，治拟温肾健脾、化痰祛瘀，选自拟方扶正消瘿方。吴敏教授[19]认为本病早期（心肝火旺，化热伤阴）宜清热养阴；中期（脾胃虚弱，痰气互结）宜健脾和胃，理气化痰；后期（脾肾阳虚，湿浊内生）宜温肾健脾，化湿止泻。魏军平教授[23]认为本病初期宜疏肝理气，方选柴胡疏肝散加减；中期宜健脾疏肝、化痰消瘿，治以逍遥散加减；后期则宜温补脾肾、软坚散结，常以《金匮要略》肾气丸加软坚散结药。张兰教授[25]认为本病亚临床期多肝郁脾虚，方用逍遥散加减；甲亢期常见阴虚内热或兼痰凝血瘀，常以天王补心丹加味；甲减期常见脾肾气虚、脾肾阳虚，分别以加味四君子汤、济生肾气丸合四君子汤加减治疗。王晖[26]将本病分为三期进行辨证论治，甲亢期为阴虚阳旺期，方用杞菊地黄汤加减；甲状腺功能正常期为痰瘀互结期，治以化痰散瘀、软坚散结，方用自拟软坚散结汤加减；甲减期为正虚邪实期，治拟补益脾肾、调和气血阴阳，佐以软坚散结为法，自拟三和汤（桂枝汤、小柴胡汤、玉屏风散）为基本方治疗。赵丽等[18]认为桥本甲状腺炎早期多属气郁痰阻、痰瘀互结之证，治宜标本兼治；甲亢期多属肝火旺盛或阴虚火旺之证，当以治标为主；甲减期多为脾肾两虚之证，当以治本为主。

（三）以法论治调理气血阴阳

1. 疏肝补肾健脾法

黄遵宇[27]研究显示补肾健脾疏肝方（处方：熟地黄、山萸肉、山药、茯苓、泽泻、丹皮、太子参、麦冬、五味子、白术、生黄芪、生地黄、柴胡、白芍、夏枯草、浙贝母、郁金）联合西药，能够有效降低桥本甲状腺炎患者血清中的甲状腺球蛋白抗体、甲状腺过氧化物酶抗体及促甲状腺激素水平，同时减少补充甲状腺激素药物的使用量，降低毒副作用的发生率，改善机体的免疫调节功能，活化甲状腺细胞功能，提高桥本甲状腺炎的临床治疗效果，值得临床推广。陈思兰等[28]以补肾健脾疏肝为大法，方选六味地黄汤合生脉散，佐以疏肝散结药，自拟补肾健脾疏肝方治疗桥本甲状腺炎取得了较好的临床疗效（处方：熟地黄、山萸肉、山药、茯苓、泽泻、丹皮、太子参、麦冬、五味子、白术、生黄芪、生地黄、柴胡、白芍、夏枯草、浙贝母、郁金）。

2. 活血散结法

程汉桥[20]通过临床研究认为，本病由于先天不足，肝失疏泄，气机不畅，气血瘀滞；肝脾不和，脾失健运，痰湿内生；久则气滞、痰凝、血瘀结于颈前而成瘿。正气不足为本病发生的关键因素，病性属本虚标实，治疗应以活血化瘀、疏肝散结为主。方以海藻玉壶汤加减（药用：昆布、海藻、青皮、陈皮、黄药子、木香、法半夏、当归、川芎、郁金、穿山甲、三棱、莪术等），在减轻患者症状及恢复甲状腺功能方面均取得了较好的效果。魏军平教授[23]强调桥本甲状腺炎的病因主要是情志内伤，病机是气滞、痰凝、血瘀壅结于颈前，病位在甲状腺，但与肝、脾、肾三脏功能失调密切相关，强调了活血化瘀类药物在桥本甲状腺炎辨证施治中的重要性，又揭示了本病与瘀血的直接关系。

3. 养阴清热法

王德双等[29]认为本病甲状腺肿大是一种炎性渗出，利用辨证和辨病相结合，用养阴清热解毒药可减轻炎性反应，增强自身免疫力。其常用金银花清热解毒，透热转气；连翘清心解毒，消肿散结；蒲公英消肿散结兼能清肝明目。钟欣婵等[30]认为疏肝清热方可以改善本病患者的抗体水平及临床症状，CCR5、CD30可作为评价本病的指标，Th1和Th2细胞可能共同参与本病的发病。张毅等[31]将62例本病患者随机分为治疗组30例和对照组32例进行临床观察，并总结林真寿老中医的临床经验[32]，认为使用疏肝清火法治疗本病可缓解症状，并能有效降低甲状腺自身免疫性抗体指标，证明了中医药不仅能够治疗本病，并且能够提高患者自身免疫力，更好地调节自身功能，值得临床推广应用。

4. 温阳化痰法

张双双[33]总结杨毅教授经验认为温阳化痰法治疗桥本甲状腺炎合并甲减患者，能够明显减轻患者的自觉症状及体征，改善甲状腺功能，缩小甲状腺体积；有效降低 IFN-γ 水平，用药安全，疗效显著，无不良反应。姜晨晨[34]总结杨毅教授经验认为温阳化痰法治疗桥本甲状腺炎合并甲减患者，能够明显减轻患者的自觉症状及体征，改善甲状腺功能，缩小甲状腺体积；有效降低 TNF-α 水平。

三、专病专方结合西医指标有所侧重

据甲状腺的指标不同分类：①伴甲亢：赵勇[35]使用陈如泉教授研制的复方甲亢片（含小剂量甲巯咪唑）治疗气阴两虚证者，研究表明复方甲亢片与甲巯咪唑控制甲状腺功能的效果相当，但在减小甲状腺体积，特别是峡部厚度方面，复方甲亢片优于甲巯咪唑片，证实了中医药可以改善肿大甲状腺的体积。②甲功正常：对于甲功正常的患者，多数医家采取单纯中药治疗的方法，按其证型不同处方用药，如气郁痰阻证用疏肝消瘿汤[36]、气阴两虚证则用益气愈瘿汤[37]等；部分医家以自拟方治疗本病时不拘证型，如中药复方颗粒[38]、疏肝散结方[39]、疏肝散结冲剂[40]；③伴甲减：部分医者以自拟方联合优甲乐治疗本病伴甲减的患者，证实中西药联用的疗效优于单纯使用优甲乐。如芪芍消瘿方[41]、补脾温肾方[42]、固本消散方[43]、姜桂益瘿汤[44]、解郁通络消瘿汤[45]、健脾益气疏肝和络方[46]、疏肝健脾消瘿汤[47]、温阳扶正消瘿方[48]等。④伴甲状腺结节：刘明慧[49]、刘娟[50]、温暖[51]、李玉婷[52]分别对马建教授的经验方玄夏消瘿汤进行研究，证实与单纯使用夏枯草颗粒相比，该方可缩小患者的甲状腺体积及最大甲状腺结节直径，调节患者 IL-6、TNF-α、甲状腺抗体、HLA-DR、IgG、IL-17 水平，达到调节患者免疫功能的作用。许志妍[53]以杜丽坤教授的经验方贝牡莪消丸治疗血瘀痰凝型本病患者 30 例，总有效率为 75%。王超[54]以甲状腺微波消融术联合助微消瘿汤治疗本病，结果治疗组在缩小甲状腺与甲状腺结节体积、改善实验室指标方面均优于单纯消融术。⑤甲功正常或甲减：由于本病的甲亢状态通常为一过性，故部分研究针对甲功正常或伴甲减的患者展开。钟欣婵等[55]以疏肝清热中药复方治疗本病肝气郁滞型患者，证实在改善患者症状方面，该方比优甲乐效果更显著；李萍[56]以化痰散结方联合硒酵母治疗本病患者 29 例，总有效率为 89.65%，尤其在改善颈部肿大、食欲减退方面与单纯使用硒酵母组有极显著差异（$P<0.01$）。叶仁群等[57]对本病肝郁脾虚型患者 56 例均进行西医基础治疗，对照组联合金水宝胶囊，治疗组则在此基础上加服消瘿散结方，结果治疗组总有效率为 92.9%，优于对照组的 71.4%（$P<0.05$）。

四、中成药开发与应用研究备受重视

邹飞[58]研究香远合剂对桥本甲状腺炎 IL-1、IL-6 及 TNF-α 的影响，得出香远合剂和雷公藤多苷片都可降低 IL-1，且前者较优于后者。香远合剂和雷公藤多苷片都可降低 IL-6，且前者优于后者。香远合剂和雷公藤多苷片对 TNF-α 的影响差异不明显。王银慧[59]、陈琴[60]分别对陈晓雯教授的经验方芪夏消瘿合剂进行研究，证实该方可以减轻患者自觉症状，调节 IFN-γ、IL-10、IL-12、甲状腺激素水平，调节 MCP-1 和 TNF-α 表达，降低甲状腺抗体滴度，改善甲状腺功能，还可调节育龄期女性患者的性激素水平。霍沁艳[61]采用随机对照的原则，将符合中西医诊断标准的桥本甲状腺炎患者随机分为治疗组和对照组，治疗组给予口服软坚散结胶囊治疗，对照组给予口服夏枯草胶囊治疗，对软坚散结胶囊治疗痰结血瘀型桥本甲状腺炎患者进行临床疗效观察，认为软坚散结胶囊能改善患者的中医证候，降低甲状腺自身相关抗体水平，减轻甲状腺弥漫性肿大，延缓甲减的发展，安全有效，值得进一步推广。范智媛等[62]研究显示，夏枯草胶囊有利于显著改善 HT 患者甲状腺功能，降低甲状腺抗体水平，减少甲状腺各部位厚度，使其形态恢复正常，疗效确切。颜翠兰等[63]观察发现，夏枯草胶囊能够有效提高桥本甲状腺炎的临床疗效，促使甲状腺形态恢复。章丽琼等[64]研究发现，黄芪胶囊能降低桥本甲状腺炎患者 TPOAb、TGAb 的水平，改善甲状腺自身免疫反应，临床疗效良好，无不良反应。任爱玲[65]观察发现，益气解毒消瘿合剂联合优甲乐治疗桥本甲状腺炎合并甲减临床效果显著，能改善甲状腺功能及 T 淋巴细胞亚群失衡，具有较好的临床研究价值。赵玉立等[66]对 120 例桥本甲状腺炎患者进行随机对照研究得出，九味散结胶囊能有效调节甲状腺激素与抗体变化，改善免疫状态，缓解症状，提高患者生活质量。

五、单味中药的应用与实验研究为临床治疗和开发提供参考

1. 夏枯草能改善甲状腺功能和结节大小

甲状腺肿大为本病的主要症状之一，属"瘿瘤"之"肉瘿"的范畴，临床上用夏枯草消肿散结，疗效较好，夏枯草[67]可能通过抑制 Th1 类上调、降低 Th1/Th2、下调 TPOAb 来减轻实验性大鼠自身免疫性甲状腺炎、改善甲状腺功能，以预防性干预效果为佳。刘家斌等[68]研究认为，夏枯草对桥本甲状腺炎合并结节者，可以改善甲状腺功能和结节大小。

2. 黄芪可提高免疫功能

桥本甲状腺炎的发生与免疫密切相关，临床上应用具有免疫功能的中药，可有效改善疾病预后，黄芪[69]富含黄芪多糖，实验研究表明黄芪多糖可以显著提高机体的固有免疫功能、细胞免疫功能和体液免疫功能。

3. 牡丹皮活血化瘀散结肿

桥本甲状腺炎多伴有甲状腺肿大，多种活血、化痰类中药可缩小甲状腺，牡丹皮[70]具有活血散瘀的作用，其在一定程度上可缩小肿大的甲状腺。

4. 穿山龙能改善免疫炎性反应

曹拥军等[71]通过对 48 例桥本甲状腺炎患者的治疗得出，穿山龙能降低患者 TPOAb 和 TGAb 的滴度，其机制可能与 T 淋巴细胞亚群相关。穿山龙能提高 CD4$^+$T 细胞亚群数值和 CD4/CD8，改善 Th1/Th2 失衡状态，从而达到免疫调节功能，改善免疫炎性反应。

六、中医外治疗效确切受到普遍关注

1. 外敷法简便易行

将中药制成膏剂外敷甲状腺直达病灶，或辨证后穴位贴敷，另辟蹊径，充分发挥了中医特色治疗作用。张毅等[72]在试验组 33 例桥本甲状腺炎患者颈前甲状腺投射区域局部外敷青黛膏 18g（含青黛 3g），保持 30min，而后用清水洗净，观察其疗效及对甲状腺自身免疫性抗体的影响。研究显示，外用青黛治疗无论对甲功正常或异常的桥本甲状腺炎患者均能改善其临床症状及降低自身免疫性抗体滴度。李丙琛[73]使用自拟消瘿膏（药物组成：生黄芪、柴胡、黄芩、夏枯草、郁金、山慈菇、红花、天葵子、川芎、赤芍、当归、肉桂、菊花、金银花、杜仲、莪术、半夏、川楝子、浙贝母、芒硝），对甲功正常或轻度异常的桥本甲状腺炎患者的甲状腺及天突穴、足三里等 13 处穴位贴敷，观察到消瘿膏穴位贴敷后患者的甲状腺自身免疫性抗体较对照组有明显下降。

2. 艾药结合疗效佳

张育瑛等[74]等对艾药结合治疗 84 例桥本甲状腺炎患者进行中医证候分析，认为治疗后

患者的中医各个症状积分较治疗前均有明显改善，经 *t* 检验，有极显著差异（*P*=0.000，*P*<0.01）。应用艾灸与口服优甲乐结合治疗桥本甲状腺炎，可迅速改善患者临床症状，提高其生活质量。

3. 内外兼备达病所

蔡德健[75]对 40 例桥本甲状腺炎合并结节（痰瘀互结证）患者进行中药外敷联合汤药内服，得出软坚消瘿膏（莪术、三棱、乳香、没药、浙贝母、冰片、黄药子）联合化痰散结瘿消汤可以降低患者的中医证候积分，改善患者的中医临床症状，缩小甲状腺结节的直径，并可以降低 TPOAb、TGAb。

七、辨体调体提升免疫功能

杜丽坤[76]认为桥本甲状腺炎的发生与体质有很大的相关性，与肝、脾、肾功能强弱有关，痰湿质、气郁质、血瘀质与本病的发生关系密切。彭俊祥[77]在甲功正常桥本甲状腺炎患者中医体质调查及相关指标的分析中提出，甲功正常的桥本甲状腺炎患者的主要体质类型以气虚质、阳虚质等虚性体质为主，并指出性别不同，体质的偏向性也不同，其中男性患者以气虚质、平和质等虚性体质为主，而女性患者则以气虚质、阳虚质等虚性体质为主。徐晓白[78]认为桥本甲状腺炎早期往往甲状腺功能正常而抗甲状腺抗体滴度较高，这预示着甲状腺功能紊乱，利用中医药对于免疫调节的优势及体质学说的未病先防、既病防变的理论，利用统计方法得出：FT₃、FT₄正常的 CLT 患者以兼夹体质为主，其分布频率显著高于单一体质。兼夹体质中分布最多的体质类型为气虚质、气郁质、阳虚质，这三者易相互夹杂为患，常见的兼夹体质为气虚质、气郁质，气虚质、阳虚质，阴虚质、血瘀质，阴虚质、痰湿质、湿热质。TPOAb、TGAb滴度分层与阳虚质相关，TPOAb、TGAb 分层越高，阳虚质可能性越大，及时调整阳虚质等偏颇体质对于改善 TPOAb 及 TGAb 滴度水平，纠正免疫紊乱可能有帮助。

八、"未病先防""瘥后防复"阻止病程进展

"治未病"所体现的预防医学思想最早见于《黄帝内经》的若干篇章，其核心思想主要包括未病先防、已病防传、愈后防复。王秋虹等[11]总结林兰教授的经验详细论述了治未病在桥本甲状腺炎防治过程中的具体应用，并指出对桥本甲状腺炎的预防措施包括加强锻炼、调畅情志、低碘饮食、不妄作劳；对于已病防变在预防桥本甲状腺炎病情发展中的应用，又提出建议早期治疗、辨体调治、辨证施治；最后，强调瘥后防复，重视愈后调摄。辨治桥本甲状腺炎主张病证结合分期论治，强调在符合中医辨证论治原则的前提下，选用一些经现代药理研究证实对桥本甲状腺炎具有针对性治疗作用的药物，注重心理疏导、"治未病"思想贯穿于治疗全程。吴雅兰等[79]认为中医治未病的理论对于桥本甲状腺炎这一慢性疾病的防治具有重要的指导意义，未病先防关键在于调肝，调肝健脾补肾防甲减，对于"无证可辨"的患者主要是防止传变。

九、络病学说为桥本甲状腺炎诊治提供新思路

络病学说是由吴以岭院士提出的，汲取了中医"气一元论""阴阳学说""五行学说"等体现中医整体、辨证、恒动理念等哲学思想的基本内涵，提出"三维立体网络结构""承制调平"等核心理论。近年来，随着络病理论的不断发展与完善，基于络病理论治疗复杂性疾病的范围不断扩大且效果较为理想。基于络病理论，尝试初步建立基于络病理论治疗桥本甲状腺炎的中医药辨治体系，为中医药治疗桥本甲状腺炎提供新思路。刘婧等[80]提出通补络脉、分期论治为桥本甲状腺炎的治疗原则，可将桥本甲状腺炎分为亚临床期（甲功正常期、亚临床甲亢期、亚临床甲减期）、甲亢期和甲减期三期。各期主要证型分别为肝郁脾虚、络气郁滞；肝火亢盛或气阴两虚、脉络瘀阻；阳气亏虚、络息成积。各期分别予以相应治法并酌情选取荣养络脉、行气、通络、祛痰和解毒通络药进行组方施治，进而为桥本甲状腺炎的治疗提供新思路。

十、存 在 问 题

综上所述，中医治疗本病取得了一些进展的成就，从文献内容分析，结合临床实际，我们认为，中医药治疗桥本甲状腺炎主要存在以下几个方面的问题：

（1）中医信念不够坚定、参与度低。在临床上部分中医人员对中医治疗缺乏信心，只是把中医药治疗当成辅助治疗，导致部分患者不能长期坚持使用中药而中途放弃，导致中医治疗桥本甲状腺炎在临床治疗中参与度偏低。

（2）病名分型繁多不统一。目前桥本甲状腺炎中医病名不统一，临床辨证分型繁多，中药用药种类多，不能确定是某味药物还是某些药物间的相互作用对桥本甲状腺炎有效，临床标准模糊不清，进一步推广中医中药治疗桥本甲状腺炎经方验方存在障碍。

（3）忽略中医外治法。通过梳理，笔者发现临床上只注重辨证开方，关注内服药的疗效，不重视或不了解中医外治法在本病中的作用地位，而忽略中医外治法的应用，致使具有特色的中医疗法未能发挥应有的作用。

（4）中医研究设计不够规范严谨。目前中医药对本病的治疗尚存在不够规范与系统的问题，有的试验存在设计不够严谨的问题，如中医诊断标准不明确、观察指标不统一等，为更加客观地评价不同的临床研究带来困难。

十一、述 评 展 望

随着桥本甲状腺炎发病率的增加，人们对桥本甲状腺炎的认识及重视程度也日益增加，现代研究也逐渐深入，现代医家认为桥本甲状腺炎多因情志内伤、饮食失宜，加之外邪侵袭，导致肝、脾、肾三脏功能失常，气滞、血瘀、痰凝结于颈前而发病，病性属本虚标实，虚实夹杂。临床证型繁多，辨证主要围绕肝、脾、肾三脏和气滞、血瘀、痰凝三种病理产物，结合舌脉等体征确定。

治疗上各医家观点略有不同，或分型论治，或分期论治，或使用经验方，或依法论治，或单纯使用中药，或与西药联合应用，但都以辨证论治为原则，治法离不开消瘿散结、疏肝清热、扶正补虚。使用较多的中药有夏枯草、浙贝母、莪术、半夏等化痰散结，柴胡、陈皮等疏肝理气，黄芪、白术等健脾益气，提高免疫力。中医辨证论治桥本甲状腺炎，能针对自身免疫性疾病复杂的病因及发病机制，多靶点、全方位调节脏腑功能，改善机体免疫力，众多中医药治疗桥本甲状腺炎的临床研究及实验研究取得的成果是有力证明，且中医药联合西药治疗对桥本甲状腺炎伴甲状腺功能异常效果更佳，部分研究证实早期应用中药干预可防止疾病进展，部分研究证实中西药联合应用具有协同作用，为中医药治疗本病的临床推广与研究提供了一定的基础。

综上所述，中医药治疗桥本甲状腺炎有较好的疗效，在改善症状、调节免疫力、改善西医相关指标、延缓疾病进展等方面发挥着独特优势，但临床中也存在中医信念不够坚定、参与度低等问题。所以，我们在今后的研究中应该从以下几个方面着手：

（1）强化中医思维，用中医思维指导临床及立题研究。临床要把中医药继承好，坚持中医思维和中医信念，温习中医经典古籍，潜移默化接受中国传统文化的熏陶，培养能灵活运用八纲辨证、气血津液辨证、脏腑辨证、六经辨证、卫气营血辨证、三焦辨证、经络辨证等进行分析的辨证力，以中医的思维进行立题研究和总结。

（2）注重内外治结合。本病主要表现为甲状腺功能及结构异常，治疗上要在内外治相结合上做好探索和研究，病在内，治在外，医理、法则、药理无二，殊途同归，异曲同工，外治更有单独内服所不及的诸多优点。中药外治，简、便、廉、捷、验，既可补内治法之不逮，又无内服之累，又有攻邪而不伤正的优势，从而弥补了西医及中医内治法的不足。外治法治疗桥本甲状腺炎通过药物直接作用于患处，具有疗效显著、副作用小等优点，临床须充分发挥外治法不经胃肠吸收、不须经过肝的首过效应、毒副作用低、攻邪而不伤正的优势。同时对中医外治的各个环节进行标准量化，有利于评价共同临床应用时的疗效。

（3）规范试验设计。目前大部分研究样本量较少，未来可进行多中心、盲法的大样本研究，深入探索中医药的疗效机制，以提供有力的循证医学证据，进一步规范本病的治疗，争取达到疗效最大化。

参 考 文 献

[1] 周仲瑛. 中医内科学[M]. 北京：中国中医药出版社，2007：315-320，428-439.

[2] 杨潇，李国信，王智民，等. 中药干预自身免疫性甲状腺炎的研究现状和展望[J]. 世界科学技术-中医药现代化，2017，19（5）：865-869.

[3] 田昌平，梁栋. 桥本氏甲状腺炎之中医命名初探[J]. 中医药导报，2018，（12）：45-46.

[4] 王福凯，马双双，梁栋. 桥本氏甲状腺炎病因病机与中医命名思考[J]. 时珍国医国药，2018，（12）：2998-3000.

[5] 张瑞荣，刘素荣. 刘素荣教授辨治桥本甲状腺炎思路浅析[J]. 中国民族民间医药，2016，25（9）：43-44.

[6] 张海丰. 小柴胡汤合当归芍药散治疗肝郁脾虚型桥本甲状腺炎的临床观察[D]. 广州：广州中医药大学，2016.

[7] 费宗奇，马朝群. 许芝银教授治疗桥本甲状腺炎临床经验[J]. 现代中西医结合杂志，2019，10：1076-1079.

[8] 赵勇. 陈如泉教授诊治桥本甲状腺炎学术思想及临床应用研究[D]. 武汉：湖北中医药大学，2015.

[9] 刘施吟，王瑞，牟淑敏. 牟淑敏益气解毒消瘿法治疗桥本甲状腺炎经验介绍[J]. 新中医，2016，9：184-185.

[10] 穆晶，何泽. 解毒化痰通络法治疗桥本氏甲状腺炎早期验案[J]. 实用妇科内分泌杂志（电子版），2017，4（8）：12.

[11] 王秋虹，魏军平，王师菡. 林兰教授中西医结合治疗桥本甲状腺炎经验撷菁[J]. 环球中医药，2015，（3）：352-354.

[12] 邢捷，唐汉钧. 唐汉钧治疗桥本甲状腺炎经验撷英[J]. 上海中医药杂，2015，49（9）：15.

[13] 巩长进，司廷林，冯建华. 冯建华教授治疗桥本甲状腺炎的临床经验[J]. 广西中医药，2013，36（1）：37.

[14] 陈焱，姚建平. 桥本氏病的发生与气血津液的关系[J]. 中华中医药学刊，2018，（11）：2611-2613.

[15] 赵静，杨毅. 姜兆俊治疗桥本氏甲状腺炎经验[J]. 实用中医药杂志，2014，30（1）：64-65.

[16] 刘明慧，马建，王冰梅，等. 马建教授诊治桥本甲状腺炎经验总结[J]. 辽宁中医药大学学报，2014，32（1）：193.

[17] 李静蔚，杨丽爽，陈翰翰，等. 117例桥本氏甲状腺炎中医证候分布规律[J]. 中华中医药杂志，2017，（6）：2758-2762.

[18] 赵丽，陈晓雯，李玲. 健脾为本、分期论治桥本甲状腺炎[J]. 安徽中医药大学学报，2019，1：37-38.

[19] 李敏超，吴敏，周临娜，等. 桥本甲状腺炎证治规律探讨[J]. 中华中医药杂志，2017，（4）：1610.

[20] 程汉桥. 中医辨治自身免疫性甲状腺炎[J]. 中国中医药信息杂志，2013，20（10）：76.

[21] 林燕，赵程博文. 桥本甲状腺炎的中医诊治思路[J]. 中国临床医生杂志，2017，45（5）：14.

[22] 姜德友，曲晓雪. 瘿病的中医证治[J]. 河南中医，2016，36（7）：1237.

[23] 陈银. 魏军平教授治疗桥本氏甲状腺炎经验总结[D]. 北京：北京中医药大学，2016.

[24] 王高元，费忠东. 许芝银治疗桥本氏甲状腺炎的经验[J]. 江苏中医药，2015，47（10）：16-17.

[25] 袁媛媛. 张兰教授论治桥本甲状腺炎经验总结[D]. 沈阳：辽宁中医药大学，2014.

[26] 范佳莹，王晖. 王晖治疗桥本氏甲状腺炎临床经验[J]. 浙江中西医结合杂志，2013，（7）：520-522.

[27] 黄遵宇. 补肾健脾疏肝方治疗桥本氏甲状腺炎临床研究[J]. 四川中医，2014，32（11）：112-113.

[28] 陈思兰，李桂芹，高冬梅. 补肾健脾疏肝方治疗桥本氏甲状腺炎的临床研究[J]. 环球中医药，2013，6（4）：245-249.

[29] 王德双，刘素荣. 浅谈桥本氏病的早期诊断与治疗[J]. 河南中医，2014，4（1）：100-101.

[30] 钟欣婵，郑敏，张丹，等. 疏肝清热方对桥本甲状腺炎患者干预的临床观察及CCR5、CD30的表达与相关性研究[J]. 辽宁中医杂志，2016，1：76-79.

[31] 张毅，张敏. "疏肝清火"法治疗桥本甲状腺炎临床观察[J]. 中华中医药学刊，2016，（6）：1412-1415.

[32] 张毅. 林真寿老中医治疗桥本甲状腺炎疗效及机制研究[J]. 中华中医药学刊，2019，10：2492-2495.

[33] 张双双. 温阳化痰法治疗桥本甲状腺炎的临床疗效及对IFN-γ水平的影响[D]. 济南：山东中医药大学，2015.

[34] 姜晨晨. 温阳化痰法治疗桥本甲状腺炎的临床疗效及对TNF-α水平的影响[D]. 济南：山东中医药大学，2015.

[35] 赵勇. 陈如泉教授诊治桥本甲状腺炎学术思想及临床应用研究[D]. 武汉：湖北中医药大学，2015.

[36] 何慧，王丽芳，马丹，等. 疏肝消瘿汤治疗甲功正常的桥本氏甲状腺炎的临床研究[J]. 新疆中医药，2017，35（2）：10-12.

[37] 樊静娜. 益气愈瘿汤治疗气阴两虚型桥本甲状腺炎的临床研究[D]. 济南：山东中医药大学，2016.

[38] 李昀昊，杨宏杰，何燕铭，等. 中药复方对桥本甲状腺炎患者细胞因子和抗体的影响[J]. 上海交通大学学报（医学版），2015，35（8）：1174-1178.

[39] 胡国庆，陈筑红. 疏肝散结方治疗初发甲状腺功能正常桥本甲状腺炎疗效分析[J]. 中国药业，2015，24（21）：105-107.

[40] 周静，刘红梅，张英来，等. 疏肝散结方治疗甲状腺功能正常桥本甲状腺炎患者的临床研究[J]. 世界中西医结合杂志，2014，（8）：849-851.

[41] 梁秋治. "芪芍消瘿方"治疗桥本甲状腺炎合并甲状腺功能减退症的临床疗效观察[D]. 南京：南京中医药大学，2017.

[42] 刘继虹. 补脾温肾方治疗桥本氏甲状腺炎合并甲状腺功能减退的临床观察[D]. 哈尔滨：黑龙江中医药大学，2017.

[43] 张维佳，张振贤，成玮，等. 固本消散方治疗桥本氏甲减62例临床观察[J]. 实用临床医药杂志，2015，19（11）：156-158.

[44] 孙晨，马建，赵娜. 姜桂益瘿汤治疗脾肾阳虚型桥本氏甲状腺功能减退症的临床观察[J]. 天津中医药大学学报，2016，35（1）：15-18.

[45] 刘桂男. 解郁通络消瘿汤治疗桥本氏甲状腺炎甲减期（肝郁脾虚痰瘀阻络证）临床观察[D]. 长春：长春中医药大学，2016.

[46] 陆思源. 健脾益气疏肝和络方对桥本甲状腺炎合并亚临床甲状腺功能减退症患者甲状腺功能及自身抗体的影响[J]. 河北中医，2016，38（7）：972-975.

[47] 崔小可. 疏肝健脾消瘿汤治疗桥本氏甲状腺炎合并甲减的临床观察[D]. 济南：山东中医药大学，2016.

[48] 袁益民. 温阳扶正消瘿方治疗自身免疫性甲状腺炎的临床研究[D]. 南京：南京中医药大学，2015.

[49] 刘明慧. 玄夏消瘿汤治疗结节性桥本氏甲状腺炎的疗效观察及对IL-6、TNF-α的影响[D]. 哈尔滨：黑龙江中医药大学，2015.

[50] 刘娟. 玄夏消瘿汤治疗痰结血瘀型桥本甲状腺炎的疗效观察及对HLA-DR的影响[D]. 哈尔滨：黑龙江中医药大学，2017.

[51] 温暖. 玄夏消瘿汤治疗痰结血瘀型桥本氏甲状腺炎的疗效观察及对IgG4的影响[D]. 哈尔滨：黑龙江中医药大学，2017.

[52] 李玉婷. 玄夏消瘿汤治疗痰结血瘀型桥本氏甲状腺炎的疗效观察及对IL-17的影响[D]. 哈尔滨：黑龙江中医药大学，2017.

[53] 许志妍. 贝牡莪消丸治疗桥本甲状腺炎合并结节的疗效研究及对IL-8、IL-10的影响[D]. 哈尔滨：黑龙江中医药大学，2017.

[54] 王超. 甲状腺微波消融术配合助微消瘿汤治疗桥本氏甲状腺炎合并结节性甲状腺肿的临床观察[D]. 哈尔滨：黑龙江中医药大学，2017.

[55] 钟欣婵，张爱明，郭晨岚，等. 疏肝清热法治疗桥本甲状腺炎临床研究[J]. 河南中医，2017, 37（2）：290-293.

[56] 李萍. 化痰散结方治疗桥本氏甲状腺炎的临床疗效观察[D]. 广州：广州中医药大学，2015.

[57] 叶仁群，林少虹，吴文金，等. 消瘿散结方治疗桥本氏甲状腺炎临床观察[J]. 新中医，2017（11）：50-53.

[58] 邹飞. 香远合剂对桥本氏甲状腺炎 IL-1、IL-6 及 TNF-α 的影响研究[D]. 恩施：湖北民族学院，2014.

[59] 王银慧. 芪夏消瘿合剂干预育龄期女性桥本甲状腺炎甲减患者的疗效及与性激素的相关性研究[D]. 合肥：安徽中医药大学，2016.

[60] 陈琴. 芪夏消瘿合剂干预桥本甲状腺炎甲减的疗效及细胞炎症因子 MCP-1、TNF-α 相关性研究[D]. 合肥：安徽中医药大学，2015.

[61] 霍沁艳. 软坚散结胶囊治疗痰结血瘀型桥本甲状腺炎的临床疗效观察[D]. 太原：山西中医药大学，2019.

[62] 范智媛，张淋淋，米蕊. 夏枯草胶囊治疗桥本甲状腺炎的效果及治疗前后甲状腺形态的超声诊断变化[J]. 河北医科大学学报，2017, 4：446-449.

[63] 颜翠兰，赵西敏，刘刚. 超声观察夏枯草胶囊治疗桥本甲状腺炎前后的声像图变化[J]. 中国卫生标准管理，2018, 15：109-110.

[64] 章丽琼，陆灏，徐佩英. 黄芪胶囊对桥本氏甲状腺炎患者自身免疫性抗体的影响[J]. 世界中医药，2016, 7：1279-1281, 1285.

[65] 任爱玲. 益气解毒消瘿合剂治疗桥本甲状腺炎合并甲减的临床疗效观察[D]. 济南：山东中医药大学，2016.

[66] 赵玉立，郭俊杰，潘云蓉. 九味散结胶囊治疗桥本甲状腺炎临床研究[J]. 世界中西医结合杂志，2018,（4）：505-508.

[67] 俞灵莺，傅晓丹，章晓芳，等. 夏枯草干预实验性自身免疫甲状腺炎 Th1/Th2 失衡的研究[J]. 中华全科医学，2018, 5：725-728, 743.

[68] 刘家斌，杨云梅，侯宁. 夏枯草对桥本氏甲状腺炎并结节甲状腺功能和结节大小影响[J]. 中国卫生标准管理，2018, 17：100-101.

[69] 刘印华，赵志强，李树义，等. 黄芪多糖对免疫功能影响的体内实验研究[J]. 河北医药，2015,（4）：485-487.

[70] 张燕丽，孟凡佳，付起凤，等. 牡丹皮中有效成分丹皮酚的抗癌作用研究进展[J]. 中医药信息，2016, 33（1）：117-119.

[71] 曹拥军，蒋晟垦，罗燕萍，等. 穿山龙对桥本甲状腺炎患者 Th1/Th2 型细胞因子表达的影响[J]. 中华中医药杂志，2016,（3）：1103-1105.

[72] 张毅，张敏，黄宁静. 外用青黛治疗桥本甲状腺炎疗效及其对甲状腺自身免疫性抗体的影响[J]. 中国中医药信息杂志，2014, 21（11）：24-27.

[73] 李丙琛. 消瘿膏外用治疗桥本甲状腺炎的临床疗效观察[D]. 济南：山东中医药大学，2017.

[74] 张育瑛，夏勇，游世晶，等. 艾药结合治疗 84 例桥本氏甲状腺炎中医证候分析[J]. 辽宁中医药大学学报，2013, 3：95-96.

[75] 蔡德健. 中药外敷联合汤药内服治疗桥本氏甲状腺炎合并结节（痰瘀互结证）的临床观察[D]. 哈尔滨：黑龙江中医药大学，2019.

[76] 杜丽坤，张雯. 从中医角度探析桥本甲状腺炎发生与体质的关系[J]. 长春中医药大学学报，2015, 31（3）：441-443.

[77] 彭俊祥. 甲功正常桥本甲状腺炎患者中医体质调查及相关指标分析[D]. 广州：广州中医药大学，2015.

[78] 徐晓白. FT3、FT4 正常的慢性淋巴细胞性甲状腺炎体质及与相关指标关系研究[D]. 北京：北京中医药大学，2016.

[79] 吴雅兰，周云，邵迎新. 中医"治未病"在桥本甲状腺炎中的应用[J]. 现代中西医结合杂志，2017,（16）：1745-1747.

[80] 刘婧，张兰. 以络论治桥本甲状腺炎思路[J]. 中华中医药杂志，2018,（7）：2952-2955.

（李晓辉　执笔，姚沛雨、雷　烨　审订）

第四节　甲状腺结节中医药临床研究进展

提　要：近年来随着生活节奏的加快、饮食结构的改变、居住环境的变迁及科技进步带来的检查手段的进步，甲状腺结节的发病率在世界范围内逐步上升，给患者带来生理及心理的双重压力。本病西医治疗不良反应较多、甲减发生率和结节复发率较高、远期疗效尚未得到确认。中医药治疗甲状腺结节方法独特而多样，不良反应少，在缩小结节体积、改善患者症状方面疗效显著，并且可缓解患者心理压力。中医治疗甲状腺结节方法多样、副作用少，值得推广。本文从甲状腺结节的中医病名、病因病机、内服中药及中医特色治疗、存在的问题和展望等方面进行综述，以期能为中医药治疗甲状腺结节提供思路和方法。

关键词：甲状腺结节，瘿病，病因病机，辨证论治，中医特色治疗甲状腺结节是指各种原因导致甲状腺内出现一个或多个组织结构异常的团块，多数患者可无任何症状，仅在体检时发现。甲状腺结节是内分泌系统常见的疾病，近年来随着环境的改变及检验手段的进步，甲状腺结节的检出率较前大大增高，且发病呈年轻化趋势。流行病学调查显示我国20岁以上人群中甲状腺结节患病率高达15.6%[1]。据不完全统计，在普通群体中3%～7%的人群通过触诊可发现甲状腺结节，常规的超声检测手段可发现 20%～76%的人群患有甲状腺结节[2]。甲状腺癌占所有甲状腺结节的 5%～15%。甲状腺结节以良性结节为主，单发为恶性的概率大[3]。其发病原因与放射线、自身免疫、碘摄入及遗传因素相关[4]，其中女性患者大概为男性患者的 4 倍[5]。此外，越是具有高文化学历人才[6]，在高工作强度下，患甲状腺结节的概率就越大，可见思虑过度及精神压力也是甲状腺结节发病的影响因素之一[7]。

甲状腺结节主要分为增生性结节性甲状腺肿、肿瘤性结节、囊肿及炎症性结节。高分辨率B 超检查是诊断甲状腺结节的有效手段[8]，可以在 19%～68%随机抽查人群中探测到，甲状腺结节 TI-RADS 分级法可以初步判断结节的性质。甲状腺结节分为良性和恶性两类，其中良性的甲状腺结节亦有毒性和非毒性之别，临床上以非毒性结节发病率更高，对于良性结节现代医学多采取临床随访，已有 TSH 抑制法或 131I 等治疗手法，但运用还不普遍。恶性的甲状腺结节则以甲状腺癌为主，多以手术结合放、化疗为主。

甲状腺结节给患者带来了身体的不适、心理的焦虑、经济的损失等，也给社会带来了不同的影响。中医药在防治甲状腺结节方面历史悠久，方法多样，不良反应小，可避免手术等创伤性治疗带来的甲状腺功能减退、局部组织损害、剧烈疼痛等不良反应，且有助于缓解患者的心理压力。本文就近年来中医药治疗甲状腺结节的临床研究情况进行概述。

一、追溯历史渊源，深化中医对甲状腺结节的认识

（一）病名沿革

1. 病名由来

关于"瘿"的描述首先见于《山海经》"天帝之山……食之已瘿"。《庄子》《吕氏春秋》等书籍中均有关于"瘿病"的相关描述。

2. 影响因素与病位记载

（1）影响因素：先秦时期在《淮南子》中载有："险阻之气多瘿。"这是先秦时期最早对"瘿病"的描述和记录，同时也说明了其同地方水土地理因素有关。

（2）病位：汉时期许慎的《说文解字》中载有："瘿、颈瘤也。"其描述的就是甲状腺肿块，同时模糊指出"瘿病"病变部位。同时在《释名·释疾病》曰："瘿婴也在颈婴喉也。"明确描述出了"瘿病"的发病部位即位于颈前部，同现代西医学中甲状腺解剖位置高度一致。

3. 分类的记载

（1）古代的分类：经历代医家不断深入研究，根据病因、症状做出了适当的分类，其中最被广泛接受的是"五瘿"：一说"石瘿、泥瘿、劳瘿、忧瘿、气瘿是为五瘿"[9]，一说"坚硬

不可移者，名曰石瘿；皮色不变者，名肉瘿；筋脉结节者，名筋瘿；赤脉交络者，名血瘿；随忧愁消失者，名气瘿"[10]。

（2）近现代的分类：近现代中医家在学习、探究、总结古人医著后，结合现代医学认识一般将"瘿病"分为三种：气瘿、肉瘿和石瘿。从近现代中医的分类来看，主要延续了以往古人对于"瘿病"的分类而来。并且认为不可将甲状腺结节完全等同于"瘿病"，提出以"瘿瘤""瘿结"等称谓为甲状腺结节的中医病名[11-12]。

（二）确定病名归属

对于甲状腺结节的病名，中医学尚无明确记载。根据现代医学流行病学、临床症状、发病原因等特点将甲状腺结节归属于祖国医学"瘿病"或"瘿瘤"范畴。中医学虽然没有现代医学病名的记载，但是对这个疾病有着极早的认识，并散见于历代医学著作中。

二、阐述因机，辨明致病因素及标本虚实

瘿病之病因病机多由情志不舒、水土失调、饮食失宜、正气不足，而导致气滞、血瘀、痰凝等病理因素壅结于颈前，导致颈前两侧或单侧结块。

（一）情志内伤论

隋代巢元方《诸病源候论》曰："瘿者由忧恚气结所生，亦曰饮沙水，沙随气入于脉搏颈下而成之。"提出水土与情志因素导致瘿病的产生。清·吴谦《医宗金鉴》总结了瘿病病因有外因六邪、内因七情两方面。

中医学较早地认识到此病在妇女中较为多见。《杂病源流犀烛·颈项病源流》曰："西北方依山聚涧之民，食溪谷之水，受冷毒之气，其间妇女，往往生结囊如瘿"[13]，与现代流行病学特点相符。这与女子以肝为先天，并受经、带、胎、产影响情志更易失调而易发此病有关。

（二）水土失宜论

战国时期《吕氏春秋》记载"轻水所，多秃与瘿人"，提出瘿病的发生与水质有关。《诸病源候论·瘿候》提到"诸山水黑土中出泉流者，不可久居常，食令人作瘿病动气增患"[14]，这是古代医家对本病病因的深入认识，认为水土失宜是本病的重要病因。现代医学认为部分地区环境中的微量元素与矿物质的分布有所偏重，导致甲状腺疾病的发病呈地域性，二者是相一致的。中医学认为瘿病的发生离不开情志内伤、水土失宜、饮食失调等因素[15]。

（三）以虚为主论

1. 先天禀赋不足

《素问》有言："正气存内，邪不可干""邪之所凑，其气必虚"。正气不足在瘿病的发病中起着重要作用，先天禀赋不足是正气不足的主要因素。另外，或气机不畅、肝失条达；或后天失养、脾土不运，均可导致正气不足。中医认为本病与先天禀赋不足有关，与西医指的先天免

疫及遗传（西医认为本病与先天免疫及遗传相关）是相一致的。

2. 肾为先天

明·陈实功所撰《外科正宗·瘿瘤论》提出："夫人生瘿瘤之症，非阴阳正气结肿，乃五脏瘀血、浊气、痰滞而成"[16]。从脏腑来看，肾为先天，肾水不足导致肝木之气不能有序升发，横逆于中土，导致脾失健运，痰湿内生，结而生瘿；甲状腺乃肝经循行所经之处。肝主疏泄，情志不畅则肝气不舒，肝木克脾土，脾虚则水湿不运，日久聚而生痰；后天饮食失宜，摄生不慎，致后天脾胃受损，继而影响水湿运化酿生痰浊。痰阻气机气滞，又引起血瘀，日久痰瘀焦灼结于颈前而成结节。

3. 正气不足，痰瘀痹阻

当代医家在古人的基础上，对瘿病的病因病机提出了新的观点，认为本病患者大多因先天禀赋不足或摄生不慎，致正气不足，脾失健运，水液不运，生痰生湿，而进一步导致气机郁闭，血行不畅[17-18]所致。裴倩等[19]认为阳气不足在瘿病的发病中有着重要的作用。

综上所述，本病是在正气亏虚、脏腑功能失调的基础上，加之肝郁气滞、脾失健运、痰湿内生、气血瘀滞、痰湿凝结颈前日久引起血脉瘀阻以痰、气、瘀三者合而为患。其主要病理产物和致病因素是痰凝、气滞、血瘀，其病机特点是本虚标实，虚实夹杂[20]。本虚是正气不足，气阴两虚为多；标实是气滞、痰凝、血瘀等有形实邪相聚，涉及肝、脾、肾等脏。

三、多维度辨证方法，彰显中医特色诊疗优势

历代医家并没有对甲状腺结节进行明确的分型，多根据结节的症状特点进行简单分类。甲状腺的分型论治多见于近现代中医，其目的主要是促进中医学的发展及便于指导临床，但并无相关规范分型，在分型上存在百家争鸣、万花齐放之势，下面就各位学者对本病从不同角度进行辨证论治的方法，分享如下。

（一）辨明结节性质，定治法治则

古代已有甲状腺结节分类，《三因极一病证方论》中将瘿病分为"五瘿"，即石瘿、肉瘿、筋瘤、血瘿和气瘿。而关于瘿病的分类治疗，清·林珮琴《类证治裁》指出"筋瘿者，宜消瘿散结，血瘿者，宜养血化瘿，肉瘿者，宜补气化瘿，气瘿者，宜理气消瘿，石瘿者，宜软坚散结"。

1. 辨阴阳

林兰[21]主张辨证甲状腺结节，应从阴阳着手，结合全身症状将甲状腺结节分为阴结、阳结、平结，创立了"三结理论"。

2. 辨性质

吴敏教授治疗甲状腺结节，多根据结节性质的不同加减化裁，囊性结节为主者选用利水渗

湿之品，实性结节为主者选用疏肝解郁、化痰软坚及虫类之品[22]。唐汉钧教授认为对于无明显症状的甲状腺结节，如甲状腺腺瘤、囊肿等采用理气化痰、软坚消瘿之法；对于甲状腺肿块伴有围绝经期月经不调或青春期甲状腺肿者则应采用疏肝理气、调摄冲任之法[23]。吴敏、李霞等[24-25]善于结合现代诊疗手段，创新性地提出将甲状腺超声结果纳入甲状腺结节的辨证中，作为辨证依据之一。

（二）明晰脏腑功能关系，确立论治原则

1. 从肝脾论治

（1）疏肝健脾、软坚散结：马国庆教授[26]在甲状腺结节的治疗过程中，指出辨病和辨证要贯穿始终，围绕气滞、痰凝、血瘀之总病机展开论治。总的治疗原则为软坚散结、疏肝理气、健脾化痰，软坚散结这一治则可贯穿于本病的始终。

（2）理肝脾、调气机并重：李惠林教授[27]善于从肝脾论治良性甲状腺结节，认为其发病与肝、脾、肾三脏密切相关，多脏可同时受损，也可仅一脏受殃，而其根源以肝脾受损为主，故治疗特别重视"调理肝脾为先，斡旋气机为本"，针对肝郁脾虚、痰瘀壅结的病机，投以加味小柴胡汤（小柴胡汤加夏枯草、猫爪草、川芎、醋三棱、醋莪术等）治之，临床收效良好。

2. 从肝脾心论治

方朝晖[28]治疗甲状腺结节从肝、脾、心三脏论治，疏肝、健脾、养心颇有疗效，认为心为"君主之官"，心主血脉和主藏神的生理机能起着主宰人体整个生命活动的作用[29]。

3. 从肺脾论治

魏萱等[30]强调肺脏和脾脏的重要性，认为外邪侵袭导致肺气宣降不利，气机失调，脾失健运，津液不布，津液水湿，聚集成痰，痰浊气滞，阻于颈部遂发瘿瘤，治以宣肺健脾为主。

4. 从心肺论治

有医者认为甲状腺结节的病机演变也可影响心、肺，可从心肺论治甲状腺结节[31-32]。

5. 从肾论治

也有医者强调肾在甲状腺结节发生中的地位，从补肾的角度治疗甲状腺结节[33-34]。

（三）辨少阳经脉，立法遣方

1. 少阳经脉所过

李红教授[35]认为甲状腺结节的发病与肝、脾两脏关系最为密切，肝郁克脾，进而痰浊瘀血互结而成。手足少阳经循行颈部，甲状腺正好为少阳经脉所系，痰浊瘀血循经向上壅于颈前，发为"瘿瘤"，其擅长用小柴胡汤为基础方配伍黄芪、淫羊藿、夏枯草、猫爪草、贝母、连翘、鳖甲、山慈菇、石见穿、穿山龙、三棱、莪术等加强软坚散结之功效，往往收获奇效；且注重扶正消瘿，认为扶正应贯穿疾病治疗的始末。

2. 少阳枢机不利

李云辉等[35]提出瘿病发病的关键是气机升降出入失衡，强调少阳枢机不利在瘿病的病理变化中起关键作用，治疗以调畅少阳通道、和解枢机为法，气血平畅便无痰瘀之患。

（四）辨病理产物，明致病机理

在甲状腺结节的发病过程中，气滞是十分重要的因素，且气、痰、瘀之偏重不同，甲状腺结节的表现亦有不同，故后世医家治疗甲状腺结节时，多对其病理因素的偏重进行辨证。

1. 从痰论治

陈如泉教授提出"瘤病多痰瘀"理论，指出甲状腺结节应从痰瘀辨治，治疗应首审痰瘀有无主次，分清二者先后及主次关系[37]。

2. 从痰湿论治

王旭教授[38]经过长期临床实践和观察，认为痰湿为甲状腺结节的主要病理产物，"气郁痰阻"是其主要病机，各种原因导致肝气郁结，气滞不畅，津液失布，痰凝颈前发为瘿病，相应的可出现胸闷抑郁、烦躁易怒、痰多倦怠等表现，临床治疗当以"理气解郁、化痰散结"为主。

3. 从气、瘀、痰、火论治

同时亦有学者在气、痰、瘀的基础上进一步进行研究，如程益春在此基础上着重补充了火在病程发展中的重要性，其病因病机不外气、瘀、痰、火四端。其中气包括气虚和气滞，火包括实火和虚火[39]，认为本病属于本虚标实之证。

（五）分期论治，辨虚实，依法立方

在动态发展变化中将本病大致分为早、中、晚三期。

1. 三期的病机

早期时甲状腺功能减低，患者多会受到情绪影响，或忧思，或过喜，或过悲，思伤脾，喜伤心，怒伤肝，使得气机郁滞，肝失条达，脾失健运，上扰于心，心神不宁，脏腑为病，互为影响，痰湿内生，凝结颈前，日久引起血脉瘀阻，脏腑失调，日久则气虚、阴虚，损伤人体正气而发病。

2. 三期的治则

情志变化是重要的影响因素，临证主要依据病-证结合的思路。

（1）早期：气滞痰凝证多见，治则以疏肝理气、化痰散结为主。

（2）中期：痰瘀互结证多见，治则以活血化瘀、软坚散结为主。

（3）晚期：阴虚内热证多见，治则以滋阴清热为主，且痰瘀互结的病机特点始终贯穿于本病全过程[40]。

（4）分期论治，重视扶正：陈如泉[41]教授强调甲状腺结节发病根本在于正气亏虚，并提出发病初期以肝气郁滞为主，中后期以痰凝、血瘀为要，痰瘀互结贯穿本病始终。

（5）分期论治，辨别虚实：蒋士卿教授[42]认为本病病机属肝气郁滞、脾失健运、痰瘀互结。发病初期以肝气郁滞为主，中期以痰凝、血瘀为主，后期可见气阴两虚或脾肾阳虚。初起一般为实证，日久因实致虚，虚实夹杂。理气消痰方选自拟保甲消瘤方加减；化瘀解毒方用海藻玉壶汤加减；益气养阴方用一贯煎加减；温肾助阳方选二仙汤加减。

（六）八纲辨证，据证候特点论治分型

参照《中医临床诊疗术语证候部分》部分章节内容，结合《中医诊断学》（新世纪第二版）、《中医内科学》（新世纪第二版）、《中医外科学》（第九版）教材中"瘿病"部分内容，将甲状腺结节常见证候诊断归纳如下。

（1）气滞证：胸胁、乳房胀痛，腹胀，抑郁叹息、嗳气或呃逆，肠鸣矢气，脉弦。

（2）血瘀证：肢体疼痛拒按，刺痛，肌肤甲错，皮下紫斑，面色黧黑，唇色紫，舌紫暗有瘀斑，脉细涩。

（3）热盛证：恶热，面红赤，口干、口渴，喜冷饮，心烦、失眠，大便干、小便黄赤，舌红苔黄，脉数或滑数有力。

（4）痰浊证：痰多，肢体困重，脘腹胀，胸闷纳呆，口黏腻，头晕、目眩，舌苔腻，脉滑。

（5）气虚证：神疲乏力，畏风易感冒，多汗、短气，舌淡、苔薄，脉虚细。

（6）阴虚证：五心烦热，两颧潮红，盗汗，潮热口燥、咽干，视物模糊，失眠，大便干燥，小便短黄，舌红少苔，脉细数。

（7）阳虚证：畏寒、肢冷，面色㿠白，肢体浮肿，口淡不渴，或喜热饮，大便稀溏，小便清长或夜尿频，舌淡胖、苔白滑，脉沉迟。

仇莲胤[43]通过对甲状腺结节患者进行问卷调查，结合文献调研，提取证候要素进行分析，形成甲状腺结节的辨证分型模型；还通过咨询该领域专家建立了甲状腺结节的临床辨证分型标准，其临床基本证候包括肝郁痰凝证、脾肾阳虚证、痰瘀互结证和阴虚内热证。

程益春教授[44]将甲状腺结节辨证分为三个证型：气滞痰凝证、气血瘀结证及痰瘀互结证，治疗分别予理气化痰散结、行气活血消瘿及化痰活血利水法。

胡然等[45]认为甲状腺结节主要责之痰，可因脾虚、肝郁引起，或因内火、气滞催生。当从疏肝化痰着手，临证时强调理气解郁、化痰散结的重要性。主张将其分为气郁痰阻型、痰结血瘀型、脾虚痰湿型和肝火旺盛型，分别选用四海舒郁丸加减、海藻玉壶汤，酌加活血化瘀之品，或酌加健脾化痰之品、栀子清肝汤加减，以达到行气化痰消瘿、活血化瘀、健脾化痰、清肝泻火之效。

（七）明确体质类型，辨体施治

甲状腺结节的辨证可从体质出发，结合患者的体质对甲状腺结节进行辨证施治，在治疗结节的同时调整患者体质的偏倾。

（1）结节体质：林兰教授认为乳腺增生和甲状腺结节、子宫肌瘤同时发病，情志失常是其共同病因，气、痰、瘀是其共同的病理因素，提出"结节体质"之说[46]。

（2）气郁质、阳虚质：王广勇等[47]对800名甲状腺结节患者进行调查发现，气郁质、阳虚质患者较多，并针对这些患者辨体用药取得良好疗效。

（3）气郁质、气虚质、阴虚质、瘀血质：王敏等[48]将辨体、辨证方法相结合。将气郁质辨为气郁痰阻型，治宜理气舒郁、化痰消瘿；气虚质辨证为气虚痰结，以益气活血、化痰消瘿为法；阴虚质辨证多为心肝阴虚，以滋养心阴、化痰安神为法；瘀血质辨证多为痰结血瘀型，治宜理气化痰、活血消瘿。

（八）三因制宜，扶正祛邪并重

邵迎新[49]遵循三因制宜的原则，喜用益气扶正法联合化瘀祛邪法治疗甲状腺结节。

四、中药复方现代研究备受重视

（一）灵活应用经方，改善临床症状

（1）海藻玉壶汤：出自《医宗金鉴》，被称为治疗瘿病的代表方。高天舒教授[50]在研究海藻玉壶汤及其拆方对大鼠碘缺乏致甲状腺肿的干预作用时，发现海藻玉壶汤原方较其拆方抗氧化能力更强，可使甲状腺肿恢复完全，并未造成甲状腺细胞损伤。

（2）半夏厚朴汤：出自《金匮要略》，虽然常用治梅核气，但李岚[51]应用半夏厚朴汤加减治疗甲状腺结节患者 60 例，发现其能显著改善患者临床症状，减小甲状腺结节的直径。

（3）柴胡疏肝散：出自《景岳全书》，实为仲景四逆散加香附、川芎、陈皮等行气化痰药组成，具有疏肝行气、化痰活血功效，符合甲状腺结节形成的病机，故临床上亦用于甲状腺结节的治疗。张兴正[52]用柴胡疏肝散加减方煎汤口服治疗 120 例瘿瘤患者，结果：肿块完全消失 96 例，肿块均有不同程度减小 18 例，无效 6 例，治愈率为 80%，总有效率为 95%，疗效显著，且无明显毒副作用。卜献春教授认为甲状腺结节与肝密切相关，以肝郁气滞、痰瘀互结为主要病机，主张从肝论治，以疏肝理气、化痰散瘀为治疗原则，善用柴胡疏肝散加减治疗[53]。

（4）四物汤：最早见于晚唐蔺道人著的《仙授理伤续断秘方》，被用于外伤瘀血作痛，后来被载入中国第一部国家药典——宋代《太平惠民和剂局方》，于振宣教授喜用四物汤加减方治疗甲状腺结节，临床收效良好[54]。

（5）逍遥散：成方于宋代《太平惠民和剂局方》，胡爱民教授选用逍遥散施治甲状腺结节也取得了较为理想的疗效[55]。

（二）特色制剂疗效确切

除复方药物的治疗外，还可以辨证使用中成药。目前治疗甲状腺结节的中成药品种繁多，如小金丸、夏枯草口服液、平消胶囊、五海瘿瘤丸等[56]，尚有一些院内制剂。

1. 消瘿合剂

周绍荣等[57]将 100 例良性甲状腺结节患者随机分为两组。对照组 50 例予内消瘰疬丸口服；治疗组 50 例予消瘿合剂（药物组成：黄芪、党参、白芍、玄参、北沙参、夏枯草、海浮石、芥子、香附、土茯苓等）口服。两组疗程均为 3 个月。结果：治疗组总有效率为 80.00%，对

照组总有效率为 60.00%，治疗组疗效优于对照组（$P<0.05$）。两组治疗前后 B 超下甲状腺结节最大直径比较，差异均有统计学意义（$P<0.05$）。两组治疗前后中医证候积分比较，差异均有统计学意义（$P<0.05$）。表明消瘿合剂治疗良性甲状腺结节疗效确切，可明显改善患者临床症状，缩小甲状腺结节。

2. 贝牡莪消丸

张雯等[58]应用贝牡莪消丸（贝母、牡蛎、莪术、玄参、夏枯草、青皮）治疗血瘀痰凝型甲状腺结节患者 30 例，与服用优甲乐对照组相比，结果表明贝牡莪消丸可以有效缩小结节，改善临床症状，安全性高，应用前景较好。在临床对照研究中多采用前后对照和随机对照（实验组口服中药或中药加左甲状腺素钠片，对照组口服左甲状腺素钠片或空白对照），治疗疗程为 3~6 个月。

五、明确单味中药功效，提供临床治疗依据

海藻、昆布等治疗甲状腺结节由来已久，早在《肘后备急方》中就有记载。《神农本草经疏》谓昆布"瘿坚如石者，非此不除，咸能软坚之功也"。现代药理研究表明海藻和昆布的有效成分对缺碘引起的地方性甲状腺肿有很好的改善作用。

（1）玄参：味甘、苦、咸，性寒，归肺、胃、肾经。具有滋阴解毒、软坚散结的作用。主治咽喉肿痛、瘰疬痰核，本药还具有抗炎等作用。

（2）黄药子：具有散结消瘿、清热凉血的作用，《本草纲目》载其"凉血，降火，消瘿，解毒"。《斗门方》亦载其"治项下气瘿，单用浸酒服"。

（3）浙贝母：味苦，性寒，归肺、心经。具有散结消痈、清热化痰的功效，《本草正》云："……善开郁结，止疼痛……疗喉痹，瘰疬"。本药还具有镇痛作用。

（4）山慈菇：味甘、微辛，性凉，归肝、脾经。具有清热解毒、消痈散疖的作用。《本草拾遗》载其"疗痈肿疮瘘，瘰疬结核者，醋磨敷之"。但是由于其有毒，过量会引起不适及中毒，故临床应用应适度。许芝银教授喜用山慈菇治疗甲状腺结节[59]。

（5）夏枯草：味辛、苦，性寒，归肝、胆经。具有清肝明目、消肿散结的作用。临床上可用来治疗瘿瘤瘰疬，目赤肿痛。《本草图解》言其"苦辛微寒，独入厥阴，消瘰疬，散结气，目珠痛。此草养厥阴血脉，又能疏通结气，目痛瘰疬，皆系肝症，故建神功"。张锦明[60]研究发现单纯服用夏枯草口服液可有效缩小甲状腺结节。其主要药理成分是[61]三萜类、黄酮类、留体糖苷及香豆素类。研究表明本药具有抗炎、免疫调节、抗肿瘤、降压、降血糖、抗菌、抗毒素等多种生物活性。夏枯草单药对结节具有很好的调治作用。

六、情绪疏导、饮食调摄，助力疾病恢复

情绪疏导和饮食调摄，在本病的预防和治疗中，作用不可忽视。

（1）Logistic 回归分析：国内有关甲状腺结节患者发病危险因素的 Logistic 回归研究表明，

性别为女性、年龄在 30～60 岁、经常食用海鲜、急躁易怒、忧虑过多、情绪波动大、工作压力大、常失眠、吸烟 9 项是肉瘿发生的危险因素[62]。

（2）情绪疏导：情志失调是甲状腺结节发病的重要危险因素，故在诊治疾病的同时，应兼顾情绪和精神调理，《诸病源候论》曰："瘿者由忧恚气结所生"，对患者进行心理疏导，减轻其消极紧张、焦虑不安的情绪，在疾病的治疗中起着非常重要的作用。

（3）饮食调摄：给予患者合理的饮食指导，《济生方》曰："过餐五味，鱼腥乳酪，停蓄胃脘，久则积结为癥瘕"，建议患者清淡饮食，合理饮食，禁食生冷辛辣，食用海鲜要适量，多食菌类、坚果、蔬菜，如香菇、核桃、绿叶蔬菜，同时给予患者生活方式指导，建议其戒烟等。

七、中医外治疗效确切，备受关注与重视

（一）中药外敷彰显中医特色

中药外敷是中医治疗的一大特色，通过局部皮肤对药物的吸收，或通过药物对穴位的刺激，起到良好的治疗效果。正如清代吴师机在《理瀹骈文》中说："所谓外治之理，即内治之理""外治之药，亦即内治之药"。只要运用得当，中药外敷治疗甲状腺结节也可以取得满意的临床效果。

（1）海藻酒：《肘后方》[63]中使用海藻酒"治瘿瘤结气，散颈下硬核瘤"，这是中医典籍中关于瘿病外治法最早的记载。

（2）消瘿贴：肖洋等[64]研究外用消瘿贴（由三棱、浙贝母、夏枯草、昆布、青皮、枳实、红花、川芎组成）治疗甲状腺结节的临床疗效发现，该贴外敷透皮直达患处，无副作用，不易复发，值得临床推广。

（3）化瘤汤及局部外敷：韩辅等[65]回顾分析化瘤汤和局部外敷治疗甲状腺良性结节 60 例前后对照，得出总有效率为 90%。

（二）针药并重，辨证取穴，事半功倍

1. 针药并重

《针灸甲乙经》[66]首先提出了关于"瘿病"的病症结合针灸方案，"瘿，天窗，天容，天府及膈会主之。瘤瘿，气舍主之"。中医历来重视针药并举，认为二者各有所长，内服药物可补益气血、散结化浊，外施针灸可疏经通络、调整脏气。且针刺可使患者局部温度升高，从而加速血液循环和局部代谢，促进结节肿块的消散。

2. 辨证取穴

李晨等[67]将 90 例良性甲状腺结节患者随机分为三组，每组 30 例。针刺空白组取穴中脘、气海、足三里，不施任何补泻手法；针刺组根据中医辨证取穴，局部可触及结节者进行围刺，不能触及结节者加患侧扶突穴，均予泻法；药物组予左甲状腺素片口服。三组均治疗 10 周。结果：针刺组总有效率（83.3%）高于针刺空白组（36.7%）和药物组（33.3%）（均 $P<0.05$）。针刺组治疗后结节体积明显缩小（$P<0.05$），针刺空白组和药物组治疗前后结节体积变化均不

明显。说明辨证取穴针刺可有效改善良性甲状腺结节患者的临床症状，缩小结节体积，安全有效。刘世绮[68]治疗甲状腺结节取阿是穴疏经通络，取合谷、太冲调和气血共同达到散结消瘿目的。

（三）耳穴治疗促疗效

呼怡媚等[69]将甲状腺结节患者随机分为治疗组 42 例（海藻玉壶汤配耳穴贴压磁珠，穴选取内分泌、颈、肝、脾、心）和对照组 40 例（予单纯海藻玉壶汤治疗），治疗 3 个月后总有效率治疗组为 76.2%，对照组为 60%。袁淑华等[70]用耳穴配合哈慈五行针治疗瘿病 3 例取得较好的临床疗效。

（四）离子导入疗法配合内服，提高治疗有效率

中药离子导入等现代中医特色疗法，在甲状腺结节的中医治疗中也发挥一定的作用[71]。

（1）中药离子导入配合中药内服1：陆俊[72]运用中药离子导入联合中药内服法治疗甲状腺结节，将患者随机分为对照组 38 例（予低碘饮食、随访等常规干预），实验组 38 例（在对照组基础上行中药离子导入联合中药内服），治疗 1 个月总有效率实验组为 92.11%，对照组为 44.74%。

（2）中药离子导入配合中药内服 2：郭冬梅[73]观察研究中药离子导入法，配合口服中药疏肝解郁、化痰散结治疗甲状腺结节患者 67 例，前后对照得出治愈率为 59.7%，总有效率为 94.03%。

八、影响疗效因素分析

（1）与部分药物有关：部分口服及外敷药物为医院制剂，无明确公开的制作、操作规范，不利于进一步扩大使用。

（2）与部分治法有关：甲状腺结节有些治法使用受限，如针刺治疗时需选用结节附近的穴位施治，有一定的针刺风险，需较高的操作技术。

（3）与体质有关：体质难调。

（4）与情绪有关：禀性难移，虽然做到情绪疏导，有些患者很难调摄自身的情绪。

（5）与先天有关：先天不足，日久致脏腑失调，气、痰、瘀聚于颈前，发为本病，但先天难补。

九、存在的问题

（1）病名：病名未统一，甲状腺结节属于"瘿病"但不等同于"瘿病"，若将其中医病名与其他甲状腺疾病相混淆，则对相关文献的理解易产生偏差，有学者提出"瘿结"的病名，但目前尚未得到统一的认可。

（2）证型和诊疗方案：对于甲状腺结节的辨证分型未统一标准，中医诊疗方案不同，对其证候特征认识也尚有不足，无系统的中医诊治指南。

（3）科研设计：中医临床试验研究的科研设计不够精密，观察周期普遍较短，样本来源范围相对较窄，缺乏大样本、随机、多中心研究，研究结果的准确性及可重复性有待进一步提高。

（4）作用机理：中药作用于甲状腺结节的药理机制不甚明确，在此方面仍需进一步深入研究。

十、述评与展望

甲状腺结节西医治疗采用甲状腺激素抑制治疗、酒精介入治疗、放射性碘治疗、手术及高频超声消融治疗等，治疗不良反应多。但中医药对于甲状腺结节的治疗，方法多，疗效好，副作用少，在缓解不适症状、缩小结节体积及改善生活质量方面，效果明显。今后应努力规范甲状腺结节的中医辨证分型及治疗标准，筛选高效方药；不断改善科研设计，完善临床试验和治疗方案，并加强中药有效成分及药理机制的研究，充分发挥中医的作用和优势，针对患者进行个体化治疗，制订出效优价廉的治疗方案。挖掘祖国医药医学宝库，采用中医药对甲状腺结节进行诊治有着极为广泛的前景和临床指导意义。

参 考 文 献

[1] 冯尚勇，朱妍，张真稳，等. 江苏社区人群甲状腺结节的流行病学研究[J]. 中华内分泌代谢杂志，2011，27（6）：492-494.

[2] Heged S L. Clinical practice. The thyroid nodule[J]. New England Journal of Medicine，2004，351（17）：1764-1771.

[3] 马振，刘雪玲，雷蓓，等. 三维能量多普勒超声对良恶性甲状腺肿瘤的鉴别诊断[J]. 西部医学，2015，27（4）：574-576.

[4] 常广，田京利，张婧环，等. 健康体检甲状腺结节患病危险因素分析[J]. 临床误诊误治，2014，27（2）：58-61.

[5] 盖宝东，张学文，崔俊生，等. 4453 例结节性甲状腺肿临床流行病学调查[J]. 中国地方病防治杂志，2013，18（2）：118-120.

[6] 董飞，郎丰龙. 甲状腺结节的影响因素分析[J]. 中国医药指南，2016，14（9）：179-180.

[7] 门秀敏. 健康体检人群甲状腺结节患病率研究分析[J]. 中国实用医药，2013，8（33）：103-104.

[8] Wei X，Li Y，Zhang Sal. Thyroid imaging reporting and lata system（TI-RADS）in the diagnostic value of thyroid nodules：a systematic review D[J]. Tumour Biol，2014，35（7）：6769-6776.

[9] 赵佶. 圣济总录[M]. 北京：人民卫生出版社，1982：2107-2113.

[10] 陈言. 三因极一病证方论[M]. 北京：人民卫生出版社，1983：206.

[11] 赵进喜，邓德强，王新歧. 甲状腺疾病相关中医病名考辨[J]. 陕西中医学院学报，2005，4：1-3.

[12] 李军朱，燕蔡新伦，薛耀明. 瘿结作为甲状腺结节中医病名的理论探讨[J]. 中医药导报，2015，24：9-11.

[13] 沈金鳌. 杂病源流犀烛[M]. 北京：人民卫生出版社，2006：878-879.

[14] 巢元方. 诸病源候论[M]. 辽宁：沈阳科技出版社，1997：143.

[15] 张越，余江毅. 良性甲状腺结节中西医结合诊治进展[J]. 辽宁中医药大学学报，2011，1：169-171.

[16] 陈实功. 外科正宗[M]. 北京：人民卫生出版社，2007：139-140.

[17] 卜卫和，许芝银. 扶正法在治疗甲状腺疾病中的应用[J]. 山西中医，1997，13（3）：54-55.

[18] 邵迎新. 浅述甲状腺肿的防治[J]. 现代中西医结合杂志，2009，27：3381.

[19] 裴倩，王芳芳，朱章志. 甲状腺疾病责之阳气异常[J]. 辽宁中医药大学学报，2011，3：92-93.

[20] 刘玲，余江毅. 甲状腺结节的中医治疗优势[J]. 辽宁中医药大学学报，2011，13（1）：136-138.

[21] 任志雄，李光善，倪青. 林兰教授诊治甲状腺结节的学术思想[J]. 四川中医，2012，30（8）：8-10.

[22] 封伟，吴敏. 吴敏治疗甲状腺结节临床经验[J]. 中国中医基础医学杂志，2015，21（10）：1309-1310.

[23] 肖秀丽，唐汉钧. 唐汉钧教授治疗甲状腺结节经验撷菁[J]. 天津中医药，2009，26（3）：180-181.

[24] 封伟，吴敏. 吴敏治疗甲状腺结节临床经验[J]. 中国中医基础医学杂志，2015，21（10）：1309-1310.

[25] 李霞，陈群. 甲状腺结节中医分型与超声造影模式关系探讨[J]. 中国中西医结合影像学杂志，2016，14（3）：329-331.

[26] 庄琪，马国庆. 马国庆教授治疗甲状腺结节的临床经验[J]. 世界最新医学信息文摘，2019，86：226，229.

[27] 程波敏，李增英，李金化，等. 李惠林从肝脾论治良性甲状腺结节经验[J]. 江西中医药大学学报，2015，27（1）：29-31.

[28] 李家丽, 方朝晖. 方朝晖治疗甲状腺结节经验[J]. 中医药临床杂志, 2016, 7: 932-934.

[29] 孙广仁. 中医基础理论[M]. 北京: 中国中医药出版社, 2007: 104.

[30] 魏萱, 王娟, 梁贵廷, 等. 从肺脾论治甲状腺结节探析[J]. 河北中医, 2015, 37（8）: 1226-1228.

[31] 魏萱, 王娟, 梁贵廷, 等. 自拟中药引药入肺治疗甲状腺结节 38 例临床观察[J]. 中医临床研究, 2015,（3）: 102-104.

[32] 孙伟娟, 杨世勇. 杨世勇治疗瘿病经验浅析[J]. 北京中医药, 2017,（4）: 339-340.

[33] 朱永政, 余雪, 张永臣. 张永臣教授针刺治疗甲状腺结节[J]. 长春中医药大学学报, 2017, 33（1）: 63-65.

[34] 武静, 王俊霞, 杨毅, 等. 陈慈煦辨治内分泌疾病的学术思想研究[J]. 时珍国医国药, 2017,（2）: 469-472.

[35] 陈玉婷, 李红. 从医案探寻李红教授治疗甲状腺结节的学术经验[J]. 四川中医, 2019, 4: 81-83.

[36] 李云辉, 张国骏, 曾瑞才. 瘿病从少阳论治[J]. 长春中医药大学学报, 2012, 28（6）: 1028-1029.

[37] 陈继东, 向楠. 陈如泉痰瘀辨治甲状腺病十法 [J]. 辽宁中医杂志, 2010, 37（7）: 1224-1226.

[38] 居静, 王旭. 王旭从痰论治良性甲状腺结节经验[J]. 湖北中医药大学学报, 2017, 19（5）: 113-115.

[39] 史惠娟, 徐云生. 程益春教授治疗良性甲状腺结节的经验[J]. 黑龙江中医药, 2015, 44（6）: 28-29.

[40] 张美珍, 杜立娟, 倪青. 甲状腺结节的中医诊疗思路和方法[J]. 中国临床医生杂志, 2018, 9: 1015-1017.

[41] 赵勇, 徐文华, 陈继东, 等. 陈如泉教授治疗甲状腺结节的用药经验[J]. 世界中西医结合杂志, 2014, 9（1）: 20-22, 36.

[42] 宋文佳, 肖兴辉, 朱梦姣, 等. 蒋士卿教授治疗甲状腺结节的经验[J]. 中医临床研究, 2019, 25: 99-100.

[43] 仇莲胤, 阙华发. 甲状腺结节辨证分型标准的临床研究[J]. 上海中医药大学学报, 2013, 27（4）: 26-30.

[44] 史惠娟, 徐云生. 程益春教授治疗良性甲状腺结节的经验[J]. 黑龙江中医药, 2015,（6）: 28-29.

[45] 胡然, 胡思荣. 结节性甲状腺肿的中医治疗[J]. 湖北中医杂志, 2013, 35（11）: 37-39.

[46] 王秋虹, 王师菡, 易泳鑫. 林兰教授异病同治甲状腺结节、乳腺增生、子宫肌瘤[J]. 长春中医药大学学报, 2015, 31（1）: 55-57.

[47] 王广勇, 马萍. 从中医体质学论甲状腺结节的治疗[C]. 2016 全国慢性病诊疗论坛论文集. 昆明, 2016: 37.

[48] 王敏, 崔云竹. 从中医体质学论治甲状腺结节探讨[J]. 国医论坛, 2016,（6）: 17-18.

[49] 周云, 邵智谦, 邵迎新. 对邵迎新治疗甲状腺结节临床经验的探讨[J]. 当代医药论丛, 2016, 609: 19-20.

[50] 高天舒, 齐腾澈. 海藻玉壶汤及其拆方对大鼠碘缺乏致甲状腺肿的干预作用[J]. 中医杂志, 2012, 19: 1671-1676.

[51] 李岚. 半夏厚朴汤加减治疗甲状腺结节 60 例[J]. 河南中医, 2018, 1: 48-50.

[52] 张兴正. 柴胡疏肝散加减治疗瘿瘤 120 例[J]. 四川中医, 2006, 24（8）: 55-56.

[53] 杨紫皓, 邱四君, 肖莉, 等. 卜献春运用柴胡疏肝散治疗甲状腺结节经验[J]. 湖南中医杂志, 2018, 34（10）: 35-36.

[54] 陆妍君. 于振宣教授治疗甲状腺结节经验总结[D]. 北京: 北京中医药大学, 2015.

[55] 王莹芳, 胡爱民. 胡爱民教授运用逍遥散治疗甲状腺结节的经验介绍[J]. 中西医结合研究, 2016, 8（4）: 216-219.

[56] 赵勇, 徐文华, 陈如泉. 治疗甲状腺结节常见中成药的辨证选用[J]. 中成药, 2014, 36（6）: 1334-1336.

[57] 周绍荣, 刘晓鸫, 薛慈民, 等. 消瘿合剂治疗良性甲状腺结节临床观察[J]. 上海中医药杂志, 2015, 49（2）: 47-48.

[58] 张雯. 贝牡莪消丸治疗结节性甲状腺肿的临床疗效观察[D]. 哈尔滨: 黑龙江中医药大学, 2016.

[59] 吴晓霞, 贾红声. 许芝银教授治疗甲状腺疾病经验[J]. 河北中医, 2001, 23（11）: 813-814.

[60] 张锦明. 夏枯草口服液治疗非毒性结节性甲状腺肿的临床疗效观察[D]. 广州: 广州中医药大学, 2011.

[61] 严东, 谢文剑, 李春, 等. 夏枯草化学成分及其体外抗肿瘤活性研究[J]. 中国实验方剂学杂志, 2016, 22（11）: 49-54.

[62] 林鸿国, 黄学阳, 军仕豪. 肉瘿发病因素的 Logistic 回归分[J]. 新中医, 2013, 45（4）: 102-103.

[63] 葛洪. 肘后方[M]. 北京: 人民卫生出版社, 1983: 9.

[64] 肖洋, 秦艳, 胡筱娟. 消瘿贴外敷治疗甲状腺结节 120 例[J]. 陕西中医, 2015, 36（11）: 1496-1497.

[65] 韩辅, 刘青梅. 化瘤汤和外敷治疗甲状腺良性结节 60 例[J]. 中国中医药现代远程教育, 2014, 12（8）: 72-73.

[66] 皇甫溢. 针灸甲乙经[M]. 北京: 人民卫生出版社, 2006: 298.

[67] 李晨, 黄坚, 张亚风. 针刺治疗良性甲状腺结节临床观察[J]. 世界中医药, 2016, 11（7）: 1327-1330.

[68] 刘世绮. 甲状腺结节的中医因机证治研究荟萃及石岩教授治疗甲状腺结节临床经验[D]. 沈阳: 辽宁中医药大学, 2016.

[69] 呼怡媚, 方学敏, 黄煊. 中药配合耳穴贴压磁珠治疗甲状腺结节的效果观察[J]. 中国医学工程, 2012, 20（11）: 33.

[70] 袁淑华, 王轶凡, 张岩. 耳穴配合哈慈五行针治疗瘿病的体会[J]. 中医药信息, 1998, 2: 54.

[71] 刘玲, 余江毅. 甲状腺结节的中医治疗优势[J]. 辽宁中医药大学学报, 2011, 13（1）: 136-138.

[72] 陆俊. 中药离子导入联合中药内服治疗甲状腺结节临床观察[J]. 新中医, 2015, 47（4）: 119-120.

[73] 郭冬梅. 中药离子导入合内服中药治疗甲状腺结节 67 例临床观察[J]. 河北中医药学报, 2013, 28（2）: 24.

（李红梅　执笔，姚沛雨　审订）

第五节　亚急性甲状腺炎中医药临床研究进展

提　要：本文从亚急性甲状腺炎的病因病机、辨证分型治疗、分期辨证论治、单方验方、中西医结合治疗、中药外敷法等方面进行一一概述，展示了中医药在治疗亚急性甲状腺炎方面所发挥的巨大优势，并提示开展积极有效的中医药相关研究，对治疗亚急性甲状腺炎意义重大。

关键词：亚急性甲状腺炎，中医，研究进展

亚急性甲状腺炎（subacute thyroiditis，SAT）简称"亚甲炎"，是一种自限性的非化脓性的甲状腺疾病，有渗出、变性、增生、坏死等炎症性改变[1-2]；据报道本病在甲状腺疾病中约占 5%，男性和女性的发病率之比为 1∶（3～6），以 40～50 岁的女性最为常见[3]。西医以解热镇痛为主，必要时加用糖皮质激素帮助快速度过炎症反应期。但采用激素会带来体重增加、痤疮、消化道溃疡等副作用，并且复发率高，给患者造成困扰；大量文献研究表明，中医药在治疗亚急性甲状腺炎方面有着独到的经验与优势，对于临床早期干预、尽快控制病情、改善预后有较好的作用，成为防治亚急性甲状腺炎的重要组成部分[4]。本文通过对近年来的文献的梳理分析，以期为亚急性甲状腺炎的中医治疗提供新的思路和方法。

一、中医病名归属的探讨

祖国医学并无亚急性甲状腺炎病名，根据其临床表现，归属于中医学"瘿痈""瘿瘤""痛瘿""外感热病"等范畴。《中医外科学》教材中，把亚急性甲状腺炎归属于"瘿痈"；有学者持不同见解：陈如泉教授[5]认为"外感热病"不能揭示疾病所发生的部位及其临床表现的特点，而"瘿病"则是泛指甲状腺疾病的总称，"瘿痈"则多指甲状腺发生疼痛症状的一类疾病，而"痛瘿"是颈前下部疼痛为主的疾病，故认为以"痛瘿"命名亚急性甲状腺炎较为恰当。王福凯教授[6]对"痈"的解释是"痈者，壅也，而亚急性甲状腺炎在临床上并无化脓性表现"，给我们学习和指导临床治疗带来困扰，并认为亚急性甲状腺炎的发生与"毒"的关系极为密切，并从病因、临床表现、证治分类及临床治疗方面阐释了"毒"在本病的发生发展及演变过程，认为将亚急性甲状腺炎命名为"瘿毒"更符合精准医学要求，并能为临床诊疗提供有力依据。

二、病　因　病　机

（一）古代文献记载

《医宗金鉴·瘿瘤》中提出："瘿者如缨，络之状……多外感六邪，营卫气血凝郁，内因七情，忧恚怒气，湿痰瘀滞，山岚水气而成"；陈实功《外科正宗》中提到："夫人生瘿瘤之症，非阴阳正气结肿，乃五脏瘀血、浊气、痰滞而成。"由此可以看出，本病发生与外感风温、疫毒之邪和内伤七情有关。其形成不外乎内因、外因两个方面：由于正本不足，又因致病因素的作用，内外交织，导致机体表里失和，阴阳失调，脏腑经络功能障碍，继而气滞、痰凝、血瘀，甚者邪壅经络，痹阻不通，使病情迁延是其基本病理[7]。其主要病理是痰、气、瘀壅结[8]。

（二）现代医家论述

有医家认为本病的病机多属于热毒蕴结，气滞痰凝。风热邪毒乘虚入侵，热毒蕴结，气血壅滞，久则形成肝郁热蕴、痰气瘀结、瘿络瘀滞等证[9]。夏小军[10]认为亚急性甲状腺炎的发病与外感邪毒、情志内伤、地域环境、患者体质密切相关，其病因分为外感和内伤两端，其中外感风温、疫毒是其主要诱因。邪毒蕴结致使气滞、痰浊、血瘀三者相合为患，互结于颈前，是本病发生的主要病因病机；李红教授[11]认为，亚急性甲状腺炎初期，风热邪毒初感，临床表现较轻，进一步发展，风热火毒循经结于颈前，邪毒壅盛，症见颈部疼痛、发热较剧，甚至高热。其后，热入血分，血热互结，阻滞颈前气血，故颈前肿痛剧烈，触按痛甚。日久成瘀，呈现一派热毒壅盛，血热夹瘀之象。吴学苏教授[12]认为，本病病因病机为痰邪致病，痰邪阻滞局部气机，气滞血瘀，痰气瘀搏结颈前，或日久化热，而成瘿痈。邹本良[13]认为，因甲状腺位居颈前，据《灵枢·经脉》论述，"胆足少阳之脉……下耳后，循颈行手少阳之前"，故甲状腺属少阳经。肝气郁滞，复感风热邪毒，与痰搏结，聚于颈前，故辨证为胆火郁于少阳。王福凯教授[14]则认为"毒邪结聚"为其主要病因病机，"毒邪蕴结不解"导致局部气血及津液运行障碍，引起甲状腺局部肿胀、灼痛，并伴发热。热毒旁窜、灼伤耳后经络引起疼痛。尚文斌教授[15]认为，邪气侵袭为亚急性甲状腺炎的致病之标，正虚是致病之本。综上所述，无论内因、外因，均导致痰浊蕴毒而发为本病。

三、治　疗

（一）辨证分型论治

中医学讲究整体观念和辨证论治，任何疾病都有其发生发展过程，在疾病的不同阶段有不同的病机和证候，应根据具体病机使用不同的治疗方法。

目前关于亚急性甲状腺炎的辨证分型尚未完全统一。冯建华教授[16]根据其病因病机和临床表现把本病分为五型。风温犯表型选用银翘散加减，热毒炽盛型选用牛蒡解肌汤、清瘟败毒饮加减，肝郁化火型选用柴胡清肝汤、龙胆泻肝汤加减，气阴两虚型选用生脉散加减，脾肾阳虚型选用金匮肾气丸、真武汤加减。林兰教授[17]根据亚急性甲状腺炎的自然病程提出了四个主要证候，依证施治，变证者随证加减：风热外袭，热郁毒结证，治以疏风清热、泻火解毒，佐以消肿止痛，方药以银翘散加减；热毒壅瘿，表里合病证，治以清热解毒、消瘿止痛，佐以疏风清热，方药以清瘟败毒饮加减；毒热炽盛，阴伤风动证，治以清肝降火、滋阴息风，佐以消肿止痛，方以柴胡清肝汤加减；邪去正虚，肾阳亏虚证，治以温阳化痰、软坚散结，方以金匮肾气丸加减。魏军平教授[18]根据亚急性甲状腺炎与四时-五脏-阴阳的关系和其发病季节、症状特征，甲状腺毒症期治以清透肝经风热，兼以清凉宣肺、清心泻火、行气化痰，甲减期治以健脾益肾、补气温阳，全程注重顾护肺肾之阴；并提出人与自然息息相关，在治疗亚急性甲状腺炎之时当应用个体化治疗方案，使其"合于四时五脏阴阳，揆度以为常也"。夏小军以中医辨证理论为指导，分别从毒、郁、痰、瘀进行论治，采用解毒、治郁、化痰、行瘀四法治疗亚急性甲状腺炎屡获良效[19]。许芝银教授[20]总结归纳亚急性甲状腺炎为外感风热、肝郁蕴热、阴虚内热、阳虚痰凝四个证型，拟定疏风清热、疏肝泄热、养阴清热、温阳化痰四个主要治法，分别以银翘散、丹栀逍遥散、补心丹合一贯煎、阳和汤加减；其实质在于通调气血阴阳，扶持正气，改善全身情况，以达到祛除病邪，使疾病痊愈的目的。陈如泉教授[21]根据亚急性甲状腺炎的自身特点，结合其临床经验，概括为外感风热、肝郁热毒、阳虚痰凝三个主要证型，外感风热治以透邪解表，清热解毒，活血止痛为主，方选银翘散化裁；肝郁热毒治以疏肝清热，解毒活血为主，方选小柴胡汤合金铃子散为基本方化裁；阳虚痰凝治以温阳补血，化痰散结，活血止痛为主，方选阳和汤为基本方加减化裁。余江毅教授[22]治疗本病以清热解毒为大法，结合亚急性甲状腺炎的甲状腺毒症期、甲状腺功能减退期及甲状腺功能恢复期三大阶段及患者个体差异，辨证论治，将本病分为四型：热毒壅盛证，以疏风清热、解毒消肿为法，方药取银翘散、五味消毒饮加减；气郁火旺证，以疏肝解郁、泻火消肿为法，选用丹栀逍遥散加减；气郁痰凝证，以疏肝理气、化痰散结为主，方选柴胡疏肝散、二陈汤加减；气阴两虚证，宜养阴生津、益气活血散结，方选生脉散加减。

（二）分期辨证论治

伍锐敏教授[23]认为亚急性甲状腺炎按甲状腺功能变化可分为早期甲亢期和后期甲减期。将亚急性甲状腺炎早期辨证为外感风邪、肝郁胃热，治宜散风解表、疏肝清胃，方药组成：桑叶、菊花、连翘、薄荷、荆芥、防风、栀子、金荞麦、黄连、香附、郁金等；当亚急性甲状腺炎进入甲减期，可出现面目浮肿、面色苍白、乏力、神疲、口渴不欲饮、舌胖苔白有齿痕、脉沉迟，此时当属脾阳不振、水湿停滞证，治宜健脾益气，以利水湿，方药组成：黄芪、党参、白术、茯苓、桂枝、生薏苡仁等；若畏寒喜暖、记忆力减退、腰膝酸软、小便频数、大便秘结、舌淡苔白、脉沉迟者，证属肾阳虚弱，治宜温补肾阳，方中可酌加山茱萸、益智仁、胡桃肉、肉苁蓉、锁阳、石菖蒲、远志、菟丝子等。并且在分期辨证的同时，伍教授注重对症用药，随证加减。衡先培教授[7]根据本病临床表现及不同发展阶段演变的不同病因病机，提出了亚急性甲状腺炎按三期九型辨证论治：①初发期分为风寒束表，治以解表散寒，祛风通络止痛，处方用自拟散寒消瘿方化裁；上焦风热，治以解表清热，和营消肿止痛，处方用自拟疏热消瘿方化裁；感受寒湿，治以散寒通络，化湿健脾，处方仿羌活胜湿汤、当归四逆汤加减。②缓解期分为痰湿瘀阻，治以健脾化湿，祛痰通络散结，处方用平成汤加减；痰郁气滞，治以理气宽胸，化痰通络消瘿，处方仿四逆散、二陈汤加减；痰瘀互结，治以化瘀祛痰，软坚散结消瘿，处方用桃红饮、消瘰丸加减。③迁延期分为痰瘀痹阻，治以化痰行瘀，蠲痹通络消瘿，处方用经验方芎蒌方及消瘰丸化裁；正虚邪结，治以补肝肾，化痰瘀，通络消瘿，处方仿独活寄生汤化裁；脾肾不足，治以健脾益气，补肾通络，方用自拟补肾强筋方化裁。蔡炳勤教授[24]根据亚急性甲状腺炎临床表现的不同，将其分成早期、中期、恢复期三期，分期辨证论治，早期以三阳合病论治，治疗以柴葛解肌汤为主方。中期甲状腺功能改变，多属肝肾阴虚火旺证或肾阳虚证，肾阴虚火旺治以补益肝肾，滋阴抑火，常用二至丸、增液汤合左归丸加减；肾阳虚者以补肾阳为法，用右归丸加减。恢复期以疏肝健脾、软坚散结为主，方用柴胡疏肝散、平胃散合消瘰丸加减。

（三）单方验方备受关注，临床疗效确切可靠

一些医家根据疾病发展过程中存在的基本病机拟方治疗,并在单方的基础上根据患者具体临床表现进行加减；戴芳芳主任[25]结合多年临床经验自创"银甲散"（银花、连翘、黄连、天花粉、夏枯草、白芍、生薏苡仁、猪苓、茯苓、泽泻、山慈菇、皂角刺、雷公藤、浙贝母、生甘草等）治疗以风热火毒,情志内伤,肝胆郁热,痰毒蕴结为发病机制的亚急性甲状腺炎患者,疗效显著；杨毅教授[26]运用青蒿鳖甲汤合并柴胡清肝汤加减（鳖甲 15g、赤芍 9g、知母 12g、丹皮 9g、生地 15g、柴胡 12g、黄芩 9g、夏枯草 15g、玄参 15g、牛蒡子 9g、僵蚕 9g、虎杖 15g、板蓝根 15g、甘草 6g）,同时配合小剂量的泼尼松治疗亚急性甲状腺炎患者,能明显减轻患者的自觉症状及体征,有效减少激素用量,降低激素带来的副作用,缩短临床病程,降低血沉,减少复发率。邹本良[27]一般选用栀子清肝汤（组成：牛蒡子、柴胡、川芎、白芍、石膏、当归、山栀、丹皮、黄芩、黄连、甘草）加减,对于糖皮质激素治疗撤药困难的亚急性甲状腺炎有良好效果；中医辨治湿热明显者以泻黄散加减；疼痛明显者加用元胡、莪术、徐长卿等；夜热早凉明显者加青蒿鳖甲汤。总之,亚急性甲状腺炎总的治则是清热解毒、散结止痛,根据患者症状特点,治疗各有侧重。易群等[28]将 106 例亚急性甲状腺炎患者随机分为治疗组 55 例,对照组 51 例。治疗组予加味普济消毒饮加减；对照组予泼尼松片,30mg/次,1 次/日。体温、血沉正常后减量,每周减 5～10mg,直至减为 5mg/d 逐渐停药。1 周为 1 个疗程,总疗程不超过 9 周。停药后随访 3 个月,观察复发情况。治疗后治疗组治愈 49 例,好转 6 例,无效 0 例,治愈率为 89.1%；对照组治愈 37 例,好转 14 例,无效 0 例,治愈率为 72.55%。刘雪梅[29]选择 160 例中医辨证为血热夹瘀、热毒壅盛证的亚急性甲状腺炎患者,按随机数字表法分为对照组（泼尼松）和观察组（亚甲方）,各 80 例,用药 1 个疗程后观察术后甲状腺体蔓延、血沉等及治疗不同阶段总有效率,对比分析临床安全性及可行性。治疗后得出观察组血沉、疼痛加剧等发生率明显低于对照组（$P<0.05$）,观察组总有效率明显高于对照组（$P<0.05$）。曾子文等[30]将 68 例亚急性甲状腺炎患者随机分为观察组和对照组,每组各 34 例。观察组给予口服银翘马勃散合升降散加味治疗,对照组给予西药吲哚美辛肠溶片治疗,疗程 4 周。观察两组患者治疗前后中医证候积分、甲状腺功能及其他血清学指标的变化情况,评价两组疗效和安全性,随访两组患者停药 3 个月后的甲减发生率和复发率情况。得出银翘马勃散合升降散加味对亚急性甲状腺炎有良好的治疗效果,能显著改善患者的临床症状及甲状腺功能,具有安全性高、疗效好且复发率低的优点。吕蕾主任[31]用自拟健脾化痰,清热散结之解毒消瘿方（忍冬藤、蒲公英、连翘、板蓝根、延胡索、桔梗、僵蚕、甘草）治疗亚急性甲状腺炎急性发作期效果显著。

（四）中西合璧疗效互补,临床值得推广

刘祎琳[32]采用自拟中药方（金银花、连翘、赤芍、白芍、柴胡、郁金、黄芩、龙胆草、栀子、丹皮、防风、独活、生甘草）配合西药泼尼松治疗 34 例亚急性甲状腺炎患者,总有效率为 94.12%,明显高于单纯西药组的 76.47%。蔡瑞玉[33]将 66 例亚急性甲状腺炎患者随机分为治疗组和对照组各 33 例,对照组给予西药综合治疗；治疗组在对照组治疗基础上给予中药方剂治疗,方药组成：半夏、黄芩、连翘、天花粉、北沙参、当归、川芎、陈皮、浙贝母、夏

枯草、牡丹皮、玄参、甘草。结果：治疗组痊愈 9 例，显效 14 例，有效 9 例，无效 1 例，总有效率为 97%；对照组痊愈 4 例，显效 10 例，有效 11 例，无效 8 例，总有效率为 76%。赵一水等[34]使用隔姜灸（将姜片放置在足三里、气海、关元、甲状腺局部阿是穴部位，上置艾炷点燃，每穴各灸 6 壮，隔日 1 次，每周治疗 3 次，共治疗 8 周）同时配合口服甲泼尼龙片（初始剂量为 24mg/d，2 周后减量为 16mg/d，第 4 周后减量为 8mg/d，第 6 周后减量为 4mg/d）治疗 40 例，隔姜灸法具有成本较低、操作简单、祛病保健的特点，配合糖皮质激素口服治疗亚急性甲状腺炎，可以提高治愈率，缩短病程，避免或减少激素的不良反应，同时降低复发率。郝丛莉[35]等通过观察"许氏消瘿方"联合糖皮质激素治疗中、重型亚急性甲状腺炎早期的临床疗效，对照组与试验组各 30 例，对照组给予泼尼松片治疗，试验组在对照组基础上予以"许氏消瘿方"中药内服（金银花 10g，鱼腥草 30g，木蝴蝶 6g，西青果 6g，绵马贯众 10g，银柴胡 10g，夏枯草 9g，山慈菇 6g，锦灯笼 10g，红景天 10g，青皮 10g，郁金 10g），得出"许氏消瘿方"联合糖皮质激素治疗中、重型亚急性甲状腺炎早期具有显著的临床效果，能够提升临床总治愈率，降低患者的中医症状评分，改善炎症反应。

（五）中药外敷及内服汤剂结合直达病所，调畅气机

清代外治大师吴师机说："外治之理，即内治之理，外治之药，亦即内治之药，所异者法耳"。韩笑等[36]将 60 例亚急性甲状腺炎患者随机分为治疗组和对照组，治疗组在对照组外敷双氯芬酸二乙胺乳胶剂的基础上加用解毒消瘿散（金银花 25g，连翘 20g，半边莲 25g，黄连 15g，夏枯草 15g，半夏 10g，山慈菇 15g，浙贝母 10g，柴胡 10g，延胡索 10g，乳香 10g，没药 10g）外敷。将药物共研成末，掺入黄酒，调成糊状贴敷于受试者颈部，1 个疗程结束后，治疗组的总有效率为 93.33%，明显高于对照组的 80.00%。

临床观察表明，中药内服外敷法治疗亚急性甲状腺炎具有疗效好、副作用小、复发率低、治疗成本低、患者依从性好等优势，临床值得推广应用。焦鼎[37]将 58 例亚急性甲状腺炎患者随机分为治疗组、对照组各 29 例，治疗组采用牛蒡解肌汤加减，外治局部用四黄水蜜（大黄、黄芩、黄柏、黄连各等份研成末），根据肿痛面积大小，取 5～15g 加羚羊角粉 5～10g 混合均匀，外敷于甲状腺区，1 次/日，可根据疼痛程度增加至 2 次/日，1 个月后复查甲功及 B 超。对照组予泼尼松口服，第 1 周 30mg/d，第 2 周 15mg/d，第 3 周 10mg/d，第 4 周 5mg/d，第 5 周开始停药，发热疼痛明显者可加用吲哚美辛，首次 25～50mg，继之 25mg，3 次/日，疼痛缓解时停药。结果：治疗组治愈 24 例，好转 4 例，无效 1 例，总有效率为 96.55%；对照组治愈 17 例，好转 7 例，无效 5 例，总有效率为 82.76%。把永忠[38]将 62 例亚急性甲状腺炎患者按随机数字表法分为对照组和治疗组，对照组采用泼尼松和吲哚美辛治疗，第 1 周每天 30mg，第 2 周每天 15mg，第 3 周每天 10mg，第 4 周每天 5mg，第 5 周开始停药。发热、疼痛明显者加服吲哚美辛每日 25～50mg。治疗组 30 例均内服中药方剂以牛蒡解肌汤随证加减。疼痛重者加赤芍 10g，延胡索 10g；发热明显者加生石膏 30g；合并结节者加浙贝母 20g，三棱 10g；伴甲亢者加沙参 10g，麦冬 10g，每日 1 剂，每剂煎 2 次，分 2 次服。同时用热毛巾局部热敷后予本院制剂金黄膏（方药组成为大黄、黄柏、姜黄、白芷、南星、陈皮、苍术、厚朴、天花粉、甘草、凡士林）外敷，每日 2 次，每次 2h。每周复诊 1 次，检查甲状腺是否疼痛、大小及血沉等，4 周后复查甲功、抗体及 B 超，随访 1 年。结果：治疗组有效率为 96.6%，对照组

有效率为 81.2%，两组比较差异有统计学意义。沈广礼[39]取芒硝泄热、软坚之功效，将其水溶液浸湿纱布后外敷于患者甲状腺处，配合自拟处方［药物组成：柴胡、黄芩、浙贝母、生石膏（先煎）、大青叶、白芷、莪术、连翘、半夏］内服，亦取得良好疗效。杨明丽等[40]采用普济消毒饮内服配合自制消毒贴（金银花、蒲公英、野菊花、紫花地丁、紫背天葵）外敷治疗亚急性甲状腺炎，不良反应少，且复发率低。

四、存在的问题及现状分析

亚急性甲状腺炎是目前临床较为常见的一种疾病，发病率逐年增加，近年来西医方面关于亚急性甲状腺炎的治疗方法较为单一，研究进展较少；中医学从整体观念出发，把握疾病的病因病机，通过辨证分型论治、分期辨治、单方验方、内外结合等方法在治疗亚急性甲状腺炎方面取得了一定的疗效，与激素治疗相比，有着独特的优势和潜力[1]。

中医药治疗能避免长期大量使用激素所出现的不良反应及并发症，促进康复，缩短疗程，降低复发率，疗效较好[41]。但也存在一定的问题，如病因病机并没有完全阐明清晰，各个医家认识不一，辨证分型及辨证分期不统一，缺少一个统一的中医临床诊疗规范等；同时中药治疗亚急性甲状腺炎的药理作用研究欠缺，有望进一步完善，安全性方面也需进一步研究阐明，相信随着中医中药基础方面的研究增多，中医药将得到越来越多的认可，中医药在改善亚急性甲状腺炎患者的生活质量、治疗亚急性甲状腺炎方面将发挥更加重要的作用[1]。

参 考 文 献

[1] 张霞，李红. 亚急性甲状腺炎中医研究进展[J]. 辽宁中医药大学学报，2017，19（5）：113-115.
[2] 何晶，肖洋，杨明丽. 从病案探讨中医治疗亚急性甲状腺炎之优势[J]. 浙江中医药大学学报，2016，40（8）：608-609.
[3] 任红芳. 亚急性甲状腺炎的诊断、鉴别诊断及中医治疗[J]. 世界最新医学信息文摘，2015，15（57）：154.
[4] 高喜岩，于媛媛，马国庆. 亚急性甲状腺炎中医辨证论治[J]. 中医药临床杂志，2016，28（9）：1221-1223.
[5] 陈继东，赵勇，徐文华. 陈如泉教授治疗亚急性甲状腺炎的经验[J]. 时珍国医国药，2015，26（6）：1506-1507.
[6] 王福凯，梁舒晴，刘美红，等. 亚急性甲状腺炎中医命名刍议[J]. 环球中医药，2017，10（12）：1511-1513.
[7] 柯娜娜，衡先培. 衡先培论治亚急性甲状腺炎临床经验[J]. 中华中医药杂志，2017，32（7）：3033-3035.
[8] 陈乐，王旭. 亚急性甲状腺炎的中医治疗进展[J]. 中医药导报，2015，21（23）：109-111.
[9] 史宏博，王镁. 亚急性甲状腺炎用药规律临床文献分析[J]. 山东中医药大学学报，2013，37（4）：273-275.
[10] 刘守海，连粉红，夏小军. 夏小军从毒、郁、痰、瘀辨治亚急性甲状腺炎经验[J]. 中国中医基础医学杂志，2018，24（8）：409-410.
[11] 闵健，李红. 李红重视凉血法治疗重症亚急性甲状腺炎[J]. 吉林中医药，2018，38（2）：149-151.
[12] 杨瑞，吴学苏. 吴学苏治疗亚急性甲状腺炎临床经验[J]. 浙江中医药大学学报，2017，41（6）：494-495.
[13] 邹本良，张广德. 亚急性甲状腺炎糖皮质激素治疗撤药困难的中医辨治探析[J]. 北京中医药，2017，36（8）：689-690.
[14] 王福凯，梁舒晴，刘美红，等. 亚急性甲状腺炎病因病机特点和中医命名探析[J]. 山东中医药大学学报，2018，42（3）：223-225.
[15] 马玲，尚文斌. 清补并施论治亚急性甲状腺炎[J]. 长春中医药大学学报，2018，34（6）：1092-1095.
[16] 张晓斌. 冯建华治疗亚急性甲状腺炎的经验[J]. 中医杂志，2011，52（24）：2086-2087.
[17] 任志雄，李光善，倪青. 林兰教授谈亚急性甲状腺炎的中医诊治[J]. 天津中医药，2013，30（8）：453-454.
[18] 肖瑶，魏军平，柏力萄. 四时-五脏-阴阳对亚甲炎治疗启示[J]. 世界科学技术–中医药现代化，2019，21（2）：278-282.
[19] 刘守海，连粉红，夏小军. 夏小军从毒、郁、痰、瘀辨治亚急性甲状腺炎经验[J]. 中国中医基础医学杂志，2018，24（8）：409-410.
[20] 罗志昂，许芝银. 许芝银教授治疗亚急性甲状腺炎临床思辨特点[J]. 中华中医药杂志，2014，29（12）：3736-3738.
[21] 陈继东，赵勇，徐文华，等. 陈如泉教授治疗亚急性甲状腺炎的经验[J]. 时珍国医国药，2015，26（6）：1506-1507.

[22] 顾黎，余江毅. 余江毅教授治疗亚急性甲状腺炎经验[J]. 浙江中医药大学学报，2017，41（11）：883-886.

[23] 夏仲元. 伍锐敏诊治亚急性甲状腺炎的思路与方法[J]. 北京中医药，2014，33（5）：334-336.

[24] 黄亚兰，王建春，刘明，等. 蔡炳勤教授治疗亚急性甲状腺炎经验[J]. 天津中医药，2019，8（36）：747-749.

[25] 孙霞，戴芳芳. 戴芳芳主任辩证治疗亚急性甲状腺炎经验[J]. CHINA HEALTH STANDARD MANAGEMENT，8（9）：101-103.

[26] 赵茹萍. 滋阴清热法治疗亚急性甲状腺炎的临床观察[D]. 济南：山东中医药大学：2015.

[27] 邹本良，张广德. 亚急性甲状腺炎糖皮质激素治疗撤药困难的中医辨治探析[J]. 北京中医药，2017，36（8）：689-690.

[28] 易群，李飞跃，李赫男. 加味普济消毒饮治疗亚急性甲状腺炎临床观察[J]. 中国中医药信息杂志，2014，21（5）：102-103.

[29] 刘雪梅. 亚甲方治疗热毒壅盛、血热夹瘀型亚急性甲状腺炎的可行性及安全性分析[J]. 中国医学工程，2015，23（11）：166.

[30] 曾子文，汪栋材，赵恒侠，等. 银翘马勃散合升降散加味治疗亚急性甲状腺炎的临床观察[J]. 广州中医药大学学报，2019，36（1）：40-44.

[31] 王小梅，吕蕾，柴瑾. 解毒消瘿方在治疗急性期亚急性甲状腺炎的临床应用[J]. 内蒙古中医药，2018，37（3）：28-29.

[32] 刘祎琳. 自拟中药方配合西药治疗亚急性甲状腺炎疗效观察[J]. 中医药临床杂志，2015，27（11）：1604-1606.

[33] 蔡瑞玉. 中西医结合治疗亚急性甲状腺炎临床疗效观察[J]. 现代中西医结合杂志，2015，24（30）：3386-3387.

[34] 赵一冰，付贵珍，冯志海. 冯志海教授治疗亚甲炎急性发作期经验总结报道[J]. 中国民族民间医药，2016，25（11）：43，45.

[35] 郝丛莉，莎依娜，肖艳. "许氏消瘿方"联合糖皮质激素治疗中、重型亚急性甲状腺炎早期的临床疗效[J]. 临床医药文献电子杂志，2019，6（58）：147-148.

[36] 韩笑，朴春丽，陈曦. 解毒消瘿散联合双氯芬酸二乙胺乳胶剂外敷治疗亚急性甲状腺炎 30 例[J]. 中医研究，2014，27（9）：18-19.

[37] 焦鼎. 中医内服外敷法治疗亚急性甲状腺炎临床研究[J]. 中医临床研究，2015，7（29）：75-76.

[38] 把永忠. 中医内服外敷法治疗亚急性甲状腺炎临床研究[J]. 中医学报，2014，29（193）：807-808.

[39] 沈广礼. 中药内服外用治疗亚急性甲状腺炎 30 例总结[J]. 内蒙古中医药，2015，34（2）：28.

[40] 杨明丽，呼兴华，胡海兵，等. 普济消毒饮配合解毒贴治疗亚急性甲状腺炎临床观察[J]. 陕西中医，2015，36（12）：1629-1630.

[41] 史宏博，王镁. 亚急性甲状腺炎用药规律临床文献分析[J]. 山东中医药大学学报，2013，37（4）：273-275.

（徐伶俐、陈杰　执笔，姚沛雨、马宇鹏　审订）

第三章　垂体疾病中医药研究进展

肢端肥大症中医药临床研究进展

提　要： 肢端肥大症，系垂体功能亢进所致，临床上以面容改变、肢体末端增大为特点，不仅会导致心血管、内分泌、神经等系统的损害，还可累及骨骼系统、呼吸系统等。祖国医学尚无详细论述，近年来文献报道显示，中医药在治疗肢端肥大症方面有疗效。但报道较少，治疗例数不多，未能系统地进行归纳、总结。本文对历代中医文献及近年来运用中医药治疗肢端肥大症的临床报道及相关文献进行研究，通过分析、归纳、梳理，从中医病名、病因病机、辨证论治、单味中药、中医外治、影响疗效因素分析、存在的问题、述评及展望九个方面阐述，冀望能为肢端肥大症的中医治疗提供新的思路和方法，为进一步提高中医药治疗肢端肥大症的临床疗效提供参考及借鉴。

关键词： 肢端肥大症，中医药，临床治疗，研究进展，述评展望

肢端肥大症，实为西医病名，发病率约 10%，临床上以面容改变、肢体末端增大为特点，不仅会导致心血管、内分泌、神经等系统的损害，还可累及骨骼肌肉、呼吸等系统，其并发症包括肾上腺皮质功能减退、视野缺损、脑神经病变等。近年来随着 CT 与 MRI 检查的普及，肢端肥大症检出率有所上升，严重威胁人类健康。

目前，本病的临床治疗仍是以手术、西药、放射治疗为主流。中医药虽然在治疗肢端肥大症方面具有改善症状、症状消失后不易反复等独特优势，但未能广之。中医药治疗本病，内治与外治相结合，药物与非药物相结合，能够多靶点、多途径发挥其整体性治疗作用，不仅能够改善患者的临床症状，提高其生活质量，同时还可改善远期并发症。中医药在治疗肢端肥大症临床研究方面已取得一些成果与进展，通过对近年来临床研究文献的学习，笔者从以下几个方面进行综述，希望能为肢端肥大症的治疗与深入研究开阔思路，同时为中医药治疗肢端肥大症临床研究成果的推广应用提供参考。

一、中医对肢端肥大症的认识有待深入

（一）中医病名沿革及归属

本病祖国医学尚无记载。笔者查阅了中国知网，搜索"肢端肥大症、中医或中药""巨人症、中医或中医""垂体功能亢进、中医或中药"，仅发现皇甫枚的《三水小牍》中记载："皇甫及者，其父为太原少尹，甚钟爱之，及生如常儿，至咸通壬辰岁年十四矣，忽感异疾，非有肌彻骨之苦，但暴耳耳。逾时而身越七尺，带兼数围，长啜大嚼，复三倍子者矣，明年秋，无疾而逝"。[1]这就是中医文献中对巨人症最早的认识，仅描述了巨人症的发病过程，未曾有关于巨人症的病因病机、治法方药。目前国家中医药管理局也未对本病的中医病名进行命名，因本病兼有"头痛""视野缺损"症状，故有医家将本病归为"头痛""雀盲"的范畴，笔者认为可命名为"巨人症"或"容貌演变证"。

（二）博引诸家论述，阐明病因病机，探求发病之源

结合文献及近年的报道，笔者认为其病因有内外之分，在外为寒湿与邪毒；在内或为先天禀赋不足出现肾阳亢盛、肾阴相对不足，或后天脾胃失调，或饮食不节，脾失健运，痰湿内生，阻碍气血运行，滋生瘀血，痰瘀互结；或肝木失涵，疏泄失职，筋脉失养出现拘急生长，气机郁结或亢逆出现情志异常，变证从生。本段从肝、脾、肾三脏来进行分述。

1. 肾阳亢盛，肾阴不足[2]

《素问·上古天真论》曰："女子七岁，肾气盛，齿更发长；二七而天癸至，任脉通，太冲脉盛，月事以时下，故有子；三七，肾气平均，故真牙生而长极；四七，筋骨坚，发长极，身体盛壮；五七，阳明脉衰，面始焦，发始堕；六七，三阳脉衰于上，面皆焦，发始白；七七，任脉虚，太冲脉衰少，天癸竭，地道不通，故形坏而无子也。丈夫八岁，肾气实，发长齿更；二八，肾气盛，天癸至，精气溢泻，阴阳和，故能有子；三八，肾气平均，筋骨劲强，故真牙生而长极；四八，筋骨隆盛，肌肉满壮；五八，肾气衰，发堕齿槁；六八，阳气衰竭于上，面焦，发鬓颁白；七八，肝气衰，筋不能动，天癸竭，精少，肾藏衰，形体皆极；八八，齿发去。"本段文字，明确指出机体生、长、壮、老、已的过程与肾中精气的盛衰密切相关。因先天不足，出现肾阳亢盛、肾阴相对不足，又因肾主骨生髓通脑，故肾阳亢盛，因阳化气，导致阳气亢盛，出现骨髓、脑髓生长相对过快，局部面容变粗大，女子在外貌上比较高大或男性化。

2. 脾虚生湿，痰浊内生[3-5]

在外感受湿邪，在内或脾胃失调，或喜食肥甘厚味，饮食所伤，脾虚生湿，炼液成痰，痰浊内生，壅塞脑部，发为本病；或痰浊内生，随气动而阻碍气机，气血运行不畅，壅塞脑络，痰瘀互结，不化不散，发为本病。彭景星[6]论治1例肢端肥大症患者，根据辨证分析发现痰瘀互结是根本，给予化痰散瘀药物后症状明显缓解，并且复查头颅CT较前明显变小最终消失。

根据五行生克制化理论，脾克肾，若脾虚制约肾的能力不足，出现肾亢，反过来肾亢更引

起脾虚；而根据《黄帝内经》"亢则害"的理论，出现肾精壅实，诸如"肾胀者，腹满引背央央然，腰髀痛""肾壅，脚下至少腹满""肾之积，发于少腹，上至心下，若豚状""肾实，精不运"等，可见到闭经、溢乳等症。

3. 肝木失涵，疏泄失职

肝主筋，《素问·痿论》曰："肝主身之筋膜。"肝失疏泄，筋脉失养出现拘急生长，可表现为身高增长过快，气机郁结或亢逆出现情志异常可表现为抑郁、善悲易哭、善太息或月经异常等症。

"人始生，先成精，精成而脑髓生"（《灵枢·经脉》），"肾生骨髓，髓生肝"（《素问·阴阳应象大论》）。因此，肝肾同源于精血，肝肾均内藏相火，源于命门。本病因肝失疏泄，久之，可出现肝肾阴虚，可见到乏力、视野缺损、断经、闭乳、精神萎靡不振等症。

根据五行生克制化理论，肝克脾，肝胀者，胁下满而痛（《灵枢·胀论》）；郁怒过甚，肝木邸张，肝气亢盛贼害脾土，致使脾运不良，酿湿生痰，久之，出现痰浊内生或痰瘀互结。

二、辨证施治研究以临床实际为基础

目前因对肢端肥大症的中医药研究极少，辨证分型尚无统一认识，文献研究中的临床医师均按照个人经验按脏腑辨证进行分析总结，不过其核心均为痰、瘀。

肢端肥大症病位在脑。痰瘀胶结盘踞于脑部，日久化生包块而成瘤。

1. 脾失健运，痰湿内阻

本证型多见垂体微腺瘤。有研究[6]通过临床流行病学调查，收集 200 例垂体腺瘤患者的四诊信息，并进行分析，发现只有痰湿内阻型占 92%，其证候特点与 GH 型垂体腺瘤患者肢端肥大或面容改变、呕恶痰多、纳呆食少、身重倦怠的特点相符合。其他症状：嗜睡，语言模糊，音调低沉，舌体胖大，舌暗，苔厚腻，脉滑。原研究中并未记载治疗及用药。笔者治以健脾化痰，行气祛湿。用二陈汤合四君子汤加减，药用党参、炒白术、茯苓、炙甘草、陈皮、半夏、苍术、泽泻、豆蔻仁、薏苡仁、砂仁等。

2. 痰瘀互结，邪毒积聚

本证型多见于瘤体较大，已有压迫症状者。彭景星[7]对 1 例肢端肥大症患者进行四诊合参、辨证论治，辨为痰热阻气、血脉瘀阻，治法：宣气涤痰，参以活血通络，用宣气涤痰汤（自拟方）加减。药用旋覆花（布包）10g，茜草 10g，茯苓 20g，半夏 10g，栀子 10g，地栗（切）20g，胆星 4g，黄连 8g，瓜蒌仁 20g，青黛 10g，蛤粉 30g，竹沥（冲）50ml，生姜 3g，水煎服，每日 1 剂，连服 120 剂，诸症消失，半年后复查头颅 CT 病灶消失。张秋娟教授据此创立了"垂宁方"用以治疗垂体腺瘤，主要药物为姜半夏、天南星、三棱、莪术、海藻、昆布、石见穿、牡蛎等。临床观察显示，"垂宁方"可缩小甚至使瘤体消失，纠正紊乱的激素水平，改善临床症状，且不良反应少。笔者认为，亦可用通窍活血汤加减，药用麝香、赤芍、川芎、桃仁、红枣、红花、老葱、生姜等。

3. 肝肾阴虚

本证型多见于瘤体较大，已出现压迫症状者，症见头痛，视野缺损，骨性关节炎，骨质疏松，性早熟，闭经等。目前暂无临床报道，笔者治以滋补肝肾，用杞菊地黄汤合通窍活血汤加减。药用枸杞子、菊花、生地、山药、山萸肉、茯苓、泽泻、赤芍、川芎、桃仁、红花、麝香、丹皮、青葙子、密蒙花等[8]。

4. 气血亏虚，痰凝瘀阻

本证型多见于病程较长，复兼手术与放射治疗之损伤，乃本虚标实之机。彭景星对1例肢端肥大症患者进行四诊合参、辨证论治，辨为本证型，治法：温化痰饮，通利血脉，方用桂枝茯苓丸合蠲饮六神汤加减，待痰饮渐化，为气血两虚兼血瘀，改为桂枝茯苓丸合补阳还五汤，后以复方水蛭散调服。后症状渐好转，能进行体力活动，未再发其他症状。

在专方专药方面，因本病发病缓慢，确诊时病情较重，并且研究者少，暂无专方专药的研究。

三、单味中药的药理作用

在目前的文献中，笔者并未查找到单味中药在治疗肢端肥大症方面的记载，因本病属于西医生长激素型垂体瘤的范畴，因此查找到"黄药子""山慈菇""丹参"等单味中药对垂体瘤有疗效，以下分述之。

黄药子：味苦，性寒，有小毒，归肺、肝、心经，具有化痰散结消瘿、清热凉血解毒之功效，常用于治疗瘿瘤、瘰疬、疮肿、血热出血等病证。研究表明，黄药子具有防治各种肿瘤（如垂体瘤、宫颈癌、乳腺癌、食管癌、胃癌、肝癌、直肠癌、肺癌、鼻咽癌、上颌窦癌、膀胱癌）的作用。多项药理研究发现，其活性成分——黄独素B具有抗肿瘤活性[9-16]。

山慈菇：又名毛慈菇、冰球子等，味甘、微辛，归肝、脾经，具有清热解毒、化痰散结、善消燥痰的功效。现代医学研究证实，山慈菇是一味治疗癌症的高效药物，能治疗多种癌症，常作为治疗癌症的基础用药[17]。胡文娟[18]发现山慈菇总碱使肿瘤细胞停止在分裂中期，进而抑制肿瘤细胞增殖。严玉玲等[19]发现山慈菇中所含成分表现出细胞毒性，可直接杀死细胞。于林楠等[20]发现山慈菇提取物能够促进细胞凋亡，山慈菇多糖可增加抑癌蛋白p53表达，诱导癌症细胞凋亡。吴小南等[21]发现山慈菇多糖通过提高免疫功能低下小鼠脏器指数、提高巨噬细胞吞噬能力来提高非特异性免疫力。

丹参：味苦，性微寒，归心、心包、肝经，具有活血调经、祛瘀止痛、凉血消痈、除烦安神的功效。研究表明，丹参对白血病、肺癌、乳腺癌、肝癌、胃癌、结肠癌等均呈现出明显的抗肿瘤活性[22]，通过以下途径实现：增强TNF-α诱导的细胞凋亡；上调Caspase3、Caspase8、Caspase9、p21、p53、Bax/Bcl2、DR5和AMPK的表达；激活p38 MAPK信号通路；下调端粒酶、生存素、LRP、ERCC1、VEGF/VEGFR2、CD31、NF-κB、ERK1/2、MMP2/9、EGFR、HER2和P-gp的表达；抑制PI3K/Akt/mTOR或雌激素受体信号通路等[23]。

笔者在临床中辨证本病多属于寒、实，兼夹痰、瘀，久之会引起气血两虚，故治则上常用驱寒散结，豁痰化瘀为法，药物上擅用麝香、附子、细辛、川芎、半夏、海藻、昆布等。麝香味辛，性温，无孔不入，为开关通窍要药，可内透骨髓，走窜开通，可治疗脑窍部位的寒实；细辛味辛，性温，《神农本草经》曰："主头痛，脑动（痛）"，可深入散风驱寒，开窍；附子味辛，性温，有大毒，古代医家王好古曰："附子，善治督脉为病，脊强而厥"，且脑髓为督脉所过之处，《神农本草经》曰附子可"破癥坚，积聚，血瘕，寒湿"；川芎味辛，性温，无毒，唐容川曰："根主上升故能至于巅顶，以散风寒，气滞血瘀"，《神农本草经》曰："主中风入脑，头痛"；半夏味辛，性平，无毒，豁痰，《神农本草经》曰："下气，治头眩，胸胀"，刘完素曰："半夏可治寒痰，治痰厥头痛"；海藻味苦，性寒，无毒，《神农本草经》曰："治瘿瘤气，颈下核，破散结气。"

四、中医外治

由于我国古代对本病的认识不足，古籍中对本病的论述较少，可根据本病的不同时期所出现的症状采用相应的针刺疗法，以帮助治疗。

（1）痰湿内阻：健脾化痰，取穴足三里、脾俞、中脘、梁门、血海、合谷、曲池等。

（2）痰瘀互结，邪毒积聚：健脾化痰、活血祛瘀，取穴丰隆、公孙、足三里、脾俞、中脘、梁门、血海、合谷、曲池等。

（3）肝肾阴虚：补益肝肾，取穴太溪、肾俞、肝俞、三阴交、关元、气海等。

（4）气血亏虚，痰凝瘀阻：补益气血、化痰祛瘀，取穴气海、中极、关元、天柱、足三里、丰隆、血海、公孙等。

五、影响疗效因素分析

因肢端肥大症的早期症状不突出、症状进展缓慢而容易被忽视，许多患者在就诊时已有5年或更长时间的病史；本病的症状千变万化，患者多分散于各个科室，早期诊断相对困难；临床医师对本病的认识不足，加之中医对本病的认识并无明确的文献记载报道及临床反馈总结，患者难以长期坚持运用中医综合治疗方案，导致患者在确诊后大部分选择西医治疗方案，导致中医疗效更不突出。

六、存在的问题

1. 早期症状隐匿易忽视

肢端肥大症患者因症状进展缓慢而容易被忽视，许多患者在就诊时已有5年或更长时间的病史；本病的症状千变万化，有研究显示，最常出现手足急性增长（32.6%）和头痛（26.2%）；诊断前的中位经过时间为24个月[24]，并且本病经常由内分泌科、神经内科、儿科医生疑诊或确诊，由此可以看出，本病早期症状隐匿，容易被患者或医生忽视，导致诊断困难，更会延迟治疗。

2. 中医药对本病的认识未系统

无论是临床或科研文献，还是历代医家对本病的记载，目前尚未系统地对本病进行四诊合参、辨证论治，未来应立足于临床，将本病患者从望闻问切、辨证论治方面进行系统的总结，并将此发扬光大。

3. 中医信念不够坚定

在临床上部分中医人员对中医治疗缺乏信心，只是把中医药治疗当成临床的一种配角，在临床上严重地存在着盲目"追潮"使用所谓现代的新特药及新疗法现象；加之目前中医治疗肢端肥大症在临床上报道少之又少，若遇到中医疗效不佳时，比较容易放弃继续中医思维，在遇到困难时不容易转变思路、更改治疗方案。

七、述评及展望

肢端肥大症是常见的内分泌系统疾病之一，发病率不高，一旦发病却不易控制，治疗方法较少或单一；西医对本病的研究相对较多，中医对本病的研究较少，国家中医药管理局亦未对本病进行系统的论述及统一的命名。笔者认为，其病因病机：肾阳亢盛、肾阴不足；外感寒湿或痰浊内生；肝肾阴虚；痰瘀互结。其辨证分型：痰湿内阻；痰瘀互结，邪毒积聚；肝肾阴虚；气血亏虚，痰凝瘀阻。本病的治疗围绕其辨证分型各个处方。目前暂无专方专药及单味中药的记载，传统的针灸疗法也可在本病中应用。

综上所述，中医药治疗肢端肥大症有较好的疗效，目前的中医药研究及记载非常少，未来应基于临床运用中医的四诊八纲进行辨证论治、三因制宜、治病求本；需加强中医人才队伍的基本功，系统有内涵地学习中医经典，活用经方，树立中医自信，运用中医基本理论对具体患者进行系统治疗并总结，进而形成规范的中医体系来诊治肢端肥大症。

参 考 文 献

[1] 谭厚生, 谢名英, 吕重九. 口服胃（胰）蛋白酶治疗肢端肥大症（15 例近期疗效观察）[J]. 四川医学, 1981, 3: 129-134.

[2] 黄泰康. 内分泌代谢病中医治疗学[J]. 北京: 中国医药科技出版社, 2002: 247-253.

[3] 施扬, 张秋娟. 垂体腺瘤中医证型规范化研究[J]. 北京中医药, 2014, 11: 836-838.

[4] 潘文奎. 病证结合辨治垂体肿瘤撷要[J]. 辽宁中医杂志, 1998, 12: 5-6.

[5] 施扬, 张喆, 张秋娟. 垂体腺瘤中医证候特征分析[J]. 浙江中医药大学学报, 2014, 12: 1393-1396.

[6] 彭嘉斌, 田英. 彭景星从痰瘀论治肢端肥大症医案二则[J]. 中医文献杂志, 1998, 4: 31-32.

[7] 彭慕斌. 彭景星从痰瘀论治肢端肥大症 2 例[J]. 中医杂志, 1998, 1: 13-14.

[8] 张树彪. 中药在垂体瘤治疗中的应用[J]. 辽宁中医杂志, 2008, 8: 1206-1207.

[9] 王君明, 雷军锋, 季莉莉, 等. 基于以抗肿瘤为主要活性的黄药子毒性研究进展及对策[J]. 中国实验方剂学杂志, 2011, 17（12）: 256-259.

[10] 王君明, 崔大鹏, 崔瑛. 黄药子二萜内酯类成分化学、药理及毒性研究进展[J]. 中医学报, 2011, 26（11）: 1319-1321.

[11] Cui H, Li T, Wang L, et al. Dioscorea bulbifera polysaccharide and cyclophosphamide combination enhances anti-cervical cancer effect

and attenuates immunosuppression and oxidative stress in mice[J]. Sci Rep，2016，（5）：19185.

[12] Ghosh S，More P，Derle A，et al. Diosgenin functionalized iron oxide nanoparticles as novel nanomaterial against breast cancer[J]. J Nanosci Nanotechnol，2015，15（12）：9464-9672.

[13] 黄培颖，陈宁，林明珠，等. 黄药子汤治疗甲状腺结节随机平行对照研究[J]. 实用中医内科杂志，2013，27（24）：36-39.

[14] Jayachandran K S，Vasanthi A H，Gurusamy N，et al. Steroidal saponin diosgenin from dioscorea bulbifera protects cardiac cells from hypoxia reoxygenation injury through modulation of pro-survival and pro-death molecules[J]. Pharmacogn Mag，2016，12（1）：14-20.

[15] Vasanthi H R，Mukherjee S，Ray D，et al. Protective role of air potato（Dioscorea bulbifera）of yam family in myocardial ischemic reperfusion injury[J]. Food Funct，2010，1（3）：278-83.

[16] Ghosh S，More P，Derle A，et al. Diosgenin from Dioscorea bulbifera：novel hit for treatment of type Ⅱ diabetes mellitus with inhibitory activity against α-amylase and α-glucosidase[J]. PLoS One，2014，9（9）：e106039.

[17] 司函瑞，司雨，焦玉凤，等. 山慈菇化学成分及其药理作用研究进展[J]. 辽宁中医药大学学报：1-5.

[18] 胡文娟. MMP-3 多态性与乳腺癌关联分析及龙泉复方抗肿瘤机制研究[D]. 武汉：中南民族大学，2010.

[19] 严玉玲，万琼，周俭珊，等. 山慈菇抗肿瘤作用机制的研究进展[J]. 广东医学，2016，37（22）：3468-3469.

[20] 于林楠，翟宏颖. 山慈菇提取物对结肠癌 HT29 细胞凋亡的影响[J]. 中国民族民间医药，2016，25（16）：17-19.

[21] 吴小南，杨雪帆，朱萍萍，等. 慈菇多糖对免疫功能低下小鼠免疫调节作用[J]. 中国公共卫生，2015，31（1）：73-75.

[22] Chen W，Lu Y，Chen G，et al. Molecular evidence of cryptotanshinone for treatment and prevention of human cancer[J]. Anticancer Agents Med Chem，2013，13（7）：979-987.

[23] Hung Y C，Pan T L，Hu W L. Roles of reactive oxygen species in anticancer therapy with Salvia miltiorrhiza Bunge[J]. Oxid Med Cell Longev，2016，2016：5293284.

[24] 彭璐，崔佳，窦京涛. 国际与国内肢端肥大症指南对比分析[J]. 中国实用内科杂志，2016，10：853-857.

（樊艳艳、甘洪桥　执笔，马宇鹏、姚沛雨　审订）

第四章 代谢性疾病中医药临床研究进展

第一节 肥胖症中医药临床研究进展

提 要:随着人们膳食结构和生活方式的改变,肥胖症的发病率在我国逐年上升,严重威胁着人们的身心健康。中医药在治疗肥胖症方面具有独到的优势。本文总结近5年内中医药治疗肥胖症研究领域的最新进展,从肥胖症的中医病名、病机、中医内治法、外治法、药膳、运动疗法、情志疗法、存在问题及评述展望等方面进行论述。

关键词:肥胖症,病因病机,中医药治疗,研究进展

肥胖症是由于多种原因导致体内膏脂堆积过多,体重异常增加,身肥体胖,并多伴有头晕乏力、神疲懒言、少动气短等症状的一类疾病。随着社会的发展、物质水平的提高,人们的饮食结构及生活习惯发生了巨大的改变,超重/肥胖的人群亦随之迅速增加,并呈现低龄化的趋势[1]。医学研究发现,超重/肥胖增加罹患高血压、糖尿病、高血脂、呼吸道疾病、心脑血管疾病及骨关节炎等慢性疾病的风险;对于育龄期妇女来说,肥胖还会累及生殖系统,引起月经紊乱、白带异常、排卵障碍、流产等不良后果[2];孕妇超重易增加子代患心血管疾病及内分泌疾病的风险[3];肥胖的男子生育功能会受到影响[4]。肥胖症严重威胁着人们的身心健康,如何预防和治疗肥胖症是现代医学研究的主题之一。中医治疗肥胖症具有悠久的历史和独到的优势。

一、中医沿革,病名归属

"肥胖"这一概念自古有之,《礼记》曰:"肤革充盈,人之肥也。"中医对肥胖症的记载,最早见于《黄帝内经》"食甘美而多肥也","久卧伤气,久坐伤肉"述其病因;"广肩腋项,肉薄厚皮而黑色,唇临临然,其血黑以浊,其气涩以迟"述其证候;"人有肥,有膏,有肉……肉坚,皮满者,肥;肉不坚,皮缓者,膏;皮肉不相离者,肉。膏者多气而皮纵缓,故能纵腹垂腴;肉者身体容大;脂者其身收小"述其分型。肥胖又有"肥人""体肥""膏粱""体盛""盛人""肉人"等别称。

二、阐述病机，明辨因果

（一）从体质论肥胖

中医学认为肥胖与体质有着密切的关联。以王琦的九分体质为分型标准，田梦菲等[5]分析发现，痰湿质、气虚质、湿热质是肥胖症的主要的三种体质因素；舒晴等[6]研究发现，痰湿质、气虚质、阳虚质为最易导致肥胖症的三种体质。综合可知，痰湿质和气虚质是与肥胖症关联最强的体质。这与中医对肥胖的认识"肥白人多痰湿""肥人反气虚"的观点相印证。两者研究结果的差别，可能受被检查者年龄、性别、种族、合并疾病、生活环境、工作性质、研究时间、研究地点、研究方法等因素的影响，例如，高中生中阴虚质与特禀质较多见，可能与压力大、作息不规律引起的阴液耗伤及过敏有关。进行多层次大样本的研究有助于减小这些因素的影响，增强准确率。肥胖与体质关系的研究，为通过调节体质防治肥胖症提供了理论依据。

（二）从脏腑论肥胖

1. 从脾胃论

朱千颐[7]通过研读分析《王氏医存》肥人篇，总结王燕昌论治肥胖症的理论，认为肥胖症的病机为脾生湿致胃生痰，阻滞气道，壅塞为病。临床表现以痰邪为主，酒色、劳倦、易怒、嗜食肥甘等因素均可使其变生各证。汤丽婷等[8]认为，脾与胃相表里，胃火亢盛，腐熟功能亢进，食欲增加，纳食超常，然而脾虚运化不及，遂致湿聚痰生，发为肥胖。

2. 从肝论

卓越等[9]认为，肝是全身气机调达通畅与否的重要枢纽，周身精血津液的输布运行也有赖于肝气的调畅。肝失疏泄，则气机运行不畅，气血津液难以运行，膏脂壅积，发为肥胖。在肥胖症的发生发展过程中，肝失疏泄是重要病机之一。

3. 从肾论

周慧敏等[10]认为，肾对于肥胖症的形成具有重要的影响。肾阳为一身阳气之根本，推动脾气、肺气、肾气的运行，继而促进津液的化生和输布。若肾阳虚，则脏腑之气推动无力，水液代谢失常，日久结为痰浊，痰浊阻滞经络，阻碍气血运行，化生瘀血。水湿、痰浊、瘀血内积脏腑，外充形廓，久之导致肥胖。

4. 从三焦论

杜涵哲等[11]认为，三焦与肥胖症有着密切的相关性。三焦主气机的升降出入，司通行水道，津液的生成、输布和排泄依赖于三焦的气化。三焦不通导致气化失司，气血津液代谢失常，变生痰浊、水湿等病理产物。三焦为元气之所在，元气虚衰导致三焦失司，水谷运化失调，痰浊内生，形成肥胖。姜楠等[12]认为，脾气亏虚为肥胖症的始动因素，三焦水道不畅，气化失常为其中心环节，痰湿困脾，水停三焦，进而影响气机的运行，导致气机郁滞，气郁化火，精微不布，化为膏脂，壅积内外，发为肥胖。

（三）从痰湿论肥胖

喻松仁等[13]提出，肥胖症痰湿衍变的过程为饮食失节→脾胃虚弱→痰湿内生→痰湿生变（或兼气滞，或兼血瘀等），指出其病变部位主要为脾胃，病理关键为痰湿，"因痰致瘀，痰瘀气滞"是其发展趋势。李超德等[14]认为，痰湿内盛是肥胖症的主要病理基础，痰湿在肥胖症的发生发展及诊治过程中起着重要的指导作用。

（四）从情志论肥胖

金美英等[15]认为，情志抑郁不舒，肝气郁结，影响气血津液的正常运行，导致其他脏腑的功能失调，机体气机失于通利，致使痰瘀、膏脂壅遏肌肤腠理，形成肥胖。张星辉[16]认为，肥胖症与郁证相互影响，情志不舒易引起肥胖；而肥胖者也常有自卑、焦虑、抑郁等情志异常的表现。在临床工作中，注意肥胖症和郁证的相互关系有助于从另一个视角分析病情，提高临床疗效。

（五）从阴阳论肥胖

范晓露等[17]从"阳化气，阴成形"理论分析肥胖症的病机为"阳化气"机能不足，机体脏腑功能减退，脾虚不能升清运化，气虚不能推动津液运行，使津液不能正常输布和排泄，导致"阴成形"太过，阴津凝敛成形过度，生成水饮、痰浊等病理产物。水湿、痰浊等病理产物阻碍了水谷津液的输布运行，停滞于周身脏腑肌肤之间；"邪之所凑，其气必虚"，日久则进一步损伤机体正气，导致阴邪偏盛，阳气虚弱，邪盛正衰。即肥胖症的根本病机为阴盛阳虚，阴阳之间失去平衡。

三、追根溯源，分型研究

1. 明辨体质，针药调理

艾炳蔚[18]根据肥胖症患者的体质选取针灸穴位，如痰湿质选丰隆、阴陵泉；湿热质选内庭、曲池、阴陵泉；气虚质选脾俞、气海；阳虚质选命门、肾俞、关元；气郁质和血瘀质选太冲、血海、膈俞。沈月等[19]运用三豆苡苓药膳结合有氧运动治疗痰湿体质的超重患者，通过改善体质达到控制体重的目的。

2. 调理脏腑

马书玖[20]鉴于肥胖症是由脾虚导致的痰浊内聚引起的，认为治疗肥胖症当以健脾为本。徐珊珊等[21]认为，肥胖症责之脾虚胃热，功能失调，水液输布失常，故以健脾和胃、利湿化痰为基本治疗原则。卓越等[9]认为，肝气郁结，肝失疏泄是导致肥胖症的重要病机之一，故应予疏肝治疗。周慧敏等[10]分析肾阳虚对肥胖症的形成具有重要意义，因此温肾助阳应为治疗肥胖症的常法。杜涵哲等[11]认为，元气虚衰导致三焦失司，痰浊内生导致肥胖，故补益元气为治疗肥胖症的有效手段。姜楠等[12]认为，脾气亏虚为肥胖症的始动因素，三焦水道不畅，气化失常为其中心环节，故可通过健脾化湿治疗肥胖症。张洪义[22]认为，痰湿在肥胖症的发病过程中具有重要作用,而脾为生痰之源,脾的正常运化依赖肝的疏泄作用,肝脾同治效果更佳。脾为后天,肾为先天,补后天以充先天,益先天以养后天,脾、肾均与肥胖症有密切联系,脾肾同治可增强疗效。肥胖症与脾胃、肝、肾、三焦脏腑功能失调密切相关,应从调理以上脏腑的功能方面治疗肥胖症。

3. 化痰祛湿,以健脾益肾为本,兼行气活血

李超德等[14]认为,痰湿内盛是肥胖症的主要病理基础,当从痰湿治:脾为生痰之源,肾为生痰之本,因此健脾益肾为治痰的关键;气能行津,治痰必先理气;痰浊内蕴,阻滞气机,可导致瘀血的形成,故治痰应兼活血。

4. 情志调理,贯穿始终

张星辉[16]认为,情志抑郁不舒与肥胖症相互作用,情志抑郁引起肥胖,肥胖患者易出现情志不舒等心理疾患,又进一步加重肥胖,情志贯穿了肥胖症的始终。故调节情志对于肥胖症的预防、治疗及预后均具有重要的意义。

5. 扶阳抑阴,标本同治

范晓露等[17]基于"阳化气,阴成形"的理论,认为治疗肥胖症应以固本培元为主,扶助人体阳气,通过加强机体"阳化气"功能,使机体阳气处于一个相对旺盛的状态,将"阴成形"的病理产物痰湿浊邪渐渐温化减少。林如意等[23]认为,肥胖症以阳气虚衰为本,湿浊内生为标,采用温阳益气针灸方治疗肥胖症,能明显改善患者的血脂、体脂率、肥胖度及体重指数。

四、辨病辨证,遣方用药

(一)专病专药

(1)温阳:吴茱萸具有温中健脾的功效。吴茱萸次碱是吴茱萸的主要活性成分之一,研究显示[24],吴茱萸次碱可通过中枢单胺能神经递质系统和 5-HT 起抗抑郁的作用,通过促进食物转化为热量散发掉,抑制内脏脂肪的堆积。

(2)健脾:黄芪具有健脾益气的作用,李晓等[25]研究证实黄芪具有减肥的效果。

(3)消食:山楂具有消食导滞的作用,现代研究[26]显示,山楂中的多种成分具有降脂的功效,且能降糖、促进胃肠蠕动。

(4)利湿:《本草纲目》记载:"荷叶服之,令人瘦劣,单服可消阳气浮肿之气。"荷叶具有健脾利湿之效。现代医学[27]认为,荷叶具有抗衰老、抗氧化、抑菌、调脂减肥、清除自由基等作用。

(5)通便:决明子润肠通便,现代研究证实[28],决明子具有降脂、抑制肥胖的功效。

(6)降脂:吴雯等[29]运用桑叶提取物治疗食源性肥胖症大鼠,结果显示桑叶组大鼠的体重及体重指数较对照组明显下降,且无明显不良反应。马珂等[30]亦研究证实,桑叶能减轻肥胖症大鼠体内的脂肪堆积。

（二）经方名方

（1）温胆汤：出自《三因极一病证方论》，由半夏、竹茹、炒枳实、陈皮、茯苓、炙甘草、生姜、大枣组成，为祛痰剂，具有理气化痰之功效，临床医家根据温胆汤治"痰"这一点，将其运用于肥胖症的防治。喻松仁等[31]研究温胆汤对肥胖症大鼠的作用发现，温胆汤具有良好的降脂作用，可通过调节 JAk2/STAT3 信号通路而调控机体瘦素水平，从而纠正机体代谢异常。

（2）苓桂术甘汤：出自《伤寒论》，由茯苓、桂枝、白术、炙甘草四味药组成，具有温阳化饮、健脾利湿的功效。曹颖颖等[32]运用加味苓桂术甘汤治疗单纯性肥胖症具有良好的效果。

（3）二陈汤：出自《太平惠民和剂局方》，由半夏、陈皮、茯苓、炙甘草、乌梅、生姜组成，具有燥湿化痰、理气和中的功效，主治湿痰证。杜恒等[33]通过观察加味二陈汤对小窝喂养肥胖症幼鼠体重及血脂代谢的影响，发现加味二陈汤具有减轻体重和降低体重指数的作用。

（4）越鞠丸：出自《丹溪心法》，由香附、川芎、苍术、神曲、栀子组成，为理气剂。越鞠丸[34]可通过调畅气机，恢复自身气机升降功能，从而调节代谢水平，改善肥胖。

（5）黄连解毒汤：出自《肘后备急方》，由黄连、黄芩、黄柏、栀子组成，具有清热解毒之功效。王雅乐[35]通过观察黄连解毒汤治疗营养性肥胖症大鼠的结果，发现黄连解毒汤能有效降低体质量及脂肪指数。

（6）大柴胡汤：出自《金匮要略》，由柴胡、黄芩、大黄、芍药、半夏、生姜、枳实、大枣组成，具有和解枢机、疏肝解郁、通腑泄热的功效。临床上运用大柴胡汤助痰湿运化、气机畅通，从而使水谷精微正常输布，痰湿热邪尽去，肥胖得以治疗[36]。丁敏等[37]通过研究发现，大柴胡汤合桂枝茯苓丸能有效降低肥胖症女性的体重、血脂、体脂率及体重指数。

（三）辨证用药

1. 健脾疏肝法

盛昭园等[38]运用健脾疏肝降脂方（炒苍术、炒柴胡、制半夏、制香附、白茯苓、泽泻、决明子、荷叶）治疗肝郁脾虚型肥胖症，研究结果显示患者体重指数、血脂明显降低。冯博等[39]观察健脾调肝饮（生黄芪 30g，山药 15g，决明子 15g，丹参 15g，柴胡 15g，白芍 15g，佩兰 15g，熟大黄 6g，山楂 12g）治疗单纯性肥胖症的临床疗效，结果显示健脾调肝饮具有良好的减重效果。

2. 健脾补肾法

杨立宏等[40]运用八味地黄丸化裁治疗脾肾阳虚、痰浊瘀阻型肥胖症，在八味地黄丸的基础上加用附子 5g、生黄芪 15g、枸杞子 20g、猪苓 7g、路路通 5g、桃仁 15g、熟大黄 15g、红花 8g、马齿苋 5g，具有健脾补肾，祛瘀化湿的功效，疗程结束后，患者的肥胖指标得到显著改善。

3. 健脾祛湿法

韩静等[41]研究显示，健脾祛湿方（半夏 12g，白术 15g，苍术 15g，陈皮 9g，白扁豆 10g，山药 15g，茯苓 15g，薏苡仁 30g，厚朴 12g）结合运动干预可有效降低患者腰臀比、体重指数，且作用明显优于单纯运动干预组。魏华[42]以自拟清脂方（鸡内金 15g，炒山楂 15g，黄连 10g，丹参 15g，薏苡仁 30g，荷叶 10g，枳壳 15g，茯苓 15g，苍术 15g，甘草 5g）为基础方化裁治疗肥胖症，临床取得了良好的效果。冯少玲等[43]观察五苓散治疗脾虚痰湿型单纯性肥胖症，发现临床疗效显著，五苓散可明显降低患者的体重、腰围、臀围、体重指数及三酰甘油水平。贾文魁[44]运用三子养亲汤合越鞠丸加减治疗痰湿型肥胖症，不仅可有效减轻体重，还可以改善代谢指标。黄祥武[45]基于"病痰饮者，当以温药和之"的原则，用苓桂术甘汤治疗肥胖症。

4. 泄热化浊法

侯瑞芳等[46]运用泄热化浊方（黄连、黄芩、虎杖、紫草、银花、苍术、荷叶）治疗胃热滞脾型肥胖症，结果显示泄热化浊方组干预后患者腰围显著缩小，腰围下降幅度优于奥利司他组，躯干脂肪量也显著下降，由此可知泄热化浊方不仅可以减轻体重，降低脂肪含量，还可以改善腹型肥胖。

5. 益气健脾法

王彦晖[47]认为脾失健运是肥胖症的关键病因，临床中运用健脾补气法治疗肥胖症，多运用黄芪、茯苓、陈皮、半夏、泽泻、炒白术等药以恢复脾脏功能，疗效满意。

五、外 治 疗 法

1. 针灸疗法

针灸减肥通过刺激腧穴、疏通经络，加强脏腑功能，调整气血阴阳失衡，达到扶助正气，祛除体内邪气，既能取得整体减肥的效果，还能达到局部减肥的目的。其包括以下几种方法：

（1）毫针针刺：周祥华[48]采取腹部围针法+体针针灸法+随证配穴对患者进行治疗。腹部围针：于脐部周围施腹部气海、关元、中脘、下脘、天枢、大横八穴围针。体针：下肢两侧取上巨虚、三阴交及风市穴；腰部双侧取胆经带脉、五枢与维道穴。胃肠实热型：以泻法加取曲池、内庭、巨虚、公孙、支沟等穴；脾虚湿阻型：以泻法加取曲泉、太冲、支沟、血海、阳陵泉等穴；肝气郁结型：以平补平泻法加取阴陵泉、丰隆、足临泣、太白、水分等穴；脾肾阳虚型：以平补平泻法加取合谷、太冲、支沟、太溪、血海等穴。对观察结果进行分析，结果显示：针灸减肥治疗能够有效改善患者肥胖情况，降低体质量及体重指数。张慧敏等[49]在营养治疗基础上运用毫针针刺中脘、下脘、气海、关元及双侧天枢、外陵、臂臑、曲池、外关、合谷、风市、足三里、三阴交、丰隆等腧穴，留针 30min，每周 3 次，治疗至少间隔 1 天，连续 4 周，观察发现较单用营养治疗组，患者体质量、脂肪质量和体脂百分比下降显著，但对水分、骨质的影响不明显。

（2）穴位埋线：《黄帝内经》中提出针刺肥人应"深而留之"的原则，如《灵枢·逆顺肥瘦》曰："人之白黑肥瘦小长……，深而留之，此肥人也。"穴位埋线符合这一治疗理念。穴位埋线作为针刺疗法的延伸及发展，融合了"穴、针、线"三者的优势，除了具有针刺和留针的功效外，还具有延长留针时间的效应，从整体上调节脏腑阴阳，使之最后达到"阴平阳秘"的平衡状态。此外，相比其他疗法，更节约时间及经济成本，在治疗单纯性肥胖症方面有着明显优势[50]。柯超等[51]运用数据挖掘技术探析近 5 年来穴位埋线治疗单纯性肥胖症的取穴特点和规律、埋线处方使用规律，发现天枢为穴位埋线治疗单纯性肥胖症使用频次最高的腧穴，胃经用穴最多，常用穴位主要分布于胸腹部，特定穴中募穴使用率最高，处方以 10～20 个穴位为多，埋线次数以 1～10 次为多，埋线时间以 5～15 天/次为优选。刘超等[52]通过对近 5 年来有关穴位埋线文献的分析，发现现代文献穴位埋线治疗单纯性肥胖症的选穴主要为天枢、中脘、气海、丰隆，所属经脉主要为足阳明胃经及任脉，所在部位主要是胸腹部和下肢部，特定穴主要选用募穴和八脉交会穴。任玉汝[53]采用穴位埋线的方法治疗肥胖型高脂血症患者 40 例，发现其血脂及体质量明显下降。陈丽姝等[54]研究穴位埋线治疗肥胖症的作用机制，发现穴位埋线可能是通过"以炎制炎"的作用模式治疗肥胖。

（3）电针：针刺穴位得气后对主要穴位采用电刺激，可以弥补传统行针手法耗时耗力的不足；通过不断刺激穴位，激发穴位效应和经络效应；能够对消化系统产生明显的良性调节作用，调节肠道菌群的数量；电针的震动还可以加速局部脂肪分解[55]。闫利敏等[56]观察电针治疗单纯性肥胖症患者的临床疗效，取穴曲池、足三里、下巨虚、上巨虚、内庭、前谷、二间、天枢、丰隆，隔日治疗 1 次，12 次为 1 个疗程，连续治疗 3 个疗程，结果显示：电针治疗不仅能减轻体质量，且能显著降低内脏脂肪，并改善机体成分，增加机体水分率。兰彩莲等[57]研究显示，足三里和内庭配伍电针可以改善肥胖症大鼠脂肪组织的蛋白代谢状态。姚俊鹏等[58]研究证明，电针干预可减轻肥胖症大鼠体质量，可能与调控下丘脑自噬水平变化有关。

（4）温针灸：能通过刺激不同的穴位，加强疏通经络、温阳化气的作用。李唯溱等[59]运用温针灸治疗痰湿型肥胖症，取双侧合谷、双侧天枢、中脘、中极、双侧足三里、双侧丰隆、双侧阴陵泉进行针刺，进针得气后施以泻法，以酸麻胀重为度，留针 30min，并于双侧合谷、双侧天枢、中脘、双侧足三里针柄放置长约 2cm 的艾灸段，每穴 2～3 壮，治疗隔日 1 次，共 8 周，结果显示总有效率为 90%，体重指数及血脂均较治疗前下降。黄迪迪等[60]运用温针灸治疗肥胖症患者，发现其体重均明显下降，且男性效果明显优于女性。

（5）耳针：岐伯曰："耳者，宗脉之所聚也。"中医学认为，人体经络脏腑与耳有密切关联。耳穴是分布于耳郭上的腧穴，通过按压可调节机体脏腑功能。有研究指出[61]，多数患者饥饿或进食前按压耳穴可以缓解饥饿感，增强代谢，调节脂质代谢。兰思杨[62]采用针灸联合耳穴治疗脾虚痰阻型肥胖症伴高脂血症，结果显示较单用温针灸组具有更好的降脂与减肥功效。

2. 推拿疗法

推拿有助于疏通经络，促进气血运行，改善脏腑功能。文献资料显示：推拿可以抑制食欲，促进组织细胞的代谢，加快脂肪的消耗[63]。临床上多采用针灸与推拿相结合的方法治疗肥胖症，因推拿不仅可以调节机体阴阳平衡，还可使紧张的皮下组织、肌肉、肌腱得到松弛，为针灸腧穴提供良好的机体环境[64]。

3. 拔罐疗法

拔罐是通过负压对皮肤的吸着，使体内的湿气、寒气得以祛除的一种疗法。王锋等[65]采用刺络拔罐治疗单纯性肥胖症患者，取关元、丰隆、足三里、天枢、大肠俞，大便秘结者加大横，腹部肥胖明显者加水分，月经不调者加血海，每次留罐 10～15min，结果显示治疗有效率为 88%。赵斌斌等[66]采用游走罐配合穴位埋线治疗单纯性肥胖症，游走罐的方向及部位：①腹部：以脐周为起点呈"十"字向四周上下左右游走治疗；②腰部：沿膀胱经两侧从上至下游走治疗；③大腿部：沿大腿外侧、前侧及内侧分别由近端向远端游走治疗；④手臂部：沿三角肌从上往下游走治疗，结果显示相较于单纯应用穴位埋线，总有效率更高，体重下降更加明显。

4. 刮痧疗法

梁坤等[67]观察刮痧治疗单纯性肥胖症的临床效果，取穴天枢、大横、梁丘、足三里、丰隆，采用站立位，手持刮板按照从上到下、从内到外的顺序，每个部位刮拭 30～40 下，每次总的操作时间为 30min，结果显示体重指数明显改善，作用与毫针针刺组基本相当。

六、药 膳 疗 法

《黄帝内经》提到："空腹食之为食物，患者食之为药物"，反映了药食同源理论。食疗是指在中医理论的指导下，利用食物的性味、营养成分及其他成分进行搭配，以达到调和气血、平衡阴阳、防治疾病、健身延年的目的。比如茶叶就是一种经济且方便的减肥药膳[68]。石达攀等[69]运用绿茶干姜茶膳治疗单纯性肥胖症，绿茶补脾益气、泄实泄浊，干姜温补脾阳、助其运化，两者代茶饮有利于健脾化湿，且具有普适性。张明昊等[70]观察桑叶荷钱茶对肥胖症模型大鼠的作用结果，分析发现桑叶荷钱茶能促进小肠运动，降低肥胖症模型大鼠血脂水平，具有良好的减肥降脂作用。曾高峰[71]运用荷叶茯苓粥（荷叶 60g，茯苓 15g，炒莱菔子 8g，粳米 30g）、鲤鱼汤（鲤鱼 400g，白术 15g，陈皮 6g，生姜 9g）治疗脾虚湿盛型肥胖症；山楂饮（山楂 10g，丹参 9g，陈皮 7g）、玫瑰荸荠粥（玫瑰花 10g，荸荠 10g，粳米 100g）治疗气滞血瘀型肥胖症；荷前粥（荷叶 30g，车前草 10g，冬瓜连皮 50g，粳米 100g）治疗湿热型肥胖症；羊肉炒大葱（瘦羊肉 150g，大葱 15g）、胡桃枸杞粥（胡桃肉 25g，枸杞 15g，黑芝麻 5g，粳米 100g）治疗脾肾两虚型肥胖症。

七、运 动 疗 法

《金匮要略》中言"夫尊荣人，骨弱肌肤盛"。说明深居简出，四肢不勤可导致肥胖，因此运动养生也是治疗肥胖症的重要方法。传统的中医养生运动包括八段锦、五禽戏、太极等。从现代医学角度分析，传统的中医养生运动其强度符合现代生理学及运动学规律，属于有氧运动，可通过运动全身肌肉及关节，促进新陈代谢，改善心肺功能，对于控制体重及塑造形体具有良好的效果。有研究显示[72-74]，八段锦、五禽戏、太极拳等运动均具有调节血糖、血脂代谢，控制体重的效果。

八、情 志 调 理

情志不畅是导致肥胖症的一大病因，而肥胖症患者也多会产生抑郁、焦虑等心理问题，因此对于肥胖症患者而言，不仅应重视其生理健康，其心理健康也应予以重视。中医在情志调理方面具有独到的优势。《素问·阴阳应象大论》中"思伤脾，怒胜思"；《素问·举痛论》中"怒则气上，喜则气缓，悲则气消，恐则气下，惊则气乱，思则气结"，为我们提供了通过情志治疗郁证的思路。音乐是人类情感生活的音调摹写，因此可通过音乐影响情感的作用达到调节情志的目的[75]。《黄帝内经》中记载[76]，五音——角、徵、宫、商、羽，对应五行——木、火、土、金、水，内应五脏——肝、心、脾、肺、肾，可以调控五志——怒、喜、思、悲、恐。因此，基于五行生克乘侮的原理，可运用音乐治疗疾病。周仲瑜[77]治疗肾阳亏虚型肥胖症兼有中度抑郁症患者过程中，用真实性榜样及符号性榜样鼓励患者，给予良性心理暗示，增强其对肥胖的重视与应对的信心，并依据其病位特征，选用对应肾水的羽音曲目《梅花三弄》以加强治疗效果。

九、存 在 问 题

中医治疗肥胖症具有独到的优势，但仍存在许多问题。首先，肥胖症的发病率逐年上涨，低龄化日趋严重，但大部分人并不认为肥胖是一种疾病，对肥胖的危害及治疗不完全了解，对中医减肥的认可度不高。其次，关于肥胖症的中医药治疗，临床上尚未形成行之有效并广泛推广的诊疗标准，目前临床上的治疗方案纷繁凌乱，患者无所适从。再次，肥胖症患者经治疗后体重下降，但稍有懈怠即出现反弹，关于肥胖症治疗的预后也是一大难点。

十、评 述 展 望

肥胖症易引起糖尿病、高血压、心脑血管疾病、不孕不育、抑郁等多种疾病，严重威胁着人们的身心健康。中医治疗肥胖症古已有之。肥胖症的病机主要从体质、脏腑、痰湿、情志、阴阳五方面来论述，辨病辨证，遣方用药，内外治法相结合，身心疗法相辅助，配合饮食、运动疗法，具有奇效。结合目前的研究成果，下一步研究我们需要解决以下问题：

（1）预防肥胖症的发生。对肥胖症的健康教育加以重视，增强人们对肥胖症这一疾病的认识，明白如何预防肥胖：控制饮食、运动；对于痰湿、气虚等易引起肥胖的体质提前干预；调节情绪；药膳调理。

（2）统一肥胖症的诊疗标准。以中医辨证论治理论为基础，以循证医学证据为指导，结合大样本、多中心、严谨合理的临床研究，制定统一的诊疗标准。

（3）关注肥胖症的预后。对减重后体重反弹的预后问题进行中医干预，如膳食指导、运动规划、心理疏导、药物干预等。

参 考 文 献

[1] 王向军，杨漾，吴艳强，等. 上海市 7～18 岁学生 1985 年至 2014 年的超重和肥胖流行趋势[J]. 中国循证儿科杂志，2017，12（2）：126-130.

[2] 陈儒新. 肥胖对育龄妇女生育力的影响[J]. 中国计划生育学杂志，2018，26（10）：1008-1009.

[3] 杨天，刘晟骅，胡梦博，等. 母代肥胖对子代的影响及其机制的研究进展[J]. 复旦学报（医学版），2016，43（6）：738-744.

[4] 李宏军，张建中. 肥胖与男性不育的相关研究[J]. 中国计划生育学杂志，2018，26（4）：329-332.

[5] 田梦菲，陈涤平，李文林，等. 肥胖与中医体质类型相关性的研究进展[J]. 广东医学，2018，39（1）：60-62.

[6] 舒晴，喻松仁，王萍. 从中医体质角度探讨肥胖的形成机制[J]. 江西中医药，2017，48（410）：8-15.

[7] 朱千颐，于志峰.《王氏医存》肥胖学说探析[J]. 国医论坛，2015，30（5）：13-14.

[8] 汤丽婷，张旭涛，李思莹. 探讨从脾论治中医减肥的运用和意义[J]. 临床医药文献杂志，2015，2（12）：2465-2466.

[9] 卓越，周仲瑜，张艳佶，等. 从肝论肥胖[J]. 辽宁中医杂志，2019，46（8）：1636-1638.

[10] 周慧敏，向楠，司银梅，等. 浅析从肾论治肥胖[J]. 湖北中医药大学学报，2016，18（3）：60-61.

[11] 杜涵哲，罗本华，郭雅文. 从三焦论治单纯性肥胖治疗思路探讨[J]. 亚太传统医药，2019，15（4）：87-89.

[12] 姜楠，刘立萍，姜开运，等. 从脾脏与三焦腑论治单纯性肥胖症[J]. 中国中医药现代远程教育，2019，17（13）：109-111.

[13] 喻松仁，王萍，舒晴，等. 肥胖痰湿衍变规律探析[J]. 中华中医药杂志，2018，33（4）：1483-1485.

[14] 李超德，唐红珍. 从痰湿论治肥胖[J]. 广西医学，2018，40（23）：2829-2831.

[15] 金美英，滕晶，齐向华. 郁闷不舒状态与肥胖症[J]. 光明中医，2015，30（1）：130-131.

[16] 张星辉. 浅析肥胖与郁证的关系[J]. 江西中医药，2015，46（390）：9-11.

[17] 范晓露，唐红珍. 从阳化气阴成形理论论治肥胖病[J]. 新中医，2018，50（5）：222-223.

[18] 高扬，张瑞，余丽，等. 艾炳蔚教授结合中医体质治疗单纯性肥胖经验[J]. 浙江中医药大学学报，2019，43（1）：76-78.

[19] 沈月，王益平，冯莉，等. 三豆苡苓药膳结合有氧运动治疗超重肥胖痰湿体质疗效观察[J]. 亚太传统医药，2016，12（20）：87-90.

[20] 马书玖. 浅谈肥胖病当从脾土论治[J]. 内蒙古中医药，2018，11（11）：92-93.

[21] 徐珊珊，龚美蓉，孙亦农. 从脾胃论治单纯性肥胖[J]. 辽宁中医杂志，2015，42（3）：628-629.

[22] 王杰. 张洪义教授从肝脾论治肥胖症验案举隅[J]. 内蒙古中医药，2017，1：26-27.

[23] 林如意，张光彩，叶锐. 温阳益气针灸方对单纯性肥胖症血脂代谢功能的影响[J]. 中国美容医学，2019，28（2）：140-143.

[24] 袁志坚，何文涓，胡晶. 吴茱萸次碱药理学研究进展[J]. 中国医药导报，2018，15（36）：40-43.

[25] 李晓，张佳琪，王雪，等. 黄芪对饮食诱导肥胖大鼠脂肪蓄积及瘦素抵抗的影响[J]. 中华中医药杂志，2016，31（3）：833-837.

[26] 封若雨，朱新宇，张苗苗. 近五年山楂药理作用研究进展[J]. 中国中医基础医学杂志，2019，25（5）：715-718.

[27] 程婷婷，原新博，惠小涵，等. 荷叶生物碱成分及其调脂机制研究进展[J]. 中草药，2019，50（8）：1998-2003.

[28] 杨冰，任娟，秦昆明，等. 决明子药理作用及其机制研究进展[J]. 中药材，2018，41（5）：1247-1251.

[29] 吴雯，梁凯伦，陈波，等. 桑叶提取物对食源性肥胖大鼠的减肥作用及机制研究[J]. 中国中药杂志，2017，42（9）：1758-1761.

[30] 马珂，喻凯，何雨轩，等. 桑叶水提物对肥胖症大鼠脂代谢及肠道菌群的影响[J]. 华西药学杂志，2019，34（3）：151-154.

[31] 喻松仁，白洋，王河宝，等. 温胆汤对肥胖大鼠血清瘦素及下丘脑 STAT3 和 SOCS3 表达的影响[J]. 中医杂志，2019，60（3）：232-236.

[32] 曹颖颖，王雪佼，杨楠，等. 加味苓桂术甘汤治疗假性单纯性肥胖[J]. 临床医药文献电子杂志，2019，6（30）：39.

[33] 杜恒，余芳. 加味二陈汤对小窝喂养肥胖幼鼠体重及血脂代谢的影响[J]. 时珍国医国药，2019，30（6）：1344-1345.

[34] 王丽君，彭超宝，王耀光. 黄文政教授运用越鞠丸治疗肥胖经验浅析[J]. 天津中医药大学学报，2019，38（2）：120-121.

[35] 王雅乐，李文泉，姚凤云. 黄连解毒汤对营养性肥胖大鼠的毒性研究[J]. 光明中医，2017，32（10）：1406-1409.

[36] 周珊，高阳，王盼盼，等. 大柴胡汤治疗肥胖病机理探讨[J]. 中国中医药现代远程教育，2018，16（2）：70-71.

[37] 丁敏，卢超. 大柴胡汤合桂枝茯苓丸治疗女性肥胖型高脂血症的疗效观察[J]. 中国中医药科技，2019，29（1）：50-52.

[38] 盛昭园，胡粤杭，刘杰，等. 健脾疏肝降脂方治疗单纯性肥胖的临床疗效及对瘦素脂联素的影响[J]. 世界中医药，2017，12（3）：587-590.

[39] 冯博，张鹤鸣，徐学敏，等. 健脾调肝饮治疗单纯性肥胖临床研究[J]. 山东中医药大学学报，2014，38（6）：548-550.

[40] 杨立宏，李靖，王红. 中医健脾补肾祛瘀降浊法治疗肥胖的疗效研究[J]. 时珍国医国药，2015，26（1）：135-136.

[41] 韩静，王亚平，张炜，等. 中药健脾祛湿法结合运动干预肥胖症临床疗效观察[J]. 时珍国医国药，2017，28（8）：1924-1926.

[42] 梁烨朗，魏华. 魏华治疗肥胖经验[J]. 长春中医药大学学报，2019，35（2）：242-245.

[43] 冯少玲，何采辉，李文纯，等. 脾虚痰湿型单纯性肥胖症应用五苓散治疗的 BMI 及血脂变化观察[J]. 中国医药科学，2015，5（9）：67-69.

[44] 王九元，郭志芹. 贾文魁教授治疗痰湿型肥胖经验举隅[J]. 内蒙古中医药，2018，37（11）：31-32.

[45] 黄蔚，陈广，黄江荣. 黄祥武以健脾祛湿、活血化瘀法治疗单纯性肥胖症的经验[J]. 辽宁中医杂志，2018，45（6）：1157-1159.

[46] 侯瑞芳，刘晓倩，金昕，等. 泄热化浊方治疗胃肠滞脾证肥胖患者的临床研究[J]. 辽宁中医杂志，2019，46（1）：65-69.

[47] 宛金，周莎，王彦晖，等. 王彦晖运用健脾补气法治疗肥胖病经验解析[J]. 中华中医药杂志，2019，34（4）：1517-1520.

[48] 周祥华. 针灸减肥的取穴方法及临床效果观察[J]. 中国医药指南，2018，16（32）：162-163.

[49] 张慧敏，吴学良，姜超，等. 针刺减肥对体成分影响的临床观察[J]. 针刺研究，2017，42（2）：173-177.

[50] 朱博文，郭太品. 穴位埋线治疗肥胖的优势探讨[J]. 学术探讨，2018，9（3）：39-41.

[51] 柯超，杜鸿蒙，单生涛，等. 基于数据挖掘技术探析近 5 年穴位埋线治疗单纯性肥胖的取穴规律[J]. 中医药导报，2018，24（18）：51-54.

[52] 刘超，王富春，金美娜，等. 基于数据挖掘技术探析穴位埋线治疗单纯性肥胖临床选穴规律[J]. 亚太传统医药，2018，38（6）：621-624.

[53] 任玉汝，陈磊. 穴位埋线治疗肥胖型高脂血症 40 例[J]. 中国中医药现代远程教育，2019，17（9）：87-89.

[54] 陈丽姝，王大伟，赵永华. 穴位埋线治疗肥胖作用机制探讨[J]. 中国针灸，2018，38（3）：319-323.

[55] 居诗如，尹晶，徐芸，等. 电针调节胃肠腑热型单纯性肥胖患者肠道菌群临床观察[J]. 湖北中医杂志，2018，40（10）：37-40.

[56] 闫利敏，刘志诚，袁锦虹，等. 电针对胃肠腑热型单纯性肥胖病者内脏脂肪的作用[J]. 中国针灸，2016，36（9）：897-900.

[57] 兰彩莲，潘晓华，万隆，等. 电针对肥胖大鼠脂肪组织脂联素与瘦素表达的影响[J]. 中国老年学杂志，2018，38（14）：3433-3436.

[58] 姚俊鹏，李瑛，张林. 电针对食源性肥胖大鼠下丘脑自噬相关蛋白 7 表达的影响[J]. 广州中医药大学学报，2019，36（4）：545-548.

[59] 李唯溱，姜伟，刘健. 温针灸治疗痰湿闭阻型单纯性肥胖的临床研究[J]. 针刺研究，2018，43（8）：522-525.

[60] 黄迪迪，刘志诚，徐斌，等. 针灸治疗不同性别重度肥胖并发高脂血症患者疗效观察[J]. 中国针灸，2018，38（7）：685-689.

[61] 薛冬群，苏春香，亢东琴，等. 耳穴贴压治疗成人单纯性肥胖效果的 Meta 分析[J]. 中国循证医学杂志，2015，15（10）：1182-1189.

[62] 兰思杨. 针灸耳穴配合中医定向透药治疗脾虚痰阻型肥胖伴高脂血症临床研究[J]. 陕西中医，2018，39（7）：950-952.

[63] 胡菊花. 论中医针灸推拿对于减肥的临床应用[J]. 中西医结合心血管病杂志，2018，6（11）：131-134.

[64] 付康，占建华，蒋新新，等. 经络推拿与针灸腧穴对奥氮平致肥胖的减肥效果[J]. 中国乡村医药，2019，26（3）：16-17.

[65] 王锋，朱洁，孟信解. 刺络拔罐对单纯性肥胖患者血清胰岛素水平的影响[J]. 上海针灸杂志，2015，34（1）：30-32.

[66] 赵斌斌，马哲河. 游走罐配合穴位埋线治疗单纯性肥胖的临床研究[J]. 针灸临床杂志，2015，31（3）：47-49.

[67] 梁坤，邢燕，陈三三，等. 刮痧治疗单纯性肥胖的疗效观察[J]. 山东中医杂志，2015，34（2）：113-114.

[68] 倪莉. 茶叶抗肥胖作用的思考[J]. 中国中西医结合杂志，2017，37（12）：1502-1503.

[69] 石达攀，叶品良，吴伯达，等. 绿茶干姜茶膳治疗单纯性肥胖病的配伍机理探究[J]. 世界最新医学信息文摘，2019，19（63）：76-77.

[70] 张明昊，陈四清，章金涛. 桑叶荷钱茶减肥降脂作用研究[J]. 中医药导报，2018，24（24）：102-109.

[71] 曾高峰. 药膳在单纯性肥胖中的应用[J]. 医学文选，2006，25（4）：934.

[72] 王莉红，田伟. 习练八段锦对矫治社区居民血脂异常的辅助效果观察[J]. 人民军医，2017，60（3）：249-256.

[73] 方儒钦. 五禽戏中医特色教学模式对肥胖高中生血清瘦素和胰岛素抵抗的影响[J]. 锦州医科大学学报，2018，39（5）：26-30.

[74] 马孝志. 太极养生功并穴位按揉对肥胖老年人体重指数、体脂率及血液流变学指标的影响[J]. 中国老年学杂志，2018，38：3928-3930.

[75] 王思特，张宗明. 中医音乐治疗的艺术思维与科学思维[J]. 中医杂志，2019，60（19）：1628-1632.

[76] 林琳，郭家娟. 谈中医五行音乐治疗[J]. 世界最新医学信息文摘，2019，19（71）：87-88.

[77] 卓越，周仲瑜，刘一然，等. 周仲瑜教授治疗单纯性肥胖经验[J]. 针灸临床杂志，2019，35（10）：82-86.

（何孟霞、甘洪桥　执笔，马宇鹏　审订）

第二节　高尿酸血症与痛风病中医药临床研究进展

提　要：本文对 107 篇中医药治疗痛风病的临床报道及相关文献进行研究，通过分析、归纳、梳理，分别从痛风病的病名、病因病机、中医辨证论治、分型论治、分期论治、经方论治、中医外治法、述评展望等多方面进行归纳总结，为治疗痛风病提供思路。

关键词：痛风病，病名，病因病机，辨证论治，中药复方，单味中药，中医外治法，述评展望

痛风病（gout）是单钠尿酸盐沉积导致的一种慢性疾病，与嘌呤代谢紊乱、尿酸排泄减少所致的高尿酸血症密切相关。临床表现为反复发作的急性单关节炎、痛风石沉积、痛风石性慢性关节炎和关节畸形，部分病例后期可累及肾脏，引起慢性间质性肾炎和尿酸性肾结石形成[1]。本病典型的病程可分为四期：①无症状高尿酸血症期；②急性发作期；③无症状间歇期；④慢性期。基于上述认识，为了体现本病含义的完整性，我们认为本病以"痛风病"命名较为合适。

近年来，随着人们生活水平的提高、饮食结构的改变，痛风病逐渐从一种少见病发展成为常见病[2]。全世界范围内痛风病患病率从 0.1%上升至 10%以上[3]。我国痛风病的患病率在 1%～3%，且有逐年上升、患病人群年轻化的趋势[4]。有研究发现，痛风病患者伴随高血压[5-7]、糖尿病[8-10]、心脏疾病[11-12]、肾脏疾病[5, 13, 14]等的风险显著增加。痛风病急性发作时疼痛剧烈，甚至难以忍受，影响患者的日常生活与正常工作，给个人身心带来痛苦的同时，也给个人和国家带来巨大的经济负担[15-16]。因此，痛风病的防治越来越受到中西医医师的重视。

现代医学在痛风病急性期多以治疗关节炎为目标，使用秋水仙碱或非甾体抗炎药以消肿止痛、缓解症状、疗效确定，间歇期多以降低血尿酸为目标，使用抑制尿酸生成药或促进尿酸排泄型药物。2019 年版《中国高尿酸血症与痛风诊疗指南》推荐使用非甾体抗炎药、秋水仙碱、苯溴马隆、别嘌醇、非布司他等进行急性期及降尿酸治疗，但以上药物的不良反应不容忽视，如苯溴马隆的肝损害、别嘌醇的重型药疹、非布司他的心脏相关性死亡风险等，且价格相对昂贵，增加了患者的经济负担，患者在用药与停药之间徘徊，导致痛风病无法得到系统的治疗，影响了患者的治疗依从性。中医药在防治本病时采用内外合治、祛邪固本的方法，能显著改善患者临床症状、提高患者的依从性、减少痛风病的急性关节炎发作次数，易于为患者所接受。本文检索 107 篇相关文献，对痛风病的病名演变、病因病机、治疗现状、治疗方法、存在问题等进行综述，为中医药治疗痛风病的深入研究提供参考。

一、中医学对痛风病的认识不断深化

（一）病名的演变

痛风病是一种以关节肿痛为突出表现的全身性疾病，已存在数千年，而痛风作为医用名词

始见于南北朝时期，此前及此后，痛风这一疾病现象始终存在，在疾病分类粗放时期，与众多关节病混杂[17]。

1. 痹病

痛风病在古医籍中常归于"痹病"论治[18]，关于痹病，古代医家多有研究与探讨，将其解释为：因邪气留着于体内，气血运行不畅，经络闭塞不通所致关节疼痛为主要表现的证候都归属于痹病。早在《黄帝内经》中就认为导致痹病的原因有二：其一为外感之邪，"风寒湿三气杂至，合而为痹"；其二为脏腑内伤，"此亦其饮食居处为其病本也"。痛风属于关节病的范畴，在没有形成独立疾病时，其被归为痹病的范围之内。

2. 历节

关于"历节"，最早出现于东汉著名医学家张仲景所著的《金匮要略》一书中。在《金匮要略·中风历节病脉证并治》"汗出入水中，如水伤心，历节黄汗出，故曰历节……此皆饮酒汗出当风所致"，指出了历节病"饮酒汗出当风"的病因及关节疼痛、屈伸不利的临床表现。隋朝巢元方在其著作《诸病源候论·历节风候》中写道："历节风之状，短气，自汗出……亦有血气虚，受风邪而得之者"，进一步说明历节病的病因及表现，并提出血气亏虚也是导致历节病的原因之一，为后世医家的进一步研究提供了方向。

3. 白虎

白虎病是以关节的剧烈疼痛为主要表现的疾病，最早见于唐·王焘所著的《外台秘要·白虎方》，其论述为："论白虎病者，大都是风寒暑湿之毒……其病如虎之啮，故名曰白虎之病也"，详细而具体地描述了白虎病发作的时间、性质等特点，比较接近于现代医学中对急性痛风性关节炎发病时的描述。

4. 痛风

痛风作为独立的病名出现首见于元代朱丹溪《格致余论·痛风论》"痛风者，大率因血受热……夜则痛甚，行于阴也"，更加完整地对痛风发病的病因、病机及症状进行了表述，迈出了痛风独立命名的第一步。近现代以来，随着中医研究规范化的发展趋势，以及西医痛风概念产生广泛深入的影响，痛风独特的病理机制、临床特征、发病诱因及预后被揭示[19-22]，痛风病自成体系也被现代中医学认同。1995年1月1日起实施的《中医病证诊断疗效标准》对痛风病进行了明确定义[23]，即由血尿酸升高导致的四肢关节红肿热痛，国标所言中医的"痛风病"与西医痛风性关节炎含义基本相同[24-25]，由此将传统医学所记载的"痛风病"与现代医学所定义的痛风紧密地联系起来，为更多的中医师进一步研究痛风提供了依据和参考。

纵观痛风病一病的称谓在中医的发展中经历了波折、反复、朦胧、混同的漫长过程，曾与多种病名之间含义相互交通，彼此既有承接关系，又分别具有各自的内涵特点，貌似繁杂，而无论如何，正是这样网络般的发展脉络，给痛风病最终自成一脉奠定了坚实的基础[26]。

（二）探究病机，切中原委

中医对痛风病病因病机的认识多样，大致可归纳为正虚为本、邪实为标。正虚包括先天禀赋不足，肝脾肾亏虚，气血不足，营卫失和；邪实指后天过食肥甘厚味、辛辣之品，加之劳逸失调、情志不舒，外感风寒（热）湿之邪气，则内生湿火、痰瘀为标[27]。除此之外，毕翊鹏等[28]提出血证致病说。

1. 邪气痹阻是发病之标

（1）外邪致病论

1）风寒湿邪：早在《素问·痹论》就有记载："风寒湿三气杂至，合而为痹也。其风气胜者为行痹，寒气胜者为痛痹，湿气胜者为著痹也。"这是风寒湿邪致痹说之始见，而三因致痹之说也形成了今天的痹病学说。《丹溪摘玄》亦指出"痛风者，乃风、寒、湿气杂至合而为痹。痹者，痛也。风多为行痹痛，则行走无定，无常处。寒多为痛痹，则四肢挛，骨重。湿多为着痹，其痛留住不去，四肢麻木拘挛，浮肿。多由体虚之人腠理空疏，为风、寒、湿三气袭人经，入于筋脉、肌肉、皮骨而为五痹也。与白虎历节风通审也……"指出痛风皆因风寒湿三气乘虚袭于腠理，或因饮酒当风，汗出入水，以致肌肉不仁，血脉凝泣，使关节不得流通，诸筋无以滋养，正邪相搏，历节疼痛，走注四肢关节而无常处，昼静夜发，其痛彻骨，如虎之啮肉，色不变，其脉大而涩，或来急，或涩而紧，治之各从所由而治。

2）风湿热邪：痛风性关节炎急性发作时表现为关节红肿热痛，局部肤温增高，湿热痹阻是急性发作时常见致病因素。外感风湿热邪或寒湿之邪日久，郁而化热也可致痛风发作[29]。《金匮翼》记载："所谓阳遭阴者，脏腑经络，先有蓄热，而复遇风寒湿气客之，热为寒郁，气不得通，久之寒亦化热，则痹煽然而闷也。"郭峰等[30]总结名老中医金实治疗痛风的经验，认为痛风急性期多属风湿郁热证。

（2）内邪为患论——痰浊瘀毒之邪：一方面由于过食肥甘厚味、辛辣之品，导致脾失健运，水湿内停，日久酿生痰浊，流注于肢体骨节、肌肤发为痛风。另一方面情志不舒，忧思忿郁，气滞血瘀，或暴怒伤肝，肝气横逆犯脾，脾失健运，痰湿瘀内聚，导致痛风[31]。《濒脉脉学》记载："痰生百病食生灾"；《类证治裁·痹证论治》曰："久痹不愈，必有湿痰败血瘀滞经络"。睦蕴慧等[32]认为痛风发病的基本病机、演变规律为痰核流注。痰浊、瘀血、浊毒既是病理产物，又是致病因素。仝小林教授[33]经过多年临床探索总结认为，高尿酸血症、痛风等多种代谢性疾病的病理中心在胃肠，基本病机为中满内热浊停。饮食不节、饮食偏嗜皆可致脾胃中土壅滞，运化不及，精微堆积，血中糖、脂、酸、蛋白等多种成分积聚过多而化浊，积浊蕴久化热，使脾胃进一步运化不及，水湿内停，郁而化热，湿热内蕴，下注经络关节，发为痛风。李中南老师[34]提出痛风急性发作期以浊毒瘀互结为病机特点，浊毒瘀是痛风发病的主要病理因素，亦是其病理产物。国医大师朱良春教授[35]创立了"浊瘀致痹论"，认为痛风"症似风而本非风"，"浊瘀"是其发病的主因。路志正[36]认为，痛风有"源之中焦，流阻下焦，病于下肢""起于脾胃，终于肝肾"的病理特点，基本病因病机是过食肥甘，脾运失健，湿热壅滞，凝聚关节，内外之邪相引，则易诱发本病。彭江云[37]认为，湿浊热毒内蕴是痛风急性期的主要病理基础。

2. 正气亏虚是致病之本

（1）气血不足、腠理空虚。张仲景《金匮要略》亦指出"少阴脉浮而弱，弱则血不足，浮则为风，风血相搏，即疼痛如掣""味酸则伤筋，筋伤则缓……荣气不通，卫不独行，荣卫俱微，三焦无所御，四属断绝，身体羸瘦。独足肿大，黄汗出，胫冷。假令发热，便为历节"。说明气血、荣卫不足是发生痹证的重要原因。《医学入门》阐述了气血不足在痹病中的作用"痹属风寒湿三气侵入而成，然外邪非气血虚则不入"。

（2）脾肾不足、脏腑空虚。脾主运化，乃气血生化之源、后天之本，肾藏先天之精、生命之本原。脾气虚，不能化生气血，营卫失调，气血不和，外邪来袭，发为痛风。"脾为生痰之源"，脾之健运功能失常，气血津液运化不能，痰浊内生，阻滞经络气血，气滞血瘀，痰瘀胶着，流注于皮肉经络筋骨，发为痛风。人体水液正常输布赖于脾肾两脏功能相互协调，脾肾两虚，脏腑水液代谢功能失调，导致水液输布失常，水饮停聚成痰，痰湿互结，复感外邪，也可发为痛风。张露等[38]认为，痛风病变日久而致脾肾亏虚。李松伟等[39]通过研究王济华教授治疗痛风的经验认为，脾肾亏虚是痛风的证候特征。

3. 本虚标实

本病主要由于人体正气不足、阴阳失调、湿热痰瘀等病理产物聚于体内，留滞经络；复因饮食劳倦、房室不节、感受外邪、内外合邪，气血凝滞不通，而发为痛风，多为本虚标实之证。娄多峰[40]认为，本病的病因病机为正气亏虚、外邪侵袭、痰瘀气滞，可概括为虚、邪、瘀，即正虚为本，邪实、痰瘀为标，全身属虚，局部属实的本虚标实之病证。韦绪性[41]明确提出"浊毒入络"的病机观，认为脾肾亏虚为本，湿热、浊毒、瘀血痹阻为标，属本虚标实之证，以脾肾亏虚，浊毒入络为病机特点。丘青中[42]的"三脏一体"理论认为，脾肾两脏失调、肝气不舒、疏泄失常所致湿浊热毒内蕴是痛风发生的主要病理基础，湿浊郁久蕴热化毒，流注关节，阻滞筋脉骨节，既是急性痛风性关节炎本虚标实发生的病因病机，亦是痛风性关节炎反复发作的根源。

4. 血证致病

朱丹溪在《丹溪心法》中提到："痛风，血久得热，感寒冒湿，不得运行，所以作痛。夜则痛甚，行于阴也，亦有血虚痰逐经络上下作痛。"提到本病应与血热及血瘀有关。再有《病源》曰："历节风痛，是气血本虚，或因……以致三气之邪便历关节，气血相传，而疼痛非常。"《丹溪心法·痛风附肢节痛》又说："四肢百节走痛是也，他方谓之白虎历节风证。大率有痰湿、风热、风湿、血虚。"《证治准绳·杂病·痛风》认为"风湿客于肾经，血脉瘀滞所致"。故毕翊鹏等[28]认为，痛风的发病与"血证"有着密不可分的联系。血证致病，大致可分为血虚致病、血热致病、血瘀致病。

5. 体质致病

中医体质学说的研究为痛风病及高尿酸血症的防治开辟了一条新路径。研究表明[43]，痰湿体质者易患痛风。孙静等[44]采用了不同的方法进行研究——横断面现场调查法，结果显示在调查的 214 例原发性痛风患者中，属偏颇体质者占 100%。有研究显示，湿热质对高尿酸血症及痛风患者的腹型肥胖影响最大[45]。

二、临床诊治多以分期与辨证相结合为出发点

痛风病的辨证论治方法与时俱进、日趋多样化

1. 分型辨证论治

痛风病的分型辨证论治有虚实辨证论治、脏腑辨证论治、病理产物辨证论治、络脉辨证论治。

（1）虚实辨证论治：郭洪涛等[46]利用文本挖掘技术在中国生物医学文献数据库中检索痛风共得到文献 6135 篇，共集中提取到痛风病的中医证型 60 项。发现痛风病多以实证、虚证区分。实证多见湿热、痰浊、痰瘀，虚证以肝肾、脾肾气血亏虚为主。其中湿热蕴结为痛风病最常见的中医证型，其次为肝肾阴虚证。娄多峰[47]治疗痛风从"虚邪瘀""邪实候"辨证论治。龚廷贤[48]治疗痛风以虚实为纲。

（2）脏腑辨证论治：朱婉华等[49]通过采用临床流行病学研究方法对 468 例痛风病患者的中医证候分布规律进行分析，发现痛风病慢性期多表现为肝肾阴虚证。江勋等[50]利用文本挖掘技术发现，痛风病慢性期多为脾肾两虚证、肝肾阴虚证。

（3）病理产物辨证论治：张文华[51]基于文献调研基础上运用德尔菲法研究痛风病的中医证候辨证体系，得出湿热蕴结、痰浊阻滞、瘀热阻滞、肝肾阴虚、脾虚湿阻为痛风证候中五个共识性高的证候。而益明辉[52]采用横断面调查研究 420 例不同地区痛风病患者的证候分布规律，发现湿热蕴结及痰瘀阻滞证明显高于其他证候。倪青[53]认为，本病多为湿热痰瘀证，临证多用二至丸合四妙丸加减。韩琳等[54]认为，本病急性期多为湿热瘀阻型，治宜清热利湿、活血化瘀，可选用乌头汤、桂枝芍药知母汤化裁。毕秋颖[55]等认为，痛风病急性发作时多为湿热内蕴、气机不畅，治宜清热除湿、行气止痛，方选四妙丸合四逆散。

（4）络脉辨证论治：张忠德[56]认为，在痛风病的发病过程中，湿邪阻滞是痛风病发病的病因，脉络瘀阻则是基本病机，湿瘀互结是其最终病理产物。

2. 分期辨证论治

分期论治多将本病分为两期或三期，两期者多为急性期、缓解期，急性期邪实为主，重在祛邪，缓解期本虚为主，重在补益；三期者多为急性期、间歇期、缓解期，急性期以邪实为主，重在祛邪，间歇期多为脾虚湿胜，重在健脾祛湿，缓解期以本虚为主，重在补益。

（1）两分法：阎小萍[57]将痛风病分两期论治。急性发作期，由湿热痹阻所致，方选四妙散加减；间歇发作期，由肝肾亏虚、痰瘀互结所致，方选自拟萆薢泄浊汤加减。张荒生[58]将本病分为两期，急性期以清热除湿，活血通络为法，方选白虎汤合四妙散加减；间歇期予以健脾除湿利浊、利水渗湿、芳香化湿多法并举，同时补肾健骨通络，用黄芪防己汤合独活寄生汤加减。刘友章[59]亦将本病分为急性期与缓解期，他根据中医学"热盛则痛、湿

盛则肿"，采用清热解毒、利湿祛浊止痛为大法，以刘氏五妙散为主（苍术、黄柏、牛膝、薏苡仁、粉萆薢）进行治疗。缓解期以脾虚为主者，治以补气健脾、祛湿祛浊为大法，以四君子汤加减；以肾虚为主者，治以祛风湿、止痹痛、益肝肾、补气血为大法，以独活寄生汤加减治疗。

（2）三分法：魏子孝[60]将本病分为三期，急性发作期属"湿热痹"，治以清利湿热，方选四妙散合四妙勇安汤加减。间歇期以脾肾亏虚为主，治以健脾补肾，方选四君子汤合金匮肾气丸加减。慢性期表现为痰瘀痹阻或肝肾不足，痰瘀痹阻，治以化痰行瘀、蠲痹通络，方选桃红四物汤合二陈汤加减；肝肾不足，治以补益肝肾、宣痹止痛，方选独活寄生汤加减。黄传兵[61]将本病分为三期，急性期以清热利湿、解毒祛瘀为主，兼顾健脾化湿，方选四妙散加减；间歇期以健脾利湿为主，辅以活血通络，方选四君子汤加减；慢性期以健脾益肾为主，并重解毒泄浊、化痰散结，方选四君子汤合肾气丸加减。张磊[62]亦将本病分为三期，急性期因湿浊郁闭，化生热毒所致，方选千金苇茎汤、四妙散合二陈汤加清热解毒、通络止痛药物。间歇期水湿代谢障碍，湿痰浊瘀痹阻经脉；慢性期久病损伤脏腑气血，脾肾亏虚，治疗均应缓而图之，方选二陈汤、四妙散合千金苇茎汤配健脾温肾、泄浊活血药物。

3. 分期分型相结合辨证论治

随着对痛风病认识的进一步深入，现代医家结合痛风病的临床表现，在本病发病的不同阶段进行分型论治，即分期分型论治，使得痛风病的诊断更具体化。

（1）两期两型法：王济华[63]将痛风病分两期两型论治。急性发作期分型为湿热毒邪浊瘀，痹阻经络关节型，治宜清热利湿、解毒化瘀，多用葛根、赤芍、防己、白术、威灵仙、陈皮等，方选四妙散加减；缓解期分型为脾肾亏虚，痰湿痹阻型，治宜扶正固本、涤痰化瘀，多用黄芪、茯苓、陈皮、薏苡仁、桃仁、红花、山慈菇等，方选四君子汤合双合汤加减。

（2）两期三型法：李中宇[64]将痛风病分两期三型论治。急性期分型为湿热阻滞型，治宜清热利湿、通经活络，多用苍术、薏苡仁、黄柏、牛膝等，方选四妙散加减。缓解期分型为痰瘀互结型，治宜活血通络、化痰散结，多用桃仁、红花、当归、川芎、赤芍、陈皮等，方选桃红四物汤合二陈汤加减；脾肾两虚型，治宜补益脾肾、扶正祛邪，多用独活、桑寄生、细辛、人参、芍药、干地黄等，方选参苓白术散合独活寄生汤加减。

（3）两期四型法：黄峰[65]将本病分两期四型论治。急性期分为寒湿阻滞型和湿热蕴结型。慢性迁延期分为痰瘀阻滞型和脾肾阳虚型。方邦江教授[66]将本病分为两期四型，急性期分为风湿热毒和痰瘀痹阻型，间歇期分为脾肾两虚和肝肾亏虚型。急性期治宜祛风除湿祛瘀，清热解毒化浊；缓解期治宜培补肝肾，补益脾气。

（4）两期五型法：牟淑敏[67]将痛风病分两期五型论治。急性期分型为湿热壅盛型，治宜清利湿热，多用威灵仙、羊角灰、白芥子、苍耳等，方选四妙散加减；痰瘀阻络型，治宜活血化瘀、化痰通络，多用人参、白术、茯苓、甘草、桃仁、红花等，方选桃红四物汤合二陈汤加减；阳虚寒凝型，治宜温阳散寒、祛风通络，多用乌头、黄芪、桂枝、芍药、生姜等，方选乌头汤合黄芪桂枝五物汤加减。缓解期分型为脾虚湿盛型，治宜益气健脾、利水渗湿，多用黄芪、桂枝、薏苡仁、当归、麻黄、苍术等，方选黄芪建中汤合薏苡仁汤加减；肝肾亏虚型，多用独活、桑寄生、杜仲、牛膝、茯苓、防风、甘草等，方选独活寄生汤加减。

综上，中医学多将本病分两期论治，即急性期、缓解期（或慢性迁延期），而分型论治则因人因地而不同，分为湿热、寒湿、痰瘀、脾肾亏虚等。

三、中药复方的研究仍以提高临床疗效为出发点

（一）经方、名方论治仍是主流

中医学源远流长，而经方、名方因其"普、简、廉、效"的特点，常被古今中外的中医学家所沿用，从文献查阅可知，经方、名方类的文献多以临床研究及名师经验介绍为主，机制类文献相对较少。

1. 桂枝芍药知母汤

何力[68]将90例急性痛风性关节炎患者随机分为治疗组和对照组，治疗组采用桂枝芍药知母汤加味治疗，对照组采用秋水仙碱、洛索洛芬钠治疗，结果治疗组总有效率为95.56%，优于对照组的84.44%，两组比较差异有统计学意义（$P<0.05$）；且治疗组理化检测改善也优于对照组（$P<0.05$）。武荣等[69]将80例急性痛风性关节炎患者随机分为治疗组和对照组，每组40例。治疗组运用桂枝芍药知母汤加减配合针灸治疗，对照组采用常规中药治疗。结果治疗组总有效率为97.5%，优于对照组的85.0%；且治疗后治疗组患者关节肿胀及血尿酸水平改善程度优于对照组，差异有统计学意义（$P<0.05$）。王永辉等[70]研究发现，桂枝芍药知母汤治疗尿酸钠致痛风性关节炎的作用机制可能与降低 TLR-2、TLR-4 受体及 MyD88 蛋白表达，增加 PPAR-γ、IkB-α 表达，抑制 NF-κB 活化，降低 Toll-MyD88 信号通路炎性因子表达有关。

2. 白虎加桂枝汤

王挺挺等[71]将64例急性痛风性关节炎患者随机分为治疗组和对照组，每组32例。治疗组运用白虎加桂枝汤合四妙丸治疗，对照组采用西药治疗。结果治疗组总有效率为93.75%，明显优于对照组的75.0%，两组比较差异有统计学意义（$P<0.05$）；且治疗后治疗组血尿酸、红细胞沉降率、白细胞计数改善程度均优于对照组（$P<0.05$）；治疗组未见不良反应。刘伟伟等[72]研究表明，白虎加桂枝汤组改善大鼠关节肿胀疗效确切，起效快、作用持久，白虎加桂枝汤低剂量组改善大鼠步态效果较佳，并且可降低炎症指数。

3. 五苓散

陈敏庄等[73]运用五苓散穴位贴敷治疗脾阳亏虚型痛风病患者35例，结果显示，治疗后患者临床证候积分低于治疗前，差异有统计学意义（$P<0.05$）。研究显示，茵陈五苓散中的二甲氧基香豆素有显著的镇痛作用[74]。

4. 金匮肾气丸

常兴和等[75]运用加减金匮肾气丸治疗痛风病患者56例，结果总有效率达96.5%；且血尿酸水平较治疗前明显下降，差异有统计学意义（$P<0.05$）。黄刚等[76]将60例痛风性肾病患者

随机分为治疗组和对照组，每组 30 例。对照组口服别嘌醇治疗，治疗组在对照组治疗基础上加用金匮肾气丸治疗。结果显示治疗组总有效率为 90.6%，优于对照组的 65.6%；且治疗后治疗组肌酐、血尿酸等水平低于对照组，差异有统计学意义（$P<0.05$）。

经方在辨治痛风病方面应用广泛、收效良好，除上述列举之桂枝芍药知母汤、白虎加桂枝汤等，亦有未陈述之桂枝茯苓丸等[77-78]。

（二）验方的临床疗效评价日趋规范

赵威等[79]运用清热利湿痛风方联合非布司他与单用非布司他治疗慢性痛风进行比较，治疗组血尿酸下降幅度大于对照组，治疗后，治疗组血尿酸达标率高于对照组；且在缩小痛风石最大直径和改善中医证候评分方面，治疗组优于对照组；治疗期间，治疗组患者急性痛风发作例数少于对照组。刘维等[80]研究表明，口服清热解毒、利湿化浊复方中药汤剂在疗效评价、改善症状方面与单用西药组无明显差别，但在降低血尿酸水平方面优于西药组，并且不良反应发生率明显低于西药组。孙骏炜等[81]研究显示，运用痛风方联合塞来昔布胶囊治疗湿热夹瘀型痛风总有效率高于单用塞来昔布胶囊，且在改善关节压痛、关节功能，降低血尿酸、ESR、CRP 方面治疗组均优于对照组。刘欢等[82]观察由薏苡仁汤加减而成的自拟痛风方（由泽泻、附子、车前子、玉米须、苍术、桂枝、山茱萸、黄柏、芡实、泽兰、丹皮、益母草、黄芪、半边莲、猫须草、当归、三棱、莪术、大腹皮、甘草等组成）对尿酸钠关节炎的影响，结果显示该方剂可以抑制急性痛风性关节炎反应，其机制可能是其可降低血清中 IL-6、IL-12、TNF-α、NF-κB 受体活化因子配体含量，并上调血清中骨保护素的分泌及其与 NF-κB 受体活化因子配体比值，降低滑膜组织中 NF-κBp65 蛋白表达，从而发挥解毒消肿、清热止痛等功效。

四、中成药临床疗效再评价研究受到重视

1. 痛风舒胶囊

丁宏等[83]将 86 例痛风患者随机分为对照组和治疗组，每组各 43 例。对照组口服非布司他片，40mg/次，1 次/日。治疗组在对照组基础上口服痛风舒胶囊，3 粒/次，3 次/日。两组均连续治疗 3 个月。研究发现，治疗组整体疗效显著。

2. 酸脂清胶囊

吴伟婷[84]选择 102 例住院痛风患者作为研究对象，随机分为两组，各 51 例。对照组患者采用酸脂清胶囊治疗，观察组患者采用酸脂清胶囊联合艾灸治疗，结果显示观察组患者的治疗总有效率为 98.04%，显著高于对照组的 72.55%。

五、单味中草药的研究以动物实验为主

在动物实验的研究中，中药提取物治疗痛风病的作用机制取得了可喜的成绩，综合药理作用广泛。

1. 海风藤缓解疼痛

海风藤具有通络止痛等功效，其提取物具有抗炎镇痛、降低血尿酸水平的药理作用，其可能通过抑制黄嘌呤氧化酶等抗炎作用，抑制血尿酸合成来降低小鼠血尿酸的水平，减少尿酸盐结晶堆积，从而减轻血管内皮损害所导致的关节肿胀[85]。

2. 玉米须消除关节肿胀

李萍等[86]发现，玉米须黄酮提取物可减轻改良痛风性关节炎模型大鼠的关节肿胀程度，其高、中剂量组大鼠血清血尿酸、IL-1β 水平均显著低于模型组，说明玉米须黄酮提取物能够通过抑制白细胞介素等炎性因子的表达，调控信号通路，减轻水肿及炎性细胞浸润，缓解痛风性关节炎大鼠的炎症症状。虎杖具有化瘀止痛、清热解毒之功效，研究显示，虎杖醇提物可降低毛细血管的通透性，抑制痛风性关节炎小鼠模型 IL-6 的表达，降低炎性反应，从而发挥防治痛风性关节炎的作用[87]。

3. 土三七降低血尿酸

许溪等[88]研究结果显示，低剂量（4000mg 生药/kg）的平卧菊三七乙醇提物可以降低高尿酸血症小鼠的血清尿酸水平并可减少小鼠的扭体次数，减轻肿胀，提示平卧菊三七乙醇提物对于痛风具有良好的抑制作用。

4. 水蛭活血化瘀消癥

水蛭素是水蛭的一种重要活性物质。刘喜华等[89]观察水蛭素对高尿酸血症及急性痛风性关节炎大鼠的作用，发现水蛭素可以降低血清尿酸及尿素氮水平，减轻足跖急性肿胀、肾脏病理学损伤，降低葡萄糖转运体 9 的表达等，其机制可能为水蛭素通过调节葡萄糖转运体 9 的表达、保护肾脏起到抗痛风和抗高尿酸血症的作用。

5. 白芍减轻免疫反应

研究[90]发现，白芍的有效成分白芍总苷可以降低急性痛风性关节炎大鼠血清 IL-1β、IL-6、TNF-α 水平，缓解关节肿胀程度，其作用机制可能是通过抑制 TNF-α 等引起的自身炎症免疫反应，发挥抗痛风作用。

6. 萆薢抑制炎症因子表达

萆薢的有效成分萆薢总皂苷可能是通过抑制 IL-1β 等炎性细胞因子的表达、抑制中性粒细胞碱性磷酸酶炎性体的形成，来防治痛风性关节炎的发作[91]。

7. 淫羊藿减少炎性介质

李利生等[92]研究淫羊藿主要活性物质之一淫羊藿苷的抗痛风作用机理，发现淫羊藿苷能减少急性痛风性关节炎大鼠前列腺素 E2、TNF-α 等炎症介质对血管内皮细胞的刺激，减轻组织的破坏和细胞损伤；还可抑制炎性介质的合成及环氧化酶 2 蛋白表达，改善急性痛风性关节炎模型大鼠步态评分和关节肿胀。这提示淫羊藿苷通过抑制由尿酸盐结晶引起的炎症反应来改善急性痛风性关节炎大鼠的症状，达到缓解痛风的作用。

中药有效成分疗效显著、活性较强，日渐成为国内外学者研究的热点[93]，但目前的研究仍主要着眼于单味药及提取物，单味药的作用机制靶点研究较为单一，有效成分含量较低，通常达不到需要的药效浓度[94]，这是制约目前中药有效降低血尿酸在临床中应用的一个瓶颈。

六、中医外治法受到普遍重视

1. 中药外敷

古籍曾记载"透皮吸收"的理论，即利用不同药物的理化作用，按照"体表穴位—经络通道—络属脏腑"传递，从而达到治疗该疾病的目的。中药冰疗痛风膏具有清热解毒，消肿止痛之效，潘立文等[95]总结傣医诊治痛风的经验，发现傣医善用姜黄、黄姜、青牛胆、宽筋藤、除风草等药外敷。王爱民等[96]分别采用肿痛消外敷法和双氯芬酸钠缓释胶囊对 50 例急性痛风性关节炎患者进行治疗，结果显示，采用肿痛消外敷法、双氯芬酸钠缓释胶囊进行治疗的患者，其病情的临床治愈率分别为 96%、76%，二者相比差异有统计学意义（$P<0.05$）。

2. 针灸疗法

针灸治疗急性痛风性关节炎的取穴主要是在辨证论治的基础上完成的。李广胜[97]在采用针刺疗法对痛风患者进行治疗时选取三阴交穴、支沟穴、足三里穴、阴陵泉穴、阿是穴等穴位，用毫针对阿是穴施以围刺法，对其他穴位进行直刺，并在进针后实施小幅度的捻转提插。结果显示，采用此针刺疗法治疗痛风能有效改善患者的关节功能及关节肿胀、疼痛、皮肤温度异常等症状，降低其发病关节的数量。

3. 放血疗法

毛科丽[98]观察刺络放血配合麦粒灸治疗急性痛风性关节炎的临床疗效，认为其治疗痛风效果良好，值得临床推广运用。黄达坤等[99]认为，火针刺络放血法治疗痛风性关节炎具有较好疗效。

4. 其他疗法

其他中医外治法如推拿、小针刀、拔罐、中药灌肠等，治疗痛风疗效确切。推拿治疗痛风是中医的一大特色，通过推拿使人体气血调和，经络气血运行通畅而达到通则不痛的目的。有研究表明，推拿除能疏通经络止痛外，还能促进尿酸盐结晶消散[100]。刘鹏等[101]运用运脾化浊推拿法治疗中老年痛风患者 90 例，取得很好的疗效，认为推拿治疗痛风值得推广。陈日兰等[102]运用穴位贴敷及壮医药线点灸治疗痛风病，亦取得良好的临床效果。

综上，中医外治法治疗痛风病的方法多种多样：中药外敷、普通针刺、刺络放血、小针刀、推拿、拔罐、中药灌肠等，可单独使用，亦可内外合用，均在临床上取得满意疗效。

七、存 在 问 题

高尿酸血症和痛风病发病率逐年升高，且已成为常见病和多发病。高尿酸血症是痛风病重要的生化基础和直接的病因，痛风病的发病率与血尿酸水平直接相关[103]。预计今后 10～20 年高尿酸血症将成为我国仅次于糖尿病位居第二的代谢性疾病，是不可忽视的公共健康问题[104]，将给社会及个人带来巨大的痛苦和经济负担。虽然西药可治疗痛风，但中草药具有独特优势，包括降低不良反应发生率和提高患者依从性，也可弥补西医在痛风间歇期治疗的不足。所以，中医药治疗痛风病是个重要课题。但是，目前中医治疗痛风存在如下问题：

（1）中医信念不够坚定。在临床上部分中医人员对中医治疗缺乏信心，只是把中医药治疗当成临床的一种配角。所以，目前中医治疗痛风病在临床上比例偏低，严重地存在着盲目"追潮"使用所谓现代的新特药及新疗法现象。

（2）遣方用药缺乏中医思维。从查阅的文献来看，目前痛风病的治疗诊病不知病因病机，开方不明君臣佐使，遣方用药一味的累加，有是症，加是药，缺乏中医思维。

（3）辨证论治不统一，中药作用机制研究少。不同医家、不同流派、不同地域临床经验各不相同，出现了辨证不同（有分型辨证、分期辨证、分期分型辨证）、治法方剂不同、临证加减药物不同的情况。对复方制剂有效成分的研究很是缺乏，大多是临床报道的总结，何方何药有效、量效关系如何、有效成分是什么，文献报道较少。还有一些临床研究病例数不够、实验方案设计不合理等，也就降低了其可信度和可比性。比较而言，单味中药的研究较深入，但若一味使用单方，往往抓不到疾病主要矛盾从而影响疗效。

（4）疗效标准不统一。目前，文献疗效大多参照《中医病证诊断疗效标准》[105]分为：治愈、好转、无效，以症状和实验室检查作为参照。文献中常见指标[106]包括关节疼痛评分、疼痛缓解平均时间、关节肿胀积分、关节功能缓解指标、ESR、CRP、血尿酸、血白细胞、药物不良反应等。诸多文献的疗效评价不完全一致，对研究所采用的临床疗效定义不同，其结果（尤其是治疗无效的结果）就不能统一而论；对痛风石的溶解和痛风肾病肾功能的评价报道较少；痛风病是一种复发性疾病，对复发的疗效尚未有准确评价，极少数文献报道了随访复发及患者生活质量评价。

（5）中医药治疗缺乏循证医学的证据。中医学的临床经验存在个体性较强的特点，很难达到现代医学强调的规范化，且中医药治疗痛风的基础研究相对匮乏，大部分为小样本临床观察，安全性评价缺乏大样本数据支持，药物作用机制研究不够深入，复方作用靶点不明确等，加上中医药应用多集中在临床观察方面，缺乏可靠的试验研究数据，中医临床研究缺乏双盲随机、安慰剂对照的临床试验数据，证据级别比较低[107]，以至于中医药不能较快地在临床中推广应用。

八、述评与展望

通过对 107 篇文章的分析与归纳，笔者了解到，中医治疗痛风病越来越受到人们的重视，中医治疗痛风病的研究也越来越多，包括中医病名、病因病机、中医辨证论治、分期论治、经方论治、中医外治法等均有文献报道，但是，我们也从中发现了不少问题，如缺乏中医自信、中医分型不统一等，为了将中医更好地推广出去，我们还需要做如下工作：

1. 正本清源、坚定中医信念、强化中医思维

要求临证时要建立起坚定道地的中医信念，致力于运用中医学思维与方法解决临床问题，不做一味的简单模仿和重复。临床实践中要注意"三结合"：即辨证与辨病相结合，宏观辨证与微观辨证相结合，传统用药与现代研究相结合。试着打破一些固相思维和误区，如情志不分，形体病与行为病混淆；炎症就是热证，热证定要清热解毒；咽红必是热毒，治必清热利咽；怪病必痰，久病必瘀；表证必是外感，内伤里证不见。在实践中，要积淀形成临床辨病辨证思维特色。临床辨病时，利用基础医学和临床医学知识，对临床资料进行综合分析、逻辑推理，通过横向、纵向一元论解释，从错综复杂的线索中找出主要矛盾，并加以解决。根据辨病的类属，病的阶段，病的证候，推断病的转归演变，病因、病理、病位、病性。进而，依据病证类属选择辨证方法，如外感病的六经辨证、卫气营血辨证、三焦辨证；内伤病的脏腑辨证、气血津液辨证；精神心理行为病的志意辨证。疾病类属不同，各有其主要的最为相宜的辨证方法，各得其法为相宜。

2. 辨证论治规范化

中医药治疗痛风病以整体观和辨证论治为特色，其诊断和治疗与现代医学要求的规范化和标准化有很大差距。特别是辨证分型和药物（方药）治疗尚无统一公认的业内标准，既不规范，又影响临床疗效，也不利于学术交流及中医走向国际化，这一状况亟待改变。积极开展和推动痛风病中医诊疗的规范化和标准化，对于中医药在痛风病的应用和发展是重要的，也是必要的。积极制定出痛风病统一诊疗标准，扩大样本量，并将动物实验和临床研究相结合，开展前瞻性研究，突出随机、盲法原则，开展中医药的动物实验研究，完善前期基础研究，保证中药处方的有效性、科学性、严谨性、安全性。

3. 深入研究机制

目前，大多中医内治法治疗痛风停留在临床观察，而且方案设计存在大量不合理之处，达不到循证医学的要求，对于临床有效的方剂，应在规范化的基础上进行临床方案设计和深入的基础机制研究，例如，同样的基本方和评价标准多地区大样本临床试验是临床疗效很好的验证；对止痛疗效好的方案，进行抑制炎性因子的机制研究；对降尿酸效果较好的方案，进行抑制尿酸生成或促进排泄及作用蛋白和基因靶点的研究都是深入研究的必经之路。

4. 统一疗效评价

中医治疗痛风，若单纯用小样本、地区性患者的临床疗效来评估，其说服力是欠佳的，因为痛风病地区、人群不同，疗效可能不一，往往容易出现一方一地一效的情况，大样本多地区不同种群的疗效评估是必不可少的。由于中药作用的多重性，其治疗作用也较复杂，所以，单纯用一种评定方法存在局限性。且本病病程长、易复发，而目前大多中医药治疗只注重短期疗效，未追踪远期疗效。所以，既要有中医的舌苔、脉象、证候上的疗效评估，又要结合现代医学的诸项指标；不仅要观察到急性期临床症状、炎性反应指标等，还应当注重远期生活质量、复发等疗效评价。对于无临床症状高尿酸血症可以考虑从治未病角度评估。不良反应方面除了常见胃肠道不良反应，还应评价对肾功能、痛风石的影响。

中医药治疗痛风病，一方面已经发挥了特定效果，但仍需发扬辨证论治的优势，发掘和总结前人对本病的认识及治疗经验，形成一套规范化、标准化的辨证治疗体系，同时可结合现代医学技术研究相关有效药物成分和作用机制，也可利用现代技术建立相关数据库，筛选用于治疗本病的有效药物及剂型也不失为一种方法。另一方面中医治疗痛风病是建立在整体观念与辨证论治上的，地域、流派、医家各不相同，个体化和灵活性很强，所以，处理好规范化、标准化与个体化、灵活性的关系是一个重要难题，值得进一步探讨。

参 考 文 献

[1] Dalbeth N，Merriman T R，Stamp L K. Gout[J]. Lancet，2016，388（10055）：2039-2052.

[2] 郭韵，王晓非. 痛风的诊治现状及展望[J]. 中国实用内科杂志，2018，38（12）：1127-1130.

[3] Ragab G，Elshahaly M，Bardin T. Gout：An old disease in new perspective-A review[J]. J AdvancRes，2017，8（5）：495-511.

[4] 中华医学会风湿病学分会. 2016 中国痛风诊疗指南[J]. 中华内科杂志，2016，55（11）：892-899.

[5] Richard J Johnson，George L Bakris，Claudio Borghi，et al. Hyperuricemia，Acute and Chronic Kidney Disease，Hypertension，and Cardiovascular Disease：Report of a Scientific Workshop Organized by the National Kidney Foundation[J]. American Journal of Kidney Diseases，2018，71（6）：851-865.

[6] Philip C. Robinson. Gout-An update of aetiology，genetics，comorbidities and management[J]. Maturitas，2018，118：67-73.

[7] 孙琳，王桂侠，郭蔚莹. 高尿酸血症研究进展[J]. 中国老年学杂志，2017，37（4）：1034-1038.

[8] 王政，宋海燕. 2 型糖尿病合并冠心病患者血清 SPARC 水平与冠状动脉病变的关系[J]. 临床荟萃，2015，30（2）：174-178.

[9] 郭韵，王晓非. 痛风的诊治现状及展望[J]. 中国实用内科杂志，2018，38（12）：1127-1130.

[10] 耿思思、孙丽荣、聂秀玲，等. 139 例原发性痛风患者胰岛 B 细胞功能的分析[J]. 中国糖尿病杂志，2014，22（6）：485-487.

[11] Yu J，Han J，Mao J，et al. Association between serum uric acid level and the severity of coronary artery disease in patients with obstructive coronary artery disease [J]. Chin Med J（Engl），2014，127（6）：1039-1045.

[12] Zhu Y，Pandy BJ，Choi HK. Comorbidities of gout and hyperuricemia in the US general population：NHANES 2007-2008[J]. Am J Med，2012，125（7）：679-687.

[13] 庞磊、国元元、李海龙，等. 痛风专病门诊痛风病人慢性肾脏病检出率及危险因素[J]. 青岛大学学报（医学版），2018，54（2）：134-138.

[14] Jing J J，Kielstein J T，Schultheiss U T，et al. Prevalence and correlates of gout in a large cohort of patients with chronic kidney disease ：the German Chronic Kidney Disease（GCKD）study[J]. Nephrology，Dialysis，Transplantation：Official Publication of the European Dialysis and Transplant Association-European Renal Association，2015，30（4）：613-621.

[15] Wertheimer A，Morlock R，Becker MA. A Revised Estimate of the Burden of Illness of Gout[J]. Curr Ther Res Clin Exp，2013，7（5）：1-4.

[16] Fischer A，Cloutier M，Goodfield J，et al. The Direct Economic Burden of Gout in an Elderly Canadian Population[J]. J Rheumatol，2017，44（1）：95-101.

[17] 张玉萍，肖梅华. 宋元以前"痛风"及其相关中西病症比较[J]. 中华医史杂志，2014，34（4）：199-204.

[18] 谭祖教，李倩倩，吴德鸿，等. 从玄府论治原发性痛风[J]. 中医杂志，2019，60（22）：1978-1980.

[19] 陈袆，陆妍，王亚南，等. 复方青秦液对尿酸性肾病大鼠肾组织 Toll 样受体表达的影响[J]. 中国中西医结合杂志，2014，34（6）：722-727.

[20] 商学征、马卫国、周鹍，等. 复方青秦液对尿酸性肾病大鼠肾组织血管紧张素Ⅱ及环氧化酶-2 影响的研究[J]. 中国中西医结合杂志，2014，34（7）：819-825.

[21] 商学征，马卫国，白羽，等. 复方青秦液对尿酸性肾病大鼠肾功能的影响[J]. 中国中医药信息杂志，2013，20（9）：31-33，36.

[22] 孟凤仙，刘世菊，张继胜，等. 青秦液对高尿酸血症大鼠尿酸代谢及相关酶活性的影响[J]. 中国中医药信息杂志，2009，16（4）：33-34，46.

[23] 中华人民共和国中医药行业标准. 中医病证诊断疗效标准[S]. 国家中医药管理局，1994.

[24] 杨雪芳，王永昌，王苗慧，等. 痛风的发病机制与药物治疗研究进展[J]. 中医药导报，2014，20（6）：89-92.

[25] 王红权. 高尿酸血症的中西医研究概况[J]. 新中医，2012，44（4）：120-122.

[26] 刘慧，迟蕾，阎志翻，等. 高尿酸血症与痛风的流行特征及影响因素[J]. 中国现代医药杂志，2011，13（7）：106-108.

[27] 杨良山，钟琴. 痛风性关节炎中医病因病机研究综述[J]. 风湿病与关节炎，2014，8：53-56.

[28] 毕翊鹏，阮莹艺，肖勇洪，等. 从"血"论治痛风浅析[J]. 环球中医药，2018，11（12）：1967-1969.

[29] 刘晓波. 痛风病因病机探讨[J]. 山东中医杂志，2012，11：781-782.

[30] 郭峰，陈剑梅，钱先. 金实从风湿郁热辨治痛风的理论溯源[J]. 新中医，2013，45（10）：165-167.

[31] 潘善余. 痛风的病因病机及治疗浅探[J]. 浙江中医学院学报，2004，28（3）：12.

[32] 睦蕴慧，殷海波，石白，等. 基于"痰瘀相关"探讨痛风病因病机及治疗思路[J]. 江宁中医杂志，2014，7：1402-1404.

[33] 王青，张少强，田佳星，等. 仝小林教授辨治痛风经验[J]. 吉林中医药，2017，37（11）：1095-1098.

[34] 邢艳阳，李中南. 李中南从浊毒瘀论治痛风经验举隅[J]. 山西中医，2018，34（7）：4-6.

[35] 蒋恬. 顾冬梅. 江汉荣，等. 从浊瘀内阻、脾肾失调重新认识痛风[J]. 南京中医药大学学报，2016，32（1）：4-5.

[36] 韩曼，姜泉，唐晓颇，等. 路志正调理脾胃治疗慢性痛风经验[J]. 上海中医药杂志，2017，51（5）：4-6.

[37] 汪学良，刘念，秦天楠，等. 彭江云从湿热论治痛风急性期经验介绍[J]. 新中医，2018，50（5）：256-257.

[38] 张露，高天舒. 毒邪致病理论与痛风病因病机[J]. 实用中医内科杂志，2015，1：177-178.

[39] 李松伟，王济华. 王济华教授诊治痛风经验[J]. 风湿病与关节炎，2015，13（5）：42-44.

[40] 李满意，娄玉钤. 娄多峰治疗痛风经验总结[J]. 中华中医药杂志，2019，34（11）：5238-5240.

[41] 刘爱军，崔敏. 韦绪性从"浊毒入络"论治痛风性关节炎经验举要[J]. 中医药临床杂志，2015，27（6）：756-758.

[42] 戚子荣，丘青中，邢振龙，等. 丘青中治疗痛风的学术思想及经验采撷[J]. 中国中医基础医学杂志，2019，25（1）：39-43.

[43] 陈凤丽，陈汉裕，邱联群. 原发性痛风及高尿酸血症与体质相关的研究进展[J]. 世界中西医结合杂志，2017，（3）：437-439.

[44] 孙静，杨科鹏，赵天喜，等.214例原发性痛风患者中医体质分布特征分析[J]. 中华中医药杂志，2013，28（11）：3239-3242.

[45] 陈淑娇，李灿东. 男性无症状高尿酸血症和痛风病患者中医体质类型分布及与肥胖关系比较研究[J]. 中华中医药杂志，2013，28（11）：3174-3177.

[46] 郭洪涛，郑光，王济华，等. 利用文本挖掘探索痛风证药特点[J]. 风湿病与关节炎，2013，2（3）：38-40.

[47] 娄玉钤，李满意，陈永前，等. 应用风湿病"虚邪瘀"理论诊治痛风的体会与探讨[J]. 风湿病与关节炎，2018，7（5）：58-61，72.

[48] 王陈妮，刘燕. 龚廷贤《寿世保元》论痛风思想[J]. 河南中医，2020，40（2）：199-202.

[49] 朱婉华，张爱红，顾冬梅，等. 痛风性关节炎中医证候分布规律探讨[J]. 中医杂志，2012，53（19）：1667-1670.

[50] 江勋，胡爱民. 痛风病中医证型分布及用药规律分析[J]. 湖南中医杂志，2017，33（5）：141-143.

[51] 张文华. 痛风证候规范化的德尔菲法研究[D]. 南京：南京中医药大学，2017.

[52] 益明辉. 痛风证候及体质横断面调查研究[D]. 长春：长春中医药大学，2017.

[53] 张美珍. 倪青运用滋肾泄浊法治疗痛风经验[J]. 北京中医药，2019，38（5）：433-436.

[54] 韩琳，刘雪芸，刘凡，等. 从湿热瘀阻论治痛风急性发作[J]. 江西中医药大学学报，2019，31（3）：21-23.

[55] 毕秋颖，赵扬，戴莉雯，等. 从湿热气滞论治痛风急性发作的经验探析[J]. 云南中医中药杂志，2019，40（7）：95-96.

[56] 祝鸿发，高峰，金连顺. 张忠德从络脉论治痛风经验介绍[J]. 新中医，2018，50（4）：220-222.

[57] 王琬茹，陈璐，刘赛，等. 阎小萍运用六味地黄丸异病同治机制探讨[J]. 中华中医药杂志，2018，33（11）：5096-5098.

[58] 程俊敏，陈丽川，熊源胤. 张荒生教授治疗痛风性关节炎经验[J]. 时珍国医国药，2017，28（6）：1471-1472.

[59] 宋健，赵连强，刘友章. 刘友章教授治疗痛风学术经验与临证经验[J]. 陕西中医药大学学报，2019，42（5）：16-18，21.

[60] 程相稳，张广德，魏子孝. 魏子孝分期辨治痛风性关节炎经验浅析[J]. 中国中医药信息杂志，2017，24（3）：107-110.

[61] 毛古燧，黄传兵，汪元，等. 黄传兵论治痛风经验[J]. 中医药临床杂志，2017，29（2）：194-196.

[62] 周淑娟，罗珊珊，卢海松. 张磊教授诊治痛风经验[J]. 中医学报，2016，31（11）：1699-1702.

[63] 李松伟，王济华. 王济华教授诊治痛风经验[J]. 风湿病与关节炎，2015，4（5）：42-44.

[64] 陈岩松，刘佳. 李中宇分期辨证治疗痛风[J]. 实用中医内科杂志，2016，（8）：19-21.

[65] 裴颖，庞宏振，郭化磊. 黄峰教授诊治痛风经验撷萃[J]. 风湿病与关节炎，2019，8（5）：42-44.

[66] 彭博，方邦江，邓冬，等. 方邦江教授治疗痛风的经验[J]. 吉林中医药，2019，39（8）：1001-1003，1012.

[67] 鲁浩，牟淑敏. 牟淑敏痛风论治经验[J]. 亚太传统医药，2015，（6）：72-73.

[68] 何力. 桂枝芍药知母汤加味治疗急性痛风性关节炎45例疗效观察[J]. 四川中医, 2015, 33（2）: 103-104.

[69] 武荣, 李平. 桂枝芍药知母汤加减配合针灸治疗急性痛风性关节炎的临床效果分析[J]. 中国医药指南, 2016, 14（4）: 192.

[70] 王永辉, 房树标, 李艳彦, 等. 基于Toll-MyD88信号通路研究桂枝芍药知母汤治疗痛风性关节炎的作用机制[J]. 中国实验方剂学杂志, 2016, 22（21）: 121-126.

[71] 王挺挺, 朱红, 张茂华. 白虎加桂枝汤合四妙丸治疗急性痛风性关节炎疗效分析[J]. 新中医, 2016, 48（1）: 63-64.

[72] 刘伟伟, 刘秋玉, 周子正, 等. 白虎加桂枝汤对高尿酸血症并急性痛风性关节炎大鼠抗炎作用机制探究[J]. 中华中医药杂志, 2019, 34（5）: 2254-2259.

[73] 陈敏庄, 方小林, 甘嘉亮, 等. 五苓散穴位敷贴治疗脾阳亏虚型痛风35例[J]. 河南中医, 2017, 37（10）: 1712-1714.

[74] 蔡小蓉, 杨建云, 肖炳坤, 等. 茵陈五苓散的药理及临床研究进展[J]. 中国临床药理学杂志, 2017, 33（9）: 857-860.

[75] 常兴和, 门九章, 李霞. 金匮肾气丸治疗痛风的疗效观察[J]. 世界中西医结合杂志, 2014, 9（2）: 175-176.

[76] 黄刚, 叶一萍. 金匮肾气丸治疗痛风性肾病疗效评价[J]. 中华中医药学刊, 2016, 35（11）: 2808-2810.

[77] 康海英. 桂枝茯苓丸合五味消毒饮加减治疗痛风的临床研究[J]. 中药药理与临床, 2015, 31（2）: 99-101.

[78] 李怀民. 桂枝芍药知母汤合身痛逐瘀汤临证思辨和应用[J]. 风湿病与关节炎, 2017, 6（5）: 45-47.

[79] 赵威, 关彤. 清热利湿中药联合非布司他治疗慢性痛风的临床疗效观察[J]. 广州中医药大学学报, 2018, 35（2）: 227-231.

[80] 刘维, 吴沅皞, 张磊, 等. 清热解毒、利湿化浊法治疗痛风的临床随机对照试验[J]. 中华中医药杂志, 2016, 31（3）: 1113-1116.

[81] 孙骏炜, 刘清平, 李楠, 等. 痛风方治疗湿热夹瘀型痛风临床观察[J]. 中国实验方剂学杂志, 2017, 23（18）: 186-190.

[82] 刘欢, 庞学丰, 吴燕红, 等. 清热祛湿法对尿酸钠关节炎大鼠OPG/R ANKL/NF-κB信号通路调控的影响[J]. 中华中医药杂志, 2018, 33（6）: 2560-2562.

[83] 丁宏, 韩鹨赢, 卢惠茹. 痛风舒胶囊联合非布司他治疗痛风的临床研究[J]. 现代药物与临床, 2019, 34（9）: 2720-2725.

[84] 吴伟婷. 酸脂清胶囊联合艾灸疗法治疗痛风的临床研究[J]. 临床医学工程, 2019, 26（6）: 805-806.

[85] 张柯媛, 熊灏, 曹斌, 等. 海风藤提取物灌胃对高尿酸血症小鼠血清尿酸水平影响及对痛风大鼠足跖肿胀的防治作用[J]. 山东医药, 2017, 57（27）: 37-39.

[86] 李萍, 宋娟, 李清漪, 等. 玉米须黄酮提取物对改良急性痛风性关节炎模型大鼠的疗效分析[J]. 中国当代医药, 2018, 25（34）: 8-11.

[87] 马天红, 盛涛, 田崇梅, 等. 虎杖醇提物通过NL R P3/ASC/caspase-1轴干预小鼠急性痛风性关节炎的作用研究[J]. 中国中药杂志, 2019, 44（3）: 546-552.

[88] 许溪, 何鹿玲, 王木兰, 等. 平卧菊三七各提取物抗痛风作用的实验研究[J]. 江西中医药大学学报, 2018, 30（2）: 82-85, 90.

[89] 刘喜华, 赵应学, 周元明, 等. 水蛭素抗痛风作用及其机制研究[J]. 中草药, 2018, 49（6）: 1365-1370.

[90] 李振彬, 马旭, 杨静, 等. 白芍总苷治疗大鼠急性痛风性关节炎的作用及对血清IL-1β、IL-6、TNF-α的影响[J]. 新医学, 2017, 48（6）: 380-384.

[91] 王璐, 那莎, 陈光亮. 萆薢总皂苷对大鼠急性痛风性关节炎NALP3炎性体信号通路的影响[J]. 中国药理学通报, 2017, 33（3）: 354-360.

[92] 李利生, 史源泉, 龚其海. 淫羊藿苷抗尿酸钠诱导的大鼠急性痛风性关节炎作用[J]. 中国实验方剂学杂志, 2017, 23（11）: 134-138.

[93] 朱春胜, 张冰, 林志健, 等. 中医药治疗高尿酸血症的研究进展[J]. 中华中医药杂志, 2015, 30（12）: 4374-4376.

[94] 马文涛, 刘义梅, 李娟. 中药治疗痛风的研究概述[J]. 中国药师, 2016, 19（1）: 162-164.

[95] 潘立文, 王晓明, 黄勇. 傣医诊治急性痛风性关节炎经验总结[J]. 中医药导报, 2017, 23（5）: 37-40.

[96] 王爱民, 王勇, 何磊, 等. 肿痛消外敷治疗急性痛风性关节炎50例疗效观察[J]. 浙江中医杂志, 2016, 51（2）: 125-126.

[97] 李广胜. 针灸治疗急性痛风性关节炎的临床疗效观察[J]. 中国处方药, 2016, 14（1）: 106-107.

[98] 毛科丽. 刺络放血配合麦粒灸治疗急性痛风性关节炎疗效观察[J]. 新中医, 2017, 49（1）: 144-146.

[99] 黄达坤, 林峰, 李海馨, 等. 火针刺络放血疗法治疗痛风性关节炎的系统评价[J]. 世界中西医结合杂志, 2019, 14（4）: 481-485.

[100] 戚益铭, 郑杨, 褚蕴, 等. 中医药辅助治疗痛风的研究进[J]. 黑龙江中医药, 2014, 7（2）: 64-66.

[101] 刘鹏, 齐兆双, 张燕. 运脾化浊推拿法治疗中老年痛风的临床疗效[J]. 中国老年学杂志, 2014, 7（34）: 3832.

[102] 陈日兰, 王秋凤, 赖俊玉, 等. 壮医药线点灸治疗湿热蕴结型痛风性关节炎的临床观察[J]. 辽宁中医杂志, 2016, 43（2）: 381-383.

[103] 古洁若, 招淑珠. 高尿酸血症及痛风达标治疗的必由之路——健康管理[J]. 新医学, 2017, 48（6）: 365-368.

[104] 郭立新. 从《高尿酸血症和痛风治疗中国专家共识》谈高尿酸血症的治疗[J]. 药品评价，2014，11（1）：21-23，31.

[105] 国家中医药管理局. 中医病证诊断疗效标准[M]. 南京：南京大学出版社，1994：137.

[106] 李昕雪. 中药治疗痛风的系统综述和方法学研究[D]. 北京：北京中医药大学，2013.

[107] 孙广瀚，刘健，龙琰，等. 中医药治疗痛风性关节炎的研究进展[J]. 风湿病与关节炎，2019，8（8）：64-67，80.

（娄　静、郭乃刚　执笔，朱　璞　审订）

第五章　其他内分泌疾病中医药研究进展

第一节　多囊卵巢综合征中医药临床研究进展

　　提　要：多囊卵巢综合征（PCOS）是育龄期妇女常见的一种复杂的内分泌及代谢异常所致的综合性疾病，是当今临床最常见的导致月经失调和不孕的疾病之一[1]。主要表现为月经周期异常、高雄激素血症、胰岛素抵抗、代谢异常等。肥胖型多囊卵巢综合征比较常见，易导致多器官受累，增加妇科肿瘤、心血管疾病、高血压等疾病的发生风险，严重影响患者的身心健康。目前，临床一般采用促排卵、降低血雄激素、改善胰岛素抵抗等方法治疗本病，但临床疗效并不十分理想[2]。随着 PCOS 及其并发症的危害日益严重，有必要寻求有效且副作用低的疗法进行干预。近年来临床文献报道显示，中医药在治疗 PCOS 方面具有显著优势。本文从病名、病因病机、辨证论治、专方专药、单味中药、中医外治、生活调节、影响疗效因素、存在的问题、述评及展望等方面，对近年来运用中医药治疗 PCOS 的临床报道及相关文献进行了分析、归纳、述评与展望，冀望能为 PCOS 的中医治疗提供参考，为进一步提高中医药治疗 PCOS 的临床疗效提供借鉴。

　　关键词：中医药，多囊卵巢综合征，临床研究，新进展

　　多囊卵巢综合征（polycystic ovary syndrome，PCOS）最早于 1935 年被提出，以持续稀发排卵或无排卵、高雄激素血症或高雄激素的临床表现、卵巢呈多囊样表现为主要特征，为妇科内分泌的常见疾病，育龄期女性患病率为 5%～10%[3]，在我国育龄期女性的发病率为 5%～15%[4]，并有逐年升高的趋势。PCOS 是一个复杂的多因素疾病，与遗传基因、生活方式等都有所关联，至今病因尚未明确。目前，本病的临床诊断及治疗方案繁多各异，尚未形成统一标准。中医学理论将肥胖型 PCOS 归纳于"不孕症""闭经""癥瘕"等范畴，以肾虚为本，痰湿为标。胖人多痰，先天肾气不足或后天脾肾损伤可导致痰浊内生、壅滞冲任、胞宫，而痰湿壅滞胞宫又可损伤肾阳，如此形成一个恶性循环。本病治疗以补肾化痰为基本大法[5]。本文旨在对中医药治疗 PCOS 的研究进展加以综述以供临床参考。

一、中医对 PCOS 的深入认识

（一）中医病名的沿革及归属

古代医籍中对本病无单独记载，也无此病名，但根据其临床表现特点，可归属于"月经不调""闭经""不孕""癥瘕"等范畴。

1. 以月经不调为主要临床表现

PCOS 主要导致的是迟少性月经不调[6]，《万氏妇人科·调经章》认为："胖人经水来少者，责其痰碍经隧也"。《罗氏会约医镜·论经水多少》曰："有痰碍经隧者，必其体肥，而脾土或者亏败，不能燥痰也"。《女科济阴要语万金方·治经水》从痰阻立论月经后期病机："肥胖妇人，经事或二、三月一行者，痰甚而脂闭塞经脉也"。

2. 以闭经为主要临床表现

PCOS 患者临床多见肥胖。《女科切要·调经门》曰："肥白妇人，经闭而不通者，必是湿痰与脂膜壅塞治故也。"《圣济总录》曰："女子无子，由于冲任不足，肾气虚弱故也。"

3. 以不孕为主要临床表现

PCOS 患者湿邪内盛，脂膜壅塞，伤及冲任，易致不孕。《傅青主女科·种子》曰："不知湿盛者多肥胖，肥胖者多气虚，气虚者多痰涎，外似健壮而内实虚损也……且肥胖之妇，内肉必满，遮隔子宫，不能受精，此必然之势也。"《丹溪心法·卷五》曰："若是肥盛妇人，禀受甚厚，恣于酒食之人，经水不调，不能成胎，谓之躯脂满溢，闭塞子宫。"《医学金鉴·妇科心法要诀》曰："女子不孕之故由伤其冲任也……或因体盛痰多、脂膜壅塞而不孕。"

4. 以癥瘕为主要临床表现

妇人下腹有结块，或胀，或满，或痛者，为癥瘕。《济阴纲目·卷之二》曰："血症食症之内，未尝无痰，则痰、食、血又未有不先因气病而后形病也。"PCOS 之人素体脾虚，或饮食不节，或劳倦过度，损伤脾胃，健运失职，湿浊内停，聚湿为痰，痰湿阻滞冲任胞脉，痰血搏结，渐积成癥。

5. 近年来中医学者对本病的认识

近几十年来，多数中医学家结合西医对 PCOS 的认识，从脏腑辨证的角度认为，本病主要病机有以下几方面：一是肾虚，由于肾气不足，天癸不充，冲任二脉空虚，气化失常，不能蒸腾津液，在下焦聚成痰，阻塞胞脉，肾虚为本，痰湿是其外在，临床表现为月经稀少、闭经、不孕、腰膝酸软、双侧卵巢增大等[7]；二是根据女子"以肝为先天""以血为用"，冲任起于胞宫、隶属于肝肾，故 PCOS 与肝经密切相关。由于肝血不足，肝经郁热，影响冲任血海充盈的调节，则出现面部痤疮、毛发浓密、皮肤粗糙等阳实体征，类似 PCOS 伴 PRL 升高者[8]；肝木克土，脾胃运化失司，痰湿脂膜积聚，则体胖丰满；亦有医家认为，阴虚内热，脾胃阴虚与 PCOS 有关[9]，此型似乎与高胰岛素血症、胰岛素拮抗所致高睾酮有关；亦有学者提出痰湿互结，相生为病的病机[10]，脾肾阳虚不能温化水饮、运化水湿，导致水液停留，聚而成痰。痰湿是本病的最基本致病因素，痰湿阻滞气机，气血运行不畅，日久成瘀，进而痰湿血瘀导致迟少性月经不调、闭经、不孕和癥瘕。

（二）阐发因机，切中原委

1. 从脏腑论治

（1）肾虚：《黄帝内经》云："女子七岁，肾气盛，齿更发长……七七，任脉虚，太冲脉衰少，天癸竭，地道不通，故形坏而无子也。"肾藏精，主生长生殖，若肾精不足，元阴亏虚，气血生化乏源，不能下注胞宫，使月事延期而至甚或闭经；肾阳亏虚，温煦气化功能失司，或肾气亏虚，蒸化失常，水湿停聚则痰湿内生，可致胞络阻滞，致月经后期、闭经甚则不孕等。《类经附翼》亦云："……脾胃赖之，济仓廪之富；……故肾为先天之本，为五脏六腑之大主。"若肾阳亏虚，火不暖土，聚液亦为痰，痰湿阻塞胞脉，滞而不行可致月经不调、不孕等。

（2）脾虚：《丹溪心法》云："肥盛妇人，禀受甚厚，恣于饮食，经水不调，不能成孕，以躯脂满溢，湿痰闭塞子宫故也。"脾为后天之本，主运化，若脾气亏虚，运化失司，水精不能四布，内聚为痰为饮。《景岳全书》云："阴阳总宗筋之会……可见冲脉之血，又为阳明水谷之所化，而阳明胃气又为冲脉之本也。故月经之本所重在冲脉，所重在胃气……"若脾胃不足，气血生化乏源，可致冲脉血海失充，出现月经后期、月经过少等。

（3）肝郁：肝藏血，主疏泄，女子以肝为先天。肝血不足，冲任血海不得按时溢满，或精血同源，肝血失藏，肾精充养不足，可致月经后期、闭经等；肝调节一身之气的运行，若气血运行不利，内停为瘀，可见闭经、月经后期等；肝主疏泄，使男子正常排精，女子正常排卵行经，故肝脏疏泄失常可致不孕。肝属木，脾属土，若肝失疏泄，克伐脾土，脾失健运，水湿内停，聚而成痰，而痰湿瘀滞冲任、胞宫、脂膜、肌肤，可导致月经后期、闭经、不孕及肥胖等。

综上可知，PCOS 的脏腑辨证主责肾、脾、肝，痰湿是其病理产物。蔡小荪教授[11]认为，PCOS 属中医的痰湿闭经，肾阳虚是痰湿闭经的根本因素。柴松岩认为，PCOS 以痰湿结聚型多见，以脾肾不足为本，湿浊结聚或血瘀实为脾肾不足的病理产物。两人均强调脾肾为本，痰湿为标，由此可见补肾健脾化痰在 PCOS 治疗中的重要性。

2. 从痰湿论治

中医对痰湿体质的认识始于《黄帝内经》。古代医家并未明确提出"痰湿体质"，多称为肥人、富贵之人、膏脂之人等，或称"肥白人多痰湿"。《女科切要·调经门》曰："肥白妇人，经闭而不通者，必是痰湿与脂膜壅塞之故"，提出痰湿为导致月经不调的重要因素。痰湿体质是指由于津液运化失司，脾不散精，精微物质运行输布障碍与转化失调，痰湿凝聚、互蕴，迁延日久而逐渐形成的以黏滞重浊为主的偏颇体质状态。《丹溪心法》云："若是肥盛妇人，禀受甚厚，恣于酒食，经水不调，不能成胎，谓之躯脂满溢，闭塞子宫，宜行湿燥痰。"指出先天体质及后天饮食等共同作用，从而导致了痰湿体质。清·吴立本《女科切要》有"肥人妇人，经闭而不通者，必是痰湿与脂膜壅塞之故也。"清代《石室秘录》载："肥人多痰，乃气虚也，虚则气不运行，故痰生之"。《张聿青医案》指出："形体丰者多湿多痰"。痰湿壅阻，滞而不通。《医宗金鉴·妇科心法要诀》曰："女子不孕之故，由其伤冲任也，……一或因体盛痰多，脂膜壅塞胞中而不孕。"由此可见，传统医学对痰湿致 PCOS 理论很早就有了一定的认识，并为后人对痰湿致病中医病机的研究提供了理论基础。故痰湿内盛成为历代中外医家公认的 PCOS 的主要病机之一。

（三）任督二脉损伤致病

李中梓《医宗必读》中提出"先天之本在肾"，强调：肾藏精生髓，上通于脑，下泌天癸，冲任之本，系胞之处，月经之本，主生长发育，主生殖，为水火之脏，是为生命之源、先天之本。《难经·二十难》中指出，督、任、冲三脉同源，皆源于"胞中"先天精气。"任脉起于中极之下，以上毛际，上关元，至咽喉，别络唇口"[12]，统司男女"天癸"，主宰人体阴阳之气化，任脉脉气耗损，致女子"地道不通，故形坏而无子"。而"督脉起于下极之俞，并于脊里，上至风府入属脑"[13]，因此可见，任督二脉是一个联系人体肾-天癸-冲任-胞宫轴的桥梁。有学者提出经络中枢理论，认为人体任脉系统是由内胚叶的肠管系组成，督脉系统是由神经系统及皮肤的外胚叶组成。丘脑下部-脑下垂体系统支配的自主神经系统乃人体五脏六腑之所属，认为是任、督二脉的上极，亦属于经络中枢系统范畴[14]。任督二脉失常可引起人体阴阳平衡失调，气机逆乱，痰瘀内生，导致肾-天癸-冲任-胞宫轴功能失常，是 PCOS 发病的主要原因[15]，同时任督二脉与 PCOS 两者相互影响，互为因果，最后形神俱病。因此，任督二脉的生理功能与 PCOS 病因病机有着密切的关联。

二、辨证施治细分化，临床疗效明确

（一）从脏腑辨证

1. 补肾

现代医家治疗肾虚型 PCOS，多以补肾活血、补肾化痰、补肾疏肝为法。如李一北、孟祥军、刘新敏等[16-18]认为补肾活血法能够明显地改善 PCOS 患者 FSH、T、LH 的分泌，降低雄激素分泌，并减少双侧卵巢卵泡个数。《景岳全书》中的右归丸补肾调经，方以附子、肉桂、鹿角胶为君药，温补肾阳，填精益髓；臣以熟地、枸杞子、山茱萸、山药滋阴益肾，养肝补脾；佐以菟丝子补阳益阴；杜仲补益肝肾；当归养血和血，助鹿角胶以补养精血。除此之外，有研究表明知柏地黄丸[18]、金匮肾气丸[19]、消导调经汤[20]治疗肾虚证 PCOS 患者，同样可调节患者性激素水平，调节月经周期。岑怡等[22]研究认为，补肾化痰法可有效改善 PCOS 患者氧化应激水平，使 SOD 水平明显上升，MDA 水平明显下降，改善胰岛素抵抗。若补肾药和化痰药相须为用，还可以降低 PCOS 患者的雄激素水平，同时能调节卵巢酶系统，使增厚的卵巢包膜变薄，增大的卵巢恢复正常[23]。现代药理研究证实，补肾化痰法还可提高子宫内膜对胎儿的容受性[24]。定经汤具有补肾填精，疏肝健脾功效，李玉嬋等[25]认为其联合达英-35 治疗 PCOS 患者的子宫内膜厚度、月经恢复率、月经恢复时间、自主排卵率和复发率结果明显低于对照组。

2. 健脾

肾为生痰之本，脾为生痰之源。肾主水，脾主运化，若肾虚气化失司，脾失健运，水液代谢失常，则聚湿成痰，阻滞冲任胞宫，则不能摄精成孕；痰湿内困，清阳不升，浊阴不降则头晕胸闷；痰湿溢于肌肤则肥胖；流滞于经隧，则四肢倦怠，疲乏无力。丁春丽等[26]认为，参芪调体汤可明显降低患者空腹血糖、空腹胰岛素和胰岛素抵抗指数，而西洋参所含总皂苷和多糖对影响胰岛素分泌和传导的游离脂肪酸有明显的抑制作用，能提高肝糖原含量，并促进脂肪细胞胰岛素信号转导，改善胰岛素抵抗[27]。寇丽辉等[28]认为，中药复方（黄芪、白术、茯苓、丹参、陈皮等）同样可改善脾虚型 PCOS 患者胰岛素抵抗，黄芪为君，健脾益气，而黄芪中的重要成分黄芪多糖能够降低血糖、增加机体对胰岛素的敏感性、抑制胰岛 B 细胞凋亡，对改善胰岛素抵抗和治疗糖尿病有良好的效果[29]。

3. 疏肝

女子以肝为先天，黄文芳等[30]运用疏肝法对肝郁型 PCOS 进行治疗，结果表明临床总有效率、排卵率、周期排卵率、妊娠率均有显著提高，且效果优于西药对照组，说明运用中医辨证治疗 PCOS 尤其要重视肝郁症。罗鹏等[31]以养阴舒肝胶囊（柴胡、郁金、白芍等）治疗 PCOS 伴不孕患者发现，养阴舒肝胶囊可增加卵巢血流搏动指数（PI），降低阻力指数（RI），比单纯西药治疗更具优势。李青丽[32]研究发现，百灵调肝汤加减可显著改善 PCOS 患者卵巢体积、子宫内膜厚度。江伟华等[33]研究发现，丹栀逍遥丸联合西药治疗可降低 LH，提高妊娠率，改善胰岛素抵抗，且作用优于单纯使用二甲双胍。陆申奕等[34]以中药周期疗法联合螺内酯治疗肝肾阴虚型 PCOS 发现，减少腰膝酸软及心烦盗汗等症状作用明显。俞氏清肝方（当归、白芍、郁金、玫瑰花、丹参、生山楂、川牛膝等）是俞超芹教授治疗 PCOS 肝经湿热证的验方，全方共奏养血柔肝、清利湿热、补肾化痰祛瘀之效。俞瑾等[35]研究发现，俞氏清肝方可有效促进患者排卵，有利于妊娠，明显改善患者月经不调、痤疮、经前乳胀、心烦易怒、口干口苦等症状，逆转紊乱的内分泌水平，其作用机理可能与降低雄激素水平、改善炎症微环境状态相关。

（二）从痰论治

古人认为痰湿与 PCOS 密切相关，而且现代中医研究也认为痰湿证为 PCOS 的主要证型[36-37]，且在对 PCOS 中医证候要素的分布特征研究中发现，痰湿证出现的频率最高[38]。众多中医妇科学者的研究成果也支持上述理论，如侯丽辉教授通过对大量文献古籍的整理并结合现代医学提出了"痰瘀胞宫"的理论，同时在长期临床中发现脾虚痰湿型 PCOS 占多数[39]。痰湿证：治法以燥湿除痰，理气行滞为主，方用苍附导痰丸（《叶天士女科》[40]：苍术、香附、枳壳各 2 两，陈皮、茯苓各 1 两 5 钱，胆星 1 两，甘草 1 两）。

陈军[41]运用补肾化痰汤治疗肾虚痰凝型 PCOS 有效率为 96.6%。方为：仙茅 12g，淫羊藿 10g，鹿角霜 15g，石英 20g，熟地黄 15g，白芍 15g，茯苓 20g，桑白皮 15g，象贝 15g，绿梅 6g，陈皮 10g，皂角刺 15g。主治月经稀发，量少，形体肥胖，带下量少，舌胖大，苔白腻，脉沉细。

（三）从任、督二脉论治

任、督二脉为肾所司，均起于胞中；任脉行于身前，为诸阴经之海，阴津精血皆灌注于任脉，而上通于脑；督脉行于身后，为诸阳经之会，主气亦主阳，循脊髓入脑。《素问·骨空论》中提出，任、督二脉同生殖、发育的关系紧密，《奇经八脉考》曰："其脉起于肾下胞中，至于少腹，乃下行于腰，横骨围之中央"[42]；文中提到的"胞中"位于人体少腹，其位置大约于两肾之下到少腹横骨中央，乃男女藏精气之所，相当于现代医学的生殖系统及其内分泌腺；王冰有云："胞中者，谓男女丹田之通称也，在女子为女子胞，在男子即精宫"[43]；冲、任、督在妇女生理、病理上相配相资，构成中医妇科理论的核心部分[44]。冲、任、督、带对女子月经、生殖、泌乳等生理功能的调节作用，现代医学认为与神经-内分泌系统相关[45]。任、督二脉循行路线直接或间接与 PCOS 的病位（肾、脾、肝）关联。由此可见，调任通督针法对于 PCOS 的治疗是从任、督二脉入手。选穴多选取任、督脉及肝、脾、肾三条阴经经脉上的穴位，取任脉的关元、中极，肝、脾、肾三经交会穴之三阴交穴，取督脉的中脘、关元、中极，此外还有经外奇穴卵巢、子宫穴以调补胞宫。这样配穴可达到治肝肾、调冲任的目的，维系机体阴阳平衡，调节月经的正常来潮[46]。

三、专病专方研究受重视，临床应用研究趋广泛

（一）辨病处方

运用王清任通窍活血汤治疗 PCOS 临证验案：从 PCOS 患者的临床症状来看，患者的病因病机不是单一的肾虚血瘀、脾虚痰湿、痰瘀互结，往往是多个原因共同作用使头部的血液循环下降，形成瘀血和痰饮，从而影响下丘脑、垂体功能，最终导致女性生殖内分泌紊乱。利用通窍活血汤对头部血液循环进行改善，进而改善下丘脑-垂体功能，拓展了古方通窍活血汤（去麝香）的新用法。方中赤芍、川芎、桃仁、红花、益母草、月季花通窍活血，改善头部的供血；白芷、僵蚕、全虫上通脑窍，加强主方的疗效；大黄与柴胡都是推陈出新之品，大黄以通为补，柴胡以治疗女性肝气郁结所致的月经不调见长，二者合用可以加强推陈出新之效以改善垂体功能。当然治疗时还需要根据患者自身的不同特点进行辨证，如对于高雄激素血症的患者，避免用补肾壮阳药，或配伍清热药；对于肥胖，胰岛素抵抗，血脂高者，配伍消脂化痰药，可选用焦山楂、皂角刺、贝母、夏枯草、法半夏；对于痛经者，可用五灵脂、蒲黄、丹参、三棱、莪术等药物活血化瘀促排卵；对于经少，闭经，舌紫黯，瘀阻重者可选用水蛭、蟅虫、穿山甲活血破血。运用通窍活血汤对头部血液循环的作用，改善下丘脑-垂体-卵巢轴功能的失调，能够促使卵巢功能恢复，女性内分泌功能恢复。

（二）辨证处方

1. 补肾活血法

补肾药可调节下丘脑-垂体-卵巢轴，实现调经助孕的作用；活血、化瘀类：红花、山楂、当归等，药理研究表明，活血化瘀类药物可扩张血管，改善微循环，提高血流量；燥湿化痰类：

煅瓦楞子、黄芩、陈皮、半夏、白术等，现代药理研究表明，此类药物可改善脂肪代谢、调节内分泌、调节水液代谢、提高人体免疫力。三类药物合用，共奏补肾、活血、祛痰之功效，标本兼治[47]。因此，补肾活血祛痰方治疗肥胖型 PCOS，可从根本上缓解临床症状，改善性激素与血脂水平，促进卵巢体积改善。本次研究显示，治疗组症状评分低于对照组；治疗组血清性激素水平、血脂水平优于对照组，差异有统计学意义（$P<0.05$）。同时，补肾活血祛痰方还能降低 BMI、HOMA-IR 水平，提高治疗效果，促使患者病情尽快康复。

2. 补肾化痰法

崔玉衡教授认为，肾虚为本，痰湿瘀为标，治疗主张标本同治。崔玉衡教授经验方消囊丸以活瘀化痰通络，调冲任为主，根据 PCOS 的不同表现分为四个证型。消囊汤在消囊丸的基础上针对不同证型分别施治。崔玉衡教授认为应针对病因进行调经，消囊丸及消囊汤是其治疗 PCOS 的基本方，方药组成以当归、芍药、川芎、白术、茯苓、泽泻为主，加桃仁、红花、莪术、水蛭、益母草、淫羊藿组成。原方出自张仲景《金匮要略·妇人妊娠病脉证并治》，主治"妇人怀妊、腹中疠痛"。崔玉衡教授认为疠痛是绵绵作痛之意，非若寒热之绞痛，亦不若气血之刺痛，乃因血虚而致不荣作痛，血虚乃因湿邪困厄脾土，运化无力，不能生血。故方中重用当归、芍药、川芎入血分养血活血，兼疏肝理气；白术、茯苓、泽泻入气分益气健脾利湿。六味共用，配伍严谨，补中有疏，标本同治，对于因肝郁脾虚、湿瘀互结而导致的月经不调、痛经、腹痛、不孕、带下等多种妇科疾病均有良好疗效。现代药理研究揭示其具有增强机体免疫力，改善血液流变学，增加子宫供血、供氧，通过下丘脑垂体系统，活化卵巢功能，对大鼠的卵巢颗粒细胞增殖具有明显促进作用[48-52]。崔玉衡教授用之治疗 PCOS，常重用赤芍、白术，合当归、川芎以活血化瘀、补血调经，茯苓、泽泻健脾助运化，除湿以化痰，加桃仁、红花合莪术、水蛭破血通经，益母草祛瘀、调经。益母草有利尿消肿、收缩子宫的作用，是历代医家用来治疗妇科病的要药。现代药理研究表明，益母草有兴奋动物子宫的作用。经过临床观察，并结合现代医学各项检查，得出消囊丸联合消囊汤治疗 PCOS 能够恢复卵巢功能，使其正常排卵，促使月经按时来潮，达到治愈目的。

3. 健脾化痰法

《医宗必读》有云："治痰不理脾胃，非其治也。"健脾化痰方是临床常用的基本处方，由茯苓、黄芪各 15g，浙贝母、柴胡、当归、苍术、陈皮、法半夏、石菖蒲、枳壳各 10g，黄连、川芎各 5g，甘草 3g 组成。方中法半夏、茯苓为君，茯苓，淡平微甘，是中央脾土之味，健脾利水渗湿，《长沙药解》记载茯苓"利水燥土，泻饮消痰"，健脾而运化旺盛，脾旺则水湿无所生；法半夏，辛温性平，除湿化痰涎，调和脾胃。唐·甄权《药性论》曰："半夏，消痰涎，开胃健脾……气虚而有痰气，加而用之。"李时珍《本草纲目》提及"半夏能主痰饮"，法半夏味辛，辛能散，化痰散结。两药合用，补中寓散，健脾而不生湿，化痰而不伤正，标本兼顾，共为君药。陈皮燥湿行气化痰，浙贝母化痰散结，苍术燥湿行气，黄芪补气健脾，升提中焦清气，既补后天中气不足，又能补肺助津液布散，以杜生痰之源，共为臣药。痰随气而升降，取柴胡之辛散行气，疏肝以防土虚木乘；枳壳行气宽中，气壅痰聚，气顺痰消；石菖蒲化湿通络，痰湿蕴结，日久入血，与血互结，耗血伤血，佐当归补血活血；川芎行气活血，配伍少许黄连清解痰湿郁热；甘草调和诸药。诸药合用，共奏健脾益气、化痰消滞之功，补散同用，标本兼治，既可杜生痰之源又可祛已聚之邪，兼能防痰湿气血之滞。因此，临床应用可有效减轻体重、缓解胰岛素抵抗、改善排卵障碍、提高妊娠率，并对预防糖脂代谢紊乱及远期并发症有很高的临床应用价值。

4. 补肾疏肝法

肾藏精，主生殖，月经以肾为主导。乙癸同源，肾与肝精血同源，为月经的物质基础。肾主封藏，肝主疏泄，藏泄得时而维持月经定期而至。若先天禀赋不足或后天失养，肝肾阴精不足，经血来源匮乏，加之肝气郁结，气血运行不畅，血海不能按时满溢，则见月经愆期，治当补肾疏肝调经为法。方用罗元恺教授经验方罗氏调经种子汤（菟丝子、熟地黄、当归、白芍、女贞子、山药、柴胡、茯苓、枸杞子、炙甘草、蒸陈皮），肝郁明显者，佐以香附、郁金等加强疏肝之力。临床观察显示，邓月娥教授用罗氏调经种子汤治疗肾虚肝郁型月经不调取得满意疗效。

5. 滋补肝肾法

肝肾亏损证见月经后期或月经稀发，甚至闭经，经量少或中，带下量多，腰膝酸软，头晕目涩，倦怠乏力等。治以补肝益肾，调养冲任。邓月娥教授常用明代张景岳的归肾丸加减，药用熟地黄 15g，菟丝子 15g，枸杞子 15g，山药 15g，山茱萸 10g，制何首乌 10g，杜仲 10g，当归 10g，白芍 10g，赤芍 10g。

6. 疏肝泻火法

肝郁化火证见月经稀发，闭经或月经紊乱，多毛，伴烦躁，咽干疼痛，乳房胀痛，痤疮等化火之症。治以疏肝解郁，清热养阴。常用逍遥散加减，药用柴胡 15g，白芍 10g，当归 10g，生地黄 15g，茯苓 15g，白术 10g，牡丹皮 10g，栀子 8g。若肝郁犯脾，郁滞化火，常用龙胆泻肝汤加减，药用龙胆草 10g，栀子 10g，黄芩 10g，泽泻 15g，通草 3g，柴胡 8g，当归 10g，生地黄 20g，茯苓 15g，白芍 10g。本型患者常伴高雄激素血症，邓月娥教授常以龙胆草、木通、泽泻、牛膝等药降低雄激素水平，疗效显著。

7. 燥湿化痰法

痰湿阻滞证见月经延后，闭经，形体肥胖，神疲，肢重，纳少，喉间有痰等症状。治以健脾化痰燥湿，疏通胞脉。常用元代朱震亨的苍附导痰丸加减，药用苍术 10g，香附 10g，白术 10g，茯苓 15g，法半夏 10g，陈皮 15g，枳实 20g，竹茹 10g，当归 10g，天南星 15g。若兼有纳差加麦芽 15～30g；寐差加合欢皮 15g。

8. 行气化瘀法

气滞血瘀证见月经停闭，精神抑郁，乳房胀痛，少腹胀痛拒按，烦躁易怒。治以疏肝理气，活血祛瘀。常用清代王清任的血府逐瘀汤加减，药用桃仁 10g，红花 8g，牛膝 15g，生地黄 15g，川芎 10g，当归 10g，赤芍 15g，白芍 10g，柴胡 10g，香附 10g，茯苓 15g，或配合逍遥散加减。若兼有疲倦乏力，食欲不振，气血不足，配合八珍汤加减，药用熟地黄 20g，白术 10g，茯苓 15g，当归 15g，川芎 10g，赤芍 15g，党参 15g。

四、中成药开发与应用研究备受重视

复方玄驹胶囊主要由黑蚂蚁、淫羊藿、枸杞子及蛇床子组成，方中黑蚂蚁填髓益阳，为君药；淫羊藿补肾阳、祛风湿，可加强黑蚂蚁温补肾阳之功效，为臣药；枸杞子及蛇床子共为佐药，枸杞子偏补肾阴，可助阳之生化，又可制约补阳药温燥太过，蛇床子温补肾阳。全方配伍得当，阳中有阴，阴中有阳，共奏温肾壮阳的功效。现代药理学研究证实，复方玄驹胶囊能够改善子宫内膜厚度及子宫内膜容受性，有利于提高受孕率[53]。

五、单方验方开发与应用研究日益受重视

（1）刘惠民[54]运用补肾燥湿化痰法以 PCOS 患者 40 例为研究对象，治疗后 T、LH、FSH 等均出现明显改善。潘文等[55]运用五苓散加减治疗 45 例 PCOS 患者，结果显示：显效 12 例，有效 21 例，无效 12 例，总有效率为 73.3%，治疗后患者 BMI、IR 指数、T 及 LH 水平较治疗前降低（$P<0.05$ 或 $P<0.01$）。

（2）五积散治疗 PCOS：据考察古籍文献发现，五积散最早见于唐·蔺道人《仙授理伤续断秘方》，后收录于宋·太医局编辑的《太平惠民和剂局方》[56]。此二书中所载药物剂量比例不同，后世多沿用后者。因五积散主治寒、湿、气、血、痰五种积聚，且剂型多为散剂，故命名为五积散。五积散具有发表温里，顺气化痰，活血消积的功效，主治外感风寒，内伤生冷。外感风寒，内伤生冷，心腹痞闷，头目昏痛，肩背拘急，肢体怠惰，寒热往来，饮食不进；或脾胃宿冷，腹胁胀痛，胸膈停痰，呕逆恶心；妇人血气不调，心腹撮痛，经候不调，或经闭不通均为该方适应证范畴。

（3）俞氏清肝方是笔者根据中医学理论及多年的临床经验总结、筛选的治疗肝经湿热型 PCOS 的有效验方，临床反应良好、治疗效果满意。俞氏清肝方可通过调节患者紊乱的内分泌水平，改善患者的临床症状及子宫、卵巢内环境，进而促进排卵（其周期排卵率为 57.95%）及妊娠（妊娠率为 12.16%）；其临床总有效率为 75.68%，显著高于达英-35 的临床总有效率（50.98%），且无药物不良反应、安全性较好，值得临床推广应用。

六、单药开发与临床实验研究日益受重视，为临床治疗
和开发提供参考

菟丝子总黄酮可以下调 PCOS 模型大鼠 T、E2 和 FSH 的含量，升高血清 FSH 的含量；降低下丘脑内 GnRH 的水平，上调垂体 GnRHR 的水平，下调卵巢 AR 的水平，从而发挥调节 PCOS 模型大鼠激素分泌和下丘脑-垂体-性腺轴功能紊乱的现象。颗粒细胞异常凋亡是 PCOS

发病的原因之一，菟丝子总黄酮可以通过抑制卵巢颗粒细胞的异常凋亡，改善 PCOS 模型大鼠的卵巢功能。综上，菟丝子总黄酮可以通过改善 PCOS 大鼠激素分泌（T、E2、LH 和 FSH）；调节下丘脑-垂体-性腺轴的紊乱状态（GnRH、GnRHR 和 AR）；抑制卵巢颗粒细胞的异常凋亡（Bcl-2 和 Bax）；改善 PCOS 大鼠卵巢的病理性改变等发挥对脱氢表雄酮（DHEA）联合人绒毛膜促性腺激素（HCG）致 PCOS 大鼠的保护作用。

七、中医外治疗效确切，受到普遍关注

1. 药物外治法

外敷法：药用川断 50g，五加皮 50g，当归 50g，透骨草 50g，丹参 50g，赤芍 20g，川芎 20g，乳香 20g，没药 20g，血竭 20g，丹皮 20g，红花 20g，三棱 20g，莪术 20g，共切成小颗粒。药粒装入布袋扎口，蒸 40min，待温度适宜敷少腹，1 次/天，每次 30～60min，20 日为 1 个疗程[57]。

2. 非药物外治法

（1）针刺疗法：PCOS 患者可通过药物诱导卵泡发育排卵，提示其卵巢机能障碍是功能性病变。针刺具有多层次、多靶点的综合治疗作用[58]，能增强人体自身调节功能，并不代替激素作用，因而不会干扰人体内分泌激素的平衡，是针刺治疗 PCOS 的优势。针刺治疗 PCOS 的疗效和安全性，为临床应用提供了参考。有研究结果表明，针刺治疗 PCOS 的临床疗效与西药相当，在降低 PCOS 患者 LH、LH/FSH、T、BMI 水平等方面疗效明显优于单用西药，且可避免使用西药造成的不良反应，安全性较高。

（2）电针疗法：王莉教授运用高频疏密波电针针刺肥胖型 PCOS 患者腹部，从而达到减轻体重和调节月经的目的。主穴：任脉取中脘至关元各穴；双侧肾经取石关至气海各穴；双侧胃经取关门至水道各穴；双侧脾经取大横、腹结；双侧子宫穴。配穴：丰隆、带脉。操作：腹部交叉选穴 10 组，用最大频率疏密波电针刺激，强度以患者感到疼痛为度。每次治疗 30min，从月经第 8 天开始治疗，一天一次，连续治疗 10 天为 1 个疗程，共 3 个疗程。

（3）雷火灸法：赵氏雷火灸法治疗 PCOS 合并胰岛素抵抗患者的疗效高于单纯西医治疗，安全性高，疗效明显，提高了临床疗效。血皮质醇、神经营养因子（BDNF）可以用来预测 PCOS 合并胰岛素抵抗的严重程度及预后，并且可以根据检测结果对治疗效果进行评价。在临床诊疗过程中，及时对患者进行生存质量等方面的评价将会更好地指导临床治疗，对患者的病程及预后有更清晰的评价与认识。将对患者进行生活质量等方面的评价运用到临床诊治中去，将更有益于患者的症状改善和远期预后，也为临床医生提供了新的治疗策略和研究方法。

（4）耳针疗法：王永炎等[59]采用耳针疗法，临症取子宫、内分泌、卵巢、肝、肾等穴，每次选 3～5 个穴点，留针 30min，双耳交替使用，1 次/天，10 次为 1 个疗程。

（5）耳穴结合中医周期疗法：使用耳穴结合中医周期疗法对患者进行治疗能够取得更好的治疗效果，患者的性激素水平能够得到较好的恢复，排卵率和妊娠率均能够得到明显提升，是一种较为理想的 PCOS 性不孕的治疗方式，具有较高的临床应用价值。

（6）穴位埋线治疗：周萍[60]运用穴位埋线治疗伴有胰岛素抵抗的 PCOS 患者 35 例，观察治疗前后患者的体重、BMI、空腹胰岛素及胰岛素敏感指数，结果显示，35 例患者中痊愈 5 例，有效 28 例，无效 2 例，总有效率为 94.3%，治疗后患者体重、BMI、空腹胰岛素水平明显下降，胰岛素敏感指数明显提高。胡桂兴等[61]采用针刺的方法治疗 39 例 PCOS 患者，针刺主穴为中脘、关元、气海、天枢、三阴交、水道，配穴选取足三里、丰隆、血海，隔日针灸治疗 1 次，连续治疗 3 个月经周期后观察疗效，结果显示基本痊愈 7 例，有效 23 例，无效 9 例，总有效率为 76.9%。何颖妡等[62]采用穴位埋线方法治疗 36 例脾虚痰湿型 PCOS 患者，治疗后患者 FSH、LH、LH/FSH、T 及 BMI 均较治疗前有所下降，差异有显著性（$P<0.05$）。朱巧玲等[63]对 14 例脾虚痰湿型 PCOS 患者行穴位埋线治疗，3 个月后对比患者治疗前后的 BMI、FSH、LH、T、空腹胰岛素水平及 IR，差异均有统计学意义（$P<0.05$ 或 $P<0.01$），结果表明穴位埋线可控制 PCOS 患者的体重，并且可以调节患者的性激素及内分泌水平。

八、生活调适应重视

生活方式对人体健康有着重要影响。《素问·上古天真论》指出："法于阴阳，和于术数，食饮有节，起居有常，不妄作劳"，"虚邪贼风，避之有时，恬淡虚无，真气从之，精神内守，病安从来"。文献[64]指出：饮食作息不规律、少食蔬菜水果、缺乏体育锻炼等均为 PCOS 的危险因素。对比其他治疗方法，调节生活方式是更可取、更经济的治疗方法[65]。周芬等[66]研究此病的养生治疗，通过指导患者饮食、运动锻炼、行为调整等一系列措施治疗肥胖型 PCOS 患者 59 例，结果：治疗后患者 BMI、空腹胰岛素、LH、T 值均较治疗前下降（$P<0.05$），恢复自发排卵率 33.89%，恢复月经率为 61.02%，妊娠率为 20.34%。姚军等[67]通过调整饮食、增加运动、戒烟戒酒及心理干预治疗青春期 PCOS 合并 IR 患者 72 例，结果：治疗 6 个月后，患者 BMI、LH、T、FPG、空腹胰岛素及 HOMA-IR 均较治疗前下降（$P<0.05$）。

九、疗效分析确切、存在问题明确，前景展望可观

中医药治疗 PCOS 多从整体观念出发，通过辨证论治、分型论治等多种方法，取得了明显的效果。中医药治疗 PCOS 的远期治疗效果优于西药。目前临床治疗 PCOS 高雄激素血症主要使用短效口服避孕药，首选复方炔雌醇环丙孕酮（达英-35），以改善多毛、痤疮等临床症状，但服药期间会出现胃肠不适、皮疹、体质量增加等不良反应，且停药后症状易反复。氯米芬是 PCOS 促排卵一线药物，排卵率达 55%～99%，但常导致内源性激素平衡紊乱，干扰子宫内膜发育，降低妊娠率，还可能引起不破卵泡黄素化综合征、卵巢过度刺激诱发多胎妊娠等问题，并产生药物抵抗。氯米芬治疗失败后，主要采用促性腺激素或腹腔镜卵巢手术治疗，但促性腺激素治疗价格昂贵，且需加强卵巢监测，手术侵入性治疗容易引起粘连。二甲双胍用于 PCOS 可改善胰岛素抵抗，同时伴有恢复排卵和月经的作用，但会导致严重的胃肠道反应。因此，积极探寻安全有效、作用持久、不良反应少的治疗方法对于 PCOS 患者而言具有重要意义。

中医方法治疗 PCOS，大大丰富了目前对于本病的治疗，扩展了治疗思路，提高了治疗效

果，并减少了患者的痛苦。近年来，中医研究 PCOS，无论是在病因病机还是在辨证论治上都取得了可喜的进展，疗效显著且副作用小，有较好的临床推广运用与科研价值。但中医药诊疗技能属物理诊断学范畴，更多地需要医师依赖个人专业素养的水平进行理性或非理性的判断，且中医学本身在临床治疗中又讲究个体差异和辨证论治，共同导致了在 PCOS 的治疗过程中有很大的个人主观性而缺乏统一的量化指标，今后应加强基础研究和实验研究，拟定统一的诊断标准和疗效判定标准，以寻求更大的突破，进一步发挥中医治疗优势。

参 考 文 献

[1] 刘伟伟. 多囊卵巢综合征的中医诊疗进展[J]. 光明中医，2018，33（4）：592-594.

[2] 汪学美. 来曲唑联合高纯度尿促性素治疗克罗米芬耐药的多囊卵巢综合征不孕的临床疗效[J]. 临床合理用药杂志，2017，10（9）：29-30.

[3] 高劲，邰海服，薛妹，等. 肺炎支原体肺炎患儿 T 淋巴细胞亚群变化的临床意义[J]. 皖南医学院学报，2014，33（6）：499-500.

[4] Ark TY，Yi MJ，Choi WH，et al. Relationship between atopyand bronchial hyperresponsiveness to indirect stimuli in asthmatic children[J]. Allergy，Asthma & Respiratory Dis-ease，2017，5（2）：83.

[5] 李金燕，唐嫄，姚玲. 肥胖型多囊卵巢综合征致不孕患者采用中药内服、艾灸与西药联合治疗的临床效果[J]. 世界中医药，2017，12（2）：331-333，337.

[6] 夏添，黄可佳. 中医治疗多囊卵巢综合征的研究概况[J]. 辽宁中医药大学学报，2009，11（4）：82-84.

[7] 陈利生，陈守信，倪亚莲，等. 自拟"导痰助孕丸"治疗多囊卵巢综合征 58 例分析[J]. 铁道医学，1997，25（6）：374-375.

[8] 吴保乡. 中医治疗多囊卵巢综合征概况[J]. 北京中医杂志，1989，（5）：49-52.

[9] 李祥云. 中医药治疗多囊卵巢综合征 19 例[J]. 辽宁中医杂志，1989，（1）：14-15.

[10] 吴效科，侯丽辉. 痰湿病因与多囊卵巢综合征的中医辨证浅析[J]. 陕西中医，2008，29（3）：315.

[11] 付金荣，许华云. 蔡小苏教授治疗多囊卵巢综合征月经失调临床经验[C]. 第十三次全国中医妇科学术大会论文集，2013：126-128.

[12] 焦顺发，焦青峰. 督脉是脊髓浅识[J]. 中国针灸，2006，26（10）：761.

[13] 郭宇丹，李坤寅，姜心禅，等. 李坤寅运用附桂八味丸治疗妇科病医案 3 则[J]. 新中医，2017，49（5）：187-188.

[14] 李东霞，胡培佳，程红亮. 通督调神针法对不同分期特发性面神经麻痹疗效观察[J]. 中医药临床杂志，2014，26（10）：1023-1024.

[15] 张星. 督灸治疗寒凝血瘀型原发性痛经的临床研究[D]. 济南：山东中医药大学，2014.

[16] 李一北. 自拟补肾活血汤治疗多囊卵巢综合征临床研究[J]. 四川中医，2014，32（9）：60-61.

[17] 孟祥军，白菊，李晶宇，等. 补肾活血法治疗肾虚血瘀型多囊卵巢综合征的效果观察[J]. 临床合理用药，2018，11（2）：41-42.

[18] 刘新敏，徐信，郑冬雪. 加减知柏地黄汤治疗肾阴虚火旺证多囊卵巢综合征高雄激素血症的临床观察[J]. 中国中西医结合杂志，2018，38（1）：29-32.

[19] 钟旭，曹睿，蒋洪梅，等. 金匮肾气丸对多囊卵巢综合征患者内分泌代谢的影响[J]. 世界中医药，2018，13（10）：2492-2495.

[20] 孟丹. 消导调经汤联合克罗米芬治疗肾虚痰湿血瘀型多囊卵巢综合征所致不孕症以及对患者对卵巢体积的影响[J]. 辽宁中医杂志，2018，45（2）：331-333.

[21] 王萍，林辉，黄群，等. 补肾活络方治疗多囊卵巢综合征肾虚血瘀证的临床研究[J]. 北京中医药大学学报，2013，36（9）：637-639.

[22] 岑怡，周建华，徐竺婷，等. 补肾化痰清解法对胰岛素抵抗型多囊卵巢综合征氧化应激影响的临床观察[J]. 上海中医药杂志，2018，52（2）：62-66.

[23] 祁冰，郝松莉，侯丽辉. 多囊卵巢综合征胰岛素抵抗与中医药干预[J]. 中医杂志，2011，52（8）：656-658.

[24] 谢红英. 补肾化瘀活血法联合针灸对多囊卵巢综合征子宫内膜容受性的影响研究[J]. 亚太传统医药，2017，13（23）：121-122.

[25] 李玉嫦，曾蕾，李永红. 定经汤加减联合达英-35 治疗多囊卵巢综合征[J]. 中医学报，2018，11（33）：2235-2238.

[26] 丁春丽，徐芳，李妍. 参芪调体汤联合西医治疗多囊卵巢综合征脾虚痰湿证的效果[J]. 中国医药导报，2018，15（32）：75-79.

[27] 张西珍，苏光悦，夏晓艳，等. 天然达玛烷型皂苷降血糖作用的研究进展[J]. 中草药，2016，47（15）：2758-2763.

[28] 寇丽辉，王颖，孙淼，等. 中药复方治疗脾虚痰湿型多囊卵巢综合征疗效观察[J]. 世界中西医结合杂志，2018，13（1）：8-11.

[29] Fu J，Wang Z，Huang L，et al. Review of the botanical Characteristics phytochemistry，and Pharmacology of Astragalus membranaceus（Huangqi）[J]. Phytotherapy Research，2014，28（9）：1275-1283.

[30]　黄文芳，刘素嫒，杨叔禹．疏肝法对肝郁型多囊卵巢综合征疗效系统性分析[J]．中医药临床杂志，2018，30（3）：455-460.

[31]　罗鹏，唐芙蓉，何明仙，等．养阴舒肝胶囊对多囊卵巢综合征伴不孕患者卵巢血流动力学和妊娠结局的影响[J]．中药药理与临床，2018，34（2）：109-111.

[32]　李青丽．百灵调肝汤加减治疗肝郁气滞型多囊卵巢综合征不孕症的临床观察[J]．特色疗法中国民间疗法，2018，26（9）：20-21.

[33]　江伟华，石明晴．丹栀逍遥丸辅治肝郁型多囊卵巢综合征 Meta 分析[J]．浙江中西医结合杂志，2018，28（3）：243-245.

[34]　陆申奕，张萍青．中西药联合治疗肝肾阴虚型多囊卵巢综合征临床观察[J]．浙江中医杂志，2015，50（8）：595-596.

[35]　俞瑾，刘璐茜，翟东霞．多囊卵巢综合征肝经湿热证患者炎症微环境状态及补肾清肝法的改善作用[J]．北京中医药大学学报，2018，41（8）：689-695.

[36]　常久，李晓君．多囊卵巢综合征中医证型分布特点的现代文献研究[J]．中医性科学，2014，23（3）：60-63.

[37]　高金金．痰湿型与非痰湿型多囊卵巢综合征患者糖代谢的比较研究[D]．哈尔滨：黑龙江中医药大学，2013.

[38]　史梅莹．多囊卵巢综合征证候要素的分布特点及其与相关理化指标关系的探讨[D]．北京：北京中医药大学，2015.

[39]　孟小钰，王桂媛，王颖，等．不同中医证型多囊卵巢综合征患者临床特点分析：基于临床科研信息一体化平台[J]．实用妇科内分泌杂志，2015，2（2）：36-39.

[40]　叶桂．叶天士女科[M]．上海：上海锦章图书局印行．

[41]　陈军．补肾化痰法治疗多囊卵巢综合征[J]．浙江中医学院学报，2004，28（2）：36.

[42]　崔文娜，连方．再论胞宫为奇恒之"腑"[J]．中国医药导刊，2018，20（3）：42-44.

[43]　邢克欣，尚德阳．论任督冲三脉与肾关系[J]．辽宁中医药大学学报，2014，16（10）：85-87.

[44]　张晓梅，姜良铎，肖培新．疏利三焦在疑难杂症治疗中的应用[J]．中医杂志，2018，59（24）：86-89.

[45]　马宁．任脉、督脉的胚胎发生学探讨[J]．山东中医药大学学报，2017，1（5）：412-416.

[46]　王鹭霞，柯毅凤，林雅菁，等．未破裂卵泡黄素化综合征发病机理研究进展[J]．光明中医，2013，28（3）：643-645.

[47]　卢君，李健，何玉婷．热敏灸结合补肾活血化痰中药治疗肥胖型 PCOS 不孕的临床研究[J]．中国医学创新，2019，16（23）：52-56.

[48]　王苹，张婷婷，杨娜．当归芍药散加味对乳腺增生大鼠血液流变学及乳腺组织形态学的影响[J]．福建中医药，2014，45（2）：52-54.

[49]　华永庆，丁爱华，段金廒，等．当归芍药散对缩宫素诱导大鼠在体子宫收缩及血管舒缩因子的影响[J]．中草药，2013，44（4）：459-462.

[50]　王志国．当归芍药散对慢性盆腔炎模型大鼠的 TNF-α、IL-2 影响[J]．中医药学报，2005，33（5）：35-36.

[51]　华永庆，段金廒．当归芍药散调控神经-内分泌-免疫网络研究进展[J]．药学与临床研究，2009，17（5）：390-394.

[52]　叶靖宇，黄玉芳，华永庆．当归芍药散及其不同提取部位对离体培养大鼠卵巢颗粒细胞增殖的影响[J]．福建中医药，2009，40（1）：46-48.

[53]　赵海君，卢静，景丽，等．复方玄驹胶囊对子宫内膜薄型不孕症疗效观察[J]．现代中药研究与实践，2015，29（3）：73-74.

[54]　刘惠民．补肾燥湿化痰治疗多囊卵巢综合征[J]．临床医药文献杂志，2016，3：111-113.

[55]　潘文，张翌蕾，许彩凤．补肾化瘀方合五苓散加减治疗中心性肥胖型 PCOS 临床观察[J]．新中医，2016，48（2）：146-148.

[56]　李士勇，张芳华，黄惠芬，等．五积散沿革及现代研究概况[J]．湖南中医杂志，2014，30（1）：145-146.

[57]　戚英，余梅．中医辨证施治妇科疑难病[M]．北京：科学技术文献出版社，2006.

[58]　阿米娜·阿不都热依木，杨镜以．66 例排卵功能障碍性不孕针刺治疗临床观察[J]．中国实用医药，2011，6（9）：124-125.

[59]　王永炎，王耀廷．今日中医妇科[M]．北京：人民卫生出版社，2000.

[60]　周萍．穴位埋线治疗伴胰岛素抵抗的肥胖型多囊卵巢综合征的 35 例[J]．甘肃中医学院学报，2013，30（4）：57-59.

[61]　胡桂兴，谢军，赖毛华．针灸治疗多囊卵巢综合征的临床观察及护理体会[J]．光明中医，2011，26（7）：1477-1478.

[62]　何颖妭，曾北蓝，王继宁．穴位埋线治疗肥胖型多囊卵巢综合征的临床观察[J]．上海针灸杂志，2006，25（12）：9-10.

[63]　朱巧玲，林丽仪，聂润球，等．穴位埋线治疗肥胖型多囊卵巢综合征临床疗效观察[J]．广州中医药大学学报，2012，29（3）：268-270.

[64]　田玄玄，阮祥燕，王娟，等．437 例多囊卵巢综合征相关因素调查分析[J]．首都医科大学学报，2014，35（4）：414-418.

[65]　王颖，侯丽辉，郝松莉，等．基于循证医学证据多囊卵巢综合征生活方式管理[J]．医学研究杂志，2014，43（3）：6-9.

[66]　周芬，乔岩岩．健康教育对肥胖型多囊卵巢综合征患者的影响[J]．济宁医学院学报，2016，39（3）：177-179.

[67]　姚军，黄梦婷，胡妍，等．生活方式管理干预治疗青春期多囊卵巢综合征合并胰岛素抵抗的效果[J]．广东医学，2015，36（21）：3356-3359.

（王蕊蕊　执笔，王利平、白　清　审订）

第二节　绝经前后诸证中医药临床研究进展

提　要：绝经前后诸证不仅影响女性的身心健康，而且给其生活、工作带来困扰，查阅近 10 年来绝经前后诸证的相关文献，从中医病因病机、辨证论治、专方专药、特色疗法、中医外治、影响疗效因素分析、存在的问题等方面对绝经前后诸证临床研究进展进行归纳整理，为临床提供参考。

关键词：绝经前后诸证，中医，辨证论治，研究进展

妇女在绝经前后，围绕月经紊乱或绝经出现烘热汗出、头晕耳鸣、烦躁易怒、心悸失眠、五心烦热、口干纳差、浮肿便溏、腰酸腿软、倦怠乏力、足跟疼痛、步行不正、骨脆易折、皮肤或会阴干燥发痒等症状，称为“绝经前后诸证”，古籍称“百合病”“脏躁”等。西医学病名为“绝经综合征”，并认为是卵巢功能衰退，随后表现为下丘脑-垂体功能退化。绝经前后诸证不仅影响女性的身体健康、生活、工作，情志改变也尤为明显。《素问·上古天真论》有云：“女子……七七任脉虚，太冲脉衰少，天癸竭，地道不通，故形坏而无子也。”妇女于七七之年，天癸将竭，冲任二脉虚衰，月经逐渐减少并绝经，生育能力下降直至消失，本应为女性自然的生理衰退现象，大多数女性能顺利渡过。但若素体较弱，或加环境影响，致使阴阳失衡，进而累及心、肝、脾，则较难度过此阶段，出现绝经前后诸多证候。笔者通过查阅近年来中医辨证论治绝经前后诸证的相关文献，作综述为临床提供参考与借鉴。

一、肾阴阳失调累及心、肝、脾三脏功能是绝经前后诸证的根本病机

中医学认为绝经前后诸证主要病机以肾阴虚为主，七七之年，肾精渐亏，冲任二脉虚衰，然气血生化不足，进一步耗伤肾中精气。精血同源，肝血不足，则肝体失养，失于条达，加之现代女性生活、工作压力较大，多有情志不畅，故肝郁血虚病机也较为常见。王璐等总结刘宏奇治疗绝经前后诸证的临床经验，是以肾虚及阴阳失衡为基本病机，认为绝经前后诸证是因肾虚为本，阴阳互损，肾中阴阳失衡，导致牵连其他脏器，主要涉及心、肝、脾三脏，又可渐致气滞血瘀、水湿痰饮停聚等证[1]。刘彤彤等总结姜德友治疗绝经前后诸证的经验，认为女子以肝为先天，当女子年及 49 岁左右，肾阴亏虚，又因乙癸同源，则肝血虚，以致疏泄无力，从而形成肝郁气结之证，进一步演变出各种病理现象[2]。周家程总结王东旭治疗绝经前后诸证的临床经验，发现以阴虚湿阻型最为难治，是以女子年过七七，肾阴亏虚，加之素体湿盛或环境影响，导致补阴虚反而助水湿，利水湿则更伤肾阴[3]。王璀总结李沛霖治疗绝经前后诸证的临床经验，认为女子七七之年天癸将竭，气血生化失源，肾精亏虚，精血无以相互滋生转化，故常见肝郁血虚，肾水不能上济于心，心火独亢，则出现心肾不交之象[4]。郗川月总结李浩治疗绝经前后诸证的临床经验，认为女子围绝经期是正常生理现象，此时女子精血渐少，为不影响身体机能，故周身之气收敛，存精气于脏腑之内，然受外界饮食、情志、体质因素等影响，导致气机敛降失常，则致诸多证候[5]。

二、辨证重点围绕肾阴阳虚、肝郁、营卫不和

1. 肾阴虚型

陈翠美将肾阴虚型绝经前后诸证患者 18 例随机分为实验组和对照组，实验组 9 例口服煎剂左归丸加减，对照组 9 例口服莉芙敏，4 周为 1 个疗程。结果：实验组总有效率为 100%，对照组总有效率为 88.9%，并且左归丸加减能提高雌二醇水平，有明显改善性激素的作用[6]。许琼将 84 名肾阴虚型绝经前后诸证患者随机分为实验组和对照组，实验组口服六味地黄丸合逍遥丸，对照组口服戊酸雌二醇片，两组进行 1 个月的治疗后，实验组总有效率为 90.5%，对照组总有效率为 71.4%，且实验组 FSH、LH、E2 改善程度明显优于对照组[7]。

2. 肾阳虚型

杨琦给予 30 名肾阳虚型绝经前后诸证患者，以自身前后对照的方法，口服补肾温阳方（仙灵脾、巴戟天、肉苁蓉、黄芪）煎剂，连服 3 个月，总有效率为 93.34%，并能改善中医证候，降低血 FSH 水平、体重指数。但血 LH 水平下降不明显，E2 水平升高[8]。

3. 肾阴阳两虚型

陈颖异等采用滋肾阴、补肾阳方法治疗 50 例围绝经期综合征患者（E2 水平低落，FSH、LH 水平升高），其中 FSH>10IU/L 者 30 例，FSH>40IU/L 者 15 例。随机分为治疗组 30 例、对照组 20 例，统计学计算差异无显著性意义（$P>0.05$）。治疗组予助阳滋阴汤即二仙汤加味煎剂，其药物组成：紫河车、鹿角胶、仙茅、淫羊藿、巴戟天、知母、雪蛤等。10 天为 1 个疗程。对照组予口服倍美力 0.625mg，1 次/日，共服 22 天，尚未绝经妇女于月经周期第 5 天开始口服黄体酮胶囊 20mg，2 次/日，连服 10 天为 1 个疗程。治疗组服用 1 个月，对照组服用 3 个月后分别观察两组的疗效。治疗组和对照组总有效率分别为 96.7%、75.0%，说明助阳滋阴汤疗效明显优于西药组[9]。

4. 肝郁肾虚型

秦炜以自拟方（疏肝益肾方）治疗 90 例绝经前后诸证患者，随机分组，每组 45 例。观察组予口服疏肝益肾方煎剂，具体方药为熟地、山药、白芍、茯苓、白术、山萸肉、菟丝子、柴胡、香附、郁金、陈皮、枸杞。1 剂/日，用 12 周。对照组予雌激素替代疗法，口服补佳乐 1mg/次，1 次/日，连续服用 3 周，于第 10 日起加服黄体酮胶丸 100mg/次，1 次/日，连续服用 12 天，休息 1 周后进行第 2 周期治疗，共治疗 3 个周期。治疗后两组均能改善中医证候，且观察组较对照组疗效更加显著，观察组总有效率为 95.6%，而对照组总有效率为 77.8%，两种治疗方法均能降低血清 FSH、LH 水平，升高 E2 水平，且疏肝益肾方比雌激素作用明显，差异具有统计学意义[10]。

5. 肝肾阴虚型

王伟以六味地黄汤合栀子豉汤加减治疗肝肾阴虚型围绝经期综合征患者 72 例，并随机

分组，每组 36 例。对照组予口服尼尔雌醇片 2mg，2 次/月；谷维素 20mg，3 次/日，1 个月为 1 个疗程。治疗组用六味地黄汤合栀子豉汤加减治疗，1 个月为 1 个疗程。两组均服用 2 个疗程。结果：治疗组和对照组治疗围绝经期综合征的总有效率分别为 94.4%、77.8%，治疗组明显高于对照组，差异有统计学意义（P＜0.05）[11]。王浩等自拟"二至更年汤"治疗肝肾阴虚型围绝经期综合征。治疗组予以自拟"二至更年汤"治疗，对照组予以坤宝丸治疗，3 个疗程后，治疗组总有效率为 100%，对照组总有效率为 90.3%，两组比较差异有统计学意义（P＜0.01），且 Kupperman 评分、激素水平均有显著改善[12]。张茶英等以六味地黄汤加味治疗 80 例肝肾阴虚型绝经前后诸证患者，痊愈 30 例、显效 30 例、有效 12 例、无效 8 例，总有效率为 90%[13]。

6. 阴虚火旺型

田彬选取 55 名中医辨证为阴虚火旺型围绝经期综合征患者，试验组 27 例口服补肾填精方，对照组 28 例口服坤泰胶囊，8 周为 1 个疗程。结果：试验组有效率为 92.86%，对照组有效率为 70.37%，试验组 Kupperman 评分优于对照组，两组均能提高雌激素水平，试验组提高更明显，两组 FSH、LH 水平均下降，试验组尤为显著[14]。徐梅等选取 30 名阴虚火旺型绝经前后诸证患者，服用清心滋肾汤，采用自身前后对照方法，4 周为 1 个疗程，共 2 个疗程，临床总有效率达 86.67%，且不影响 E2 水平[15]。

7. 营卫不和型

郑永新等从调和营卫的治法出发，临床给予 186 名绝经前后诸证患者服用桂枝汤煎剂，疗程为 1 个月，显效 153 例、好转 30 例、无效 3 例，总有效率为 98.39%[16]。

三、专方专药疗效凸显

1. 六味地黄丸

七七之年，肾阴不足，天癸渐竭；或因妇女经、孕、产、乳，数伤于血，易处于阴常不足，阳常有余的状态，且经断前后，肾气虚衰，天癸将竭，故临床上肾阴虚者居多，文献报道尉淑卿运用六味地黄丸加减治疗绝经前后诸证疗效确切[17]。

2. 逍遥丸、归脾丸

"妇人多郁"，肝郁血虚，血虚宜养。逍遥丸功能疏肝健脾，养血调经；归脾丸有益气健脾，养血安神的功效，两药兼具健脾功效，健脾统血养血，而后通经调经，所以对于绝经期患者由于稀发排卵或无排卵表现的月经紊乱、情志抑郁或心烦急躁、心神失养所致的失眠有明显效果。金莉运用逍遥丸、归脾丸治疗绝经综合征近期表现取得良好疗效[18]。

3. 柴胡加龙骨牡蛎汤

经断之际，气血失和，肾精不能化血，肝血不足，阳失潜藏，肝阳偏旺，阴阳失调，导致绝经前后诸证。故在治疗上以调和阴阳为主，即"阴平阳秘，精神乃治"。邓冬梅用柴胡加龙骨牡蛎汤加减治疗绝经前后诸证取得良好疗效[19]。

柴胡加龙骨牡蛎汤原方出自张仲景《伤寒论》107条："伤寒八九日，下之，胸满，烦惊，小便不利，谵语，一身尽重，不可转侧者，柴胡加龙骨牡蛎汤主之。"原方用于治疗外感伤寒误下，邪热内陷，虚实互见的复杂症情。实为小柴胡汤加龙骨、牡蛎、桂枝、铅丹、茯苓、大黄而成。小柴胡汤是调和阴阳的千古名方。在原方基础上去除有毒之铅丹、峻猛之大黄，加用入心、肝经的合欢花安神活血而成。柴胡苦平，入肝胆经，升散透解邪热，疏达经气；黄芩清泄邪热；半夏和胃降逆，党参、甘草、生姜、大枣扶助正气；龙骨、牡蛎咸平重镇，收敛安神，使外浮阳气回归阴分；桂枝辛温通阳；龙牡、桂枝合用，龙牡可抑亢阳下交于阴，桂枝可启阴气上交于阳，从而起到平衡阴阳之效；茯苓健运中焦，养心安神。现代药理研究证实，柴胡、牡蛎、黄芩、茯苓、大枣、桂枝有镇静作用，党参可增强免疫功能[20]；龙骨、牡蛎有安神、抑制动悸、止汗的作用[21]，有明显的抗抑郁作用[22]，更有研究认为柴胡加龙骨牡蛎汤有提升雌激素含量的作用[23]。

4. 二仙汤

二仙汤为张伯讷教授所创，治疗肾阴阳两虚型绝经前后诸证，在临床广泛运用；近年来，有大量以二仙汤作为基础方治疗女性绝经前后诸证的临床研究，二仙汤对绝经前后诸证的治疗效果得到了验证[24]。

5. 甘麦大枣汤合丹栀逍遥散

临床观察有很多绝经综合征之不寐的患者属于心虚失养、肝郁化火证，而纯粹的肾阴虚或肾阳虚相对较少，这可能与现今社会生活节奏快、生活工作压力大等有关。对于此类患者，即以甘麦大枣汤合丹栀逍遥散加减治疗心阴不足、神失所养、肝火上炎型围绝经期睡眠障碍患者[25]。方中甘麦大枣汤配百合滋阴宁心安神，牡丹皮、炒栀子清泻肝火，合丹参共奏凉血散瘀之功，柴胡疏理肝气，白术、茯苓、炙甘草健脾和中，以生龙骨、生牡蛎重镇之性平抑上亢之肝阳，夜交藤、酸枣仁宁心安神。全方药味简约不繁，清轻灵动，标本兼顾，共奏养心安神、清散郁火、疏肝化瘀之功。

6. 桂枝加龙骨牡蛎汤合桂枝甘草龙骨牡蛎汤

桂枝加龙骨牡蛎汤，《金匮要略》用治"少腹弦急，阴头寒，目眩，发落，脉极虚芤迟"之男子失精、女子梦交。而桂枝甘草龙骨牡蛎汤，《伤寒论》原为"火逆下之，因烧针烦躁者"而设，徐灵胎谓其方"镇其阴气，散其火邪，上下同治"[26]，用两方加减治疗劳伤心气、火浮不敛而致心肾不交、阴浮于上、精孤于下之绝经期不寐，只要病机相符，投之每效。

7. 桃核承气汤

《伤寒论》以桃核承气汤治疗下焦蓄血证，症见"少腹急结，小便自利，谵语烦渴，至夜发热，甚则其人如狂"。根据其"瘀热互结，上扰心神"的病机特点[27]，用于瘀热内阻之绝经期不寐患者，确有效验。

8. 小陷胸汤

小陷胸汤为《伤寒论》用治伤寒表证误下，邪热内陷、痰热结于心下的"小结胸病，正在心下，按之则痛，脉浮滑者"[28]。绝经期综合征患者中，有不少是形体肥满之人，本已脾虚痰盛，又加平时嗜食肥甘，日久痰蕴化热，热扰心神则不寐。再加他医皆以本病为肾阴虚损，治之每用滋阴润燥之品，长期应用均可聚湿生痰生热，湿热交蒸则心神为之不安[29]。于临床中每遇证属痰热内扰之绝经期不寐患者，则以小陷胸汤合温胆汤加减治之，待痰湿除、热势减，再继以健脾宁心之剂固本善后，如此则无留痰积热闭邪之虞，否则，一概滋肾养阴、重镇潜敛，虽可收一时之效，久则痰热交结，湿热互阻，必成痼疾。

9. 黄连阿胶汤

《伤寒论》以黄连阿胶汤治疗"少阴病，得之二三日，心中烦，不得卧"。围绝经期综合征患者，由于体内激素水平的变化等诸多因素影响，常容易导致老年性阴道炎、泌尿生殖道感染等，这些症状若再加上不寐，常令患者痛苦不堪，反复泌尿道感染屡用清热利湿之剂，又常常益损已亏之阴液，阴亏于下则虚热上扰心神，久之离火浮越，坎离失济，心肾不交，神不安其室，则不寐更甚。治当育阴清热、滋阴降火、交通心肾，方选黄连阿胶汤。

四、针灸、埋线有优势

1. 体针疗法

宋晶将60例围绝经期综合征患者随机平均分为针刺组及西药组进行临床疗效比较。针刺组予针刺双侧公孙、内关、足临泣、外关、列缺、申脉等，1次/日，10日为1个疗程；西药组给予替勃龙片，2.5mg/d，30日为1个疗程。两组均治疗3个月后观察其Kupperman指数，针刺组治疗前为43.70±5.45，针刺后为19.43±9.27；西药组治疗前为41.64±6.19，治疗后为26.98±8.76，针刺治疗更能改善围绝经期综合征患者的临床症状，两组治疗均能降低血清中FSH及LH值，且无明显差异。但针刺治疗更能提高血清中雌激素水平，明显优于西药组。两组有效率针刺组为96.7%，西药组为83.3%[30]。

2. 针药结合疗法

詹兴秀等总结吴氏以右归饮联合针灸治疗绝经前后诸证的经验。将60名患者随机平均分为治疗组（右归饮加减联合针灸）和对照组（口服克龄蒙片），各30例。连续治疗3个疗程，治疗组总有效率为76.66%，对照组总有效率为74.19%，两组疗效差异无统计学意义（$P > 0.05$）。表明右归饮联合针灸治疗围绝经期综合征的临床疗效与西药组无明显差异，故临床可用针药结合疗法代替克龄蒙，以避免西药的诸多不良反应[31]。

3. 中药联合埋线疗法

范瑜红等将60名围绝经期综合征患者随机平均分为两组，二仙汤合并埋线组予二仙汤煎剂，并埋线取穴：足三里、三阴交、合谷、内关、复溜等。另一组予替勃龙片 5mg，口服，1 次/日。两组均连续治疗 3 个月，二仙汤合并埋线组和替勃龙组总有效率分别为 93.33%、76.67%。二仙汤合并埋线组有 1 例出现药物不良反应，替勃龙组有 8 例出现不良反应，如阴道流血、乳房胀痛、胃肠道反应、子宫内膜增厚等。两组比较差异有统计学意义[32]。

4. 电针疗法

夏晓红等利用电针三阴交与西药口服进行对比治疗。电针组予电针刺激 30min，3 次/周，1 个月为 1 个疗程，连续治疗 3 个疗程；西药组予尼尔雌醇，2mg/次，每个月 2 次，连续 3 个月，已绝经者第 3 个月开始加用甲羟孕酮，6mg/d，连用 10 天。两组经过 3 个月的治疗后，Kupperman 指数评分相近，并无统计学意义，然而 3 个月后第 1 次随访（共 146 例患者）结果表明：电针治疗组的 KI 评分为 6.26±3.08，明显低于对照组的 8.24±3.79。6 个月后 110 名患者的第 2 次随访结果表明，电针治疗组的 KI 评分为 5.66±3.29，而对照组为 8.98±3.35，差异具有统计学意义（$P<0.01$）。故电针治疗围绝经期综合征远期疗效优于西药[33]。

五、刮痧、推拿、耳穴贴压显神效

1. 刮痧疗法

姜荣荣等用刮痧疗法治疗 20 例围绝经期综合征患者，采用自身对照方法，部位选取督脉和足太阳膀胱经左右第 1、2 侧线共 5 条纵线。每个部位刮 8～20 次，平均 5～10 次再点压五脏背俞穴，每个穴位点刮 0.5～1min，1 次/周，1 个月为 1 个疗程，共治疗 3 个疗程，总有效率为 90.0%；Kupperman 症状评分治疗前与治疗后分别为 25.0±5.3 和 10.4±7.5[34]。

2. 推拿疗法

王晓东对 30 例肾阴虚型围绝经期综合征患者采用推拿疗法治疗，选肝俞、肾俞、百会、内关、三阴交、中脘等穴位采用拇指按压法或推法、拿法，1 次/日，10 日为 1 个疗程，连续治疗 3 个疗程，治愈 3 例（10.0%）、显效 8 例（26.7%）、有效 15 例（50.0%）、无效 4 例（13.3%），总有效率为 86.7%[35]。

3. 耳穴贴压疗法

耳穴贴压疗法常采用磁珠、王不留行籽或菜籽等，在耳郭上的相应穴位贴压，用胶布加以固定，通过刺激耳郭上的穴位或反应点，通过经络传导，间接调整脏腑功能，达到防治疾病的目的[36]。该疗法能持续作用于耳部穴位，调节机体神经-内分泌系统从而影响机体内环境，起到镇静、止痛、调节内分泌等作用。耳穴贴压疗法具有作用持久、无副作用、操作简便、经济实惠、患者依从性高等优点，深受医患双方喜爱。临床可选取耳穴内生殖器与内分泌共同改善内分泌功能、交感与皮质下共同调节神经兴奋性；取肾与神门穴可达补肾宁心安神之功。张彦运用中药二仙汤加味联合耳穴贴压治疗绝经前后诸证临床有效率明显高于激素替代疗法，且副作用少；治疗经济、安全、易行，整体远期疗效优于激素替代疗法，值得临床应用[37]。

孙超超采用耳穴磁珠贴压对比激素周期疗法治疗绝经综合征，共 120 例患者，年龄 40～56 岁，平均病程 8 个月。随机选取 60 例患者予磁珠贴压于耳部穴位敏感点，其余 60 名患者予口服戊酸雌二醇加黄体酮胶囊。治疗 3 个疗程。治疗组总有效率为 86.7%，对照组总有效率为 66.7%。且耳穴磁珠贴压治疗后 E2 升高水平和 FSH 降低水平较口服戊酸雌二醇加黄体酮胶囊显著[38]。

六、辨证准确是关键，心理依从提疗效

绝经前后诸证表现有诸多证候，所以病机相对复杂，准确辨证是取得良好疗效的关键。绝经前后诸证患者的依从性、心理状态也是影响疗效的重要因素。

七、存在问题要重视，及早治疗疗效好

绝经前后诸证中有的患者把此病当作绝经期正常的表现不予重视、延误治疗，以致病入膏肓，出现严重的心理问题、精神分裂或抑郁症，需要在积极的中医辨证论治基础上配合心理治疗。

八、述评绝经期特点，寻求治病求本之法；展望治疗结局，探索更好方法防病治病

绝经期是中年向老年的过渡阶段，该时期是预防绝经后远期疾病的关键时期，正如张景岳提出的"中年修理，再振根基"之说。若先天之精气充盛，而后天失于调养，则耗伤精气，人体渐衰；若后天调养得当，则修复人体的正气，从而延缓人体衰老。中医治疗本病注重治病求本，根据病因病机，将辨证与辨病相结合，用中医综合治疗的方法，并联合中医保健指导，有效缓解了患者绝经期症状，提高了生活质量，并使患者认识到了绝经期保健的重要性，通过指导改善其生活方式，为其步入老年时期的健康奠定了良好的基础。因此，探索更好的方法防病治病是我们不断努力的方向。

参 考 文 献

[1] 王璐，赵勇，刘宏奇，等. 刘宏奇教授从"阴中求阳、阳中求阴"论治绝经前后诸证[J]. 世界中西医结合杂志，2018，13（1）：29-31.

[2] 刘彤彤，姜德友. 姜德友经方治疗绝经前后诸证[J]. 长春中医药大学学报，2016，32（1）：55-57.

[3] 周家程. 王东旭治疗阴虚湿阻型绝经前后诸证经验介绍[J]. 新中医，2017，49（11）：192-193.

[4] 王瑾，李沛霖. 李沛霖从肝心论治绝经前后诸证经验浅析[J]. 亚太传统医药，2017，13（16）：103-104.

[5] 郗川月，李浩. 李浩"调气三法"辨治绝经前后诸证经验[J]. 中国中医基础医学杂志，2016，22（2）：261-262.

[6] 陈翠美. 左归丸加减治疗肾阴虚证绝经前后诸证的临床研究[D]. 广州：广州中医药大学，2010.

[7] 许琼. 六味地黄丸合加味逍遥丸治疗肾阴虚型围绝经期综合征临床观察[J]. 数理医药学杂志，2015，28（4）：571.

[8] 杨琦. 补肾温阳方治疗肾阳虚型围绝经期综合征的临床观察[D]. 郑州：河南中医学院，2015.

[9] 陈颖异，鲁光钱，叶剑，等. 助阳滋阴汤治疗围绝经期综合征肾阴阳两虚证 30 例[J]. 中国中医药科技，2010，17（1）：83-84.

[10] 秦炜. 自拟疏肝益肾方治疗围绝经期综合征的临床研究[J]. 中国妇幼保健，2016，31（23）：5090-5092.

[11] 王伟. 六味地黄汤合栀子豉汤加减治疗绝经综合征肝肾阴虚型 36 例临床观察[J]. 基层医学论坛, 2016, 20（14）: 1963-1964.

[12] 王浩, 程玲, 朱旭华, 等. 自拟 "二至更年汤" 治疗肝肾阴虚型围绝经期综合征临床研究[J]. 天津中医药, 2018, 35（3）: 170-174.

[13] 张茶英, 郑文通, 倪美英. 六味地黄汤加味治疗绝经前后诸证之体会[J]. 中国民族民间医药, 2017, 26（13）: 115-117.

[14] 田彬. 补肾填精方治疗阴虚火旺型围绝经期综合征的临床观察[D]. 北京: 北京中医药大学, 2017.

[15] 徐梅, 卢苏. 清心滋肾汤治疗围绝经期综合征 30 例[J]. 吉林中医药, 2011, 31（12）: 1199-1200.

[16] 郑永新, 陈绍宏. 桂枝汤治疗围绝经综合征 186 例临床观察[J]. 成都中医药大学学报, 2014, 37（4）: 69-71.

[17] 李爱君, 赵薇, 王竹风. 尉祯卿六味地黄丸加减治疗绝经前后诸证经验[J]. 北京中医药, 2019, 38（2）: 125-127.

[18] 金莉. 逍遥丸、归脾丸治疗绝经综合征近期表现 49 例临床体会[J]. 中国社区医师, 2018, 34（30）: 104-109.

[19] 邓冬梅. 柴胡加龙骨牡蛎汤加减治疗绝经前后诸证疗效观察[J]. 广西中医药, 2019, 42（5）: 18-19.

[20] 高学敏. 中药学[M]. 2 版. 北京: 中国中医药出版社, 2007: 54-434.

[21] 张晗, 张磊, 刘洋. 龙骨、牡蛎化学成分、药理作用比较研究[J]. 中国中药杂志, 2011, 36（13）: 1839-1840.

[22] 沈映君. 中药药理学[M]. 北京: 人民卫生出版社, 2011: 832.

[23] 张志民, 周庚生. 柴胡加龙骨牡蛎汤的运用[J]. 浙江中医学院学报, 1980,（1）: 6-8.

[24] 张滢丹, 高建, 李小娇. 二仙汤治疗绝经前后诸证随机对照试验质量评价[J]. 时珍国医国药, 2019, 30（4）: 1006-1008.

[25] 江松平, 刘姣. 经方辨治围绝经期睡眠障碍临证心得[J]. 山东中医杂志, 2016, 35（5）: 450-451.

[26] 刘洋. 徐灵胎医学全书[M]. 北京: 中国中医药出版社, 2004: 173.

[27] 许济群. 方剂学[M]. 上海: 上海科学技术出版社, 1990: 147.

[28] 王国辰. 用耳朵学中医系列丛书·伤寒论[M]. 北京: 中国中医药出版社, 2012: 71.

[29] 李赛美, 朱章志. 经方研究与临床发微[M]. 北京: 人民卫生出版社, 2008: 296.

[30] 宋晶. 针刺八脉交会穴治疗围绝经期综合征临床观察[J]. 上海针灸杂志, 2016, 35（4）: 433-436.

[31] 詹兴秀, 詹兴旺, 张永会, 等. 吴氏右归饮联合针灸治疗肾阳虚绝经前后诸证[J]. 云南中医学院学报, 2017, 40（1）: 44-47.

[32] 范瑜红, 蔡卫根. 二仙汤加针灸埋穴法和替勃龙治疗绝经综合征的对比观察[J]. 全科医学临床与教育, 2017, 15（3）: 340-341.

[33] 夏晓红, 胡玲, 秦正玉, 等. 电针三阴交治疗围绝经期综合征多中心随机对照研究[J]. 针刺研究, 2008,（4）: 262-266.

[34] 姜荣荣, 徐桂华, 安红丽, 等. 刮痧治疗围绝经期综合征疗效观察[J]. 中国针灸, 2012, 32（12）: 1121-1123.

[35] 王晓东. 推拿疗法治疗围绝经期综合征（肾阴虚证）的临床疗效观察[J]. 中国实用医药, 2010, 5（29）: 109-110.

[36] 刘春芬, 魏绍斌, 刘素芬. 耳穴贴压在妇科临床中的应用[J]. 长春中医药大学学报, 2013, 29（2）: 183.

[37] 张彦. 二仙汤加味联合耳穴贴压治疗绝经前后诸证疗效观察[J]. 陕西中医, 2016, 37（4）: 401.

[38] 孙超超. 耳穴磁珠贴压治疗围绝经期综合征疗效观察[J]. 浙江中西医结合杂志, 2014, 24（11）: 1004-1005.

（侯爱贞　执笔，白　清、寇绍杰　审订）

第三节　男性更年期综合征中医药临床研究进展

提　要: 男性更年期综合征是老年前期诸症, 近年来临床文献报道显示, 中医药在防治男性更年期综合征方面具有显著优势。本文从病名、病因病机、辨证论治、专方专药等方面, 对近年来运用中医药治疗男性更年期综合征的临床报道及相关文献研究进行了分析、归纳、述评与展望, 冀望能为男性更年期综合征的中医治疗提供新的思路和治疗方案, 为进一步提高中医药治疗男性更年期综合征的临床疗效提供参考及借鉴。

关键词: 中医药, 男性更年期综合征, 临床, 新进展

男性更年期综合征指男性从中年向老年过渡的转折时期, 因肾气渐衰, 脏腑功能失调而出现一系列临床症状的综合征。本病多发生在 45～60 岁。随着对老年疾病治疗和研究的深入,

"男性更年期综合征"概念逐渐为医学界所认同。目前,男性更年期综合征、迟发性性腺功能低下和中老年男性雄激素部分缺乏综合征三者都在临床和研究中广泛使用,郭应禄等[1]认为使用"男性更年期综合征"作为专业名词来表述能更好地覆盖中老年男性在生命过程中的特定时期所发生的全部事件。男性更年期综合征一般发生于45～60岁的中老年男性,体内具有生物活性的部分雄激素水平下降是其重要原因[2]。本病多为数个症状同时或交替出现,且多与情绪、心理、精力、体力、性欲等有关。临床表现为潮热盗汗、烦躁易怒、郁闷不舒、焦虑忧郁、心悸多梦、腰膝酸软、性欲减退、白发脱发、胆怯、嫉妒、猜疑等神经衰弱等症状[3]。

一、中医对男性更年期综合征的认识不断深化

(一)中医病名沿革及归属

历代中医文献无本病的专题论述,该病名是近年来随着老年病学的研究提出来的。但在大量中医古籍中有类似本病的症状、病因病机的描述。如《素问·阴阳应象大论》说:"年四十而阴气自半,起居衰矣;年五十,体重,耳目不聪明矣;年六十,阴痿,气大衰,九窍不利,下虚上实,涕泣俱出矣。"《千金翼方·养老大例》的论述更为清晰:"人年五十以上,阳气日衰,损与日至,人力渐退,忘前失后,兴居急惰,计授皆不称心。视听不稳,多退少进,日月不等,万事零落,心无聊赖,健忘嗔怒,情性变异,食欲无味,寝处不安。"对本症的治疗也多按内科疾病进行,将其归入"虚劳""眩晕""心悸""郁证"等范畴。

(二)阐发因机,切中原委

中医理论认为肝肾同源,精血同源,肝藏血,肾藏精,血可化精,精可化血。肝主疏泄,调畅气机,若肝的疏泄功能失常可出现忧郁烦闷、多疑、胁痛、急躁易怒等;肾气亏虚或肾阴亏损,则可出现头晕目眩、腰膝酸软、失眠多梦等。刘梓平[4]认为男性更年期综合征主要是由于"天癸竭"导致肾精亏虚、肝失疏泄所引起的。崔云[5]认为男性更年期综合征的病机之本在肾,其发病又与心、脾、肝诸脏功能及全身气、血运行失调有关。张春和等[6]认为肝郁气滞贯穿于本病演变的全过程,而脾虚、血虚、郁热、肾虚又与肝郁气滞相互影响。胡海翔等[7]认为肾精日损,天癸渐衰,是男性更年期综合征的根本原因,脏腑气血失常,阴阳失衡是本病发生的基本病机。总之,肾精亏损、肝郁气滞是本病的基本病机。

二、辨证施治研究更切临床实际,指导性更强

历代中医文献中,对本病未见专题论述,一般认为有以下几型。阴虚内热:若素禀肾阴不足,至年老之时,肾阴更渐亏虚,阴虚则生内热;由于肝肾同源,肾阴不足,则肝阴无源,而见肝肾阴虚,甚则导致阴虚血燥,阴虚阳亢。脾肾阳虚:素体阳虚,又至老年,肾精渐衰,精不化阳,肾阳益衰,命门火亏,火不生土,则致脾肾阳虚。肝郁脾虚:初至老年,情绪不稳,若情志不遂,则肝气郁滞,肝郁克脾,脾失健运,则形成肝郁脾虚之证。心肾不交:由于老年肾水偏虚,不能上济于心,心阴失养,心火无制,而致心肾失交。肾阴阳俱虚:素禀肾气不足,

又至更年期，肾衰精少，脏腑功能失调，肾之元阴元阳化生无源，故形成以肾阴肾阳俱虚为主证的更年期综合征。关于本病的诊断，首先应注意年龄因素，一般在45～60岁。另外，本病以功能减退为主，多无器质性病变。

（一）从肾论治

辨证论治是中医学个体化治疗的反映，遵循同病异治，有是证用是方，随症加减，具有高度的灵活性。《王琦男科学》[8]中认为男性更年期综合征的病机表现主要为肾精亏损、阴阳失调、脏腑气血虚损。病理变化是以虚为主，本虚标实，故将本病分为三型论治：①肾阴虚证，治法为滋阴补肾，清热降火，方用知柏地黄丸加味；②肾阳虚证，治法为补肾壮阳，方用金匮肾气丸加味；③肾阴阳两虚证，治法为滋阴补肾，温补肾阳，方用二仙汤加减。孙清廉[9]认为肾阴虚可选用六味地黄丸、二至丸、左归丸；肾阳虚用右归丸。情志改变、心虚胆怯、悲伤欲哭加甘麦大枣汤；心脾两虚、失眠多梦，用人参归脾汤或柏子养心汤；肝郁气结，用逍遥散、柴胡疏肝散或柴胡加龙骨牡蛎汤等。崔云[5]在男性更年期综合征论治实践中重视体质学说的应用，他认为了解患者的体质，把握疾病发生的物质基础，对辨证和处方遣药有很大的帮助。在治疗中，对于阴虚质多用二至丸，阳虚质多加附子、干姜、肉桂，痰湿质多加苍术、陈皮、半夏，湿热质可用黄连、黄柏，气虚质多选生黄芪、党参，瘀血质则选牡丹皮、丹参等。

（二）从肝论治

罗中勇[10]将本病辨证分为四型：①肝肾阴虚型，治法为滋养肝肾，敛阴潜阳，方用二至丸合杞菊地黄丸加味；②脾肾阳虚型，治法为温补脾肾，益气运脾，方用还少丹加减；③心肾不交型，治法为滋养心肾，调济水火，方用天王补心丹加减；④肝郁胆热型，治法为疏肝清热利胆，方用黄连温胆汤加减。有研究指出"肝气衰"能够阻碍肝的疏泄及藏血功能，致热、瘀、湿、毒等病理产物产生，进一步损伤脏腑，导致五脏涩滞，诸证蜂起，所以从肝论治，从而提出辨治五法：①疏肝解郁，选用逍遥散加远志、石菖蒲、香附、龙胆草、生龙骨、生牡蛎；②调和肝脾，选用当归芍药散加山药、陈皮、青皮、郁金、淫羊藿、菟丝子；③补肾养肝，使用知柏地黄丸、左归饮加减；④暖肝益脾，应用吴茱萸汤加减；⑤调肝宁心，选用桂枝加龙骨牡蛎汤，酌加柏子仁、合欢皮、柴胡、黄柏、赤芍、栀子、山楂[11]。

（三）肾虚、肝郁为主，并可涉及心、脾两脏虚损

赵怀林[12]认为本病病本在肾，标在肝，肾虚肝郁累及心、脾，故提出辨治三法：①解郁化浊，疏肝补肾；②疏肝解郁，健脾化浊；③疏肝健脾，益肾养心。张春和等[13]通过对1252例男性更年期综合征患者的中医证候分布规律进行研究，归纳出男性更年期综合征的主要中医证型有九种：①肾阴虚证；②肾阳虚证；③脾阳虚证；④心阴虚证；⑤心阳虚证；⑥心肾不交证；⑦肝阴虚证；⑧肝气郁结证；⑨湿热瘀阻证。其中男性更年期综合征主要证型以肾阴虚（515例，占41.13%）、肝气郁结（447例，占35.70%）、心肾不交（876例，占69.97%）为主。骆继军等[14]通过对三峡库区男性更年期综合征中医证型特征的临床流行病学进行研究，得出三峡库区男性更年期综合征主要有六个证型：①脾肾阳虚证；②肝肾阴虚证；③阴阳两虚证；④湿热中阻证；⑤心肾不交证；⑥肝气郁滞证。同时指出湿热中阻证为三峡库区

男性更年期综合征地域性的特殊证型。胡海翔等[7]认为本病本在肾虚，可兼及他脏，对于肾阳虚者多选用补肾延更汤加减治疗，肾阴虚者常选用左归丸合六味地黄丸加减治疗，肝肾阴虚兼心神失养者常选补肾延更汤合柴胡疏肝散加减治疗。武俊兰等[15]认为肾气虚衰为本病发生的根本，故补益肾气、调和阴阳、调理气血、疏畅气机为治疗本病的基本法则。肾阳虚型方用右归丸加减以温补肾阳，肾阴虚型方用知柏地黄汤以滋阴降火清虚热，心肾不交型方用天王补心丹合交泰丸以滋肾养心、交通心肾，肝肾不足型方用七宝美髯丹以补益肝肾、填精养血，肾气不固型方用金锁固精丸合缩泉丸加减以补肾固涩，肝郁脾虚型方用逍遥散加减以疏肝解郁、健脾和营等。张海石[16]将男性更年期综合征分为四型论治，即肝肾阳虚型予以还少丹加减，肝肾阴虚型予以杞菊地黄丸加减，心肾不交型予以补心丹加减，肝郁痰火型予以黄连温胆汤加减，临床取得满意疗效。

三、验方应用治疗

1. 从肝肾论治

刘梓平[4]治疗男性更年期综合征时从肝肾入手，采用疏肝理气的逍遥散合滋阴补肾的六味地黄丸进行加减治疗。二方合用滋肾柔肝，养阴清热，能显著改善男性更年期综合征的症状及血浆睾酮指标。赵春利等[17]以疏肝固肾汤治疗血清睾酮正常的男性更年期综合征患者56例，实验组和对照组总有效率分别为91.11%和60.17%。左松青[18]用丹栀逍遥散合二至丸加减治疗男性更年期综合征患者58例，痊愈率为66%，总有效率为97%。表明在补肾基础上佐以疏肝解郁可显著改善男性更年期综合征的精神症状。

2. 从肾论治

何湘益等[19]用补肾地黄汤治疗男性更年期综合征患者32例，治疗后患者体能、血管症状、精神心理症状及性功能症状均有明显改善。卢运田[20]将127例40～64岁确诊为男性更年期综合征肾阴阳两虚证的患者随机分为十一酸睾酮组和二仙汤组（仙茅、淫羊藿、巴戟天、当归、知母、黄柏），分别于治疗前后行血清谷丙转氨酶、肌酐、游离睾酮、前列腺B超等检查，并进行症状评分，治疗12周后发现：二者治疗结果无明显差异；二仙汤的作用是补肾益气，调和阴阳平衡，特别适用于患有良性前列腺增生的中老年人。周兴[21]通过动物实验研究发现：天蚕壮阳散（雄天蚕20g，熟地黄16g，枸杞子14g）可以提高大鼠血清TT、FT水平，减缓睾丸组织病理退行性改变，说明天蚕壮阳散具有类雄激素样作用，与丙酸睾酮作用基本相当，因此对男性更年期综合征具有治疗作用。

四、中医针灸及外治疗法确切，受到普遍关注

1. 针刺疗法

临床研究表明，针灸治疗男性更年期综合征具有疗效肯定、无副作用等特点。临床具体辨证取穴，常用肝俞、肾俞、太溪、三阴交、内关、关元、中极、脾俞、百会、足三里等，常用

手法包括泻法、补法或平补平泻等，同时配合隔盐灸、艾灸等灸法，结合捏脊、推拿等中医特色疗法。耳针则常选用内分泌、皮质下、神门、交感、肾、心、肝、脑等。亦有用梅花针叩击足部反射区如肾上腺、肾、膀胱、脑、心、垂体、甲状腺等。从以上取穴可见，针灸治疗亦立足补肾疏肝原则，着重恢复脏腑阴阳平衡及人体内分泌的作用[22-23]。陈文等[24]根据"阴平阳秘，精神乃治"的原则，立"通调肝肾，平衡阴阳"之大法而为治。取穴三阴交、太溪、太冲、复溜、关元、肾俞、曲泉、阳陵泉，针用平补平泻之法，以 Kupperman 评分[25]的改变评价临床疗效，结果 58 例中痊愈 34 例，显效 12 例，有效 10 例，总有效率达 96.6%。另有研究表明[26]，针灸足三里、关元等穴具有增强机体免疫力、抗衰老的作用。各型患者共 50 例，痊愈 20 例，显效 17 例，有效 11 例，无效 2 例，总有效率为 96%。宋连柱等[27]通过针刺百会、上星、率谷、水沟、外关、阳陵泉、三阴交、手三里、足三里、太溪、太冲，结合有氧运动，治疗 65 例男性更年期综合征患者，治疗前后进行症状评分，总有效率达 96.92%。

2. 灸法治疗

苏宁[28]运用隔姜灸，取穴命门、腰阳关、肾俞、肝俞、脾俞、心俞、足三里，同时根据证型分别给予温阳化水、疏肝解郁、清火安神的中药。"外治以补"即通过隔姜灸培补肾元之虚以治本；"内服以泻"即通过内服中药泻肝郁、心火、湿邪之实以治标。

3. 足浴法

殷长青[29]以中药足浴方补肾助阳、益精血、补血和血等，治疗男性更年期综合征有着明显的临床疗效。

五、其他方法饮食调治

在饮食方面，多吃补益肝肾、养心补血、有益于防治男性慢性疾病的食品或药食两用的食品很重要，多吃蔬菜、水果，并注意保持低动物脂肪、低盐、低糖、低胆固醇、高维生素饮食，重视微量元素和矿物质的补充，少吃煎炸、熏烤与辛辣刺激性的食品[9]。

六、健康教育引导

男性应当正确认识更年期的意义，医生应根据不同的心理健康问题，制订相应的心理支持措施，与患者沟通，了解其真实感受，给予患者充分的同情和理解。还应使其明白心理健康状况可以对神经内分泌功能产生影响，进而影响治疗效果和患者的生活质量。因而，加强患者对精神应激的防御能力，帮助患者调整和稳定情绪，以积极的心态从容面对各种问题，对防治男性更年期综合征具有重大意义[30]。

七、养 生 保 健

中医养生保健强调"法于阴阳，和于术数，食饮有节，起居有常，不妄作劳，故能形与神俱，而尽终其天年，度百岁乃去"。对处于更年期的男性倡导从以下几个方面养生保健：①节欲慎色，保精固本，性生活要合理规律；②恬淡虚无，调神养心，要心胸豁达，乐观愉快，要多善举，轻名利，遇事戒怒，学会自我调适，陶冶情志；③勿过劳，强体质，合理安排工作、休息时间，保证睡眠，加强体育锻炼，改变吸烟、酗酒、熬夜等不良生活方式，积极参加体育锻炼，如打太极、练气功、做保健操等[31]。

八、小　结

随着人口老龄化问题的日益突出，人们的精神、工作压力不断增加，导致本病呈现出发病年龄提前化、发病人数增多的趋势。在长期的临床实践中，中医药学除了总结肾精亏虚及肝气郁滞是本病的关键病机，且形成了补肾填精、疏肝行气、益气养血等治疗本病的总则外，同时还提出了许多行之有效的预防保健方法和措施。

大力宣传和普及男性更年期综合征知识，提升人们对本病的认知程度，可以避免许多不愉快症状的发生及得到尽早治疗。要让人们意识到生、长、壮、老、已是自然规律。如同女性，"天癸竭"是男性不可回避的生理规律，治疗男性更年期综合征的目的是改善症状，使男性在这特殊时期的阴阳逐渐在新的水平上达到新的平衡。笔者认为，对男性更年期综合征应加强预防、辨证论治和综合治疗方面的研究，衰老是个自然过程，但男性更年期综合征是发生在特定时期的疾病，必要的干预、调理、预防，可以延缓男性更年期综合征的出现；中医治病注重宏观整体调理，辨证论治，对男性更年期综合征应加强辨证论治研究，制订统一的证型、疗效判定标准，治疗上以中药、针灸为主导，同时配合心理疏导、生活指导、积极参加体育锻炼等综合疗法来缓解临床症状，以便提高中老年男性的生活质量。

参 考 文 献

[1] 郭应禄，李宏军. 男性更年期综合征[J]. 中华男科学杂志，2004，10（8）：563-566.

[2] 郭应禄，李宏军. 男性更年期综合征[M]. 北京：中国医药科技出版社，2005：24-40，161-172.

[3] 国家中医药管理局. 中医药急诊疗效标准[M]. 南京：南京大学出版社，1994：66.

[4] 刘梓平. 从肝肾论治男性更年综合征120例临床观察[J]. 中医药临床杂志，2014，26（8）：814-815.

[5] 黄奉献，崔云. 崔云教授辨治男性更年期综合征经验[J]. 长春中医药大学学报，2011，27（4）：554-555.

[6] 张春和，李焱风，赵华萌. 从肝论治男性更年期综合征的体会[J]. 云南中医学院学报，2008，31：51-52，56.

[7] 李昌成，胡海翔. 胡海翔治疗男性更年期综合征经验[J]. 河南中医，2013，33（9）：1413-1415.

[8] 王琦. 王琦男科学[M]. 郑州：河南科学技术出版社，2007.

[9] 孙清廉. 从容面对男子汉的更年期[J]. 食品与健康，2013，23（8）：24-25.

[10] 罗中勇. 浅谈男性更年期综合征雄激素缺乏的辨证治疗[J]. 四川中医，2012，30（6）：39-40.

[11] 吴沛田. 刘德喜从肝论治男性更年期综合征经验[J]. 中医杂志，2009，50（1）：20-21.

[12] 赵怀林. 男性更年期综合征的中医治验[J]. 实用医药杂志，2010，27（6）：507-508.

[13] 张春和，李焱风，秦国政，等. 1252例男性更年期综合征中医证候分布规律研究[J]. 中华中医药杂志，2012，27（2）：338-342.

[14] 骆继军，李勇华，郑波，等. 三峡库区男性更年期综合征中医证型特征的临床流行病学研究[J]. 中华中医药学刊，2012，30（8）：1813-1817.

[15] 武俊兰，张瑞，王睿琦，等. 男性更年期综合征的中医药辨治[J]. 内蒙古中医药，2014，33（34）：40-41.

[16] 张海石. 中医辨证治疗男性更年期综合征30例[J]. 光明中医，2010，25（12）：2204-2205.

[17] 赵春利，马涛，杨文增，等. 疏肝固肾汤治疗睾酮正常男性更年期综合征患者的疗效[J]. 中国老年学杂志，2011，31（6）：931-932.

[18] 左松青. 丹栀逍遥散合二至丸治疗男性"更年期综合征"58例[J]. 北京中医，2001，20（5）：19-20.

[19] 何湘益，彭玉生，钱士山，等. 补肾地黄汤治疗男性更年期综合征 32 例[J]. 实用中医药杂志，2009，25（6）：369.

[20] 卢运田. 二仙汤治疗肾虚型男性更年期综合征的临床研究[D]. 广州：广州中医药大学，2008.

[21] 周兴. 天蚕壮阳散干预男性更年期综合征大鼠模型的实验研究[D]. 长沙：湖南中医药大学，2009.

[22] 姜雪原. 针刺配合捏脊治疗更年期综合征[J]. 中国针灸，1996，16（10）：48.

[23] 艾正海. 梅花针叩击足部反射区治疗更年期综合征 60 例[J]. 云南中医中药杂志，1997，18（2）：27-28.

[24] 陈文，俞海虹. 男性更年期综合征及其针灸治疗[J]. 浙江中医药大学学报，2010，34（3）：754-755.

[25] 中华人民共和国卫生部. 中药新药临床研究指导原则（第 3 辑）[M]. 北京：人民卫生出版社，1997：3-4.

[26] 金东明，韩富强，陈玲. 二仙汤结合针刺治疗肾虚型男性更年期综合征 56 例观察[J]. 浙江中医杂志，2010，45（11）：793-794.

[27] 宋连柱，李辉，葛建强，等. 针刺结合有氧运动治疗男性更年期综合征临床观察[J]. 辽宁中医杂志，2005，32（5）：467.

[28] 苏宁. 隔姜灸配合中药治疗男性更年期综合征 50 例[J]. 陕西中医，2010，31（6）：729-730.

[29] 殷长青. 中药足浴治疗男性更年期综合征临床疗效[J]. 中医临床研究，2016，8（6）：33-34.

[30] 彭汉珍. 男性更年期综合征患者性格特征及应对方式[J]. 现代临床护理，2013，12（1）：30-32.

[31] 张登科. 男性更年期综合征的中医治疗进展[J]. 新中医，2010，42（9）：100-102.

（吴洪涛　执笔，韩建涛　审订）

第四节　中医药治疗骨质疏松症临床新进展

提　要： 随着我国人口老龄化进程的不断加快，骨质疏松症已成为影响我国中老年人生活质量与健康的慢性病之一。近年来临床文献报道显示，中医药防治骨质疏松症具有极其显著的疗效。本文基于中药、针灸、埋线、穴位注射、艾灸、推拿及传统健身功法、中医预防保健等中医治疗手段，综述近年来运用中医药治疗骨质疏松症的临床报道及文献研究，为骨质疏松症的治疗提供新的思路及更加合理的治疗方案，为中医药治疗骨质疏松症的临床推广提供参考与借鉴。

关键词： 中医药，骨质疏松症，临床新进展

骨质疏松症是以骨量减少，骨质量受损及骨强度降低，导致骨脆性增加，易发生骨折为特征的全身性骨病[1]。骨质疏松症已经成为一个世界范围的健康问题，该病发病率高，医疗费用高，世界卫生组织将其列为老年人三大疾病之一[2]。目前本病的临床治疗主要以西药为主，但尚存在一定的毒副作用和经济花费较大等问题。中医药在认知和治疗骨质疏松症方面彰显出其独特优势，能够显著地改善患者的临床症状，增加骨密度，降低骨质疏松性骨折的发病率，提高患者的生活质量及生活水平，同时显著降低社会及经济负担，节约医疗资源。在本病的临床研究方面已取得不少成果。

一、骨质疏松症的中医认识代有发挥

（一）病名及归属

中医古代经典医籍并无骨质疏松症这一病名概念，与祖国医学"骨痿""骨痹""骨枯""骨极"等极为相似，但综合考虑其临床证候特点，现代大多数学者一般将骨质疏松症归属于

"骨痿""骨痹"的范畴。骨痿记载，首见于《素问·痿论》"肾主身之骨髓……肾气热，则腰脊不举……发为骨痿"。骨痹首见于《素问·长刺节》"病在骨，骨重不可举，骨髓酸痛，寒气至，名曰骨痹"。李春岭等[3]通过探究古籍中医文献并结合西医对本病的认识，以及从骨密度减低等的影像表现来看，病名应归属"骨痿"。

（二）病因病机研究不断深入

1. 外邪（寒、湿、热）侵袭论[4]

《素问·阴阳二十五人》云："感于寒湿则善痹，骨痛爪枯也。"《素问·痿论》曰："骨痿者，生于大热也。"《素问·气交变大论》曰："岁土太过，雨湿流行，肾水受邪……复则病痿痹，足不任身。"寒、热、水湿共为导致本病的外因。

2. 肾虚论[5-7]

《素问·逆调论》曰："肾不生，则髓不能满；肾气热则腰脊不举，水不胜火，骨枯而髓虚，足不任身；腰者，肾之府，转摇不能，肾将惫矣。"故肾虚为本病的发病根本。

3. 肝郁、肝虚论

《素问·上古天真论》云："七八，肝气衰，筋不能动……形体皆极。"《医宗必读·痿》曰："阳明虚则血气少，不能润养宗筋，故弛纵，宗筋弛纵则带脉不能收引，故足痿不用。"肝主宗筋，肝血亏耗，血不养筋，筋病及骨，骨体失养，故致骨质疏松症发生。高龄骨质疏松症患者同时存在"因郁致痿"及"因痿致郁"两种因素，互为因果。

4. 脾虚论

《素问·五脏生成》曰："肾之合骨也，其荣在发，其主脾也。"李杲《脾胃论·脾胃盛衰论》云："脾病则下流乘肾……足为骨蚀，令人骨髓空虚。"脾胃散精微以养四肢百骸，脾胃衰败则筋骨失养，不能灌溉以养骨生髓，则发展为骨痿，而致骨质疏松症。

5. 血瘀论

《灵枢·本脏》曰："经脉者，所以行气血而营阴阳，濡筋骨，利关节者也。"王清任《医林改错》云："元气既虚……血管无气，必停留而瘀。"瘀血既是病理产物，又是致病因素。黄桂成认为脏腑亏虚导致络脉虚损，络虚不行，进而气血瘀滞，络脉不通，对骨质疏松症的发病十分关键[8]。

总之，骨质疏松症的发病与肝、脾、肾脏腑虚弱，气血亏虚引起的血瘀及经络瘀滞密切相关。

二、基于临床的辨证论治研究日益广泛

本病主要以腰背疼痛、胫酸膝软等为主症，常有头晕耳鸣、发脱齿摇等临床表现，由于个

体体质差异[9]可偏于阴虚内热或阳虚外寒，或兼见肝郁、脾虚之证。治疗本病以补肾益髓、强腰壮骨为主，兼以疏肝理气、活血化瘀，或健脾和胃之法。本病若合并骨折及血瘀，当急治其标，以活血化瘀、续筋接骨为主。在辨证治疗的同时配以饮食疗法，可提高疗效。综合分析其证候因素和特征，可将本病分为六个常见证型[10-14]：肾阳虚证、肝肾阴虚证、脾肾阳虚证、肾虚血瘀证、脾胃虚弱证及血瘀气滞证。

　　肾阳虚证，治以补肾壮阳，强筋健骨，方用右归丸加减，常用中成药：淫羊藿总黄酮胶囊、右归丸；肝肾阴虚证，治以滋补肝肾，填精壮骨，方用六味地黄汤加减，常用中成药：芪骨胶囊、六味地黄丸；脾肾阳虚证，治以补益脾肾，强筋壮骨，方用补中益气汤加减，常用中成药：补中益气丸合右归丸或济生肾气丸；肾虚血瘀证，治以补肾活血化瘀，方用补肾活血方加减，仙灵骨葆胶囊、骨疏康胶囊；脾胃虚弱证，治以益气健脾，补益脾胃，方用参苓白术散加减，常用中成药：参苓白术散。血瘀气滞证，治以理气活血，化瘀止痛，方用身痛逐瘀汤加减，常用中成药：活血止痛散。此外，在临床上亦可见症状较轻，或感受风寒湿邪，或兼夹证者，辨证施治时需灵活应用。

三、专方专药研究日益受到重视

　　中医专方治疗骨质疏松症具有奇效，素体阳虚或年老肾亏者，温煦失职，骨髓生化乏源，宜以补肾壮阳、强筋健骨为主。研究表明，补肾壮阳类中药具有诱导骨髓间充质干细胞成骨分化、刺激成骨细胞增殖、抑制破骨细胞成熟的作用[15]。

　　（1）以补肾为主的专方：王晓燕等[16]发现，补肾经方青娥丸治疗绝经后大鼠骨质疏松症可能与改善骨微结构、调节骨代谢、雌激素样作用相关，从而补肾强骨填髓治疗绝经后骨质疏松症。于海洋等[17]用补肾固本方治疗绝经后骨质疏松症治疗效果明显，对改善腰背疼痛及腰膝酸软无力等症状有显著效果。

　　（2）以健骨为主的专方：佟颖等[18]应用生髓健骨胶囊治疗系统性红斑狼疮合并糖皮质激素性骨质疏松症患者发现，在改善骨密度及骨代谢生化指标方面有相对优势；王怀东[19]发现可应用藤黄健骨胶囊治疗肾虚血瘀型原发性骨质疏松症。徐建杰等[20]在原有治疗基础上应用仙灵骨葆胶囊治疗骨质疏松性疼痛，结果发现可有效缓解患者畏寒肢冷、腰背疼痛、下肢麻木、腰膝酸软等症状。

四、单味中药研究成果更有益于推广应用

　　（1）人工虎骨粉能提高骨密度：单味中药在治疗骨病方面具有独到疗效，在补肝肾强筋骨方面具有奇效。蔡攀等[21]在原有治疗基础上应用人工虎骨粉可以通过改变骨代谢和抑制破骨细胞的表达而提高高血压合并骨质疏松症患者的骨密度。

　　（2）淫羊藿多重作用以改善临床症状：曾雪等[22]临床观察结果显示淫羊藿可以有效地防治骨量的丢失，减缓患者的疼痛程度，从而改善骨质疏松症的症状。

　　（3）红景天治疗老年女性骨质疏松症有一定疗效：李泽福等[23]选取 100 例骨质疏松症患

者观察发现红景天在治疗老年女性骨质疏松症中有一定的效果。

（4）骨碎补总黄酮有效缓解骨痛：张春琪等[24]在临床中采用骨碎补总黄酮对35例绝经后骨质疏松症患者进行治疗，总有效率达到91.4%。由此证实，骨碎补总黄酮对于绝经后骨质疏松症的治疗效果显著且能有效缓解骨痛的临床症状。

五、中医膏方应用研究更具临床意义

中医膏方渊源悠久，不仅具有良好的补益作用，也是慢性病长期调治的良好剂型，膏方很好地实现了中医辨证调治慢性病的理念、理论与技术。对于骨质疏松症这种慢性疾病，在调治上需要较长时间，而膏方适合长期服用，药效绵长。石陨[25]认为膏方具有组方灵活、针对性强、加工精细、便于吸收、易存易携、便于长期服用的特点。膏方作用包含"救偏却病"的双重作用：可用于因病致虚、因虚致病。刘丹等[26]研究发现，李跃华教授应用中药膏方治疗骨质疏松症注重未病先防、防治结合，强调膏方的缓服久治，治疗与滋补结合，一人一方辨证施治。孙绍勇[27]采用中医骨科药膏治疗的观察组患者在康复程度与疼痛程度等方面都比对照组患者较为良好，能够有效减少患者疼痛，提高康复程度。

六、传统中医外治法受到普遍重视

中医外治法在祖国医学中具有极其悠久的历史，为防治骨质疏松症的重要措施，主要有针灸疗法、穴位注射疗法、埋线疗法、艾灸疗法、传统健身功法、小针刀疗法、耳穴贴压、推拿、中药外敷、中药离子导入等[28-31]。主要具有舒筋通络，活血化瘀，补肾强骨等作用，能够显著地缓解骨质疏松症患者全身骨痛等临床症状，提高患者的生活质量，进而有效地发挥防治骨质疏松症的作用，降低骨质疏松性骨折等并发症的发病率。

（一）非药物外治法

1. 针灸相结合叠加增效

针灸作为祖国传统医学在临床上最常用的治疗方法之一，能够对机体从整体多脏腑进行全面调整，针灸相关穴位可以改善肾脏和下丘脑-垂体-性激素轴的功能，促进血清睾酮的分泌，提高骨化三醇和骨代谢水平，缓解骨质疏松引起的疼痛，提高骨密度，具有疗效可靠、安全、无毒副作用、费用低等优点，值得临床研究推广[32]。张遂辉等[33]在原有治疗基础上联合运用古溪针刀法治疗老年骨质疏松症，观察结果显示患者疼痛、日常生活能力、腰椎及左髋关节骨密度在治疗6、12个月后均有所改善。罗成斌等[34]应用针法结合灸法、罐法，通过刺激皮部、络脉、经脉等经络系统，结果显示患者生存质量、骨质、中医临床症状等治疗3个月后均有显著改善。陈普艳等[35]在原有治疗基础上联合应用针灸取足三里、三阴交、脾俞、肾俞穴位，针刺得气后加艾灸以治疗中老年骨质疏松症疗效肯定。韩士杰[36]通过研究竹圈盐联合针灸（取穴大椎、足三里、肾俞、关元及背部阿是穴）治疗原发性骨质疏松性腰背痛，可改善腰背疼痛评分及骨密度测定。方振伟等[37]应用赵氏雷火灸可改善原发性骨质疏松症患者临床症状积分、骨钙素及患者疼痛等症状。朱璐等[38]采用全身律动治疗床行振动训练联合雷火灸，可显著改善疼痛评分、多裂肌杨氏模量值，以及生理功能、身体疼痛、总体健康、社会功能、精神健康 5 个维度评分。

2. 中医推拿正骨疗法促进钙吸收，助消症状体征

推拿法作为中医临床常用的治疗方法之一，具有专业、无毒副作用等优点。研究表明[39]，推拿能够增强消化功能，促进钙的吸收及维生素 D 的活化，有效地延缓骨质疏松症的发病。目前对于其治疗骨质疏松症的研究不多，往往与针灸、穴位注射等联合应用，随着人们生活质量及医务工作者技术水平的提高，推拿治疗骨质疏松症必将成为研究的热点。曲建鹏等[40]采用推拿穴位手法刺激法能够有效地缓解肾虚血瘀型骨质疏松症患者的腰背痛等症状，作用明显，效果肯定。刘步云等[41]发现采用中医推拿治疗骨质疏松症，可缓解患者的腰背、关节疼痛，改善膝关节功能及骨代谢指标。

3. 传统健身法提高骨密度，改善症状

传统健身功法、音乐疗法等历史悠久，是传统的治病与保健疗法，古人早已认识到健身的重要性，《吕氏春秋·尽数篇》曰："形不动则精不流，……处足则为痿。"孙思邈云："养性之道，常欲小劳，但莫大疲及强所不堪耳。且流水不腐，户枢不蠹，以其运动故也。"同时，因其动作简单、节奏舒缓等特点便于随时随地练习；研究证明，运动可以增加骨矿含量和提高骨密度，从而降低或延缓骨质疏松症的发生[42]。陈燕等[43]观察 60 例骨质疏松症患者发现，八段锦可从生理、心理方面调节患者的身心健康，改善患者疼痛及生活质量，并且简便易学，安全稳定，适合老年患者，值得临床推广。成磊等[44]研究围绝经期女性练习八段锦功法发现，训练者双侧股骨头及腰椎骨密度显著增加，同时锻炼者的生活质量得到明显的改善。谭玉惠等[45]发现，中药药膳联合八段锦功能锻炼可以有效提高寻常型银屑病骨质疏松症患者骨密度，并能有效缓解患者的临床症状。张冰彬等[46]通过观察发现，骨质疏松椎体压缩性骨折患者术后应用中医五音疗法可减轻疼痛症状，具有较好的疗效。

（二）药物外治法

1. 中药熏洗联合热力以助药力

中药熏洗作为祖国医学常用的外治法之一，具有操作简单、作用持久、无毒副作用等优点，与其他疗法联合使用效果更佳；中药熏蒸有疏通经络、温经散寒、化瘀止痛等作用，尤其在骨伤科、产后怕风及全身性疼痛等疾病中效果显著。中药熏蒸的作用机制是将药力与热力联合，不仅能开通玄府，使药物经毛窍直达病所，还能降低人体感觉神经末梢兴奋程度，扩张局部血管，加快血液循环，解除局部软组织痉挛，从而缓解疼痛[47]。吕良友等[48]发现，金天格胶囊配合中药外用熏洗治疗骨质疏松性胸腰椎骨折有显著疗效，能明显改善胸腰背疼痛，增加骨量，改善患者生活质量。潘廷明等[49]在原治疗基础上联合应用中药熏药治疗骨质疏松性桡骨远端骨折，通过观察发现联合中药熏洗治疗骨质疏松性桡骨远端骨折临床效果显著，值得在临床中进一步推广应用。穆红璞[50]观察发现，骨质疏松症患者应用中药熏蒸治疗，能提高疗效，改善患者疼痛，提高骨密度。刘永霞等[51]随机观察骨质疏松症患者 300 例发现，熏洗结合蜡疗法可有效改善老年骨质疏松症患者腰背疼痛症状，提高骨密度。

2. 穴位贴敷疗法药灸疗并行

中医的药物穴位贴敷治疗有其独特的疗效，且便宜、方便，无论现代医学还是中医学对其进行研究都具有非常急迫和重要的临床意义[52]。张柱基等[53]观察 2 型糖尿病合并骨质疏松症患者，治疗组采用穴位贴敷可显著改善骨质疏松症患者的疼痛等症状。高静等[54]通过对肝肾不足型老年性骨质疏松症患者采用子午流注纳支法选穴，选取阴谷、太溪、大钟、复溜、至阴进行按时穴位贴敷,结果显示子午流注纳支法选穴并进行穴位贴敷可有效改善骨质疏松症患者的疼痛等临床症状。

七、存在问题与前景展望

辨证论治是祖国医学独特的思维方式,正确的辨证在骨质疏松症的中医治疗中有着十分重要的意义。

但目前骨质疏松症的研究存在辨证分型多种、无统一标准、循证医学研究难、研究周期短、大样本缺乏、缺乏远期疗效及安全性评估等问题。应加强从细胞及分子生物学角度对中药单药、复方进行研究，临床辨证具体化，开展大样本研究，评估安全性及远期疗效。骨质疏松症是一种慢性疾病，中医药治疗骨质疏松症有其独特优势，单药、验方、经典方、内外治法结合可减缓骨质疏松症发生发展，丰富中医骨病治疗及临床研究理论，应成为今后研究的热点。纵观中医药在骨质疏松症领域的研究进展发现，大量的研究以单一的实验研究为主，且没有多中心联合实验报告出现，临床科研方法低下，因此对骨质疏松症的研究不能仅局限于动物实验，还须在临床患者群体中验证。关于中医药对骨质疏松症发病机理的作用、疗效特点等临床研究有待进一步扩大、深入和提高，并力求探索真实反映本病本质的客观指标，实现对理论的客观化和定量化的科学描述，最终为临床治疗本病及开展相关前瞻性研究提供科学依据。应该推进具有统一制作规范和标准的中药饮片、中药有效部位、中药有效成分在实验研究中的应用，提高实验的标准化程度；另外，需要对中药的长期毒副作用进行研究，提供药物的安全性资料；需要从微观水平进一步探讨中医药防治骨质疏松症的机理，从不同的角度出发，明确中药的有效成分及其作用靶点，推进中药机理研究的现代化。此外，在中医治疗骨质疏松症方面除了以上诸多亟待解决的问题之外，还需要制定并形成一套切实可行的中医内外治法相结合的系统体系，且要有相应理论与实践相互佐证，并在临床应用中不断修正并加以完善，使得中医治疗骨质疏松症取得更加理想的效果。

参 考 文 献

[1] 中华医学会骨质疏松和骨矿盐疾病分会. 原发性骨质疏松症诊疗指南（2017 版）[J]. 中华骨质疏松和骨矿盐疾病杂志，2017，10（5）：413-443.

[2] 张智海，张智若，刘忠厚，等. 中国大陆地区以-2.0SD 为诊断标准的骨质疏松症发病率回顾性研究[J]. 中国骨质疏松杂志，2016，

22（1）：1-8.

[3] 李春岭，王德惠，李普宏. 骨质疏松症的中医病名辨析[J]. 云南中医中药杂志，2017，7（38）：13-15.

[4] 邓昶，周明旺，付志斌，等. 骨质疏松症的中医病因病机及其治疗进展[J]. 中国骨质疏松杂志，2017，23（8）：1105-1111.

[5] 秦臻，任艳玲. 从"精不足者补之以味"探讨绝经后骨质疏松症的防治[J]. 中国骨质疏松杂志，2017，58（12）：1021-1023.

[6] 杨小纯，刘维，吴沅皞，等. 骨质疏松症中医证型地区分布特点的文献研究[J]. 风湿病与关节炎，2017，6（9）：40-48.

[7] 孙潇洒，宋洁富，邹本贵，等. 绝经后骨质疏松症中医辨证型的研究[J]. 中国药物与临床，2017，17（3）：399-401.

[8] 苑文超，马勇，闫文，等. 黄桂成运用络病理论治疗骨质疏松症经验[J]. 山东中医杂志，2018，（4）：310-312.

[9] 白璧辉，谢兴文，李鼎鹏，等. 近五年来中医体质类型与骨质疏松症相关性研究的现状[J]. 中国骨质疏松杂志，2018，24（9）：1229-1235.

[10] 陈红霞，李双蕾，陈文辉. "骨肉不相亲"与骨质疏松症关系的探讨[J]. 中国骨质疏松杂志，2016，22（6）：781-785，790.

[11] 葛继荣，郑洪新，石小明，等. 中医药防治原发性骨质疏松症专家共识（2015）[J]. 中国骨质疏松杂志，2015，9（1）：1023-1027.

[12] 曾昭洋，胡文斌，魏学玲，等. 中老年人群原发性骨质疏松中医体质及辨证分型分布[J]. 中国老年学杂志，2018，1（38）：435-438.

[13] 赵志强，阎晓霞. 中药补肾法改善原发性骨质疏松症临床症状的研究[J]. 中国骨质疏松杂志，2018，3（24）：371-410.

[14] 潘永苗，袁临益，卢建华. 补肾健脾通络汤对骨质疏松症患者的骨密度、疼痛及中医证候改善分析[J]. 中华中医药学刊，2017，35（3）：655-657.

[15] 王文正，王月珠，赵海军. 补肾壮骨汤送服鼠妇片对治疗骨质疏松疼痛效果的临床研究[J]. 河北医药，2016，38（9）：1381-1382，1385.

[16] 王晓燕，常时新，李冠武，等. 经方青娥丸对去势大鼠骨质疏松作用机制的实验研究[J]. 中国骨质疏松杂志，2017，2（12）：197-202.

[17] 于海洋，汪海燕，徐克武，等. 补肾固本方治疗绝经后骨质疏松的临床研究[J]. 中国骨质疏松杂志，2018，4（18）：509-513.

[18] 佟颖，刁志惠，孙乐，等. 益肾壮骨法治疗系统性红斑狼疮患者继发的激素性骨质疏松症 48 例的临床研究[J]. 中国骨质疏松杂志，2018，9（18）：1214-1218.

[19] 王怀东. 藤黄健骨胶囊治疗肾虚血瘀型原发性骨质疏松的临床研究[J]. 中国合理用药探索，2018，10：3-5.

[20] 徐建杰，虞建浩，应一鸣，等. 仙灵骨葆联合阿伦膦酸钠治疗骨质疏松症疼痛临床观察[J]. 新中医，2015，5（47）：148-149.

[21] 蔡攀，陆燕，娄玉健，等. 金天格胶囊对老年高血压患者骨密度、骨代谢及骨硬化蛋白水平的影响[J]. 中国骨质疏松杂志，2017，12（23）：1621-1624.

[22] 曾雪，唐倩，王丽娟，等. 淫羊藿治疗骨质疏松症的临床疗效[J]. 临床合理用药，2017，10（3C）：101-102.

[23] 李泽福，温玉华，唐凤荣，等. 中药红景天配合维生素D治疗老年女性骨质疏松的临床研究[J]. 山西医药杂志，2018，47（19）：2304-2306.

[24] 张春琪，刘鹏鹤. 骨碎补总黄酮治疗绝经后女性骨质疏松症 68 例临床观察[J]. 中医临床研究，2015，7（28）：103-104.

[25] 石隂. 膏方调治骨质疏松症探析[J]. 中医正骨，2016，6（28）：53-55.

[26] 刘丹，赵培，李跃华. 李跃华教授膏方治疗骨质疏松[J]. 吉林中医药，2016，36（10）：988-990.

[27] 孙绍勇. 中医骨科膏药治疗老年骨质疏松临床效果研究[J]. 中医临床研究，2018，11（10）：98-99.

[28] 李建国，谢兴文，李宁，等. 中医非药物治疗原发性骨质疏松症的临床研究概况[J]. 中国骨质疏松杂志，2018，24（9）：1250-1254.

[29] 马俊义，施振宇，史晓林. 穴位贴敷疗法对绝经后骨质疏松患者血清 OPG、RANKL 和髋部骨密度的影响[J]. 中国骨质疏松杂志，2017，23（7）：921-925.

[30] 唐旭丽，邓旭，钟毅，等. 中药涂擦联合烫疗对老年骨质疏松症患者疼痛的影响[J]. 河南中医，2016，36（9）：1588-1589.

[31] 伍亚男，罗丁，符文彬. 电针对原发性骨质疏松患者有效性的 Meta 分析和系统评价[J]. 中国骨质疏松杂志，2017，23（2）：183-190.

[32] 田阡陌，徐道明，吴文忠，等. 温热刺激治疗骨质疏松症腰背痛的临床研究进展[J]. 针灸临床杂志，2018，34（5）：75-78.

[33] 张遂辉，郭敏，郭慧明，等. 古溪针刀辅助鲑降钙素治疗老年骨质疏松症的临床疗效分析[J]. 中国骨质疏松杂志，2017，12（23）：1639-1642.

[34] 罗成斌，徐金龙，杨增荣，等. 整体调节针法治疗原发性骨质疏松症的临床研究[J]. 中国骨质疏松杂志，2016，11（20）：1459-1465.

[35] 陈普艳，姜锦林，杨强，等. 温针联合中药治疗中老年骨质疏松症疗效评价[J]. 时珍国医国药，2015，26（5）：1179-1180.

[36] 韩士杰. 竹圈盐灸配合针灸治疗原发性骨质疏松腰背痛的临床研究[J]. 上海针灸杂志，2016，11（35）：1331-1333.

[37] 方振伟，王野，张兰. 赵氏雷火灸对原发性骨质疏松症患者骨钙素及 PICP 表达的影响[J]. 辽宁中医杂志，2018，6（43）：1254-1256.

[38] 朱璐，徐道明，吴文忠，等. 雷火灸联合振动训练治疗原发性骨质疏松症腰背痛疗效观察[J]. 中国针灸，2020，1（40）：17-20.

[39] 黄义专，刘道德，王传恩，等. 郑氏推拿配合运动疗法治疗原发性骨质疏松症的疗效分析[J]. 中国中医骨伤科杂志，2015，23（5）：13-15，19.

[40] 曲建鹏，马弘毅，陈鹏，等. 温阳健脾推拿法联合药物治疗肾虚血瘀型骨质疏松腰背痛 60 例[J]. 浙江中医杂志，2017，52（6）：426.

[41] 刘步云，史梦龙，刘灿坤. 中医推拿治疗骨质疏松症 24 例临床观察[J]. 新中医，2017，10（49）：82-84.

[42] 李静雅，程亮. 48 周不同频率太极拳练习对老年女性骨密度的影响[J]. 中国骨质疏松杂志，2017，23（10）：1309-1312.

[43] 陈燕，熊兴娟，刘浩，等. 八段锦对原发性骨质疏松症患者疼痛及生活质量的影响[J]. 中国民间疗法，2017，3（25）：18-19.

[44] 成磊，雷云，胡燕，等. 八段锦锻炼对社区围绝经期女性骨密度影响[J]. 中外医学研究，2017，15（1）：135-137.

[45] 谭玉惠，阚丽君，李丽楠，等. 中药药膳联合八段锦改善寻常型银屑病骨质疏松症状的临床观察[J]. 中国骨质疏松杂志，2017，1（23）：107-110.

[46] 张冰彬，唐本夫. 中医五音疗法治疗骨质疏松椎体压缩性骨折术后[J]. 中医临床研究，2019，24（11）：123-126.

[47] 席世珍，李海婷，邢林波. 中药熏蒸对不同证型骨质疏松所致下腰痛护理研究[J]. 中医药临床杂志，2016，28（4）：565-567.

[48] 吕良友，林志宏. 金天格胶囊配合中药熏洗治疗骨质疏松性胸腰椎骨折 23 例[J]. 光明中医，2019，5（34）：714-716.

[49] 潘廷明，董忠，杨连梓. 手法复位石膏外固定联合中药熏洗治疗骨质疏松性桡骨远端骨折的临床研究[J]. 白求恩医学杂志，2018，3（16）：235-237.

[50] 穆红璞. 分析骨质疏松症采用鲑降钙素联合骨肽加中药熏蒸治疗的疗效[J]. 临床医药文献杂志，2015，9（2）：5603-5604.

[51] 刘永霞，吴伦卉，张倩佳. 熏洗结合蜡疗法干预老年骨质疏松患者腰背疼痛临床研究[J]. 新中医，2017，7（49）：136-138.

[52] 胡霞，陈志扬. 中药熏蒸疗法对骨伤科患者的临床应用[J]. 中国现代药物应用，2017，11（19）：186-187.

[53] 张柱基，谢韶妍，庞瑞明，等. 牛黄散穴位贴敷对 2 型糖尿病合并骨质疏松症治疗效果的临床观察[J]. 世界中西医结合杂志，2018，6（13）：834-837.

[54] 高静，叶艳，吴晨曦，等. 子午流注纳支法穴位贴敷治疗老年性骨质疏松症随机对照研究[J]. 中国针灸，2017，4（37）：349-354.

（阮志华、郑文静　执笔，胡永召　审订）

第二篇

内分泌疾病现代医学临床研究进展

第六章　糖尿病及其并发症现代医学临床研究进展

第一节　糖调节受损现代医学临床研究进展

提　要： 糖调节受损作为糖尿病患者与健康人之间的必然过渡阶段,通过有效手段干预可明显改善其转归,减少糖尿病及其并发症的发生,同时能降低心脑血管疾病的发病风险。因此,寻求更有效的干预糖调节受损的方法,具有重要意义。本文从流行病学、发病机制、诊断标准的更新、干预方法(新药研发、新疗法)、干预中存在的问题、干预难点与重点、述评及展望等方面,对近年来的临床报道、实验研究及相关文献进行分析、归纳。摘要提出述评与探讨展望,冀望能为糖调节受损的逆转治疗提供新的思路和治疗方案,为进一步提高西药逆转糖调节受损、降低糖尿病的发病率提供参考及借鉴。

关键词： 糖调节受损, 生活方式干预, 血糖调节

随着经济社会的发展、人们生活方式的改变及老龄化社会的到来,糖尿病发病率逐年攀升,已经发展成为一种严重威胁人类健康的慢性非传染性疾病[1]。由于糖尿病的"三多一少"症状在糖调节受损的表现并不明显,同时体检中往往容易忽略餐后血糖,只检测空腹血糖,所以相当一部分糖尿病患者会被漏诊,或未得到明确诊断,所以我国的糖尿病患者占正常人群的比例被低估了。这就要求我们对糖调节受损进行早期筛查、早期干预,以延缓糖尿病及其并发症的发生与发展。本文就糖调节受损的流行病学调查、诊断、非药物治疗、药物治疗等方面进行综述。

一、糖调节受损临床流行病学研究概况

根据国际糖尿病联盟(IDF)发布的第 8 版全球糖尿病地图(IDF Diabetes Atlas)最新报告,2017 年全球 20～79 岁的成年人中约 4.25 亿糖尿病患者,预计 30 年后将达到 6.29 亿。在全球,2017 年 20～79 岁年龄段,约 8.8%患糖尿病,其患病率将于 30 年后升高至 9.9%;2017 年全球 20～79 岁年龄段,约 7.3%出现糖耐量异常并于 30 年后达到 8.3%。据统计,我国 18 岁以上人群中约有 1.139 亿糖尿病患者及 4.934 亿糖调节受损人群[2],而糖调节受损进展为糖尿病的概率是普通人的 3～10 倍,同时也增加了心血管疾病的发病风险[3]。

糖调节受损的形成有很多因素：多基因遗传与环境因素影响，胰岛 B 细胞功能障碍，胰岛素分泌数量不足或相对不足；抑或胰岛素受体功能缺陷，靶细胞产生胰岛素抵抗，均可导致糖调节受损[4]。

二、糖调节受损发病机制研究日趋广泛而深入

1. 遗传因素与糖调节受损发病具有明显相关性

临床上，糖尿病的发病呈现出典型家族史特点[5]。糖尿病是一种多基因遗传相关性疾病，有糖尿病家族史的人群患病率是普通人的数倍[6]。而在不同种族中，糖调节受损和糖尿病的危险因素具有明显差异[7]，而且在不同性别之间也具有明显的差异性，男性的糖尿病和糖调节受损的检出率明显高于女性[8-9]。通过对 46 对糖尿病双生子 16 年的跟踪调查，张国钦、Kim 等发现两者发病概率具有较高的一致性[10-11]。

2. 不良生活方式是糖调节受损发病主要原因

目前生活方式的改变被认为是糖尿病发病率升高的一个重要因素[12-13]。不良的生活方式所引起的胰岛功能不足或者相对不足，是 2 型糖尿病发病的直接原因[14-15]。有研究表明，饮用含糖饮料[16]或者无糖的碳酸饮料[17]均能在一定程度上增加糖尿病的发病风险。

3. 睡眠不足或障碍对胰岛素分泌有明显影响

赵燕等[18]研究表明，睡眠时间不足及睡眠质量差，能造成机体内分泌失调，进而影响机体对血糖的调控能力，增加糖尿病的发病风险，而足够的睡眠时间和良好的睡眠质量能有效降低机体糖化血红蛋白含量。

4. 缺乏运动可导致胰岛素敏感性降低

持续合理运动在提高机体胰岛素敏感性的同时，能改善糖耐量，保证机体内分泌功能平衡。有研究表明，长期坚持运动的人群中，糖尿病发病概率明显低于正常人群[19-20]。随着交通工具的普及，人们日常运动大幅度减少，或许是形成糖尿病的一个很关键因素。运动的减少造成体重失控，肌肉含量减少，代谢降低，而通过运动可明显提高基础代谢率，提高机体对胰岛素的敏感性[21-22]。大量研究表明，适度增加运动，可明显改善糖尿病发病概率。大庆地区对 577 例糖耐量受损人群进行 6 年[23]及 20 年[24]随访，发现有效的运动可持续降低糖尿病的发病率。

5. 体重失控是糖调节受损的危险标志

目前认为，体重指数递增与糖调节受损的患病率成正比[25]。体重失控，特别是脂肪含量过多是糖调节受损和 2 型糖尿病的重要发病因素[26-27]，而通过控制体重可明显降低两者的发病率[21-22]。何巍等[28]研究表明糖调节受损的超重和肥胖比率高达 61.41%，而且性别之间无明显差异性。肥胖对血糖的影响主要包括脂肪含量和脂肪的分布情况，后者关系更为密切[29]。

6. 血压与糖调节受损发生发展有关

何连祥等[7]在研究中发现，糖调节受损的发病率在高血压患者与非高血压患者之间存在差异性。研究表明，糖尿病发病的危险程度随着收缩压的增加而上升[2]，考虑二者有共同的遗传基础。

7. 年龄是糖调节受损发生发展的重要因素

作为糖尿病发病风险的一个相对独立的因素，年龄对糖尿病的影响可能是由于随着年龄增长，出现各脏器功能衰退，调节机制障碍，血容量减少，代谢基础率低等。特别是 50～60 岁的离退休人员，他们存在体力活动缺乏及精神心理因素的变化等情况，从而导致胰岛素的分泌不足、胰岛素的调控能力下降及胰岛素的敏感度降低等，从而引发糖尿病[30-31]。糖尿病及糖调节受损的发病在男女性别中均呈现随着年龄的增加而提高的现象[32]。

8. 妊娠是糖调节受损发展的一个重要诱因

妊娠糖尿病是指女性妊娠期出现的糖代谢异常，胰岛素的敏感性随着妊娠期的延长持续降低。该病具有较高的发病率，分为孕前期糖尿病和妊娠糖尿病。我国妊娠糖尿病发病率明显高于孕前期糖尿病[33]。

9. 高血压患者更容易引起胰岛素抵抗

高血压患者常伴随糖、脂代谢异常。作为代谢综合征疾病，高血压疾病和糖调节受损有共同的病理基础：氧化应激引起的胰岛素抵抗，随着高血压病程的逐渐延长，胰岛素的抵抗现象越来越重，最终导致糖调节受损的发生[34]。

10. 慢性肝炎更容易并发糖尿病

慢性肝炎常伴有慢性肝损伤并逐渐发展为肝硬化，在慢性肝炎发展成为肝硬化之前，随着肝功能损伤程度的加重，机体已存在并逐渐严重的高胰岛素血症和胰岛素抵抗现象，这可能是肝源性糖尿病的发病机制[35]。

三、分子流行病学研究概况

近年来随着科技的进步，糖尿病的研究方向越来越多，关于糖脂毒性、炎性反应、氧化应激等作用于糖调节受损的机制愈发被关注[36]，有大量的文献报道从分子流行病学方面阐明糖尿病的发病与糖尿病的候选基因及相关蛋白表达有关，主要有以下几个方面：

1. α-葡萄糖苷酶能减缓体内血糖的上升

α-葡萄糖苷酶的主要作用是促进蔗糖和麦芽糖分解为葡萄糖，所以通过提供 α-葡萄糖苷酶抑制剂可以有效抑制肠黏膜刷状缘糖苷酶活性，减缓体内餐后单糖的产生速度，从而降低和延缓餐后血糖的上升，因此 α-葡萄糖苷酶抑制剂能有效降低糖调节受损进一步进展为糖尿病的概率[37]。

2. GSK-3β 主要调节葡萄糖的转运

GSK-3β 是一种多功能的丝氨酸/苏氨酸蛋白激酶[38]，主要功能是调节葡萄糖的转运。如果 GSK-3β 的活性被抑制，则会抑制糖原合成从而使血糖升高[39]。

3. CD4[+]T 细胞亚群对调节机体免疫有重要作用

在维持免疫稳态中，CD4[+]T 细胞亚群 Th1、Th2、Th17 等能协调免疫细胞相互作用，Th 细胞亚群的失衡能够导致机体发展为慢性炎症状态。王诗钰等[40]通过对 156 例糖调节受损患者的研究发现，CD4[+]T 细胞相关参数与临床生化指标有相关性，说明 CD4[+]T 细胞可能是导致糖调节受损发展为 2 型糖尿病的关键原因。

4. 停靠蛋白与机体胰岛素抵抗有关

停靠蛋白（DOK）是一种酪氨酸残基磷酸化蛋白质，功能是调节酪氨酸激酶信号[41]，主要包括 DOK1~DOK7，主要影响胰岛素抵抗、免疫调节等方面[42]，同时也参与脂肪代谢[43]，因为停靠蛋白是细胞外信号调节激酶（MEK/ERK）的主要负性调控因子[44]。在脂肪组织中高度表达停靠蛋白使细胞发生反应，主要通过接受多种细胞外传递来的信号并传递给细胞效应元件，同时在复杂的信号网络中组织众多不同的分子共同作用。有研究发现，DOK1 在糖调节受损发展过程中存在明显下调的情况，这是糖调节受损发病原因的一个新发现[45]。

5. PI3K 能调节胰岛素生物学功能

PI3K 在调节胰岛素信号转导过程中起重要作用，有报道用 PI3K 抑制剂可导致葡萄糖代谢障碍，主要通过抑制胰岛素经典信号通路 IRSI/PI3K/AKT 下游的蛋白部分而影响糖的代谢[46]。PI3K 下游有一个主要的蛋白效应分子 AKT，其调节葡萄糖代谢的作用主要是通过调节胰岛素的生物学功能起作用[39]。PI3K/AKT 信号通路能促使胰岛素抵抗，主要是通过介导 NF-κB 炎症信号的表达，增加胰岛素底物受体磷酸化水平起作用[47]。

6. 肠促胰岛素能调节胰岛素分泌

肠促胰岛素（incretin）是一类在肠道生成的具有促胰岛素分泌作用的多肽激素，在人体内主要包括 GLP-1 和葡萄糖依赖性促胰岛素分泌多肽（glucose-dependent insulinotropic polypeptide，GIP）。这两种肽都是调控血糖的重要蛋白分子，DPP-4 是一种细胞表面的丝氨酸蛋白酶，其作用主要是灭活多种生物肽，包括 GLP-1 和 GIP，导致糖类代谢异常。

7. 维生素 D 缺乏易导致胰岛素抵抗

有研究[48]表明，维生素 D 的缺乏与胰岛素抵抗密切相关，并导致糖调节受损及糖尿病。

8. 锌离子通道及 SLC30A8 遗传基因是糖调节受损的发病因素

丁丽丽[49]临床研究对 474 人随访 5 年后发现并证实，锌离子通道及 SLC30A8 遗传信息的突变表达与糖调节受损及糖尿病呈正相关。在维吾尔族人群中，血脂异常和 SLC30A8 基因 rs13266634 的 CC 基因型是发病的危险因素。

糖调节受损的具体机制也是百家争鸣，无统一定论，以上所阐述的几个论点在糖调节受损进展中有着举足轻重的作用。

四、糖调节受损诊断方法日趋完善

糖调节受损是 2 型糖尿病的一个必然阶段，因此对于预防糖尿病、降低糖尿病的发病率，糖调节受损的诊断起到了至关重要的作用。通过临床观察发现[50]，糖尿病早期诊断是否及时，与我国居民健康水平密切相关。

空腹血糖、随机血糖、餐后血糖以其操作简单、时效快的优点已广泛应用于临床，但其局限性也很明显，容易漏诊、误诊等，因此糖化血红蛋白和 OGTT 逐渐成为糖尿病及糖调节受损初步诊断的主流手段。

1. OGTT 是诊断糖调节受损的重要指标

OGTT 虽是目前我国诊断糖调节受损及糖尿病的金指标，但因其方法烦琐，耗时长，导致患者依从性差，临床运用受限。

2. 糖化血红蛋白对糖尿病的治疗有指导意义

糖化血红蛋白因其合成过程不可逆且缓慢[51]，在体内累积并持续 120 天，临床操作简单，结果稳定，不受生活方式及进食的干扰，被作为诊断及治疗效果的客观评判指标，在血糖达标前每个月测一次，达标后每年测两次，以防止病情反复。

3. 尿微量蛋白能提高糖调节受损诊断的准确性

尿微量蛋白（UMA）一般在早期肾小球损伤时即可出现，所以常被作为糖尿病肾病早期筛查指标，同时也可见于其他疾病，如慢性肾脏疾病早期、糖尿病酮症酸中毒、心力衰竭等。尿微量蛋白不仅发生在糖尿病患者，早在糖调节受损阶段就已出现，但作为糖调节受损的诊断方法，容易被忽视，主要考虑是尿微量蛋白不是糖尿病诊断的首要指标。

OGTT 及糖化血红蛋白两者均是临床常用诊断糖调节受损的有效指标，方法简单，操作方便，但两种方法都可出现不同程度的诊断遗漏[52]，同时发现糖调节受损人群可出现不同程度的尿微量蛋白[53]。因此，尿微量蛋白可作为糖调节受损的重要指标，因此可以将三者结合，以提高诊断的准确性。

五、药　物　治　疗

糖尿病是一种代谢性疾病，其发生发展有一定规律，而糖调节受损是介于正常和糖尿病之间的一个时期，而且是可逆的。如何有效逆转糖调节受损，已成为临床重要课题。

糖调节受损的治疗包括药物治疗和非药物治疗，以非药物治疗为主，主要目的是改善临床指标，降低向糖尿病转化的风险。

（一）非药物治疗成为糖调节受损干预的首选

1. 教育与管理

毋庸置疑，糖尿病属于慢性非传染性疾病，其诱因大多与遗传、生活方式等有关，逆转糖调节受损的切入点就是管理生活方式。临床医生及社会媒体做了大量的知识普及，但糖尿病相关知识的知晓率与自我管理现状不容乐观[54]。曾晖等[55]通过对 312 名糖调节受损患者的自我管理进行观察发现，文化水平、年龄与自我管理的效果呈正相关。通过教育使患者认识、了解疾病，并接受医生或者健康管理师给予的运动、饮食等生活方面的指导，科学、系统地管理生活方式。定期、持续、长久给予糖调节受损患者社会心理支持及随访可明显且持久地改善患者的自我管控能力[56]。

妊娠糖尿病可出现自然流产、先兆子痫、巨大儿、新生儿低血糖和新生儿高胆红素血症等不良事件，且母亲和子代发展为糖尿病的风险也明显增加，但由于其特殊性，首先强调非药物干预[57]。

2. 营养干预对糖调节受损干预有重要作用

营养治疗是指通过食物或者营养素调整机体的原理进行疾病治疗。个体化营养治疗已成为各种慢性病，特别是糖尿病的一种新型疗法。

叶景虹等[58]通过 8 个月的临床观察发现，糖调节受损个体化营养治疗干预能够有效纠正糖耐量异常，建议个体化营养治疗应该贯穿于糖尿病防治全过程。所以《中国糖尿病医学营养治疗指南》（2013 年版）建议糖调节受损患者接受个体化营养计划，合理搭配各种膳食营养比例，制定定时定量的饮食方案[59]。

美国的 SHUKLA[60]、日本的梶山静夫与今井佐慧子教授[61]等研究表明，调整饮食顺序可影响体内血糖积累、胰岛素分泌的情况，提示先吃蔬菜者胰岛素分泌量较先吃糖类者更少，餐后血糖也更低。李瑶等[62]研究发现，先进食蔬菜或者蛋白类食物均可明显降低餐后血糖。

3. 运动疗法逐渐成为糖调节受损的主流干预方法

运动疗法的目的主要是增强自身代谢能力，加强糖原的合成，从而调控血糖。

《美国糖尿病学会立场声明：体力活动/运动与糖尿病》（2016 年版）建议[63]："对于糖尿病高危人群及糖调节受损患者推荐进行生活方式干预，包括至少每周进行 150min 的运动和通过饮食改变来减轻 5%～7%体重，以预防或延缓糖尿病发生"，虽然运动疗法的方案应根据个人特点和健康状况而异，但长期坚持规律运动能协助糖尿病和糖调节受损患者更好地管理血糖。

有研究表明[64]，中等强度抗阻和有氧运动在相同的运动时间、频率下，对 0min、30min、60min、120min 血糖较对照组均有明显的改善。在运动干预方面，经过 8 周的观察，侯沛伟等[65]研究表明，在科学生活管理的基础上，运动干预使糖脂代谢指标明显改善。但同时研究发现，有一部分的糖调节受损患者无法通过运动干预改善糖脂代谢,所以运动干预无效的糖调节受损人群需寻找其他途径尽早干预。王赫达[66]通过对 73 位中老年糖调节受损患者进行 Fatmax 和 AT 强度运动干预发现,两者可显著改善糖代谢、胰岛素敏感性,而在调节空腹血糖指标时,AT 强度运动效果更优,多种运动均能有效改善血糖水平及胰岛素敏感性,但联合运动[67]可能是运动的最佳方式。夏小慧等[68-69]通过观察运动与 KCNJ11 基因区的相互作用发现,其可能与糖代谢前期人群的运动干预敏感性相关。

大量证据表明,有氧耐力运动有改善胰岛素敏感性的作用,可有效预防糖调节受损发展为 2 型糖尿病[70-71]。经过数年的科学普及,越来越多的人认识到运动的重要性,尤其是有氧耐力,中国糖尿病防治指南也建议每周进行 150min 的耐力训练,但事实上,只有不到20%的患者可以完成,缺乏时间是导致这一现象的主要原因,而高强度间歇训练(HIIT)可有效改善这一现状,相较于有氧耐力,HIIT 能更有效地降低糖调节受损患者的相关指标[72]。

(二)药物治疗逐年发展

糖调节受损是否应用、何时应用药物治疗,至今无权威定论,《中国成人 2 型糖尿病预防的专家共识》表明:糖调节受损人群在经过生活方式等非药物干预手段调整半年以上血糖仍未达标者,个人主观意愿强,在经济、医疗条件允许的情况下,医患双方有效沟通后可科学选择药物治疗[73]。

我国南北地区饮食习惯虽然差异很大,但多以碳水化合物为主,糖调节受损药物治疗目前临床应用较多的是二甲双胍和阿卡波糖。

1. 双胍类

双胍类主要通过增加周围组织对胰岛素的敏感性和调控肠道菌群达到降糖作用。二甲双胍能够减慢机体吸收葡萄糖的速度,同时增强胰岛素敏感性,进而抑制肝糖输出,增加外周组织对葡萄糖的摄取与利用,改善糖调节受损,且不容易产生低血糖[74]。

2. α-葡萄糖苷酶抑制剂

阿卡波糖作为 α-葡萄糖苷酶抑制剂的一种,主要作用于肠道,通过减缓肠道对葡萄糖等碳水化合物的吸收速度进而控制餐后血糖,缓解糖耐量异常[75],现已被广大中国糖尿病人群作为首选药物服用。预防非胰岛素依赖型糖尿病研究(STOP-NIDDM)表明,阿卡波糖能有效降低糖调节受损向糖尿病转化的危险性[76]。作为全国唯一被认可的用于改善 IGT 的口服降糖药,阿卡波糖已被国家药物监督管理局批准用于改善 IGT 餐后高血糖[77]。20 世纪 90 年代上市的阿卡波糖临床效果得到了广大糖调节受损及糖尿病患者的认可,但其胀气的副作用也很明显,近年来特异性抑制双糖酶类如伏格列波糖、米格列醇等将可能有效减轻这一副作用,同时,新型的更高选择性的糖苷酶抑制剂,也将是新药研发趋势之一[78]。

关于二甲双胍和阿卡波糖的效果对比,大量临床研究表明,二甲双胍不仅可明显延缓糖调节受损向糖尿病转化[79],同时也明显降低糖调节受损向糖尿病转化的概率[80]。同时有研究表明[81],应用二甲双胍和阿卡波糖对比治疗糖调节受损后发现,在有效率方面,二甲双胍治疗有效率高于阿卡波糖。杨丽红[82]通过研究发现,在逆转糖尿病前期向糖尿病转化过程中，阿卡波糖在降低糖尿病发病率、提高血糖控制率方面明显优于二甲双胍，而在降低 TG、血压[83]及控制病情进展方面，二甲双胍优于阿卡波糖。临床研究[84]发现，糖调节受损多伴有脂代谢紊乱，所以在糖尿病血糖控制的同时，一定要密切关注血脂变化。

3. 噻唑烷二酮

噻唑烷二酮类通过增强胰岛素敏感性有效地控制血糖，降低其向糖尿病转化风险[85]，Punthakee 等[86]通过研究噻唑烷二酮类药物罗格列酮，也证实了这一点。荟萃分析表明[87]，利拉鲁肽可以通过对胰岛 B 细胞的保护逆转 IGT 恢复，从而降低 61%糖尿病的发生。修双玲等[88]临床观察吡格列酮干预 86 例糖调节受损患者后发现，吡格列酮不仅能通过改善胰岛素抵抗来调控血糖，同时也能明显降低 CRP 以改善糖调节受损患者的转归。

4. DPP-4 抑制剂

杜雅芹等[89]研究总结发现，西格列汀作为 DPP-4 抑制剂的一种，不仅能有效降低血糖而不增重，同时可以修复各种类型的胰岛细胞，副作用小。

5. 钠-葡萄糖协同转运蛋白 2 抑制剂

钠-葡萄糖协同转运蛋白 2（SGLT2）抑制剂作为一种新药，近年来备受关注。钠-葡萄糖协同转运蛋白（SGLT）能把肾脏原尿中的葡萄糖重吸收到血浆中，SGLT 有 SGLT1 和 SGLT2 两种，SGLT2 能吸收原尿中绝大部分的葡萄糖。SGLT2 抑制剂能够选择性阻断 SGLT2 的功能，会特异性地抑制肾脏对葡萄糖的再吸收，使多余的葡萄糖通过尿排出，达到降低血糖的目的，同时，SGLT2 抑制剂还在降低体重、降低血压及保护心血管等方面有明显作用， SGLT2 抑制剂与其他降糖药物机制不同，这就为联合用药提供了可能[90]。

6. 奥利司他

奥利司他是非中枢神经系统的肥胖症治疗药，主要通过抑制胃肠道的脂肪酶、减少脂肪水解、促进脂肪排出体外起作用。刘冬等[91]通过对 60 例肥胖型糖调节受损患者的临床观察发现，奥利司他可明显降低血清 CRP、TNF-α 水平，改善血糖水平并减轻体重，能有效延缓糖调节受损的进展过程。

7. 降脂类药物

龚全友等[92]对 100 例糖调节受损患者的血脂与胰岛素抵抗之间的关联做了 Logistics 回归分析发现，高 TG 和低 HDL-C 水平能分别独立影响机体胰岛素抵抗，提示在治疗糖尿病及其前期时，应密切关注血脂的变化，必要时配合降脂药物治疗。

六、存在问题

糖调节受损是进展为 2 型糖尿病的一个必然阶段，其产生有众多观点和理论，但都不是十分明确。我们研究糖调节受损的发病机制，主要是为了更好地逆转糖调节受损，使恢复到健康状态。目前的治疗方法在逆转糖调节受损效果方面已经取得了长足的进步，但糖调节受损及糖尿病人群并没有明显下降，仍旧有逐年上升趋势，这就要求我们进一步探查所存在的问题。

1. 非药物干预可长期有效降低糖调节受损向糖尿病的转化率

目前被广大医生所接受且容易被我们主动改善的主要就是生活方式及饮食方面的干预，那么系统、科学的管理就是逆转糖调节受损的首选方法。研究表明[55]，糖调节受损患者自我管理有效率仅 13.9%，该群体自我管理水平普遍偏低，尤其以年龄小于 65 岁和文化程度在大专以下的患者自我管理水平低下明显。

管理的目的是控制血糖，如何有效管理糖调节受损，成为目前医生和患者关注的问题。

2. 药物干预能快速控制血糖

不同药物改善糖调节受损的作用机制存在差异，都存在不同程度的副作用，二甲双胍、α-葡萄糖苷酶抑制剂有引起胃肠道不适的风险；噻唑烷二酮类药物有可能产生肝脏毒性，增加心脏负荷；临床新药如 DPP-4 抑制剂、GLP-1 受体激动剂等，临床证据较少，还需不断探索。所以选择药物时应引起重视并根据患者自身情况合理选择。

3. 非药物与药物联合干预较单纯一种干预方法性价比更高

单纯运用药物干预或者非药物干预均能取得良好的效果，陈丽萍等通过研究治疗糖调节受损的长期成本发现，联合药物和非药物干预方法，既能长期提高机体的健康水平，又能有效降低干预成本[93]。

七、述评与展望

糖尿病发病率逐年增高，治疗有效率逐年增高，服用西药疗效显著的同时，如何减少副作用也越来越受关注。国外研究证实，GLP-1 受体激动剂可调节体质量及糖脂代谢，可降低心血管病发病风险，在糖调节受损肥胖患者中，应用前景广阔[94]。

目前证明科学、系统的管理生活方式是逆转糖调节受损的有效措施。而进行管理的基础是普及糖尿病的知识，通过各网络平台，如微信、各大医疗平台等不仅有效扩大了患者的知识面，同时能及时为患者解答一些自我管理方面的疑惑，定期、持久随访能明显提高患者的自我管控能力，医患沙龙被证明能有效地提高患者积极性，提高自我管理的效率。

随着疾病治疗端口前移，糖调节受损的干预方法日趋丰富，有机、合理联合运用药物和非药物干预方法能有效提高患者健康指数，降低整体成本。

参 考 文 献

[1] 于雷，刘纳文，张莉，等. 天津市成人体检者糖尿病及糖调节受损的流行病学调查[J]. 中国慢性病预防与控制，2017，25（7）：511-513.

[2] 牟严燕. 糖尿病流行病学研究进展[J]. 糖尿病新世界，2019，4（22）：196-198.

[3] 张娜，朱智耀，赵轩，等. 糖调节受损干预研究进展[J]. Translational Medicine Research（Electronic-Edition），2014，4（4）：1-11.

[4] 刘妍，常丽萍，高怀林，等. 糖调节受损的中西医药物治疗研究进展[J]. 天津中医药，2019，36（11）：1141-1144.

[5] 王莹，刘守钦，宫舒萍，等. 2011-2015 年济南市居民糖尿病死亡流行病学特征分析[J]. 现代预防医学，2016，43（23）：4337-4340.

[6] 车奎，赵世华，谭晓俊，等. 山东沿海居民糖尿病及糖调节受损患病率 10 年变迁研究[J]. 中华内分泌代谢杂志，2017，33（6）：473-478.

[7] 何连祥，胡永华. 不同人种/种群糖调节受损与危险因素的关系—基于 NHANES 2013-2014 的分析[J]. 糖尿病新世界，2018，21：18-20.

[8] 罗光成，易婷婷，柴震，刘素兰，等. 川东北地区体检人群糖尿病和糖调节受损的流行率分析[J]. 国际检验医学杂志，2015，36（4）：480-484.

[9] 徐燕. 糖调节受损及糖尿病流行病学与危险因素调查分析[J]. 中国医学创新，2019，16（28）：107-110.

[10] 张国钦，陈盛玉，张玉华，等. 天津市城区肺结核合并糖尿病的流行病学特征分析[J]. 中国慢性病预防与控制，2016，24（1）：14-18.

[11] Kim C，Cleary P A，Cowie C C，et al. Effect of glycemic treatment and microvascular complications on menopause in women with type 1 diabetes in the diabetes control and complications trial/ epidemiology of diabetes interventions and complications（DCCT/EDIC）cohort [J]. Diabetes Care，2014，37（3）：701-708.

[12] American Diabetes Association. Standards of medical care in diabetes 2018[J]. Diabetes Care，2018，41（Suppl. 1）：S1-S159.

[13] 中华医学会糖尿病学分会. 中国 2 型糖尿病防治指南（2013 年版）[J]. 中华糖尿病杂志，2014，6（7）：447-498.

[14] 罗国良，彭亚仙，潘琴琴，等. 2 型糖尿病患者社区综合干预效果评价[J]. 预防医学，2017，29（9）：952-954.

[15] 林少娜，王根妹. 家庭同步健康教育对老年糖尿病患者心理状态及生活方式的效果评价[J]. 中国健康教育，2017，33（3）：272-274.

[16] Malik V S，Hu F B. Fructose and cardiometabolic health：what the evidence from sugar-sweetened beverages tells us[J]. J Am Coll Cardiol，2015，66（14）：1615-1624.

[17] Imamura F，O'connor L，Ye Z，et al. Consumption of sugar sweetened beverages，artificially sweetened beverages，and fruit juice and incidence of type 2 diabetes：systematic review，meta-analysis，and estimation of population attributable fraction[J]. Br J Sports Med，2016，50（8）：496-504.

[18] 赵燕，周彬，华郁，等. 西安市雁塔区 30 岁以上居民糖尿病流行病学调查[J]. 陕西医学杂志，2016，45（1）：112-114.

[19] 宋俊华，何霞，陈敏，等. 长沙地区糖尿病流行病学调查[J]. 医学临床研究，2015，32（12）：2324-2326.

[20] DeBoer. Kidney disease and related findings in the diabetes control and complications trial/ epidemiology of diabetes interventions and complications study[J]. Diabetes Care，2014，37（1）：24-30.

[21] 薛松，穆敏，李文月，等. 饮酒及其他生活方式因子的交互作用与 2 型糖尿病发生风险[J]. 卫生研究，2017，46（6）：918-924，929.

[22] 李琳，徐瑜. 生活方式干预对 2 型糖尿病患者血糖控制的影响[J]. 上海交通大学学报（医学版），2017，37（6）：870-875.

[23] Gong Q，Gregg E W，Wang J，et al. Long-term effects of a randomised trial of a 6-year lifestyle intervention in impaired glucose tolerance on diabetes-related microvascular complications：the China Da Qing Diabetes Prevention Outcome Study[J]. Diabetologia，2011，54（2）：300-307.

[24] Li Guangwei，Zhang Ping，Wang Jinping，et al. The long-term effect of lifestyle interventions to prevent diabetes in the China Da Qing Diabetes Prevention Study：a 20-year follow-up study [J]. Lancet，2008，371（9626）：1783-1789.

[25] 李春华，张威，潘春柳，等. 贵阳市云岩区成人糖尿病和空腹血糖受损患病现状及危险因素分析[J]. 贵州医药，2015，39（5）：452-454.

[26] Wang C，Li J，Xue H，et al. Type 2 diabetes mellitus incidence in Chinese：contributions of overweight and obesity[J]. Diabetes Res Clin Pract，2015，107（3）：424-432.

[27] Tyrovolas S，Koyanagi A，Garin N，et al. Diabetes mellitus and its association with central obesity and disability among older adults：A global perspective[J]. Exp Gerontol，2015，64：70-77.

[28] 何巍，王文绢，陈波，等. 山西省和重庆市四县区农村糖调节受损人群超重肥胖状况及影响因素研究[J]. 中国慢性病预防与控制，2015，23（6）：425-430.

[29] 张一倩. 腰围、腰高比、脂质蓄积指数对大连地区 40 岁以上女性新发糖调节受损的预测价值[D]. 大连：大连医科大学，2018.

[30] 王志军，周建芝，吴寿岭. 老年糖尿病患者合并高血压的危险因素及随访分析[J]. 中华老年心脑血管病杂志，2014，15（2）：151-154.

[31] 何姣，火睿，王晓丽，等. 社区2型糖尿病患者综合管理三年血糖和血压及血脂动态观察研究[J]. 中国全科医学，2019，22（11）：63.

[32] 毛玉山，李静，陈长喜，等. 宁波市中老年石油化工企业员工糖尿病患病率、知晓率、治疗率和控制率[J]. 中国老年学杂志，2015，35：5288-5290.

[33] Wei Y，Yang H，Zhu W，et al. International association of diabetes and pregnancy stduy group criteria is suitable for gestational diabetes mellitus diagnosis：further evidence from china[J]. Chin Med J（Engl），2014，127（20）：3553-3556.

[34] 刘志勇，刘玉洁，丛洪良，等. 老年高血压患者糖代谢异常与冠状动脉病变和左心室重构的相关性[J]. 中华高血压杂志，2013，21（10）：981-985.

[35] 李冰昱，王福生，张纪元，等. 乙肝病毒相关的慢性肝病患者胰岛素抵抗指数测定的临床意义[J]. 解放军医学杂志，2009，34（3）：259-261.

[36] Ben Brannick，Sam Dagogo -Jack. Prediabetes and cardiovascular disease：pathophysiology and interventions for prevention and risk reduction[J]. Endocrinol Metab Clin North Am，2018，47（1）：33-50.

[37] Joshi S R，Standl E，Tong N，et al. Therapeutic potential of alphaglucosidase inhibitors in type 2 diabetes mellitus：an evidence based review [J]. Expert Opin Pharmacother，2015，16：1959-1981.

[38] Meng Y，Wang W，Kang J，et al. Role of the PI3K/AKT signalling pathway in apoptotic cell death in the cerebral cortex of streptozotocin-induced diabetic rats[J]. Exp Ther Med，2017，13（5）：2417-2422.

[39] Dhar MS，Yuan JS，Elliott SB，et al. A type IV P-type ATPase affects insulinmediated glucose uptake in adipose tissue and skeletal muscle in mice[J]. J nutrition　biochem，2016，17（12）：811-820.

[40] 王诗钰，李国超，陈柳，等. CD4$^+$T细胞亚群与2型糖尿病发生发展的相关性研究[J]. 中国糖尿病杂志，2018，2（10）：839-843.

[41] Merlock A Miah Sll proliferation and migration[J]. PLoS One，2014，9（2）：673-684.

[42] Sarin N，Engel F，Rothweiler F，et al. Key players of cisplatin resistance：towards a systems pharmacology approach[J]. Int J Mol Sci，2018，19（3）：767-785.

[43] Mancinelli R，Carpino G，Petrungaro S，et al. Multifaceted roles of GSK-3 in cancer and autophagy-related diseases[J]. Oxid Med and Cell Longev，2017，12（6）：126-140.

[44] Ssrin N，Engel F，Rothweiler F，et al. Key players of cisplatin resistance：towards a systems pharmacology approach [J]. Int J Mol Sci，2018，19（3）：767-785.

[45] 蔡小玲，蒋如如，李洁，等. DOK1与糖调节受损关系的研究进展[J]. 西北医学国防杂志，2019，40（6）：387-390.

[46] 蔡小玲. DOK1/AKT/SREBPlc 信号通路在调控糖尿病发病进程中的作用和机制[D]. 兰州：兰州理工大学，2019.

[47] Zand A，Ibrahim K，Patham B. Prediabetes：why should we care[J]. Methodist Deba key Cardiovasc J，2018，14（4）：289-297.

[48] Berridg M J. Vitamin D deficiency and diabetes[J]. Biochem J，2017，474（8）：1321-1332.

[49] 丁丽丽. SLC30A8 基因多态性及启动子区甲基化对维吾尔族 T2DM 发病及糖代谢状态进展影响的研究[D]. 乌鲁木齐：新疆医科大学，2018.

[50] 范美娟. 糖化血红蛋白联合空腹血糖在糖调节受损中的诊断价值研究及对预后的影响研究[J]. 双足与保健，2018，27（5）：101.

[51] 陈健发. ROC 曲线分析糖化血红蛋白作为糖尿病诊断标准的应用[J]. 北方医药，2015，12（3）：124-125.

[52] 陈钥. 分析糖调节受损诊断中空腹血糖和糖化血红蛋白数值的应用价值[J]. 临床医学文献电子杂志，2019，6（44）：137-140.

[53] 闫欣. OGTT 和 HbAlc 诊断标准对糖尿病前期尿微量白蛋白的影响——基于济南市糖尿病高危人群的一项横断面研究[D]. 济南：济南大学，2019.

[54] 李菁，李峥，赵维纲，等. 糖调节受损个体对自身状态认识和体验的质性研究[J]. 中华护理杂志，2015，50（8）：950-953.

[55] 曾晖，颜萍平，汤观秀，等. 不同自我管理水平糖调节受损患者的糖尿病知识现状和需求[J]. 中南大学学报（医学版），2019，44（6）：679-684.

[56] 饶芬，彭春华. 长期生活方式干预对糖尿病患者认知功能的影响[J]. 中国城乡企业卫生，2018，10：6-9.

[57] 黄娜，周英凤，钟婕，等. 基于 Arksey 和 O'Malley 范畴综述方法框架的远程医疗在妊娠合并糖尿病管理中的应用进展[J]. 护士进修杂志，2019，34（20）：1861-1874.

[58] 叶景虹，钱梦华，邹弘，等. 个体化营养治疗对糖调节受损患者转归的影响及因素分析[J]. 中国慢性病预防与控制，2014，22（5）：529-532.

[59] 中华医学会糖尿病学分会，中国医师协会营养医师专业委员会. 中国糖尿病医学营养治疗指南（2013）[J]. 中华糖尿病杂志，

2015，7（2）：73-88.

[60] Shukla A P, Iliescu R G, Thomas C E, et al. Food order has a significant impact on postprandial glucose and insulin levels[J]. Diabetes Care，2015，38（7）：e98-e99.

[61] 梶山静夫，今井佐惠子. 第一口吃蔬菜[M]. 崔晶晶，译. 上海：上海交通大学出版社，2015：1-10.

[62] 李瑶，张培莉，滕云，等. 不同饮食顺序对糖调节受损病人血糖的影响[J]. 护理研究，2019，33（20）：3493-3497.

[63] Colberg S R, Sigal R J, Yardley J E, et al. Physical Activity/Exercise and Diabetes：A Position Statement of the American Diabetes Association[J]. Diabetes Care，2016，39（11）：2065-2079.

[64] 罗曦娟，王正珍，朱玲，等. 抗阻和有氧运动对糖调节受损人群血糖干预效果的比较研究[J]. 中国运动医学杂志，2015，34（9）：831-837.

[65] 侯沛伟，鱼芳青. 运动干预对糖调节受损人群基因 KCNJ11 多态性与糖脂代谢关系的影响[J]. 卫生研究，2018，47（2）：237-241.

[66] 王赫达. Fatmax 和 AT 强度运动干预对中老年糖调节受损人群糖和骨质代谢的影响[J]. 基因组学与应用生物学，2018，37（9）：4132-4140.

[67] 陈思妍，游越西，戴霞，等. 不同运动方式对糖调节受损患者糖代谢影响的网状 Meta 分析[J]. 广西医科大学学报，2019，36（9）：1531-1536.

[68] 夏小慧，夏慧芸，刘荣娟，等. KCNJ11 基因多态与糖调节受损人群运动干预敏感性的相关性研究[J]. 中国糖尿病杂志，2017，25（8）：686-690.

[69] 夏小慧，王卉，张社平，等. KCNQ1 基因 7 个位点单核苷酸多态性与糖调节受损人群运动干预敏感性的关联[J]. 中国康复理论与实践，2018，24（5）：575-580.

[70] Franz M J, Boucher J L, Rutten-ramos S, et al. Lifestyle weight-loss intervention outcomes in overweight and obese adults with type 2 diabetes：a systematic review and meta-analysis of randomized clinical trials[J]. J Acad Nutr Diet，2015，115（9）：1447-1463.

[71] Gregg E W, Chen H Y, Wagenknecht L E, et al. Association of an intensive lifestyle intervention with remission of type 2 diabetes[J]. JAMA，2012，308（23）：2489-2496.

[72] 陈静，张君毅，李勇，等. 短期高强度间期运动对糖调节受损男性疗养员糖脂代谢的影响[J]. 解放军医药杂志，2019，31（10）：103-106.

[73] 中华医学会内分泌学分会. 中国成人 2 型糖尿病预防的专家共识[J]. 中华内分泌代谢杂志，2014，30（4）：277-283.

[74] Florez JC. The pharmacogenetics of metformin [J]. Diabetologia，2017，60（9）：1648-1655.

[75] Liu Z，Ma S. Recent advances in synthetic α-glucosidase Inhibitors [J]. Chem Med Chem，2017，12（11）：819-829.

[76] Hanefeld M，Pistrosch F，Koehler C，et al. Conversion of IGT to type 2 diabetes mellitus is associated with incident cases of hypertension：a post-hoc analysis of the STOP-NIDDM trial [J]. Hypertens，2012，30（7）：1440-1443.

[77] 董静莲，张会敏. 糖调节受损药物治疗现状[J]. 天津医药，2016，28（1）：70-73.

[78] 刘率男，刘泉，孙素娟，等. α葡萄糖苷酶抑制剂桑枝总生物碱的抗糖尿病作用研究[J]. 药学学报，2019，54（7）：1225-1233.

[79] Moin T，Schmittdiel J A，Flory J H，et al. Review of metformin use for type 2 diabetes prevention [J]. Am J Prev Med，2018，55（4）：565-574.

[80] Hostalek U，Gwilt M，Hildemann S. Therapeutic Use of Metformin in Prediabetes and Diabetes Prevention [J]. Drugs，2015，75（10）：1071-1094.

[81] 曾肃友. 比较阿卡波糖与二甲双胍在糖调节受损治疗中的干预效果[J]. 世界最新医学信息文摘，2019，19（19）：113-140.

[82] 杨丽红. 阿卡波糖与二甲双胍治疗糖调节受损的临床效果对比[J]. 临床医药文献电子杂志，2019，6（13）：29.

[83] 李琼，李一梅，谢波，等. 阿卡波糖与二甲双胍治疗糖调节受损疗效的 Meta 分析[J]. 中国全科医学，2015，18（13）：304-311.

[84] 苏小华，那顺巴雅尔，邓俊成，等. 巴马小型猪糖调节受损血脂和血液流变学变化分析[J]. 安徽农业大学学报，2019，46（5）：796-799.

[85] Yasmin S，Jayaprakash V. Thiazolidinediones and PPAR orchestra as antidiabetic agents：From past to present [J]. Eur J Med Chem，2017，126：879-893.

[86] Punthakee Z，Alméras N，Després JP，et al. Impact of rosiglitazone on body composition，hepatic fat，fatty acids，adipokines and glucose in persons with impaired fasting glucose or impaired glucose tolerance：a sub-study of the DREAM trial[J]. Diabet Med，2014，31（9）：1086-1092.

[87] 扎迦利. 美国内分泌学会关于糖调节受损的会议共识[J]. 糖尿病天地·临床刊，2009，3（9）：397-404.

[88] 修双玲，王立. 吡格列酮对糖调节受损患者的干预及 C 反应蛋白的影响[J]. 中国医刊，2015，50（1）：65-67.

[89] 杜雅芹，成旭东. DPP-4 抑制剂（西格列汀）对糖调节受损人群的治疗效果与安全性分析[J]. 现代仪器与医疗，2015，21（5）：61-63.

[90] 张泽宇，陶涛，禤伟振，等. 钠-葡萄糖共转运蛋白 2 抑制剂（SGLT2i）治疗 2 型糖尿病的研究进展[J]. 临床医学工程，2019，12（26）：60-63.

[91] 刘冬，黄森湛，姜惠，等. 奥利司他对肥胖糖调节受损患者的血糖和血清 CRP、TNF-α 的影响及其临床意义[J]. 临床医药工程，2018，25（7）：915-916.

[92] 龚全友，侯芳丽，刘华，等. 中国合理用药探索[M]. 北京：中国合理用药探索，2019：37-40.

[93] 陈丽萍，陶立波. 生活方式干预联合二甲双胍与单纯生活方式干预治疗糖调节受损的长期成本-效果分析[J]. 中国药物经济学，2019，14（9）：18-38.

[94] Andersen A，Lund A，Knop FK，et al. Glucagon -like peptide 1 in health and disease[J]. Nat Rev Endocrinol，2018，14（7）：390-403.

（李永福　执笔，庞国明、陆润兰　审订）

第二节　糖尿病现代医学临床研究进展

　　提　要：糖尿病作为一种以高血糖为特征的代谢性疾病，是常见病、多发病。糖尿病的发病与遗传、自身免疫和环境等因素有关。目前我国糖尿病患者人数众多，发病率呈逐渐上升的趋势。本文从流行病学、发病机制、诊断标准、治疗方法等方面对我国糖尿病的研究进展进行综述。

　　关键词：糖尿病，流行病学，发病机制，治疗方法

　　糖尿病（DM）是由于胰岛素抵抗或胰岛 B 细胞分泌功能发生障碍，从而导致人体内脂肪、蛋白质及碳水化合物代谢紊乱，进一步对人体器官造成慢性损伤及功能性障碍的代谢性疾病，其发病与环境、遗传、自身免疫等因素有关[1]。随着社会的发展，人们物质生活水平的提高、生活方式的改变，加上我国正逐步迈入老龄化社会，老年人数量剧增，我国的 DM 患病率逐年升高，已经成为肿瘤和心脑血管疾病之外对人们健康产生严重威胁的一大慢性非传染性疾病[2]。本文从流行病学、发病机制、诊断标准、治疗方法等方面对 2 型糖尿病（T2DM）的研究进展进行阐述。

一、流行病学研究内涵日益深入

1. 糖尿病成为重大公共卫生问题

　　据国际糖尿病联盟统计，全球有 3.82 亿人患 DM，到 2035 年可能达到 5.92 亿人，且大部分将集中在发展中国家[3]。其中 85%～95% 为 T2DM。发表在 JAMA 杂志上的 2010 年中国 DM 流行病学调查（以糖化血红蛋白大于 6.5% 作为诊断标准之一）数据显示，中国成人 DM 患病率高达 11.6%，DM 患者人数居全球首位，DM 已成为严重影响人们身心健康的主要公共卫生问题[4]。现今我国 DM 患者的数量位居世界第一[5]。

2. 糖尿病前期的研究受到重视

由于在 DM 前期阶段,"三多一少"的典型症状表现并不明显,常规体检只检测空腹血糖而忽略餐后血糖,相当数量的 DM 患者被漏诊,同时在我国许多农村地区人群缺乏定期进行体检的条件[6],因此我国 DM 患者的数量仍被低估。这提示在糖尿病前期人群中进行筛查有利于 DM 的早期诊治,从而推动我国 DM 的综合防治。我国曾经在 1979 年、1994 年、2007 年、2010 年、2013 年分别进行了 5 次 DM 流行病学调查。在 1979 年进行了 4 个省市随机抽样调查,调查人数达到 30 457 人次,其 DM 标准化患病率为 0.67%。1994 年,我国再次进行了 19 个省市的成年 DM 抽样调查,调查参与人数为 23 515 人,DM 标准化患病率达到了 2.51%。2007~2008 年有 CDS 组织进行了全国 14 个省市共计 314 585 人的 DM 标准化患病率调查,该次调查采用加权分析法,其结果显示我国 20 岁以上 DM 标准化患病率已经达到了 9.7%,全国 DM 总患病人数更是高达 9240 万人。2010 年我国再次进行了涵盖 19 个省市的 DM 标准化患病率调查,调查人数达到了 425 256 人,其以糖化血红蛋白≥6.5%为标准,DM 标准化患病率达到了 11.6%,DM 患病人数达到了 1.139 亿人次,而糖尿病前期患病率则达到了 50.1%,其人数达到了 4.934 亿人次,而这一次的调查结果说明我国已经有接近一半的成人达到了准糖尿病阶段[7]。

3. 中国糖尿病负担越来越重

中国国家疾病控制中心与北京大学公共卫生学院对 2013 年中国慢性病及危险因素监测研究项目的 DM 数据进行回顾性分析,纳入 17 万余 18 岁以上成年人群,结果显示 DM 患病率为 10.9%,糖尿病前期患病率为 35.7%[8]。DM 的流行带来了严重的社会及经济负担,2017 年全球约 400 万人死于 DM,DM 占全球死因的 10.7%,DM 相关健康支出高达 7270 亿美元;2017 年中国有超过 84 万患者死于 DM,其中 33.8%的年龄小于 60 岁[9]。以上数据表明,我国 DM 防治工作仍面临巨大挑战。

4. 中国 DM 流行特点突出

①以 T2DM 为主,T1DM 及其他类型 DM 少见[10]。2013 年全国调查中 T2DM 患病率为 10.4%,男性高于女性(11.1%比 9.6%)。②各民族间的 DM 患病率存在较大差异:满族 15.0%、汉族 14.7%、维吾尔族 12.2%、壮族 12.0%、回族 10.6%、藏族 4.3%。③ 经济发达地区的 DM 患病率明显高于不发达地区,城市高于农村(12.0%比 8.9%)。④未诊断 DM 比例较高。2013 年全国调查中,未诊断的 DM 患者占总数的 63%。⑤肥胖和超重人群 DM 患病率显著增加,肥胖人群 DM 患病率升高了 2 倍。2013 年按体质指数(BMI)分层显示,BMI<25 者 DM 患病率为 7.8%、25≤BMI<30 者患病率为 15.4%,BMI≥30 者患病率为 21.2%。

二、发病机制纷繁复杂

胰岛素促进葡萄糖在外周组织的利用,增加糖酵解作用,同时通过促进糖异生和脂肪生成来储存葡萄糖和脂肪,并促进蛋白质合成,但胰岛素通过抑制糖异生和脂肪分解也减少了碳水化合物与脂类的降解、再循环。胰岛素在外周组织的敏感性降低称为胰岛素抵抗，其会导致空腹血糖升高、肝脏合成脂肪增加、血脂异常、高血压和脂肪在脂肪组织的累积。因此，胰岛素抵抗是代谢综合征一个重要的始动因素。长期的胰岛素抵抗会导致血糖不断升高，最终引起T2DM，随着 T2DM 的病情进展，常常伴随出现胰岛素释放量不足。多种风险因素会导致T2DM，包括基因易感性、年龄、超质量或肥胖、不健康的生活方式等。

（一）遗传是重要背景

DM 拥有较明显的遗传背景[11]。文献显示，DM 患者亲属的 DM 发病率有着较明显的提升[12]。若父母其中一人患有 DM，其子女患有 DM 的概率约为 40%；若父母两人均患有 DM，则其子女的 DM 发生概率高达 70%。还有研究显示，37%DM 患者的父母患有 DM，同时在患者的家系中至少存在一个亲属患有 DM，表明 DM 有着明显的家族遗传特性[13]。DM 的遗传方式不属于常规的染色体孟德尔单基因遗传或者线粒体母系遗传，是一种多基因遗传相关性疾病，具有较高的遗传异质性。DM 的发病具有家族史，超过一半的患者有 DM 家族史，并且同卵双胞胎的发病一致性达到 90%以上，有 DM 家族史的人群的患病率是普通人群的 3 倍[14]。此外，与发病机制有关的一些中间性状如胰岛素的敏感性和胰岛素分泌都具有家族聚集现象，这也提示我们可以研究这些中间性状的遗传因素来探讨 T2DM 的发病机制[15]。目前已鉴定出与 T2DM连锁或相关的候选基因超过 250 个[16]。

（二）肥胖是重要土壤

研究显示，肥胖易导致 DM 的发生。与体重正常的人群相比，肥胖者体重增加超过 10%则 DM 发生风险会明显提升，同时肥胖所持续的时间及程度都与 DM 发生危险度呈正相关。肥胖患者体内的脂肪酸含量、极低密度脂蛋白与三酰甘油水平增加，从而产生胰岛素抵抗和B 细胞代偿失调，使机体不能充分降解葡萄糖，打破机体内葡萄糖代谢平衡，进而导致 DM产生[17-18]。腹腔内脂肪面积与胰岛素介导的葡萄糖利用率呈显著的负相关，中心型肥胖者腹腔脂肪增多，胰岛素对肝糖原生成的抑制作用减弱。血液中游离的脂肪酸通过两个方面来影响血糖。一方面游离的脂肪酸过多，导致脂肪酸异位沉积，B 细胞分泌胰岛素的功能受损；另一方面血液中游离的脂肪酸过多，增加肝糖原的输出，同时妨碍葡萄糖的清除[19]。脂代谢异常使糖原储存或脂肪氧化缺陷，升高的血浆游离脂肪酸可明显抑制葡萄糖刺激的胰岛素分泌及抑制胰岛素在肝脏和周围组织的生物效应，而且抑制作用呈浓度依赖性。血浆游离脂肪酸增高可以通过抑制葡萄糖氧化、抑制葡萄糖进入细胞内、抑制肌糖原的合成、促进糖异生等导致糖代谢紊乱；抑制细胞胰岛素受体络氨酸激酶活性而抑制胰岛素受体底物表达及其活性，加重糖代谢紊乱，从而加重胰岛素抵抗。肥胖时脂肪细胞分泌功能紊乱，进一步促进了胰岛素抵抗的发生。葡萄糖跨膜转运经由细胞膜上的葡萄糖转运蛋白（GLUT）执行。当细胞膜不饱和脂肪酸被饱和脂肪酸替代后，其空间构型的变化会严重干扰胰岛素刺激的葡萄糖转运功能，胰岛素的功能下降[20]。

（三）胰岛素抵抗是重要环节

胰岛素抵抗是 T2DM 发病的一个主要原因。各种原因使胰岛素促进葡萄糖摄取和利用的效率下降，机体代偿性地分泌过多胰岛素产生高胰岛素血症，以维持血糖稳定。应用放射免疫分析技术测定血浆胰岛素浓度发现，血浆胰岛素水平较低的患者胰岛素敏感性较高，而血浆胰岛素较高的人对胰岛素不敏感。胰岛素抵抗素是 2001 年由美国 Steppen 发现的一种脂肪源性多肽类激素，特异地表达于白色脂肪组织中。它编码的蛋白作用于胰岛素敏感的靶组织，使脂肪组织、骨骼肌细胞、肝细胞对胰岛素的敏感性下降。大量的胰岛素受体突变与 T2DM 的发病有关。T2DM 患者不但有胰岛素分泌的不足，同时伴有明显的胰岛素抵抗。当机体的胰岛素受体越多或者其亲和性增强，那么组织对胰岛素的敏感性就越强；当机体的胰岛素受体越少或者其亲和性减弱，那么组织对胰岛素的敏感性就越弱[16]。

（四）胰岛功能受损是重要原因

胰岛素细胞功能受损是指胰岛 B 细胞分泌减少或者胰岛细胞遭到破坏凋亡加快。日益增多的事实表明，胰岛特别是胰岛 B 细胞的异常可能是 T2DM 发病的中心环节[21]。胰岛素抵抗是 T2DM 发生的始动因素，而胰岛 B 细胞功能正常与否则是 T2DM 是否发生的决定因素；胰岛素抵抗的发生启动了 T2DM 的发病历程，但如果胰岛 B 细胞能保持其代偿能力，T2DM 并不会发生，一旦其代偿能力下降，则 T2DM 逐渐发生。胰岛 B 细胞受损主要是指脂毒性和糖毒性[22]。脂毒性是指过多的游离脂肪酸在胰岛 B 细胞内堆积而对胰岛细胞游离脂肪酸非氧化代谢途径形成的神经酰胺，神经酰胺作为第二信使，一氧化氮生成增加，同时一氧化氮的过氧化物增多，引起胰岛细胞凋亡[23]。长链饱和脂肪酸抑制胰岛 B 细胞线粒体内膜的屏障蛋白——腺嘌呤核苷转运子表达，使线粒体膜失去其屏障功能，线粒体膜渗透性增加，肿胀、破裂、释出细胞色素 C，而致细胞凋亡。葡萄糖毒性，血糖升高，加重细胞内的葡萄糖的含量，抑制 B 细胞的分泌，加重和诱发 B 细胞凋亡。

（五）氧化应激是重要机制

胰岛素抵抗导致体内糖脂代谢紊乱，高游离脂肪酸刺激的后果是高活性反应分子性氧簇（ROS）和活性氮簇（RNS）生成增多，从而启动了氧化应激机制[24]。胰岛 B 细胞是氧化应激的重要靶点之一，B 细胞内抗氧化酶水平较低，故对 ROS 较为敏感。ROS 可直接损伤胰岛 B 细胞，促进 B 细胞凋亡，还可通过影响胰岛素信号转导通路间接抑制 B 细胞功能。B 细胞受损，胰岛素分泌水平降低、分泌高峰延迟，血糖波动加剧，因而难以控制餐后血糖的迅速上升，对细胞造成更为显著的损害。同时氧化应激反应产生的炎症因子对胰岛 B 细胞会造成进一步损害。多种炎症因子参与了胰岛 B 细胞功能损伤及胰岛素抵抗。李小兵[25]将符合条件的 60 例 T2DM 患者随机分为对照组和治疗组，对照组给予常规治疗，治疗组在常规治疗的基础上练习太极拳，观察两组患者治疗前后体内炎症因子的变化。经过 8 周的治疗后发现，太极拳组炎症水平下降较对照组明显，且血糖下降也较对照组明显。这说明炎症因子在 T2DM 发病过程中发挥着重要的作用。那么降低炎症反应可以促进胰岛 B 细胞修复，保持胰岛 B 细胞结构完整，使胰岛素分泌增加并维持在正常水平，减轻 T2DM 患者胰岛素抵抗及降低血糖。

（六）生活方式是重要诱因

1. 睡眠质量下降

人体睡眠时间和睡眠质量与机体糖化血红蛋白的含量有着明确的联系；短时间及质量较差的睡眠会对人体的大脑产生影响，从而造成人体生物钟紊乱，进而增加 DM 的发生风险[26]。

2. 吸烟

吸烟人群的 DM 发生率较普通人群高。吸烟增加升糖激素分泌，从而造成血糖的短暂性升高，而长时间的大量吸烟会使得机体产生急剧性和反复性的血糖升高及胰岛素抵抗，进而产生 DM。

3. 过量饮酒

过量的酒精摄入会提高 DM 的发生率。

（七）DNA 甲基化是重要机理

T2DM 的发生是一个多步骤、多因素参与的复杂过程，环境、年龄、并发症等因素均可能引起与胰岛素敏感、胰岛素耐受相关基因甲基化状态和程度的改变，导致其表达异常，进而促进 T2DM 的发生。线粒体产生 ATP 是胰岛 B 细胞分泌胰岛素的重要因素，而 PPARGC1A 是调节线粒体功能的基因，其表达水平的降低将导致 ATP 产生量减少，进而损伤胰岛 B 细胞，使葡萄糖刺激的胰岛素分泌减少[27]。Ling 等[28]利用候选基因法证实，在 T2DM 患者胰岛组织中 PPARGC1A 基因高甲基化与胰岛素分泌减少密切相关。Travers 等[29]利用同样的方法发现，KCNQ1（电压门控钾离子通道亚家族成员 Q1）基因甲基化改变与糖尿病早期发病风险相关。作为胰岛素分泌调节的重要基因，INS 的甲基化修饰与 T2DM 的发病密切相关。研究发现，T2DM 患者胰岛 B 细胞中 INS 启动子呈去甲基化状态可能影响胰岛 B 细胞的发育成熟，从而影响胰岛素的分泌[30]。但 Yang 等[31]发现，T2DM 患者胰岛组织中 INS 启动子区域 4 个 CpG 位点呈高甲基化状态，且与糖化血红蛋白的浓度呈正相关。PDX1 是促进胰岛 B 细胞成熟和维持其功能的重要转录因子。研究发现，PDX1 的高甲基化可抑制其转录活性，导致胰岛 B 细胞功能紊乱[32]。此外，Hall 等[33]发现，在 T2DM 患者胰岛组织中 GLP-1R 基因的高甲基化与体质量指数、糖化血红蛋白的浓度呈正相关。随着高通量技术的不断发展，全基因组表观遗传的应用研究也越来越广泛。Volkmar 等[34]发现，276 个 CpG 位点对应的 254 个基因在 T2DM 患者胰岛组织与正常人胰岛组织中的甲基化状态存在差异。Dayeh 等[35]发现，T2DM 患者胰岛组织的转录起始位点附近呈低甲基化状态，而远离转录起始位点的区域呈高甲基化状态。Olsson 等[36]通过全基因组表观遗传及功能性分析证实，谷胱甘肽过氧化物酶（GPx）、谷胱甘肽 S 转移酶（GST）和选择连接蛋白 19（SNX19）的候选基因能直接影响胰岛 B 细胞的增殖和凋亡。Hall 等[37]发现，经棕榈酸盐处理的 T2DM 患者胰岛组织与不处理的组织间 1860 个基因甲基化存在显著差异，致使其表达异常，损伤胰岛 B 细胞的分泌功能。

另外，HBV 感染也与 T2DM 的发生密切相关，研究发现成人慢性乙型肝炎中 T2DM 的发病率为 25.0%，是普通人群的 4 倍[38]。一项 594 例 T2DM 及 HBV 感染率的调查比较显示，HBV

感染者中 DM 的阳性率为 21.0%，而抗 HBV 阳性者 DM 的发生率为 4.2%[39]，以上研究均提示，HBV 感染是 T2DM 的重要危险因素。女性妊娠也会对 DM 的产生造成一定的影响。同时民族差异和地域性差别也会对 DM 发生危险程度有一定的影响[40-41]。

三、诊断标准化研究更切合临床

1. OGTT 地位不可动摇

DM 的临床诊断[7]应依据静脉血浆血糖而不是毛细血管血糖检测结果。若无特殊提示，文中所提到的血糖均为静脉血浆葡萄糖水平值。目前国际通用的诊断标准是 WHO（1999 年）标准：典型 DM 症状（烦渴多饮、多尿、多食、不明原因的体重下降）加上随机血糖≥11.1mmol/L；空腹血糖≥7.0mmol/L 或加上葡萄糖负荷后 2h 血糖无典型 DM 症状，需改日复查确认或加上糖负荷后 2h 血糖≥11.1mmol/L，并结合胰岛功能及胰岛素抗体诊断 T2DM。空腹血浆葡萄糖或 75g OGTT 后的 2h 血浆葡萄糖值可单独用于流行病学调查或人群筛查。如 OGTT 用于明确糖代谢状态时，仅需检测空腹和糖负荷后 2h 血糖。我国资料显示仅查空腹血糖则糖尿病的漏诊率较高，理想的调查是同时检查空腹血糖及 OGTT 后 2h 血糖值。OGTT 其他时间点血糖不作为诊断标准。建议已达到糖调节受损的人群，应行 OGTT 检查，以提高 DM 的诊断率。

2. HbA1c 日益受到重视

急性感染、创伤或其他应激情况下可出现暂时性血糖增高，若没有明确的 DM 病史，就临床诊断而言不能以此时的血糖值诊断糖尿病，须在应激消除后复查，再确定糖代谢状态，检测 HbA1c 有助于诊断。2011 年 WHO 建议在条件具备的国家和地区采用 HbA1c 诊断 DM，诊断切点为 HbA1c≥6.5%。我国 2010 年开始进行"中国糖化血红蛋白教育计划"，随后国家食品药品监督管理局发布了《糖化血红蛋白分析仪》的行业标准，国家卫生和健康委员会临床检验中心发布了《糖化血红蛋白实验室检测指南》，并实行了国家临床检验中心组织的室间质量评价计划，我国的 HbA1c 检测标准化程度逐步提高，但各地区差别仍较大，对于采用标准化检测方法并有严格质量控制的医院，可以开展用 HbA1c 作为 DM 诊断及诊断标准的探索研究。

四、治疗方法更加丰富

DM 的医学营养治疗和运动治疗是控制 T2DM 高血糖的基本措施。在饮食和运动不能使血糖控制达标时应及时采用药物治疗。T2DM 是一种进展性的疾病。DM 的治疗需要在饮食控制、适度运动、监测血糖等基础上联合药物治疗。药物治疗一般选择两种或以上作用机制不同的降糖药联合使用[42]。目前，临床用于治疗 DM 的药物主要分为胰岛素及胰岛素类似物和口服药物，口服药物包括胰岛素促泌药、胰岛素增敏药、促糖排出药（SGLT-2 抑制药）、双胍类、α-葡萄糖苷酶抑制药、GLP-1 受体激动药及 DPP-4 抑制药等。在 T2DM 的自然病程中，对外源性的血糖控制手段的依赖会逐渐增大。临床上常需要口服药物及口服药与注射降糖药（胰岛素、GLP-1 受体激动剂）的联合治疗。

（一）常规降糖药物历久弥新

1. 双胍类降糖药成为一线药物

目前临床上使用的双胍类药物主要是盐酸二甲双胍。双胍类药物的主要药理作用是通过减少肝脏葡萄糖的输出和改善外周胰岛素抵抗而降低血糖。许多国家和国际组织制定的糖尿病诊治指南中均推荐二甲双胍作为 2 型糖尿病患者控制高血糖的一线用药和药物联合中的基本用药。此外，二甲双胍还可用于糖尿病前期预防[43]。有研究显示[44]，二甲双胍可显著降低血浆总胆固醇和三酰甘油水平，降低极低密度脂蛋白、增加高密度脂蛋白水平。二甲双胍可改善肾功能，减轻白蛋白造成的肾小管上皮细胞损伤[45]，并且降低糖尿病大鼠的尿白蛋白排泄率[46]。二甲双胍还有抗衰老作用，有研究显示[47-48]，二甲双胍可通过 AMPK/mTOR 通路，抑制肾小球系膜细胞和近端小管上皮细胞早衰及衰老的肾小管上皮细胞转分化。此外，二甲双胍还具有积极抑制肿瘤作用。Ge 等[49]研究显示，二甲双胍可通过不依赖或依赖 AMPK 路径独立发挥抗癌作用。二甲双胍还能选择性抑制食管鳞状上皮癌细胞增殖[50]；抑制胃癌 SGC7901 细胞和BGC823 细胞增殖[51]，可显著降低小鼠模型胰腺肿瘤体积[52]；而联合使用二甲双胍减轻化疗药物不良反应的作用也被证实[53]。对临床试验的系统评价显示，二甲双胍的降糖疗效（去除安慰剂效应后）为 HbA1c 下降 1.0%～1.5%，体重减轻[54]。临床研究发现，应用双胍类降糖药治疗 T2DM 不会增加患者胰岛的负担，且不易导致低血糖[55]。二甲双胍作为双胍类降糖药中的代表性药物，被各国权威 DM 治疗指南推荐为治疗 T2DM 的首选药物[56]。此药具有改善机体对胰岛素的敏感性、提高外周组织对葡萄糖的利用率和抑制肝糖原的分解等作用。近年来，二甲双胍已成为治疗 DM 应用最为广泛的药物。

2. 促胰岛素分泌剂兼顾空腹、餐后血糖

促胰岛素分泌剂可分为磺脲类促胰岛素分泌剂和非磺脲类促胰岛素分泌剂两大类。

（1）磺脲类药物强效促泌：磺脲类药物主要药理作用是通过刺激胰岛 B 细胞分泌胰岛素，增加体内的胰岛素水平而降低血糖。磺脲类药物可使 HbA1c 降低 1.0%～1.5%（去除安慰剂效应后）。2013 年版、2017 年版《中国 2 型糖尿病防治指南》均推荐磺脲类药物为一线备选和二线降糖药物[57]，适用于新诊断的非肥胖 T2DM 患者。第一代磺脲类药如甲苯磺丁脲，因不良反应较大已被淘汰。目前我国临床使用的磺脲类药物主要为第二代磺脲类药如格列喹酮、格列吡嗪、格列本脲、格列齐特，第三代磺脲类药如格列美脲。餐后血糖升高明显的患者可选择短效制剂，如格列喹酮、格列吡嗪普通剂型；基础血糖升高明显或基础、餐后血糖均高的患者可选择格列吡嗪控释剂、格列齐特、格列齐特缓释片、格列本脲等中长效制剂[58]。磺脲类药物的使用与糖尿病微血管病变和大血管病变发生的风险下降相关。磺脲类药物如果使用不当可导致低血糖，特别是在老年患者和肝、肾功能不全者，磺脲类药物还可导致体重增加。

（2）格列奈类药物恢复第一时相：格列奈类药物为非磺脲类胰岛素促泌剂，我国上市的有瑞格列奈、那格列奈和米格列奈。此类药物可通过阻滞胰岛 B 细胞 K⁺ 通道的方式促进胰岛素的分泌，但容易引发低血糖[59]。非磺脲类促泌药主要通过刺激胰岛素的早时相分泌而降低餐后血糖,可将 HbA1c 降低 0.5%～1.5%。有研究显示[60],非磺脲类促泌药有胰岛细胞保护作用,且低血糖发生率显著少于磺脲类促泌药。因不良反应较少,其可单独使用或联合双胍类药物口服,也可用于胰岛储备功能较好的患者,如使用长效胰岛素类似物控制基础血糖,每天三餐时加服格列奈类促泌药控制餐后血糖[61]。在我国新诊断的 T2DM 人群中,瑞格列奈与二甲双胍联合治疗较单用瑞格列奈可更显著地降低 HbA1c,但低血糖的风险显著增加。格列奈类药物的常见不良反应是低血糖和体重增加,但低血糖的风险和程度较磺脲类药物轻。格列奈类药物可以在肾功能不全的患者中使用。

3. α-葡萄糖苷酶抑制剂削峰填谷

α-葡萄糖苷酶抑制剂通过抑制碳水化合物在小肠上部的吸收而降低餐后血糖。适用于以碳水化合物为主要食物成分和餐后血糖升高的患者。国内上市的 α-葡萄糖苷酶抑制剂有阿卡波糖、伏格列波糖和米格列醇。此药可抑制小肠绒毛上端 α-葡萄糖苷酶的活性,进而可抑制机体对单糖的吸收[62]。临床研究发现,应用阿卡波糖治疗糖耐量减低和餐后高血糖的临床疗效较好,且不良反应较少[63]。α-葡萄糖苷酶抑制药可将 HbA1c 降低 0.5%,不增加胰岛素分泌,所以不增加体质量,甚至可能通过升高 2 型糖尿病患者体内 GLP-1 水平使体重下降[64]。在我国 2 型糖尿病人群开展的临床研究结果显示:①在初诊的糖尿病患者中每天服用 300mg 阿卡波糖的降糖疗效与每天服用 1500mg 二甲双胍的疗效相当;②在初诊的 T2DM 患者中阿卡波糖的降糖疗效与 DPP-4 抑制剂(维格列汀)相当;③在二甲双胍治疗的基础上阿卡波糖的降糖疗效与 DPP-4 抑制剂(沙格列汀)相当。α-葡萄糖苷酶抑制剂可与双胍类、磺脲类、噻唑烷二酮类或胰岛素联合使用。α-葡萄糖苷酶抑制剂的常见不良反应为胃肠道反应如腹胀、排气等。从小剂量开始,逐渐加量可减少不良反应。单独服用本类药物通常不会发生低血糖。用 α-葡萄糖苷酶抑制剂的患者如果出现低血糖,治疗时需使用葡萄糖或蜂蜜,而食用蔗糖或淀粉类食物纠正低血糖的效果差。

4. 噻唑烷二酮类快速增敏

噻唑烷二酮类可通过增强脂肪组织、骨骼肌和肝脏对胰岛素的敏感性,提高细胞对葡萄糖的利用率等方式来降低血糖。此药具有降糖作用强等优点,但容易引发肝功能受损和肥胖[65]。目前在我国上市的噻唑烷二酮类主要有罗格列酮和吡格列酮。在我国 T2DM 患者中开展的临床研究结果显示,噻唑烷二酮类可使 HbA1c 下降 0.7%～1.0%(去除安慰剂效应后)。噻唑烷二酮类单独使用时不导致低血糖,但与胰岛素或胰岛素促泌剂联合使用时可增加低血糖发生的风险。体重增加和水肿是噻唑烷二酮类的常见不良反应,这些不良反应在与胰岛素联合使用时表现得更加明显。罗格列酮较严重的不良反应为心力衰竭,吡格列酮则有报道[66]可增加膀胱癌风险。噻唑烷二酮类的使用与骨折和心力衰竭风险增加相关。有心力衰竭(纽约心脏学会心功能分级 Ⅱ 级以上)、活动性肝病或转氨酶升高超过正常上限 2.5 倍及严重骨质疏松和有骨折病史的患者应禁用本类药物。

5. 胰岛素研发突飞猛进

胰岛素及胰岛素类似物是应用 DNA 重组技术研制而成的一种生物制剂,胰岛素治疗是控制高血糖的重要手段。胰岛素适用于 T1DM，以及 T2DM 口服药物不佳或需强化治疗者[67]。目前胰岛素是降糖效果最佳、不良反应最少的药物。T2DM 患者虽不需要胰岛素来维持生命，但当口服降糖药效果不佳或存在口服药使用禁忌时，仍需使用胰岛素控制高血糖，减少 DM 并发症的发生危险。在某些时候，尤其是病程较长时，胰岛素治疗可能是最主要的，甚至是必需的控制血糖措施。但是，临床研究发现，应用胰岛素及胰岛素类似物治疗 DM 易导致患者发生低血糖。因此，在应用胰岛素或胰岛素类似物对 DM 患者进行治疗时，应严密监测其血糖水平的变化情况。根据来源和化学结构的不同，可将胰岛素可分为动物胰岛素、人胰岛素和胰岛素类似物。根据作用特点的差异，可将胰岛素分为超短效胰岛素类似物、常规（短效）胰岛素、中效胰岛素（NPH）、长效胰岛素、长效胰岛素类似物、预混胰岛素和预混胰岛素类似物。在速效、短效、中效、长效胰岛素基础上，超长效胰岛素已逐步应用于临床。2017年，超长效胰岛素类似物德谷胰岛素注射液（诺和达）在我国上市，该药作用于人体的时间超过 42h，降糖作用平稳。因作用时间长，德谷胰岛素提供了更灵活的注射时间，无现有基础胰岛素需要在每天固定时间内注射的限制。有研究显示[68]，德谷胰岛素可有效降低 HbA1c 和 FPG，且降糖效果的日间变异性是甘精胰岛素的 1/4[69]，夜间重度低血糖发生率较甘精胰岛素减少 53%[70]。

（二）糖尿病治疗新药物层出不穷

1. 口服胰岛素制剂创新吸收途径

胰岛素属于蛋白质多肽类药物，易发生失活，且患者口服胰岛素易出现首过效应。因此，口服胰岛素的生物利用率非常低。为了提高口服胰岛素的生物利用率，国内外学者进行了大量的临床研究。近年来，通过添加蛋白酶抑制剂（抑肽酶）、甲磺酸卡莫司他等方法来提高口服胰岛素生物利用率的方法逐渐得到了临床上的认可[71]。Mukhopadhyay 等[72]成功制备了 pH 敏感型壳聚糖接枝聚丙烯酰胺水凝胶。应用此类水凝胶制成的口服胰岛素制剂的稳定性和生物利用率非常高。Niu 等[73]研发出一种含胆盐脂质体的口服胰岛素制剂。有研究证实，此类口服胰岛素制剂的生物相容性很好，且药物半衰期较长。随着研究的不断深入，口服胰岛素制剂将拥有非常广阔的应用前景。

2. 新靶点药物日新月异

近年来，国内外学者根据新发现的治疗 DM 的药物靶点研发了许多新靶点药物[74]。其中，DPP-4、葡萄糖激酶（GK）、蛋白酪氨酸磷酸酶-1B（PTP-1B）和 SGLT2 均为临床上新发现的治疗糖尿病的药物靶点[75]。近年来，基于上述药物靶点设计的 DPP-4 抑制剂、GK 激动剂、PTP-1B 抑制剂和 SGLT2 抑制剂等新靶点药物已逐渐被投入临床使用[76]。

（1）GLP-1 受体激动药智慧控糖：该类药物可促进肠促胰液素释放，依赖血清葡萄糖浓度刺激胰岛素释放，同时减少胰高血糖素分泌，作用于进食中枢，延缓胃排空、减轻饥饿感。GLP-1 受体激动药降糖效果明确，可将 HbA1c 降低 0.8%～1.5%。主要用于 T2DM，因其为血糖浓度依赖型，故单独使用无低血糖风险，可与二甲双胍或磺脲类药物联合使用，但联合胰岛素使用尚无循证医学证据。目前，国内上市的 GLP-1 类似物有艾塞那肽（百泌达）和利拉鲁肽（诺和力），二者给药途径均为皮下注射，不可静脉或肌内注射。艾塞那肽的短效制剂每天注射 2 次，可显著延迟胃排空，主要降低餐后血糖[77]；利拉鲁肽为长效制剂，每天注射 1 次，起始量为 0.6mg/d，1 周后增至 1.2mg/d，根据病情需要最多可增至 1.8mg/d，对延迟胃排空作用较弱，降低基础血糖作用显著。美国 FDA 发布的糖尿病防治指南中推荐利拉鲁肽注射液用于减肥[78]。艾塞那肽的长效制剂百达扬采用了缓释微球技术，只需每周给药 1 次，首先获 FDA 批准使用；2018 年 1 月，作为我国首个、且唯一获批的 GLP-1 受体激动药周制剂，获得了国家食品药品监督管理总局（CFDA）批准，正式用于临床。艾塞那肽微球可持续提供稳态艾塞那肽浓度水平，显著降低给药频率，减少胃肠道不良反应，并增加药物的稳定性、提高患者依从性，是 T2DM 患者控制血糖的新选择。GLP-1 受体激动药常见不良反应为恶心、腹泻等胃肠道症状，可随治疗时间延长逐渐减轻；禁用于对该类产品活性成分或任何其他辅料过敏者。另外，不得用于甲状腺髓样癌患者及 2 型多发性内分泌肿瘤综合征患者，如患者并发胰腺炎也须立即停用。

（2）DPP-4 抑制药降低胰高糖素：该药是近年逐渐应用于临床的新型降糖药，通过选择性抑制 DPP-4 酶对体内 GLP-1 的降解，提高活性 GLP-1 水平；其还具有血清葡萄糖浓度依赖性，根据血糖水平刺激胰岛素分泌。既可改善 B 细胞敏感性并促进胰岛素分泌，同时还可抑制胰岛 α 细胞分泌胰高糖素，降低 FPG 和餐后血糖[79]。DPP-4 抑制药安全性较好，低血糖及体质量增加等不良反应发生率低。目前，我国市场上使用的 DPP-4 抑制药包括西格列汀（捷诺维）、沙格列汀（安立泽）、维格列汀（佳维乐）、阿格列汀（尼欣那）和利格列汀（欧唐宁）等，其中，维格列汀为每天 2 次用药，其他均为每天 1 次，可将 HbA1c 降低 0.5%～1.0%，单独使用不会增加低血糖发生风险。以西格列汀为例，配合饮食控制和运动，可明显改善 T2DM 患者的血糖水平[80]。DPP-4 抑制药单独使用不能控制血糖时，可与格列奈类联合使用以降低餐时和基础血糖；也可以与二甲双胍联合使用，降糖效果更为显著。目前国内已经有西格列汀和二甲双胍混合制剂西格列汀二甲双胍片（Ⅱ）（捷诺达）。DPP-4 抑制药也可与胰岛素制剂联合降糖，但需要更多的临床经验。DPP-4 抑制药主要不良反应为腹痛、腹泻及恶心、呕吐等消化道症状，长期使用多能逐步耐受；另有咽痛、泌尿系感染、肌痛等不良反应，但发生率极低。该类药物价格较高，目前只有较少的患者能接受。

（3）SGLT2 抑制药促糖排泄：SGLT2 抑制药为促进糖排出类降糖药，属于新型特殊靶点针对性药物。通过选择性抑制 SGLT2 功能，降低糖尿病患者肾糖阈，使肾小管重吸收葡萄糖减少，从而通过尿液排出多余的葡萄糖，发挥降血糖作用。目前用于临床的有达格列净（安达唐）、恩格列净（欧唐静）和坎格列净。达格列净和恩格列净主要抑制 SGLT2，而坎格列净同时抑制 SGLT2 与 SGLT1。SGLT2 抑制药使 HbA1c 降低 0.5%～1.0%。与安慰剂或其他可增加体质量的降血糖药如磺脲类药物等相比，无论是单一用药还是联合用药，SGLT2 抑制药都能在控制 T2DM 患者血糖水平的同时降低其体重 1.5～3.5kg。与胰岛素联合使用时，可减少胰岛素剂量。此外，由于其利尿作用可降低收缩压，但不会导致低血压[81]，因此，尤其适用于糖尿病合并高血压患者；SGLT2 抑制药还可降低尿酸水平，减少尿蛋白排泄，降低三酰甘油水平。SGLT2 抑制药单独使用或与二甲双胍、噻唑烷二酮类联合给药时，不增加低血糖发生风险；联合胰岛素或磺脲类药物时，可增加低血糖发生风险[82]，故联合使用时要酌情减少胰岛素或磺脲类药物用量。SGLT2 抑制药的主要不良反应为泌尿生殖系统感染，老年或体质衰弱患者应用时，需要高度关注感染风险。有研究显示[83]，该类药物可增加乳腺癌、前列腺癌和膀胱癌发生率，所以不建议用于上述肿瘤患者。

（4）胰淀粉样多肽类似物延缓吸收：普兰林肽于 2005 年 3 月被 FDA 批准用于 T1DM、T2DM 的辅助治疗，是人工合成的胰淀粉样多肽类似物，也是在胰岛素之后第二个获准用于治疗 T1DM 的药物。其机制是通过延缓葡萄糖吸收，从而延缓胃排空，增加饱腹感，使热量摄入减少和体质量下降；同时抑制胰岛 α 细胞胰高血糖素分泌，减少肝糖生成和释放。普兰林肽餐前皮下注射给药，27min 可达到峰浓度。临床可联合胰岛素治疗 T1DM，以 15μg 为起始量，逐步增至 30～60μg，至患者耐受为止；但注意不能混合注射，须分别注射，且联用时有诱导低血糖发生的风险[84]，故使用过程中须严密监测血糖。使用基础胰岛素或口服药物联合给药血糖控制仍不佳的 T2DM 患者，可选择普兰林肽与餐时胰岛素、二甲双胍或格列奈类、α-葡萄糖苷酶抑制药联合使用。与磺脲类药物联用时低血糖发生率显著增加；治疗 T2DM 时，以 60μg 为起始量，逐步增至 120μg 维持。普兰林肽可将 HbA1c 降低 0.3%～0.6%，减轻体重 1～2kg。胰淀粉样多肽类似物常见不良反应为联用胰岛素使用时发生低血糖反应，此外，可有恶心、呕吐等胃肠道症状，头痛、头晕等神经系统症状，静脉给药可导致心动过速等。

（5）三嗪类衍生物 imeglimin 减少肝糖原异生：imeglimin 作用于葡萄糖体内平衡相关的 3 个主要靶器官：肝、肌肉和胰腺。研究发现[85]，imeglimin 可使糖尿病患者葡萄糖耐受和胰岛素敏感性正常化，促进胰岛素分泌，减少肝糖原异生，可作为 T2DM 患者的新选择。羟类固醇脱氢酶 1（11β-HSD-1）抑制药 BVT2733 是一种新型、非甾体和选择性 1 型 11β-HSD-1 的小分子抑制药，可改变胰岛素靶组织中糖皮质激素的作用，抑制肝和脂肪组织中的可的松转化为活性皮质醇，并且在葡萄糖体内平衡中起关键作用。但该药仍处于临床前研究阶段。糖原合成酶激酶-3β 是一种多功能丝氨酸/苏氨酸激酶，参与多条细胞信号传导通路，其作用主要包括调节糖原的合成代谢、细胞的分化与增殖，与 T2DM 的发生发展有密切关系，其抑制药已成为备受关注的新靶点降糖药物研究方向。

五、多方面问题制约临床疗效

关于 T2DM 存在的主要问题及难点有：①发病机制尚不完全明确，针对性的治疗方案不能满足临床需求；②胰岛素抵抗问题难以完全解决，导致用药效果下降，血糖难以控制；③药物副作用较大，特别是过敏反应、胃肠道反应、肝肾功能损伤等，严重影响药物的临床使用；④治疗稳定性有待提高，药物导致的低血糖和血糖波动较大，停药后血糖反弹较大，使患者病情难以稳定；⑤胰岛素长期注射导致吸收困难，疗效下降，使用不方便，从而治疗依从性下降。

六、糖尿病研究任重道远

T2DM 是一种以高血糖为特征的代谢性疾病，我国目前 T2DM 患者人数众多，发病率呈逐渐上升的趋势。可通过合理的措施降低 T2DM 的发病率，如保持合理的饮食结构，促进运动量的增加，对体重进行有效控制，建立健康的生活方式，有效避免肥胖，尤其应该给予空腹血糖损害、糖耐量异常人群以充分重视，同时开展糖尿病知识的宣传教育。

1. 肠道微生物重要性日益凸显

肠道微生物在 T2DM、肥胖、炎症性代谢疾病的致病中起到关键的作用。大量研究已经从内分泌和代谢途径到细胞和基因水平揭示了其中的可能机制。但是仍需要更多对干预肠道菌群的方法研究，包括对饮食、益生菌和益生元的补充及对抗生素的使用等。

2. 胰岛移植直接有效

胰岛移植对重症患者来说是一种更直接的治疗方法，但由于面临的供体缺乏、胰腺/胰岛分离费用高、移植产生的瞬时血液介导的炎性反应、需要多次移植和长期服用免疫排斥药物等问题而不能在临床上广泛应用[86]。

3. 干细胞技术方兴未艾

糖尿病患者胰岛功能的改善对延缓并发症的发生尤为重要，借助干细胞技术，在糖尿病患者体内重建内源性胰岛素分泌系统，成为再生医学领域中备受关注的研究方向。采用干细胞治疗糖尿病，希望解决的问题[87-88]包括：获得更多的胰岛 B 细胞，激活、再生体内自身胰岛细胞，调节紊乱的免疫系统，降低胰岛素的抵抗作用。干细胞理论和技术的迅速崛起，给糖尿病治疗提供了新的思路，打破了以往治疗中存在的局限性，为糖尿病彻底治愈提供了可能。

4. 胰岛素注射途径日益更新

无针注射器是一种通过压力注射的设备，通过弹簧机械动力、CO_2 气体动力或电动力释放产生强大的动力，快速推动注射器前端安瓶内的药液，药液通过安瓶前端直径 0.17mm 的微孔，以"液体针"的形式瞬间穿过表皮细胞，可以兼容市场上所有的正规胰岛素。与金属针穿刺给药相比，胰岛素无针注射器更舒适、安全，非常适合长期注射胰岛素的糖尿病患者[89-90]。另外，经皮给药系统（TDDS）又称经皮治疗系统（TTS）也正在研制中，如微针经皮给药技术，是运用微米级尺寸的微针阵列作用于皮肤表面，利用在皮肤角质层产生的微小孔道增加药物的经皮吸收[91]，是介于皮下注射与透皮贴剂之间的一种微侵袭经皮给药方式，可减少对皮肤的损伤，且不会引起疼痛[92]。植入型释药系统的应用范围已扩展到避孕、抗肿瘤、抗糖尿病、抗心血管疾病、抗结核、抗疼痛治疗等多个方面[93]。胰岛素植入泵、固体载药制剂、注射载药制剂等的研制也取得了新的进展，使得植入式长效给药代替注射给药成为可能。

5. 多学科合作显著提效

综合血糖管理能有效控制 T2DM 病情发展及预防并发症的发生，对提高患者的生活质量具有非常重要的意义[94]。T2DM 患者应提高自我管理意识，家属、医护人员、社区工作人员等多方面人员应共同努力，帮助患者进行科学的血糖管理，达到控制血糖的目的。T2DM 的诊断和治疗尚需要与营养、影像学、外科、心理学等其他学科进行广泛交流合作，制定精准的个性化血糖管理方案，减少患者的疾病痛苦和负担。

参 考 文 献

[1] 林汉英，谢乃强，李晓莉，等. 肇庆市区 40 岁以上人群糖尿病、糖尿病前期流行病学调查[J]. 广东医学，2016，37（2）：285-287.

[2] 于雷，刘纳文，张莉，等. 天津市成人体检者糖尿病及糖尿病前期的流行病学调查[J]. 中国慢性病预防与控制，2017，25（7）：511-513.

[3] Da Rocha Fernandes J，Ogurtsova K，Linnenkamp U，et al. IDF Diabetes Atlas estimates of 2014 global health expenditures on diabetes [J]. Diabetes Res Clin Pract，2016，117：48-54.

[4] Xu Y，Wang L，He J，et al. Prevalence and control of diabetes in Chinese adults[J]. JAMA，2013，310（9）：948-959.

[5] 牟严艳，叶中慧，林梅珍，等. 糖尿病流行病学研究进展[J]. 糖尿病新世界，2019，2：196-198.

[6] 刘丽萍，朱吉伟，熊毅，等. 上海市淞南社区糖尿病居民中糖尿病视网膜病变患病率及其影响因素调查分析[J]. 中华眼底病杂志，2015，31（2）：126-129.

[7] 张敏，李建香，马文静，等. 我国糖尿病流行病学和疾病经济负担研究现状[J]. 世界最新医学信息文摘，2017，17（56）：176.

[8] Wang L，Gao P，Zhang M，et al. Prevalence and ethic pattern of diabetes and prediabetes in China in 2013[J]. JAMA，2017，317：2515-2523.

[9] 杨文英. 中国糖尿病的流行特点及变化趋势[J]. 中国科学：生命科学，2018，48（8）：812-819.

[10] 中华医学会糖尿病学分会. 中国 2 型糖尿病防治指南（2017 年版）[J]. 中国实用内科杂志，2018，38（4）：292-344.

[11] 车奎，赵世华，谭晓俊，等. 山东沿海居民糖尿病及糖尿病前期患病率 10 年变迁研究[J]. 中华内分泌代谢杂志，2017，33（6）：473-478.

[12] 卢苇，关历，凌仲春，等. 浅述 2 型糖尿病的发病机制[J]. 影像研究与医学应用，2017，1（9）：168-170.

[13] 余闻静. 2 型糖尿病发病机制的研究进展[J]. 科学之友，2018，10（29）：158-159.

[14] 牟严艳，叶中慧，林梅珍，等. 糖尿病流行病学研究进展[J]. 糖尿病新世界，2019，2：196-197.

[15] 应焱燕，王海清，张良，等. 基于区域卫生信息平台的糖尿病伴发眼病流行病学分析[J]. 中国慢性病预防与控制，2017，25（3）：180-183.

[16] 王莹，刘守钦，宫舒萍，等. 2011-2015 年济南市居民糖尿病死亡流行病学特征分析[J]. 现代预防医学，2016，43（23）：4337-4340.

[17] 姚美芳，孙雪，韩珏，等. 2 型糖尿病患者合并代谢综合征增加 Framingham 心血管危险评分[J]. 浙江大学学报：医学版，2016，45（3）：268-274.

[18] 陈晓云，刘朝芹，杨春，等. 云南大理白族老年糖尿病前期和糖尿病流行病学调查以及危险因素分析[J]. 中华老年心脑血管病杂志，2017，19（5）：466-471.

[19] Kashyap S，Belfort R，Gastaldclli A，et al. A sustained increase in plasma free fatty acids impairs insulin secretion in nondiabetic subjects genetically predisposed to develop type 2 diabetes[J]. Diabetes，2013（52）：2461-2474.

[20] 徐国琴，陈建才，林文癹. 2 型糖尿病的运动治疗机制研究进展[J]. 河北体育学院学报，2012，5（26）：65-71.

[21] Gerasi E. 胰岛素生成，胰岛素分泌及 2 型糖尿病：问题的核心在于 B 细胞[J]. 中华内分泌代谢杂志，2015，21（3）：194-198.

[22] 孙志，马丽，邱玉芹，等. 2 型糖尿病发病机制及胰岛 B 细胞功能障碍的研究进展[J]. 医学综述，2018，14（9）：1371-1373.

[23] 姜一真. 游离脂肪酸、脂毒性与 2 型糖尿病关系的研究进展[J]. 西北国防医学杂志，2013，24（3）：217-218.

[24] 陈善源，徐勤. 2 型糖尿病中胰岛 B 细胞氧化应激损伤机制与相关治疗药物的研究进展[J]. 中国药房，2011，22（37）：3533-3536.

[25] 李小兵. 太极拳运动对 2 型糖尿病老年患者的氧化应激和炎症水平的影响[J]. 中国老年学杂志，2013，33（21）：5465-5466.

[26] 赵燕，周彬，华郁，等. 西安市雁塔区 30 岁以上居民糖尿病流行病学调查[J]. 陕西医学杂志，2016，45（1）：112-114.

[27] Lin J，Handschin C，Spiegelman B M. Metabolic control through the pgc-1 family of transcription coactivators[J]. Cell Metab，2015，1（6）：361-370.

[28] Ling C，Del Guerra S，Lupi R，et al. Epigenetic regulation of PPARGC1A in human type 2 diabetic islets and effect on insulin secretion[J]. Diabetologia，2018，51（4）：615-622.

[29] Travers M E，Mackay D J，Dekker Nitert M，et al. Insights into the molecular mechanism for type 2 diabetes susceptibility at the KCNQ1 locus from temporal changes in imprinting status in human islets[J]. Diabetes，2013，62（3）：987-992.

[30] Kuroda A，Rauch T A，Todorov I，et al. Insulin gene expression is regulated by DNA methylation[J]. PLoS One，2019，4（9）：e6953.

[31] Yang B T，Dayeh T A，Kirkpatrick C L，et al. Insulin promoter DNA methylation correlates negatively with insulin gene expression and positively with Hb A（1c）levels in human pancreatic islets[J]. Diabetologia，2011，54（2）：360-367.

[32] Yang B T，Dayeh T A，Volkov P A，et al. Increased DNA methylation and decreased expression of PDX-1 in pancreatic islets from patients with type 2 diabetes[J]. Mol Endocrinol，2012，26（7）：1203-1212.

[33] Hall E，Dayeh T，Kirkpatrick C L，et al. DNA methylation of the glucagon-like peptide 1 receptor（GLP1R）in human pancreatic islets[J]. BMC Med Genet，2013，14：76.

[34] Volkmar M，Dedeurwaerder S，Cunha D A，et al. DNA methylation profiling identifies epigenetic dysregulation in pancreatic islets from type 2 diabetic patients[J]. Em J，2012，31（6）：1405-1426.

[35] Dayeh T，Volkov P，Sal S，et al. Genome-wide DNA methylation analysis of human pancreatic islets from type 2 diabetic and non-diabetic donors identifies candidate genes that influence insulin secretion[J]. PLoS Genet，2014，10（3）：e1004160.

[36] Olsson A H，Volkov P，Bacos K，et al. Genome-wide associations between genetic and epigenetic variation influence mrna expression and insulin secretion in human pancreatic islets[J]. PLoS Genet，2014，10（11）：e1004735.

[37] Hall E，Volkov P，Dayeh T，et al. Effects of palmitate on genome-wide m RNA expression and DNA methylation patterns in human pancreatic islets[J]. BMC Med，2014，12：103.

[38] Custro N，Carroccio A，Ganci A，et al. Glycemic homeostasis in chronic viral hepatitis and liver cirrhosis[J]. Diabetes & metabolism，2011，27（4）：476-481.

[39] 成军. 慢性病毒性肝炎发病机制的分子生物学研究[J]. 世界华人消化杂志，2012，10（2）：125-128.

[40] 方利强，秦光明. 黄州区居民糖尿病流行现况调查[J]. 浙江预防医学，2016，（1）：58-59，76.

[41] 王晓茜，鲁丹，李胜勇，等. 四川省德阳贫困农村糖尿病及代谢综合征的流行病学调查[J]. 实用临床医药杂志，2015，19（7）：173-176.

[42] Kawamori R，Kaku K，Hanafusa T，et al. Clinical study of repaylinide efficacy and safety in type 2 diabetes mellitus patients with blood Glucose levels inadequately controlled by sitagliptin[J]. J Diabetes Linvestig，2016，7（2）：253-259.

[43] Nasri H，Rafieian-Kopaei M. Metformin：Current knowledge [J]. J Res Med Sci，2014，19（7）：658-664.

[44] Wu RR，Zhang FY，Gao KM，et al. Metformin treatment of antipsychotic induced dyslipidemia：An analysis of two randomized，placebo-controlled trials[J]. Mol Psychiatry，2016，21（11）：1537-1544.

[45] Allouch S，Munusamy S. Metformin attenuates albumin induced alter-ations in renal tubular cells in vitro [J]. J Cell Physiol，2017，232（12）：652-663.

[46] Zhai L，Gu J，Yang D，et al. Metformin ameliorates podocyte damage by restoring Renal tissue nephrin in type 2 diabetic rats[J]. J Diabetes，2017，9（5）：510-517.

[47] Guo YN，Wang JC，Cai GY，et al. AMPK-mediated down regulation of connexin43 and premature senescence of mesangial cells under high glucose conditions[J]. Exp Gerontol，2014，51：71-81.

[48] Dong D，Cai G Y，Ning Y C，et al. Alleviation of senescence and epithelial mesenchymal transition in aging kidney by short term caloric restriction and caloric restriction and caloric restriction mimetics via modulation of AMPK/mTOR signaling[J]. Oncotarget，2017，8（10）：109-121.

[49] Ge R，Wang Z，Wu S，et al. Metformin represses cancer cells via alternate pathways in N-cadherin expressing vs. N-cadherin deficient cells[J]. Oncotarget，2015，6（30）：973-987.

[50] Feng Y，Ke C，Tang Q，et al. Metformin promotes autophagy and apoptosis in Esophageal squamous cell carcinoma by downregulating Stat3 signaling[J]. Cell Death Dis，2014，5：1088.

[51] Chen G，Feng W，Zhang S，et al. Metformin inhibits gastric cancer via the inhibition of HIF1α/PKM 2 signaling[J]. Am J Cancer Res，2015，5（4）：1423-1434.

[52] Tan X L，Bhattacharyya K K，Dutta S K，et al. Metformin suppresses pancreatic tumor growth with inhibition of NFκB/STAT 3 inflammatory signaling[J]. Pancreas，2015，44（4）：636-647.

[53] Lengyel E，Litchfield LM，Mitra AK，et al. Metformin inhibits ovarian cancer growth and increases sensitivity to paclitaxel in mouse models[J]. Am Obstet Gynecol，2015，212（4）：479-480.

[54] 周维军，吴冬梅，方烨. 糖尿病及新药研发概况[J]. 临床医药实践，2013，22（7）：538.

[55] 崔宏，任乐. 双胍类治疗糖尿病的药物评价[J]. 世界最新医学信息文摘，2013，13（25）：137.

[56] 杜伟奇，施秀芳，邱明艳，等. 治疗糖尿病药物的研究进展[J]. 中国医院药学杂志，2015，25（1）：68.

[57] 中华医学会糖尿病学分会. 中国2型糖尿病防治指南（2013版）[J]. 中华内分泌代谢杂志，2014，30（10）：893-942.

[58] 母义明，杨文英，朱大龙，等. 磺脲类药物临床应用专家共识（2016年版）[J]. 药品评价，2017，14（1）：5-12.

[59] 杨淑芳. 治疗糖尿病药物研究进展[J]. 临床合理用药, 2013, 6 (8): 178.

[60] Dornhorst A. Insulotropic meglitinide analogues[J]. Lancet, 2013, 358 (92): 1709-1716.

[61] 刘智勇. 瑞格列奈联合甘精胰岛素治疗 2 型糖尿病的疗效[J]. 中国医学工程, 2015, 23 (2): 66-69.

[62] 崔俊, 王友群. 治疗糖尿病药物研究进展[J]. 中国药房, 2019, 20 (35): 2785.

[63] Godbout A, Chiasson J L. Who should benefit from the use of alpha glucosidase inhibitors[J]. Curr Diab Rep, 2017, 7 (5): 333.

[64] 郭玲玲, 母义明. 内源性胰高血糖素样肽-1 与肥胖及糖尿病的研究进展[J]. 中华临床医师杂志, 2015, 9 (21): 973-975.

[65] 刘树成. 口服降糖药物的分类和特点[J]. 北方药学, 2015, 12 (12): 127.

[66] Neumann A, Weill A, Ricordeau P, et al. Pioglitazone and risk of bladder Cancer among diabetic patients in France: A population-based cohort study[J]. Diabetologia, 2015, 55 (7): 1953-1962.

[67] Kesavadev J, Pillai PBS, Shankar A, et al. Sitagliptin 100mg vs glimepiride 1-3mg as an add-on to insulin and metformin in type 2 diabetes[J]. Endocr Connect, 2017, 6 (8): 748-757.

[68] 张星艳, 李亚卓, 曾勇, 等. 三种长效基础胰岛素类似物的研究进展[J]. 药物评价研究, 2017, 40 (11): 1671-1676.

[69] Heise T, Nosek L, B ttcher SG, et al. Ultra-long-acting insulin degludec has a flat and stable glucose-lowering effect in type 2 disbetes[J]. Diabetes Obes Metabol, 2016, 14 (9): 859-864.

[70] Karamanou M, Protogerou A, Tsoucalas G, et al. Milestones in the history of diabetes mellitus: The main contributors[J]. Word J Diabetes, 2016, 7 (1): 1-7.

[71] 刘岩, 杜郁茜, 孙进. 口服胰岛素制剂的研究进展[J]. 中南药学, 2015, 13 (10): 1063.

[72] Mukhopadhyay P, Sarkar K, Bhattacharya S, et al. P H sensitive N-succinyl chitosan grafted polyacrylamide hydrogelfor oral insulin delivery[J]. Carbohydr Polym, 2014, 112 (2): 627-637.

[73] Niu MM, Tan YN, Guan PP, et al. Enhanced oral absorption of insulin-loaded liposomes containing bile salts: A mechanistic study[J]. Int J Pharm, 2014, 460 (1): 119-130.

[74] Biftu T, Qian X, Chen P, et al. Novel tetrahydropyran analog sas dipeptidyl peptidase IV inhibitors: profile of clinical candidate (2R, 3S, 5R)-2-(2, 5-difluorophenyl)-(4, 6-dihydropyrrolo [3, 4-c]pyrazol-5-(1H)-yl) tetrahydro-2H-pyran-3-amine (23)[J]. Bioorg Med Chem Lett, 2013, 23 (19): 5361-5366.

[75] Liu Y, Si M, Tang L, et al. Synthesis and biological evaluation of novel benzyl-substituted (S) phenylalanine derivatives as potent dipeptidyl peptidase 4 inhibitors[J]. Bioorg Med Chem, 2013, 21 (18): 5679-5687.

[76] 黄秀东, 易文斌, 易立成, 等. 糖尿病治疗热点靶点研究进展[J]. 中国新药杂志, 2015, 24 (5): 526-530.

[77] Madsbad S. Review of head-to-head comparisons of glucagon like peptide-1 receptor agonists[J]. Diabets Obes Metab, 2016, 18 (4): 317-332.

[78] The American Diabets Association. Standards of medical care in Diabets-2016: Summary of revisions[J]. Diabetes Care, 2016, 39(Suppl 1): S4-S5.

[79] Del PS, Barnett AH, Huisman H, et al. Effect of βcell function in patients on glycaemic control and markers of cell function in patients with inadequately controlled type 2 diabetes: A randomized controlled trial[J]. Diabetes Obes Metab, 2013, 13 (3): 258-259.

[80] 许慧, 杨星林, 孙凤娟. 西格列汀临床应用最新研究进展[J]. 济宁医学院学报, 2014, 37 (1): 59-61.

[81] Fonseca VA, Ferrannini E, Wilding JP, et al. Active and placebo controlled dose-finding study to assess the efficacy, safety, and tolerability of multiple doses of ipragliflozin in patients with type 2 diabetes mellitus[J]. J Diabets Complications, 2013, 27 (3): 268-273.

[82] Kasichayanula S, Liu X, Griffen SC, et al. Effects of rifampin and mefenamic acid on the pharmacokinetics and pharmacodynamics of dapagliflozin[J]. Diabetes Obes Metab, 2013, 15 (3): 280-283.

[83] Bailey CJ. Interpreting adverse signals in diabetes drug development programs[J]. Diabetes Care, 2013, 36 (7): 2098-2106.

[84] Bailey CJ. The current drug treatment landscape for diabetes and perspectives for the future[J]. Clin Pharmacol Ther, 2015, 98 (2): 170-184.

[85] Perry RJ, cardone RL, Petersen MC, et al. Imeglimin lowers glucose primarily by amplifying glucose-stimulated insulin secretion in high fat rodents[J]. Am J Physiol Endocrinol Metab, 2016, 311 (2): 461-470.

[86] Rekittke N E, Ang M, Rawat D, et al. Regenerative therapy of type 1 diabetes mellitus: from pancreatic islet transplantation to mesenchymal stem cells[J]. Stem Cells Int, 2016, 20: 376-681.

[87] El-Badri N, Ghoneim M A. Mesenchymal stem cell therapy in diabetes mellitus: progress and challenges[J]. J Nucleic Acids, 2013,

13：194858.

[88] Chhabra P, Brayman K L. Stem cell therapy to cure type 1 diabetes：from hype to hope[J]. Stem Cells Transl Med，2013，2：328-336.

[89] 张来军，关红. 无针注射器在胰岛素注射中的应用研究进展[J]. 护理研究，2017，31（6）：647-649.

[90] 周梅清，张喜婷，沈云峰，等. 无针胰岛素注射器在糖尿病治疗中的应用研究[J]. 基层医学论坛，2017，21（22）：2945-2946.

[91] 韩晓，王东凯，王玉. 微针透皮给药系统的研究进展[J]. 中国药剂学杂志，2018，6（5）：296-300.

[92] 张骏勇. 经皮给药用金属微针阵列的研究与设计[D]. 武汉：华中科技大学，2016：47-57.

[93] 贾伟，高文远. 药物控释新剂型[M]. 北京：化学工业出版社，2015：284-286.

[94] 杨溢，王雅南，王雪梅，等. 2型糖尿病患者血糖管理研究进展[J]. 世界最新医学信息文摘，2019，19（58）：61-62.

（王志强　执笔，庞国明、陆润兰　审订）

第三节　糖尿病周围神经病变现代医学临床研究进展

提　要： 糖尿病周围神经病变（diabetic peripheral neuropathy，DPN）是糖尿病最常见的慢性并发症之一，其临床主要表现为四肢远端凉、麻、痛、痿等运动与感觉障碍症状，严重影响了患者的生活质量。近年来，随着对DPN研究的不断深入，学术界对DPN的确切发病机制认识虽不完全统一，但DPN的发生发展与遗传因素、氧化应激、血管缺血缺氧、代谢紊乱、神经生长因子缺乏、维生素缺乏、炎症因子、神经递质等方面密切相关的认识已基本成为共识。在治疗上，如α-硫辛酸（ALA）、前列腺素E1、内皮素-1、胰激肽原酶、神经生长因子、神经节苷脂等药物的问世与临床使用，使DPN患者临床症状得到改善，甚则逆转，一定程度上提高了患者的生活质量。

关键词： 糖尿病周围神经病变，发病机制，筛查方法，诊断，治疗

一、定义与流行病学研究不断更新

2017年全球20～79岁的成年人中糖尿病患病总人数为4.25亿，患病率为8.8%，据国际糖尿病联盟（IDF）估计，到2045年糖尿病患病人数预计突破6.29亿人[1]。人口增长、老龄化、城市化、肥胖和缺乏体育活动等都是导致糖尿病发生的重要因素[2]。糖尿病神经病变是糖尿病[3]最常见的慢性并发症之一，而远端对称性多发神经病（DPN）是糖尿病神经病变中最常见的一种，在糖尿病患者中可达50%[4]。多伦多专家组[5]已将DPN定义为一种对称的、长期依赖的感觉运动多发神经病，慢性高血糖是导致代谢和微血管改变的主要原因。美国糖尿病协会（ADA）[4]对DPN的最新定义是，在排除了其他原因之后，糖尿病患者存在周围神经功能障碍的症状和（或）体征，包括[6]疼痛、感觉丧失、步态不稳、跌倒相关损伤、足溃疡和截肢，其中糖尿病足溃疡和神经性疼痛是造成DPN死亡率增加的主要原因。此外，多达半数的DPN患者伴有神经性疼痛症状[7]，通常导致患者抑郁、焦虑和睡眠障碍，从而降低其生活质量[8-9]。越来越多的患者被诊断为与糖尿病相关的神经性病变，高额的医疗费用也将对社会医疗保健产生巨大的影响。因此，临床中应早期预防、早期诊断、早期治疗、早期获益，将会提

高患者的生活质量、延长其生命。目前 DPN 发病机制尚不明确，故治疗方案不能统一。本文将对目前最新的 DPN 发病机制、检查方法、药物及非药物治疗方面进行阐述，以期为同道提供诊疗参考。

二、发病机制研究不断深入

（一）遗传因素

1. 基因 miR-146a rs2910164

王国凤等[10]探讨基因 miR-146a rs2910164 与 DPN 易感性的相关性及其对 miR-146a 表达的影响，通过二分类 Logisitc 回归分析结果显示，miR-146a rs2910164 基因多态性、HbA1c、糖尿病病程是 DPN 的危险因素。

2. 同源蛋白（CHOP）siRNA

杨鑫伟等[11]观察 C/EBP 同源蛋白（CHOP）siRNA 对 DPN 大鼠脊髓 RNA 依赖的蛋白激酶样内质网激酶（PERK）-转录活化因子 4（ATF4）-CHOP 通路相关因子 mRNA 表达的影响，得出 CHOP siRNA 干预能抑制 DPN 大鼠脊髓中 PERK-CHOP 凋亡通路，从而减轻脊髓脱髓鞘，缓解神经病变，为研究 DPN 的发病机制提供了理论依据。

3. A 等位基因

任占杰等[12]通过研究遗传模型分析显示 rs5498（A/G K469E）显性模型（AA+AG）/GG 和加性模型 GG/AA 中携带 A 等位基因与 DPN 的易感性有关，rs1799969（G/A R241G）与 DPN 发病无明显关系，得出细胞间黏附分子 1（ICAM-1）基因 SNP rs5498（A/G K469E）与 DPN 相关，携带 A 等位基因可能是一个危险因素。可见，DPN 的发病机制与遗传因素密不可分。

（二）氧化应激学说

过度氧化应激是 DPN 发病公认的机制[13]。主要机制有：

（1）脂质过氧化产物：DPN 中游离脂质过氧化产物积累使神经元 DNA、神经元蛋白质和脂质损害，阻碍轴索运输和信号传导，并使许多神经营养因子减少，导致受损神经纤维的再生能力下降，故导致 DPN 的发生。

（2）内质网应激蛋白：张亮等[14]通过研究显示，与 DM 组比较，DPN 组大鼠坐骨神经内质网应激蛋白 CHOP、PERK 表达水平增加，Bax、Caspase-12 表达增加，Bcl-2 表达水平降低，从而得出内质网应激与凋亡参与了 DPN 的发生过程。

（3）聚腺苷二磷酸核糖聚合酶（PARP）通络激活：宋晓辉等[15]提出高血糖状态伴随 PARP 激活，可通过磷酸甘油醛脱氢酶（GAPDH）和增强多元醇途径活性导致神经功能障碍，还可分解尼克酰胺腺嘌呤二核苷酸（NAD），致使 NAD 耗竭，损害细胞抗氧化能力，进一步加重氧化应激反应，在 DPN 发病机制中发挥重要作用。

（三）血管性缺血缺氧

血管缺血缺氧致微血管损伤所造成的低灌注是 DPN 发病的重要因素，凝血和血小板激活的程度、纤维蛋白原的水平增高导致高凝状态均会导致 DPN 发生。廖鑫等[16]在研究中提到血清内脏脂肪素（visfatin）可通过多种方式影响血管功能，使营养神经的血管发生病变，进而导致神经的缺血缺氧大血管受损，神经轴突变性、坏死，最终导致或加重 DPN 的发生发展。

（四）代谢紊乱

高血糖是 DPN 发病的始动且最为重要的因素，通常认为代谢途径晚期 AGE 通路、多元醇通路、PARP 通路、己糖胺通路、蛋白激酶 C（PKC）通路等被激活后，产生过多的氧化应激反应，损伤线粒体，引起细胞凋亡和神经细胞血供减少，从而导致 DPN 的发生。但最新研究证实载脂蛋白（ApoE）基因多态性与血清性激素结合球蛋白（SHBG）在 DPN 代谢过程中亦发挥重要作用。

（1）载脂蛋白基因变态性因素：有研究认为[17]ApoE 基因多态性与血脂代谢有关，是决定血脂水平的重要遗传因素之一，王艳梅等对 215 例 DPN 患者 ApoE 基因多态性进行研究，得出 DPN 组 E4/X 基因型（包括基因型 E3/4 和 E4/4）频率（28.9%）高于 T2DM 组（15.2%）及对照组（18.9%）；E4 等位基因频率（15.7%）高于 T2DM 组（8.9%）及对照组（9.7%），提出 ApoE 基因多态性可能与 DPN 有关。

（2）血清性激素结合球蛋白下降：岳秋娟等[18]研究提出，SHBG 水平下降亦为 DPN 发生发展的危险因素。

（五）神经生长因子缺乏

神经生长因子（NGF）对原发性痛觉神经元的发育至关重要。免疫染色发现，其与糖尿病神经病患者小感觉纤维介导的皮肤轴突反射血管舒张有关[19]。在糖尿病动物模型中[20]，神经组织损伤导致 VEGF 血浆水平升高。国外学者研究显示，VEGF 可使 DPN 神经血流、神经传导速度、神经血管数量恢复正常[21]。国内研究者史蕊等[22]通过观察 64 例 DPN 患者鼠神经生长因子联合维生素 D、甲钴胺治疗 DPN 的临床疗效得出，神经生长因子联合维生素 D、甲钴胺组 TSS 评分下降程度及神经传导速度增加明显高于对照组。因此，神经生长因子在 DPN 的发病机制中的作用不可忽视。

（六）维生素缺乏

1. 维生素 D 缺乏

HE 与 JUNG 研究显示[23-24]，血清中 25-（OH）D_3 水平较低与 DPN 发病率升高独立相关。徐鑫[25]通过对 63 例糖尿病合并 DPN 患者进行回归性分析，25-（OH）D_3、空腹 C 肽与 DPN 发病呈负相关，维生素 D_3 在 DPN 发病中起重要作用，认为可能与维生素 D 可以恢复受损的神经肌肉功能及脊髓与神经元细胞的修复和再生长，对神经细胞的相关生长基因表达有调节作用有关。

2. 维生素 B$_{12}$ 缺乏

维生素 B$_{12}$ 是一种维持神经系统正常的重要元素，它的缺乏可使神经系统功能受损，主要是影响神经髓鞘，比如神经髓鞘形成障碍，退行性改变，最后引起周围神经病变[26]。

基于上述，维生素 D 与维生素 B$_{12}$ 在 DPN 发生发展过程中的作用不可忽略。

（七）炎症因子

炎症标志物在 DPN 发病机制中起着重要作用，炎症因子可刺激血管内皮因子释放，使微血管基底膜增厚，导致神经组织血流减少，从而组织缺血甚至坏死，导致神经损害，继而出现各种神经损害的症状，正如 CRP、TNF-α、IL-6 等[27]。一项研究显示，DPN 患者 CRP 和 TNF-α 水平相对于正常人明显增高[28]。此外，IL-6 水平升高也是 DPN 发病的显著特征[29]。另一项研究显示，NF-κB 激活与糖尿病并发症的发生相关，特别是 DPN 与其密切相关[30]，NF-κB 主要存在于 DPN 患者神经内膜、神经外腓肠神经和神经束膜中[31]。荆相瑜等[32]通过对 IL-4 内含子 3 基因多态性与 DPN 的关系研究得出，IL-4 内含子 3 基因多态性为 DPN 发病的风险因素，可能通过影响 IL-4、IgE 表达发挥作用。王国凤[33]通过研究证实 DPN 组 IL-17A 水平高于 T2DM 组和空白对照组，Logistic 回归分析显示，IL-17A 是 DPN 的影响因素，提示 IL-17A 可能在 DPN 发生发展中起重要作用。石敏等[34]研究提出，高迁移率族蛋白 B 1（HMGB1）是一类广泛分布于高等真核生物细胞核内重要的染色体结合蛋白，HMGB1 可能通过作用于 RAGE/TLRs 信号通路激活 NF-κB，促进炎症介质的产生和分泌，介导神经炎症发生，致使神经组织结构和功能破坏、再生修复障碍，导致 DPN 的形成和进展。

（八）神经递质缺乏

影响 DPN 发病的重要神经递质包括谷氨酸、去甲肾上腺素、乙酰胆碱、多巴胺、γ-氨基丁酸（GABA）等。有研究显示[35]，谷氨酸的释放可加速 DNP 患者血管氧化应激反应，同时可降低线粒体功能，引起神经性疼痛。同时，在一项研究[36]中显示，输注曲马多和氯丙咪嗪后 20~40min，大鼠体内去甲肾上腺素浓度明显升高，说明去甲肾上腺素能通路在 DPN 镇痛中发挥重要作用。报告中显示，乙酰胆碱（Ach）可使糖尿病大鼠坐骨神经外神经小动脉血管松弛[37]。GABA 是中枢神经系统的抑制性传递物质，能有效抑制疼痛的发生，是脑组织中最重要的神经递质之一。多伦多糖尿病神经病变专家小组（TEPDN）建议将 GABA 作为一线糖尿病神经病变治疗方案[38]，故 GABA 在调节神经疼痛发病方面起重要作用。得出，神经递质在 DPN 疼痛症状的发生中起着重要的作用。

三、筛查与诊断方法不断完善

（一）筛查方法

1. DPN 神经学检查方法

常用的 DPN 筛查方法包括踝反射、温度觉、压力觉、震荡觉、针刺觉五种[39]。踝反射检查反映的是有髓鞘深感觉传入神经及有髓鞘运动传出神经；震荡觉和压力觉检查反映的是深感觉有髓鞘神经；温度觉及针刺觉检查反映的是无髓鞘的细神经纤维。由于上述五种检查方法各自所反映的神经纤维类型有限，任何一种检查方法均不能既检出有髓鞘运动深感觉又检出无髓鞘浅感觉神经病变，各自均有一定的局限性。常用的 DPN 筛查方法中，会低估糖尿病神经并发症的患病率。因此，几种筛查方法的组合可以弥补其缺陷。

2. DPN 电生理学及形态学检查方法学研究日益深入

（1）神经传导速度的诊断价值得到公认：是评估大纤维功能，目前被认为是诊断 DPN 的金标准[5]。DPN 的典型电生理表现为复合肌肉动作电位幅值降低、神经传导速度减慢、F 波潜伏期延长和 H 反射改变。它们对于鉴别其他或伴随的神经病变，如慢性炎性脱髓鞘性多发性神经病（CIDP）特别有用。

（2）远端小腿皮肤活检与量化表皮内神经纤维密度：是诊断小纤维神经病变（SFN）的金标准[1]，可作为 DPN 的早期诊断标准[40]。该技术具有微创性，并发症发生率低，感染发生率约为 1/1000。由于其微创性，远端小腿皮肤活检与量化表皮内神经纤维密度（IENFD）定量皮肤活检不太可能成为 DPN 的合适筛查工具。然而，它作为一种诊断工具在临床和研究环境中具有实用价值。在 IENFD 可作为 DPN 临床试验的合适生物标志物之前，还需要进一步的验证[41]。

（3）眼部神经完整性测量方法：被提出作为 DPN 和其他神经系统疾病的替代测量方法，包括角膜共聚焦显微镜（CCM）、视网膜神经纤维层（RNFL）厚度和瞳孔反应性[42-43]。CCM 是一种快速、无创的角膜神经支配研究方法，已成为诊断 DPN 的一种技术[44]。诊断 DPN 具有较高的敏感度（68%～92%）和特异度（40%～64%）[45]。此外，CCM 测量与 IENFD 皮肤活检相关。PRITCHARD 等证明，角膜神经纤维长度的缩短是发生 DPN 的预测因素[46]。此外，Dehghani 等发现角膜神经参数在发生足部并发症之前迅速下降[47]。糖尿病患者可观察到视网膜神经纤维层（RNFL）的丢失，并与糖尿病视网膜病变的阶段相关[48-49]。然而，有报道表明，无糖尿病视网膜病变的糖尿病患者 RNFL 减少[50-51]。事实上，最近的两项研究发现 RNFL 损失与 DPN 相关[52]。光学相关断层扫描（OCT）和 CCM 是一种可靠的、可重复的无创检测手段，可用于临床和研究中早期 DPN 的检测。然而，由于它们需要专业知识和昂贵的设备来执行，目前还不能广泛使用。

（4）DPN-Check：是一种手持式的护理点设备，提供腓肠神经振幅和传导速度，不需要神经电生理学专家或昂贵的设备。它只需要基本的培训即可使用。该装置通过远端探针垂直刺激腓肠神经，而不是标准的 NCS 协议中的反向刺激，并使用生物传感器在近端覆盖大面积的下肢进行记录。诊断 DPN 的敏感度为 95%，特异度为 71%[53]。DPN-Check 腓肠神经振幅测量结果与标准的 NCS 有很强的一致性；虽然还需要进一步的工作来确定临床和研究环境的普遍性，但这种简单的技术有潜力准确、快速、廉价地测量感觉神经功能[54]。BINNS-HALL 等最近的一项研究表明，DPN-Check 可有效地用于联合眼、足、视网膜检查中发现早期 DPN[55]。

（5）自动量的 Neuropad：足部汗腺受分泌汗液的运动神经（sudomotor）、无髓鞘胆碱能神经纤维支配，在 DPN 中可能受损。sudomotor 功能障碍导致脚部皮肤干燥，与脚部溃疡风险升高有关，测定 DPN sudomotor 功能的方法有定量 sudomotor 轴突反射试验、热调节汗液试验、定量直接和间接反射试验[56]。而 Neuropad 是一种运动功能指数测试。这是一种简单的皮肤贴，通过化学反应使皮肤颜色由蓝色变为粉红色，以评估肌肉运动功能[57]。神经病变的存在是通过将 Neuropad 贴在皮肤上 10min 后的颜色变化来确定的，敏感度为 86%～95%，诊断 DPN 的特异度仅为 45%～69.8%[58-59]。最近的一项研究发现，神经垫的自动量化提高了测试的诊断能力，特别是对周围小纤维神经病[60]。Neuropad 易于使用，并提供非主观结果，但其相对较差的特异性限制了其适用性。

在最近的研究中，sudomotor 检测设备是 Sudoscan，这是一个非侵入性的、FDA 批准的 DPN 诊断设备。它通过反向离子导入法测量手和脚的电化学皮肤电导（ESC）来客观地测量运动功能，该方法快速、简便，检测 DPN 的灵敏度为 70%～87.5%，特异度为 76.2%～92%[61]。此外，它与 IENFD 测量的皮肤活检具有类似的诊断价值，并且与其他测量方法如临床神经病变评分系统、QST、自主功能测试和 NCS 参数相关[62]。然而，其缺乏临床有效的相关数据，作用价值需要进一步验证。

（6）功能性磁共振（fMRI）：是通过检测血红蛋白氧合的变化来测量大脑区域的活动，血红蛋白是血氧水平依赖信号（BOLD）。生理疼痛的神经学特征已被 fMRI 识别，包括丘脑腹外侧、背侧后岛叶和体感皮层的激活，以及与情绪、疼痛处理相关的大脑区域，包括前岛叶和前扣带皮层（ACC）[2]。

（二）诊断标准[38]

DPN 诊断标准：①明确的糖尿病病史。②诊断糖尿病时或之后出现的神经病变。③临床症状和体征与 DPN 的表现相符。④有疼痛、麻木、感觉异常等，5 项神经检查中任 1 项异常；无临床症状者，5 项检查中任 2 项异常，临床诊断为 DPN。⑤排除以下情况，其他病因引起的神经病变，如颈腰椎病变、脑梗死、格林-巴利综合征；严重动静脉血管性病变（静脉栓塞、淋巴管炎）等；药物尤其是化疗药物引起的神经毒性作用及肾功能不全引起的代谢毒物对神经的损伤。如仍不能确诊者，可行神经肌电图检查。

四、治疗手段日渐成熟

DPN 西医治疗包括药物治疗和非药物治疗，另外需结合饮食、运动及心理疗法，以缓解 DPN 患者临床症状、改善临床相关指标、提高患者生活质量为主要目标，而良好的血糖控制可进一步延缓或控制 DPN 的发生发展。

（一）药物治疗

1. 针对病因病机的药物治疗

（1）α-硫辛酸：朱志良等[63]运用 α-硫辛酸治疗老年 DPN 患者，结果联合组（α-硫辛酸+常规治疗）总有效率、神经传导速度显著高于常规组；治疗后两组正中神经及腓总神经 MCV、SCV 均较治疗前显著升高。林旋等[64]在探讨 α-硫辛酸治疗 DPN 患者的临床效果中得出，观察组运动神经传导速度（MNCV）、感觉神经传导速度（SNCV）水平均明显高于对照组。α-硫辛酸主要通过阻抑神经细胞内游离脂质的过氧化功能，提高神经营养血管的血流量，增加神经传导速度，从而提升神经细胞内 Na^+-K^+-ATP 酶活性，保护血管内皮功能。30 年前德国[65]

就已经推荐使用此药治疗 DPN，说明其疗效显著。

（2）前列地尔：徐黎等[66]应用前列地尔治疗老年 DPN 患者，能够显著改善 DPN 患者的症状，提高神经传导速度。前列地尔主要以改善微循环障碍为主，通过减轻高凝状态、基底膜增厚所造成的神经纤维的损伤，增加缺血缺氧状态下细胞的血氧供应，而改善 DPN 症状。但临床使用时要加强用药观察，经临床研究显示[67]，要保证前列地尔注射液的用药安全性，就必须严格按照说明书中所规定的用法用量应用，即前列地尔注射液多用于成人，将 1～2ml 的前列地尔（5～10μg）溶解在 0.9% 的氯化钠注射液或 5% 的葡萄糖注射液 10ml 中，必须在制剂与输注液混合后的 2h 内缓慢静脉注射或直接入小壶缓慢静脉滴注或使用微泵缓慢静脉注射（残液不能再用），1 次/日，在使用后及时评估治疗效果，若治疗效果无改善应立即停药，疗程应控制在 4 周之内，避免其不良反应发生。

（3）胰激肽原酶：临床按剂型分为口服和注射剂型。胰激肽原酶[68]是一种从动物胰腺中提取的蛋白水解酶，主要通过降解激肽原，产生激肽来使毛细血管、小血管扩张，加快血流量，改善细胞缺血缺氧状态，从而改善 DPN 症状。同时治疗糖尿病即使患病轻微也能通过先改善患者血管情况来进行 DPN 预防，但在临床运用中，胰激肽原酶注射剂型容易出现皮下结节等不良反应，故应加强用药观察。

（4）依帕司他：王杨等[69]用依帕司他治疗 DPN 患者 84 例，得出：与治疗前相比依帕司他组患者的 DPN 症状明显改善，神经传导速度明显加快。胡雪剑等[70]应用依帕司他治疗 DPN，结果显示，其在改善神经震动感觉阈值方面疗效显著。依帕司他主要通过改善代谢紊乱机制而改善 DPN 症状，可抑制糖尿病多元醇代谢中葡萄糖转化为山梨醇的醛糖还原酶而发挥作用，改善糖尿病支配感觉运动的外周神经症状，如振动感觉异常及心搏异常。

（5）鼠神经生长因子：属于神经节苷脂类药物，主要是构成神经膜结构和维持功能的基本物质，在细胞分化、生长和再生中起重要作用，帮助修复周围神经的损伤。陈小英等[71]在对比鼠神经生长因子与前列地尔治疗 DPN 的效果中得出，鼠神经生长因子组多伦多临床神经病变评分（TCSS）各项评分均低于前列地尔组，MCV、SCV 水平高于对照组，差异均有统计学意义。由于本品对神经细胞有促进生长、发育的作用，建议孕妇及哺乳期妇女慎用。

（6）单唾液酸四己糖神经节苷脂钠（GM-1）：属于神经节苷脂药物，位于细胞膜外层，是神经细胞膜的主要成分，具有非常重要的生物功能，对神经元的分化、生长和轴浆运输起重要作用，可通过维持神经细胞中酶的活性和神经细胞膜的稳定性，维持细胞内外的各种离子平衡，降低细胞水肿和神经细胞损伤[72]，预防兴奋性氨基酸在细胞内的积累，降低其毒性，减轻自由基对神经细胞的伤害，促进神经重构，恢复神经功能[73]，具有保护神经的作用，可用于 DPN 的治疗[74]。闫博阳[75]分析不同剂量 GM-1 治疗 DPN 的临床效果，得出 40mg GM-1 可显著改善 DPN 患者的感觉阈值和临床症状，降低血清 NO 含量，且不良反应低，具有较好的临床效果和安全性。

（7）脑苷激肽：属于神经节苷脂类药物，主要是构成神经膜结构和维持其功能的基本物质，在细胞分化、生长和再生中起重要作用。侯沛红等[76]应用脑苷激肽治疗 DPN，常规治疗组 45 例，脑苷激肽治疗组 75 例，甲钴胺对照组 50 例，三组患者中对称性多发性周围神经病变疗效间差异有显著性意义（$P<0.01$），且脑苷激肽治疗组、甲钴胺对照组与常规治疗组间差异均有

显著性意义（$P<0.05$）。

（8）甲钴胺：高宏艳[77]研究甲钴胺治疗 DPN 的疗效，结果显示甲钴胺组总有效率为 92.1%，肌电图神经传导速度为（52.33 ± 4.57）m/s，均显著优于血栓通组。甲钴胺是内源性维生素 B_{12}，其作用原理如下：能够组成神经轴突的结构蛋白，通过对核酸、蛋白质、卵磷脂的合成渠道促进作用，形成髓鞘，以修复损伤神经；同时刺激神经细胞器内轴浆蛋白的合成，促使受损轴突再生等。相比较普通维生素 B 而言，甲钴胺在神经组织的细胞器内具有较高的转移效率，故周围神经中含量亦高，参与体内甲基的转移而发挥生物活性，达到修复神经的目的[78]。

（9）腺苷钴胺[79]：属于维生素 B_{12} 类，它通过促进神经细胞内质及神经髓鞘的合成，从而修复受损伤的周围神经。腺苷钴胺促进神经细胞内核酸和蛋白质的合成，促进髓鞘磷脂合成，促进轴浆转运和轴突再生，加速突触传递的恢复和脑内乙酰胆碱含量的正常化。郭巍巍[80]应用腺苷钴胺治疗 DPN 患者 80 例，对照组 40 例（常规治疗），治疗组在应用腺苷钴胺治疗后的治疗有效率、MNCV、SNCV 比对照组常规治疗更优，组间结果对比存在明显差异。治疗组在应用腺苷钴胺治疗后 TCSS 评分比对照组常规治疗更低，组间结果对比存在明显差异。

2. 针对疼痛的药物治疗

抗抑郁药

1）三环类抗抑郁药物（TCA）：具有多种镇痛作用，包括阻断血清素和去甲肾上腺素在突触间隙的再摄取，以及不同程度的抗胆碱能受体抑制[81]。阿米替林是最常用的 TCA 类药物，几十年来一直用于神经性疼痛。副作用包括口干、便秘、直立性低血压和嗜睡，对老年患者和心脏病患者应慎用。尽管有其局限性，但在荟萃分析中，阿米替林被报道比安慰剂更有效，在所有现行的指南中仍被推荐作为一线或二线治疗用药[82]。

2）选择性 5-羟色胺和去甲肾上腺素再摄取抑制剂（SNRI）：SNRI 增加了 5-羟色胺和去甲肾上腺素的突触可利用性，增加了下行疼痛抑制通路的活性[83]。度洛西汀是该类药物中应用最广泛的一种。Cochrane 协作网的一篇综述总结称，60mg 和 120mg 度洛西汀对疼痛性 DPN 患者有效，很少有严重的副作用[84-85]。但其最常见的副作用包括恶心、嗜睡、头晕、便秘、口干和食欲下降，尽管这些副作用通常是轻微和短暂的[86]。此类药物可能影响 FPG，因此服用者需要调整降糖药物。

3）抗惊厥药物：主要代表药物为普瑞巴林和加巴喷丁。目前认为普瑞巴林和度洛西汀是唯一获得 FDA 批准用于治疗疼痛性 DPN 的药物[87]。它是研究最多的用于疼痛性 DPN 的药物，被所有主要的治疗指南推荐为一线药物。它对神经性疼痛有效，并且有类似加巴喷丁的副作用，如头晕、嗜睡、周围水肿[88] 等。然而，与苯二氮䓬类药物、酒精和阿片类药物相比，按推荐剂量服用这些药物的成瘾和依赖风险较低[89-90]。其他抗惊厥药物（如卡马西平、奥卡西平、苯妥英钠、拉莫三嗪和拉克沙胺）治疗疼痛性 DPN 的证据仍然有限，但可能对某些个体有效[91]。

4）阿片类镇痛药：阿片类药物是治疗疼痛性 DPN 的有效手段；多项随机对照研究表明，阿片类药物曲马多、吗啡、羟考酮等可有效缓解神经病理性疼痛[92]。曲马多推荐起始剂量为

200mg/d，根据临床症状可加至有效剂量或最大耐受量（400mg/d），其常见不良反应包括头晕、恶心和便秘。羟考酮属于纯阿片受体激动药，其镇痛强度是吗啡的1.5～2.0倍，镇痛效果无封顶效应，主要经肾脏排泄代谢产物。阿片类药物的主要副作用包括滥用的风险、耐受性及撤药综合征。这类药物常见不良反应为恶心、呕吐、便秘、支气管痉挛和情绪改变。故在长期临床应用中受到限制。

5）局部治疗药物：利多卡因贴剂、辣椒素霜和局部血管扩张剂等药物的有效性证据有限[27]。对于难治性疼痛性DPN病例，小规模研究发现静脉注射利多卡因可提供相对持久的镇痛作用[93]；然而，患者需要心脏监测和治疗不是在所有情况下有效。开放标签试验研究发现，补充维生素D可改善维生素D缺乏患者DPN的神经性疼痛[94-95]。

（二）非药物治疗

1. 空气压力波治疗仪

空气压力波治疗仪[96]是通过间歇的压力，让空气波进行反复的膨胀及收缩从而达到指压、按摩的效果，能够对患者的血液循环进行有效的改善。李采琼等[97]用压力治疗仪联合护理干预治疗DPN患者，设治疗组50例与对照组50例（α-硫辛酸治疗），治疗组总有效率及周围神经传导速度显著高于对照组；刘鹤爽[98]应用压力波治疗仪联合护理干预DPN患者，设治疗组60例，对照组60例（α-硫辛酸治疗），治疗组MNCV与SNCV增加幅度明显高于对照组。

2. 红外线治疗仪

单一波长（890nm）近红外线能照射皮下组织，促使内皮细胞和红细胞中的血红蛋白释放出一氧化氮（NO）。游离的NO促使血管扩张、促进血液循环、抗炎症及促进骨的形成。同时一定浓度的NO也可减轻因血流灌注低下引起的肢端疼痛。常婷婷[99]应用直线偏光红外线治疗仪治疗糖尿病合并周围神经病变患者50例，设对照组50例（常规治疗），得出观察组治疗总有效率高于对照组，治疗一段时间后症状积分、生活质量分数均得到改善。

3. 电刺激疗法

电刺激[100]作为疼痛治疗领域中一种不可缺少的治疗手段，通过启动人体自发的内源性的痛觉调制系统，激发人体的自然止痛物质释放以缓解疼痛，同时导通经络，促进血液循环，达到最终消除疼痛的目的。电刺激按频率分低频和中频等，前者主要用于较浅部位的疼痛的治疗；后者通过降低人体阻抗，在人体组织中可达到较深的深度，因此常用于较深部分的刺激。曾有低频电针的镇痛机制相关文献研究提示[101]，2Hz电针引起脑啡肽、内啡肽和内吗啡肽释放，而100Hz电针引起强啡肽释放，如果要四种阿片肽全部释放，则建议用2Hz与100Hz交替出现的疏密波（2/100 Hz），能产生更好的镇痛效果。理论上电刺激疗法可用于缓解DPN患者疼痛，但缺乏相关研究文献。且是否有上述神经化学因素参与，值得进一步研究。

五、存 在 问 题

目前 DPN 方面的研究甚多，并取得了一些成果，但也存在一些问题。首先，虽然提出多方面因素均可致 DPN 的发生发展，但其发病机制尚不完全明确，结合国内外研究，各家学说并存，缺乏高质量的分子机制研究；其次，DPN 筛查方法多样化，但由于操作技术难度高，部分为有创性，故临床未能普遍应用，对 DPN 明确诊断及鉴别未能提供良好的证据，有待进一步向实用化、贴近临床化方向努力；再次，DPN 的治疗药物局限，而且目前的药物只能缓解症状，有时还被显著的副作用抵消，开发新的药物迫在眉睫；最后，药物的安全性评价缺乏更深入的临床观察研究。

六、述评与展望

综上所述，DPN 的发病机制是十分复杂的，有多种因素共同参与，其中最重要的是高血糖。本文通过对 101 篇文章的学习、归纳及分类，总结出目前 DPN 的发病机制主要为遗传因素、氧化应激、血管缺血缺氧、代谢紊乱、神经生长因子缺乏、维生素缺乏、炎症因子、神经递质等，其他因素如自身免疫因素及环境因素等与 DPN 的相关性有待进一步研究。治疗方面主要从抗氧化应激、改善血管缺血缺氧、改善物质代谢、修复神经因子、补充维生素等多方面出发，虽取得一定疗效，但仍未找到特异性药物从根本上治疗 DPN。应积极运用现代高科技手段，尽可能阐明 DPN 确切作用机制，为临床应用药物提供强有力的基础实验依据。

参 考 文 献

[1] International Diabetes Federation. IDF Diabetes Atlas Eighth Edition 2017 [M]. Brussels，Belgium：IDF，2017.

[2] Shillo P，Sloan G，Greig M，et al. Painful and Painless Diabetic Neuropathies：What Is the Difference？[J]. Curr Diab Rep，2019，19（6）. 32.

[3] Dyck P J，Kratz K M，Karnes J L，et al. The prevalence by staged severity of various types of diabetic neuropathy，retinopathy，and nephropathy in a population-based cohort：the Rochester Diabetic Neuropathy Study[J]. Neurology，1993，43（4）：817-824.

[4] Pop-busui R，Boulton A J，Feldman E L，et al. Diabetic Neuropathy：A Position Statement by the American Diabetes Association[J]. Diabetes Care，2017，40（1）：136-154.

[5] Tesfaye S，Boulton A J，Dyck P J，et al. Diabetic neuropathies：update on definitions，diagnostic criteria，estimation of severity，and treatments[J]. Diabetes Care，2010，33（10）：2285-2293.

[6] Stino A M，Smith A G. Peripheral neuropathy in prediabetes and the metabolic syndrome[J]. J Diabetes Investig，2017，8（5）：646-655.

[7] Sloan G，Shillo P，Selvarajah D，et al. A new look at painful diabetic neuropathy[J]. Diabetes Res Clin Pract，2018，144：177-191.

[8] Sadosky A，Mardekian J，Parsons B，et al. Healthcare utilization and costs in diabetes relative to the clinical spectrum of painful diabetic peripheral neuropathy[J]. J Diabetes Complications，2015，29（2）：212-217.

[9] Kioskli K，Scott W，Winkley K，et al. Psychosocial Factors in Painful Diabetic Neuropathy：A Systematic Review of Treatment Trials and Survey Studies[J]. Pain Med，2019，20（9）：1756-1773.

[10] 王国凤，尹冬. miR-146a rs2910164 多态性对 miR-146a 表达的影响及与糖尿病周围神经病变的相关性研究[J]. 中国糖尿病杂志，2019，2：102-107.

[11] 杨鑫伟，高变娥，姚伟洁，等. C/EBP 同源蛋白 siRNA 对糖尿病周围神经病变大鼠脊髓 PERK-ATF4-CHOP 通路 mRNA 的影响[J]. 中国糖尿病杂志，2019，2：127-131.

[12] 任占杰，藤晓云，黄科昌，等. 中国汉族人群细胞间黏附分子 1 基因 rs5498（A/G K469E）和 rs1799969（G/A R241G）多态性

与糖尿病周围神经病变的关系[J]. 天津医药，2017，12：1271-1275.

[13] Obrosova I G. Diabetes and the peripheral nerve[J]. Biochim Biophys Acta，2009，1792（10）：931-940.

[14] 张亮，徐敏，庄向华，等. 内质网应激与凋亡在糖尿病周围神经病变中的表达变化[J]. 山东大学学报（医学版），2017，8：13-17.

[15] 宋晓辉，李全民. 聚腺苷二磷酸核糖聚合酶、离子通道和自身免疫与糖尿病周围神经病变的研究进展[J]. 中国糖尿病杂志，2015，7：657-659.

[16] 廖鑫，冷启书，阳琰，等. 血清内脏脂肪素与糖尿病周围神经病变的相关性研究[J]. 中国糖尿病杂志，2016，6：524-527.

[17] 王艳梅. 2 型糖尿病周围神经病变与载脂蛋白 E 基因多态性的相关性研究[J]. 中国糖尿病杂志，2018，1：14-17.

[18] 岳秋娟，王宇鹤，张敏，等. 血清性激素结合球蛋白水平与糖尿病周围神经病变的关系[J]. 中国老年学杂志，2018，16：3841-3844.

[19] Anand P，Terenghi G，Warner G，et al. The role of endogenous nerve growth factor in human diabetic neuropathy[J]. Nat Med，1996，2（6）：703-707.

[20] Prabodha L B L，Sirisena N D，Dissanayake V H W. Susceptible and Prognostic Genetic Factors Associated with Diabetic Peripheral Neuropathy：A Comprehensive Literature Review[J]. Int J Endocrinol，2018，2018：8641942.

[21] Kaur S，Pandhi P，Dutta P. Painful diabetic neuropathy：an update[J]. Ann Neurosci，2011，18（4）：168-175.

[22] 史蕊，孙佩，王璐璐，等. 鼠神经生长因子联合维生素 D、甲钴胺治疗糖尿病周围神经病变的临床观察[J]. 山东大学学报（医学版），2016，4：64-67.

[23] He R，Hu Y，Zeng H，et al. Vitamin D deficiency increases the risk of peripheral neuropathy in Chinese patients with type 2 diabetes[J]. Diabetes Metab Res Rev，2017，33（2）：154-155.

[24] Jung C H，Kim K J，Kim B Y，et al. Relationship between vitamin D status and vascular complications in patients with type 2 diabetes mellitus[J]. Nutr Res，2016，36（2）：117-124.

[25] 徐鑫. 老年 2 型糖尿病患者血清维生素 D_3 含量与周围神经病变的相关性[J]. 中国老年学杂志，2018，12：2850-2852.

[26] 蒋燕，张磊. 二甲双胍致血清维生素 B_{12} 及同型半胱氨酸水平改变与糖尿病周围神经病变的关系[J]. 实用临床医药杂志，2014，24：92-93.

[27] Golbidi S，Badran M，Laher I. Antioxidant and anti-inflammatory effects of exercise in diabetic patients[J]. Exp Diabetes Res，2012，2012：941868.

[28] Mu Z P，Wang Y G，Li C Q，et al. Association Between Tumor Necrosis Factor-alpha and Diabetic Peripheral Neuropathy in Patients with Type 2 Diabetes：a Meta-Analysis[J]. Mol Neurobiol，2017，54（2）：983-996.

[29] Zhu T，Meng Q，Ji J，et al. TLR4 and Caveolin-1 in Monocytes Are Associated With Inflammatory Conditions in Diabetic Neuropathy[J]. Clin Transl Sci，2017，10（3）：178-184.

[30] Cameron N E，Cotter M A. Pro-inflammatory mechanisms in diabetic neuropathy：focus on the nuclear factor kappa B pathway[J]. Curr Drug Targets，2008，9（1）：60-67.

[31] Bierhaus A，Haslbeck K M，Humpert P M，et al. Loss of pain perception in diabetes is dependent on a receptor of the immunoglobulin superfamily[J]. J Clin Invest，2004，114（12）：1741-1751.

[32] 荆相瑜，李堂，王雪倩. 白介素 4 内含子 3 基因多态性与 2 型糖尿病周围神经病变的关系研究[J]. 中国糖尿病杂志，2019，7：491-496.

[33] 王国凤. 2 型糖尿病周围神经病变患者血清白介素 17A 水平变化及意义的研究[J]. 中国糖尿病杂志，2019，5：347-351.

[34] 石敏，张红，朱大龙. 高迁移率族蛋白 B1 与糖尿病周围神经病变的研究进展[J]. 中国糖尿病杂志，2018，3：257-260.

[35] Chandrasekaran K，Muragundla A A，Demarest T G，et al. mGluR2/3 activation of the SIRT1 axis preserves mitochondrial function in diabetic neuropathy[J]. Ann Clin Transl Neurol，2017，4（12）：844-858.

[36] Suehiro K，Funao T，Fujimoto Y，et al. Relationship between noradrenaline release in the locus coeruleus and antiallodynic efficacy of analgesics in rats with painful diabetic neuropathy[J]. Life Sci，2013，92（23）：1138-1144.

[37] Davidson E P，Holmes A，Coppey L J，et al. Effect of combination therapy consisting of enalapril，alpha-lipoic acid，and menhaden oil on diabetic neuropathy in a high fat/low dose streptozotocin treated rat[J]. Eur J Pharmacol，2015，765：258-267.

[38] Bellows B K，Nelson R E，Oderda G M，et al. Long-term cost-effectiveness of initiating treatment for painful diabetic neuropathy with pregabalin，duloxetine，gabapentin，or desipramine[J]. Pain，2016，157（1）：203-213.

[39] 中华医学会糖尿病学分会. 中国 2 型糖尿病防治指南（2017 年版）[J]. 中华糖尿病杂志，2018，10（1）：3.

[40] Umapathi T，Tan W L，Loke S C，et al. Intraepidermal nerve fiber density as a marker of early diabetic neuropathy[J]. Muscle Nerve，2007，35（5）：591-598.

[41] Bonhof G J，Strom A，Puttgen S，et al. Patterns of cutaneous nerve fibre loss and regeneration in type 2 diabetes with painful and painless polyneuropathy[J]. Diabetologia，2017，60（12）：2495-2503.

[42] Iqbal Z，Azmi S，Yadav R，et al. Diabetic Peripheral Neuropathy：Epidemiology，Diagnosis，and Pharmacotherapy[J]. Clin Ther，2018，40（6）：828-849.

[43] Ferrari G L，Marques J L，Gandhi R A，et al. Using dynamic pupillometry as a simple screening tool to detect autonomic neuropathy in patients with diabetes：a pilot study[J]. Biomed Eng Online，2010，9：26.

[44] Malik R A，Kallinikos P，Abbott C A，et al. Corneal confocal microscopy：a non-invasive surrogate of nerve fibre damage and repair in diabetic patients[J]. Diabetologia，2003，46（5）：683-688.

[45] Ahmed A，Bril V，Orszag A，et al. Detection of diabetic sensorimotor polyneuropathy by corneal confocal microscopy in type 1 diabetes：a concurrent validity study[J]. Diabetes Care，2012，35（4）：821-828.

[46] Pritchard N，Edwards K，Russell A W，et al. Corneal confocal microscopy predicts 4-year incident peripheral neuropathy in type 1 diabetes[J]. Diabetes Care，2015，38（4）：671-675.

[47] Dehghani C，Russell A W，Perkins B A，et al. A rapid decline in corneal small fibers and occurrence of foot ulceration and Charcot foot[J]. J Diabetes Complications，2016，30（8）：1437-1439.

[48] Van Dijk H W，Kok P H，Garvin M，et al. Selective loss of inner retinal layer thickness in type 1 diabetic patients with minimal diabetic retinopathy[J]. Invest Ophthalmol Vis Sci，2009，50（7）：3404-3409.

[49] Park H Y，Shin J，Lee J H，et al. Retinal Nerve Fiber Layer Loss in Patients With Type 2 Diabetes and Diabetic Neuropathy[J]. Diabetes Care，2016，39（5）：e69-70.

[50] Antonetti D A，Barber A J，Bronson S K，et al. Diabetic retinopathy：seeing beyond glucose-induced microvascular disease[J]. Diabetes，2006，55（9）：2401-2411.

[51] Ljubimov A V，Burgeson R E，Butkowski R J，et al. Basement membrane abnormalities in human eyes with diabetic retinopathy[J]. J Histochem Cytochem，1996，44（12）：1469-1479.

[52] Dehghani C，Srinivasan S，Edwards K，et al. Presence of Peripheral Neuropathy Is Associated With Progressive Thinning of Retinal Nerve Fiber Layer in Type 1 Diabetes[J]. Invest Ophthalmol Vis Sci，2017，58（6）：Bio234-bio239.

[53] Lee J A，Halpern E M，Lovblom L E，et al. Reliability and validity of a point-of-care sural nerve conduction device for identification of diabetic neuropathy[J]. PLoS One，2014，9（1）：e86515.

[54] Sharma S，Vas P R，Rayman G. Assessment of diabetic neuropathy using a point-of-care nerve conduction device shows significant associations with the LDIFLARE method and clinical neuropathy scoring[J]. J Diabetes Sci Technol，2015，9（1）：123-131.

[55] Binns-hall O，Selvarajah D，Sanger D，et al. One-stop microvascular screening service：an effective model for the early detection of diabetic peripheral neuropathy and the high-risk foot[J]. Diabet Med，2018，35（7）：887-894.

[56] Goel A，Shivaprasad C，Kolly A，et al. Comparison of electrochemical skin conductance and vibration perception threshold measurement in the detection of early diabetic neuropathy[J]. PLoS One，2017，12（9）：e0183973.

[57] Papanas N，Ziegler D. New diagnostic tests for diabetic distal symmetric polyneuropathy[J]. J Diabetes Complications，2011，25（1）：44-51.

[58] Papanas N，Papatheodorou K，Christakidis D，et al. Evaluation of a new indicator test for sudomotor function（Neuropad）in the diagnosis of peripheral neuropathy in type 2 diabetic patients[J]. Exp Clin Endocrinol Diabetes，2005，113（4）：195-198.

[59] Quattrini C，Jeziorska M，Tavakoli M，et al. The Neuropad test：a visual indicator test for human diabetic neuropathy[J]. Diabetologia，2008，51（6）：1046-1050.

[60] Ponirakis G，Fadavi H，Petropoulos I N，et al. Automated Quantification of Neuropad Improves Its Diagnostic Ability in Patients with Diabetic Neuropathy[J]. J Diabetes Res，2015，2015：847854.

[61] Casellini C M，Parson H K，Richardson M S，et al. Sudoscan，a noninvasive tool for detecting diabetic small fiber neuropathy and autonomic dysfunction[J]. Diabetes Technol Ther，2013，15（11）：948-953.

[62] Smith A G，Lessard M，Reyna S，et al. The diagnostic utility of Sudoscan for distal symmetric peripheral neuropathy[J]. J Diabetes Complications，2014，28（4）：511-516.

[63] 朱志良，刘嘉悦，李丹丹. α-硫辛酸治疗老年糖尿病周围神经病变患者的疗效及作用机制[J]. 中国老年学杂志，2017，8：1908-1910.

[64] 林旋，魏爱生. α-硫辛酸治疗糖尿病周围神经病变的效果及对胰岛素样生长因子-1 的影响[J]. 中国老年学杂志，2017，12：

2948-2950.

[65] Ziegler D，Hanefeld M，Ruhnau K J，et al. Treatment of symptomatic diabetic polyneuropathy with the antioxidant alpha-lipoic acid：a 7-month multicenter randomized controlled trial（ALADIN III Study）. ALADIN III Study Group. Alpha-Lipoic Acid in Diabetic Neuropathy[J]. Diabetes Care，1999，22（8）：1296-1301.

[66] 徐黎，陈秋霞. 前列地尔对老年 2 型糖尿病周围神经病变改善及预后的影响[J]. 中国老年学杂志，2016，10：2386-2388.

[67] 陈星宇，石峰. 前列地尔注射液临床用药分析[J]. 世界最新医学信息文摘，2019，A3：195，197.

[68] 杨海霞，刘国良，郝成伟，等. 胰激肽原酶治疗糖尿病综述[J]. 临床医药文献电子杂志，2017，90：17799-17800.

[69] 王杨，刘畅. 依帕司他治疗糖尿病周围神经病变的疗效及机制[J]. 中国老年学杂志，2015，1：93-95.

[70] 胡雪剑，任建功. 依帕司他联合抗氧化剂治疗糖尿病周围神经病变患者震动感觉阈值的对比分析[J]. 中国医院药学杂志，2016，12：1022-1024.

[71] 陈小英，刘永进. 鼠神经生长因子与前列地尔治疗糖尿病周围神经病变效果比较[J]. 中国乡村医药，2019，20：18-19.

[72] 陈爽花，戴玉璇. 神经节苷脂联合丹参注射液在新生儿缺氧缺血性脑病治疗中的应用价值[J]. 中华全科医学，2016，14（2）：254-255.

[73] 齐洪娜，孔繁托，王磊，等. 丹参川芎嗪注射液联合神经节苷脂对急性重度一氧化碳中毒患者乳酸清除率及预后的影响[J]. 中国现代医学杂志，2016，26（19）：89-93.

[74] 谢晓燕，李清芳. 单唾液酸四己糖神经节苷脂钠注射液致不良反应 56 例文献分析[J]. 中国药房，2016，27（8）：1067-1070.

[75] 闫博阳. 不同剂量神经节苷脂治疗糖尿病周围神经病变效果分析[J]. 西南国防医药，2018，12：1234-1236.

[76] 侯沛红，郑希院，李会琪. 脑苷激肽治疗糖尿病周围神经病变的临床观察[J]. 实用心脑肺血管病杂志，2006，8：639-640.

[77] 高宏艳. 甲钴胺治疗糖尿病周围神经病变疗效观察[J]. 糖尿病新世界，2017，3：158-159.

[78] 曾真，何慧晶. 甲钴胺治疗糖尿病周围神经病变的临床观察[J]. 中西医结合心血管病电子杂志，2018，19：182.

[79] 曹迎秋. 前列地尔联合腺苷钴胺治疗糖尿病周围神经病变[J]. 实用糖尿病杂志，2019，1：36-38.

[80] 郭巍巍. 腺苷钴胺治疗糖尿病周围神经病变的疗效及对神经传导速度的影响评价[J]. 世界最新医学信息文摘，2019，81：152，154.

[81] Javed S，Petropoulos I N，Alam U，et al. Treatment of painful diabetic neuropathy[J]. Ther Adv Chronic Dis，2015，6（1）：15-28.

[82] Griebeler M L，Morey-vargas O L，Brito J P，et al. Pharmacologic interventions for painful diabetic neuropathy：An umbrella systematic review and comparative effectiveness network meta-analysis[J]. Ann Intern Med，2014，161（9）：639-649.

[83] Tesfaye S，Boulton A J，Dickenson A H. Mechanisms and management of diabetic painful distal symmetrical polyneuropathy[J]. Diabetes Care，2013，36（9）：2456-2465.

[84] Lunn M P，Hughes R A，Wiffen P J. Duloxetine for treating painful neuropathy，chronic pain or fibromyalgia[J]. Cochrane Database Syst Rev，2014，(1)：Cd007115.

[85] Tesfaye S，Wilhelm S，Lledo A，et al. Duloxetine and pregabalin：high-dose monotherapy or their combination？ The "COMBO-DN study"—a multinational，randomized，double-blind，parallel-group study in patients with diabetic peripheral neuropathic pain[J]. Pain，2013，154（12）：2616-2625.

[86] JAved S，Alam U，Mmlik R A. Mirogabalin and emerging therapies for diabetic neuropathy[J]. J Pain Res，2018，11：1559-1566.

[87] 吴小芬，罗晓红，侯红斌，等. 痛性糖尿病周围神经病变的药物治疗进展[J]. 西北国防医学杂志，2019，3：190-194.

[88] Freemam R，Durso-decruz E，Emir B. Efficacy，safety，and tolerability of pregabalin treatment for painful diabetic peripheral neuropathy：findings from seven randomized，controlled trials across a range of doses[J]. Diabetes Care，2008，31（7）：1448-1454.

[89] Azmi S，Elhadd K T，Nelson A，et al. Pregabalin in the Management of Painful Diabetic Neuropathy：A Narrative Review[J]. Diabetes Ther，2019，10（1）：35-56.

[90] Schifano F. Misuse and abuse of pregabalin and gabapentin：cause for concern？ [J]. CNS Drugs，2014，28（6）：491-496.

[91] Tesfaye S，Vileikytr L，Rayman G，et al. Painful diabetic peripheral neuropathy：consensus recommendations on diagnosis，assessment and management[J]. Diabetes Metab Res Rev，2011，27（7）：629-638.

[92] 吴小芬，罗晓红，侯红斌，等. 痛性糖尿病周围神经病变的药物治疗进展[J]. 西北国防医学杂志，2019，3：190-194.

[93] Viola V，Newnham H H，SIMPSON R W. Treatment of intractable painful diabetic neuropathy with intravenous lignocaine[J]. J Diabetes Complications，2006，20（1）：34-39.

[94] Bastt A，Basit K A，Fawwad A，et al. Vitamin D for the treatment of painful diabetic neuropathy[J]. BMJ Open Diabetes Res Care，2016，4（1）：e000148.

[95] Ghadiri-anari A, Mozafari Z, Gholami S, et al. Dose vitamin D supplementations improve peripheral diabetic neuropathy? A before-after clinical trial[J]. Diabetes Metab Syndr, 2019, 13（1）：890-893.

[96] 苏方方，李凌虹. 空气压力治疗仪对预防妇科手术后下肢静脉血栓的效果观察[J]. 中国医药指南, 2019, 28：55-56.

[97] 李采琼，张颖，赵小兰. 压力治疗仪联合护理干预治疗糖尿病周围神经病变的疗效[J]. 检验医学与临床, 2015, 9：1266-1267, 1270.

[98] 刘鹤爽. 压力治疗仪联合护理干预对糖尿病周围神经病变患者疗效的影响[J]. 医疗装备, 2019, 2：187-188.

[99] 常婷婷. 直线偏光红外线治疗仪在糖尿病合并周围神经病变中的效果观察[J]. 中国医疗器械信息, 2019, 15：142-143.

[100] 梁春燕，田学隆，俞雪鸿，等. 中低频电疗及疼痛评估系统的设计[J]. 生物医学工程学杂志, 2014, 3：558-562.

[101] 王新春. 针刺夹脊穴加局部围刺辅助低频电治疗带状疱疹神经痛疗效观察及分析 120 例[J]. 中国疼痛医学杂志, 2013, 10：635, 637.

（孔丽丽　执笔，庞国明、李　蔚　审订）

第四节　糖尿病肾脏病现代医学临床研究进展

　　提　要：糖尿病肾脏病（DKD）是糖尿病最严重的微血管并发症。近 10 年来，DKD 患者快速增多，使其成为危害人类健康的公共卫生疾病。目前在欧美等发达国家，DKD 约占终末期肾病（ESRD）的 50%，已成为尿毒症的首位原发病；在我国占 25%～40%，是患者血液透析的重要原因。因此，及时发现与防治 DKD，对于延缓病情进展、提高患者生活质量意义重大。本文对近 10 年来的 DKD 相关文献进行分析、归纳，对 DKD 的诊断及治疗等进展进行总结，为临床及科研提供参考。

　　关键词：糖尿病肾脏病，西医研究进展

　　糖尿病肾脏病（diabetic kidney disease，DKD）是指由糖尿病所致的慢性肾脏病（chronic kidney disease，CKD），是糖尿病最主要的微血管并发症之一。临床特征为蛋白尿、高血压、水肿及进行性肾功能损害。在我国，糖尿病引起的慢性肾脏病已占住院人数的 1.1%，已成为终末期肾病的主要病因[1]。本文对 DKD 流行病学、易感基因、临床与病理诊断、生物标志物及其治疗等方面进行述评，并提出一些新的认识。

一、流行病学研究内涵日益深入

1. DKD 成为危害公众健康的重大疾病

　　国外研究资料显示，糖尿病患者发展为终末期肾病的发生率约为 10/1000 人年，合并大量白蛋白尿者终末期肾病的发生率接近 60/1000 人年，20%～40%的糖尿病患者合并 DKD。2014 年新英格兰杂志报道：1990～2010 年成年糖尿病患者急性心肌梗死、脑卒中、截肢及高血糖危象等并发症的发生率都呈现下降趋势，但终末期肾病的发生率并没有明显下降[1]。提示 DKD 仍然是当前严重危害人类健康的重大疾病，需要我们特别关注。目前主要的挑战是预防 DKD 的发病，早期检测，并在全球范围内改善 DKD 的结局。

2. DKD 带来巨大的经济负担

在澳大利亚,2009~2010 年,由糖尿病导致的终末期肾病患者肾脏替代治疗每人每年 73 527 美元,保守治疗每人每年 12 174 美元。2009~2010 年,澳大利亚慢性肾脏病 1~4 期的糖尿病患者的总花费是 2.05 千万美元,而终末期肾病和糖尿病患者的总花费是 4.463 亿美元。在美国,2000 年用于糖尿病所致的 CKD 的医疗费用大约是 180 亿美元[3]。DKD 所带来的经济负担给各国人民和政府均造成了极大的压力。

3. 中国 DKD 的患病人数越来越多

随着糖尿病患者基数的不断增长,我国住院患者中糖尿病相关 CKD 的发病率已经超过肾小球肾炎相关 CKD,跃居 CKD 首要病因[4]。我国一项纳入 40 759 例肾活检病例的病理诊断分析报告显示,DKD 在继发性肾小球疾病中所占比例近年来显著增加,且为我国 45~70 岁肾活检患者中最常见的继发性肾小球疾病病理类型[5],提示 DKD 已经成为我国中老年人群常见的继发性 CKD。

二、发病机制复杂

目前 DKD 发病机制尚不完全明确,主要是由环境和遗传因素共同参与的复杂疾病。目前普遍认为,DKD 的发生和发展与遗传因素、炎症反应、糖代谢机制紊乱、血流动力学改变、氧化应激等诸多因素有关。

(一)遗传是重要背景

遗传易感性已被认为是 DKD 发生、发展的重要因素,目前进行的各种研究都是在寻找或确定其易感基因,比如单核苷酸多态性基因变异已被认定在 DKD 遗传易感性中起主要作用,导致发生 DKD 的风险成倍增加;其次,DKD 遗传易感性存在内在的遗传基础,利用候选基因筛选、连锁分析及全基因关联研究等方法进行鉴定,尤其是全基因关联研究分析了数万个单核苷酸的多态性,找到了一些与 DKD 相关的易感基因或基因位点,这点已被 DKD 患者家族聚集性和种族特异性所证实。除了遗传易感性,表观遗传学也在 DKD 发病中起着重要作用。持续的表观遗传学改变与糖尿病患者的"代谢记忆"有关,即在严格血糖控制后,糖尿病患者仍可发展为 DKD。表观遗传学是指 DNA 序列不发生变化而基因表达发生可遗传的改变,主要包括 DNA 甲基化、组蛋白转录后修饰及非编码 RNA。组蛋白转录后修饰,如组蛋白乙酰转移酶(CBP/P300)和组蛋白甲基化酶(SET7 和 MLL)导致组蛋白乙酰化和甲基化,促进炎症和纤维化相关基因的转录、表达,而糖尿病相关保护性基因在组蛋白甲基化酶(Suv39h1、Ezh2、Suv4h20)的作用下发生组蛋白甲基化,导致组蛋白结合紧密,易染色质形成,从而抑制保护性基因的表达,加重肾脏损伤。氧化还原蛋白 p66She 可反映高糖所致的氧化应激损伤,DKD 患者肾小球和肾小管上 p66She 和乙酰化的组蛋白 3 表达增加,且 p66She 表达与肾小管间质损伤评分呈正相关,使用普罗布考可表观抑制 p66She 表达,减轻肾脏损伤[6],从而间接证明组蛋白修饰在 DKD 中的致病作用。此外,非编码 RNA 的作用也越来越受到关注。在 DKD 患者肾脏组织中检测到 miR-155 和 miR-146a 表达增加，且 miR-155 水平与血肌酐水平呈正相关，肾小球内皮细胞内高表达的 miR-155 和 miR-146a 增加了 TNF-α、TGF-β1 和 NF-κB 炎症因子的表达，从而参与炎症介导的肾小球内皮细胞损伤[7]。

（二）免疫炎症是重要推手

通过比较分析中国汉族人群和高加索人群 DKD 患者肾小球全基因组表达谱的异同，证实免疫炎症通路在不同人种 DKD 的发生发展中均发挥重要作用[8]。越来越多的证据表明，即使在疾病早期，包括巨噬细胞和 T 细胞在内的免疫细胞也会在肾小球和间质沉积，其中 T 细胞在 2 型 DKD 发展中起着核心作用。浸润的 T 细胞分泌 TNF-α、IL-6、INF-γ 等炎症因子，引起局部炎症和组织损伤，此外，T 细胞也通过招募和激活巨噬细胞间接引起组织损伤[9]。尽管目前 T 细胞与 2 型 DKD 的因果关系需要进一步探讨，但有观点认为，两者可能通过炎症和促炎细胞因子进行双向调节。巨噬细胞在肾脏中浸润和异常活化，M1/M2 发生改变，产生大量促炎因子、趋化因子和血管生成因子等，引起肾脏固有细胞炎性损伤，在该过程中，多种蛋白和信号通路参与其中，但确切的分子机制尚需进一步研究。补体激活和肥大细胞也参与 DKD 的发病机制。

（三）糖代谢异常是重要原因

非酶糖基化及糖基化终产物（AGE）是慢性高血糖状态下葡萄糖分子游离醛基与蛋白质、脂类、核糖发生系列非酶性生化反应后的最终产物，AGE 通过肾脏清除，因此当 AGE 积聚时可造成肾小球基底膜结构改变、细胞外基质增生等导致肾脏损害。AGE 可与肾小球上皮细胞、系膜细胞、内皮细胞等的 AGE 受体结合而引起细胞信号分子变化，包括激活丝裂原活化蛋白激酶（mitogen-activated protein kinases，MAPK）、蛋白激酶 C（protein kinase C，PKC）Ras 等通路，从而进一步激活多种细胞因子，最终导致与系膜细胞肥大、肾小球硬化相关的纤维蛋白合成增多[10]。在肾功能异常患者的血液循环中 AGE 水平增高，AGE 在肾脏的聚集也随之增多，导致肾功能损害进一步加重而形成恶性循环。

（四）血流动力学是重要作用

糖尿病患者肾脏血流动力学改变如肾小球高压、高滤过、高灌注等在 DKD 的发生发展中发挥重要作用。高血糖可引起肾素-血管紧张素-醛固酮系统（RAAS）、内皮系统异常激活，以及血浆渗透压和肾小球滤过率增高，进一步造成系膜基质增多、肾小球基底膜增厚、血管上皮细胞受损，最终导致肾小求和肾小管间质损害。此外，血流动力学改变引起的剪切力、机械力也会损伤血管内皮、上皮细胞，引起肾小球滤过异常，而肾小球毛细血管壁张力增高也可引起促纤维生长因子合成与释放增加，加速肾小球硬化形成[11]。

（五）氧化应激是重要机理

机体氧化应激与 DKD 的发生发展密切相关，氧化应激引起的 ROS 生成过多后抑制三磷酸甘油脱氢酶的活性，同时激活了与糖尿病微血管病变发生发展相关的所有信号传导通路，并促进炎症因子、促炎症因子及黏附因子等的基因表达，加速肾损伤。研究表明，机体内肾脏组织中 ROS 生成增加引起肾组织氧化应激损伤，而肾组织氧化应激的调控涉及多条细胞内的信号通路如 MAPK、腺苷酸活化蛋白激酶（adenosine monophosphate-activated protein kinase，AMPK）等，这些通路作为抗氧化物质的靶点而在 DKD 治疗中发挥重要作用[12]。

三、诊断标准更切合临床

（一）蛋白尿仍是主要诊断指标

既往 DKD 的临床诊断回顾 2012 年 KDOQI 指南（美国国家肾脏病基金会制定的肾脏病预后与质量指导指南）[13]建议糖尿病患者出现大量蛋白尿，或病程超过 10 年的 T1DM 患者出现微量白蛋白尿，或有微量白蛋白尿的糖尿病患者出现糖尿病视网膜病变（DR）可考虑诊断为 DKD。2014 年美国肾脏病基金会与美国糖尿病协会达成共识，将 DKD 定义为由糖尿病引起的慢性肾脏病，且 GFR<60ml/（min·1.73m^2）和（或）尿蛋白和肌酐比值>30mg/g，持续 3 个月以上；并首次推荐以 DKD 替代 DN 的临床诊断。

（二）肾功能分期是重要临床指标

反映肾功能的主要指标是肾小球滤过率（GFR），部分糖尿病患者在尿微量白蛋白阴性时，已出现 GFR 下降。GFR 的分期：1 期[GFR≥90ml/（min·1.73m^2）]、2 期[GFR 60～89ml/（min·1.73m^2）]、3 期[3aGFR 45～59ml/（min·1.73m^2）；3bGFR 30～44 ml/（min·1.73m^2）]、4 期[GFR 15～29ml/（min·1.73m^2）]、5 期[GFR<15ml/（min·1.73m^2）或透析]。但作为估算 GFR 的常用指标血清肌酐，其影响因素有很多：个体肌肉量、蛋白质摄入量、个体代谢水平等。

（三）无蛋白尿 DKD 引起广泛关注

2018 年美国糖尿病协会（ADA）进一步完善了 DKD 合并 CKD 的鉴别诊断，其要点包括：①T1DM 患者病程<5 年或>25 年，如出现蛋白尿多提示糖尿病合并其他非糖尿病肾小球疾病；②DKD 患者仅有 60%～65%合并视网膜病变，不能完全依靠有无糖尿病视网膜病变而诊断或排除 DKD。然而，目前研究发现，无论 T1DM 还是 T2DM 都可以经历非蛋白尿途径发展为 DKD，而以 T2DM 多见。所以，有学者提出无蛋白尿糖尿病肾病（normoalbuminuric diabetic kidney disease，NADKD）这一概念，其诊断标准为符合最新 WHO 或 ADADM 诊断标准；eGFR<60ml/min，6 个月内至少两次尿蛋白排泄率（UAER）<20μg/min，随机尿蛋白<17mg/L，UAER<30mg/24h（正常使用降压药物的情况下），或尿蛋白肌酐比（UACR）<30mg/g；排除其他继发性肾脏病。NADKD 发病机制尚不明确，目前认为与老龄化、血管硬化、肾小管-间质损伤及药物使用干预等因素有关。NADKD 的有效治疗和长期预后仍需要更多大样本多中心临床试验证实。

（四）病理是诊断金标准

DKD 典型的病理改变即"KW 结节"，表现为肾小球系膜基质增生，形成结节状硬化，结节内细胞成分较少，较大的结节中甚至无细胞结构，形态大小不一[14]。但应注意肾小球结节样改变也可见于其他肾小球疾病，如膜增生性肾小球肾炎、糖尿病合并肾淀粉样变性或轻链沉积病，临床应予重视和鉴别。以往根据病程及病理生理参考 Mogensen 分期，但该分期标准主要针对 T1DM 所致的 DKD。2010 年美国病理学会制定的 DKD 病理诊断标准根据肾小球病理损伤情况分为 4 个等级：①肾小球基膜增厚（class I）；②系膜基质增宽（class Ⅱ）；③结节性肾小球硬化（class Ⅲ）；④大于 50% 肾小球硬化（class Ⅳ）[15]。2018 年 YASUDA 等[16]在上述基础上依据结节性肾小球硬化所占肾小球比例进一步将 class Ⅲ分为：ⅢA（< 25%）、ⅢB（25%～50%）、ⅢC（50%～75%）和ⅢD（>75%），发现将 class Ⅲ细分之后，DKD 分期与蛋白尿水平具有更好的关联性。YASUDA 还加入系膜红细胞碎片作为 DKD 病理评估参数，发现其与 DKD 病程进展具有良好的相关性。最近日本病理学家将 DKD 每一项病理评估参数赋予一定的分值，制定了一套 DKD 病理评分体系（简称 J-score 评分），总分为 0～19 分，并依据分数对 DKD 病理情况进行分级：1 级 0～5 分，2 级 6～10 分，3 级 11～15 分，4 级 16～19 分，该评分体系加大了肾小管、肾间质及肾血管损害的权重。部分学者根据该病理评分体系对 DKD 预后进行了分析，发现它能更好地预测 DKD 肾脏结局[17-19]。因此，在对 DKD 进行病理诊断时，应该充分评价肾小管、肾间质和肾血管损伤程度，以帮助判断疾病预后。

（五）生物标志物是早期诊断有价值的指标

生物标志物对 DKD 早期诊断、疗效监测及预后评估具有重要意义。目前临床应用最广的 DKD 生物标志物仍然是尿蛋白和肾小球滤过率。尿蛋白能够很好地预测 DKD 的发生及进展，但对 ESRD 的发生缺乏特异性和敏感性，肾小球滤过率能够较好地预测 ESRD 的发生，但由于其改变发生晚，对 DKD 的早期诊断缺乏敏感性。因此，近年来人们不断研究 DKD 的新型生物标志物，总结起来大致包括：①肾小球损伤的相关生物标志物，如白蛋白、转铁蛋白和免疫球蛋白等[20-21]；②足细胞损伤的相关标志物，如足细胞标记蛋白、肾病蛋白、膜蛋白和突触足蛋白等[22-24]；③肾小管损伤相关生物标志物，如肾损伤分子-1、肝型脂肪酸结合蛋白、α1 微球蛋白、β2 微球蛋白、中性粒细胞明胶酶相关脂质运载蛋白、胱抑素 C、脂联素等[25-31]；④系膜损伤生物标志物，包括Ⅳ型胶原蛋白、纤维连接蛋白、基质金属蛋白酶等[32-34]。此外，有很多学者从 DKD 发病机制出发，发现许多与 DKD 进展相关的炎症生物标志物，如 TNF-α、肿瘤坏死因子受体 1/2、IL-6/18、成纤维细胞生长因子 21、血浆肾上腺髓质素前体中段肽、氨基末端 B 型钠尿肽原、单核细胞趋化蛋白-1、转化生长因子 β 等[35-46]。虽然 DKD 相关的新型生物标志物有很多，但真正应用于临床的却很少，主要是因为研究样本量少、重复性低、数据分析方法局限、标志物检测手段复杂等原因所致，因此仍需要我们进一步开展深入研究。

四、治疗方法多样化

DKD 缺乏特异性治疗手段，降糖、降压和降脂治疗仍然是目前最重要的三大治疗方案。

其他一些新的治疗药物层出不穷，但疗效仍需进一步研究。

（一）降糖治疗是保障

二甲双胍仍然是降糖的基本用药，而且是一联、二联降糖药物的基础用药，但 CKD 3 期以后要注意减量或停药。最近一些新的降糖药如 SGLT-2 抑制剂、GLP-1 激动剂、DPP-4 抑制剂等药物在降糖方面已显示出一定的疗效与优势[47-51]，但也应该注意其副作用，如沙格列汀会增加心力衰竭风险，索马鲁肽会增加视网膜病变的风险[52]。同时，这些药物对 DKD 尤其是已经发生大量蛋白尿的 DKD 患者的效果仍有待循证医学证明。一项 RCT 研究表明，强化降糖治疗使 HbA1C 降至 6.4%～7.0%时，糖尿病患者发生心血管、视网膜及肾脏并发症的风险明显降低，且能延缓 DKD 发生发展[52]。2018 年 ADA 明确指出，非妊娠成人 HbA1C 控制目标是<7%；对于部分无明显低血糖或其他治疗副作用的患者，建议更严格的 HbA1C 目标（如<6.5%）；对于有严重低血糖史、预期寿命有限、有晚期微血管或大血管并发症的糖尿病患者建议控制在<8%[53]。由此，我们在临床使用降糖药物时，不仅要结合肾功能的情况合理用药，同时治疗靶标应特别注意个体化原则。

（二）降压治疗是基础

DKD 患者一般合并有高血压，控制血压在 DKD 治疗中发挥重要作用。治疗 DKD 合并高血压的首选降压药仍然是 RAS 阻断剂，但在使用时应注意检测血钾与肾功能，限制钠盐摄入量，避免妊娠。当血压或者尿微量白蛋白仍不达标时，如果 ACEI 或者 ARB 已达到最大耐受剂量，可考虑依次联用下列药物：袢利尿剂和（或）噻嗪类利尿剂、非二氢吡啶类钙离子拮抗剂（地尔硫䓬、维拉帕米）或新型醛固酮受体阻断剂（依普利酮）。另外，2018 年 ADA 将糖尿病伴有高血压与蛋白尿的降压药物进行了分层管理，如起始血压在 140～160/90～100mmHg，伴有蛋白尿者首选 ACEI 或 ARB，如效果不明显加用钙离子阻断剂或利尿剂，如效果仍然不佳则考虑加用盐皮质激素受体拮抗剂。对于起始血压在 160/100mmHg 以上伴有蛋白尿者，首次即可采用二联用药。最近有研究表明，在伴有大量蛋白尿的 2 型糖尿病患者中进行适当的限盐并加用帕立骨化醇可以增加氯沙坦的疗效，并对心脏和肾脏有长远的保护作用[54]。有关 ACEI 与 ARB 联合降压问题一直存在争议，2018 年 ADA 指南不再推荐联合使用 ACEI 和 ARB 来治疗 DKD[55]，因为两者联用会导致急性肾损伤风险增高和高钾血症[56]。2018 年 ADA 指南推荐 DKD 降压的目标是使血清肌酐维持稳定，尿蛋白控制在正常范围，血压控制在 130/80mmHg[55]，与 2016 年中国医师协会肾脏内科专业委员会制定的《中国肾性高血压管理指南》基本一致[57]。妊娠前患有高血压和糖尿病的患者，为了孕妇和胎儿的健康，建议将血压控制在 120～160/80～105mmHg[55]。总之，对 DKD 伴有高血压的治疗应早期主动干预，在治疗过程中应根据患者的实际情况，如年龄、血压状态、肾功能、蛋白尿、药物敏感性等合理选用降压药物与治疗靶目标。

（三）降脂治疗是关键

近年来发现，脂代谢紊乱在 DKD 发生发展中起重要作用，很多研究表明降脂治疗有利于降低 DKD 患者尿蛋白和心血管事件风险[58]，目前没有专门针对 DKD 患者的降脂治疗方案，

2018 年 ADA 推荐的糖尿病患者的降脂方案为年龄<40 岁的糖尿病患者如不伴动脉粥样硬化性心血管疾病不推荐使用他汀类药物进行降脂治疗；若伴有动脉粥样硬化性心血管疾病，则推荐高强度的他汀类药物治疗使低密度脂蛋白至少降低 50%；如果患者的低密度脂蛋白＞4.1mmol/L，则需要他汀类药物与前蛋白转化酶枯草溶菌素抑制剂联用；40 岁以上的糖尿病患者如不伴有动脉粥样硬化性心血管疾病，推荐中等强度的他汀类药物治疗，如伴有动脉粥样硬化性心血管疾病则推荐高强度的他汀类药物治疗使低密度脂蛋白至少降低 50%[59]。一项长达 21 年的临床研究表明，强化血糖、血压和血脂管理使糖尿病患者血压<140/85mmHg，HbA1C<7.0%，三酰甘油<1.7mmol/L，总胆固醇<5.0mmol/L 时，2 型糖尿病进展为 ESRD 的比例明显减少[60]，提示我们加强糖尿病患者的血糖、血压和血脂管理对预防 DKD 具有重要意义。此外，从 2018 年 ADA 推荐的指南我们不难看出，个体化治疗是其强调的重点，对 DKD 患者进行个体化的降糖、降压和降脂治疗能取得更好的治疗效果。

（四）其他药物是希望

1. 选择性内皮素 A（ETA）受体拮抗剂[61]

目前的研究认为，通过内皮素受体拮抗剂来抑制内皮素可能是治疗 DKD 进展的靶点。内皮素受体拮抗剂（阿曲生坦、阿伏生坦）可减少蛋白尿，可能改善糖尿病患者的预后。另一项研究表明，在 2 型糖尿病患者的标准治疗中加入阿伏生坦可减少患者蛋白尿和显性肾病，但会导致显著的液体潴留和充血性心力衰竭。从短期作用来看，内皮素拮抗剂阿伏生坦可减少蛋白尿，但尚不明确这种作用是否可以防止肾功能的进行性减退。

2. 磷酸二酯酶抑制剂

己酮可可碱是一种非特异性磷酸二酯酶抑制剂，RAS 抑制剂联合己酮可可碱治疗 DKD 患者 2 年后，eGFR 下降速率较对照组更慢，蛋白尿水平显著降低，表明己酮可可碱可能对这类人群具有肾脏保护作用[62]。近期一项随机对照试验发现，在接受 RAS 抑制剂治疗的 DKD 人群中，选择性磷酸二酯酶抑制剂 PDE-5 抑制剂治疗 12 周后，受试者的 UACR 显著下降，表明该药在短期内可能具有肾保护作用，但在停药 4 周后，受试者尿蛋白又恢复至基线水平，且由于观察时间较短，该研究并未观察到 PDE-5 抑制剂对 eGFR 的影响[63]。因此，磷酸二酯酶抑制剂在 DKD 患者中的广泛应用有待进一步研究证实。

3. 单克隆抗体

尽管 TGF-β 与 DKD 的肾脏纤维化有关，但最近一项临床试验结果并未达到令人满意的效果。该试验共纳入 416 例年龄≥25 岁的 T1DM 或 T2DM 致 DKD 患者，在使用 RAS 抑制剂及血压控制基础上，分别接受不同剂量的 TGF-β1 单克隆抗体，结果发现，不同剂量的单克隆抗体联合 ACEI/ARB 治疗后，受试者的血肌酐、eGFR 和尿蛋白排泄变化与对照组间均无明显差异，说明 TGF-β1 单克隆抗体联合 RAS 抑制剂不能延缓 DKD 进展[64]。

4. 选择性 C-C 趋化因子受体 2 拮抗剂

C-C 趋化因子配体 2 是 C-C 趋化因子 2 型受体的一种配体。研究发现，CCL2 在胰岛素抵抗及进展性肾脏损伤中发挥作用，被推荐作为肾脏病的潜在标志物。在 DKD 中，MCP-1 过表达在促进单核细胞和巨噬细胞迁移和激活中发挥不可缺少的作用。CCX140-B 是一种小分子 CCR2 拮抗剂，抑制 CCR2 并阻断 MCP-1 依赖的单核细胞激活及趋药性[65]。有研究表明，在目前标准 DKD 治疗的基础上加用 CCR2 抑制剂 CCX140-B 具有降低尿白蛋白的作用。CCX140-B 能否延缓 DKD 向 ESRD 的进展，需要进一步研究。

五、多方面问题制约临床疗效

DKD 是严重危害我国人民健康的疾病，近 40 年来人们对 DKD 发病机制、诊断、治疗等进行了努力探索，但糖尿病进展至 DKD，DKD 发生 ESRD 的患病人数并没有得到有效控制。原因主要包括三个方面：①在疾病诊断方面，相当部分内分泌科医师对于 CKD 的认识存在不足，当糖尿病伴 CKD 时，内分泌科医师极易盲目地将其归因为 DKD，而忽略了其他一些可能引起 CKD 的病因。糖尿病合并 CKD 时，肾脏损害的病因可能是 DKD、非 DKD（non-DKD）、DKD 合并 non-DKD。其中 non-DKD 的患病率为 16%～83%、DKD 合并 non-DKD 的患病率为 3%～46%。②DKD 机制研究与诊疗方案多参考国外研究成果，我国在此方面的工作仍有待加强。目前一些新型的生物标志物在 DKD 早期诊断中仍需要循证医学依据。③近年来的降糖新药对 DKD 显示出一定疗效，但对 DKD 出现大量蛋白尿后的疗效仍有待观察与验证。随着对糖尿病肾病机制理解研究的深入，各种预防、延缓及逆转糖尿病肾病的治疗方法不断出现，但只能部分地保护肾功能。目前尚无特效药物针对 DKD 根治性治疗。近年来，众多新型药物的开发，为 DKD 的治疗提供了更多希望，但其临床有效性及安全性尚需进一步大规模临床试验研究证实。

六、DKD 的防治工作任重道远

目前的防治措施不能完全应对快速增长的 DKD，目前的诊治手段与延缓早中期 DKD 进入尿毒症的迫切需求之间存在巨大差距。对 DKD 防治首先应加强对 DKD 认识的宣教，从饮食、生活习惯等方面防止 DKD 发生，对已患 DKD 的患者应加强血糖、血压和血脂管理。DKD 的发生、发展、诊治是一个系统工程，需要全社会、医务工作者及科研人员共同努力，患者充分配合，才能制定一套经济有效、突出重点的综合防治方案，从而提高患者生活质量、延长患者寿命，减轻社会负担。

（1）肾脏病理检查至关重要：为进一步明确诊断，提高诊断准确性，应提倡在无禁忌证情况下，通过肾组织活检进行病理学诊断。准确的诊断是开展有效治疗的前提，也是判断预后的基础，更为进一步认识 DKD 发生、发展机制和提高防治水平提供了确凿的证据和研究平台。

（2）"糖""肾"合作优势凸显：加强 DKD 的早期防治及早预防是 DKD 防治的重点，这需要糖尿病科和肾内科的通力合作，从识别糖尿病与糖耐量异常、DKD 的高危因素开始，创建更优于尿 ACR 的早期无创标志物，建立 DKD 早期筛查和诊断的优化体系，做到早期诊断、早期治疗。

（3）多专业配合前景美好：目前以正在研究中的精准医学和大型队列研究为契机，从基础到临床，从宏观到微观，从大数据到精准化和个体化，既可以探索新的治疗靶标和新型先导化合物，又可以从祖国传统医学中挖掘出新的中药有效成分，为DKD的防治研制新的特效药物。相信随着临床与基础医学的发展，DKD将得到有效的控制。

参 考 文 献

[1] Gregg E W，Li Y，Wang J，et al. Changes in diabetes-related complications in the United States，1990-2010 [J]. N Engl J Med，2014，370（16）：1514-1523.

[2] United States Renal Data System. USRDS 2011 annual data report：atlas of Chronic kidney disease and end-stage renal dis-ease in the United States. Bethesda（MD）：National Institutes of Health. National Institute of Diabetes and Digestive and Kidney Diseases. 2011.

[3] Zhang L，Long J，Jiang W，et al. Trends in chronic kidney disease in China [J]. N Engl J Med，2016，375（9）：905-906.

[4] Hou J H，Zhu H X，Zhou M L，et al. Changes in the spectrum of kidney diseases：an analysis of 40，759 biopsy-proven cases from 2003 to 2014 in China [J]. Kidney Dis（Basel），2018，4（1）：10-19.

[5] Yang S，Zhao L，Han Y，et al. Probucol ameliorates renal injury in diabetic nephropathy by inhibiting the expression of the redox enzyme p66Shc[J]. Redox Biol，2017，13：482-497.

[6] Huang Y，Liu Y，Li L，et al. Involvement of inflammation-related miR-155 and miR-146a in diabetic nephropathy：implications for glomerular endothelial injury[J]. BMC Nephrol，2014，15：142.

[7] 蒋松，施劲松，沈霞红，等. 汉族和高加索人糖尿病肾病肾小球全基因组表达数据分析[J]. 肾脏病与透析肾移植杂志，2014，23（1）：6-12，49.

[8] 覃艳，孙林，刘伏友，等. 巨噬细胞介导的免疫炎性反应与糖尿病肾病关系的研究进展[J]. 中华肾脏病杂志，2017，33（3）：236-240.

[9] 冯犁，汤礼军. 糖基化终末产物在糖尿病肾病中的作用[J]. 西南军医，2014，16（3）：305-308.

[10] Reudelhuber T L. Prorenin，renin，and their receptor：moving targets[J]. Hypertension，2010，55（5）：1071-1074.

[11] 毛志敏，黄燕如，万毅刚，等. 糖尿病肾病肾组织氧化应激的调控机制及中药的干预作用[J]. 中国中药杂志，2014，39（19）：3707.

[12] Andrassy K M. Comments on 'KDIGO 2012 clinical practice guideline for the evaluation and management of chronic kidney disease [J]. Kidney Int，2013，84（3）：622-623.

[13] Kanwar Y S，SunL，Xie P，et al. A glimpse of various pathogenetic mechanisms of diabetic nephropathy [J]. Annu Rev Pathol，2011，6：395-423.

[14] Tervaert T W，Mooyaart A L，Amann K，et al. Pathologic classification of diabetic nephropathy [J]. J Am Soc Nephrol，2010，21（4）：556-563.

[15] Yasuda F，Mii A，Morita M，et al. Importance of frequency and morphological characteristics of nodular diabetic glomerulosclerosis in diabetic nephropathy [J]. Hum Pathol，2018，75：95-103.

[16] Hoshino J，Furuichi K，Yamanouchi M，et al. A new pathological scoring system by the Japanese classification to predict renal outcome in diabetic nephropathy [J]. PLoS One，2018，13（2）：e190923.

[17] Furuichi K，Yuzawa Y，Shimizu M，et al. Nationwide multicentre kidney biopsy study of Japanese patients with type 2 diabetes [J]. Nephrol Dial Transplant，2018，33（1）：138-148.

[18] Zhu X，Xiong X，Yuan S，et al. Validation of the interstitial fibrosis and tubular atrophy on the new pathological classification in patients with diabetic nephropathy：a single-center study in China[J]. J Diabetes Complications，2016，30（3）：537-541.

[19] Narita T，Hosoba M，Kakei M，et al. Increased urinary excretions of immunoglobulin g，ceruloplasmin，and transferrin predict development of microalbuminuria in patients with type 2 diabetes [J]. Diabetes Care，2006，29（1）：142-144.

[20] Narita T，Sasaki H，Hosoba M，et al. Parallel increase in urinary excretion rates of immunoglobulin G，ceruloplasmin，transferrin，and orosomucoid in normoalbuminuric type 2 diabetic patients [J]. Diabetes Care，2004，27（5）：1176-1181.

[21] Hara M，Yamagata K，Tomino Y，et al. Urinary podocalyxin is an early marker for podocyte injury in patients with diabetes：

establishment of a highly sensitive ELISA to detect urinary podocalyxin[J]. Diabetologia，2012，55（11）：2913-2919.

[22] Jim B，Ghanta M，Qipo A，et al. Dysregulated nephrin in diabetic nephropathy of type 2 diabetes：a cross sectional study [J]. PLoS One，2012，7（5）：e36041.

[23] Wickman L，Afshinnia F，Wang S Q，et al. Urine podocyte mRNAs，proteinuria，and progression in human glomerular diseases [J]. J Am Soc Nephrol，2013，24（12）：2081-2095.

[24] Nielsen S E，Reinhard H，Zdunek D，et al. Tubular markers are associated with decline in kidney function in proteinuric type 2 diabetic patients [J]. Diabetes Res Clin Pract，2012，97（1）：71-76.

[25] Araki S，Haneda M，Koya D，et al. Predictive effects of urinary liver-type fatty acid-binding protein for deteriorating renal function and incidence of cardiovascular disease in type 2 diabetic patients without advanced nephropathy [J]. Diabetes Care，2013，36（5）：1248-1253.

[26] Hong C Y，Hughes K，Chia K S，et al. Urinary alpha1-microglobulin as a marker of nephropathy in type 2 diabetic Asian subjects in Singapore [J]. Diabetes Care，2003，26（2）：338-342.

[27] Garg V，Kumar M，Mahapatra H S，et al. Novel urinary biomarkers in pre-diabetic nephropathy [J]. Clin Exp Nephrol，2015，19（5）：895-900.

[28] Fu W J，Li B L，Wang S B，et al. Changes of the tubular markers in type 2 diabetes mellitus with glomerular hyperfiltration [J]. Diabetes Res Clin Pract，2012，95（1）：105-109.

[29] Kim S S，Song S H，Kim I J，et al. Urinary cystatin C and tubular proteinuria predict progression of diabetic nephropathy [J]. Diabetes Care，2013，36（3）：656-661.

[30] Barlovic D P，Zaletel J，Prezelj J. Adipocytokines are associated with renal function in patients with normal range glomerular filtration rate and type 2 diabetes [J]. Cytokine，2009，46（1）：142-145.

[31] Cawood T J，Bashir M，Brady J，et al. Urinary collagen IV and piGST：potential biomarkers for detecting localized kidney injury in diabetes-a pilot study [J]. Am J Nephrol，2010，32（3）：219-225.

[32] Takahashi M. Increased urinary fibronectin excretion in type II diabetic patients with microalbuminuria [J]. Nihon Jinzo Gakkai Shi，1995，37（6）：336-342.

[33] Zheng M，Lv L L，Cao Y H，et al. Urinary mRNA markers of epithelial-mesenchymal transition correlate with progression of diabetic nephropathy [J]. Clin Endocrinol（Oxf），2012，76（5）：657-664.

[34] Navarro J F，Mora C，Gomez M，et al. Influence of renal involvement on peripheral blood mononuclear cell expression behaviour of tumour necrosis factor-alpha and interleukin-6 in type 2 diabetic patients [J]. Nephrol Dial Transplant，2008，23（3）：919-926.

[35] Pavkov M E，Weil E J，Fufaa G D，et al. Tumor necrosis factor receptors 1 and 2 are associated with early glomerular lesions in type 2 diabetes [J]. Kidney Int，2016，89（1）：226-234.

[36] Niewczas M A，Gohda T，Skupien J，et al. Circulating TNF receptors 1 and 2 predict ESRD in type 2 diabetes [J]. J Am Soc Nephrol，2012，23（3）：507-515.

[37] Gohda T，Niewczas M A，Ficociello L H，et al. Circulating TNF receptors 1 and 2 predict stage 3 CKD in type 1 diabetes [J]. J Am Soc Nephrol，2012，23（3）：516-524.

[38] Pavkov M E，Nelson R G，Knowler W C，et al. Elevation of circulating TNF receptors 1 and 2 increases the risk of end-stage renal disease in American Indians with type 2 diabetes [J]. Kidney Int，2015，87（4）：812-819.

[39] Yamanouchi M，Skupien J，Niewczas M A，et al. Improved clinical trial enrollment criterion to identify patients with diabetes at risk of end-stage renal disease [J]. Kidney Int，2017，92（1）：258-266.

[40] Lopes-Virella M F，Baker N L，Hunt K J，et al. Baseline markers of inflammation are associated with progression to macroalbuminuria in type 1 diabetic subjects [J]. Diabetes Care，2013，36（8）：2317-2323.

[41] Antonellis P J，Kharitonenkov A，Adams A C. Physiology and endocrinology symposium：FGF21：insights into mechanism of action from preclinical studies [J]. J Anim Sci，2014，92（2）：407-413.

[42] Jian W X，Peng W H，Jin J，et al. Association between serum fibroblast growth factor 21 and diabetic nephropathy [J]. Metabolism，2012，61（6）：853-859.

[43] Kim H W，Lee J E，Cha J J，et al. Fibroblast growth factor 21 improves insulin resistance and ameliorates renal injury in db/db mice [J]. Endocrinology，2013，154（9）：3366-3376.

[44] Bidadkosh A，Lambooy S，Heerspink H J，et al. Predictive properties of biomarkers GDF-15，NTproBNP，and hs-TnT for morbidity

and mortality in patients with type 2 diabetes with nephropathy [J]. Diabetes Care, 2017, 40 (6): 784-792.

[45] Verhave J C, Bouchard J, Goupil R, et al. Clinical value of inflammatory urinary biomarkers in overt diabetic nephropathy: a prospective study [J]. Diabetes Res Clin Pract, 2013, 101 (3): 333-340.

[46] Neal B, Perkovic V, Mahaffey K W, et al. Canagliflozin and cardiovascular and renal events in type 2 diabetes [J]. N Engl J Med, 2017, 377 (7): 644-657.

[47] Madaan T, Akhtar M, Najmi A K. Sodium glucose cotransporter 2 (SGLT2) inhibitors: current status and future perspective [J]. Eur J Pharm Sci, 2016, 93: 244-252.

[48] Tanaka T, Higashijima Y, Wada T, et al. The potential for renoprotection with incretin-based drugs[J]. Kidney Int, 2014, 86 (4): 701-711.

[49] Yoon K H, Nishimura R, Lee J, et al. Efficacy and safety of empagliflozin in patients with type 2 diabetes from Asian countries: pooled data from four phase III trials [J]. Diabetes Obes Metab, 2016, 18 (10): 1045-1049.

[50] Mann J, Orsted D D, Brown-Frandsen K, et al. Liraglutide and renal outcomes in type 2 diabetes [J]. N Engl J Med, 2017, 377 (9): 839-848.

[51] Giugliano D, Maiorino M I, Bellastella G, et al. Type 2 diabetes and cardiovascular prevention: the dogmas disputed [J]. Endocrine, 2018, 60 (2): 224-228.

[52] American Diabetes Association. Glycemic targets: standards of medical care in diabetes-2018 [J]. Diabetes Care, 2018, 41 (Suppl 1): S55-S64.

[53] Parvanova A, Trillini M, Podesta M A, et al. Moderate salt restriction with or without paricalcitol in type 2 diabetes and losartan-resistant macroalbuminuria(PROCEED): a randomised, double-blind, placebo-controlled, crossover trial [J]. Lancet Diabetes Endocrinol, 2018, 6 (1): 27-40.

[54] American Diabetes Association. Cardiovascular disease and risk management: standards of medical care in Diabetes-2018 [J]. Diabetes Care, 2018, 41 (Suppl 1): S86-S104.

[55] Umanath K, Lewis J B. Update on diabetic nephropathy: core curriculum 2018 [J]. Am J Kidney Dis, 2018, 71 (6): 884-895.

[56] 中国医师协会肾脏内科医师分会, 中国中西医结合学会肾脏病专业委员会. 中国肾性高血压管理指南 2016 (简版) [J]. 中华医学杂志, 2017, 97 (20): 1547-1555.

[57] Almquist T, Jacobson S H, Mobarrez F, et al. Lipid-lowering treatment and inflammatory mediators in diabetes and chronic kidney disease [J]. Eur J Clin Invest, 2014, 44 (3): 276-284.

[58] American Diabetes Association. Obesity management for the treatment of type 2 diabetes: standards of medical care in diabetes-2018 [J]. Diabetes Care, 2018, 41 (Suppl 1): S65-S72.

[59] OellgaardJ, GaedeP, RossingP, et al. Intensified multifactorial intervention in type 2 diabetics with microalbuminuria leads to long-term renal benefits [J]. Kidney Int, 2017, 91 (4): 982-988.

[60] Kohan D E, Pollock D M. Endothelin antagonists for diabetic and non-diabetic chronic kidney disease[J]. Br J Clin Pharmacol, 2013, 76 (4): 573-579.

[61] Navarro-Gonzdlez J F, Mora-Fernandez C, de Fuentes MM, et al. Effect of pentoxifylline on renal function and urinary albumin excretion in patients with diabetic kidney disease: the PREDIAN trial [J]. J Am Soc Nephrol, 2015, 26 (1): 220-229.

[62] Scheele W, Diamond S, Gale J, et al. Phosphodiesterase Type 5Inhibition Reduces Albuminuria in Subjects with Overt Diabetic Nephropathy[J]. J Am Soc Nephrol, 2016, 27 (11): 3459-3468.

[63] Voelker J, Berg PH, Sheetz M, et al. Anti-TGF-B1 Antibody Therapy in Patients with Diabetic Nephropathy[J]. J Am Soc Neph-rol, 2017, 28 (3): 953-962.

[64] Sullivan T, Miao Z, Dairaghi DJ, et al. CCR2 antagonist CCX140-B provides renal and glycemic benefits in diabetic transgenic human CCR2 knockin mice[J]. Am J Physiol Renal Physiol, 2013, 305 (9): F1288-F1297.

[65] Zhuo L, Zou G, Li W, et al. Prevalence of diabetic nephropathy complicating non-diabetic renal disease among Chinese patients with type 2 diabetes mellitus[J]. Eur J Med Res, 2013, 18: 4.

（钱　莹、鲍玉晓　执笔，朱　璞　审订）

第五节　糖尿病性视网膜病变现代医学临床研究进展

提　要： 糖尿病性视网膜病变（DR）是糖尿病性微血管病变中普遍存在的表现之一；是一种具有特异性改变的眼底病变，是糖尿病并发症中发病率逐渐升高并最为严重的微血管并发症之一；糖尿病的病程及血糖的稳定性是 DR 发生和发展的重要危险因素；而 DR 的发病机制十分复杂，目前现代医学对其尚不十分明确，且无十分有效的治疗方法。本文旨在通过查阅近年来 DR 的相关文献，从流行病学、机制、诊断标准、治疗方法等方面对 DR 进行归纳、综述，期望为 DR 的治疗提供一定的依据及帮助。

关键词： 糖尿病性视网膜病变，西医，综述，研究进展

一、流行病学研究内涵日益深入

（一）DR 成为影响生活的重大问题

糖尿病性视网膜病变（diabetic retinopathy，DR）是临床最常见的以视网膜血管增生、增殖为特征的致盲性疾病，是致盲的主要原因之一，并有逐渐升高的趋势；糖尿病的病程越长，DR 发病率越高且病情越重。我国 DR 视力损害的主要原因为糖尿病黄斑水肿（DME）和增生型糖尿病性视网膜病变（PDR）。随着国民经济的发展、人民生活水平的提高、生活方式的改变及地域性的差异，DR 患病率及其致盲率明显提高。DR 患者临床早期可无自觉症状，病变累及黄斑会有不同程度的视力下降，晚期严重者损害视力可致不可恢复盲。

（二）DR 发病率不断增加

中国内地的糖尿病人群中 DR 的患病率为 23%，其中非增殖性糖尿病性视网膜病变（nonproliferative diabetic retinopathy，NPDR）为 19.1%，增殖性糖尿病性视网膜病变为 2.8%[1]。在美国，大约 40%（8% 为威胁视力的视网膜病变）的 2 型糖尿病患者和 86%（42% 为危及视力的视网膜病变）的 1 型糖尿病患者并发 DR，在其他国家也同样高发。在拉丁美洲，40% 的糖尿病患者并发 DR，其中约 17% 需要治疗。非洲地区的 DR 研究较少。DR 的发生呈时间相关性，与血糖、血压、血脂的控制相关。糖尿病病程越长，控制越差，DR 的发生风险越高。良好的控制可以降低每年发生 DR 的风险并且延长患者寿命预期。然而，这并不意味着可以降低终生发生 DR 的风险。总的来说，大规模研究的 Meta 分析表明，接近 1/3 的糖尿病患者患有 DR，在这些人群中又有 1/3（10% 的糖尿病患者）的人群患有需要治疗的危及视力的 DR[2-7]。DR 也给患者带来严重的身心危害及沉重的经济负担。

二、发病机理纷繁复杂

视网膜毛细血管由内皮细胞、基底膜、周细胞三部分组成，其中周细胞对内皮细胞起支持

作用，周细胞具有收缩功能，可调节视网膜毛细血管局部的血流量和血管通透性，还可通过接触抑制对内皮细胞的增殖起抑制作用。DR 的基本病理改变包括：①周细胞选择性的丢失；②基底膜增厚；③微血管瘤的形成；④内皮细胞增生；⑤新生血管形成。其中周细胞选择性的丢失是最早的病理改变。一旦出现新生血管标志着进入 PDR。PDR 以视网膜新生血管形成及纤维化为特征，其发生发展与多种因素如 VEGF、血管生成素 2、降脂素 1 等有关。根据其病理改变，其发病机理有多种，分述如下：

1. 多元醇通路激活学说

高血糖时，正常糖酵解过程受阻，糖不能经正常途径分解，激活多元醇通路。醛糖还原酶（aldose reductase，AR）和山梨醇脱氢酶（sorbitoldehydrogenase，SDH）是葡萄糖经多元醇通路代谢过程中的两种关键酶[8]。高浓度葡萄糖在 AR 还原作用下转化为山梨醇，然后再被 SDH 氧化转化为果糖[9]。山梨醇和果糖因其极性很难透过细胞膜，在细胞内蓄积引起视网膜组织内渗透压升高，最终导致视网膜毛细血管内周细胞凋亡、毛细血管损伤、组织发生渗漏等视网膜内微循环障碍[10]。

2. 细胞因子的作用

研究表明，视网膜多种细胞可分泌多种生长因子，如 VEGF、色素上皮衍生因子、血小板源生长因子、胰岛素样生长因子 1、肝细胞生长因子、TNF-α、TGF-β、IL-1、趋化因子、黏附分子等[11]。这些因子刺激视网膜多种细胞成分增生，最终导致新生血管增生。这些因子中，研究最多、最深入的是 VEGF。VEGF 作为血管内皮细胞特异性有丝分裂原和化学趋化因子，刺激视网膜毛细血管内皮细胞增生、新生血管形成。VEGF 在 DR 的发生与发展中扮演非常重要的角色[12-13]。在 DR 中色素上皮衍生因子是一个保护性因子，不仅具有神经营养作用，还具有抗血管生成的作用[14]。实验证明，作为主要血管刺激因子的 VEGF 和潜在的血管抑制因子色素上皮衍生因子之间的平衡对调节血管渗漏与新生血管的形成是至关重要的[15]。

3. 蛋白激酶 C 活化

蛋白激酶 C（protein kinase-C，PKC）广泛存在于人体组织和细胞中，参与生命活动，是用作信号元件的酶家族，作用于多种生长因子、激素、神经递质和细胞因子[16]。研究显示，PKC 在 DR 的发病过程中发挥着重要作用[17]。血糖升高会使经 denovo 合成酶途径生成的二酰甘油（DAG）增加，DAG 是 PKC 的主要激活物，从而使 PKC 活化，活化的 PKC 不但可以介导多种血管活性物质、调节因子的表达，造成血管结构和功能的改变，而且抑制一氧化氮合酶（NOS）的活性，使视网膜内皮细胞内的 NO 生成减少，导致血管的舒张功能减弱，视网膜血管的血流量减少。此外，活化的 PKC 可以使具有强烈缩血管作用的内皮素-1（ET-1）释放增加，也可以促进 VEGF 的表达，以上因素可破坏视网膜原有血管内皮细胞间的紧密连接，促使视网膜周细胞凋亡，基膜增厚，血管通透性增加，新生血管形成，导致微血管的改变，且由于血流量的减少、毛细血管闭塞导致视网膜神经元凋亡和神经纤维缺血坏死。

4. 糖基化终末产物堆积

高糖状态下，机体内蛋白质的氨基与糖的醛基之间发生糖基化反应，生成过多的AGE[18-19]。巨噬细胞、系膜细胞、内皮细胞等细胞表面的 AGE 的受体 RAGE 与 AGE 结合形成的 AGE-RAGE 能够激活细胞内信号转导途径，诱导细胞内氧化应激，促使炎症发生和血栓形成，导致细胞凋亡，同时促进 VEGF 的表达使视网膜新生血管形成，且可影响微血管舒张，促进血管收缩，加重组织细胞缺血缺氧[20-21]。

5. 氧化应激

视网膜是富含多种不饱和脂肪酸的组织，具有较强的葡萄糖氧化和活性氧（ROS）摄取能力，糖尿病时视网膜容易受到氧化应激损伤。高糖环境可以引起线粒体活化，当 ROS 产生和细胞利用抗氧化剂去除或中和 ROS 的能力之间失去平衡时就产生了氧化应激，是导致包括 DR 在内的多种糖尿病并发症的病理过程之一[22]。现已明确，糖尿病与 ROS 过度产生和抗氧化酶减少有关[23]。同时，ROS 的产生可以引起其他许多病理性代谢旁路，如 PKCβ1/2、己糖胺旁路激活，以及 AGE 的生成[24]。

6. 血流动力学改变

有研究提出，血管自动调节作用的缺失和视网膜血流量的增加是 DR 发生和发展的潜在机制[25]。DR 视网膜毛细血管内皮细胞可以在高糖环境刺激下发生一系列的病理改变，早期毛细血管扩张伴血流增加，随着持续的高血糖和 AGE 的积累，毛细血管内皮细胞功能紊乱，出现血管管径扩张，张力下降。彩色多普勒血流成像技术可以监测糖尿病患者眼动脉及视网膜中央动/静脉血流动力学变化，动态观察视网膜血供情况，及时发现视网膜病变，特别是视网膜中央静脉血流速度的改变往往发生在视网膜病变之前，同时提示检查视网膜中央静脉血流速度变化不仅能反映 DR 的程度，还可判断疾病进展和预后[26]。

7. HbA1c 与 DR

相关统计学分析表明，HbA1c 水平是预示 DR 发生、进展或发生 PDR 的重要指标[27]。HbA1c 长期偏高表明发生 DR、PDR 的概率增加，HbA1c 与红细胞聚集速度呈正相关，HbA1c含量越高，红细胞聚集速度越快，大量红细胞快速聚集，易使微小动脉形成血栓。同时，红细胞内血红蛋白的糖化，使其对氧的亲和力增大，氧解离速率降低，组织缺氧，打破血管生成因子及抑制因子间的动态平衡，这是 DR 发生、进展的基础。

8. 糖尿病病程

IMA、Hcy 是 T2DM 视网膜病变的独立相关的危险因素，控制糖尿病病程，及时监测 T2DM患者 IMA、Hcy 水平对其合并视网膜病变的发生有一定的指导意义[28]。25-（OH）D$_3$ 对 T2DM视网膜病变具有保护作用[29]。

9. 糖尿病肠道微生物群失调

研究表明,糖尿病肠道微生物群失调作为炎症和免疫衰老的病症,促进视网膜病变和肾病的进展[30]。

三、相关危险因素复杂

1. 平均血小板体积

平均血小板体积（MPV）是血小板活化和平均大小的指标,活化的血小板具有更大的体积,含有更多的致密颗粒,并能产生更多的血管活性物质和促血栓因子,故其更具反应性和可聚集性。目前,多项研究表明,糖尿病患者 MPV 增大在 DR 的发生和发展过程中起重要的作用。多项研究[31-33]报道,糖尿病患者的 MPV 值显著高于健康受试者,且在合并 PDR 患者中,MPV 值的增加更明显,从而认为 MPV 增大是糖尿病患者发生 DR 的危险因素。其原因可能是糖尿病患者长期的糖代谢紊乱导致了巨核细胞功能紊乱和膜分化障碍,使大体积血小板被生产过快,从而导致 MPV 增大。亦有研究证明,血小板与 DR 发生密切相关[34]。

2. 中性粒细胞与淋巴细胞比值

作为一种新的炎症指标,国外关于它对于急性心肌梗死、肿瘤、肝硬化、肺栓塞等疾病的诊治意义已得到初步肯定。但关于中性粒细胞与淋巴细胞比值（NLR）、T2DM 及其相关并发症的研究颇少。张晓会等[35]研究认为,NLR 是 T2DM 微血管并发症发生的危险因素,且其比中性粒细胞、淋巴细胞预测 T2DM 患者发生微血管病变更有意义。可能因为在通常的生理条件下,血细胞会影响白细胞各亚型的绝对值,而对 NLR 的影响相对较小,故更具有稳定性。同样,WANG 等[36]报道,T2DM 患者和 DR 患者的 NLR 呈正相关,且 DR 中 NLR 更明显。

3. 单核细胞与淋巴细胞比率

YUE 等[37]认为,单核细胞与淋巴细胞比率（MLR）是 DR 的独立危险因素,且根据受试者工作特征（ROC）曲线分析显示,MLR 作为 DR 诊断指标的预测值为 2.25,敏感度和特异度分别为 47.1% 和 69.6%。

4. 血红蛋白

慢性贫血是糖尿病的常见并发症,贫血一方面可导致组织缺氧,缺氧是 DR 的重要发病机制,视网膜缺氧导致血管内皮生长因子表达增加及微血管通透性增加,刺激新生血管形成及视网膜水肿和渗出的发生。另一方面,贫血可使血管反应性舒张功能降低,最终导致 DR 的发生[38]。何斌斌等[39]分析了贫血与 DR 发生率的相关性,结果显示,DR 组合并贫血的比例显著升高,合并贫血的 T2DM 患者发生 DR 的风险是无贫血者的 1.952 倍,认为贫血是 DR 发生的独立危险因素。

5. 胆红素

胆红素是胆色素的一种，是体内铁卟啉化合物的主要代谢产物，具有抗氧化剂、抗炎和免疫学特性。临床中胆红素常规分为总胆红素（TBL）、直接胆红素和间接胆红素。GHAFFAR 等[40]研究认为，血清胆红素浓度与 DR 患病率呈负相关。部分研究[41-43]也报道了升高的血清胆红素水平可以预防 T2DM 患者的视网膜病变，并且可以用作预测 DR 风险的生物标志物。

6. 非酒精性脂肪肝

2018 年《非酒精性脂肪性肝病防治指南》指出，非酒精性脂肪肝（NAFLD）是一种与胰岛素抵抗（IR）和遗传易感性密切相关的应激代谢性肝损伤。我国成人 NAFLD 的患病率达20%～30%，NAFLD 不仅可以导致肝病残疾和死亡，还与代谢综合征、T2DM、心血管疾病及结直肠肿瘤等的高发密切相关。张艺露等[44]单独对 T2DM 合并 NAFLD 与 DR 的相关性进行了探讨，认为低密度脂蛋白胆固醇（LDL-C）是 DR 发生的危险因素，提示 NAFLD 可以通过提高 LDL-C 水平促进 DR 的发生。且多因素分析后提示，NAFLD 仍然为 T2DM 发生 DR 的独立危险因素，故对 T2DM 患者进行 NAFLD 的筛查对 DR 的早期诊断及干预显得至关重要，临床中应给予重视。

7. 中国是个多民族国家

研究发现[45-48]，不同地区不同民族糖尿病的患病率不同。DR 是糖尿病常见的并发症，那DR 的患病率及严重程度是否存在差异呢？近年来国内也相继报道了部分少数民族 DR 的发生情况与汉族人群不同。

8. 其他

有研究证实，糖尿病病程、FPG、胰岛素治疗史均是 DR 发生的危险因素，而口服药物治疗为保护因素[49-54]。李晓玲等研究表明，UAER、ApoB 是 DR 的危险因素，临床中要强调降糖、调脂、降压等综合治疗，定期复查眼底及 UAER，重视早期诊治，积极延缓微血管并发症的发生发展[55]。国外研究发现，24h 尿白蛋白是 DR 的独立危险因素[56]。

四、临床诊断明确

（一）临床诊断

本病西医诊断标准参照《我国糖尿病视网膜病变临床诊疗指南》（中华医学会，2014 年）制定：

（1）糖尿病病史：包括糖尿病病程、既往血糖控制水平、用药史等。

（2）眼底检查可见微动脉瘤、出血、硬性渗出、棉絮斑、静脉串珠、黄斑水肿、新生血管、视网膜前出血及玻璃体积血等。

（3）眼底荧光血管造影可帮助确诊（表 6-1～表 6-3）。

表 6-1 2014 年国内 DR 分期

分型	分期	视网膜病变
非增殖型	I	仅有毛细血管瘤样膨出改变
	II	轻度到重度之间的视网膜病变，可合并视网膜出血、硬性渗出和（或）棉絮斑
	III	每象限视网膜内出血点≥20 个，或者至少两个象限已有明确的静脉串珠样改变，或者至少 1 个象限视网膜内微血管异常，无明显特征的增生性 DR
增殖型	IV	出血视网膜新生血管或视乳头新生血管
	V	出现纤维帽，可伴视网膜前出血或玻璃体积血
	VI	牵拉性视网膜脱离，合并纤维膜，可合并或不合并玻璃体积血，也包括虹膜和房角的新生血管

表 6-2 DR 国际临床分级

分级	病变严重程度	散瞳眼底检查所见
1	无明显视网膜病变	无异常
2	轻度非增生性 DR	仅有微动脉瘤
3	中度非增生性 DR	除微动脉瘤外，还存在轻于重度非增生性 DR 的改变
4	重度非增生性 DR	出现以下任一改变，但无增生性视网膜病变的体征： 在 4 个象限中每一象限中出现多于 20 处视网膜内出血 在 2 个或以上象限出现静脉串珠样改变 至少有 1 个象限出现明显的视网膜内微血管异常
5	增生性 DR	出现下列一种或一种以上改变： 新生血管 玻璃体积血或视网膜出血

表 6-3 糖尿病性黄斑水肿国际临床分级

程度	散瞳眼底检查所见
无	在后极部无明显视网膜增厚或硬性渗出
轻	后极部存在部分视网膜增厚或硬性渗出，但远离黄斑中心
中	视网膜增厚或硬性渗出接近但未累及黄斑中心凹
重	视网膜增厚或硬性渗出累及黄斑中心凹

（二）现代仪器诊断

1. 血糖检查

定期测定血糖水平以监控糖尿病病情发展。

2. 肾功能检查

进行肾功能检查可以及时发现糖尿病肾病并发症。

3. 胆固醇血脂检查

检测胆固醇、血脂水平。

4. 眼底荧光血管造影

如在检眼镜下尚未发现 DR 时，眼底荧光血管造影可出现异常荧光形态。在眼底荧光血管造影下发现的微血管瘤比检眼镜下所见要早、要多得多。其他如毛细血管扩张、通透性增加、无灌注区、动静脉异常、渗出及出血、新生血管等，眼底荧光血管造影都有特殊表现[57]。

5. 视网膜电图振荡电位

视网膜电图振荡电位（OPs）是视网膜电图（ERG）的亚成分，它能客观而敏感地反映视网膜内层血循环状态。在眼底未见病变的眼中，它能反映出 OPs 的振幅异常。在 DR 患者中，它能进一步显示病程的进展和好转。

6. 其他检查

如视觉对比敏感度检查，可见早期患者的中、高空间频率平均对比敏感度显著降低；应用彩色多普勒血流成像技术可发现患者球后动脉血流动力学改变，表现为低流速、低流量，高阻力型改变；血液黏稠度检测可表现为黏度增高；血清 SOD 活力检测可表现为活力下降等。

五、临床治疗丰富

（一）基础治疗

糖尿病病程与 DR 发生密切相关。研究表明，糖尿病患者病程超过 20 年，60% 以上会发生视网膜病变[58]。DR 进展除与糖尿病病程相关外，还与其他因素有关，如慢性高血糖、高血压、血脂和肾脏病变等[59-60]。对于大多数患者，HbA1c 降低到 7% 甚至更低为其血糖控制目标。然而对于某些已有并发症的患者而言，HbA1c 控制到 6.5% 以下对病情更有益处，将有效延缓并发症进展[61]。有学者对 2 型糖尿病患者胰岛素强化降糖方案进行前瞻性研究[62]，结论表明糖尿病患者实行强化降糖可有效减少视网膜、肾脏和神经系统病变发生的风险，与传统治疗相比可显著减少微血管并发症约 25%。血压控制也是各项试验研究的重点。部分学者认为，积极控制血压可以有效延缓 DR 进展[63]。大量数据证实，控制血脂可有效减缓 DR 进展及减少其治疗需要。非诺贝特是一种常见、安全的口服调脂药物。ACCORD 最新研究[64]表明，非诺贝特可通过改善视网膜血管渗漏和白细胞瘀滞，下调 VEGF 水平，减少内皮细胞和周边细胞损失，以此减少 PDR 及糖尿病性黄斑水肿（DME）患者眼底激光次数，以延缓 DR 进展。然而因其缺乏对心脑血管的保护作用，目前暂未将其纳入 DR 的常规防治[65]。阿司匹林可抑制血栓素和前列腺素代谢产物生成，抑制血小板凝集，对微血栓形成有一定的预防作用，但有报道对于非增殖性视网膜病变患者，阿司匹林并不能减缓临床上视网膜病变的进展[66]。

（二）药物治疗

1. 羟苯磺酸钙

药理学研究表明，羟苯磺酸钙是一种血管保护剂[67]，对 DR 的毛细血管通透性增高、血液黏滞性增高和血小板活性增高有明显的抑制和逆转作用。2，5-二羟基苯磺酸钙是临床上应用较多的治疗 DR 的药物。杨丽[68]观察证实，羟苯磺酸钙对 DR 的有效率、治疗前后视野、眼底情况改善优于对照组，有统计学意义。也有研究证明，羟苯磺酸钙联合其他方法治疗 DR 有效[69-75]。

2. 抗 VEGF 药物

视网膜新生血管的形成是导致 DR 患者严重视力损害的重要因素之一，而 VEGF 在新生血管形成中起重要作用。近年来玻璃体腔注射抗 VEGF 药物亦成为 DR 主要的药物治疗方案之一，但其远期疗效及经济问题仍然存在。首先，抗 VEGF 药物并非治愈性的药物，目前常用的抗 VEGF 药物半衰期短，患者为保持视力改善，需重复注射[76]。研究显示，抗 VEGF 药物的不良反应首先是高血压，占 5.6%，其次是心血管并发症[77]。

（1）雷珠单抗（ranibizumab）：是人源化重组抗 VEGF 单克隆抗体片段（Fab）部分，可以抑制新生血管的形成和减少血管的渗透性。STAURENGHI 等[78]评估 ranibizumab 治疗罕见原因导致的 DME 的有效性和安全性，将 178 例患者按 2∶1 的比例随机分为注射组、假注射组，随访 2 个月，视力分别提高 5.7 个字母、2.9 个字母，12 个月时注射组视力提高 9.6 个字母。KARST 等[79]在比较注射剂量 0.5 mg ranibizumab 与注射 8mg 曲安奈德对 DME 的治疗效果时发现，ranibizumab 注射组在视力提高方面显著优于曲安奈德组，两组在减轻黄斑水肿上没有明显差别。

（2）康柏西普：是 VEGF 受体与人免疫球蛋白 Fc 段基因重组的融合蛋白，同时具有较强的亲和力及多靶点的双重优势，可以提高眼底的有效药物浓度，从而抑制新生血管的形成[80]。梁道桐等[81]将 85 例 PDR 患者随机分为仅稳定控制血糖治疗的对照组，以及在稳定控制血糖的情况下联合康柏西普玻璃体腔注射治疗的观察组，随访 3 个月，结果表明观察组患者 BCVA 显著高于对照组、视网膜厚度及 VEGF 水平显著低于对照组（$P<0.05$）。

（3）曲安奈德：糖皮质激素治疗 DR 的主要机制为抗炎作用，其次是抗新生血管生成。包括抑制炎症介质的合成与释放，抑制可分泌血管生成因子的炎性细胞的迁移和活化，降低 VEGF 的表达，稳定血-视网膜屏障，促使渗出吸收等。管玉颜[82]采用玻璃体腔注射曲安奈德治疗全视网膜光凝后继发的黄斑水肿，在治疗后各时间点患者最佳矫正视力与黄斑中心凹厚度均改善显著，但术后可出现短期眼压升高。玻璃体腔注射曲安奈德可以显著减轻 DR 黄斑水肿，提高患者视力。但其属于肾上腺皮质激素类药物，且需要反复注射，可以造成激素相关性青光眼、白内障等并发症[83]。因此临床上注射曲安奈德后，建议患者定期监测眼压、视力等相关指标，必要时给予药物降眼压、行抗青光眼手术及白内障手术等治疗以改善视力。玻璃体腔注射属于有创操作，最大的风险就是发生眼内炎，这是最严重的并发症，也是医生和患者最担心的问题。临床中，医生会采取术前、术后常规使用抗生素预防感染，术中严格消毒，全程无菌操作等措施，以此来将发生眼内炎的可能性降到最低。

3. 皮质类固醇激素

近年来，类固醇激素已成为治疗糖尿病性黄斑水肿和增殖性 DR 的新方法。这种治疗方式可减轻全视网膜光凝导致的视觉敏感度下降、外周视野丢失及黄斑水肿等。曲安奈德因其抗炎活性而被应用于玻璃体腔内注射治疗，但可导致黄斑水肿复发，且药效持续时间相对较短（不超过 3 个月），故患者需反复注射，以致给患者带来相关风险及不便，是其应用受限的原因[84]。

4. 视网膜激光光凝术

激光光凝被认为是治疗 DR 主要的有效方法，临床试验证明光凝治疗在两个方面对改变发病过程有益的作用：一是导致新生血管退化并阻止它们再生，包括局部、格栅、全视网膜光凝，通常应用于严重 NPDR、PDR[85]。全视网膜激光光凝（PRP）有助于使新生血管消退，破坏代谢活跃的色素上皮-光感受器复合体，使本来供给外层视网膜的来自脉络膜的氧有利于向视网膜内层弥散，减少视网膜缺血区域，改善内层视网膜的供氧，减少视网膜代谢负荷，降低血管生长因子表达，促进视网膜色素上皮（RPE）新生血管抑制因子的产生。二是减少黄斑水肿：黄斑格栅样光凝可能是由于激光辐射后迁移 RPE 细胞释放的一些酶，如 MMP，它可促进 Bruch 膜代谢废物的清除并加快运输过程。此外，RPE 的损伤与一些可引发内皮细胞分裂、神经内皮毛细血管变化的细胞因子的释放密切相关，这些细胞因子可能还有助于减少液体流入视网膜。有大量临床试验亦证明了激光光凝的有效性[86-92]。

5. 玻璃体切割术

PDR 的玻璃体手术适应证为不吸收的玻璃体积血，增生性 DR 纤维增生膜、视网膜前大量出血致视网膜被牵拉及牵拉导致的视网膜脱离或牵拉孔源混合性视网膜脱离；玻璃体积血合并白内障、玻璃体积血合并虹膜新生血管等。玻璃体手术能够有效解除玻璃体视网膜牵拉，清除玻璃体积血，使脱离的视网膜复位，甚至去除内界膜，从而维持和提高 DR 患者视力。在玻璃体手术中剥离黄斑前膜能够减轻黄斑水肿，减小黄斑区域视网膜的厚度，以解除对视网膜的牵拉，封闭视网膜裂孔。眼内用气体或液体充填，以保留或提高视力，但术后可能导致白内障、角膜水肿、玻璃体积血、青光眼等并发症[93]。

6. 垂体摘除

基于生长激素与 DR 有关的理论，多年来研究者曾采用多种垂体抑制方法，包括从外部辐射到经额垂体摘除。目前，由于光凝治疗效果日益被肯定，垂体摘除已渐成为历史。垂体摘除对 DR 治疗的意义可能仅在于促使我们对其发病机制的进一步认识。

六、预防调节抓先机

（一）早期的眼底筛查

早期的眼底筛查可以降低 DR 的恶化[94]。2017 年版《中国 2 型糖尿病防治指南》[95]中建议已经确诊的 1 型糖尿病患者，5 年后开始眼底筛查。推荐 2 型糖尿病中无 DR 的患者筛查频率为 1～2 年进行一次；轻度 NPDR 患者筛查频率为每年一次，中度 NPDR 患者筛查频率为每 3～6 个月一次；重度 NPDR 患者筛查频率为每 3 个月一次。然而，眼科检查尚未引起糖尿病患者的足够重视。提高早期眼底筛查率对早期发现 DR，延缓 DR 发展具有重要的意义。针对 DR 眼底筛查知晓率低的原因，可以加强对基层医护人员的眼底筛查知识的培训，并加强三级医院和基层医院的联动筛查。规范对基层医护人员的筛查知识的培训可以提高基层医护人员对 DR 知识的宣教和强调定期筛查的重要性，从而提高 DR 患者来院做眼部筛查的意识。加强三级医院和基层医院的联动筛查，让筛查走进社区，可以提高患者的 DR 筛查率。

（二）饮食

在遵循糖尿病饮食的基础上，DR 患者应严格控制糖分的摄入量，并可以适量摄入富含油脂的鱼类。长链多不饱和脂肪酸是视网膜的重要组成成分，同时其代谢影响着视网膜的正常功能。马颂[96]研究指出，长链多不饱和脂肪酸能够调节高糖对视网膜色素上皮细胞的损伤，抑制炎症反应发生，抑制 DR 的发生。因此，改变患者饮食结构，提高益眼食物的摄入量有利于维持患者的眼部功能。丁杨等[97]将 206 名 DR 患者随机分为对照组和观察组，发现饮食护理可以有效延缓 DR 患者的眼部损伤，并且起到改变患者饮食结构、调节饮食习惯的目的，可以提升患者的视力，差异有统计学意义。

（三）眼科围术期护理

手术是 DR 的首选治疗方法，可以有效缓解和阻止病情的发展，减少和降低致盲率。患者在围术期常会产生各种心理、生理反应，因此，做好围术期护理对缓解患者的焦虑恐惧心理、平稳患者情绪波动、提高手术的成功率、减少并发症的发生并且促进术后康复非常重要。赵媛媛等[98]对 200 例 DR 患者进行的随机对照研究发现，观察组在对照组常规护理的基础上，进行围术期自我整体护理强化，将术后并发症的发生率从 56% 降低到 23%。DR 患者的围术期护理包括以下措施：

1. 术前血糖控制

术前高血糖水平是导致 DR 术后发生并发症的危险因素之一，因此术前对 DR 患者的血糖监控尤其重要。DR 患者术前 FPG 最好控制在＜8.5mmol/L，2h PG＜11.0mmol/L[99]。李莎[100]将 114 例 DR 玻璃体切割术患者随机分为两组，试验组在对照组常规护理的基础上开展舒适护理，结果显示试验组患者 2h PG 值均显著低于对照组，这一结果提示舒适化护理可以应用到术前 DR 患者高血糖的控制。

2. 术后药物护理

用药护理是术后护理中的一个重要环节。研究表明，患者对疾病的重视程度、家庭成员关心程度、患者自我健康状况评价、患者对疾病和药物知识的了解等因素导致患者用药的依从性并不乐观。因此，护理人员有必要指导患者按时使用局部抗生素滴眼，防止眼部感染的发生。术后点散瞳药时护士应注意观察患者瞳孔的变化，如出现瞳孔不规则或瞳孔不能散大时，应及时汇报医生给予处置。在协助医生进行 DR 患者眼部伤口换药时，应严格遵循无菌操作原则，用抗菌药膏点眼及无菌纱布包扎术眼，避免外伤及碰撞。

3. 心理护理

DR 患者视觉功能受损，自理能力下降，往往承受巨大的心理压力，处于较高的痛苦水平。患者常伴随不同程度的心理问题，如恐惧、悲观、抑郁等。此外，DR 患者因疾病的影响和治疗后视力改善的不确定性，也会产生恐惧胆怯的心理，严重者可以导致抑郁厌世，甚至轻生等情况的发生。因此，及时对患者进行心理干预显得尤为重要。临床研究证明，心理干预使患者对自身的病情有正确认识，提高患者的自我管理能力和主观能动性。孙佳丽等[101]将 62 例 DR 患者随机分为两组，术后对照组只进行健康宣教，试验组在进行健康宣教基础上采用叙事心理干预。结果显示，干预后试验组焦虑自评和抑郁评分均显著低于对照组。说明叙事心理护理干预在减轻术后 DR 患者焦虑和抑郁方面起到重要作用。

七、述评展望，相关治疗任重道远

DR 是糖尿病患者常见的眼底微血管并发症，现已成为目前临床上主要的防盲课题之一，是世界各地劳动年龄阶段人群失明的主要原因。来自全球的研究数据推算，在糖尿病患者中，DR 的年龄标准化患病率为 35.4%，PDR 为 7.24%，DME 为 7.48%，DME 和 PDR 是其视力损害的主要原因。DR 患者临床早期可无自觉症状，病变累及黄斑后有不同程度的视力下降，晚期严重损害视力以致不可恢复视盲。临床上通过对糖尿病患者进行定期眼科筛查，严格控制血糖、血压及血脂是所有 DR 患者的基础手段，发现 DR 发病危险因子并进行干预可防止 DR 发生；对已经发生的 DR，除了根据分期常规治疗及进行眼底激光光凝治疗外，应用 RAS 系统抑制剂坎地沙坦或贝特类降脂药非诺贝特可抑制其进展；DME 可行黄斑局部和（或）格栅样激光光凝或联合抗 VEGF 单克隆抗体 bevacizumab（商品名 Avastin）玻璃体腔注射，其效果显著；晚期 PDR 可实施玻璃体切割手术，可恢复或保留有用视力，其中微创 23G 玻璃体手术技术、手术前 bevacizumab 玻璃体腔注射等极大地提高了手术效果。

综上所述，近年来，多数学者根据 DR 发病的不同机制，尝试采用联合治疗的方式，虽然取得了一定的疗效，但仍需不断提高、稳定视力，提高患者生存质量，为求使疗效最大化及最大限度地减少治疗本身带来的并发症，这一美好设想任重道远，仍需要临床工作者共同努力去探索。

参 考 文 献

[1] 中华医学会糖尿病学分会视网膜病变学组. 糖尿病视网膜病变防治专家共识[J]. 中华糖尿病杂志，2018，10（4）：241-247.
[2] 刘家燕，樊映川. 糖尿病视网膜病变的流行病学研究现状[J]. 实用医院临床杂志，2015，12（2）：137-139.
[3] 贤惠敏，王丽宏，郭译远，等. 糖尿病高游离脂肪酸血症与血管内皮细胞功能障碍[J]. 中华糖尿病杂志，2016，8（8）：499-501.
[4] 朱娟. 增殖性糖尿病视网膜病变的危险因素[J]. 中外医学研究，2016，14（21）：19-21.
[5] 梁辰，施榕，朱静芬，等. 上海市浦东新区社区 2 型糖尿病患者糖尿病性视网膜病变的患病情况及影响因素调查[J]. 中国全科医学，2016，19（4）：474-478.
[6] 王丽慧，胡淑国，苏冠明. 2 型糖尿病患者尿白蛋白排泄率与糖尿病视网膜病变的相关性研究[J]. 临床和实验医学杂志，2016，15（22）：2234-2237.
[7] 高惠中. 糖尿病相关眼病指南[J]. 实用防盲技术，2017，12（1）：1-6.

[8] Szaflik JP，Majsterek I，Kowalski M，et al. Association between sorbitol dehydrogenase gene polymorphisms and type 2 diabetic retinopathy[J]. Exp Eye Res，2008，86（4）：647-652.

[9] 周真宝，徐国兴. 糖尿病性视网膜病变基因多态性的研究进展[J]. 国际眼科杂志，2013，13（8）：1575-1578.

[10] 陈小红，王云鹏，陈梅珠. VEGF 在糖尿病性视网膜病变发病机制中的作用及抗 VEGF 治疗新进展[J]. 眼科新进展，2015，35（7）：692-696.

[11] 樊小娟，张子玲. 糖尿病视网膜病变发病机制中 VEGF-5PEDF 的研究进展[J]. 国际眼科杂志，2007，7（20）：485-488.

[12] 张承分，张惠蓉. 糖尿病：并发症及治疗[M]. 北京：人民卫生出版社，2003：8-127.

[13] 唐仕波，李斌. 应努力推动我国糖尿病视网膜病变的临床基础研究[J]. 中华眼底病杂志，2006，22（1）：123.

[14] Bonc K N. PEDF：anti-angiogenic1 guardian of ocular function [J]. Trends Mo Med，2002，8（7）：330-334.

[15] Zhang S X. Wang J J，Gao G，et al. Pigment epithelium-derived. factor downregulates vascubr endothehal gloureh factor（VEGF）expression and inhibits VEGF-VEGF receptor binding in diabetic retionopathy[J]. JMOL Endocrinol，2006，37（1）：1-12.

[16] Nishizuka Y. Intracellular signaling by hydrolysis of phospholipids and activation of protein kinase C[J]. Science，1992，258：607-614.

[17] Ward M M，Jobling A I，Kalloniatis M，et al. Glutamate uptake in retinal glial cells during diabetes[J]. Diabetologia，2005，48（2）：351-360.

[18] Ma J，Mehta M，Lam G，et al. Influence of subretinal fluid in advanced stage retinopathy of prematurity on proangiogenic response and cell proliferation[J]. Mol Vis，2014，20：881-893

[19] Kirboga K，Ozec A V，Kosker M，et al. The Association between. Diabetic Retinopathy and Levels of Ischemia-Modified Albumin，Total Thiol，Total Antioxidant Capacity，and Total Oxidative Stress in Serum and Aqueous Humor[J]. J Ophthalmol，2014，2014：82085.

[20] Arevalo J F，Garcia-Amaris R A. Intravitreal bevacizumab for diabetic retinopathy[J]. Curr Diabetes Rev，2009，5（1）：39-46.

[21] Kandarakis SA，Piperi C，Topouzis F，et al. Emerging role of advanced glycation-end products（AGEs）in the pathobiology of eye diseases[J]. Prog Retin Eye Res，2014，42：85-102.

[22] Wang Q，Pfister F，Dorn-Beineke A，et al. Lon-dose erythropoietin inhibits. oxidative stress and early vascnloy. charges in the diabeticreeina dsheticretina[J]. Diabetologia，2010，53：1227-1238.

[23] Madsen-Bonterse S A，Kowluru R A. Oxidative stress and diabetic retinopathy：pathophysiological mechanisns. and treatment perspectives[J]. Rer Endocr Metab Disord，2008，9：315-327.

[24] Brownlee M. The pathobiology of diasetic complications：a unifying mechanism [J]. Diasetes，2005，54：1615-1625.

[25] Grunwald JE，Dupont J，Riva CE，Retinal hacmodgnamics in patients with early diabetes mellitus[J]. Br J Ophtamol，1996，80：327-331.

[26] 谢群，苏涛，段朝均. 彩色多普勒检测糖尿病视网膜病变血流动力学变化及临床价值[J]. 实用预防医学，2009，16（1）：1-2.

[27] 田巧. 糖化血红蛋白余糖尿病视网膜病变的关系[J]. 西南军医，2008，10（4）：39-49.

[28] 曹辉彩，邸星惠. 2 型糖尿病视网膜病变患者缺血修饰白蛋白和同型半胱氨酸水平的表达及相关性研究[J]. 河北医药，2019，41（7）：1032-1035.

[29] 苏娇，黄娜娜，于婷婷，等. 2 型糖尿病患者血清 25-羟维生素 D 水平与视网膜病变发生及严重程度的相关分析[J]. 糖尿病新世界，2019，22（5）：15-18.

[30] Rosa Fernandes，Sofia D. Viana，Sara Nunes，Flávio Reis. Diabetic gut microbiota dysbiosis as an inflammaging and immunosenescence condition that fosters progression of retinopathy and nephropathy[J]. BBA-Molecular Basis of Disease，2019，1865（7）.

[31] Tetikolu M，Aktas S，Sagdik H M，et al. Mean platelet volume is associated with diabetic macular edema in patients with type-2 diabetes mellitus[J]. Seminars in Ophthalmology，2016，32（5）：1.

[32] Tuzcu E A，Arica S，Ilhan N，et al. Relationship between mean platelet volume and retinopathy in patients with type 2 diabetes mellitus[J]. Graefes Arch Clin Exp Ophthalmol，2014，252（2）：237-240.

[33] 杜颖红，郑海华. 血小板平均体积与糖尿病性视网膜病变的相关性研究[J]. 浙江医学，2016，38（6）：393-397.

[34] 高翠，高永峰. 血小板活化与 2 型糖尿病视网膜病变的相关性研究[J]. 世界最新医学信息文摘，2019，19（27）：17-18，20.

[35] 张晓会，赵伟，郑晓，等. 中性粒细胞与淋巴细胞比值与 2 型糖尿病微血管病变的相关性研究[J]. 中华内分泌代谢杂志，2014，30（9）：752-754.

[36] Wang RT，Zhang JR，Li Y，et al. NeutrophilLymphocyte ratio is associated with arterial stiffness in diabetic retinopathy in type 2 diabetes[J]. Diabetes Complications，2015，29（2）：245-249.

[37] Yue S，Zhang J H，Wu J Y，et al. Use of the monocyte to lymphocyte ratio to predict diabetic retinopathy[J]. Int JEnviron Res Public

Health，2015，12（8）：10009-10019.

[38] 杨莹，郭粉妮，郭姗姗. 2 型糖尿病患者糖尿病视网膜病变与贫血之间的关系[J]. 糖尿病新世界，2016，19（11）：64-65.

[39] 何斌斌，魏丽，韩俊峰，等. 2 型糖尿病患者视网膜病变与贫血的关系[J]. 上海医学，2012，35（1）：20-22.

[40] Ghaffar T，Marwat Z I，Ullah F，et al. Association of serum total bilirubin level with diabetic retinopathy in type 2 diabetes mellitus[J]. Ayub Med Coll Abbottabad，2016，28（3）：537-541.

[41] Yasuda M，Kiyohara Y，Wang J J，et al. High serum bilirubin levels and diabetic retinopathy：the Hisayama Study[J]. Ophthalmology，2011，118（7）：1423-1428.

[42] Sekioka R，Tanaka M，Nishimura T，et al. Serum total bilirubin concentration is negatively associated with increasing severity of retinopathy in patients with type 2 diabetes mellitus [J]. Diabetes Complications，2015，29（2）：218-221.

[43] Zhu B，Wu X M，Ning K，et al. The negative relationship between bilirubin level and diabetic retinopathy：A meta-analysis[J]. PLoS One，2016，11（8）：e0161649.

[44] 张艺露，杨晶，敖娜，等. 2 型糖尿病合并或未合并非酒精性脂肪性肝病与糖尿病视网膜病变的相关性[J]. 中国综合临床，2016，32（8）：687-690.

[45] 张琦，李杨，田利民，等. 甘肃省常住居民糖尿病患病率调查[J]. 中国糖尿病杂志，2019，27（1）：3-6.

[46] 张泽鑫，罗樱樱，刘林，等. 拉萨地区藏族成年人群糖尿病前期及糖尿病患病率初步调查分析[J]. 中国糖尿病杂志，2019，27（8）：567-571.

[47] 刘敏. 我国糖尿病地区分布及其疾病负担研究[D]. 北京：中国疾病预防控制中心，2019.

[48] 白国霞，于跃，史恒，等. 西藏居民糖尿病患病现况调查研究[J]. 世界最新医学信息文摘，2019，19（37）：271，275.

[49] 郭学龙，陈晓霞，邓辉琳. 糖尿病视网膜病变的相关危险因素分析[J]. 海南医学，2018，17（29）：2394-2396.

[50] 王虹娟，刘鑫. 2 型糖尿病视网膜病变患者凝血功能及相关危险因素的临床分析[J/CD]. 临床检验杂志（电子版），2017，6（1）：68-70.

[51] 聂玉梅，易春涛，田文栋，等. 上海某社区糖尿病视网膜病变早期筛查结果及其影响因素分析[J]. 中西医结合心脑血管病杂志，2016，14（14）：1690-1692.

[52] 陈淑惠，张敏，孟倩丽，等. 东莞市 2 型糖尿病住院患者糖尿病视网膜病变的危险因素分析[J]. 中华实验眼科杂志，2016，34（10）：947-951.

[53] 杨华，马琳，阚艳敏，等. 2 型糖尿病视网膜病变的相关危险因素分析[J]. 华西医学，2014，29（1）：64-66.

[54] 李晓玲，朱旅云. 2 型糖尿病视网膜病变的相关危险因素分析[J]. 实用糖尿病杂志，2005，1（4）：21-22.

[55] 文雯，邓莉. 2 型糖尿病住院患者糖尿病视网膜病变的相关危险因素分析[J]. 国际眼科杂志，2015，（2）：337-339.

[56] Dabla P K. Renal function in diabetic nephropathy[J]. World J Diabet，2010，1（2）：48-56.

[57] 吕正艳. 免散瞳眼底照相在健康体检中的应用价值探析[J]. 中国卫生标准管理，2019，10（7）：6-8.

[58] Wong TY，Cheung CM，Larsen M，et al. Diabetic retinopathy[J]. Nat Rev Dis Primers，2016，2：16012.

[59] Harris Nwanyanwu K，Talwar N，Gardner TW，et al. Predicting development of proliferative diabetic retinopathy[J]. Diabetes Care，2013，36（6）：1562-1568.

[60] Solomon S D，Chew E，Duh E J，et al. Diabetic retinopathy：A position statement by the american diabetes association[J]. Diabetes Care，2017，40（3）：412-418.

[61] Kilpatrick E S，Rigby A S，Atkin S L，et al. Does severe hypoglycaemia influence microvascular complications in Type 1 diabetes? An analysis of the Diabetes Control and Complications Trial database[J]. Diabet Med，2012，29（9）：1195-1198.

[62] UK Prospective Diabetes Study（UKPDS）Group. Intensive blood-glucose control with sulphonylureas or insulin compared with conventional treatment and risk of complications in patients with type 2 diabetes（UKPDS 33）[J]. Lancet，1998，352（9131）：837-853.

[63] American Diabetes Association. Standards of medical care in diabetes-2013[J]. Diabetes Care，2013，36 Suppl 1：S11-66.

[64] Stewart S，Lois N. Fenofibrate for Diabetic Retinopathy[J]. Asia-Pac J Ophthalmol（Phila），2018，7（6）：.422-426.

[65] Park YG，Roh YJ. New diagnostic and therapeutic approaches for preventing the progression of diabetic retinopathy[J]. J Diabetes Res，2016，2016：1753584.

[66] Early Treatment Diabetic Retionpathy Study research Group. Effects of aspirin treatment on diabetic tetionpathy. ETDRS report number[J]. Ophthalmology，1991，98（5 Suppl）：757-765.

[67] 何宇，杨德. 羟苯磺酸钙保护视网膜神经临床研究[J]. 中国药业，2019，28（10）：46-49.

[68] 杨丽. 羟苯磺酸钙治疗糖尿病视网膜病变效果观察[J]. 中国社区医师，2016，32（12）：76.

[69] 宋微. 眼底激光结合羟苯磺酸钙治疗糖尿病视网膜病变的临床效果观察[J]. 中国医药指南，2019，17（7）：27-28.

[70] 张艳俊. 眼底激光联合羟苯磺酸钙治疗Ⅲ～Ⅳ期糖尿病视网膜病变的临床效果观察[J]. 基层医学论坛，2018，22（22）：3191-3192.

[71] 许雅琳. 眼底激光联合雷珠单抗治疗糖尿病性视网膜病变的临床研究[J]. 中国实用医药，2019，14（11）：119-120.

[72] 刘燕霞. 眼底激光联合雷珠单抗治疗糖尿病性视网膜病变的疗效分析[J]. 甘肃科技，2018，34（22）：129-130.

[73] 李霞. 羟苯磺酸钙胶囊在糖尿病视网膜病变治疗中的应用效果观察[J]. 实用糖尿病杂志，2018，14（6）：27-28.

[74] 黄燕卿，许锻炼，蔡幼妹，等. 羟苯磺酸钙胶囊联合雷珠单抗治疗糖尿病视网膜病变黄斑水肿的临床研究[J]. 中国临床药理学杂志，2018，34（23）：2707-2710.

[75] 张卫民. 羟苯磺酸钙胶囊联合眼底激光治疗糖尿病视网膜病变的效果[J]. 中国民康医学，2018，30（24）：36-37.

[76] 胡丽丽，艾明. 抗血管内皮生长因子药物在糖尿病视网膜病变中的应用进展[J]. 医学综述，2016，22（20）：4053-4056.

[77] Arevalo J F, Maia M, Flynn H W Jr, et al. Tractional retinal detachment following intravitreal bevacizumab（Avastin）in patients with severe proliferative diabetic retinopathy[J]. Br J Ophthalmol，2008，92（2）：213-216.

[78] Staurenghi G, Tyy L, Mitchell P, et al. Efficacy and Safety of Ranibizumab 0.5mg for the Treatment of Macular Edema Resulting from Uncommon Causes：Twelve-Month Findings from PROMETHEUS[J]. Ophthalmology，2018，25（7）：1564.

[79] Karst S G, Lammer J, Mitsch C, et al. Detailed analysis of retinal morphology in patients with diabetic macular edema（DME）randomized to ranibizumab or triamcinolone treatment[J]. Graefes Arch Clin Exp Ophthalmol，2018，256（1）：49-58.

[80] 冉起，冯驰，周文娟. 康柏西普辅助玻璃体切除术治疗糖尿病视网膜病变[J]. 中国医药导刊，2016，18（7）：708-709，711.

[81] 梁道桐，陈达钻，黄立，等. 稳定控制血糖联合康柏西普玻璃体腔注射治疗增殖性糖尿病性视网膜病变临床观察[J]. 内科，2017，12（4）：458-460.

[82] 管玉颜. 玻璃体腔注射曲安奈德治疗全视网膜光凝后继发黄斑水肿的疗效观察[J]. 中国现代药物应用，2017，11（6）：114-117.

[83] 杨杰. 玻璃体腔注射不同药物联合激光治疗视网膜静脉阻塞合并黄斑水肿的疗效比较[J]. 国际眼科杂志，2017，17（10）：1912.

[84] 殷玲利，彭辉灿. 糖尿病视网膜病变的治疗进展[J]. 现代医药卫生，2017，33（1）：80-83.

[85] Park YG，Roh YJ. New Diagnostic and Therapeutic Approaches for Preventing the Progression of Diabetic Retinopathy[J]. J Diabetes Res，2016，2016：1753584.

[86] 刘平兰，张付生，唐鹏钧. 激光光凝治疗糖尿病视网膜病变后的药物干预效果观察[J]. 当代医学，2019，25（11）：122-123.

[87] 赵帅，尹妮. 激光光凝治疗糖尿病视网膜病变后的药物干预[J]. 实用医院临床杂志，2016，13（2）：117-118.

[88] 黄巧枝. 激光联合复方血栓通胶囊治疗糖尿病视网膜病变的疗效观察及护理[J]. 临床合理用药杂志，2019，12（10）：87-88.

[89] 段秀杰. 糖尿病视网膜病变的激光光凝治疗效果观察[J]. 中国医疗器械信息，2018，24（23）：102-103.

[90] 秦平平. 眼底激光联合雷珠单抗治疗糖尿病性视网膜病变的临床研究[J]. 中西医结合心血管电子杂志，2017，5（17）：6-7.

[91] 冀帅飞，宁小娜，张婕. 中性粒细胞-淋巴细胞比值在糖尿病视网膜病变诊断中的意义：Meta分析[J]. 眼科，2018，27（6）：442-446.

[92] 范文学. 眼底激光、雷珠单抗对糖尿病性视网膜病变的治疗价值观察[J]. 临床医药文献电子杂志，2018，5（93）：72-73.

[93] 马京平. 复方血栓通胶囊联合羟苯磺酸钙治疗早期糖尿病性视网膜病变[J]. 国际眼科杂志，2018，27（2）：305-308.

[94] 张琳. 糖尿病视网膜病变早期筛防的意义[J]. 中国医药指南，2019，17（2）：80.

[95] 中华医学会糖尿病学分会. 中国2型糖尿病防治指南（2017年版）[J]. 中国实用内科杂志，2018，38（4）：292-344.

[96] 马顽，于海宁，倪晓锋，等. n-3/n-6多不饱和脂肪酸对高糖损伤视网膜色素上皮细胞的影响与机制[J]. 营养学报，2016（1）：36-40，47.

[97] 丁杨，夏春爱. 糖尿病性视网膜病变的眼科护理干预[J]. 大医生，2017，（9）：143-144.

[98] 赵媛媛，白昊，谢桂军. 自我整体强化护理对糖尿病性视网膜病变患者围手术期影响研究[J]. 山西医药杂志，2018，47（6）：713-716.

[99] 钱丽珍. 293例糖尿病视网膜病变激光光凝术的综合护理及效果[J]. 皖南医学院学报，2017，36（6）：606-608.

[100] 李莎. 舒适护理对增殖期糖尿病性视网膜病变玻璃体切除术后患者遵医行为、术后并发症及血糖的影响[J]. 临床医学研究与实践，2018，（5）：179-180.

[101] 孙佳丽，杨滢瑞，成巧梅，等. 叙事护理对围术期增生性糖尿病视网膜病变患者焦虑和抑郁的干预作用[J]. 临床医学，2018，38（5）：123-125.

（王　丹　执笔，王　鑫　审订）

第六节　糖尿病足现代医学临床研究进展

提　要：本文通过对近年来文献纵横分析，糖尿病患者由于并发周围神经病变、下肢血管病变导致足部供血不足和合并感染出现足部坏死、皮肤溃疡、肢端坏疽等病变，是常见并发症和致残的主要原因。糖尿病足具有发病率高、截肢率高、难以治愈的特点，目前主要采用中西医结合，局部湿敷，改善下肢循环，修复神经，药物外敷治疗，首选胰岛素控制血糖，糖尿病饮食治疗，湿润创面和干燥创面的不同疗法的应用可提高溃疡的好转率。本文以近 5 年来对国内外糖尿病足的检查诊断、评估分级、治疗方法、溃疡面药物外敷方法进行相关综述，对糖尿病足的诊断、治疗进行分析、归纳、述评与展望，为提高糖尿病足临床疗效、降低糖尿病足截肢率提供参考。

关键词：糖尿病足，发病机制，诊断分级，治疗进展

糖尿病足（diabetic foot disease，DF）是糖尿病患者踝关节及以下部位发生周围神经病变、足部末梢血管病变合并有下肢感染、足溃疡形成和骨组织破坏[1]。糖尿病足病情严重且治疗费用较高，多数会造成患者残疾或截肢，对患者的生活质量造成极其不良的影响，所以为患者探寻最佳、安全、有效的治疗方案，是目前临床医者重点研究的问题。目前，西医治疗手段主要包括内科综合治疗、局部创面处理及外科手术或血管介入等，本文就近年来对糖尿病足溃疡的相关研究进行简要的综述。

一、流行病学形势严峻

根据中华医学会糖尿病分会 2018 年发布的中国糖尿病流行特点及变化趋势可知：中国糖尿病患病率达 10.9%，且未诊断的糖尿病比例高达 63%，糖尿病足作为糖尿病最常见、最严重的慢性并发症，患病率为 4%～10%，糖尿病足行低位截肢患者中约有 80% 是因为足部溃疡处理不当导致的，且 1 年内糖尿病新发溃疡的发生率达到 31.6%[2]。糖尿病足是糖尿病的主要慢性并发症之一，以其长病程、难治愈、高心理负担、高经济负担、高致残率、高致死率为特点，对糖尿病足患者的生活质量和生命预后带来严重威胁[3]。糖尿病足的年发病率为 2%～3%，15%～20% 的糖尿病足患者在一生中可能出现足溃疡，其中 40%～80% 的溃疡合并感染[4]。常宝成等[5]报道称，因糖尿病足造成的截肢（趾）率高达 17.3%，严重威胁着糖尿病患者的生活质量，应引起高度重视。2017 年中华医学会糖尿病学分会组织全国各省市对我国大城市 24 496 例内分泌科住院糖尿病患者的糖尿病并发症及其相关大血管疾病状况进行了回顾性分析，结果显示，糖尿病足发病率为 5%[6]。2018 年对 39 家国内三甲医院的调查显示，非创伤性截肢患者中约有 1/3 为糖尿病所致。糖尿病截肢患者合并神经病变、下肢动脉病变、肾脏病变和视网膜病变的比例分别为 50.1%、74.8%、28.4% 和 25.9%[7]。许樟荣教授[8]报道，中华医学会糖尿病学分会糖尿病足及周围血管病变学组针对中国部分省市糖尿病足临床资料和住院费用等进行比较发现，与 2014 年相比，2019 年糖尿病足患者具有高龄、男性居多、文化程度低、糖尿

病病程长、血糖控制差、心血管危险因素及糖尿病并发症多、足溃疡更严重、总截肢率更高及住院费用高等特点，但也有较为乐观的数据，即大截肢率降低、愈合率升高及住院天数缩短。

二、发病机制错综复杂

糖尿病患者下肢缺血的发展机制比较复杂，主要包括以下三个方面：

1. 神经系统病变，主要是神经营养障碍和缺血性神经炎

周围神经病变表现为浅感觉减退或丧失，周围血管病变使下肢血液循环不良、神经营养缺乏，溃疡创面不能及时愈合，代谢紊乱，免疫力下降，导致创面感染渐重，直至糖尿病足形成[9]。周围神经病变后导致神经营养作用削弱、保护性因素减少，以神经病变和血管病变为主要病理基础。神经病变是糖尿病足的常见原因，20%的患者确诊糖尿病时已伴随感觉神经病变，丧失痛觉、温度觉等保护性感觉[10]，足部多见，足底长期受压可出现骨质吸收和关节畸形。神经病变可引起足部肌群萎缩，足的保护性功能丧失，足底压力增加，导致慢性骨关节损伤，严重时足部骨骼可以出现畸形和骨折。因为远端神经损伤较重，加上足部微血管灌注减少，在多种不利因素的作用下足溃疡形成。

2. 大血管病变，主要表现是动脉闭塞

糖尿病患者下肢动脉可以出现弥漫性动脉粥样硬化，加之血管内膜在高血糖作用下严重损伤，抗凝集作用减弱，共同促进下肢动脉粥样硬化的形成和进展。动脉血管内膜粗糙和管腔狭窄，加重下肢足部血流动力学改变[11]。糖尿病患者伴发动脉病变后，足溃疡风险增加，又无自身患足疼痛感觉，直至病变发展成足溃疡[12]。

3. 患足感染使局部缺血导致坏疽

糖尿病足坏疽是在神经病变、缺血、感染三个因素共同作用下形成的。血糖升高导致糖毒性是糖尿病足最主要的危险因素。

三、诊断及分级多式多样

（一）诊断标准

（1）肢端供血不足：皮肤发凉，发绀，疼痛。
（2）肢端溃烂。
（3）有足部坏疽，并符合 0～5 级标准。
（4）踝/肱血压指数＜0.9。
（5）超声彩色多普勒检查提示血管变细。
（6）血管造影证实血管腔狭窄。
（7）周围神经传导速度减慢。

（8）X线检查提示骨质破坏，足畸形。

具备前3条任何一条并结合4～8条相关检查即可确诊[13-16]。

（二）分级标准

本病的分级标准综合相关报道主要有以下几种：

1. 美国糖尿病协会2017年糖尿病足诊断标准

推荐Wagner分级[17]，0级：无开放性病灶；1级：有浅表溃疡；2级：有深部溃疡、感染；3级：肌腱韧带有破坏，脓肿形成，无骨破坏；4级：有骨破坏，出现坏疽；5级：全足坏疽。糖尿病足从病因上可分为神经性、缺血性和混合性[18-19]。

2. 美国糖尿病足高危因素分级系统[20]

1级：存在保护性感觉缺失，可有足部的畸形；2级：下肢小血管病变，有感觉缺失；3级：有足溃疡、截肢史。

3. 糖尿病高危足的分级管理系统[21]

糖尿病高危足的分级管理系统于2016年由西雅图Boyko等研制而成，影响因素是有无神经或血管病变、足溃疡、截肢，分为0、1、2、3级，这个系统可预测发生足溃疡和截肢的可能性大小[22]。糖尿病足主要危险因素有血管病变、足畸形、保护性感觉缺失、心脏病变等，分为0～6级，共7级，0～3级是高危足分级，4～6级是足溃疡分级，主要包括餐后血糖、足畸形、足部浅感觉、踝肱指数、足溃疡、夏科足。按分级随访，评估足溃疡的风险[23]，主要有以下7个变量：HbA1c、视力减低、足溃疡史、截肢史、10g单丝不敏感、足癣、甲癣；能预测糖尿病足溃疡的发展，有风险的患者5年内糖尿病足溃疡多发[24]。

4. 澳大利亚足部风险分级系统[25]

澳大利亚足部风险分级系统共有7级，其中0～3级是高危足分级，4～6级是描述糖尿病足溃疡分级情况，主要包括糖尿病、足部畸形、踝肱指数、趾收缩压、足部感觉、足溃疡史、夏科足史。根据分级类别给出患者随访建议，并描述了1级、2级发生足溃疡的风险。

四、内科治疗综合起效

糖尿病足是在血管病变，神经病变，感染合并心、肾、脑等急慢性并发症基础上出现肢端坏疽。治疗方面主要是基础治疗和对症治疗。基础治疗包括严格控制血压、血糖、血脂及改善微循环；对症治疗是依据药敏结果合理使用抗菌药物、治疗神经病变，改善和治疗心、脑、肾并发症等。目前临床常用药物有低分子肝素、拜阿司匹林、山莨菪碱、前列腺素E、脉络宁、苦碟子、川芎嗪、血塞通等，可缓解微循环障碍。如已经合并神经病变，须适时加入甲钴胺、B族维生素等药物营养神经，延缓糖尿病血管、神经病变的发展。

1. 维生素 D

研究结果显示[26]，糖尿病足患者 25-（OH）D$_3$ 水平明显低于 2 型糖尿病未合并急慢性并发症患者，可能与糖尿病足患者容易出现骨质破坏、骨质疏松，尤其炎症反应时机体增强免疫调节，维生素 D 大量消耗有关，积极补充维生素 D 可能有利于改善糖尿病足患者炎症反应及局部创面愈合。

2. α-硫辛酸

有证据表明，高血糖及氧化应激和糖尿病并发症有着密不可分的关系。α-硫辛酸有着有效抗氧化应激的效果，同时能够在多酶复合体之中起到辅酶的作用，能够直接将活性氧与自由基清除，改善内皮功能紊乱，促进 NO 产生与抑制 MCP-1 生成，进一步使 NO 介导的血管舒张功能得到改善，故 α-硫辛酸滴注对于糖尿病足疗效明确[27]。

3. 山莨菪碱

山莨菪碱可降低全血黏度、降低纤维蛋白原水平，抑制血小板聚集，增强微血管的自律运动，扩大微血管管径，改善微循环，促进单核吞噬细胞系统吞噬功能等，对糖尿病足有明显疗效。方法：每日 0.5～1mg/kg 静脉滴注或口服。病情好转后，逐渐减量。溃疡完全愈合后，可用维持量，每日 10～30mg，以巩固疗效[28]。

五、局部创面处理日新月异

糖尿病足创面在临床上多表现为开放性创伤，伤后皮肤创面易发生迁延不愈抑或是反复感染，这不仅增加了临床治疗的难度，而且对预后和康复造成了较大影响，合理的清创方式及敷料选择、有效的辅助治疗有利于创口愈合。

1. 湿性愈合

湿性愈合可以调节创面氧张力，促进毛细血管的形成；保留创面渗出物中含有的组织蛋白溶解酶，有利于坏死组织和纤维蛋白的溶解；促进多种生长因子释放；保持创面恒温，有利于组织生长，无结痂形成，避免新生肉芽组织的再次机械性损伤；保护创面神经末梢，减轻疼痛等。基于这些理论，出现诸多方案。

2. 超声清创术[29]

借助超声清创仪进行伤口处理，原理是根据热学、机械力学机制，集成低频、高能超声波加载微射流技术，通过空化效应对生物体产生特定效应，是目前较理想的伤口处理方法，对创口较深、感染较重的创面有深入的清创疗效，清创更彻底且安全，保护了生理组织，且易于医护人员掌握，更能有效地用于临床。

3. 银离子敷料

银离子对于多种常见的病原体具有杀灭功能，是以银离子敷料广泛应用于外科感染性疾病。银离子敷料采用三酰甘油浸润的金属银聚合涂层，具有保护创面、广泛杀菌及裁剪方便的优点，且与传统敷料相比，银离子敷料具有减少伤口粘连和预防伤疤发生的作用。多项研究发现，银离子敷料的使用能促进糖尿病足患者伤口的愈合[30]。

4. 重组人碱性成纤维细胞生长因子

重组人碱性成纤维细胞生长因子（rh-bFGF）属肽类物质，有着广泛的生物学活性，对于肉芽组织的生长具有较好的促进作用，能刺激创面有关修复细胞的不断增殖，并可使炎症细胞及创缘细胞逐渐迁移至创面，最终降低了机体的炎症因子水平，从而促进创面恢复。临床研究发现，在常规治疗基础上给予 rh-bFGF 外用，对皮肤难愈伤口的疗效较好[31]。

5. 高压氧治疗

高压氧治疗可以使较为棘手的伤口加速愈合，是一种行之有效的辅助治疗方法[32]。研究发现，高压氧能提升白细胞的杀菌效果，强化吞噬细胞的吞噬病原及清除坏死组织的作用，最终强化伤口组织的抗感染能力，对 CRP 及 TNF-α 等炎症因子的水平具有较好的改善作用。

6. 封闭引流

负压治疗技术具有创造湿润环境、清除创面坏死组织和渗出物、增加局部血流量、减轻水肿、促进新生肉芽组织生长等作用[33]。

六、外科治疗因病制宜

1. 截肢手术

当糖尿病足溃疡发展到终末阶段，已经出现不可逆的肢体末端缺血性坏死，或坏死的患肢合并无法控制的严重感染，直接威胁患者的生命，或由于患者出现严重的末梢神经坏死导致肢体远端小动脉长期痉挛并继发肢体缺血性坏死时，为患者施行截肢手术是最行之有效的、可以挽救患者生命。

2. 血管腔内治疗

血管腔内治疗即介入治疗，方法主要包括经皮血管成形术（PTA）、血管内支架置入术、血管腔内硬化斑块旋切术（PAC）和准分子激光外周血管成形术（PELA）。无论采用何种手术都有再次闭塞的风险，血管介入治疗术后再狭窄仍是有待解决的问题，因此需要适当的辅助治疗来提高近期和远期通畅率[34]。

3. 外科血管重建手术

血管旁路移植术对内科治疗无效且不适宜进行介入治疗的患者，是可选择的治疗手段。主要包括人造血管或自体血管旁路术。该手术治疗对患者本身基础身体素质要求较高，需能够耐受麻醉和手术双重打击，并且保证至少有 1 条流出血管通畅。若施行自体血管旁路术，则还要求患者的大隐静脉通畅。采用自体血管行旁路手术，5 年通畅率为 63%，保肢率为 78%。而采用大隐静脉旁路治疗膝下型闭塞，1 年和 3 年的通畅率分别为 63% 和 50%，保肢率分别为 85% 和 79%[35]。

4. 介入手术联合干细胞移植术

干细胞移植术[36]的原理是应用自体骨髓干细胞和外周血干细胞进行自体移植，再生糖尿病足患者缺血患肢的血管，从而达到改善患肢血供、促进溃疡创面愈合的作用。临床有使用血管腔内治疗联合外周血干细胞移植改善糖尿病足状况的研究证明[37]，依据 PTA 术后造影将干细胞注射于缺血区，对于主干已开通的病变动脉间距 1.5～2.5cm，沿其外侧 0.5cm 多点种植，有利于其在狭窄时形成有效侧支循环，联合使用是治疗糖尿病足安全、有效的手段，对患者生存质量的改善具有重要的临床意义，但是该研究时间为 6 个月，远期疗效仍有待进一步研究。

5. 治疗性血管再生

治疗性血管再生是通过促血管生成因子的直接应用、特异性转基因治疗及细胞治疗以促进缺血组织血管再生、改善血供为目的的治疗[38]，是近几年在国际上新兴起的一项治疗糖尿病下肢动脉闭塞的技术，治疗方法主要包括蛋白治疗、转基因治疗、细胞治疗。治疗性血管再生是一个涉及多因素多环节立体调控的复杂过程，目前的研究不论是蛋白治疗还是基因或细胞治疗都尚未完善。自体外周血或骨髓干细胞治疗，已在临床研究中取得确切效果，且操作简单，不良反应少[39]。亦有越来越多的研究表明，间充质干细胞（MSC）能有效促进新血管生成，促进创面愈合，是治疗糖尿病足的新方法[40]，MSC 是属于中胚层的一类多能干细胞，存在于骨髓、脐带、胎盘、脂肪组织、牙眼、羊水等中。随着对血管生成分子机制研究的深入，人们将进一步加深对各层面多元素相互作用的理解，未来的治疗性血管再生必将是多种方法联合应用，这种联合治疗方法尚处于探索研究阶段，远期疗效仍不明确。

6. 矫正足部畸形

糖尿病足患者尤其是合并周围神经病变时，足部肌肉萎缩，趾骨的屈曲畸形和步态异常，关节畸形、胼胝体形成等，均可导致局部压力升高[41]。研究表明，足底压力的异常增高是预测足部溃疡发生的独立危险因素，其相关性高达 70%～90%；足底压力的异常增高对足溃疡预测的敏感性最高，特异度高达 69%[42]。研究表明[43]，3D 打印减压鞋垫以患者足部 CT 扫描数据及足底压力数据为导向，量身定制，足弓支撑及矫形效果确切，且减压效果确切可控，可以防止局部皮肤血流灌注改变，改善足底皮肤软组织局部血液供应，矫正足部畸形，减少保护性感觉缺失程度，预防足部受伤，这些最终都可以降低糖尿病足溃疡发生率。

七、存在问题棘手难解

糖尿病足的治疗是一项复杂的大工程，采取单一的传统治疗手段很难取得满意的疗效，应采取综合治疗策略，目前主要治疗方法有足部预防、内科综合治疗、针对血管病变治疗及其他外科治疗，其中负压创伤治疗技术、血管介入治疗和干细胞治疗等一些新治疗方案的价值尚待进一步研究。但上述方法都无法真正有效改善微循环，增加足部血运，促进周围神经功能恢复，因此足部溃疡、感染无法愈合甚至复发。

八、展望未来任重道远

　　糖尿病足是糖尿病重要的下肢血管并发症，在最近几年的指南中均强化糖尿病足管理意识，以减少截肢的发生。及时发现糖尿病足危险因素并加强糖尿病患者的教育管理，做好预防和干预措施，才能提高临床治愈率，降低截肢率。糖尿病足治疗需要多学科共同协作，未来研究方向在于在进行内科基础治疗的前提下，通过影像学等检查手段准确判断病情，在合适的时机合理应用各项治疗技术，如各种创面敷料的研发与应用、各种术式的更新与进步，特别是横向骨搬移技术，是后 Ilizarov 时代微循环重建技术的临床应用之一，是对微血管再生技术的突破，可以明显促进微循环的再生，为糖尿病足的治疗带来了新的希望[44]。2019 年美国糖尿病协会（ADA）已提出糖尿病足预防 5P 原则[45]：专科医护人员的定期随访和检查（podiatric care）；具有保护功能的舒适鞋（protective shoes）；有压力缓解作用的鞋垫，甚至个性制作鞋垫（pressure reduction）；预防性的外科矫形手术（prophylactic surgery）；患者和医务人员进行预防知识教育（preventive education）。《中国 2 型糖尿病防治指南》[46]（2017 年）认为，预防糖尿病足关键在于：定期检查糖尿病患者是否存在糖尿病足的危险因素；教育糖尿病患者及其家属和有关医务人员进行足的保护；穿着合适的鞋袜，去除和纠正容易引起溃疡的因素。糖尿病患者本人也应具备足部自我保健意识，重点做好足部日常检查、足部卫生保健、皮肤护理、趾甲护理，穿保护性舒适鞋袜。通过更合理、更有效的治疗方案，促进糖尿病足创面的愈合，保全患者的肢体，延长患者的生命。

参 考 文 献

[1] 庞国明. 糖尿病诊疗全书[M]. 北京：中国中医药出版社，2016：253-262.

[2] 杨文英. 中国糖尿病的流行特点及变化趋势[J]. 中国科学，2018，48（8）：812-819.

[3] 关小宏. 糖尿病足发展史[J]. 中华损伤与修复杂志（电子版），2011，6（4）：509-515.

[4] Societe de Pathologie Infectieuse de Langue Francaise. Management of diabetic foot infections[J]. Med Mal Infect，2017，37（1）：1-25.

[5] 常宝成，潘从清，曾淑范. 208 例糖尿病足流行病学及临床特点分析[J]. 中华糖尿病杂志，2015，13（2）：129-130.

[6] 中华医学会糖尿病学分会. 中国糖尿病指南[M]. 北京：北京大学医学出版社，2018：3-4.

[7] 王爱红，许樟荣，纪立农，等. 糖尿病截肢的临床特点[J]. 中华医学杂志，2018，92（4）：224-227.

[8] 许樟荣. 糖尿病足病的诊治与预防[J]. 中华损伤与修复杂志（电子版），2019，（2）：4-8.

[9] 罗永斌，赖卉. 浅析糖尿病足诊疗[J]. 航空航天医学杂志，2017，28（12）：1504-1507.

[10] Cole B E. Diabetic peripheral neumpalhic pain：recognition and management[J]. Pain Med，2017，8（Suppl 2）：27-32.

[11] Vinik A，Nemme R M. Diabet and macrovascular disease[J]. Diabets Complicat，2018，16（3）：235-245.

[12] 宋卫东，侯念宗. 糖尿病性周围神经病变与糖尿病足[J]. 国际骨科学杂志，2017，32（3）：180-181.

[13] Feng Y，Schlosser F J，Sumpio B E. The Semmes Weinstein monofilament examination as a screening tool for diabetic peripheral neuropathy[J]. J Vasc Surg，2016，50（3）：675-682.

[14] Sun J H，Cheng B K，Zheng Y P，et al. Changes in the thickness and stiffness of plantar soft tissues in people with diabetic peripheral neuropathy[J]. Arch Phys Med Rehabi1，2017，92（9）：1484-1489.

[15] Tavakoli M，Quattrini C，Abbott C，et al. Corneal confocal microscopy；a novel noninvasive test to diagnose and stratify the severity of human diabetic neuropathy[J]. Diabetes Care，2016，33（8）：1792-1797.

[16] Boul G，Ng H E，Kenny G P，et al. Effects of exercise on glycemic control and body mass in type 2 diabetes mellitus：a meta-analysis of controlled clinical trials[J]. JAMA，2017，286：1218-1227.

[17] 李冬梅. 综合治疗糖尿病足病变疗效观察[J]. 中国医疗前沿，2017，4（12）：18.

[18] Boulton A J M. Foot problems in patients with diabetes mellitus[M]. PICKUP J，WILLIAMS G. Textbook of Diabetes. 2th ed. London：Blackwell，2017：58.

[19] 马婧，冉兴无. 糖尿病足的规范化诊断与治疗[J]. 中华内科杂志，2016，55（8）：648-650.

[20] Boulton A J，Armstrong D G，Albert S F，et al. Comprehensive foot examination and risk assessment：a report of the task force of the foot care interest group of the American Diabetes Association，with endorsement by the American Association of Clinical Endocrinologists [J]. Diabetes Care，2018，31：1679-1685.

[21] Apelqvist J，Bakker K，Van Houtum W H，et al. International consensus and practical guidelines on the management and the prevention of the diabetic foot：international working group on the diabetic foot[J]. Diabete Metab Res Rev，2017，16（Suppl）：84-92.

[22] Peters E J，Lavery L A. Effectiveness of the diabetic foot risk classification system of the International Working Group on the Diabetic Foot[J]. Diabetes Care，2017，24（8）：1442-1447.

[23] Australian Government Department of Health. High Risk Foot Model of Care. Website：Health Networks[M]. Western Australia：Commonwealth of Australia，2016.

[24] Boyko E J，Ahroni J H，Cohen V，et al. Prediction of diabetic foot ulcer occurrence using commonly available clinical information：the seattle diabetic foot study[J]. Diabetes Care，2016，29：1202-1207.

[25] Kishore S，Upadhyay A D，Jyotsna V P. Categories of foot at risk in patients of diabetes at a tertiary care center：insights into need for foot care[J]. Indian J Endocrinol Metab，2016，19（3）：405-410.

[26] 程俊文，权金星，何军儒，等. 维生素 D 治疗糖尿病足的效果评价[J]. 甘肃医药，2018，37（9）：797-799.

[27] 陈海燕. α-硫辛酸对糖尿病足病患实施治疗的临床治疗效果分析[J]. 实用糖尿病杂志，2018，14（5）：39-40.

[28] 张培华. 临床血管外科学[M]. 沈阳：辽宁科学技术出版社，2017：226-507.

[29] 唐晓明，孙昭平，李学川. 超声清创对慢性难愈性创面愈合的影响[J]. 全科医学临床与教育，2016，14（5）：577-578.

[30] 刘建芝. 银离子敷料联合小牛血清去蛋白注射液对糖尿病足患者溃疡愈合的影响[J]. 首都食品与医药，2019，26（12）：64-66.

[31] 常和平，李旭，王伟，等. 高压氧联合重组人碱性成纤维细胞生长因子治疗皮肤难愈伤口疗效及机制研究[J]. 中国药业. 2018，（2）：34-36.

[32] 杨智玲，吴应玲，莫海兰，等. 高压氧的应用进展[J]. 现代生物医学进展，2017，14（25）：4994-4996.

[33] 马书平，马立人，李亚飞，等. 超声清创术联合中药灌洗负压技术治疗湿热型糖尿病足创面的临床观察[J]. 中国中医药现代远程教育，2019，17（10）：107-110.

[34] 张扬，翟仁友. 糖尿病足下肢动脉病变的影像学诊断与介入治疗研究进展[J]. 中华介入放射学电子杂志，2016，4（4）：238-242.

[35] 李俊霞，温玉梅，刘晓宇，等. 糖尿病足的治疗进展[J]. 内蒙古医学杂志，2018，50（9）：1043-1044.

[36] 谷涌泉. 下肢动脉硬化闭塞症的外科治疗[J]. 中国血管外科杂志，2018，6（2）：65-67.

[37] 赵正平. 血管腔内治疗联合外周血干细胞移植治疗糖尿病足的临床疗效分析[J]. 全科护理，2019，17（20）：2514-2517.

[38] 王冬，叶星沈. 缺血性疾病与治疗性血管再生[J]. 基础医学与临床，2017，（3）：245-251.

[39] 张新炎，王鹏，蹇兆成，等. 血管腔内联合介入治疗糖尿病足性血管病变[J]. 当代医学，2018，16（23）：416-417.

[40] 刘群，王志文，吕枭锐，朱凌燕. 间充质干细胞治疗糖尿病足病的研究进展[J]. 重庆医科大学学报，2018，12（6）：58-59.

[41] 陈凯，于涛，李兵，等. 2 型糖尿患者足底压力分布特点[J]. 同济大学学报（医学版），2017，38（5）：52-57.

[42] Pham H，Armstrong D G，Harvey C，et al. Screening techniques to identify people at high risk for diabetic foot ulceration：a prospective muhicenter trial[J]. Diabetes Care，2018，23（5）：606-611.

[43] 陈薇薇，张国锋，陈育宏，等. 3D 打印减压鞋垫在糖尿病足防治中的临床应用[J]. 同济大学学报（医学版），2018，39（6）：76-81.

[44] 周志强，雷玲. 糖尿病足研究进展[J]. 世界临床药物，2015，36（9）：645-648.

[45] 美国糖尿病协会. 第 59 届美国糖尿病协会（ADA）年会会议纪要[J]. 中国糖尿病杂志，2019，7（5）：313-316.

[46] 中华医学会糖尿病学分会. 中国 2 型糖尿病防治指南（2017 年版）[J]. 中华糖尿病杂志，2018，6（7）：447-498.

（王志强　执笔，范志刚　审订）

第七节　糖尿病性心脏病现代医学临床研究进展

提　要：糖尿病性心脏病是糖尿病患者的主要死亡原因之一，早期诊断及临床干预可减少糖尿病性心脏病患者的死亡率，主要包括糖尿病性冠心病及心肌病，目前对其研究在流行病学、病理机制、诊断、治疗方面逐渐深入，全面了解和把握其研究进展对于科研、临床技术提高将起到积极的推动作用，现就以上几个方面进行综述。

关键词：2 型糖尿病，冠心病，心肌病

40 年来随着我国人口老龄化与生活方式的变化，糖尿病从少见病变成一个流行病，糖尿病患病率从 1980 年的 0.67% 飙升至 2013 年的 10.4%[1-2]，其中与非糖尿病人群相比，糖尿病患者发生心血管疾病的风险增加 2～4 倍[3]，是其主要死亡原因，占比 70%～80%[4]，严重威胁广大患者的生命健康，已经成为我国糖尿病致残率和致死率最高、危害最大的慢性并发症，但早期预防、早期发现、早期诊治，可逆转、修复损伤的心肌组织，有效控制病情的发生和发展，因此本文将从糖尿病性心脏病（diabetic cardiopathy，DC）的流行病学、发病机制、诊断治疗等方面进行综述，以期为本病的进一步深入研究挖掘新的切入点。

糖尿病性心脏病是指因糖尿病患者糖、脂肪等代谢紊乱所引起的广泛心肌和中、小、微血管病变[5]，首于 1979 年由 Ledet 提出，包括其病理以心内膜病变为主，除可有冠状动脉粥样硬化及心肌供血不足、氧耗量增加或坏死之外[6]，还可有心脏自主神经纤维减少，局部呈棱状和球状增厚等异常改变[7]。其表现为冠状动脉粥样硬化性心脏病、糖尿病性心肌病、微血管病变和自主神经功能紊乱所致的心律失常等，其中心肌细胞肥大、心肌灶性坏死及纤维化、心肌血管壁增厚是糖尿病性心肌病变的主要特征[8]，这几种病变常共同存在，互为因果，相互促进，形成恶性循环，其特点为发病年龄轻、发展快、患病率与病死率高，极易发生心力衰竭和猝死，是糖尿病多种并发症中危害生命最严重的一种[9]。

一、流行病学研究

随着社会的发展，糖尿病患病率显著增加，已成为影响人类健康的流行性疾病。据国际糖尿病联盟研究项目指出，2017 年全球约有 4.51 亿人口患有糖尿病，预计到 2045 年世界各地将有 6.93 亿人口患有糖尿病[10]，而糖尿病是心、脑血管疾患的独立危险因素，与非糖尿病人群相比，糖尿病患者发生心血管疾病的风险增加 2～4 倍。FPG、2hPG 升高，即使未达到糖尿病诊断标准，心血管疾病发生风险也显著增加[3, 11-12]。另外，无糖尿病迹象的糖耐量异常组患者中心脏病的患病率与病死率也明显高于非糖尿病者，尤以女性为多，约 4 倍于糖耐量正常者，在男性约为 2 倍[13]，其中冠心病是糖尿病最常见的心脏伴发症，在我国糖尿病住院患者中，同时患有冠心病的占到 30%～38%。对该人群进一步调查显示，糖尿病患者患冠心病的概率是同年龄、同性别的非糖尿病患者的 4 倍，死亡率为 5～6 倍。其中，急性心肌梗死在糖尿病患者中的发生率大大增加，相比非糖尿病人群，男性高出 1.5 倍，女性高出 3.5 倍，由于近一半的患者发病时多表现为无痛性心肌梗死，故病死率高达 26%～58%。此外，大多数糖尿病患者伴有心脏自律神经功能异常，有 20%～40% 的患者同时患有高血压，发生心力衰竭的可能性为非糖尿病患者的 2～4 倍（男性）和 4～8 倍（女性）[14-15]。另有研究发现，糖尿病患者伴发自主神经病变组发生舒张功能不全者高达 59%，而无自主神经病变组仅为 8%，且伴随着自主神经病变的进展，糖尿病患者的存活率由 85% 降至 44%[16]。吴海燕等[17]在对 186 名小样本糖尿病性心脏病的临床

分析中发现，高血压占 91.40%，心肌梗死占 22.04%，心律失常占 48.92%，心脏扩大占 31.18%，41 例心肌梗死中，有心绞痛病史者占 65.85%，无痛性心肌梗死占 34.15%，心源性猝死占 3.76%。

二、发病机制研究

糖尿病性心脏病发病机制复杂，在高血糖、高血脂、缺血缺氧等多种应激因素作用下，目前认为主要通过氧化应激反应及线粒体异常、炎症反应、内质网应激、钙稳态的破坏、肾素-血管紧张素-醛固酮系统功能异常等多种途径对心肌、血管内皮、自主神经等产生损害。

（一）糖尿病性冠状动脉粥样硬化机制研究

糖尿病患者冠状动脉疾病患病率更高，冠状动脉病变程度更为严重，病变支数更多，且多因素回归分析显示糖尿病是冠心病的最强独立危险因素（OR=2.127）[18]，其发病机制主要与高糖毒性与脂毒性等代谢紊乱促进粥样硬化发展有关。国内外相关研究发现，HbA1c 平均为 7.4% 者与 5.9% 者相比，发生心血管疾病的危险性明显增加。同样刘明泽发现 2 型糖尿病患者 HbA1c 每升高 1%，其并发冠状动脉性心脏病（CHD）的 OR 为 1.173（95%CI：1.010～1.363），且在控制其他混杂因素后，2 型糖尿病患者 LDL-C 每升高 1mmol/L，其并发 CHD 的 OR 为 2.646（95%CI：1.513～4.627）；而 HDL-C 每升高 1mmol/L，其并发 CHD 的 OR 为 0.103（95%CI：0.017～0.628）[19-20]。另外有研究显示 2 型糖尿病并发 CHD 患者血浆光抑素 C（Cys-C）浓度显著升高，是 2 型糖尿病并发 CHD 的独立危险因素，且与 FPG、Apoa、高敏 C-反应蛋白呈正相关[21]，说明强化血糖[22]、调脂、降低光抑素水平等调控代谢紊乱是延缓 CHD 发生的重要环节。其作用机制具体表现在高血糖、光抑素 C、脂质、同型半胱氨酸等多种代谢产物通过 CYP2E1 使 ROS 的生成增加等各种渠道促进氧化应激反应，加重血管内皮功能受损及凋亡，加剧冠状动脉狭窄和组织血液供应不足，致动脉粥样硬化作用增强。其次，糖尿病和心血管疾病存在共同的病理生理过程，如胰岛素抵抗（IR），IR 是促进冠状动脉粥样硬化进程中血脂代谢紊乱的重要因素，而且会使无氧酵解增强，局部免疫炎性反应增强，正如林转娣研究发现的 CHD 存在较严重的血脂代谢紊乱、炎症反应和胰岛素抵抗水平，程度与冠状动脉病变程度相关[23-28]。

总而言之，糖尿病致动脉粥样硬化的机制是多个病理生理过程，多种代谢异常的聚集：高血糖、胰岛素缺乏或作用受损、血脂异常、高血压、肥胖、血管活性激素、细胞因子、生长因子。（包括 AT Ⅱ、TNF-α、VEGF 等），而诱导的内皮功能障碍，动脉粥样硬化[29]的复杂过程。

（二）糖尿病性心肌病机制研究

1972 年，Rubler 等首次提出糖尿病性心肌病（diabeticcardiomyopathy，DCM）的概念，是指糖尿病患者发生的特异性心肌结构与功能的异常，且不并存在冠状动脉疾病或高血压等心血管疾病，其发病机制复杂，包括 RAAS 系统的激活、钙离子交换障碍及糖毒等过程，进而致使心肌巨噬细胞浸润等炎症细胞浸润、心肌细胞肥大、心肌纤维化、心肌细胞氧化损伤、心肌细胞凋亡等一系列改变，其特征为早期舒张功能障碍，而早期舒张功能障碍的特征为左心室硬度增加及舒张时期延长，并最终出现收缩功能障碍甚至心力衰竭表现[30-32]。DCM 发病机制复杂，主要包括心脏脂肪酸代谢异常、胰岛素抵抗、氧化应激、炎症反应、钙稳态失衡、自噬等。

1. 脂代谢

心脏脂肪酸代谢异常的糖尿病患者中肝细胞脂肪合成的增加和脂肪细胞脂肪分解的增加使循环中脂肪酸和三酰甘油的水平增加。在脂代谢过程中脂蛋白脂酶（LPL）是水解血浆中富含三酰甘油脂蛋白的关键酶，糖尿病早期机体葡萄糖利用不足、糖耐量降低，LPL 水解三酰甘油生成游离脂肪酸（FFA），是心肌能量的主要来源，胰岛素可以介导脂肪酸进入心肌细胞。高胰岛素血症和高脂血症可以使脂肪酸进入心肌细胞增多。糖尿病中期，心肌细胞启动 AMPK-p38MAPK/Hsp25-HPA-Notch 信号通路，进一步促进 FFA 生成，为心肌供能。糖尿病晚期，过多 FFA 启动一系列机制诱导胰岛 B 细胞凋亡，使细胞内产生 ROS 增多，通过促进缺氧诱导因子 1α（HIF-1α）合成上调血管生成素样蛋白 4（Angptl4）表达，降低 LPL 活性，从而破坏心肌脂代谢稳态，使心肌出现严重的脂质蓄积，进而诱发糖尿病性心脏病[33-36]。另外，脂肪酸代谢异常通过减弱心肌细胞膜上 ATP 酶的活性降低心肌细胞的钙处理能力，减弱肌质网钙摄取能力和其他的钙交换活动，如钠-钙交换，肌浆网摄取 Ca^{2+} 的能力下降，从而导致胞质内 Ca^{2+} 超载，直接导致心肌细胞钙稳态紊乱从而造成心脏功能异常，引起心肌损伤[37]。有研究发现，在心力衰竭家兔的心室肌细胞中有大量的脂质堆积，胞内 Ca^{2+} 泵表达水平、活性受到影响，进一步导致心脏舒缩功能障碍[38]，提示心脏的舒缩功能与脂肪酸代谢异常引起的 Ca^{2+} 水平亦紧密相关。最后，在糖尿病患者体内，有害代谢副产物 ROS 会随着脂肪酸 β 氧化的增加而增加，进而介导氧化应激反应，同时通过 DsbA-L 及 KDEL 通路引起内质网（ER）应激，后者则与心脏重构的发生与细胞凋亡密不可分[39-40]。

2. 炎症反应

越来越多的研究证实，心肌慢性炎症状态与 DCM 相关，并通过多种炎性介质促进 DCM 的发生发展。杨开雯在探讨微小 RNA-146（miR-146）在 DCM 发病机制中的作用发现，miR-146 可能通过调节 IL-1 受体相关激酶 1（IRAK1）介导的炎症反应参与糖尿病心肌损伤的发生发展，其中在 2 型糖尿病中 miR-146 被认为是炎症反应的血清标志物，而后者是促炎症因子，也是 TLR/IL1R 炎症信号通路的主要介质，参与 IL-1 诱导的 NF-κB 上调调控通路[41-42]。另外，炎症小体在机体炎症反应中同样具有重要作用。王毅[43]研究发现，左室射血分数（LVEF）、NLRP3 炎性小体和 IL-1β 为影响 2 型糖尿病性心脏病患者 6 个月内再入院的独立因素。NLRP3 与类胰蛋白酶，一种与组织纤维化的重要参与蛋白呈正相关，两外在糖尿病状态下，ROS 可能通过 NF-κB 及 TXNIP 促进 NLRP3 炎症小体激活，通过促进心肌炎症反应、心肌细胞凋亡及心肌间质纤维化等促进了 DCM 的发生及发展，而 NLRP3 基因沉默能显著改善实验性 DCM 模型的左心室重构及功能[44]。

3. 氧化应激

活性氧类的生成增加被认为是导致糖尿病性心血管疾病的核心机制。氧化应激可通过直接或间接激活 NF-κB、p38 促分裂原活化的蛋白激酶、PKC、肾素-血管紧张素-醛固酮系统等路径，引起炎症、内皮细胞功能障碍、动脉粥样硬化、心肌细胞肥大、凋亡和心肌纤维化，导致严重的心脏功能障碍[45]。其中 RhoA/ROCK 信号通路与氧化应激密切相关，高糖状态下，大鼠心肌细胞中诱导型一氧化氮合酶（iNOS）通过提高胞内一氧化氮（NO）水平导致 ROS 水平增加，损伤脂质膜、DNA、蛋白质的结构与功能，造成心室肥厚、纤维化及功能下降，而 RhoA/ROCK 信号通路活化并激活 PKCβ2，后者调控 iNOS 表达，iNOS 正反馈激活 RhoA/ROCK 信号通路，三者形成正反馈环路，阻断任一环节均能改善糖尿病大鼠心脏功能[46-47]，同时在高血糖作用下，可以通过 PKCβ/NF-κB 信号通路，增加 TNF-α 的 mRNA 表达，从而加重糖尿病炎症状态，而 NF-κB 活化过程的介质和产物（如 TGF-β 等）能够引起炎症、内皮细胞功能失调、纤维化、心肌肥厚及凋亡等，可能造成糖尿病心房肌细胞肥大、心房肌纤维化等心房结构重构[48-49]。另外，在高糖刺激下晚期糖基化终末产物（AGE/RAGE）蓄积，并与细胞膜上的 AGE 受体（RAGE）结合后，激活细胞增殖与炎症相关通路、细胞凋亡通路，刺激内皮素的形成，导致细胞外基质扩张、血管基底膜增厚，并发多种糖尿病微血管病变[50]。最后，在氧化应激作用下将导致细胞线粒体外膜电位的改变及通透性的增加，引发 Caspases 级联通路逐一被激活，引起 Caspase-3、Caspase-9 等细胞凋亡因子的产生，诱导心肌细胞凋亡的发生[51]。

4. 胰岛素抵抗

胰岛素信号传导降低或胰岛素抵抗既是糖尿病的标志，又是葡萄糖转运的降低导致脂毒性和钙信号受损的标志，与左心室肥大或心力衰竭危险度增加有关，其主要受脂质激酶磷酸肌醇 3-激酶（PI3K）途径的调节，这一信号通路涉及心肌代谢不平衡、收缩力下降、肥大和炎症[52]。

在胰岛素抵抗或高胰岛素血症状态下，激活的 RAAS 系统在代谢性心肌病发展中具有重要作用，血管紧张素 Ⅱ 和醛固酮均通过烟酰胺腺嘌呤二核苷酸磷酸还原形式（NADPH）、氧化酶的反式激活和 ROS 的产生引起显著的胞质氧化应激，进而导致心肌细胞损伤，如钙超载、细胞凋亡和纤维化。另外，自噬在维持细胞稳态方面发挥重要作用，胰岛素抵抗和高胰岛素血症小鼠的肝脏自噬受到抑制，而反之心脏自噬减少是延缓糖尿病小鼠心脏损伤的适应性反应[53-54]。另有研究发现，线粒体功能异常、瘦素、叉形头转录因子等多种因素参与了糖尿病性心肌病的形成[55-56]。

在糖尿病的发展过程中，DCM 作为糖尿病的一种独立的并发症，其形成机制复杂，各种机制之间相互作用，共同促进了糖尿病患者的心肌细胞凋亡、电活动紊乱、心肌重塑、心肌间质纤维化、心脏收缩及舒张功能障碍，逐步发展为心力衰竭。

（三）糖尿病性心脏自主神经病变机制研究

糖尿病性心脏自主神经病变（CNA）是最为隐蔽和严重的并发症之一，临床表现多样，包括窦性心动过速、运动耐受性差、无痛性心肌缺血和心肌梗死等。其引起的无痛性心肌梗死可致严重心律失常、心源性猝死而威胁患者生命。由于其诊断方法冗杂，研究结果差异较大，达 1%～90%，但普遍认为 1/3 的糖尿病患者并发 CNA，且随病程的延长其发病率呈增加趋势[57-58]。发病危险因素包括糖尿病病程、患者年龄等，强调早期强化血糖、血压、血脂控制可延缓 CNA 的发生发展[59]。通常认为主要发生机制为[60-61]血糖增高引起糖代谢旁路激活，伴随着神经内小动脉硬化及糖基化，从而引起神经轴索变性、神经纤维脱髓鞘，最终导致自主神经病变的结果，同时血流动力学异常、糖尿病性心肌损害、儿茶酚胺等血管活性物质均可导致心律失常的发生，病变早期多以迷走神经损伤为主，后期迷走、交感神经均受累。

综上所述，糖尿病引起的冠心病主要机制是多个病理生理过程的联合，多种代谢异常的聚集：高血糖、胰岛素缺乏或作用受损、血脂异常、高血压、肥胖、血管活性激素、细胞因子、生长因子（包括 AT II、TNF-α、VEGF）等，而诱导的内皮功能障碍，动脉粥样硬化；而糖尿病性心肌病的发病机制复杂，主要包括心脏脂肪酸代谢异常、胰岛素抵抗、氧化应激、炎症反应、钙稳态失衡、自噬等；糖尿病性心脏自主神经病变则参与两者病变过程中。

三、糖尿病性心脏病的诊断进展

（一）糖尿病性冠心病

冠状动脉性心脏病（CHD）[62-66]有糖尿病病史者，结合心血管病变的病史、症状、体征及辅助检查诊断糖尿病性心脏病并不难，如病史中曾出现心绞痛、心肌梗死或心力衰竭者，心电图、超声心动图、单光子发射计算机断层（SPECT）等有相应的心肌缺血或梗死的表现，冠状动脉造影可显示血管病变部位、范围、程度；^{201}T1-心肌显像或兼做负荷试验，缺血区可见明显的缺损；血管内超声检查有管腔狭窄≥50%者，可诊断为糖尿病性冠心病。其中辅助检查中心脏磁共振检查在糖尿病合并心肌缺血及梗死诊断和鉴别诊断中可以发挥重要作用，目前巨噬细胞迁移抑制因子、三酰甘油葡萄糖指数等一些新的生物学标志物对于筛选和早期诊断 T2DM 患者冠状动脉疾病意义重大，但仍需大量临床干预及试验验证。最后值得注意的是，由于心脏神经功能障碍，无症状心肌缺血甚至无痛性心肌梗死在患冠心病的糖尿病患者中广泛存在，因此极易漏诊、误诊，得不到及时的诊断和治疗。

（二）糖尿病性心肌病

糖尿病性心肌病（DCM）的诊断[67-74]是依据糖尿病患者的症状、体征，结合实验室检查，在排除了冠心病、高血压性心脏病、心脏瓣膜病等心脏病而做出的。长期糖尿病病史，通常超过 5 年；心脏病的症状，包括劳力性呼吸困难、心悸、胸闷、胸痛等；可发现心脏病的体征，包括心律失常、心脏扩大等，辅助检查可发现心功能异常，如舒张期延长、射血分数降低、左心室肥大、室间隔增厚等；血浆 B 型尿钠肽升高。另外，根据心脏结构的变化和心功能状态，将 DCM 分为三期：①出现心脏结构变化，但无舒张功能改变，左心室射血分数（EF 值）正常，处于亚临床状态；②心脏结构变化加重，出现心室肥厚，心肌纤维化，心脏功能方面出现心室舒张功能下降，逐渐出现收缩功能异常，EF<50%；③心脏结构变化进一步加重，出现心脏微血管改变，心室肥厚及心肌纤维化进一步加重，出现全心舒张、收缩障碍。下列辅助检查

可用于 DCM 的辅助诊断：超声心动图是目前临床首选的辅助诊断手段，能直观提示 DCM 心脏舒张及收缩功能的异常程度，观察到早期左心室肥厚的改变，其中超声斑点追踪技术频帧高，不容易受到心脏牵拉、摆动影响，并且对角度没有任何的依赖性，但对心内膜描绘不精确，测量易受操作经验影响，重复性相对较差，导致测定值偏小，但 SPECT 心肌灌注显像通过心电图门控，可以准确反映心室腔大小、心动周期各时相心室血容量的变化和室壁各部位的运动情况，并能够提供各种心功能指标；另外还有正电子发射断层成像术（PET）能将灌注显像与葡萄糖代谢显像结合分析，可发现心肌微循环障碍及代谢异常，$T2^*$mapping 技术可用于定量评价糖尿病患者左心室心肌改变，心导管技术、多普勒导丝、微循环阻力指数有创检查及激活素 A、心肌营养素（CT-1）、胰岛素样生长因子结合蛋白（IGFBP）7、血清维生素 D、血清肌钙蛋白 I、N 末端 B 型尿钠肽前体等生物标志物可为 DCM 诊断提供依据。

（三）糖尿病性心脏自主神经病变

糖尿病性心脏自主神经病变（CAN）[75-78]临床诊断包括已确诊糖尿病，静息时心率超过 90 次/分，或心率快而不稳定，不易受各种条件反射的影响；深呼吸时或立卧位时心率差小于 10 次/分；发现直立性低血压；发生无痛性心肌梗死；伴有其他自主神经受损的表现，如面部和上肢多汗、厌食、腹胀、尿潴留或尿失禁等。因自主神经损伤与主要心血管事件及猝死发生密切相关，CAN 的早期筛查与诊断，并予及时的防治手段至关重要，其中动脉动态心电图，特别是心率变异性（HRV）、空间 QRS-T 夹角、QT 间期、QTC 间期等心电图异常参数可不受患者配合情况的影响，更为客观和便捷，同时可以实现该类患者早诊断。另外，洪燕玲等对进行平板运动负荷试验的 2 型糖尿病患者运动前、中、后各时段心率（HR）进行分析，认为 CAN 可通过平板运动试验过程心率的反应监测早期诊断，有助于早期干预，预测心血管事件的发生率和死亡率。总而言之，该病临床表现隐匿，缺乏特异性，易被其他并发症的表现所掩盖，需一系列的心脏自主神经功能试验来辅助诊断。

由此可知，除了常规诊断项目以外，更进一步的诊断手段如在冠心病方面 T1-心肌显像、巨噬细胞迁移抑制因子、三酰甘油葡萄糖指数等一些新的生物学标志物对于筛选和早期诊断 T2DM 患者冠状动脉疾病意义重大，但仍需大量临床干预及试验验证；在心肌病方面 SPECT 心肌灌注显像、PET 能将灌注显像与葡萄糖代谢显像结合分析，$T2^*$mapping 技术等可为 DCM 诊断提供依据。另外，在自主神经病变诊断方面的技术也有利于糖尿病性心脏病的诊断。

四、糖尿病性心脏病的治疗进展

（一）生活方式干预

生活方式干预措施如戒烟、限酒、控制盐摄入、合理优化饮食、适量运动。研究发现，间歇式有氧运动能够增加患者血流量，促进肌肉对血糖的摄取和利用，从而降低血糖水平；且运动能够促进细胞对胰岛素的敏感性，从而促进患者正常的血糖代谢，降低血糖水平，而进一步联合胰岛素治疗 2 型糖尿病合并冠心病可能通过抑制血管内皮的炎症反应，降低人趋化因子水平，有效减少心脏自主神经的损伤，改善心率变异性（HRV），其中 CX3CL1 是一种广泛参与体内免疫反应的炎性介质，其基因的大量表达能够促进动脉粥样硬化的形成[79-82]。而且运动可通过影响促肾上腺皮质激素释放因子受体 2 抑制 TGF-β1 和结缔组织生长因子表达显著抑制糖尿病大鼠心脏功能障碍、心肌纤维化和炎症，具有逆转心室重塑，抑制心肌肥大，降低胶原蛋白含量的作用，从而保护心脏功能[83]。

（二）药物治疗

1. 降糖药物

良好的血糖控制可以减少主要心血管事件的风险，HbA1c 每升高 1%，心血管死亡率增加 11%。降糖药物包括双胍类、α-葡萄糖苷酶抑制剂、胰岛素增敏剂、磺脲类药物及胰岛素等。格列酮类药物可拮抗胰岛素抵抗，使高胰岛素血症诱导的 ET-1 生成减少，进而增强胰岛素介导的血管舒张反应。另外，格列酮类药物可拮抗血管紧张素激活，从而阻遏因急性心肌梗死所致的心室重构，其次能调节心肌代谢，改善心脏功能。同样，诸多研究亦证实格列酮联合硝苯地平缓释片、硫辛酸、甲钴胺等药物均可改善胰岛 B 细胞功能、血管内皮功能，改善心脏自主神经功能，增强心脏射血能力，提高心功能[84-86]。二甲双胍可增加机体对胰岛素的敏感性，加强组织对葡萄糖的利用，减轻糖尿病大鼠心肌损伤程度及超微结构改变，对心肌起到一定程度的保护作用，早期应用可延缓糖尿病性心肌病变的发生。有研究进一步发现，二甲双胍联合参芪注射液治疗糖尿病性心脏病的疗效显著，可以减少耐药性和不良反应的发生[87-88]。另外，肠促胰素类药物包括 GLP-1R 激动剂和 DPP-4 抑制剂，可以通过减少炎性反应、增加胰岛素敏感性、增加冠脉血流、抑制 RAAS 系统激活等途径调节心肌收缩力和心律，抑制心肌梗死后心室重塑并对心肌缺血再灌注损伤有保护作用，并降低心力衰竭发生率[89]。钠-葡萄糖转运蛋白 2 抑制剂（SGLT-2i）是一类全新的口服降糖药物，现有证据表明恩格列净和坎格列净对 T2DM 患者主要心血管终点获益显著，且 SGLT-2i 减少心力衰竭发作的作用在所有降糖药物中独占鳌头，但具体机制尚不明确[90]。

2. 他汀类药物

他汀类药物治疗主要是通过对敏感通路的反向靶向机制作用，刺激糖尿病血管的修复，从而有效降低与心力衰竭相关的炎症因子水平，缓解患者的心功能不全表现。研究证明长期的阿托伐他汀治疗可通过降低热休克蛋白有效改善机体的左心室舒张功能及心肌纤维功能，且加倍剂量效果更佳[91-92]。一方面，辛伐他汀可抑制内质网应激和炎症反应、抑制 NF-κB 炎症信号通路进而干预高糖引起的炎症反应，对心肌起到保护作用；另一方面亦可能通过调控 p53 介导的细胞凋亡通路相关蛋白的表达，改善心肌结构异常和心肌细胞凋亡[93-94]。

3. RAAS 阻断剂

RAAS 过度激活可促进心肌胰岛素抵抗、氧化应激及心肌重构。缬沙坦除了抑制 RAAS 外，还可能通过抑制盐皮质激素受体的表达、抑制心肌细胞凋亡等多种途径改善心室重构；贝那普利能阻止血管紧张素 I 生成血管紧张素 II，具有扩张血管的效果，且能逆转左心室肥厚，减轻心室重构，两者联合螺内酯后，干预作用优于单一用药，且该种心脏保护作用不依赖于血糖水平的降低[95-96]；另外，坎地沙坦酯联合二甲双胍治疗糖尿病性心肌病效果显著，可有效控制血糖，减轻心室负荷，抑制心脏重构，改善患者预后[97]。

4. β 受体阻断剂

在糖尿病大鼠心肌细胞中，β 受体阻断剂可以减少 ECM，逆转心肌重构。β 受体阻断剂可以改善心室功能，减少住院率，增加生存率。β 受体阻断剂除非存在禁忌，应该在所有存在心衰证据的糖尿病患者中使用。

5. 其他

α-硫辛酸可下调急性冠状动脉综合征合并 2 型糖尿病的患者急性期的氧化损伤，改善胰岛素抵抗水平（HOMA-IR），减轻心肌损伤，保护心功能，而 α-硫辛酸是否通过改善冠状动脉微循环来改善心肌功能，目前尚未证实[98]。而尼可地尔可调节 2 型糖尿病微血管性心绞痛合并冠状动脉慢血流患者血管内皮功能，改善心脏微循环，减少冠状动脉慢血流，增加心肌有效灌注，并在一定程度上缓解糖尿病性心肌病大鼠的心室重构及心功能减退[99-100]。另外，白藜芦醇、表没食子儿茶素没食子酸酯、茶多酚、丹酚酸 B 等一些植物提取物可分别通过抑制 ASMase-ceramide 通路、调控 TGF-β1/Smad3 信号通路介导的氧化应激、调节与自噬相关的 β-cetenin/TCF4/GSK-3β 和 MTOR 通路、上调 PPARα 表达等途径对糖尿病大鼠心脏实现保护作用，虽具体机制尚不明确，但可以作为治疗糖尿病性心肌病的潜在治疗方法[101-103]。

总之，糖尿病性心脏病的治疗除了生活方式干预以外，药物治疗方面降糖药物除了常规药物 SGLT-2i 是一类全新的口服降糖药物，现有证据表明恩格列净和坎格列净对 T2DM 患者主要心血管病终点获益显著，且 SGLT-2i 减少心力衰竭发作的作用在所有降糖药物中独占鳌头，但具体机制尚不明确，他汀类药物、RAAS 阻断剂、β 受体阻断剂、α-硫辛酸等在控制糖尿病性心脏病进展方面有积极作用。

五、存 在 问 题

2 型糖尿病性心脏病在并发冠心病的方面研究较为充分，目前临床上对糖尿病性心脏病特别是心肌病的认识还处于初级阶段，大多数研究局限在细胞、分子水平，缺乏大型的临床研究数据，近年来逐渐引起临床医生的重视。另外，糖尿病性心脏病的诊断仍属于排他性诊断，且没有相应的临床诊断及治疗指南或共识，诊断的难度大，又缺乏特异性的治疗手段。特别是在病理机制、诊断标准及治疗药物的研究方面仍需要进一步证实其诊断的特异性，还存在如何普及先进诊断技术的问题；药物应用方面存在确切的疗效认证及循证医学的支持等问题。

六、评述与展望

糖尿病性心脏病作为糖尿病的主要并发症，已引起广大医疗工作者的广泛关注。在治疗方面骨髓间充质干细胞治疗糖尿病性心脏病成为热门，近年来研究证实，BMSC（骨髓间充质干细胞）作为一种成体干细胞，具有易于获取、分离方便、多向分化及免疫调节特性，在干细胞移植治疗及基因治疗方面有很大的发展空间。许多基础试验发现，BMSC 可以在梗死心肌组织中分化为心肌细胞、血管内皮细胞和平滑肌细胞，可有效改善心肌收缩力和血流灌注，从而改善心功能。在相关动物实验中，BMSC 移植显示了其对心脏组织的再生性修复作用，并能够调节 MMP 的活性，从而减少细胞外基质沉积，减轻心肌纤维化，这一点充分体现了 BMSC 移植对糖尿病性心肌病患者的治疗潜力。但目前，BMSC 移植仍存在许多局限性，同时缺乏足够的循证医学证据支持。随着干细胞研究的深入，糖尿病性心肌病的干细胞移植治疗可能会成为一种行之有效的治疗手段。机制研究方面大量研究证实 DCM 的发生与多种分子机制有关，某些机制如自噬仍处于初级研究阶段，需要深入研究。是否存在更为敏感的指标诊断该病，亟待解决。因此，需要探索更为精确简便的诊断手段及有效的治疗方法，以便早期发现、及早干预，阻止其进展。

参 考 文 献

[1] 纪立农. 丰富中国 2 型糖尿病防治措施的临床证据链，建立基于中国人群证据的糖尿病防治指南——纪念第 1 版《中国 2 型糖尿病防治指南》发布 10 周年[J]. 中国糖尿病杂志，2014，22（1）：1-4.

[2] Limin Wang，Pei Gao，Mei Zhang，et al. Prevalence and Ethnic Pattern of Diabetes and Prediabetes in China in 2013[J]. JAMA，2017，317（24）：2515-2523.

[3] Punthakee Zubin，Werstuck Geoff H，Gerstein Hertzel C. Diabetes and cardiovascular disease：explaining the relationship[J]. Reviews in Cardiovascular Medicine，2007，8（3）：145-153.

[4] Henry Krum，Richard E Gilbert. Demographics and concomitant disorders in heart failure[J]. Lancet（North American Edition），2003，362（9378）：147-158.

[5] 尉挺. 现代内科治疗学[M]. 北京：人民军医出版社，1994：1330.

[6] 陆灏珠，钟南山. 内科学[M]. 第九版. 北京：人民卫生出版社，2018：730-731.

[7] 王吉耀. 内科学[M]. 北京：人民卫生出版社，2005：981.

[8] 柏树令. 系统解剖学[M]. 第 7 版. 北京：人民卫生出版社，2008：126.

[9] 谢中全. 糖尿病心脏病及其防治进展[J]. 中国医药指南，2009，7（2）：15-16.

[10] Cho N H，Shaw J E，Karuranga S，et al. IDF Diabetes Atlas：Global estimates of diabetes prevalence for 2017 and projections for 2045[J]. Diabetes Research and Clinical Practice，2018，138：271-281.

[11] Xu Yu，Bi Yufang，Li Mian，et al. Significant coronary stenosis in asymptomatic Chinese with different glycemic status[J]. Diabetes care，2013，36（6）：1687-1694.

[12] 中华医学会糖尿病学分会. 中国 2 型糖尿病防治指南（2017 年版）[J]. 中国实用内科杂志，2018，38（4）：292-344.

[13] 谢中全. 糖尿病心脏病及其防治进展[J]. 中国医药指南，2009，7（2）：15-16.

[14] 杨文英，纪立农. 中国 2 型糖尿病防治指南. 北京：北京大学医学出版社，2011.

[15] 李广智. 糖尿病性心脏病——陈灏珠院士[J]. 老年医学与保健，2006，（1）：64-65.

[16] Monteagudo P T，Moisés V A，Kohlmann O，et al. Influence of autonomic neuropathy upon left ventricular dysfunction in insulin-dependent diabetic patients[J]. Clinical Cardiology，2000，23（5）：371-375.

[17] 吴海艳，王旭，刘庆军.186 例糖尿病性心脏病的临床分析[J]. 实用中西医结合临床，2013，13（4）：48-49.

[18] 郑凌飞，韩雅玲，荆全民，等. 2 型糖尿病与冠状动脉病变程度的相关性分析[J]. 中国介入心脏病学杂志，2012，20（2）：67-71.

[19] Kristine Færch，Daniel R Witte，Adam G Tabák，et al. Trajectories of cardiometabolic risk factors before diagnosis of three subtypes of type 2 diabetes：a post-hoc analysis of the longitudinal Whitehall II cohort study[J]. LancetDiabeEndocrin，2013，1（1）：43-51.

[20] 刘明哲. 2 型糖尿病并发冠状动脉粥样硬化性心脏病危险因素 Logistic 回归分析[J]. 分子影像学杂志，2016，39（2）：129-133.

[21] 杨义航，胡龙江，吕湛，等. 胱抑素 C 与 2 型糖尿病并发冠状动脉粥样硬化性心脏病的关系[J]. 岭南心血管病杂志，2012，18（5）：476-479.

[22] 张丽侠，郑丽丽，阎西艴，等. 强化降糖对 2 型糖尿病血管并发症的影响[J]. 郑州大学学报（医学版），2010，45（2）：296-298.

[23] 蒋红丽，王连升，王长谦. 冠状动脉性心脏病合并2型糖尿病患者的内皮细胞微粒水平[J]. 上海医学，2011，（3）：183-185.

[24] 杜劲，侯娟妮，李秀川，等. 脂滴包被蛋白5对高糖高脂诱导的小鼠心脏微血管内皮细胞凋亡的影响及机制[J]. 解放军医学杂志，2017，42（12）：1045-1050.

[25] 陈莎，冯健，邱琛茗，等. 槲皮素通过抑制CYP2E1减轻高糖诱导的小鼠心脏微血管内皮细胞损伤的研究[J]. 临床心血管病杂志，2018，34（7）：722-726.

[26] 林转娣. 糖尿病合并冠心病的发病特征与冠状动脉病变程度相关性研究[J]. 实用医学杂志，2009，25（13）：2097-2099.

[27] 李金梁. 胰岛素抵抗与心血管病的临床和药理学研究[D]. 长春：吉林大学，2012.

[28] 史书红. 糖尿病心脏病患者血清同型半胱氨酸水平及其干预研究[J]. 临床医药实践，2010，19（9）：655-657.

[29] 富江，时博，刘赫. 糖尿病伴冠状动脉粥样硬化性心脏病及其临床对策[J]. 实用糖尿病杂志，2013，（6）：4-7.

[30] 周雨森，汪春晖. 糖尿病心肌病发病机制的研究进展[J]. 医学综述，2018，24（20）：4092-4096.

[31] 王静娜，侯瑞田，史亦男，等. 糖尿病心肌病发病机制及病理改变研究进展[J]. 心血管病学进展，2016，37（4）：412-415.

[32] 李凯峰，翟蒙恩，宋凡，等. 糖尿病心脏中血管损伤病理特征的研究[J]. 西北大学学报（自然科学版），2018，48（6）：14-20.

[33] 冯新星，陈燕燕. 糖尿病心肌病的研究进展[J]. 中国循环杂志，2015，（1）：87-89.

[34] Chang Tien-Jyun，Tseng Hsing-Chi，Liu Meng-Wei，et al. Glucagon-like peptide-1 prevents methylglyoxal-induced apoptosis of beta cells through improving mitochondrial function and suppressing prolonged AMPK activation[J]. Scientific Reports，2016，6：23403.

[35] Drager Luciano F，Yao Qiaoling，Hernandez Karen L，et al. Chronic intermittent hypoxia induces atherosclerosis via activation of adipose angiopoietin-like 4[J]. American Journal of Respiratory and Critical Care Medicine，2013，188（2）：240-248.

[36] 陈凌燕，尹卫东，唐朝克. LPL和Angptl4在糖尿病性心脏病发生发展中作用的研究新进展[J]. 生理科学进展，2017，（5）：10-16.

[37] 贾振，孙建，李鸿珠，等. 钙敏感受体对大鼠糖尿病性心肌病的影响[J]. 中国应用生理学杂志，2015，31（1）：35-37.

[38] 张艳，林国生，包明威，等. 姜黄素对心力衰竭兔肌浆网钙泵表达的影响[J]. 中华心血管病杂志，2010，38（4）：369-373.

[39] 林余标，郭润民，梁伟钧. 内质网应激在糖尿病心脏代谢异常中的作用研究[J]. 中国医学创新，2019，16（5）：164-167.

[40] 周阳，吴伟. 内质网应激在糖尿病心肌病中的研究进展及药物干预[J]. 中华全科医学，2017，15（12）：2124-2128.

[41] 杨开雯，强郑，靳贝芳，等. MicroRNA-146在糖尿病心肌病中的调控作用[J]. 中国病理生理杂志，2018，34（11）：35-40.

[42] Lucy BaldeónR，Karin Weigelt，Harm de Wit，et al. Decreased Serum Level of miR-146a as Sign of Chronic Inflammation in Type 2 Diabetic Patients[J]. PLoS One，2014，9（12）：e115209.

[43] 王毅，陈显英. NLRP3炎性小体相关分子的水平与2型糖尿病性心肌病的关系[J]. 广东医学，2018，39（20）：57-60.

[44] 罗蓓蓓. NLRP3炎症小体对糖尿病性心肌病的影响及其机制研究[D]. 济南：山东大学，2014.

[45] 练淑平，张耀，王振花. 氧化应激在糖尿病性心血管疾病中的研究进展[J/OL]. 医学综述，2019，（10）：2029-2033.

[46] Soliman Hesham，Gador Anthony，Lu Yi-Hsuan，et al. Diabetes-induced increased oxidative stress in cardiomyocytes is sustained by a positive feedback loop involving Rho kinase and PKCβ2[J]. AJP-Heart and Circulatory Physiology，2012，303（8）：H989-H1000.

[47] 谢发江，冯健，李家富. RhoA/ROCK信号通路在糖尿病心肌病发病机制中的研究进展[J]. 临床心血管病杂志，2018，34（9）：15-19.

[48] 张树海，潘芳. 核转录因子NF-κB在心肌疾病中的作用及研究进展[J]. 中国民康医学，2008，（4）：350-351，370.

[49] 王海丽，徐园园，宫孟琦，等. Ruboxistaurin对糖尿病大鼠心房重构的影响[J]. 中国心脏起搏与心电生理杂志，2018，32（3）：67-72.

[50] 刘毅. 晚期糖基化终产物对心肌微血管内皮细胞及糖尿病心肌缺血再灌注损伤的影响及机制[D]. 西安：第四军医大学，2012.

[51] 刘茂军，梁彪，李子宁，等. 硫化氢通过调控Bcl-2/Caspase-3的表达减轻糖尿病大鼠心肌细胞凋亡和纤维化[J]. 中国老年学杂志，2018，38（22）：136-139.

[52] 李洋，王丽宏，车慧，等. PI3Ks在糖尿病心肌病中的作用[J]. 中国医师杂志，2018，20（12）：1916-1918.

[53] 张一弛，牟艳玲，解魏英. 肾素-血管紧张素系统与糖尿病心肌病关系的研究进展[J]. 生理科学进展，2011，42（4）：269-275.

[54] 韩博，施玉娟，罗武，等. 糖尿病心肌病发病机制研究进展[J]. 生物产业技术，2018，（5）：75-82.

[55] 田静，吕嵘，郭炜. 线粒体障碍在糖尿病性心肌病中的作用及中医药研究进展[J]. 中国中药杂志，2018，43（1）：8-14.

[56] 余帆，徐彤彤. 瘦素对糖尿病心肌病大鼠心室重构的影响[J]. 第三军医大学学报，2014，36（3）：253-256.

[57] 轩永丽. 心脏自主神经重构与室性心律失常的关系及干预研究[D]. 济南：山东大学，2016.

[58] 刘成功，杨小东，李万春，等. 2型糖尿病心脏自主神经病变筛查及危险因素分析[J]. 中国实用医药，2016，11（24）：41-42.

[59] 林少达，李碧慧. 糖尿病心血管自主神经病变的诊治现状[J]. 中华临床医师杂志（电子版），2010，4（9）：1473-1476.

[60] 马长生. 糖尿病性心脏病变及其临床对策[J]. 实用糖尿病杂志，2013，（6）：3-4.

[61] 李少波. 糖尿病心血管并发症的防治进展[J]. 海南医学，2007，（3）：9-13.

[62] 吴淑馨，杨晓晖. 糖尿病心脏病变的诊断与处理[J]. 中华全科医学，2017，15（5）：733-734.

[63] 富江，时博，刘赫. 糖尿病伴状动脉粥样硬化性心脏病及其临床对策[J]. 实用糖尿病杂志，2013，（6）：4-7.

[64] 杨玺. 糖尿病性心脏病的临床特点[J]. 中国社区医师，2010，（16）：4.

[65] 李星，苏晋生. 心脏磁共振检查对2型糖尿病并发冠心病的评估价值[J]. 中西医结合心脑血管病杂志，2018，16（22）：153-155.

[66] 曾玲，陆泽元. 2型糖尿病并冠状动脉粥样硬化性心脏病的风险标志物及预测因子研究进展[J]. 中国医学工程，2018，26（6）：27-30.

[67] 马长生. 糖尿病性心脏病变诊治研究进展[J]. 药品评价，2010，7（11）：15-18.

[68] 刘婷婷，谢田田，芮涛. 糖尿病心肌病的诊断与治疗进展[J]. 海南医学，2018，29（14）：2017-2020.

[69] 孙涛，严金川，陈小节，等. SPECT心肌灌注显像和超声心动图对糖尿病性心肌病心功能的评估价值[J]. 江苏医药，2011，37（19）：2268-2270.

[70] 郑文雅. 超声二维斑点追踪成像技术对2型糖尿病患者心脏收缩功能的评价[J]. 影像研究与医学应用，2019，3（10）：94-95.

[71] 杨兴军，李飞. 糖尿病心肌病临床诊疗新进展[J]. 心脏杂志，2018，30（5）：114-118.

[72] 李燕，黄凌波，付兵，等. 核磁T2mapping技术定量评估2型糖尿病患者左心室心肌功能的临床应用价值[J]. 检验医学与临床，2018，15（11）：19-21，25.

[73] 闻智鸣，刘婷婷，熊青，等. 心脏容积变化率对糖尿病性心脏病早期诊断的价值[J]. 实用糖尿病杂志，2015，（5）：21-23.

[74] 崔敏，彭彦平，高杰清，等. 血清维生素D水平预测2型糖尿病患者大血管和微血管并发症的临床意义[J]. 解放军预防医学杂志，2019，37（2）：175-176，179.

[75] 秦序芳，王德全. 糖尿病性心脏病的诊断[J]. 山东医药，2000，（5）：39-40.

[76] 洪燕玲. 平板运动负荷试验对2型糖尿病心脏自主神经损伤的早期判断[J]. 糖尿病新世界，2018，21（17）：24-25.

[77] 温雯. 动态心电图在2型糖尿病患者心脏自主神经功能评估中的应用疗效观察[J]. 实用糖尿病杂志，2019，15（1）：51-52.

[78] 李婷婷. 心电图在糖尿病合并心脏自主神经病变患者早期诊断中的应用进展研究[J]. 大医生，2018，3（6）：134-135.

[79] 陆丽荣，戴霞，韦薇，等. 联合抗阻-有氧运动对糖尿病前期人群糖及脂代谢指标的影响[J]. 护理研究，2016，30（10）：1230-1233.

[80] 廉铮，吕峰峰，王家旺. 冠心病外周血中CX3CL1、CX3CR1的表达及临床意义[J]. 中国循证心血管医学杂志，2018，10（8）：919-922.

[81] 丁薇，许耀文，王希燕. 间歇有氧运动训练对2型糖尿病患者心率变异性的影响[J]. 中华保健医学杂志，2019，21（2）：143-146.

[82] 翁雪燕，陈绵雄，林慧. 运动训练联合药物治疗对2型糖尿病心脏自主神经病变的影响研究[J]. 重庆医学，2018，47（15）：2007-2010.

[83] 李月红. 运动通过Akt/GSK-3β信号通路改善大鼠糖尿病心肌病[J]. 巢湖学院学报，2018，20（3）：102-107.

[84] 周赟，王骏，王鸣和. 格列酮类药物与糖尿病性心脏病[J]. 世界临床药物，2007，28（10）：603-605.

[85] 刘玲，耿吉青. 吡格列酮联合不同药物治疗糖尿病性心脏病的疗效及对心功能的影响[J]. 心血管康复医学杂志，2018，27（6）：97-101.

[86] 孙小毛，白洁，徐淼，等. 盐酸吡格列酮联合硝苯地平对糖尿病性心脏病心脏自主神经及射血功能的影响[J]. 中国老年学杂志，33（2）：428-429.

[87] 王远征，赵晓明，穆长征. 二甲双胍对糖尿病大鼠的心肌保护作用[J]. 解放军医学杂志，2006，31（4）：333-335.

[88] 姜春华. 二甲双胍联合参芪注射液治疗糖尿病性心脏病的临床观察[J]. 检验医学与临床，2013（16）：2155-2156.

[89] 徐远新，李强. 肠促胰素类药物对糖尿病患者动脉粥样硬化性心血管疾病作用的研究进展[J]. 中国全科医学，2018，574（19）：118-122.

[90] 高斯德，李卫萍，李虹伟. 钠-葡萄糖协同转运蛋白抑制剂与心力衰竭的研究进展[J]. 心血管病学进展，2018，39（5）：21-26.

[91] 刘荀，凌吉红. 阿托伐他汀钙片治疗糖尿病性心脏病并心功能不全的疗效观察[J]. 中西医结合心血管病杂志（电子版），2019，（4）：43.

[92] 杜剑. 不同剂量阿托伐他汀治疗糖尿病心肌病患者的疗效及其对血糖、血脂和不良心脏事件的影响[J]. 实用临床医药杂志，2018，22（13）：32-35.

[93] 李凡璐，宛欣，王茜，等. 辛伐他汀对糖尿病大鼠心脏炎症反应的干预作用及可能机制研究[J]. 中国糖尿病杂志，2018，26（12）：67-72.

[94] 李凡璐，宛欣，王茜，等. 辛伐他汀对大鼠糖尿病所致心肌细胞凋亡的影响及其机制[J]. 中国应用生理学杂志，2018，34（5）：422-426，469，484-485.

[95] 苏大为, 马龙戈, 党涛, 等. 缬沙坦联合螺内酯对糖尿病心肌病大鼠心脏收缩功能的影响[J]. 甘肃医药, 2018, 37（9）: 785-787.

[96] 张宏颖. 糖尿病心脏病心力衰竭行盐酸贝那普利联合螺内酯治疗的疗效分析[J]. 中国卫生标准管理, 2014, 5（2）: 32-34.

[97] 王强. 坎地沙坦酯联合二甲双胍对糖尿病性心肌病患者心脏重构及预后的影响[J]. 临床医学研究与实践, 2019, 4（10）: 48-50.

[98] 王汝朋, 杨水祥. α-硫辛酸对合并 2 型糖尿病的急性冠状动脉综合征患者心脏的保护作用[J]. 岭南心血管病杂志, 2018, 24（5）: 493-496.

[99] 尹丽婷, 习玲, 张轶伟, 等. 尼可地尔对糖尿病心肌病大鼠心脏结构及功能的影响[J]. 山西医科大学学报, 2019, 50（2）: 130-133.

[100] 王珍, 彭柯, 王强, 等. 尼可地尔对 2 型糖尿病微血管性心绞痛并冠状动脉慢血流患者心脏微循环的影响[J]. 中华实用诊断与治疗杂志, 2018, 32（9）: 911-914.

[101] 刘耕科, 方伟进. 白藜芦醇对糖尿病大鼠心功能障碍及酸性鞘磷脂酶-神经酰胺通路的影响[J]. 中国病理生理杂志, 2018, 34（7）: 1206-1213.

[102] 孙敬茹, 陈克研, 孙倩, 等. 表没食子儿茶素没食子酸酯对糖尿病大鼠心脏的保护作用及对 TGF-β 1/Smad3 信号通路表达的影响[J]. 中国医科大学学报, 2019, 48（2）: 119-123.

[103] 郑梦莹, 李燕, 刘敬禹. 茶多酚对糖尿病心肌病大鼠心功能的保护作用及其机制[J]. 西安交通大学学报（医学版）, 2018, 39（6）: 798-804.

（翟纪功　执笔，姚沛雨　审订）

第八节　糖尿病胃轻瘫现代医学临床研究进展

提　要：糖尿病胃轻瘫发病率高，临床症状多，严重影响患者生活质量。但目前其发病机制尚不明确，诊断、治疗方法有限。本文对近 5 年来现代医学对糖尿病胃轻瘫流行病学、发病机制、诊断、治疗等方面的研究进展进行综述。其发病原因主要包括高血糖、自主神经病变、胃肠激素紊乱、ICC 改变等，诊断方法包括胃排空闪烁扫描术、^{13}C 呼气试验、超声检测、胃电图检测等，治疗方法有药物治疗、非药物治疗、心理疗法等，以期通过文献综述为本病的临床诊疗提供参考。

关键词：糖尿病胃轻瘫，发病机制，临床治疗，研究进展

糖尿病胃轻瘫（diabeticgastroparesis，DGP）是糖尿病患者在排除机械性梗阻的前提下，出现的胃延迟排空综合征，是糖尿病常见的慢性并发症之一，是一种自主神经功能障碍[1]，又称胃瘫、胃无力、胃麻痹。临床主要表现为腹胀、上腹痛、恶心、呕吐、早饱、餐后饱胀等[2]。DGP 严重影响患者的生活，同时也增加了血糖控制的难度。随着人们生活水平的提高、生活方式和环境的改变，糖尿病的发病率逐年增加，DGP 的患病率也随之上升，越来越被认为是一个显著的健康问题，并且直接影响患者的生活质量。本文就本病的流行病学、发病机制、诊断及治疗方法、目前存在的问题、研究方向等已有的现代研究进展进行综述，为 DGP 患者提供更好的治疗方法，提高患者的生活质量。

一、发病率逐年升高，降低患者生活质量

据国际糖尿病联盟（IDF）最新报告，全球 20～79 岁的成年人中约有 4.25 亿糖尿病患者，

患病率为 8.8%，预计到 2045 年这一数字将上升到 6.29 亿[3]。我国 2 型糖尿病住院患者胃排空延迟发生率为 29.6%～65.0%。一项主要以人群症状评估为基础的研究显示，DGP 的 10 年累积发病率，1 型糖尿病患者为 5.2%，2 型糖尿病患者为 1.0%，而无糖尿病患者只有 0.2%[4]。另有研究显示，病史较长的糖尿病患者中 30%～50%存在胃排空延迟，GDP 患者治愈率低，尤其是 1 型糖尿病，1 型糖尿病胃轻瘫患者存在比 2 型糖尿病胃轻瘫患者更为严重的问题：胃轻瘫症状反复发作、患者周期性住院、出现抑郁状态、自杀倾向和自杀行为，心理和行为的怪逆加重了家庭和社会的负担[5]。

二、发病机制纷繁复杂

Kassandor[6]于 1958 年首次提出 DGP，但是截至目前关于 DGP 的发病机制各家观点不一，甚至有些机制尚且处于假说阶段。多数学者认为，本病与高血糖基础上出现内脏的自主神经病变、肠神经系统病变、胃肠道激素分泌异常、ICC 病变、幽门螺旋杆菌感染、胃肠肌运动障碍等有关。另外，雌激素、心理因素、微血管病变等机制也可能存在。

（一）自主神经病变是直接原因

DGP 属于糖尿病自主神经病变范畴。自主神经具有调节内脏器官功能活动的作用，而消化系统也受到自主神经的调节，当自主神经功能发生紊乱时，消化系统就会产生多种病变，神经病变是 DGP 最早研究的经典发病机制之一。1945 年由 Rundles 提出糖尿病胃排空延迟是由自主神经病变引起，2017 年版美国糖尿病协会（ADA）也认为胃轻瘫与自主神经病变有关[7]。DGP 患者自主神经病变是一个复杂的病理生理过程，简单来讲，DGP 患者胃肠自主神经及营养神经的血管发生病变，导致神经营养障碍及自主神经脱髓鞘，使胃肠道内的自主神经功能发生变化，影响胃肠道运动功能，造成胃肠道功能紊乱。有报道称，糖尿病性神经病变是通过多元醇途径的作用，细胞内的山梨醇增加和肌醇减少，导致神经细胞变性、神经细胞中的一氧化氮合酶表达缺失、胃肠道神经元表达缺失，进而导致自主神经发生阶段性脱髓鞘的改变。

另有研究发现，胃肠道蠕动和脑-肠轴有关，可以针对这一机制为治疗提供方案[8]。PandaH 等[9]在假饲试验中，利用迷走神经对胰腺的神经支配作用，发现胃迷走神经功能存在异常。由于 DGP 患者胰多肽释放反应迟钝，对假饲引起的胃液分泌明显减少。胃迷走神经支配异常导致胃动力障碍，包括幽门不能正常松弛等。

（二）高血糖是发病根源

糖尿病合并消化道功能障碍，至少部分与血糖受损有关，血液中的葡萄糖浓度变化可逆性地影响人类的肠道蠕动。但高血糖对胃动力的影响比较复杂，因为血糖升高并不是导致胃轻瘫的直接作用因素，多是通过影响其他细微结构或分子的功能而产生不良影响，能够引起代谢紊乱，通过增强山梨醇代谢、肌醇代谢紊乱、氧化应激等途径损坏细胞结构，这是导致胃肠神经、平滑肌、ICC 等一系列形态学病理改变的首要原因。高血糖可以算作 DGP 的一个单独的影响因素。有研究认为[10]，血糖的改变会引起胃排空速率的变化，尤其是急性高血糖与胃排空延迟密切相关，可导致胃底收缩减弱、胃窦波受抑制、刺激幽门收缩，并可诱导胃电节律紊乱。反之，胰岛素引起的低血糖可加速胃排空，在接受胰岛素治疗的糖尿病患者中，胃排空障碍对血糖的影响被普遍低估了，导致血糖波动与胃排空之间形成恶性循环[11]。慢性高血糖对 DGP 的影响尚不明确，DCCT/EDIC 队列研究显示，慢性高血糖可增加胃排空延迟的风险，但通过强化胰岛素治疗改善血糖来改善胃排空是否具有意义仍不确定[12]。

有研究表明，糖尿病胃病可能是在高血糖期间急性产生的，空腹血糖受损（impaired fasting glucose，IFG）及糖耐量受损（impaired glucose tolerance，IGT）患者胃排空延迟可能继发于急性高血糖[13]。王青青等[14]研究发现，胃排空延迟与餐后高血糖有关，高血糖可抑制消化间期移行复合运动，减慢胃排空并且使胃窦收缩压力下降，这也佐证了高血糖对胃动力的直接影响。

（三）胃肠激素分泌紊乱是重要发病机制

胃肠道可分泌多种激素，其中胃泌素（gastrin，GAS）、胃动素（motilin，MTL）、血管活性肠肽（vasoactive intestinal peptide，VIP）、生长抑素（somatostatin，SS）等均与胃排空密切相关。其中胃动素作为调节胃肠运动的主要激素，能加快胃排空；胃泌素对胃动力的调节是双向的，正常范围内胃泌素可引起胃酸分泌，刺激胃运动，如果胃泌素含量过高则抑制胃的运动；抑胃肽抑制胃的运动；生长抑素也属于抑制性激素。胃肠激素水平紊乱是 DGP 的重要发病机制之一，具体表现为血液激素水平紊乱或者激素相关受体的受损减少[15]。胃肠激素主要用以调节胃肠活动，胃肠激素紊乱可导致多种胃肠道疾病出现，现在很多实验已经证明了 DGP 的发生与胃肠激素的改变有关。

刘晓娜等[16]研究指出，血浆中胃动素和胃泌素增加可以促进胃排空，而生长抑素、胆囊收缩素和胰高血糖素、肠血管活性肽对胃排空有抑制作用。另有研究发现[17]，2 型糖尿病患者血清生长激素释放肽（ghrelin）和肥胖抑制素（obestatin）水平与胃排空有关，ghrelin 水平升高可能促进胃排空，obestatin 水平升高可能抑制胃排空，二者共同作用参与胃轻瘫的发生。另有实验研究[18]表明，穴位刺激可以通过促进 DGP 大鼠胃窦部 ghrelin 及胃窦部生长素促分泌激素受体基因（GHSRmRNA）的表达，促进胃窦平滑肌运动，从而起到改善胃运动的效果。

（四）ICC 改变是主因

ICC 是胃运动的起搏细胞，呈网状分布于平滑肌层和胃体与胃窦肌间神经丛之间，能够产生节律性慢波电活动，使胃平滑肌收缩蠕动，维持正常的胃排空。如果 ICC 损伤、减少或者其保护因素下调，会直接影响胃运动的正常起搏和神经传导，从而出现胃动力的下降和胃排空的延迟，引发胃轻瘫。王艳等[19]发现，糖尿病大鼠胃组织中血糖浓度越高，ICC 数量越低，并且当血糖超过一定范围时，ICC 的超微结构也受到损伤。国内外研究表明，ICC 数目的减少、结构和功能的破坏、分布的改变是引起胃肠运动失调性疾病的主要原因[20]。Choi 等在 DGP 患者及动物模型中发现，ICC 的数目明显减少，结构严重破坏[21]，胃肠动力显著减弱。ICC 调节胃肠运动功能是通过"胃肠道神经-ICC-平滑肌细胞"网络功能元件发挥作用的。有研究表明[22-23]，SCF/KIT 信号通路异常导致 ICC 自身数目的减少和结构的破坏；离子通道的改变将导致 ICC 起搏功能受损；ICC 表面受体的破坏导致神经递质的传导异常；缝隙连接的破坏导致 ICC 与平滑肌的传导功能破坏，以上任何环节的改变都将影响 DGP 患者 ICC 胃肠慢波的产生及功能传导，从而导致胃肠运动失调。国内外动物实验中观察到许多胃 SMC 纤维化和变性改变，人体研究显示 DGP 患者存在胃 SMC 周围基膜增厚、间质明显纤维化；以及在 DGP 患者中还观察到嗜酸性包涵体、脂褐质及板层小体等变性改变[24]。

（五）幽门螺旋杆菌感染与发病息息相关

幽门螺旋杆菌（Hp）是胃肠疾病中最常见的细菌，可引起慢性胃炎、胃溃疡，严重者甚至发展成为胃癌。吴丽萍等[25]研究表明，2 型糖尿病胃轻瘫的 Hp 感染率为 87.5%，糖尿病患者的 Hp 感染率明显高于健康对照组，另外 DGP 患者的 Hp 感染率又显著高于糖尿病不伴胃轻瘫者，结果提示 Hp 感染与 DGP 的发病相关，因此糖尿病患者应定期进行 Hp 检测，特别是对伴胃轻瘫的 2 型糖尿病患者，定期检测 Hp 并及时根除 Hp 可以有效地改善胃轻瘫病症。国内外研究均表明，根除 Hp 可有效增加血糖稳态，并明显改善 DGP 症状[26-28]。侧面验证了 Hp 感染与 DGP 之间的关系，但 Hp 影响 DGP 发生发展的机制还有待进一步研究。

（六）雌激素水平及性别差异存在争议

DGP 发病的性别倾向十分明显，以女性居多，男女比例约为 1∶4，且女性患者的症状会随雌激素水平的变化而变化，因此猜测雌激素可能影响 DGP 患者胃排空进程。研究者们也进行了很多关于雌激素和胃动力的相关研究。目前可以确定的是，雌激素有减缓胃动力，抑制胃排空的作用[29]。CRIMMINS 等[30]将雄性大鼠以 STZ 诱导后分组，分别测定各组大鼠的睾酮、雌激素等含量，结果发现幽门部位的雌激素受体（ERβ）上调，说明在病变的胃窦部受到了更多的雌激素的影响，从侧面证实了性激素与胃轻瘫发病确实存在联系。目前关于雌激素对糖尿病患者胃排空的影响的认识尚存分歧，有的学者认为雌激素对胃排空延迟有一定作用，而有的学者则认为其对延迟胃排空没有作用，雌激素与 DGP 发病的关系还需要更深入的研究提供证据。

总之，DGP 的发病机制较为复杂，是神经病变、胃肠激素紊乱、平滑肌病变、ICC 损伤、微血管损伤及激素水平影响等共同作用的结果，同时可能还与 Hp 感染、精神疾患等因素相关。从研究的侧重可以看出，神经病变、ICC 病变及胃肠激素紊乱是目前研究较多也较为公认的发病机制。而关于胃平滑肌病变、雌激素等其他机制则尚处于研究之中。

三、诊断方法丰富多样

1. 胃排空闪烁扫描术是金标准

闪烁扫描是目前诊断 DGP 的金标准，其可用于测评固体或液体的半排空时间（$T_{1/2}$）、固体滞留率及食物在胃内的分布。患者通过吞咽锝标记的鸡蛋餐，4h 内通过每 1min 测定一次的闪烁扫描值来测量胃排空情况，进食 2h 后食物残留率＞60%或 4h 残留率＞10%即可认为胃排空延迟。该方法具有无创、定量的特点，但具有一定放射性、对设备要求高、价格昂贵，且易受血糖、药物、吸烟等多种因素的影响，目前多用于科学研究，临床难以全面开展[31]。

2. ^{13}C 呼气试验检测方便快捷

^{13}C 呼气试验是一个方便快捷，可以用于临床的筛查手段。呼气试验将非放射性 ^{13}C 掺入食物中，再结合显像计算胃排空率。通过质谱仪等测定 $^{13}CO_2$ 的量，间接计算胃排空时间[32]。本方法对于检测胃排空延迟的敏感性和特异性较高，且不受性别、年龄的影响，但在操作过程中比较耗时，对于排空率的检测因为干扰太大，计算时常有误差。

3. 超声检测无创且高效

超声检测是一种检测胃排空有效性较高的方法。有研究发现[33]，超声观察下，糖尿病患者相比非糖尿病患者，胃体下部及胃窦蠕动频率和幅度减弱，部分表现为胃窦扩张，蠕动消失，提示其胃排空减慢，通过超声进行胃功能检测是一项无创、简便诊断 DGP 的方法。但对于肥胖及胃肠道积气患者，测量结果会受到影响。另外，超声无法有效且准确地对固体食物排空进行评估，因此其诊断价值有限。

4. 胃电图检测局限性大

胃电图是将电极放置在胃体、胃窦在体表投影的相应部位，应用腹部体表电极或浆膜或黏膜记录的胃肌电活动，能反映胃电活动正常和异常的模式，为临床研究和诊断胃动力是否正常提供了有价值的依据[34]。胃电图是一种非侵入性、无创伤性检查方法，可用于研究胃节律异常相关性疾病。本方法简单有效，但因检测时间短，可能会漏诊短暂的胃电节律失常，需与其他检查方法相结合。

5. 检测新法临床试用

无线动力胶囊内置传感器可以检测胃肠道 pH、压力等指数，也可以检测食物在各肠道区域的传输时间、全肠道通过时间和整个肠道的压力参数，并根据胃肠道各项动力指数诊断胃轻瘫。本方法由于存在胶囊滞留的风险，因此不适用于所有患者[35]。另有研究认为[36]，血清胃泌素的水平在 DGP 患者体内呈高表达。生长抑素的水平在 DGP 患者处于空腹状态时呈低表达，进行血清胃泌素和生长抑素检测对于诊断 DGP、监测患者病情的发展具有重要的意义。

四、治疗手段丰富多样

DGP 西医治疗包括药物治疗和非药物治疗，另外还需结合饮食治疗及心理疗法。主要以缓解胃肠道症状、改善营养状态、提高患者生活质量及优化血糖控制为目标，而良好的血糖控制可进一步改善胃动力紊乱。

（一）内用药物种类繁多

1. 甲氧氯普胺

安慧等[37]选取 DGP 患者 80 例，分为对照组和观察组各 40 例。对照组采用伊托必利治疗，观察组增加甲氧氯普胺治疗；结果观察组患者的临床总有效率（95.0%）明显优于对照组（77.5%），观察组患者临床各不适症状积分和胃排空时间均明显优于对照组。甲氧氯普胺系一种多巴胺 D2 受体、5-HT3 受体拮抗剂，它是一种运用比较广泛的止吐药，具有中枢性镇吐作用，是最早经 FDA 批准用于治疗胃轻瘫的药物，可促进胃排空，并通过作用于中枢多巴胺（DA）产生中枢性止吐作用。但本药长期使用可引起困倦、失眠、焦虑、行动迟缓等不良反应[38-39]。

2. 多潘立酮

多潘立酮为外周 DA 阻滞剂，可特异性地作用于上消化道，拮抗胃肠道 DA，增加胃蠕动，促进胃排空，改善 DGP 患者胃肠道症状，是治疗胃排空延迟、食管炎、胃肠胀气的有效药物。它可增强食管的括约肌张力，中枢神经系统的副作用较少，可以阻断胃肠的多巴胺受体，防止胆汁反流，作用机制与甲氧氯普胺相似，但对于机械性肠梗阻、胃肠道出血有禁忌，过量使用会刺激催乳素的释放，引起女性月经不调等问题[40]。

3. 红霉素和阿奇霉素

红霉素为大环内酯类抗生素，同时也是一种胃动素（MOT）受体激动剂，目前有报道指出，红霉素等大环内酯类抗菌药物具有促胃动力作用，能促胃动素受体激动药活性，改善上消化不良症状与胃排空功能，但长期应用安全性尚未明确[41]。刘晓英等[42]研究纳入 94 例 DGP 患者，开展前瞻性研究，探讨了红霉素辅助治疗 DGP 的临床疗效，证实其疗效确切，能有效纠正 DGP 患者肠道菌群紊乱，改善患者临床结局。近年来研究发现，阿奇霉素具有促进胃动力作用，对治疗 DGP 具有独特的优势[43]。刘丹英等[44]研究认为，阿奇霉素联合莫沙必利治疗 DGP 患者疗效确切，不良反应轻，其作用机制与其能调节肠道菌群紊乱、抑制肠球菌和肠杆菌繁殖密切相关。阿奇霉素与红霉素均具有加强胃动力、促进胃排空的相似疗效，阿奇霉素不良反应较少，患者耐受性较好。

4. 莫沙必利

莫沙必利是一种高选择性的 5-HT4 受体激动剂，可激活胃肠道胆碱能中间神经元和肌间神经丛的 5-HT4 受体，促进乙酰胆碱释放，产生胃肠促动力作用。莫沙必利可明显改善 DGP 患者胃动力迟缓症状，并可使胃泌素（GAS）分泌增加，生长抑素（SS）分泌降低[45]。屈慧芹等[46]运用莫沙必利联合多潘立酮与仅服用多潘立酮对比治疗长期 2 型糖尿病胃轻瘫患者，结果显示：联合用药组的疗效显著优于多潘立酮组，前者的胃排空时间显著少于后者。姚嫚娇[47]将胃轻瘫患者随机分为观察组和对照组，对照组仅采用依帕司他，而观察组在使用依帕司他的基础上，同时使用莫沙必利。对比两组临床治疗效果。结果显示联合用药组治疗效果、胃轻瘫症状评分及不良反应发生率等优于单独用药组。在临床应用上，莫沙必利治疗 DGP 与多潘立酮相比，疗效显著，具有复发率低、不良反应少的优势[48]。

5. α-硫辛酸

赵娜等[49]运用 Meta 分析从多方面评价 α-硫辛酸治疗 DGP 的疗效，结果显示，硫辛酸联合促胃动力药比单纯使用促胃动力药相比，疗效明确，具有提高胃排空率和促进胃动素及胃泌素分泌的作用，能有效地改善胃轻瘫症状。罗璇等[50]将 DGP 患者分为观察组和对照组，对照组只采用盐酸伊必利治疗，而观察组联合 α-硫辛酸对胃轻瘫患者进行治疗。结果表明：观察组有效率高于对照组，同时观察组胃排空率也高于对照组，但胃泌素、胃动素分泌水平较对照组低。联合 α-硫辛酸能够为胃轻瘫患者提供更好的治疗效果。另有多项研究[51-52]也证实了硫辛酸在本病治疗中的作用。

6. 其他药物

朱燕斌[53]对随机分组的 DGP 患者采取不同的治疗方法。即治疗组采用甲钴胺联合马来酸曲美布汀，与之相应的对照组采用马来酸曲美布汀治疗，对比两组治疗前后胃排空率、神经功能异常率、症状评分、胃泌素、胃动素水平等，结果显示治疗组整体均优于对照组。目前关于胃饥饿素的研究也比较热门，胃饥饿素也是一种脑肠肽，在调节食欲、进食及能量代谢方面有重要作用，其调节作用与瘦素正好相反，是刺激食欲、增加饥饿感的激素。闫长虹等[54]发现，DGP 大鼠隔核受体 GHS-R1a 表达是下调的，而将胃饥饿素注射到隔核中后可引起胃运动增强，且存在一定的量效关系。目前，胃饥饿素激动剂作为治疗胃轻瘫的新型药品得到了越来越多的关注和期待。张桂芳等[55]、朱海夫等[56]通过观察依帕司他对 DGP 的影响，治疗后胃蠕动明显增强，患者大多自觉症状减轻或消失，无不良反应，认为依帕司他具有促进胃动力的作用，是治疗 DGP 安全、有效的药物。毕研贞等[57]认为 Hp 根除治疗的临床疗效明显，可使 DGP 患者的不适症状得到显著缓解，而且不会增加不良反应的发生率，是安全、有效的。但未来仍需要设计严格、多中心、大样本的随机双盲对照试验加以验证。

综上所述，西医对于 DGP 的治疗大多选用口服药物治疗为主，如莫沙必利、多潘立酮、甲氧氯普胺、伊托必利、α-硫辛酸、依帕司他、甲钴胺、马来酸曲美布汀等，这些药物除了降血糖的作用外大多可促进胃蠕动，增强胃动力，继而使胃排空速度加快，同时改善因食积所致的胃胀、恶心、呕吐等症状，但未能从根本上治疗，况且有些药物的疗效尚不肯定，有待进一步研究证实。

（二）非药物治疗效果显著

1. 胃起搏治疗

胃电起搏疗法的原理是通过植入神经刺激器输出高频、低能量的电脉冲，驱动胃体起搏点的电活动，使胃电节律和波幅恢复正常，从而促进胃动力功能，改善胃轻瘫症状[40]。2013 年美国国立卫生研究院（NIH）[58]，DGP 患者如出现难治性的恶心、呕吐症状，可以考虑采用胃电刺激疗法。

2. 手术治疗

难治性胃轻瘫患者，经上述治疗无效可选择手术治疗，常见的手术类型有胃次全切除术、胃全切除术及重建、幽门成形术、幽门口扩张术、胃造口等。手术治疗可以减轻胃内压力,改善 DGP 患者恶心呕吐、腹胀等症状。但幽门成形术和胃空肠吻合术临床价值尚需进一步验证,应慎用部分胃切除术和幽门成形术。另外,胰腺移植不仅可以改善自主神经及视网膜并发症的出现,消化道症状也有相应的改善。

3. 内镜治疗

有研究认为[59],采用内镜下注射肉毒杆菌毒素降低幽门张力,以增加胃排空,可改善 DGP 的症状,该疗法对特发性胃轻瘫的有效率为 43%,且疗效可平均维持 5 个月;但另有随机对照试验[60-61]证明该法不能减轻症状、改善胃排空。因此,此项技术的有效性尚待更多临床试验证实。截至目前,尚无指南推荐采用幽门部位注射肉毒杆菌治疗。

综上所述,非药物治疗的手段和方法,只是暂时改善症状,且在治疗时给患者造成一定的痛苦,患者的依从性较差。

（三）饮食治疗绿色安全

饮食和运动贯穿于 DGP 患者治疗的始终,合理的饮食可以缓解 DGP 的不适症状,而且对于控制患者的血糖也是非常重要的。为减少餐后饱胀症状,推荐患者少食多餐,在保证热量及营养均衡的基础上以低脂、低纤维、易消化食物摄入为主,同时进行饭后适当运动,既有利于控制血糖,又有利于改善消化道症状,且能改善患者对胰岛素的敏感性。因抽烟、饮酒可延缓胃排空,因此患者应戒烟、戒酒,避免进食易产气的食物等。有研究发现[62],在 DGP 患者的治疗过程中,比起传统的饮食调控,个体化饮食治疗对于患者胃肠道症状的改善有更加显著的效果。

（四）心理疗法不可或缺

心理因素是众多疾病的重要因素,当情绪不稳定时,通过检测发现,DGP 患者胃肠道症状有加重;当情绪改善时,DGP 患者胃肠道症状也能够相应改善。DGP 属自身免疫性疾病,大多数患者病前多有不良个性特征,常在不良情绪下诱发。因此,心理因素会加重临床症状,反过来身体的不适也会影响情绪。积极地与患者及其家属进行沟通,及时疏导患者因疾病所带来的焦虑、敏感等心理问题,向患者及其家属讲解疾病的知识及治疗的最新进展,让其树立战胜疾病的信心,并乐观积极地配合治疗,可有效提高治疗效果。

五、存 在 问 题

DGP 发病率越来越高,严重影响糖尿病患者的血糖控制及生活质量。但截至目前,DGP 的发病机制尚未完全清楚,也尚无统一的诊断标准。关于胃排空的诊断,因多种客观因素开展困难,目前临床中无论是诊断和治疗 DGP,基本上都是依据患者的临床症状,再结合病史及其他并发症的情况进行临床诊断,尚缺乏可信度。

目前用于治疗胃轻瘫的方法有代谢控制及饮食治疗,促进胃动力药物、止吐药物,胃电起搏治疗，内镜治疗、外科治疗、中医中药疗法等对症治疗，但仍未找到特异性强的药物从根本上治疗本病。

六、述评及展望

从 DGP 的发病来讲，目前主要侧重于本病主要是由高血糖引起的一系列自主神经病变。胃动力功能紊乱方面，各家说法不一，其发病机制尚无确切的共识性的认知，但就目前医学发展来看，多方向的探索已经初见成效且仍在稳步推进，但是对于今后本病的发展来说，进一步明确 DGP 的发病机制、探索多样化行之有效的治疗方法仍为研究重点。同时也能够促进本病诊断技术的革新与进步。

从 DGP 的治疗来看，目前临床上已经证实有多类药物可以从不同机制改善 DGP 的各类症状，疗效确切。但是主要集中于单纯促胃肠动力药物、抗氧化制剂等，且随着研究的深入，DGP 的治疗药物仍在不断增多，胃动素、生长素等新型药物疗效良好，有待进一步证实。虽然对 DGP 的治疗方法多样，但实际应用中效果有限，因此，如何防治本病的发生发展，是医疗界关注且待解决的问题。新的技术（如干细胞替代或胃起搏）及新的药物（如生长素释放肽激动剂）或为以后研究的方向。同时，在中医药学大放异彩的今天，如何更好地发挥中医药优势，减轻患者痛苦，也是今后努力的方向。

参 考 文 献

[1] 逄冰，顾彦冬. 糖尿病胃轻瘫的中医治疗进展[J]. 中国临床医，2013，（10）：21-23.

[2] Thazhath S S，Jones K L，Horowitz M，et al. Diabetic gastroparesis：recent insights into pathophysiology and implications for management[J]. Expert Review of Gastroenterology & Hepatology，2013，7（2）：127-139.

[3] Camilleri M. Novel diet，drugs and gastric interventions for gastroparesis[J]. Clinical Gastroenterology and Hepatology：the Official Clinical Practice Journal of the American Gastroenterological Association，2016，14（8）：1072-1080.

[4] Choung R S，Locke G R，Schleck C D，et al. Risk of gastroparesis in subjects with type 1 and 2 diabetes in the general population[J]. The American Journal of Gastroenterology，2012，107（1）：82-88.

[5] 张明，张会峰，闫莹莹，等. 糖尿病胃轻瘫患者的临床结局相关性分析[J]. World Latest Medicine Information，2018，18（4）：24-26.

[6] 许瑾瑾，刘倩琦. 糖尿病胃轻瘫发病机制的研究进展[J]. 医学综述，2017，23（18）：3680-3684.

[7] Pop-Busui R，Boulton A J M，Feldman E L，et al. Diabetic neuropathy：a position statement by the american diabetes association[J]. Diabetes Care，2017，40（1）：136-154.

[8] Törnblom，Hans. Treatment of gastrointestinal autonomic neuropathy[J]. Diabetologia，2016，59（3）：409-413.

[9] Panda H，Mitchell P，Curley M，et al. Prospective evaluation of gastric neurostimulation for diabetic gastroparesis in Canada[J]. Canadian Journal of Gastroenterology and Hepatology，2016，29（4）：198-202.

[10] Phillips L K，Deane A M，Jones K L，et al. Gastric emptying and glycaemia in health and diabetes mellitus[J]. Nature Reviews Endocrinology，2014，11（2）：112-128.

[11] Marathe C S，Rayner C K，Jones K L，et al. Novel insights into the effects of diabetes on gastric motility[J]. Expert Review of Gastroenterology & Hepatology，2016，10（5）：581.

[12] Bharucha A E，Batey-Schaefer B，Cleary P A，et al. Delayed gastric emptying is associated with early and long-term hyperglycemia in type 1 diabetes mellitus[J]. Gastroenterology，2015，149（2）：330-339.

[13] Boronikolos G C，Menge B A，Schenker N，et al. Upper gastrointestinal motility and symptoms in individuals with diabetes，prediabetes and normal glucose tolerance[J]. Diabetologia，2015，58（6）：1175-1182.

[14] 王青青，张琲琲，楼岑. 老年 2 型糖尿病患者餐后高血糖与胃轻瘫的关系[J]. 中华老年病研究电子杂志，2014，（1）：24-26.

[15] 白颖，丛佳林，田文杨. 浅析糖尿病胃轻瘫的发病机制[J]. 现代中西医结合杂志，2018，27（35）：3982-3987.

[16] 刘晓娜，吴兴全，王富春. 胃肠激素与糖尿病胃轻瘫发病机制的关系研究进展[J]. 长春中医药大学学报，2016，32（1）：209.

[17] 顾华丽，刘爱国，周秀梅，等. 糖尿病胃轻瘫患者血清 ghrelin 和 obestatin 变化及意义[J]. 青岛大学医学院学报，2015，51（4）：423.

[18] 彭艳，贺凤娥，万全荃，等. 电针对糖尿病胃轻瘫大鼠胃窦 Gh-relin 和 GHSR 蛋白及基因表达的影响[J]. 中国中医基础医学杂志，2016，22（8）：1088.

[19] 王艳，黄萍，廖淑金. 血糖波动对糖尿病胃轻瘫大鼠 Cajal 间质细胞的影响及其机制研究[J]. 广州医药，2016，47（2）：1.

[20] Yang B，Zhou X C，Lan C. Impact of the alterations in the interstitial cells of Cajal on intestinal motility in post-infection irritable bowel syndrome[J]. Molecular Medicine Reports，2014，11（4）：2735.

[21] Choi K M，Gibbons S J，Sha L，et al. Interleukin 10 restores gastric emptying, electrical activity, and interstitial cells of cajal networks in diabetic mice[J]. CMGH Cellular and Molecular Gastroenterology and Hepatology，2016，2（4）：454-467.

[22] Chai Y，Huang Y，Tang H，et al. Role of stem cell growth factor/c-Kit in the pathogenesis of irritable bowel syndrome[J]. Experimental and Therapeutic Medicine，2017，13（4）：1187-1193.

[23] Yang S，Dong F，Li D，et al. Persistent distention of colon damages interstitial cells of Cajal through Ca^{2+}-ERK-AP-1-miR-34c-SCF deregulation[J]. Journal of Cellular and Molecular Medicine，2017，21（9）：1881-1892.

[24] Park K S，Cho K B，Hwang I S，et al. Characterization of smooth muscle, enteric nerve, interstitial cells of Cajal, and fibroblast-like cells in the gastric musculature of patients with diabetes mellitus[J]. World Journal of Gastroenterology，2016，（46）：69-77.

[25] 吴丽萍，谢宝强，洪水翔，等. 幽门螺旋杆菌感染与 2 型糖尿病胃轻瘫发病的相关性研究[J]. 赣南医学院学报，2014，34（1）：99-100.

[26] 姚林华，胡奕，张玲，等. 根除幽门杆菌对糖尿病胃轻瘫的影响[J]. 中国现代医生，2014，52（22）：151-153.

[27] Dai Y N，Yu W L，Zhu H T，et al. Is Helicobacter pylori infection associated with glycemic control in diabetics？[J]. World Journal of Gastroenterology，2015，21（17）：5407-5416.

[28] Bonfigli A R，Boemi M，Festa R，et al. Randomized, double-blind, placebo-controlled trial to evaluate the effect of Helicobacter pylori eradication on glucose homeostasis in type 2 diabetic patients[J]. Nutrition，Metabolism and Cardiovascular Diseases，2016，26（10）：893-898.

[29] 姜亚，吴高珏，汤玉蓉，等. 雌激素在糖尿病胃轻瘫中的作用[J]. 世界华人消化杂志，2015，23（24）：3888-3893.

[30] Crimmins S，Smiley R，Preston K，et al. Increased expression of pyloric erβ is associated with diabetic gastroparesis in streptozotocin-induced male diabetic rats[J]. Gastroenterology Research，2016，9（2-3）：39-46.

[31] 杨晓晖，丛佳林. 糖尿病胃轻瘫的诊断与处理[J]. 中华全科医学，2017，15（3）：369-370.

[32] 张瑶，时昭红，李阳，等. 糖尿病胃轻瘫中西医结合诊治进展[J]. 中华中医药杂志，2019，34，（2）：702-705.

[33] 孙柏馨，高晓军，魏广玉，等. 超声胃功能检测诊断糖尿病胃轻瘫的临床研究[J]. 中国临床保健杂志，2019，22（1）：86-89.

[34] 丁良，王振华，梁婧，等. 胃电图的中西医临床应用研究进展[J]. 湖南中医杂志，2015，31（2）：166-169.

[35] 冯日露，麻静. 糖尿病胃轻瘫的发病机制、诊断和治疗研究进展[J]. 上海交通大学学报，2016，36（5）：761-766.

[36] 王春华. 胃泌素、生长抑素检测在糖尿病胃轻瘫诊断中的应用价值探讨[J]. 当代医论论丛，2017，15（15）：182-183.

[37] 安慧，于影，张振海. 胃复安联合伊托必利治疗糖尿病性胃轻瘫的临床观察[J]. 当代医学，2017，23（8）：79-81.

[38] 蔡然，郭巍巍，刘斌. 2 型糖尿病胃轻瘫的药物治疗进展分析[J]. 现代消化及介入诊疗，2017，22（1）：154-156.

[39] 庞妩燕. 浅谈糖尿病胃轻瘫的治疗手段[J]. 糖尿病大地临床，2015，9（5）：278-279.

[40] Brody F，Zettervall S L，Richards N G，et al. Follow-up after gastric electrical stimulation for gastroparesis[J]. Journal of the American College of Surgeons，2015，220（1）：57-63.

[41] 王凯，白艳，梅和坤，等. 红霉素及其衍生物促胃动力作用的文献计量分析[J]. 中国药物警戒，2016，13（4）：240-244.

[42] 刘晓英，郭延玲. 红霉素辅助治疗对糖尿病胃轻瘫肠道菌群及转归的影响[J]. 现代消化及介入诊疗，2018，23（5）：572-574.

[43] 王健. 阿奇霉素联合香砂六君子汤对糖尿病胃轻瘫患者血清胃动素和生长抑素水平的影响及疗效观察[J]. 中国中西医结合消化杂志，2016，24（10）：751-752.

[44] 刘丹英，叶小斌. 阿奇霉素联合莫沙必利对糖尿病胃轻瘫患者肠道菌群的影响[J]. 中国微生态学杂志，2018，30（2）：185-188.

[45] 李九文，吕娜. 2 型糖尿病胃动力变化及枸橼酸莫沙必利对糖尿病胃轻瘫患者的疗效[J]. 重庆医学，2014，43（7）：840-842.

[46] 屈慧芹，屈聪玲. 莫沙必利联合多潘立酮对长期 2 型糖尿病胃轻瘫患者胃动力和血糖控制的影响[J]. 河北医药，2017，（24）：3708.

[47] 姚嫚娇. 依帕司他和莫沙必利治疗糖尿病性胃轻瘫的疗效分析[J]. 糖尿病新世界，2017，（4）：99.

[48] 唐岚，樊宏伟，倪猛，等. 不同促胃肠动力药在糖尿病胃轻瘫患者中的治疗效果观察[J]. 中国现代药物应用，2016，10（1）：

146-147.

[49] 赵娜，张谦平，王萍. α-硫辛酸治疗糖尿病胃轻瘫疗效和安全性的系统评价[J]. 临床合理用药，2018，11（8A）：25-28.

[50] 罗璇，韦少恒. 盐酸伊托必利联合 α-硫辛酸治疗糖尿病胃轻瘫的临床观察[J]. 当代医学，2017，（19）：59.

[51] 刘丽，孙丽. α-硫辛酸联合莫沙必利治疗糖尿病胃轻瘫的疗效分析[J]. 临床医药文献杂志，2018，5（78）：56-57.

[52] 彭祖江. α-硫辛酸联合依帕司他治疗糖尿病胃轻瘫的疗效及其对患者自由基的影响[J]. 海南医学，2018，29（4）：455-458.

[53] 朱燕斌. 甲钴铵联合马来酸曲美布汀治疗糖尿病胃轻瘫[J]. 青岛医药卫生，2018，（1）：44.

[54] 闫虹红，霍兴华，刘慧霞，等. 隔核 Ghrelin 对糖尿病大鼠胃运动的影响[J]. 菏泽医学专科学校学报，2016，28（1）：8-10.

[55] 张桂芳，孙丹. 依帕司他对糖尿病性胃轻瘫的影响[J]. 吉林医学，2018，39（10）：1908-1909.

[56] 朱海夫，王彤彤，王德平，等. α-硫辛酸联合依帕司他治疗糖尿病胃轻瘫的疗效及对自由基的影响[J]. 中国医院用药评价与分析，2018，18（10）：1352-1354.

[57] 毕研贞，乐亚朋，李锦，等. 幽门螺杆菌根除治疗对幽门螺杆菌阳性的糖尿病胃轻瘫患者疗效及安全性的 Meta 分析[J]. 世界华人消化杂志，2016，24（3）：487-492.

[58] Bromer M Q，Friedenberg F，Miller L S，et al. Endoscopic pyloric injection of botulinum toxin A for treatment of refractory gastroparesis[J]. Gastrointestinal Endoscopy，2005，61（7）：833-839.

[59] Arts J，Holvoet L，Caenepeel P，et al. Clinical trial：A randomized-controlled crossover study of intrapyloric injection of botulinum toxin in gastroparesis[J]. Alimentary Pharmacology & Therapeutics，2007，26（9）：1251-1258.

[60] Friedenberg F K，Palit A，Parkman H P，et al. Botulinum toxin a for the treatment of delayed gastric emptying[J]. The American Journal of Gastroenterology，2008，103（2）：416-423.

[61] 徐静. 个体化饮食治疗改善糖尿病胃轻瘫患者胃肠道症状的效果观察[J]. 糖尿病新世界，2018，10（2）：114-115.

[62] 王俊星，张坤，戚加秀，等. 糖尿病性胃轻瘫患者应用精细护理的效果[J]. 现代消化及介入诊疗，2016，21（3）：507-509.

（高言歌　执笔，姚沛雨　审订）

第九节　糖尿病便秘现代医学临床研究进展

提　要：随着糖尿病发病率的不断增加，糖尿病便秘的发生率也持续上升。糖尿病患者长期处于高血糖状态会导致肠黏膜上皮细胞损伤，降低了肠道敏感性，出现大肠自主神经功能紊乱而发生便秘，并可出现一系列严重的并发症，影响患者生活质量。目前现代医学一般多采用综合措施治疗本病。本文从发病机制、诊断标准及治疗等方面对近年来相关的研究进展进行综述。

关键词：糖尿病，便秘，发病机制，临床治疗，研究进展

随着人们生活水平的提高，2 型糖尿病的患病率已逐年攀升，据统计，我国成年人糖尿病患病率已达到 11.6%，有 1.139 亿的糖尿病患者[1]。随着糖尿病发病率的不断增加，糖尿病便秘的发生率也持续上升。糖尿病便秘临床以排便次数的减少、排出困难及粪质坚硬为主要特点。糖尿病患者因自主神经病变导致其胃肠道功能紊乱，临床上呈现出多种症状，便秘是其中之一，约有 25%的糖尿病患者会出现这类症状。现代医学认为，糖尿病患者长期高血糖状态会导致肠黏膜上皮细胞损伤，降低肠道敏感性，出现大肠自主神经功能紊乱而发生便秘，便秘不仅可引起患者腹胀、腹痛、肛裂、痔疮，还会导致其血压升高、心律失常，进而使胰岛素的对抗激素（如肾上腺素、肾上腺皮质激素、胰高血糖素等）分泌增加，成为血糖升高的诱因。用力排便甚至会出现失明、脑血管破裂、猝死等一些严重并发症，增加了患者的痛苦与经济负担。因

此，研究糖尿病便秘的相关机制并制定出合理的治疗方案意义重大，本文就近年来相关研究综述如下。

一、发病机制研究日广益深

糖尿病患者并发便秘的因素较多，如饮食因素、精神心理因素、缺乏锻炼、忽视排便信号、血糖因素、自主神经病变、药物因素等[2]。糖尿病患者需严格控制饮食，进食过少或过于精细，残渣较少，大便也会减少；血糖较高，渗透排出过多水分，粪便无法软化，排便无力等；糖尿病患者因自主神经病变，有胃排空延缓表现，小肠运行时间延长，诱发胃肠蠕动减缓；含钙或含铝抗酸剂、抗胆碱能药物、麻醉镇痛剂、抗抑郁剂等药物也可能诱发便秘[3-4]。其主要发病机制如下。

1. 高血糖渗透作用致吸收水分减少

与健康人相比，糖尿病患者的血糖一直处于较高的水平，致使其机体常处于缺水状态，而大肠中水分的减少导致大便干结，从而造成排便困难。长期的高血糖水平可使蛋白质代谢紊乱，蛋白质呈负平衡，致使患者腹肌张力不足，排便无力，从而加剧了排便困难[5-6]。

2. 自主神经病变致肠道收缩无力

自主神经功能在糖尿病发生过程中容易出现障碍，从而抑制胃肠蠕动。自主神经病变可能是引起糖尿病患者排便异常的主要因素，当病变累及大肠时，则出现大肠功能异常抑或结肠无力，导致便秘[7-9]。

3. 胃肠相关激素的紊乱

根据胃肠相关激素生理作用的不同，可将其分为兴奋性与抑制性两类。兴奋性胃肠激素包括胃泌素、胃动素、P 物质及胆囊收缩素；抑制性胃肠激素包括血管活性肠肽、胰高血糖素及生长抑素等。而在糖尿病患者体内，常存在胃肠相关激素水平紊乱的问题。当患者肠道内抑制性激素的作用强于兴奋性激素的作用时，其肠胃的收缩受到影响，胃肠动力低下，从而引发便秘[10-11]。

4. 结、直肠、肛门功能障碍

糖尿病引起的内脏自主神经病变，导致进餐时不能刺激神经、体液对结肠的信号，不能引起十二指肠、结肠反射的集体运动，出现大肠传导功能异常或结肠无力，表现为便秘。胃肠起搏细胞亦与糖尿病便秘关系密切，研究发现糖尿病大鼠结肠组织内 ICC 表达减少，说明糖尿病便秘与结肠组织内 ICC 表达减少有关[12-13]。

孔维等[14]研究发现，直肠高顺应性、高耐受及低敏感是糖尿病便秘发病的重要原因。糖尿病患者出现的自主神经病变，导致支配肛门括约肌的迷走与交感神经相应的张力失衡，增强了肛门括约肌的张力，提高了直肠对其容积扩张的适应能力，粪便在直肠内的停留时间延长，加之重吸收作用，使大便质地变硬，难以排出[15]。此外，患者感知直肠的能力减弱，提高了产生便意的阈值，延长了粪便在直肠内停留的时间，从而造成便秘。

5. 肠道菌群失调

肠道菌群失调也是糖尿病患者普遍存在的问题之一。肠道菌群紊乱是便秘发生和进展的重要原因，而便秘也会进一步加重患者肠道菌群紊乱，这是一个互相促进的过程，从肠道菌群多样性和种类分布结果来看，便秘患者通常会出现乳杆菌、双歧杆菌和拟杆菌属等减少，而条件致病菌（如铜绿假单胞菌、空肠弯曲杆菌等）明显增加[16]。有研究表明，肠道菌群失调可以通过影响细菌代谢产物 5-羟色胺（5-HT）、脂多糖（LPS）的含量从而影响肠道蠕动，最终对糖尿病便秘的发生产生影响[17-18]。纠正肠道菌群紊乱可以改变肠道内环境，促进肠道蠕动，增加粪便水分等，进而达到增加排便次数和改善便秘症状的目的[19]。

苑晓陪等[20]指出，糖尿病便秘是结肠慢传输型便秘，而结肠慢传输型便秘属于功能性便秘。慢性功能性便秘与肠道菌群、肠道自主神经和中枢神经系统的交互作用有关，即"脑-肠-菌群轴"（brain-gut-bacteria axis，BGBA），认为"脑-肠-菌群轴"可能间接影响人的情绪、代谢和行为[21]，精神心理因素引起脑功能障碍表现进而引起肠道动力、分泌和免疫功能紊乱，也会因肠道菌群失衡而影响神经递质的释放，导致肠道功能改变，引起便秘[22]。肠道微生物也可能通过改变宿主代谢和代谢产物（包括气体、短链脂肪酸和胆汁酸）而影响肠道蠕动，进而导致慢性便秘[23]。有研究者甚至利用便秘和健康人的粪便菌液对无菌小鼠进行灌胃，发现便秘组肠道菌群影响到小鼠肠道组织的 5-羟色胺转运体（SERT）表达，降低了 5-羟色胺水平，从而减弱了肠道运动功能，也就是说肠道菌群失调可能是通过改变了 SERT 表达而影响肠道运动功能进而导致便秘的发生[24]。

6. 运动缺乏致肠蠕动减慢

患糖尿病后，肢体麻木、视力下降、感觉迟钝及脑梗死等症状随之而来，特别对于卧床或活动量较少的老年体弱患者，由于肠道蠕动减弱，往往容易出现便秘。

7. 药物、饮食及心理因素

糖尿病患者如长年服用某些药物也可引发便秘，这类药物包括含钙或铝的抗酸剂、麻醉镇痛剂、抗胆碱能药物、抗惊厥剂、抗抑郁剂、硫酸钡、铋剂、利尿剂等[4]。

糖尿病患者进食量少，且食物构成中往往缺乏纤维素或水分，减少了对结肠蠕动的刺激，是出现便秘的原因。糖尿病属于内分泌代谢病症，由于其病程较长，患者往往容易出现紧张、焦虑甚至忧郁等不良心理情绪，增加了盆底肌群的紧张度，造成了支配排便行为的相关肌肉出现不协调，同时这些不良情绪，经大脑皮质对自主神经系统造成影响，特别是副交感神经，抑制了胃肠道的蠕动与其内消化液的分泌[25]，从而引发便秘。

8. 忽视排便信号

由于治疗或环境等因素，当出现便意时有时进行克制和忍耐而不立即排便，久而久之会使排便反射逐渐消失，继而导致便秘[4]。

二、诊断标准的更新

糖尿病便秘的诊断需符合以下两项[5]：

（1）有明确的糖尿病病史。

（2）符合功能性便秘的诊断标准。

国际上目前对慢性功能性便秘的诊断参考标准已更新为罗马Ⅳ标准[26]：

（1）必须满足以下两点或两点以上：①超过25%的排便感到费力。②超过25%的排便为干球粪或硬粪。③超过25%的排便有不尽感。④超过25%的排便有肛门直肠梗阻/堵塞感。⑤超过25%的排便需要手法辅助（如用手指协助排便、盆底支持）。⑥每周排便少于3次。

（2）不使用缓泻药几乎没有松散大便。

（3）IBS（肠易激综合征）诊断依据不充分。

诊断前症状出现至少6个月，近3个月满足以上标准。

国内比较公认的慢性功能性便秘的诊断标准是2013年版《慢性便秘诊疗指南》：有结肠传输试验、肛门直肠测压、球囊逼出试验、排粪造影、精神心理评估等[27]。

三、治疗研究中非药物疗法日益受到重视

一般多采用综合措施治疗糖尿病便秘，而单一的治疗措施往往效果欠佳，即在控制血糖的前提下，观察其症状并分析其背后的具体原因，标本兼治，从而避免泻药的乱服，造成药物依赖，以此有效解决糖尿病患者便秘的问题。

目前主要通过合理饮食和规律生活习惯、治疗原发疾病、药物治疗、生物反馈治疗和外科手术治疗等疗法[28]，治疗药物主要包括促胃肠动力药、泻药、益生菌等，最近也有研究采用粪菌移植的方式改善顽固性便秘，取得较好的效果[29]。

（一）控制血糖是前提

糖尿病患者若能将血糖水平控制好，则可以减少或延缓自主神经发生病变的进程，从根本上防治糖尿病便秘。对于症状较轻的患者，可以口服拜糖平、二甲双胍、格列齐特等药物；对于症状较重的患者，可皮下注射胰岛素，辅之以降糖药。加强对血糖的监测，及时根据血糖水平调整降糖药，从而实现对血糖水平的控制。

（二）增加运动量是助力

进行体育锻炼及增加活动量能够促进肠道的蠕动。适量进行有氧运动，如做操、慢跑等；勤做收腹、提肛运动，加强盆腔肌、腹肌的锻炼，逐步增加运动量，增加肛门肌肉力量。养成良好的排便习惯，同时应尽量避免久坐及久卧，养成多走多立的良好生活习惯。

对老年便秘患者，在运动方面可选择短时间活动，在血糖控制稳定、生活自理的情况下，

可在饭后 1h 做适量有氧运动，如散步、慢跑、打太极拳等，适当增加活动量，加快胃肠蠕动，促进排便[30]。

（三）合理饮食是基础

对于糖尿病便秘患者，一般推荐高纤维、低脂、低糖的食物，即"三宜三不宜"，多食豆类、五谷杂粮及降血糖的食物即为"三宜"，不食高糖分、高胆固醇及不摄入高脂的食物即为"三不宜"。少量多餐，并积极控制自身体重，少吃辛辣食物，禁止吸烟。常吃蔬菜水果，多饮水能够软化粪便，有利于排便。有研究发现，燕麦粥能够缓解糖尿病便秘，辅之以莫沙必利后效果更好，这主要是由于燕麦麸作为燕麦的主要成分，属于一类可溶性纤维，有利于水分的吸附与肠胃的蠕动，软化大便，价格低廉且安全性高[31]。

鼓励患者多饮水，保证每天饮水不低于 2000ml。任何糖尿病患者都不能限制饮水，鼓励老年便秘患者多饮水，水可以稀释体内的代谢产物、降低血糖，同时使粪便不致干结，利于排便。因为老年人会在没有意识到的情况下发生失水，而失水会导致便秘。

（四）药物疗法是手段

临床上治疗便秘的常用药物主要为泻药、润滑剂、中药等，但是由于糖尿病便秘者大多数为中老年患者，存在严重的基础疾病，有些药物使用存在禁忌，尤其是泻药，长期使用效果欠佳，且易引起电解质紊乱及胃肠综合征，不适合长期使用，最后不得不采用灌肠来解决问题，应用不方便，患者依从性较差。因此，选用安全有效、患者依从性好、价格便宜的治疗方法非常重要。

维生素 B_1、甲钴胺等 B 族维生素能够辅助治疗糖尿病神经病变；莫沙必利片等肠胃促动力药能够加强肠道的蠕动速度与动力，进一步提高患者的排便频率；开塞露、乳果糖及甘油等可以润肠通便，可以帮助有便意但大便硬结难排的糖尿病便秘患者软化大便。但需注意，长期使用灌肠剂与栓剂会降低肠壁的敏感性，因此在用药时应注意适量。此外，四磨汤、六味安消、麻仁润肠等中成药，若能对症用药，在糖尿病便秘的治疗上也有较好的疗效。

1. 莫沙必利及其联合用药

研究表明，莫沙必利联合乳果糖、马来酸曲美布汀、大黄碳酸氢钠片等治疗 2 型糖尿病功能性便秘的有效性高，能有效促进大便形状恢复正常，并增加排便次数，改善腹胀、腹痛症状，改善患者生活质量，且作用安全可靠，无严重不良反应发生，是治疗 2 型糖尿病功能性便秘的理想方法[32-36]。

（1）莫沙必利：是一种新型强效胃肠动力促进剂，是选择性 5-羟色胺 4（5-HT4）受体激动药，能促进乙酰胆碱的释放，刺激肠肌间神经元，促进胃肠平滑肌蠕动和小肠、大肠的运转，从而增强胃肠动力，使大便加速排出[37]。

（2）乳果糖：是一种渗透性泻药，它的活性成分为乳糖的合成衍生物，胃和小肠缺少其分解酶，因而不会被消化分解，并且几乎不被小肠吸收，所以不会使患者血糖升高。乳果糖可被结肠细菌分解成乳酸和醋酸，使肠道 pH 下降，阻止肠道氨的吸收。大肠中一些有益菌群（如双歧杆菌、乳酸菌）可以将其作为营养物，促进自身生长，这强化了肠道菌群的调节能力。服用乳果糖可改变肠道酸碱度，清洁肠道，刺激大肠蠕动，加速大便移动，并使大便中保留更多水分，软化大便，使之易于排出[38-39]。

（3）马来酸曲美布汀：可以影响消化道运动，既对胃运动起调节作用，又对肠运动起调节作用，可增加张力低下（低负荷）的结肠平滑肌张力，同时对张力增加（高负荷）的结肠平滑肌有降低张力、减少振幅的作用，故能改善胃肠功能紊乱引起的食欲缺乏、腹胀、腹痛、腹鸣、便秘等症状。

（4）大黄碳酸氢钠片：主要成分有大黄、薄荷油、碳酸氢钠等，大黄主要为蒽醌衍生物，主要包括蒽醌苷和双蒽醌苷。双蒽醌苷中有番泻苷 A、B、C、D、E、F，能增加肠蠕动，抑制肠内水分吸收，促进排便；薄荷油能对抗乙酰胆碱而呈现解痉作用；碳酸氢钠为弱碱性，能中和胃中过剩的胃酸，溶解黏液，降低消化液的黏度，并加强胃肠的收缩，起到健胃、抑酸和增进食欲的作用[40]。

2. 聚乙二醇 4000

聚乙二醇 4000 是一种长链高分子渗透性缓泻剂，是由环氧乙烷和水缩聚而成的混合物，辅料为山梨糖醇，既不含糖也不含多元醇，可以用于糖尿病或需要无乳糖饮食的患者。聚乙二醇 4000 通便作用与氢键有关。因为其分子质量超过 3000Da，且肠道内缺乏降解聚乙二醇 4000 的酶类，故在肠腔内不能被吸收或者被细菌降解，不影响脂溶性维生素的吸收和电解质的代谢，口服后可以借助分子中氢键的作用固定水分，使便秘患者肠道内粪便的液体增多，增加粪便体积及重量，利于粪便在肠腔内的运转和排泄，不会增加排便量[41]，不会对肠道 pH 和肠黏膜完整性产生影响，不会引发机体电解质紊乱、结肠胀气和结肠黑变[42-43]。聚乙二醇电解质散剂为聚乙二醇 4000 与电解质的复方制剂，属于渗透性的缓泻剂[44]。聚乙二醇 4000 的突出优点是无毒副作用，物理刺激肠道，不影响肠道正常水、电解质吸收，且于肠壁形成水膜，避免肠道细胞吸收因长期便秘所形成的毒素，双重作用，安全可靠[45]。有研究显示，聚乙二醇 4000 能明显改善便秘患者排便次数和大便性状，同时还能有效缓解患者腹胀、腹痛、食欲缺乏等便秘的伴随症状。该药物发挥的缓泻效果要优于果酸，治疗效果也更佳[46-47]。

3. 膳食纤维

膳食纤维是指植物中天然存在的、提取的或合成的不能被人体消化酶所分解的多糖类物质。目前普遍认为增加膳食纤维摄入可预防和治疗便秘，且有研究显示水溶性膳食纤维增加排便次数的效果可与乳果糖等缓泻剂媲美，并且前者的副作用、依从性更好[48]。对一些病情较严重的糖尿病便秘患者用膳食纤维可有效改善便秘症状。根据其水溶性可分为可溶性和不可溶性膳食纤维。水溶性膳食纤维由于其在结肠酵解，对肠道功能及肠道微生态均有影响，较非溶性膳食纤维具有更多优点，因此更受临床重视[49]。

（五）微生物制剂

随着肠道微生物学研究的不断深入，肠道微生物与糖尿病便秘之间的相关性也逐渐被揭示，因此补充必要的微生物制剂，对于便秘患者来说，能够有效调节其肠道内的菌群种类与含量，加强肠道平滑肌的收缩，以促进排便。刘东宏等[50]采用双歧杆菌四联活菌片口服治疗 2 型糖尿病便秘效果显著。双歧杆菌四联活菌片是一种由粪肠球菌、婴儿双歧杆菌、蜡样芽孢杆菌、嗜酸乳杆菌等成分组成的复方制剂，属于活性微生态调节剂[51]，通过口服进入肠道，起效快，所含菌群成分能与肠黏膜上皮细胞迅速结合，形成肠道生物屏障，产生乳酸、乙酸等代谢产物，降低肠内 pH，增加肠道内正常菌群数量，减少有害菌群的增殖、入侵及定植，改善肠道内菌群结构，维持肠道微环境平衡，减少毒性代谢产物、刺激性气体的产生，能刺激肠壁，促进胃肠蠕动，加速排便；还能分解脂肪、蛋白质、葡萄糖，产生脂肪酸、氨基酸、乳酸，促进机体营养物质的吸收、利用、消化，增强机体免疫力[52]。

目前主要的微生物制剂包括益生元、益生菌及两者的混合制剂合生元，益生元属于一类膳食补充剂，不能为宿主所吸收，刺激有益菌群在肠道内的活性与生长；益生菌则对于宿主的活性微生物具有良好的作用；而合生元，既有益生元的功效，又兼具益生菌的优势，尽管三者的作用机制不尽相同，但均具有调节肠道菌群，维持肠道微生物稳态的作用，从而有效地治疗糖尿病便秘。有人认为，粪便菌群移植也可列为微生物治疗，但由于其在糖尿病便秘治疗方面的相关研究较少，仍存在一定的潜在危险，需要进一步深入研究。

（六）心理疗法

对于因长期便秘引发焦虑、抑郁等不良心理情绪的患者，应及时对其进行心理疏导，使其了解到糖尿病便秘的发病机制及其治疗方案等相关知识，进而消除其紧张情绪，安慰并鼓励患者树立战胜疾病的信心，使其能积极主动地配合治疗，参与饮食控制、血糖监测等。严重者考虑给予精神药物辅助治疗[30]。

（七）提肛锻炼

糖尿病患者发生便秘后可进行提肛锻炼，在一定程度上可预防便秘。利用肛门节律性收缩运动，刺激肠壁神经末梢，增强直肠运动，产生便意[53]。

（八）养成良好的排便习惯

指导患者定时蹲便，做排便动作，训练肛门括约肌，同时在模仿排便过程中，可将双手压在腹部，做咳嗽动作，以增加腹压，促进排便，避免在蹲便时看书阅报，以免分散注意力，影响排便。

（九）生物反馈疗法

生物反馈疗法是利用现代生理科学仪器，通过人体内生理或病理信息的自身反馈，使患者经过特殊训练后，进行有意识的"意念"控制和心理训练，从而消除病理过程，恢复身心健康的新型治疗方法。它可以明显改善便秘患者的排便困难、粪便太硬、便意减少等症状，并使患者学会正确的排便动作，从而有效治疗便秘[54]。

（十）外科手术治疗

对于长期治疗仍无明显疗效的严重顽固性便秘患者，若属于结肠传输功能障碍型便秘，则可以考虑利用外科手术进行治疗，结肠无力、部分结肠冗长、继发性巨结肠、直肠内套叠、直肠黏膜内脱垂及重度直肠前膨出症均可考虑外科手术治疗[55]。

（十一）分级诊治

目前，我国大多数慢性便秘患者在基层医疗机构接受诊治，根据病情严重程度进行分级诊断、分层治疗，既能正确诊断、合理有效治疗，又可减少不必要的检查、降低诊治费用[56]。基于此，我们可参照《中国慢性便秘诊治指南（2013 年）》中提到的慢性便秘三级诊治方案来进行分级诊治，其要点如下[27]：

一级诊治：适用于多数轻、中度慢性便秘患者。首先应详细了解病史（特别注意用药史）、体格检查，行肛门直肠指诊，粪常规检查，包括隐血试验。若年龄＞40 岁、有报警征象、对疾病过度担心者，可进行辅助检查以明确是否存在器质性疾病，并做出相应处理，否则可选择经验性治疗。强调生活方式调整、认知治疗，慎用引起便秘的药物，根据患者便秘特点选用容积性泻药、渗透性泻药、促动力药，疗程为 2～4 周。若治疗无效，可考虑加大剂量或联合用药。

二级诊治：主要对象为经验性治疗无效的患者[38]，可酌情选择进行结肠传输试验、肛门直肠测压和（或）球囊逼出试验，并初步评估患者心理状况，确定便秘类型后进一步选择治疗方案。混合型便秘患者先进行生物反馈治疗，无效时加用泻药。

三级诊治：主要对象是对二级诊治无效的患者，应对患者进行重新评估，注意患者是否已改变不合理的生活方式和排便习惯、有无特殊原因引起的便秘，尤其是与便秘密切相关的结肠、肛门直肠形态异常，注意患者的依从性、治疗是否规范、有无精神心理障碍等。这些患者多是经多种治疗而疗效不满意的难治性便秘患者，需进一步安排结肠和肛门直肠形态学、功能学检查，必要时需多学科包括心理科的会诊，以确定合理的个体化综合治疗方案。对于仍无效的患者，需评估手术风险和患者的获益，严格掌握适应证，慎重选择手术治疗。

四、治疗存在的问题

糖尿病便秘作为常见的临床症状，不同程度上加剧了对患者身心健康与生活质量的危害，不利于机体血糖水平的控制，尤其是同时伴有心、脑、肾等并发症的患者，本病危害更大，必须提高重视程度。此外，由于目前仍未完全知晓本病的发病机制，临床上多对症治疗，仍需更为深入地研究其发病机制，从而为糖尿病便秘的治疗提供更为完善且有效的治疗方案。

五、述评及展望

糖尿病便秘是临床常见病症，属于比较棘手的糖尿病并发症之一，重度便秘甚至属于顽固性难治性便秘，可不同程度地影响患者的生存质量，不利于血糖控制，对有心、脑、肾等并发症的患者可能加重病情或促使其发病，危害较大，必须给予足够重视。

目前对于本病的研究已经取得了一些阶段性的成果：①在发病机制上，有研究发现[57]，糖尿病小鼠结肠嘌呤能神经递质-P2Y1 受体-SK3 通道信号通路明显增强，抑制了结肠平滑肌细胞的兴奋性，对结肠收缩的抑制作用增强，导致结肠动力障碍的发生。PDGFR$^{\alpha+}$细胞/SK3

通道作为结肠中 ENS-PDGFR$^{α+}$细胞/SK3-平滑肌抑制性调节轴的重要组成部分，在糖尿病中发生了功能性上调，对结肠抑制作用增强导致了结肠动力障碍的发生，最终引发慢传输型便秘。此项研究打破了传统对于糖尿病慢传输型便秘机制研究的思维框架，将关注的焦点集中于 ENS-PDGFR$^{α+}$细胞/SK3 通道-平滑肌抑制性调节轴，通过对于 PDGFR$^{α+}$细胞、SK3 通道及 P2Y1 受体的表达和功能的研究，探讨了 ENS-PDGFR$^{α+}$细胞/SK3 通道-平滑肌抑制性调节轴在结肠传输障碍中的作用，旨在揭示糖尿病慢传输型便秘的机制，同时也为临床上慢传输型便秘的防治提供了新的潜在治疗靶点。②在治疗上，除了益生菌联合膳食纤维以外，健康粪便菌群移植也是近年来的研究热点，国内外也有较多粪便菌群移植方式治疗顽固性便秘的成功案例[58-60]，但对大多数慢性便秘或轻中度便秘患者而言，益生菌联合膳食纤维（尤其是水溶性膳食纤维）将是治疗的重要手段。

　　但截至目前，对于糖尿病便秘的诊治仍存在一些问题，在今后的研究中，需重点从以下几方面寻求突破：①对于本病的发病机制还不完全清楚，对其治疗主要采用对症治疗，迫切需要对其发病机制进行更为深入的研究，为进一步治疗糖尿病便秘提供更为有效的方案。②糖尿病便秘患者不能笼统地应用功能性便秘方案治疗，还应充分考虑患者的诸多因素。目前治疗手段逐渐多样化，可分为西药、中药汤剂、中医外治等疗法，但至今无统一性方案，临床还需不断探索，尽量摸索出一套有效的综合疗法，从而改善患者的预后。③中医中药在治疗本病方面有很大优势，仍需进一步挖掘整理。未来对于本病的治疗，需充分发挥中西医各自的优势，中西医协同作战，以期达到 1+1 远大于 2 的疗效。

参 考 文 献

[1] 张瀚文，郭垫，康学东. 从中西医结合两个方面认识痰湿困脾与 2 型糖尿病胰岛素抵抗[J]. 内蒙古中医药，2014，33（30）：37.

[2] 陈红英，沙建飞，顾永伟，等. 参地术香汤加减治疗糖尿病结肠轻瘫便秘 36 例临床观察[J]. 南通大学学报：医学版，2015，35（4）：303-304.

[3] 秦慷，陈璇，陶艳，等. 糖尿病便秘的治疗现状与护理进展[J]. 上海护理，2013，13（3）：66-69.

[4] 朱玉娟，周明莉，王晓红. 糖尿病病人便秘防治对策的研究进展[J]. 医学理论与实践，2010，23（6）：651-654.

[5] 朱尔靓. 中医药干预糖尿病患者便秘的临床研究[D]. 南京：南京中医药大学，2017.

[6] 陈凤英，薛翠青. 糖尿病患者便秘防治进展研究[J]. 糖尿病新世界，2018，21（9）：195-196.

[7] 徐三平，易粹琼，李裕明，等. Ⅱ型糖尿病患者胃排空影响因素初探[J]. 中国中西医结合脾胃杂志，1999，（3）：173.

[8] 柯美云，蓝宇. 糖尿病胃肠并发症的动力障碍及其机制[J]. 中华内分泌代谢杂志，2003，（3）：10-11.

[9] 侯晓华，高甯荣，李裕明. 糖尿病病人胃排空及小肠运动时间变化的研究[J]. 中国实用内科杂志，2004，（4）：211-212.

[10] 孔维. 血管活性肠肽、P 物质与糖尿病结肠功能紊乱关系的研究[D]. 石河子：石河子大学，2006.

[11] 张婧婧. 2 型糖尿病性便秘及非便秘患者血脂代谢紊乱与中医辨证分型的关系[D]. 南京：南京中医药大学，2012.

[12] Wedel T. Enteric nerves and interstitial cells of Cajal are altered in patients with slow-transit constipation and megacolon[J]. Gastroenterology，2006，123（5）：1459-1467.

[13] 许新芳，陈国昌，毛伯能，等. 糖尿病大鼠胃肠功能紊乱时结肠组织中 Cajal 间质细胞的表达[J]. 胃肠病学和肝病学杂志，2009，18（12）：1087-1090.

[14] 孔维，孙侃，朱曙光，等. 糖尿病便秘患者肛门直肠动力学的研究[J]. 中国实用内科杂志，2006，（15）：1183-1184.

[15] 窦迎春，王欣，许倩倩，等. 老年糖尿病便秘患者肛门直肠动力学特点及影响因素[J]. 中国老年学杂志，2018，38（21）：5169-5171.

[16] Gerritsen J，Smidt H，Rijkers GT，et al. Intestinal microbiota in human health and disease：the impact of probiotics[J]. Genes Nutr，2011，6（3）：209-240.

[17] 刘响. 肠道菌群失调促进慢性便秘发生的机制研究[D]. 天津：天津医科大学，2018.

[18] 高钰莹, 郇鹏飞, 崔龙, 等. 从肠道微生态探析糖尿病便秘从脾虚论治机理[J]. 中医药信息, 2019, 36（6）: 25-27.

[19] 陈嘉峙, 刘德科, 吴红梅, 等. 生白术对高原缺氧大鼠小肠运动和 5-HT4 受体的影响[J]. 胃肠病学, 2015, 20（3）: 138-142.

[20] 苑晓陪, 哈楠林, 田波, 等. 结肠慢传输型便秘及其合并出口梗阻型便秘的诊治[J]. 结直肠肛门外科, 2006, 12（3）: 155-158.

[21] Dinan TG, Cryan JF. Gut-brain axis in 2016: Brain-gut-microbiota axis-mood, metabolism and behaviour[J]. Nat Rev Gastroenterol Hepatol, 2017, 14（2）: 69-70.

[22] 陈启仪, 姜军. 功能型便秘与脑-肠-菌群轴的关系[J]. 中华胃肠外科杂志, 2017, 20（12）: 1345-1347.

[23] 黄小明, 张敏. 肠道菌群与慢性便秘关系的研究进展[J]. 安徽医药, 2020, 24（2）: 220-224.

[24] 刘响, 曹海龙, 安莹莹, 等. 慢性便秘患者肠道菌群对小鼠肠道 5-羟色胺转运体表达及排便功能的影响[J]. 中华消化杂志, 2017, 37（6）: 399-403.

[25] 谢振年, 李东冰, 贾小强, 等. 焦虑和抑郁在慢传输型便秘患者发病过程中的作用评估初探[J]. 世界中医药, 2013, （9）: 1033-1035.

[26] Brian E Lacy, Fermin MearinI, et al. Bowel Disorders[J]. Gastroenterology, 2016, 150: 1393-1407.

[27] 中华医学会外科学分会结直肠肛门外科学组, 中华医学会消化病学分会胃肠动力学组.中国慢性便秘诊治指南（2013）[J]. 胃肠病学, 2013, 18（10）: 605-612.

[28] Rao SS, Rattanakovit K, Patcharatrakul T. Diagnosis and management of chronic constipation in adults[J]. Nat Rev Gastroenterol Hepatol, 2016, 13（5）: 295-305.

[29] 葛晓龙, 丁超, 龚剑峰, 等. 菌群移植联合水溶性膳食纤维和益生菌治疗慢性便秘的近期疗效观察[J]. 中华胃肠外科杂志, 2016, 19（12）: 1355-1359.

[30] 赵宏, 刘萌萌, 毛仁丹吉. 老年糖尿病患者便秘发生情况及其影响因素分析[J]. 甘肃科技, 2015, 31（2）: 130-131, 75.

[31] 张筠, 阙凤连, 詹昌盛. 燕麦联合莫沙必利治疗 2 型糖尿病便秘患者临床观察（附 50 例分析）[J]. 福建医药杂志, 2011, 33（20）: 125-126.

[32] 李慧卿. 莫沙必利联合乳果糖治疗 2 型糖尿病功能性便秘的有效性评定[J]. 糖尿病新世界, 2017, 20（4）: 71-72.

[33] 易忠. 乳果糖联用莫沙必利治疗糖尿病便秘效果观察[J]. 糖尿病新世界, 2014, 34（24）: 24.

[34] 张国晖. 乳果糖联合莫沙必利治疗糖尿病便秘的临床研究[J]. 糖尿病新世界, 2015, （13）: 81-82.

[35] 齐振华, 王颖. 莫沙必利分散片联合马来酸曲美布丁治疗 2 型糖尿病便秘患者 65 例临床分析[J]. 临床合理用药杂志, 2011, 4（24）: 70.

[36] 周立文, 杜改焕. 大黄碳酸氢钠片联合莫沙必利治疗 2 型糖尿病便秘 50 例临床观察[J]. 中医临床研究, 2014, 6（15）: 59-60.

[37] 丁益宏, 冯海娟. 莫沙必利联合乳果糖治疗老年慢性功能性便秘的疗效观察[J]. 国际消化病杂志, 2013, 33（3）: 214-215.

[38] 姜树中, 张玲燕, 施娟, 等. 帕罗西汀联合莫沙必利和乳果糖治疗便秘型肠易激综合征的疗效[J]. 江苏医药, 2015, 41（18）: 2133-2135.

[39] 钟丽萍, 潘月芬, 沈俊俊, 等. 莫沙必利联合乳果糖治疗阿片类药致便秘效果观察[J]. 中国乡村医药, 2016, 23（8）: 30-31.

[40] 国家药典委员会. 中华人民共和国药典[M]. 二部. 北京: 中国医药科技出版社, 2010: 1097.

[41] 李竹林, 张婷. 小麦纤维素联合聚乙二醇对老年患者功能性便秘的疗效及炎症因子影响[J]. 陕西医学杂志, 2019, 48（10）: 1339-1341.

[42] 王冬梅, 任平香, 田逸先, 等. 莫沙必利联合聚乙二醇 4000 治疗糖尿病合并便秘的疗效观察[J]. 临床合理用药杂志, 2012, 5（36）: 54.

[43] 郭萍, 王丽君. 莫沙必利与双歧杆菌分别联合聚乙二醇散治疗功能性便秘的疗效及安全性分析[J]. 陕西医学杂志, 2019, 48（4）: 508-511.

[44] 胡常红, 李春涛, 徐慧. 莫沙比利联合聚乙二醇治疗糖尿病合并便秘的疗效观察[J]. 中国老年保健医学, 2015, 13（5）: 69-70.

[45] 井虹苏, 吕晋元, 陈东方, 等. 双歧杆菌四联活菌片联合聚乙二醇 4000 散对慢性功能性便秘的疗效观察[J]. 世界最新医学信息文摘, 2019, 19（74）: 151-152.

[46] 李亚骅, 欧阳建东. 聚乙二醇电解质散联合麻仁丸治疗老年功能性便秘临床观察[J]. 临床合理用药杂志, 2016, 9（19）: 95-96.

[47] Ijn K, Broekaert I J, Wilschanski M, et al. The role of polyethylene glycol in the treatment of functional constipation in children[J]. Journal of Pediatric Gastroenterology Nutrition, 2017, 65（4）: 1-5.

[48] ÜstÜndağG，Kuloğlu Z，KirbaşN，et al. Can partially hydrolyzed guar gum be an alternative to lactulose in treatment of childhood constipation[J]. Turk J Gastroenterol，2010，21（4）：360-364.

[49] 沈利兰，王晓敏，张立莹，等. 维乐夫膳食纤维治疗糖尿病便秘的临床观察[J]. 甘肃医药，2016，35（8）：597-598.

[50] 刘东宏，索有梅. 双歧杆菌四联活菌片治疗2型糖尿病便秘45例临床观察[J]. 中国肛肠病杂志，2019，39（9）：36-37.

[51] 吴立新，张声生. 双歧杆菌四联活菌片联合用药对小儿非感染性腹泻的疗效及血清中IL-6、IL-17表达影响研究[J]. 重庆医学，2013，42（15）：1703-1705.

[52] 陶进勇，赵运志，官瑜，等. 双歧杆菌四联活菌片联合PPI三联疗法根除幽门螺杆菌的临床疗效及对血清IL-6表达水平影响[J]. 现代消化及介入诊疗，2016，21（4）：531-534.

[53] 朱婷婷. 足三里烧山火结合提肛运动对老年糖尿病便秘患者消化和内分泌系统的影响[J]. 护理实践与研究，2020，17（1）：149-150.

[54] 向旭，朱海杭. 糖尿病便秘的发病机制及治疗进展[J]. 临床消化病杂志，2013，25（4）：251-252.

[55] 刘治业. 糖尿病便秘治疗的研究进展[J]. 甘肃医药，2018，37（11）：971-972.

[56] Bharucha AE，Wald AM. Anorectal disorders[J]. Am J Gastroenterol，2010，105（4）：786-794. .

[57] 宋妮娜. PDGFRα+细胞/SK3通道在糖尿病慢传输型便秘中的作用及其机制研究[D]. 上海：上海交通大学，2018.

[58] 张薛磊，田宏亮，马春联，等. 阶段性菌群移植治疗顽固性便秘疗效观察[J]. 中华胃肠外科杂志，2017，20（12）：1355-1359.

[59] Tian H，Ge X，Nie Y，et al. Fecal microbiota transplantation in patients with slow-transit constipation：a randomized，clinical trial[J]. PLoS One，2017，12（2）：e0171308.

[60] Tian H，Ding C，Gong J，et al. Treatment of slow transit constipation with fecal microbiota transplantation：a pilot study[J]. J Clin Gastroenterol，2016，50（10）：865-870.

（罗瑞娟　执笔，庞国明　审订）

第十节　糖尿病性腹泻现代医学临床研究进展

提　要：糖尿病性腹泻是糖尿病胃肠病变的具体表现之一，近年来，研究表明可能与内脏自主神经病变、肠系膜微血管病变、高血糖及电解质紊乱、对继发性感染的抵抗力下降、胰岛素及胰高血糖素分泌异常等因素有关，现将近年来糖尿病性腹泻的流行病学、发病机制、诊断标准、治疗等方面的研究作梳理总结，旨在为糖尿病性腹泻的临床诊疗提供借鉴和依据。

关键词：糖尿病，肠神经，肠病，腹泻，并发症

糖尿病神经病变是糖尿病最常见的慢性并发症之一,其病变常可累及中枢神经系统及周围神经系统，但以后者为常见，其发生风险与糖尿病的病程、血糖控制不佳等相关[1]。近年来，我国糖尿病神经病变患者数量持续增加，加之其难以预防和控制，因此该病对糖尿病患者造成的损害日趋严重，是显著影响患者生存质量及致残致死的主要原因之一[2]。糖尿病自主神经病变是糖尿病周围神经病变的其中一个类型，其可累及心血管、消化、呼吸、泌尿生殖等多个系统。在消化系统自主神经病变方面，可出现吞咽困难、呃逆、上腹饱胀、胃部不适、便秘、腹泻及排便障碍等情况[3]。

其中,糖尿病性腹泻的主要临床症状为反复发作性、间歇性腹泻，或腹泻与便秘交替出现，腹泻每日可达数次至数十次，甚至大便失禁，可伴腹胀、乏力、倦怠等症状，严重影响糖尿病

患者的日常生活质量，给患者的生活和心理带来巨大压力，是糖尿病常见的慢性并发症之一。通过大量的临床分析发现，糖尿病性腹泻主要发生于糖尿病病程较长、血糖控制不佳的患者中[4]。本文综述了糖尿病性腹泻的研究进展，拟从流行病学、发病机制、诊断标准、治疗、治疗难点重点、述评及展望六个方面进行阐述，冀望能为糖尿病性腹泻的临床诊治及进一步研究提供参考。

一、流行病学研究亟需全面充实

糖尿病性腹泻首先由 Dodlley 和 Bargen 等于 1936 年提出，他们认为糖尿病肠道并发症可表现为腹泻和脂肪泻，起初被认为是一种不常见的糖尿病并发症，但是在 Feldman 和 Schiller 随机调查了一家医院糖尿病门诊 136 名糖尿病患者胃肠道症状的发生情况时发现，3/4 的患者有胃肠道症状，其中便秘（60%）、腹痛（34%）、恶心呕吐（29%）、腹泻（22%）、大便失禁（20%）[5]。根据《中国 2 型糖尿病防治指南》（中华医学会糖尿病学分会 2017 年版）中的我国 2 型糖尿病的流行病学演进推测，在糖尿病患者中糖尿病性腹泻的发病率为 10%~22%，其中男女之比约为 3∶2。

如今伴随着糖尿病的高发病率，糖尿病性胃肠道病变也日趋常见。据统计[6]，在病程超过 10 年的糖尿病患者中，大约 50% 存在着严重的胃肠道症状。其中，糖尿病性腹泻是中、晚期糖尿病患者胃肠道功能紊乱的一种临床表现，是糖尿病常见的慢性并发症之一，给糖尿病患者造成极大的痛苦。但是，受制于多方面的原因，至今仍缺少大范围、多样本的糖尿病性腹泻的流行病学调查，尚不清楚生活和行为方式、环境、生物学、卫生医疗等因素在糖尿病性腹泻的发生、发展及预后方面的流行病学分布情况[7]。目前尚且没有针对糖尿病性腹泻的全国范围的临床流行病学调查，仅从散在于文献报道中的患病率来看，糖尿病性腹泻的发病率高低不等。国外文献显示：糖尿病性腹泻的发生率为 15.6%~20%[8]。所以，糖尿病性腹泻的流行病学调查与分析有待充实、完善，从而为进一步探索病因，阐明分布规律，制定防治对策，并考核其效果提供有力的支撑，以达到预防、控制和消灭疾病的目的，促进人们的健康，使人类延年益寿。

二、发病机制多重协作，互为因果

糖尿病性腹泻的发病机制尚不清楚[9]，由于胃肠道运动受内在神经系统和外来神经系统的双重支配，内在神经系统又称为肠神经系统（ENS），是由分布于消化道壁内无数不同类型的神经元和神经纤维所组成的神经网络，包括运动神经元和感觉神经元[10]。外来神经系统即交感和副交感神经系统，交感神经兴奋时，可引起消化道运动减弱，腺体分泌抑制；副交感神经兴奋时，可引起消化道收缩，腺体分泌增多[11]。由此可见，胃肠道运动是在神经系统支配下，胃肠道激素共同参与，从而引起胃肠道平滑肌运动的一个综合过程。高血糖毒性、神经系统损害、胃肠道激素分泌紊乱、胃肠道平滑肌病变等均可对胃肠运动产生影响[12]。目前认为，糖尿病性腹泻与肠道神经病变、肠道激素生成异常、胰腺外分泌不足、细菌过度繁殖、电解质失衡、肠道微血管病变等多种因素有关。

（一）肠道神经功能障碍是核心病变环节

由于肠道运动主要受交感和副交感神经、肠壁内在神经系统支配[13]，糖尿病性自主神经病变可导致肠道运动障碍，使肠道蠕动减慢，食物通过小肠的时间延长，小肠内细菌繁殖过度，是造成慢性腹泻的原因之一，长期腹泻又可造成胆盐结合减少、脂肪吸收不良，从而加重腹泻[14]。另外，自主神经病变导致直肠和肛门括约肌功能异常，常可发生非细菌性腹泻、大便失禁等[15]。此外，由于肠道自主神经发生退行性病变，影响传入神经功能，导致肠道肌电活动异常，迷走神经和交感神经电耦联失衡，电耦联增强则使肠道蠕动增加，肠道内容物推进加快，也可导致腹泻[16]。肠道平滑肌是肠道机械运动的基础，有实验表明[17]，在糖尿病大鼠模型中发现其肠道平滑肌细胞发生溶解及排列紊乱，微血管发生管壁破坏及内皮细胞损伤。二者共同作用影响肠道的收缩与传递功能。此外，ICC 作为肠道运动的起始细胞，在"肠神经-ICC-平滑肌细胞"的网络结构中起着重要的协调作用[18]。有研究发现[19]，糖尿病患者的结肠 ICC 数量明显减少且出现空泡样改变，而胰岛素对此变化有保护作用。但目前对于 ICC 病变引起肠道动力障碍的机制仍有待进一步研究。此外，焦虑抑郁情绪也可加重肠道神经功能障碍，诱发糖尿病性腹泻的发生及进展，也应在疾病的日常临床诊治中得到高度重视。

（二）肠道激素紊乱和胰腺外分泌受损是重要作用途径

糖尿病性腹泻患者肠道激素分泌紊乱，血浆胃动素水平显著升高，可能与糖尿病患者易发生肠道功能紊乱有关[20]。胃动素（MTL）可促进胰液、胃蛋白酶的分泌及肠道蠕动，胃泌素可促进肠道平滑肌收缩，生长抑素（SS）可抑制肠道运动、抑制胃动素及胃泌素的分泌，血管活性肠肽（VIP）可松弛肠道平滑肌，P 物质（SP）可明显引起肠运动增强、胆囊收缩、胰液分泌量增加。在动物实验中发现[21]，糖尿病组血浆中 MTL、SS、VIP 增加，SP 降低，而结肠黏膜中 SS、VIP 降低，SP 增加，该项研究为进一步阐明糖尿病性腹泻的发病机制提供了重要参考。

此外，糖尿病患者常出现外分泌胰腺灌注不足、局部缺血的状况，从而进一步导致了胰腺纤维化[22]。糖尿病患者胰岛 B 细胞损伤时，常伴有胰腺萎缩，使胰腺内类胆碱样反射被破坏，或者血清中胰高血糖素、生长抑素和胰腺样多肽升高，这些因素都可以减少胰腺酶的分泌，使胰腺外分泌功能减弱，胰腺外分泌功能常有不同程度的障碍[23]，主要是抑制蛋白质合成及增加自由基等方面，从而引起脂肪吸收不良，导致腹泻。

（三）肠道菌群和离子失衡是加重疾病进展的重要因素

糖尿病患者常因免疫力下降、慢性炎症反应、肠道动力障碍等因素导致小肠细菌过度生长、肠道菌群失调，主要表现为腹胀、腹痛、腹泻[24]。而长期腹泻又会加重肠道菌群失调及免疫力下降，进而较正常人更容易发生炎性腹泻。目前研究发现[25]，正常人体肠道内存在的庞大菌群同整个机体相互依存，肠道菌群在生理状态下对人体具有药物活化、免疫激活、生物拮抗、解毒与营养等功能，而病理状态下则成为内源性感染或耐药性的根源[26]。它们既是健康和疾病的诱发因素，亦是健康和疾病的"晴雨表"。近年来，越来越多的证据表明[27]，肠道菌群失调与糖尿病性腹泻的发生有着密切的关系,并观察到糖尿病性腹泻患者肠道双歧杆菌含量较健康人明显降低。双歧杆菌是人体肠道的主要益生厌氧菌,也是优势菌种,对维持肠道菌群的稳定、保证机体正常新陈代谢发挥重要作用[28]。糖尿病性腹泻患者的肠道内双歧杆菌、拟杆菌、乳杆菌等优势菌群数量可见下降趋势[29]。此外,糖尿病可使离子运转和肠道激素的分泌改变,自主神经病变导致调节离子转运功能丧失,α_2肾上腺素能使肠道细胞受体丧失,也可以导致腹泻[30]。糖尿病控制不良造成的低钾血症和高钾血症、低血糖症和高血糖症都能影响肠道的功能,可通过改变小肠水和电解质的转运导致腹泻[31]。此外,进食成分也直接影响着肠道菌群及离子的分布,因此,糖尿病性腹泻患者的日常饮食结构也是疾病发生、发展及预后的关键因素之一。

(四)肠道微血管病变是关键的促发因素

血液供应是一切细胞赖以生存的基础,消化道微循环状态的异常也是促进糖尿病性腹泻发生、发展的重要因素。由于高血糖状态下氧化应激增强和蛋白糖基化增多,促发一系列促炎、促凝血反应,滋养神经、肠道平滑肌的微血管出现结构和功能的改变,微血管基膜增厚,血管通透性增加,血管内皮舒张功能障碍,进而导致血液流变学出现异常,纤维素沉积和血小板聚集,红细胞变形能力下降,血中凝血物质增多,血流动力学紊乱[32]。微血管障碍又可加重神经损害的程度,微循环缺血缺氧初期的关键变化是细胞内外离子平衡的破坏,特点是 K^+ 外流增加和 Na^+、Ca^{2+}、Cl^- 内流增加,细胞内 Ca^{2+} 增加可导致神经损伤,细胞内 K^+ 丢失过多可导致细胞收缩,DNA 及核蛋白变性甚至细胞凋亡[33];微血管通透性增加,血管内的一些毒性化学物如高糖、凝血酶等进入神经内膜间隙,会导致神经元和神经内膜细胞脱髓鞘,而且血管通透性增加会引起神经水肿,长期的机械压迫作用,导致神经组织内部血流和营养供应障碍,进而造成神经细胞结构和功能的损伤。动物实验研究发现[34],电镜下,糖尿病性腹泻大鼠肠道血管管壁纤维化、内皮缺失、基底膜增厚、管壁粗糙、有血细胞黏附、微血管管腔狭窄变形;血管内皮细胞水肿、增生,胞质表面凹凸不平,胞核异形性变,线粒体肿胀、空泡样变。微血管的变化可引起肠道动力的改变[35];早期血管内皮只有轻度损害,微血管出现代偿性增加使肠道动力加快,随着病程进展,血管内皮损害加重,微血管数目逐渐减少,局部毛细血管扩张,黏膜下、肌层血管管壁增厚,管腔狭窄,肠道动力延缓。由此可见,糖尿病患者的肠道微血管病变是糖尿病性腹泻发生、发展的重要促进因素,在疾病的转归、预后方面起着重要作用,值得进一步更加深入的研究。此外,糖尿病患者的微血管病变在胆汁排泄、肛门括约肌舒缩、继发感染、药物代谢等方面均可导致或加重糖尿病性腹泻的发生[36]。

三、诊断标准贴近临床

糖尿病性腹泻的诊断主要依赖于病史、症状、体征及相关的辅助检查,通过反复大便培养、大便常规检查,以及消化道造影、B超、CT和胰腺外分泌功能的检查,以除外其他原因引起的腹泻,必要时作肠镜和(或)肠黏膜活组织检查[37]。一般来说,在实验室检查中常无特异性表现,大便常规检查及细菌培养均为阴性。消化道钡餐造影显示肠道形态正常,钡剂通过时间加快或延长。纤维结肠镜检查多见肠道黏膜正常，或肠道黏膜充血水肿[38]。因为糖尿病性腹泻的临床特点是非特异性的[39]，所以糖尿病性腹泻的诊断需要排除其他在糖尿病及非糖尿病患者中导致腹泻的常见病因。具体的评估内容包括以下几方面。

（一）病史、症状及体格检查是疾病诊断的基石

对于任何疾病的诊断来说，病史、症状及体格检查都是重要的第一手资料。详细询问病史及体格检查，排除使用泻剂、大量酒精摄入及回肠切除术等情况，以及甲状腺功能亢进症、慢性肾上腺皮质功能减退症可能（检测 FT_3、FT_4、TSH 及皮质醇）[40]。在临床症状方面，糖尿病性腹泻可表现为间歇性腹泻与吸收不良综合征。腹泻通常发生在夜间，也可在白天，发作时每天腹泻可多达 20 余次，呈水样便，无腹痛。特别是老年糖尿病患者，晚上可发生大便失禁。腹泻可持续数周，有时伴便秘，或两者相互交替。体格检查可见肠鸣音活跃，但无明显腹肌紧张、腹部压痛及反跳痛等，严重者可见消瘦、水肿等慢性营养不良的体征表现。

（二）实验室等相关辅助检查是疾病诊断的必要手段

（1）大便容量的测量：如果每日大便容量＜200g，常见于肛门括约肌功能障碍和大便失禁；如果每日大便容量＞200g，则需要进一步的实验室检查[41]。

（2）大便常规及细菌培养检查：包括寄生虫、沙门菌、志贺氏菌及弯曲杆菌等[42]。如果实验室检查阳性，见于炎症性肠病或细菌、寄生虫感染；如果实验室检查阴性，则进一步进行消化道钡餐及内镜检查。

（3）消化道钡餐及内镜检查：如果阳性，见于器质性胃肠道疾病。如果阴性，则进一步行大便脂肪含量分析。糖尿病性腹泻患者消化道钡餐显示小肠形态正常、钡剂通过时间异常及肠道局部节段性扩张等，但这些特征都是非特异性的，因为在糖尿病便秘及非糖尿病合并其他胃肠道疾病患者中也可见到这些表现[43]。所以，对于糖尿病性腹泻的诊断来说，消化道钡餐及内镜检查并非是"金标准"，但有重要的临床参考价值。

（4）大便脂肪含量分析：患者维持每日 75～100g 脂肪饮食，如果测定大便脂肪含量＞6g/24h，考虑为吸收不良性疾病（如乳糜泻、慢性胰腺炎及维生素 B_{12} 缺乏等），以及糖尿病性脂肪泻（见于糖尿病引起的胰腺外分泌不足和细菌过度生长），如果测定值＜6g/24h，考虑为特发性糖尿病性腹泻[44]。

（三）排除诊断是疾病诊断的有力支撑

需排除三种主要胰腺细胞肿瘤所导致的腹泻，即胰高血糖素瘤、舒血管肠肽瘤、生长抑素瘤[45]，它们均可同时表现为糖尿病和腹泻。

（1）胰高血糖素瘤：90%胰高血糖素瘤患者存在高血糖或糖耐量受损，而仅有20%的患者表现为腹泻[46]，但临床上不推荐对所有糖尿病性腹泻患者检测胰高血糖素水平，如果患者同时伴随特殊皮疹、体重减轻、贫血、舌炎、口炎、唇干裂、静脉血栓形成等表现，则需进行检测，胰高血糖素瘤的诊断有赖于明显升高的空腹血清胰高血糖素水平。

（2）舒血管肠肽瘤：影响肠道水盐转运，导致霍乱样分泌性腹泻，通常不伴有脂肪泻，大约50%的患者因舒血管肠肽瘤引起肝糖输出增加而导致糖耐量受损或糖尿病，因此糖尿病

合并暴发性水样泻，需警惕舒血管肠肽瘤可能[47]，其他常见临床特征包括低血钾、基础胃酸缺乏、酸中毒、高血钙、体重下降及皮肤潮红等，舒血管肠肽联合降钙素、组氨酸-蛋氨酸多肽测定有助于诊断。

（3）生长抑素瘤：生长抑素瘤患者糖尿病程度通常较轻，可伴随腹泻，但机制不明，其他症状包括胆石症、体重下降、消化不良、嗳气、呕吐及餐后饱胀等，通常血清生长抑素水平增高，因此如果患者糖尿病病情较轻，病程较短，不伴有糖尿病神经病变，需考虑生长抑素瘤可能[48]，由于胰腺生长抑素瘤相较于肠道生长抑素瘤发生糖尿病及腹泻多见，因此肿瘤影像学检查重点在胰腺。其他肿瘤，如胃泌素瘤、类癌等也可引起腹泻，但不增加糖尿病的发生风险，因此多不做鉴别[49]。

四、治疗方案从多角度制定，疗效确切

由于糖尿病性腹泻的发病因素众多，发病机制尚不十分清楚，所以治疗方案应该从多个方面加以考虑。现代在临床治疗上多根据发病机理研究的结果，采用对因治疗的方法选用药物，主要是针对减轻腹泻症状及经验性的治疗为主[50]，确有一定疗效。糖尿病性腹泻一旦发生比较难以控制，所以及时有效的对症处理显得尤为重要[51]。但是从长远的角度考虑，由于其为糖尿病中晚期患者所产生的并发症，所以，首要的还是应该积极治疗和控制糖尿病[52]。总体来说，临床上常用的治疗方法大致可分为以下几种。

（一）饮食及心理疗法是保证疗效的基础

应加强饮食调养及生活方式的干预，病情控制不佳的中晚期糖尿病患者，多合并有胃肠道消化和吸收功能障碍[53]，因此，采用低糖低脂、高纤维素饮食，少食多餐，控制体重，严格限制脂类摄入量，忌辛辣等刺激性强的食物，戒烟戒酒，可显著减轻腹泻的症状；而且高纤维素饮食可吸收肠道过多水分，改善大便稀稠度，减少大便次数，从而达到治疗腹泻的目的[54]。糖尿病性腹泻患者应保持乐观心态，坚定治疗信心，有资料显示[55]，糖尿病性腹泻与精神因素也有一定的关系。

（二）强化血糖控制是治疗疾病的根本

因为腹泻症状多发生于血糖控制不佳的时期，尤其是合并胃肠自主神经病变的中晚期患者，高血糖可引起胃肠运动节律异常导致腹泻。有研究表明[56]，强化降糖可逆转糖尿病胃肠道自主神经病变，延缓胃肠道病变进展，减轻腹泻，而不良的血糖控制可以加重腹泻症状。实践证明[57]，如果采用降糖药物严格控制血糖使糖尿病病情缓解后，腹泻症状亦多能明显缓解。因此，在糖尿病性腹泻的治疗过程中，良好有效地控制血糖应一以贯之。

（三）对因对症治疗是关键环节

1. 改善自主神经功能

由于糖尿病患者常伴有胃肠道自主神经病变，可出现胃肠道运动失调，肛门括约肌功能紊乱，导致腹泻，因此临床上常采用抗氧化剂及神经生长因子等药物抑制氧化应激，可部分缓解自主神经功能紊乱，增加胃肠动力和缓解直肠肛门括约肌功能障碍，从而减轻腹泻症状[58]。如使用营养神经的药物，如维生素 B_1、维生素 B_{12} 肌内注射，有一定的疗效[59]。此外，对于较严重的腹泻患者（每日大便量＞500g），应注意纠正电解质紊乱和恢复营养平衡，对造成大便失禁者可试用生物反馈技术[60]。

2. 改善胰腺外及胃肠激素分泌

糖尿病性腹泻患者常由于胰腺外分泌不足而导致病情反复发作，不易根治，而通过补充胰酶制剂如多酶片或胰酶片等，可以促进胃肠道消化和吸收功能，有效地缓解腹泻症状[61]。如果患者伴有胆汁排泄障碍，临床多采用考来烯胺、复方阿嗪米特肠溶片口服，可以改善胆汁酸代谢，减轻脂肪泻[62]。选择性 5-羟色胺受体拮抗剂雷莫司琼能够延长结肠运送时间，抑制小肠黏膜分泌，可显著改善严重糖尿病性腹泻症状[63]。生长抑素类药物奥曲肽能够直接作用于生长抑素受体，降低舒血管肠肽、胃动素、血清素等水平，增强胃肠道吸收功能及抑制胃动素的作用，促进肠道对水电解质的吸收，减少腹泻次数及量，改善营养吸收障碍[64]。

3. 钙通道拮抗剂、抗胆碱及阿片类药物

钙通道拮抗剂作用于肠道平滑肌，可抑制钙内流，降低慢波频率及其峰电位，抑制平滑肌收缩[65]，如匹维溴铵、硝苯地平均可用于糖尿病性腹泻的治疗[66]。山莨菪碱、洛哌丁胺及地芬诺酯等药物可抑制肠道蠕动，减少肠道黏膜分泌，减轻部分患者腹泻症状，减少大便次数[67]。

4. 微生态制剂

该类药物能够促进肠道正常菌群的生长繁殖及抑制致病菌的生长繁殖，具有调节肠道微环境的功效，保持肠道微生态平衡，常用的药物有嗜酸乳杆菌、干酪乳杆菌、双歧杆菌、布拉酵母菌、乳酸菌素片等，这些药物被广泛应用于急、慢性消化性疾病（包括糖尿病性腹泻）的治疗[68]，能够减少腹泻持续时间，明显减轻腹泻症状。此外，蒙脱石散的主要成分为八面体蒙脱石，对消化道细菌、病毒及其产生的毒素有极强的吸附、固定和抑制作用，对消化道黏膜能起到保护修复作用[69]。

5. 增加胃肠动力药物及其他助消化药物

糖尿病性腹泻患者给予胃肠动力药物如西沙比利、莫沙必利、多潘立酮、甲氧氯普胺等促进胃肠蠕动，能够改善近端小肠细菌过度生长和减轻腹泻症状[70]。近年来，随着对发病机理研究的进展，有学者认为肾上腺素能神经受损在糖尿病性腹泻的发病中占有重要地位[71]，发现 α 肾上腺素能受体激动剂可以纠正实验动物突触后去神经敏感性增高和肠液分泌增强，提示该类药物对治疗糖尿病性腹泻可能有效，并已用于临床[72]。目前已用于临床的这类药物主要有：

（1）可乐宁：是一种 α 受体激动剂，除降血压作用外，对中枢及外周的 α 肾上腺素能受体均有激动作用，它对外周肾上腺素能神经突触前膜 α 受体的激活作用，比对突触后膜 α 受体的激活作用强许多倍。近来研究表明[73]，可乐定可刺激肠道黏膜细胞 α2 肾上腺素能受体，调节胃肠动力，促进肠道水盐吸收，从而减少排便次数及排便量，减轻腹泻[74]，此药可纠正前述由于肾上腺素能神经受体损害引起的腹泻，临床应用于一些糖尿病性腹泻患者取得了较好的效果。用法：开始0.1mg，每12h一次，3天后加量到0.5～0.6mg，每12h一次，维持此剂量19～21天，然后经72h以上缓慢停药。间隔10～14天后重复给药副作用较小。

（2）利达脒：是一种非麻醉剂类的抗腹泻药，为部分性α2肾上腺素能受体激动剂。其能明显抑制肠道液体与电解质的分泌，并增加肠道的吸收能力。也能有效地抑制霍乱毒素引起的肠道过度分泌。还能显著延缓胃排空，抑制平滑肌的收缩，具有解痉作用[75]。利达脒尚有轻微的麻醉作用及抑制胃酸分泌的作用。此药大剂量可降低血压和升高血糖，故理论上虽然对腹泻有效，但可能有潜在的害处。有临床研究表明[76]，给予利达脒2mg，每日3次，逐渐增加至最大量20mg/d，治疗持续4周，患者排便的次数减少了30%～60%，并且大便性状也有改善，没有发现血糖升高。个别患者发生了立位性头晕，但血压没有明显的改变。通过初步临床观察及动物体外研究[77]表明，利达脒可能是一种安全有效的治疗糖尿病性腹泻的药物。

6. 抗菌药物

大约有40%的糖尿病性腹泻患者可出现小肠细菌过度生长，进而影响胆盐解离而导致腹泻，因此许多广谱抗生素被用于治疗糖尿病性腹泻。在一项小样本前瞻性研究中[78]，8例糖尿病性腹泻患者通过氢呼气试验证实存在小肠细菌过度生长，给予阿莫西林克拉维酸钾治疗10天，其中6例患者腹泻明显缓解，有效率为75%。临床常使用的抗生素有阿莫西林克拉维酸钾、四环素、黄连素或喹诺酮类药物，可以改善小肠细菌过度生长的情况，从而减轻腹泻症状。

五、问题与难点

1. 缺乏明确有效的治疗手段

虽然目前从不同的方面解释了糖尿病性腹泻的病理机制，但是仍缺乏比较明确的病理生理方面的模型研究，从而导致糖尿病性腹泻在治疗上缺乏同质化、标准化，效果不尽如人意。所以今后在基础研究方面，应进一步加强糖尿病性腹泻的病理生理研究，从细胞分子水平来阐明疾病发生的机制，为开发更好的治疗手段提供强有力的支撑。

2. 治疗优势不突出，疾病易反复

糖尿病性腹泻治疗周期较长，西医方面的治疗优势不突出，总体来说属于"治标不治本"，病情易于反复，从而导致了疾病的恢复、预后欠佳，这与糖尿病本身发病机制比较复杂有关[79]。所以今后在临床治疗方面，可以坚持中西医并重，西医"治病"与中医"治证"相结合，充分发挥各自的优势，从而更好地为保障广大糖尿病患者的身心健康服务[80]。

六、加强病理机制研究，以"改善预后为目标"入手，提升疗效

从目前看来，糖尿病性腹泻的主要病理机制有自主神经失调、肠道激素紊乱、肠道组织形

态学变化、肠道微生态改变等。其发病可能与多种因素有关，但具体的发病机制仍不十分明确，因此需要对其进一步研究，为糖尿病性腹泻的诊断及治疗提供新的依据。虽然糖尿病性腹泻严重影响着患者的身体健康及生活质量，但是目前临床上针对糖尿病性腹泻的治疗是困难的，大多数的治疗以减轻腹泻症状为主，主要是在防治糖尿病、维持血糖水平平稳的基础上及时地给予对症治疗，以改善糖尿病性腹泻患者的生存状况[81]。

根据"以患者为中心"的治疗原则，任何治疗手段的终极目的都是为了让患者获益，所以我们需要以"改善预后为目标"入手，尽一切可能提升疾病的治疗效果。由于糖尿病性腹泻的治疗及预后效果与患者自我管控能力密切相关，因此，糖尿病性腹泻患者应该注重膳食结构改善，采取科学的生活方式，丰富日常活动，增强体质，同时遵医用药，合理管控血糖水平的变化，通过强化自我护理效果来延缓病情进展。同时，现在越来越多的临床实践和报道显示[82]：中西医结合治疗糖尿病性腹泻具有良好的效果和广阔的前景。所以，在采用中医辨证施治的基础上，配合西医疗法对症处理，以及运动、饮食控制等综合措施，调治本病，会取得较满意的疗效，这也是今后继续研究糖尿病性腹泻的重点。另外，还可以在中药现代化分析研究的基础上，提出新的药物单体和治疗靶点，从而开辟出糖尿病性腹泻治疗的新途径[83]。

参 考 文 献

[1] 中华医学会糖尿病学分会. 中国 2 型糖尿病防治指南（2017 年版）[J]. 中华糖尿病杂志，2018，10（1）：4-67.
[2] 王崇文，胡伟，胡人义. 糖尿病患者的胃肠道症状及其胃黏膜超微结构的观察[J]. 中华消化杂志，2012，5（18）：126-129.
[3] 翁建平. 糖尿病并发症防治[M]. 北京：清华同方光盘电子出版社，2015：38.
[4] 朱璞，王瑞阳，庞国明. 庞国明主任医师论糖尿病性腹泻临床证治[J]. 光明中医，2017，32（23）：3378-3380.
[5] Jones KL，Russo A，Stevens JE，et al. Predictors of delayed gastric emptying in diabetes[J]. Diabetes Care，2011，24：1264-1269.
[6] 赵丽，李敬林. 益气健脾治疗糖尿病肠病[J]. 实用中医内科杂志，2014，28（3）：135-136.
[7] 富克非. 张玉琴教授从脾肾论治糖尿病肠病[J]. 中国现代药物应用，2015，9（10）：223.
[8] Purna Kashyap，Gianrico Farrugia. Diabetic Gastroparesis：what we have learned and had to unlearn in the past 5 years[J]. Gut，2010，59（12）：1716-1726.
[9] Milena Gould MD，Joseph H Sellin MD. Diabetic diarrhea[J]. Current Gastroenterology Reports，2019，11：354-359.
[10] David R，Tomlinson，Natalie J，et al. Glucose neurotoxicity[J]. Nature Reviews Neuroscience，2008，9：36-45.
[11] 张博纶. 从"脾失健运"认识糖尿病肠病病机[J]. 中医药临床杂志，2016，28（11）：1532.
[12] Chao D，Xia Y. Ionic storm in hypoxic/ischemic stress：can opioid receptors subside it[J]. Prog Neurobiol，2016，90（4）：439-470.
[13] 张亚萍，高革，张宽学，等. 糖尿病胃肠功能紊乱模型胃肠道超微结构变化的研究[J]. 临床消化病杂志，2012，14（4）：150-152.
[14] Brownlee M. Biochemistry and molecular cell biology of diabetic complications[J]. Nature，2011，414（6865）：813-820.
[15] 田蛟，王宝西，江逊. 胃肠道 Cajal 间质细胞与干细胞因子/c-kit 信号系统的研究进展[J]. 临床儿科杂志，2013，31（4）：385-387.
[16] Ranganath LR. The entero-insular axis：implications for human metabolism[J]. Clin Chem Lab Med，2018，46：43-56.
[17] 唐尧，王尧，岳晓玉，等. 糖尿病肠病患者血 TXB2、6-酮-前列腺素 F1α、LPO 的含量变化及其临床意义[J]. 中华消化杂志，2012，10（5）：201-206.
[18] Forster J，Damjanov I，Lin Z，et al. Absence of the interstitial cells of Cajal in patients with gastroparesis and correlation with clinical findings[J]. J Gastrointest Surg，2015，9（1）：102-108.
[19] 薛凤敏，潘满立. 参苓白术散治疗脾虚型糖尿病泄泻疗效观察[J]. 现代中西医结合杂志，2010，19（19）：2386-2387.
[20] 王淼，张玉琴. 张玉琴教授治疗糖尿病肠病经验[J]. 中国中医药现代远程教育，2019，17（10）：53-55.
[21] Mocall AL，Cox D J，Crean J，et al. A novel analytical method for assessing glucose variability using CGMS in type 1 diabetes mellitus[J]. Diabetes Technol Ther，2016，8（6）：644-653.
[22] 易金阳，王烨，李琳琳. 肠道菌群与 2 型糖尿病关系的研究进展[J]. 新疆医科大学学报，2012，3s（6）：725-731.
[23] 徐杰，苏本利，关玉峰，等. 阿卡波糖对糖尿病患者肠道双歧杆菌的影响[J]. 中国医学创新，2013，10（9）：37-38.

[24] 李卫先，李福元，李达，等. 不同中药炮制品组成的参苓白术散对肠道菌群影响对比研究[J]. 实用中医药杂志，2014，30（5）：381-383.

[25] 王雪萍，李军，陈建强. 双歧杆菌三联活菌胶囊治疗糖尿病性胃肠功能紊乱60例疗效观察[J]. 医学理论与实践，2012，25（7）：788-789.

[26] 中华医学会糖尿病学分会. 中国2型糖尿病防治指南[M]. 北京：北京大学医学出版社，2013：40-42.

[27] 刘玲娜，张新霞. 糖尿病性腹泻的中西医研究进展[J]. 湖南中医杂志，2015，31（4）：180-182.

[28] Horvath EM，Benko R，Kiss L，et al. Rapidglycaemic swings' induce nitrosative stress，activate poly（ADP-rebose）plymerase and impair endothelial function in a rat model of diabetes mellitus[J]. Diabetologia，2009，52（5）：952-961.

[29] 潘秋，李硕，潘满立. 糖尿病性腹泻辨治初探[J]. 中华中医药杂志，2015，30（8）：2823-2825.

[30] 张志新. 中药双补汤联合西药治疗糖尿病肠病效果分析[J]. 慢性病学杂志，2014，15（5）：407-408.

[31] 孙逊，肖烨，王颜刚. 糖尿病腹泻的临床特点、发病机制及治疗[J]. 糖尿病天地，2015，9（5）：261-264.

[32] 张书月，石洪伟. 糖尿病腹泻的发病机制及中西医结合治疗[J]. 实用糖尿病杂志，2016，12（4）：63-64.

[33] 吴卫明. 探索糖尿病腹泻发病机制及中西医治疗[J]. 黑龙江中医药，2011，5：3.

[34] 吴兴全，魏晓光，张红石. 基于固本培元治则的针推结合法治疗糖尿病性腹泻临床观察[J]. 中华中医药杂志，2018，33（12）：5724-5726.

[35] 张建，赵静. 参苓白术散治疗糖尿病性腹泻临床观察[J]. 中西医结合研究，2017，9（1）：9-11.

[36] 王之虹. 新编中国推拿[M]. 北京：人民卫生出版社，2012：247，289-293.

[37] 张玲璐. 艾灸脾俞穴治疗小儿慢性腹泻疗效观察[J]. 上海针灸杂志，2016，35（6）：697-699.

[38] 朱现民，郭静静，李朋辉. 四大强壮穴"逆灸"法古论新用[J]. 中国针灸，2013，33（S1）：47-50.

[39] Abell TL，Camilleri M，Donohoe K，et al. Consensus recommendations for gastric emptying scintigraphy：a joint report of the American Neurogastroenterology and Motility Society and the Society of Nuclear Medicine[J]. Am J Gastroenterol，2018，103：753-763.

[40] Rao SSC，Kuo B，McCallum RW，et al. Investigation of colonic and whole gut transit with wireless motility capsule and radioopaque markers in constipation[J]. Clin Gastroenterol Hepatol，2009，7：537-544.

[41] Quan C，Talley NJ，Cross S，et al. Development and validation of the Diabetes Bowel Symptom Questionnaire[J]. Aliment Pharmacol Ther，2013，17：1179-1187.

[42] Revicki DA，Rentz AM，Dubois D，et al. Development and validation of a patient-assessed gastroparesis symptom severity measure：the Gastroparesis Cardinal Symptom Index[J]. Aliment Pharmacol Ther，2013，18：141-150.

[43] 王子成. 中医治疗33例糖尿病腹泻的临床疗效分析[J]. 中国医药指南，2013，11（9）：638-639.

[44] 余渊，陈晓文. 中西医结合治疗糖尿病腹泻疗效观察[J]. 基层医学论坛，2013，17（31）：4177.

[45] 丁妍枫. 中西医结合治疗糖尿病腹泻72例[J]. 中国中医药现代远程教育，2011，9（19）：155.

[46] 朱秀英. 糖尿病肠瘘漏诊误诊原因分析及西医治疗[J]. 医药前沿，2013，11（10）：275.

[47] 程聚霞，孙超. 中西医结合治疗糖尿病腹泻70例临床观察[J]. 中医临床研究，2015，7（14）：60-61.

[48] 缪亚琴. 中西医结合治疗糖尿病腹泻33例临床分析[J]. 北方药学，2014，11（1）：45.

[49] 蔡川海. 中西医结合治疗糖尿病腹泻33例[J]. 光明中医，2013，28（10）：2139-2140.

[50] 柯文彬. 中西药联用治疗糖尿病肠病的疗效观察[J]. 中医临床研究，2012，8（17）：64-65.

[51] 杜丽霞，张力娜，杨立娟，等. 中西医结合治疗糖尿病腹泻30例临床观察[J]. 湖南中医杂志，2018，34（9）：61-62.

[52] 张静毅，魏军平. 糖尿病腹泻中医诊治研究述评[J]. 中国中医基础医学杂志，2013，19（5）：604-606.

[53] 石纶. 糖尿病腹泻30例治疗观察[J]. 中国城乡企业卫生，2014，（3）：91-92.

[54] 殷晓星. 糖尿病腹泻[J]. 江苏医药，2014，8（16）：59-64.

[55] 李昌祁，姜淑文. 糖尿病肠病[J]. 医学综述，2013，7（4）：66-69.

[56] 刘晓玲. 昂当司琼治疗糖尿病腹泻临床观察[J]. 内蒙古中医药，2011，（5）：44-45.

[57] 杨文伟. 马来酸曲美布汀联合双歧三联活菌胶囊对糖尿病性腹泻患者肠道菌群的影响及疗效观察[J]. 中国微生物学杂志，2017，29（2）：192-195.

[58] 张琳. 2010年ADA糖尿病诊疗指南[S]. 糖尿病天地：临床，2010，4（6）：253-263.

[59] 束长银. 参苓白术散加减治疗糖尿病腹泻35例临床分析[J]. 糖尿病新世界，2015，1（16）：7-9.

[60] 陈德庆. 温肾健脾固涩方治疗糖尿病顽固性腹泻[J]. 中国实用医刊，2015，42（23）：58-59.

[61] 黄天生，尚莹莹，郭召平. 穴位注射联合健脾固本和胃方治疗糖尿病胃轻瘫脾胃虚弱型患者临床观察[J]. 辽宁中医药大学学报，2015，3（4）：80-83.

[62] 陈立新，齐建永，姬小云，等. 参术和胃丸治疗脾胃虚弱型糖尿病胃轻瘫临床疗效研究[J]. 河北中医药学报，2016，31（1）：20-22.

[63] 李思静，蒋云霞，卢杰夫. 糖尿病性腹泻的中医辨证治疗概述[J]. 广西中医药大学学报，2015，18（2）：82-83.

[64] 王涵，顾成娟，逄冰. 仝小林教授辨治糖尿病胃肠功能紊乱经验[J]. 世界中西医结合杂志，2015，10（12）：1654-1656.

[65] 向旭. 糖尿病腹泻的发病机制及治疗[J]. 国际内分泌代谢杂志，2013，33：92-95.

[66] 张家栋，彭丽萍，朱迪. 中医药治疗糖尿病性腹泻的研究现状[J]. 湖南中医杂志，2017，33（1）：169-170.

[67] 牛金虎，刘谋荣，杨照艳. 马来酸曲美布汀联合双歧三联活菌胶囊治疗糖尿病性腹泻的效果观察[J]. 实用临床医药杂志，2018，22（22）：86-88.

[68] 李鑫，傅继华. 2 型糖尿病的病理机制及治疗措施的相关研究[J]. 药学研究，2016，35（3）：168-171.

[69] 史燕妹，赵公芳，黄华. 胃食管反流病的发病机制及其诊治的进展[J]. 世界华人消化杂志，2012，（36）：3713-3718.

[70] 龚经文，傅敏端. 易蒙停治疗糖尿病性腹泻 22 例观察[J]. 医师进修杂志，2014，7（11）：89-93.

[71] 刘静，彭书磊. 糖尿病肠病中医证治简况[J]. 实用中医内科杂志，2015，29（6）：168-169.

[72] 王冬英，周利民，童火木. 2 型糖尿病患者消化性溃疡幽门螺杆菌感染与根除效果分析[J]. 中华医院感染学杂志，2015，（10）：2191-2193.

[73] 褚璐，王建军，邢晓燕. 糖尿病胃轻瘫的早期诊断及发病机制探讨[J]. 世界中医药，2014，（9）：1181-1183.

[74] 陈向阳. 益肾健脾汤治疗糖尿病性腹泻 41 例临床观察[J]. 中医临床研究，2015，7（14）：105-106.

[75] 左振魁，韩佳瑞. 健脾温肾固涩方治疗糖尿病顽固性腹泻的临床研究[J]. 中医药信息，2012，29（4）：46-47.

[76] 曾秋莲. 饮食及生活护理干预对糖尿病患者血糖控制的影响研究[J]. 中国医学创新，2015，12（2）：84-86.

[77] 梁凤林. 糖尿病与非糖尿病患者根管治疗术后临床疗效分析[J]. 糖尿病新世界，2015，（22）：119-121.

[78] 刘春笑. 处方式运动、饮食干预对糖尿病患者生活质量的影响[J]. 中国当代医药，2015，22（32）：40-41，44.

[79] 郭兰芹，谢静，黄玉宇. 中西医结合治疗糖尿病便秘 45 例[J]. 实用中医药杂志，2011，27（9）：610-611.

[80] 陈志阳，吴福斌，潘敏. 中药治疗联合生活干预对糖尿病前期患者血糖及早期相胰岛素分泌水平的影响[J]. 浙江中西医结合杂志，2015，25（1）：20-22，29.

[81] 林锟，鄞国书，林少达. 醛糖还原酶抑制剂与糖尿病慢性并发症[J]. 中国糖尿病杂志，2011，19（10）：792-795.

[82] 杨文奎. 糖尿病胃肠病变理论探讨与分型研究[D]. 广州：广州中医药大学，2007.

[83] 锄景文，汪妍霞，金香善. 糖尿病性肠病中医辨证施治浅析[J]. 中国现代药物应用，2012，6（21）：86-87.

（李　辉　执笔，张　芳、李　蔚　审订）

第十一节　糖尿病合并抑郁症现代医学临床研究进展

提　要：本文主要阐述糖尿病合并抑郁症的研究进展，包括流行病学、发病机制、相关危险因素、评定方法、诊治策略等方面，以期通过系统梳理提升临床对此类患者的识别率与重视度，进一步提高疾病诊治疗效，为糖尿病合并抑郁症的临床干预提供借鉴与参考，并指导本病的深入研究。

关键词：糖尿病，抑郁症，研究进展

近年来糖尿病发病率增长迅速，根据相关国际研究[1]的资料显示，2015 年全世界已有超过 4.25 亿人患有糖尿病[2]，糖尿病已被公认为全球性的身心疾病。研究显示[3]，糖尿病患者的心理会发生变化，而这种心理变化因素可通过交感神经影响胰岛素的分泌，从而加速患者体内

糖代谢紊乱，使患者产生抑郁、焦虑的情绪。而焦虑、抑郁的情绪又会导致病情加剧[4]。研究资料[5]表明，糖尿病的发生、发展与焦虑、抑郁等负性情绪密切相关，且糖尿病患者中焦虑、抑郁障碍的发生又影响糖尿病患者的病情发展与预后，形成一个恶性循环。本文对 2 型糖尿病（T2DM）合并抑郁症的研究综述如下。

一、流行病学研究的深入为临床医生重视心理治疗敲响了警钟

抑郁症是常见的情感障碍型疾病，其在发达国家与发展中国家的患病率分别为 15%和11%，疾病的发生发展将严重影响患者的生活质量[4]。国际糖尿病联盟（IDF）2017 年统计发现：目前在全球范围内 20～79 岁的成年人中大约有糖尿病患者 4.25 亿，预计到 2045 年将达到 6.29 亿，我国糖尿病患者数现有约 1.14 亿，居世界首位[6]。目前的流行病学证据表明，糖尿病患者患抑郁症的概率是非糖尿病人群的 2 倍[7]，其中至少有 1/3 的患者合并临床相关的抑郁症[8-9]。国内学者陈彩秀等[10]统计出我国糖尿病患者中 30%～46.5%存在不同程度的抑郁症症状。Gavard 等[11]研究了国外多篇 T2DM 患者抑郁患病率的调查报告，得出了 T2DM 患者抑郁状态的患病率为 21.8%～60.0%。而 WHO 最近的研究指出，慢性躯体疾病（如心绞痛、糖尿病、关节炎等）与抑郁症共病很常见，其中糖尿病患者抑郁的患病率为 9.3%[12]。糖尿病和抑郁症之间的关系是相互的，Knol 等[13]的一项 Meta 分析显示患有抑郁症的成年人患有糖尿病的风险增加了 37%。Kohen 等[14]统计发现，在综合性医院中，抑郁症的漏诊率可达 40%～50%。长期以来，临床医生在对糖尿病患者的诊治中几乎只偏向降糖药物治疗，却忽略了对 T2DM 患者的心理评估及干预，这不仅影响血糖的控制、疾病的预后，更降低了患者的生活质量，增加了死亡风险，对社会及家庭造成严重的经济及心理负担[15]。国外的糖尿病合并抑郁症的患病率高于国内的原因可能与发病率、诊断率、病程、种族、饮食习惯、医疗条件的不同等相关，值得进一步研究[16]。

二、发病机制尚不明确，可能是多种因素共同作用的结果

将抑郁和代谢相关的疾病联系起来的因素有很多，不同的研究有不同的说法，常见的说法有炎症的增多、胰岛素的抵抗、氧化应激、线粒体的功能障碍等[17]。

1. 氧化应激与抗氧化失衡有关

高血糖使得机体内葡萄糖自身氧化，产生较多的自由基，而抗氧化的谷胱甘肽减少，氧化应激和抗氧化系统处于失平衡的状态，这在糖尿病的病理过程中起着重要的作用[18-19]。过多的自由基会损害一些高分子物质，如脂肪、碳水化合物、蛋白质和核酸类物质，从而产生氧化损伤[20]。近年来，越来越多的研究表明，氧化应激和脂肪氧化参与焦虑、抑郁的病理过程[21]。

除上述因素，氮化系统在糖尿病合并焦虑和抑郁中发挥着重要作用[22-23]。在高糖的条件下，抗氧化聚合体功能降低，NO 和超氧阴离子的反应增多，产生过多的过氧硝酸盐，形成羟自由基，这是"氮化应激"的过程[24]。在病理条件下，形成的氧亚硝酸盐的自由基不仅扩大活性

氧的有害影响，还会破坏线粒体的功能和能量代谢[25]。

2. 炎症与糖尿病和抑郁症病程有关

临床研究表明，抑郁症无论是作为系统性疾病的并发症，还是一种慢性应激的结果，都与炎症有关[26]。炎症在糖尿病进程及进一步造成神经损伤过程中有着重要的作用，包括抑郁、认知功能障碍和神经的病变[27]。研究表明，炎症与氧化应激有关，过多的自由基使得体内的炎症细胞因子和化学引诱物增多[20]，同时释放的氧自由基对 B 细胞造成一定的损害，从而抑制了胰岛素的释放，并且炎症过程也会抑制机体对胰岛素的吸收[28]。大脑中过多的炎症反应与糖尿病和抑郁症的病理过程相联系。慢型糖尿病通过上调炎症细胞的水平，包括 IL-6、IL-1b、COX-2，从而影响神经系统[27]。

3. 线粒体的功能障碍和长期高血糖状态有关

最新的研究表明，线粒体功能障碍是大多数脑功能障碍的触发因素[27]。在高糖的状态下，线粒体的功能发生障碍，出现基因和蛋白质的裂变表达，大脑中的 Caspase-3 表达增多，Bcl-2 表达减少，细胞凋亡，神经性营养因子减少，导致神经细胞死亡，最终出现抑郁行为[29]。

4. 胰岛素抵抗是 2 型糖尿病与抑郁症的共病机制，与脂代谢紊乱有关

1 型糖尿病与 2 型糖尿病不同的是，80%以上的 2 型糖尿病患者处于超重或肥胖，这些患者并发抑郁的风险是非糖尿病患者的 2 倍以上[30]。脂肪组织中内质网的压力和自噬作用是局部炎症通路的起源。除了脂肪细胞，肝脏和骨骼中促炎状态会破坏胰岛素的敏感性和血糖的平衡。在 2 型糖尿病的并发症中，研究者们认为高血糖是其形成的上游机制，而炎症过程是形成的下游机制[31]。研究发现，抑郁症患者存在明显的血脂水平异常[32]。在抑郁状态下，下丘脑-垂体-肾上腺轴（HPA）功能紊乱，血浆皮质醇分泌昼夜节律改变且分泌增加，可强效聚集脂肪组织中的 TG，促进内脏脂肪沉积和胰岛素抵抗（IR），使血脂升高。邵岩等[33]研究发现，TG、HDL-C 是抑郁症发生的独立危险因素。

5. 神经系统的改变与糖尿病神经并发症有关

无论哪种类型的糖尿病都可能会有神经系统的改变，从而出现一系列异常表达，包括下丘脑的神经肽、海马区的星形胶质细胞、神经的毒性作用、海马区突触的可塑性、神经递质等的改变[34]。许多心理方面的紊乱，如焦虑和抑郁，都可能是由于一元胺的缺乏所致[35]。一元胺中的血清素是一种重要的神经递质，主要分布在中脑（包括海马）和前皮质，调节机体大脑情感和行为活动。研究表明[36]，糖尿病引起的抑郁行为可能与大脑中血清素代谢的改变和神经递质有关。实验发现，糖尿病小鼠中脑、皮质、小脑中的血清素水平降低，表明血清素的功能受到破坏，而血清素的减少可能会引起神经细胞的损伤，神经生成减少，从而导致焦虑和抑郁[37]。

另外，糖尿病也会影响 HPA 轴的调节作用[20]。HPA 轴过度活跃，引起内分泌失调，包括皮质醇增多，可能与抑郁有关[38]。且过多的皮质醇可导致 5-HT 的功能失调，进一步加重抑郁的症状。并且海马区有较多的糖皮质激素受体，且皮质醇类对神经再生有消极的意义[39]。实验证明，血清素和下丘脑-垂体-肾上腺系统在糖尿病及抑郁症中发挥着重要的作用[40]。

在中枢神经系统中，血糖平衡被打破，HPA 反应增加，糖皮质激素水平升高，代谢平衡失调，导致海马区前突触后突触的重塑[41]。中枢神经系统中，兴奋性突触能够诱导长期增强作用（LTP）和长期抑制作用（LTD）[41]。突触的传递应与 LTP/LTD 的产生保持一致。而在链脲佐菌素所诱导的糖尿病模型中，这个平衡机制则被打破[42]。糖尿病通过高低不同频率的刺激使得 LTP 受到抑制，而 LTD 不断地增强，使海马 CA1 区突触的可塑性发生改变，突触的传递受到抑制[43]。并且糖尿病还会抑制海马区神经的再生，最终使突触的重塑变得困难。研究发现，在糖尿病并发抑郁症的模型中，神经胶质纤维酸性蛋白得到高度表达[27]，表明在此过程中神经胶质细胞增多。

除上述以外，大脑神经性营养因子在此过程中发挥着重要作用[44]。糖尿病使得细胞内血糖水平的升高或是神经因子水平的降低，如 BDNF[45]，导致神经细胞凋亡，从而出现神经组织退化性的改变[29]。总之，糖尿病引起中枢神经系统一系列的改变，而这些改变都可能与抑郁症的形成有关。

综上所述，抑郁症是糖尿病常见的并发症之一，而部分研究表明抑郁行为也可能是 2 型糖尿病的主要影响因素，并且可能与糖尿病的并发症有关[46]。抑郁与 HPA 轴的活动相联系，导致皮质醇和儿茶酚胺释放增多，皮质醇刺激产生葡萄糖，促进脂肪的分解，增加外周游离的脂肪酸，减少 B 细胞的分泌，降低胰岛素的敏感性。肾上腺素在血糖和代谢方面的影响与皮质醇相类似[28]，最终导致自由脂肪酸的聚集、腹型肥胖、代谢综合征、胰岛素抵抗和 2 型糖尿病[38]。有研究表明，心理功能障碍可能会刺激慢性炎症，而慢性炎症参与许多疾病的进程[47]。免疫系统失调在抑郁症和 2 型糖尿病的危险因素中发挥着重要作用，这两者都与 CRP、TNF-α 等的增加有关[28]。

三、多种危险因素并存，临床诊治综合分析

目前，有关 2 型糖尿病合并抑郁症的危险因素的研究表明，高血糖、社会经济低下、文化水平低、妇女、人格异常、年龄＜65 岁、肥胖、吸烟、孀居、血糖控制不良、合并其他躯体疾病及对治疗的依从性差等是 2 型糖尿病患者合并抑郁症的危险因素[48]。

（1）年龄：研究[49]报道显示，40～49 岁的中年糖尿病患者更易于发生焦虑、抑郁状态，中年患者面临着事业发展及家庭生活的压力，罹患糖尿病会对其心身产生极大冲击，造成恐慌情绪。

（2）性别：调查结果[50]发现，女性 2 型糖尿病患者焦虑、抑郁障碍的发生率显著高于男性，性别是焦虑、抑郁障碍发生的独立危险因素，由于女性生理状态、社会压力及心理调控能力不同，导致女性相对于男性更容易产生焦虑、抑郁情绪。

（3）婚姻状况：婚姻及家庭和谐可舒缓患者的紧张情绪，且有利于疾病的控制。反之，如果婚姻压力增大，就容易对患者造成心理压力。国内外众多研究发现[51-52]，2 型糖尿病患者的婚姻状态是焦虑障碍发生的独立危险因素。

（4）社会阶层：调查发现[53]，社会阶层低、经济较差的糖尿病患者更易患抑郁症，这些人本身负担的生活压力很大，昂贵的治疗费用和检查开支成为患者严重的心理负担。Eaton 则认为社会经济地位没有多大影响[54]。

（5）高血糖：有资料显示，高血糖（HbA1c≥8%）是 2 型糖尿病患者产生抑郁症的首要危险因素。国内也有研究表明，FPG 升高、血糖控制不良及肥胖（BMI≥26）是 2 型糖尿病合并抑郁症的重要危险因素[55]。

（6）肥胖：钱永明等[56]研究发现，BMI≥26 的肥胖患者在糖尿病合并抑郁症患者中明显增多，进一步提示肥胖也是糖尿病合并抑郁症的重要危险因素之一。

（7）病程及并发症：对于病程较长的 2 型糖尿病患者，由于反复进行的血糖检查、长时间的治疗及饮食运动方面严格的控制，使其身体、精神备受折磨，从而导致其性格的改变，继发不同程度的焦虑或者抑郁。有研究报道表明，糖尿病病程和并发症会对 T2DM 患者心理产生极大影响[57]。长时间治疗及治疗费用的加大，会造成患者经济负担加重，出现焦虑或者抑郁症状。

（8）治疗方式：绝大部分糖尿病患者对使用胰岛素比较抵触，使用胰岛素治疗的患者抑郁症的患病率较高[58]，这与患者对治疗方式的误解有关，患者常常认为注射胰岛素是病情非常严重，糖尿病晚期才必须的，而且常误认为胰岛素是一种成瘾性药物，当给予糖尿病患者胰岛素治疗时，患者和家属都难以接受，易产生悲观情绪进而形成抑郁。

四、诊断与评定方法日趋完善，临床可引可用

糖尿病合并抑郁症的发病率高、危害大，对糖尿病患者做出是否有抑郁表现的诊断尤为重要。对抑郁症有效管理的第一步是认识和诊断，对抑郁症的正式诊断需要经过医疗专业人员专业的面谈，但这很耗费时间[59]。所以，Whooley等[60]认为另一种简单的方法可以被糖尿病医疗保健专业人士使用，那就是问两个简单的问题："在过去的一个月里，你是否因为没有兴趣或快乐而烦恼？""在过去的一个月里，你是否被情绪低落、抑郁或绝望所困扰？"但是该方法只能用于初筛，且准确率较低。于是，更多的评估量表用于检测患者心理健康情况，包括症状自评量表、抑郁自评量表、焦虑自评量表及贝克抑郁评分等。针对糖尿病合并抑郁症的评定方法，通过查阅大量文献，大致分为以下几种。

1. 诊断性访谈法

DsM-IV（diagnostic and statistical manual of mental disorders，IV）是 1994 年美国精神病学协会（APA）对不同精神疾病的统计及诊断，DIS-IV（diagnostic interview schedule for DMS-IV）是以 DsM-IV 为标准，设计的其中一个结构性访谈表，国外常用于评定 T2DM 患者的抑郁情况[61]。值得提出的是，有研究认为该方法比自评法获得的抑郁发生率低[59]。

2. 心理学量表法

评定抑郁的心理学量表比较多，从使用功能上分类，可分为症状评定量表和诊断量表，从测评主体上分可分为自评量表与他评量表。常用的自评量表有 Zung 抑郁自评量表（self-rating depression scale，SDS）[62]，该量表目前已有学者翻译为中国常模，在国内使用较广；流行病学研究中心常采用 CES-D 抑郁自评量表（center for epidemiologic studies depressions cale，

CES-D）、Beck 抑郁量表（beck depression Inventory，BDI），以上两种量表均可用于有抑郁症状的成人；另外，还有哈佛精神学院和全国抑郁筛查量表（Harvard department of psychiatry/national depression screening day scale，HANDS）、医院焦虑抑郁量表（hospital anxiety and depression scale，HADS）、患者健康问卷（the patient health questionnaire-9，PHQ-9），但上述量表目前未在我国大量使用。他评量表中最常用的有汉密尔顿抑郁量表（Hamilton depression scale，HAMD）、蒙哥马利和阿斯伯格抑郁症等级量表（Montgomery-Asberg depression rating scale，MADS）和纽卡斯尔抑郁诊断量表（Newcastle depression index，NDI）。HAMD 是评价抑郁效能较高的量表，主要适用于已经确诊的抑郁症患者，用于临床疗效观察和精神药物研究；NDI 有 10 项和 35 项两种版本，作为一种标准化诊断量表，临床上不作为抑郁病例的筛选量表；MADS 是《精神症状全面量表》的评价抑郁相关的部分，用于评价抗抑郁治疗的药物疗效[63]。他评量表的可靠性较自评定量表高，但因为需要医学专业人士进行评价，加重了临床工作负担，目前在糖尿病合并抑郁症的评定中使用不广泛。所以，针对糖尿病患者合并抑郁症的状态，筛选出合适的量表就显得很重要，这就需要更多的研究从而筛选出合适的评估量表来帮助我们临床工作中达到更高效的诊断方法。

五、治疗手段丰富多样，综合干预疗效突显

唐启盛[64]对过去 10 年发表的研究进行总结，发现治疗抑郁症对加强血糖的控制，提高生存质量是有效的。糖尿病的治疗目标是有效控制血糖，延缓并发症，提高生存质量；抑郁症的治疗目标是恢复社会功能，提高治愈率、减少病残率，预防复发[65]。糖尿病合并抑郁症的治疗主要包括健康教育、心理疗法、药物治疗。

（一）健康教育是提高临床疗效的前提

加强 T2DM 患者的健康教育，向其讲解糖尿病的发生、发展、治疗及预后，消除紧张压抑的情绪。同时加强对 T2DM 患者的运动治疗，让其养成良好的运动习惯，并在运动治疗中放松心情，缓解压力，并提高生活质量[66]。

（二）心理干预是防治此病的必经之路

有研究显示[67]，对 T2DM 患者采取心理干预能显著缓解患者的紧张情绪，降低焦虑、抑郁情绪的发生率。根据患者的不同情况进行心理干预，使其能对疾病有着正确的认知，消除抑郁情绪，保持乐观愉快的心情，避免糖尿病并发症发生。

（三）药物治疗是干预疾病转归的基本手段

各种抗抑郁药药理学机制不同，各有优点和局限性。当前，抗抑郁药主要有如下几类[68]：

1. 单胺氧化酶抑制剂（MAOI）

代表药物为吗氯贝胺。由于存在着诸如胆碱能不良反应、5-HT 综合征等风险，这类药物

已不再是临床的一线用药。另外，单胺氧化酶抑制剂可降低胰岛素性低血糖对肾上腺素的反应，糖尿病患者的使用也受到了限制[69]。

2. 三环类抗抑郁药（TCA）

代表药有丙咪嗪、多塞平等，对于糖尿病患者，有升高血糖和 HbA1c、增加食欲和体质量等不良反应，故不作为一线用药[70]。

3. 选择性 5-羟色胺再摄取抑制剂（SSRI）

目前临床常用氟西汀、帕罗西汀、舍曲林等。氟西汀可降低血糖、减少碳水化合物的摄入及热量摄入，降低体质量，从而增强胰岛素敏感性，改善胰岛素抵抗。张晓娟等[71]治疗糖尿病并发抑郁症患者时，加用舍曲林改善抑郁症状，有利于控制 FPG。国内研究[72]显示，帕罗西汀能改善糖尿病合并焦虑、抑郁患者的症状，同时改善血糖。氟西汀、帕罗西汀等抗抑郁药物治疗虽有一定的滞后性，但对于糖尿病伴有抑郁症患者是有效的，临床安全性尚可。

4. 选择性 5-羟色胺和去甲肾上腺素（NE）再摄取抑制剂（SNRI）

代表药物有文法拉辛、左旋文法拉辛、度洛西汀及左旋米纳普伦。左旋米纳普伦对 NE 再摄取的抑制效果较其他 SNRI 药物强，在缺少选择性 NE 再摄取抑制剂的情况下，可用于治疗不能耐受其他 SNRI 治疗的背外侧前额叶皮质功能衰退的患者。文法拉辛与普罗帕酮在治疗糖尿病焦虑、抑郁方面疗效相当，但前者显效速度更快[73]。

5. 非典型抗抑郁药

①去甲肾上腺素能和 5-羟色胺能特异性拮抗剂（NaSSA）：代表药物是米氮平，与 SSRI 和 SNRI 相比，NaSSA 能将脑内的神经递质水平提到更高，并且起效更快。米氮平能增加睡意，会导致白天嗜睡，且有增加体重的不良反应。②5-羟色胺拮抗剂和再摄取抑制剂（SARI）：代表药物是曲拉唑酮，与米氮平类似，曲拉唑酮也会导致镇静，它的抗焦虑和镇静作用可有效治疗伴随失眠和焦虑的抑郁症患者。③去甲肾上腺素和多巴胺再摄取抑制剂（NDRI）：代表药物是安非他酮，与大多数的抗抑郁药物不同，它会引起患者的饮食紊乱，在临床上与纳曲酮联合用药，可治疗肥胖。目前主要是作为其他抗抑郁治疗的辅助用药。④5-羟色胺部分激动剂-再摄取抑制剂（SPARI）：代表药物是维拉唑酮，其作用未得到临床试验证实。维拉唑酮的不良反应是恶心、头痛、眩晕、口干和失眠。⑤5-羟色胺调节/激动剂（SMS）：代表药物是沃替西汀，临床研究表明其治疗效果优于艾司西酞普兰、维拉唑酮、舍曲林、阿戈美拉汀等不同机制的药物。

在这几类药物中，SSRI、SNRI 及 NaSSA 等神经递质再摄取抑制剂是目前国际上推荐使用的一线药物[74]。SSRI 包括氟西汀、帕罗西汀、舍曲林等，在控制抑郁症状的同时可帮助控制患者血糖水平（FPG 最高可下降 30%），引起患者食欲减退，可作为合并糖尿病的抑郁症患者的首选治疗药物[75]。

另外，有研究证明 GLP-1 类似物不仅可以治疗糖尿病，在改善抑郁行为中也发挥积极作用[64]。Komsuoglu 等[76]发现，杏仁核多巴胺信号被脑-肠厌食多肽 GLP-1 激活，杏仁核也是控制焦虑行为的一个重要的脑区。如艾塞那肽从蜥蜴唾液中分离出的 GLP-1 类似物，其在 2 型糖尿病大鼠模型中具有抗焦虑、抗抑郁及逆反神经病变等作用[77]。

对于焦虑症的治疗，主要使用苯二氮䓬类药物，不同衍生物之间抗焦虑、镇静催眠、抗惊厥、肌肉松弛和安定作用各有侧重，不过长期使用会产生依赖性，近年来研发了第三代抗焦虑药，包括丁螺环酮和坦度螺酮。目前临床上一般采用苯二氮䓬类控制焦虑症状，再用坦度螺酮或丁螺环酮维持治疗[78]。

近年来中医在糖尿病合并焦虑、抑郁障碍的治疗中也起着重要的作用，其治疗主要以中成药（如加味逍遥丸及人参归脾丸等）治疗再辅以针灸治疗，有较好的疗效[79]。

六、问题与展望

综上所述，目前关于糖尿病并发抑郁症存在的主要问题有：

1. 区域调研多，缺乏大样本流行病学研究

目前关于糖尿病合并抑郁症患病率的临床数据多来源于国外的调查研究结果，我国目前虽有一些区域性的流行病学数据，但缺少全国性大样本的流行病学研究。而且由于各个流行病学研究采用不同的评价诊断方法，调查数据差别较大，缺乏说服力。

2. 学说假说多，机制探讨缺乏高水平研究

目前关于糖尿病并发抑郁症的发病机制尚不明确，相关学说多是从机体组织、器官的功能调节失常叙述，缺少在分子细胞水平的研究。

3. 评价诊断方法多，缺乏权威统一的标准

目前国内外对于此病的诊断还没有统一的诊断标准，对于此病的诊断多是引用精神病学会的抑郁症评价方法来诊断，而临床中对抑郁症的评定方法又有多种，给临床诊断带来重重困难。有学者认为，对糖尿病合并抑郁症患者的评估在不同评价方法之间有不同的结果，尚不清楚如果使用更严格的诊断标准是否会得出不同的结论[80]。

4. 治疗手段多，尚无理想的治疗方法

目前对于本病的治疗手段很多，多是采用多学科手段，给予心理疏导、药物治疗等综合干预措施治疗，但临床疗效较差，且多反复，临床缺乏特效的治疗药物或方法。

下一步研究的方向与重点如下：

（1）糖尿病无论是 1 型还是 2 型，都影响着人们的生活，糖尿病并发抑郁症更严重降低了患者的生存质量，需要临床开展多中心、大样本的流行病学研究，用令人信服的数据来引起全社会的重视。

（2）由于缺乏统一的诊断标准，目前临床中有相当数量的糖尿病并发抑郁症患者未被明确诊断，这给疾病的后续治疗增加了难度，亟需内分泌学、精神病学、神经病学等多学科联合研讨，制定出符合临床、便于操作的诊断标准，为临床医生早期识别、早期诊断与治疗本病提供可靠的依据。

（3）目前在分子细胞水平的研究机制较少，下一步研究的重点应从这点入手，探究其中的分子机制。通过对糖尿病抑郁症的信号通路网络的探索，进而寻找精确调控和药物优化的位点，是糖尿病合并抑郁症诊治的新方向，从而为改善患者生活质量提供了更大的可能。

（4）在目前缺乏特效的治疗药物或方法的情况下，早期识别与诊断更具有重要的临床意义。在对患者及时进行心理评估的同时，临证诊疗中我们要利用多学科手段，给予心理疏导等综合干预措施，并加强糖尿病患者情绪障碍管理，将有助于提高疾病的转归，达到提升患者的生活质量、减少患病人群的医疗支出及病死率的目的。

参 考 文 献

[1] Kinaan M，Ding H，Triggle CR. Metformin：an old drug for the treatment of diabetes but a new drug for the protection of the endothelium[J]. Med Princ Pract，2015，24（5）：401-415.

[2] Dagogo-Jack S. Metabolomic prediction of diabetes and car diovascular risk[J]. Med Princ Pract，2012，21（5）：401-403.

[3] 贾杰芳，刘玉美，陈传刚，等. 抑郁程度对 2 型糖尿病共病抑郁患者血糖波动与认知功能影响及机制分析[J]. 精神医学杂志，2017，30（1）：45-49.

[4] 李超，张家春. 脑电生物反馈治疗糖尿病抑郁焦虑状态及对糖代谢的影响[J]. 医学信息，2014，27（2）：164-165.

[5] National Institue of Health Metrics Evaluation. The Global Burden of Disease，2015，http//vizhub. healthdata. org/gbd-compare/.

[6] 边红艳，张永莉. 2 型糖尿病患者伴发抑郁研究进展[J]. 海南医学，2015，26（4）：554-557.

[7] Egede LE，Zheng D，Simpson K. Comorbid depression is associated with increased health care use and expenditures in individuals with diabetes [J]. Diabetes Care，2012，25（3）：464-470.

[8] Ali S，Stone MA，Peters JL，et al. The prevalence of comorbid depression in adults with type 2 diabetes：a systematic review and meta-analysis [J]. Diabet Med，2016，23（11）：1165-1173.

[9] Barnard KD，Skinner TC，Peveler R. The prevalence of comorbid depression in adults with Type1 diabetes：systematic literature review [J]. Diabet Med，2016，23（4）：445-448.

[10] 陈彩秀，王定佑，李润生. 糖尿病并发抑郁症的临床相关因素分析[J]. 实用糖尿病杂志，2019，5（3）：25-26.

[11] Gavard JA，Lustman PJ，Clouse RE. Prevalence of depression in adults with diabetes：An epidemiological evaluation [J]. Diabetes Care，2013，16（8）：1167-1178.

[12] Moussavi S，Chatterji S，Verdes E，et al. Depression，chronic diseases，and decrements in health：results from the World Health Surveys[J]. Lancet，2017，370（9590）：851-858.

[13] Knol MJ，Twisk JW，Beekman AT，et al. Depression as a risk factor for the onset of type 2 diabetes mellitus. A meta-analysis [J]. Diabetologia，2016，49（5）：837-845.

[14] Kohen D，Burgess AP，Catalan J，et al. The role of anxiety and depression in quality of life and symptom reporting in Ppeople with diabetes mellitus [J]. Qual Life Res，2018，7（3）：197-204.

[15] 任宇，方铭，俞俊，等. 糖尿病抑郁共病治疗管理研究进展[J]. 药学实践杂志，2018，36（4）：297-300.

[16] 马玲，秦月兰. 2 型糖尿病并抑郁症管理的研究进展[J]. 临床合理用药，2019，12（12C）：177-179.

[17] Slyepchenko A，Maes M，Machado-Vieira R，et al. Intestinal Dysbiosis，Gut Hyperpermeability and Bacterial Translocation：Missing Links Between Depression，Obesity and Type 2 Diabetes [J]. Current Pharmaceutical Design，2016，22（40）：6087.

[18] Tang ZJ，Zou W，Yuan J，et al. Antidepressant like and anxiolytic like effects of hydrogen sulfide in streptozotocin induced diabetic rats through inhibition of hippocampal oxidative stress[J]. Behavioural Pharmacology，2015，26（5）：427.

[19] Luo B，Zeng Z，Huang F，et al. NLRP3 Inflammasome as a Molecular Marker in Diabetic Cardiomyopathy [J]. Frontiers inPhysiology，2017，（8）：519.

[20] Bandeira SDM，Fonseca LJSD，Guedes GDS，et al. Oxidative Stress as an Underlying Contributor in the Development of Chronic Complications in Diabetes Mellitus [J]. International Journal of Molecular Sciences，2013，14（2）：3265-3284.

[21] Zhou Y，Lian S，Zhang J，et al. Mitochondrial Perturbation Contributing to Cognitive Decline in Streptozotocin-Induced Type 1 Diabetic Rats[J]. Cellular Physiology&Biochemistry International Journal of Experimental Cellular Physiology Biochemistry& Pharmacology，2018，46（4）：1668.

[22] Amiri S，Aminikhoei H，Hajmirzaian A，et al. Tropisetron attenuated the anxiogenic effects of social isolation by modulating nitrergic system and mitochondrial function [J]. BBA General Subjects，2015，1850（12）：2464-2475.

[23] Chen HJ，Spiers JG，Sernia C，et al. Response of the nitrergic system to activation of the neuroendocrine stress axis[J]. Frontiersin Neuroscience，2015，9（Article 3）：3.

[24] Rezabakhsh A，Montazersaheb S，Nabat E，et al. Effect of hydroxychloroquine on oxidative nitrosative status and angiogenesis in endothelial cells under high glucose condition [J]. Bioim-pacts，2017，7（4）：219.

[25] Ramirez Emiliano J，Fajardo Araujo ME，Zuiga TrujilloI，et al. Mito chondrial content oxidative and nitrosative stress inhuman full-term placentas with gestational diabetes mellitus[J]. Re-productive Biology&Endocrinology Rb&E，2017，15（1）：26.

[26] Slavich GM，Irwin MR. From Stress to Inflammation and Major Depressive Disorder：Asocial Signal Transduction Theory of Depression[J]. Psychological Bulletin，2014，140（3）：774.

[27] Hou XY，Zhang F，Hu XT，et al. Depression can be prevented by astaxanthin through inhibition of hippocampal inflammation in diabetic mice[J]. Brain Research，2017，（1657）：262.

[28] Hasan SS，Clavarino AM，Mamun AA，et al. Population impact of depression either as a risk factor or consequence of type 2 diabetes in adults：a meta-analysis of longitudinal studies [J]. Asian Journal of Psychiatry，2013，6（6）：460.

[29] Cheng C，Yun W，Zhang J，et al. Contribution of neural cell death to depressive phenotypes of streptozotocin-induced diabeticmice[J]. Disease Models & Mechanisms，2014，7（6）：723.

[30] Badawi G，Page V，Smith KJ，et al. Self-rated health：a predictor for the three year incidence of major depression in individuals with Type II diabetes[J]. J Affect Disord，2013，145（1）：100-105.

[31] Hameed I，Masoodi SR，Mir SA，et al. Type 2 diabetes mellitus：From a metabolic disorder to an inflammatory condition [J]. World Journal of Diabetes，2015，6（4）：598.

[32] 游青青，杨海健. 抑郁症患者血清脂质及 CK、LDH 水平与疾病程度的相关性分析[J]. 现代检验医学杂志，2019，34（1）：79-82.

[33] 邵岩，韩向莉. 2 型糖尿病合并抑郁症与代谢综合征的相关性[J]. 中国慢性病预防与控制，2018，26（2）：121-123.

[34] Liu D，Zhang H，Gu W，et al. Effects of exposure to high glucose on primary cultured hippocampal neurons：involvement of intracellular ROS accumulation[J]. Neurological Sciences，2014，35（6）：831-837.

[35] Huang CW，Hong TW，Wang YJ，et al. Ophiocordyceps formosana improves hyperglycemia and depression-like behavior in an STZ-induced diabetic mouse model[J]. Bmc Complementary &Alternative Medicine，2016，16（1）：310.

[36] Haider S，Ahmed S，Tabassum S，et al. Streptozotocin induced insulin deficiency leads to development of behavioral deficits in rats[J]. Acta Neurologica Belgica，2013，113（1）：35-41.

[37] Gupta D，Radhakrishnan M，Kurhe Y. Ondansetron，a 5HT 3，receptor antagonist reverses depression and anxiety-like behavior in streptozotocin-induced diabetic mice：Possible implication of serotonergic system [J]. European Journal of Pharmacology，2014，744（3）：59.

[38] Min Y，Xingliang Z，Feng L，et al. Depression and Risk for Diabetes：A Meta-Analysis[J]. Canadian Journal of Diabetes，2015，39（4）：266-272.

[39] Marissal Arvy N，Campas MN，Semont A，et al. Insulin treatment partially prevents cognitive and hippocampal alterations as well as glucocorticoid dysregulation in early-onset insulin deficient diabetic. The Fremantle Diabetes Study Phase II [J]. Diabetes Research & Clinical Practice，2016，122（10）：190-197.

[40] Elbatsh MM. Antidepressant-like effect of simvastatin in diabetic rats[J]. Canadian Journal of Physiology&Pharmacology，2015，93（8）：649-656.

[41] Geun SH，Cheol JD，Lee J，et al. Long term depression of intrinsic excitability accompanied by the synaptic depression in the cerebellar Purkinje cells[J]. Journal of Neuroscience the Official Journal of the Society for Neuroscience，2017，37（23）：3464-3416.

[42] Artola A. Diabetes mellitus and ageing induced changes in the capacity for long-term depression and long-term potentia-tion inductions：toward a unified mechanism[J]. European Journal of Pharmacology，2013，719（1-3）：161.

[43] Januar V，Ancelin ML. BDNF promoter methylation and genetic variation in late-life depression[J]. Transl Psyohiatry，2015，5：1-7.

[44] 杨坤，胡义秋，崔景秋，等. 糖尿病抑郁综合征的研究进展[J]. 国际精神病学杂志，2015，42（1）：90-94.

[45] Alzoubi KH，Khabour OF，Alhaidar IA，et al. Diabetes impairs synaptic plasticity in the superior cervical ganglion：possible role for

BDNF and oxidative stress [J]. Journal of Molecular Neuro-science，2013，51（3）：763-770.

[46] Jikun W，Ming H，Xudong Z. Depressive Symptoms，Family Functioning and Quality of Life in Chinese Patients with Type 2 Diabetes[J]. Canadian Journal of Diabetes，2015，39（6）：507-512.

[47] Hajebrahimi B，Kiamanesh A，Asgharnejad Farid AA，et al. Type 2 diabetes and mental disorders：a plausible link with in-flammation[J]. Cell Mol Biol（Noisy-le-grand），2016，62（13）：71-77.

[48] EngumA，MykletunA，Midthjellk，et al. Depression and diebetes：a large population—based study of soicodemographic，lifestyle and clinical factors associated with depression in type 1 and type 2 diabetes[J]. Diabetes Care，2015，28（8）：1904-1909.

[49] 陈慧，刘建容，夏海. 2 型糖尿病患者糖化血红蛋白水平与焦虑抑郁状态的关系分析[J]. 基层医学论坛，2017，21（2）：134-135.

[50] 赵晶，娄培安，张盼，等. 2 型糖尿病患者焦虑和抑郁现状及危险因素的研究[J]. 中国糖尿病杂志，2014，22（7）：615-619.

[51] 贾绍静，米光丽，郑栋莲，等. 宁夏 2 型糖尿病住院患者慢性并发症的现状调查及影响因素分析[J]. 实用医学杂志，2018，（3）：472-476.

[52] Whitworth SR，Bruce DG，Starkstein SE，et al. Lifetime depression and anxiety increase prevalent psychological symptoms and worsen glycemic control in type 2 diabetes：The Fremantle Diabetes Study Phase II [J]. Diabetes Research & Clinical Practice，2016，122（10）：190-197.

[53] 王芬，方团育，陈开宁，等. 2 型糖尿病抑郁症患者自我管理水平及抑郁心理发生的相关因素[J]. 中国医科大学学报，2016，45（1）：53-55.

[54] Eaton W W，Pratt L，Armenan H. Depression and risk for onset of typeA diabetes[J]. Diabetes Care，1996，19：1097-1102.

[55] 龙泓竹，孙宏峰，吴淑馨，等. 2 型糖尿病合并抑郁症的临床相关危险因素分析[J]. 世界中医药，2015，10（10）：1607.

[56] 钱永明，王步军. 2 型糖尿病合并抑郁症的相关危险因素分析[J]. 中国误诊学杂志，2010，10（1）：53.

[57] 窦家庆，唐松涛，杨启程，等. 2 型糖尿病患者的血管并发症与血糖控制及其危险因素的相互关系[J]. 安徽医科大学学报，2017，52（3）：426-430.

[58] Sigh P K，Looker H C，Hanson R L，et al. Depression diabetesand glycemic controlin Pima Indians[J]. DiabetesCare，2014，27（2）：6l8，619.

[59] 符陈超，李勤. 2 型糖尿病合并抑郁的相关研究进展[J]. 海南医学，2018，29（13）：1861-1865.

[60] Whooley MA，Avins AL，Miranda J，et al. Case-finding instruments for depression. Two Questions are as good as many [J]. J Gen Intern Med，2017，12（7）：439-445.

[61] Thomas J，Jones G，Scarinci I，et al. A descriptive and comparative study of the prevalence of depressive and anxiety disorders in low-income adults with type 2 diabetes and other chronic illnesses [J]. Diabetes Care，2013，26（8）：2311-2317.

[62] Anderson RJ，Freedland KE，Clouse RE，et al. The prevalence of comorbid Depression in adults with diabetes：a meta-analysis [J]. Diabetes Care，2011，24（6）：1069-1078.

[63] Zung WWK. Zung Self Rating Depression Scale [J]. Arch Gen Psychiatry，2015，12（1）：63-70.

[64] 唐启盛. 抑郁症：中西医基础与临床[M]. 北京：中国中医药出版社，2016：135-148.

[65] Vander Feltz-Cornelis CM，Nuyen J，Stoop C，et al. Effect of interventions for major depressive disorder and significant depressive symptoms in patients with diabetes mellitus：a systematic review and meta-analysis [J]. Gen Hosp Psychiatry，2010，32（4）：380-395.

[66] 孙宏峰，杨晓晖. 糖尿病合并抑郁症的诊断和处理[J]. 中华全科医学，2017，15（7）：1097-1098.

[67] 吴旭，张美英. 2 型糖尿病患者合并焦虑抑郁状况研究[J]. 医学信息，2019，32（8）：78-80l.

[68] Russell JW，Zilliox LA. Diabetic Neuropathy [J]. Continuum（Minneap Minn），2014，20（5 Peripheral Nervous System Disorders）：1226-1240.

[69] 蔡萧君，王磊. 糖尿病合并抑郁的中西医研究进展[J]. 黑龙江中医药，2018，1（1）：100-105.

[70] 王艳梅，王根杰，张树林，等. 临床常用降糖药物的不良反应及防治策略[J]. 中国医院药学杂志，2015，35（24）：2233-2236.

[71] 张晓娟，邓小豆，丁思德，等. 舍曲林治疗 2 型糖尿病伴抑郁 42 例疗效观察[J]. 贵阳中医学院学报，2014，36（6）：85-87.

[72] 任向东，王科，于建成. 帕罗西汀治疗 2 型糖尿病并发焦虑抑郁症的临床观察[J]. 临床和实验医学杂志，2011，10（22）：1742-1743.

[73] 吴秀萍，杨庆华，周淑琼. 文拉法辛缓释胶囊与帕罗西汀治疗糖尿病伴发焦虑抑郁障碍对照研究[J]. 继续医学教育，2015，29（5）：102-103.

[74] 朱文娴，王群松，季向东，等. 5-羟色胺再摄取抑制剂合并甘麦大枣汤治疗抑郁症的随机对照研究[J]. 临床精神医学杂志，2017，27（3）：171-174.

[75] 孙宏峰，杨晓晖. 糖尿病合并抑郁症的诊断和处理[J]. 中华全科医学，2017，15（7）：1097-1099.

[76] Komsuoglu Celikyurt I, Mutlu O, Ulak G, et al. Exenatide treatment exerts anxiolytic-and antidepressant-like effects and reverses neuropathy in a mouse model of type2 diabetes[J]. Med Sci Monit Basic Res, 2014, 20: 112-117.

[77] Rassm, Volkea, Runkorgk, et al. GLP-1 receptor agonists have a sustained stimulatory effect on corticosterone release after chronic treatment [J]. Acta Neuropsychiatr, 2015, 27 (1): 25.

[78] 范小冬, 谢星星, 张春燕, 等. 坦度螺酮与丁螺环酮治疗广泛性焦虑症的系统评价[J]. 药物评价研究, 2017, 40 (3): 400-405.

[79] 徐金亮, 张沁园. 基于伤寒六经辨证治疗独居老年糖尿病合并抑郁症的效果分析[J]. 世界中医药, 2017, 12 (5): 76-79.

[80] Katon W, Maj M, Sartorius N. Chapter 1-the epidemiology of depression and diabetes [M]. Depression and Diabetes. John Wiley & Sons, Ltd, 2010: 1-2.

（周克飞　执笔，庞国明　审订）

第十二节　糖尿病神经源性膀胱现代医学临床研究进展

提　要：糖尿病神经源性膀胱是糖尿病引起的最常见的泌尿系并发症之一，目前认为逼尿肌功能障碍、神经系统功能失调、泌尿上皮黏膜及功能异常和高糖诱导的多尿等多病因共同参与糖尿病膀胱功能障碍的发生发展，氧化应激被认为是上述病因的核心机制。它通过多种途径干扰相关细胞基因和蛋白的表达，影响细胞因子及下游相关传导通路的代谢。因此，控制血糖、改善氧化应激水平和外科治疗手段是治疗糖尿病神经源性膀胱的主要治疗方法。

关键词：糖尿病，神经源性膀胱，诊治进展，综述

糖尿病神经源性膀胱（diabetic neurogenic bladder，DNB）是指由于自主神经尤其是副交感神经障碍所引起的排尿反射异常、膀胱功能障碍，又称糖尿病性膀胱功能障碍、糖尿病膀胱病，是糖尿病常见慢性并发症之一，糖尿病膀胱功能障碍是相对常见的，并且可以具有不同的表现，从逼尿肌不稳定性到膀胱感觉和收缩功能降低。逼尿肌和尿路功能障碍在糖尿病性神经病变病理生理学中具有一定的作用[1]。目前 DNB 发病率情况研究较少，仅有少量研究显示，糖尿病患者中合并 DNB 的比例高达 80%以上[2-4]。因此仍需要医务人员进行大规模流行病学研究，进一步揭示二者之间的关系。

一、病因病机纷繁复杂

（一）病因多种多样

现代医学研究对 DNB 发生的详细机制至今仍不完全清楚[5]，目前医学界认为造成 DNB 的原因主要是长期高糖状态下导致膀胱黏膜、尿道上皮、逼尿肌层、血管或自主神经出现病变，进而导致膀胱功能障碍[6]。由于上述这些方面中任何一个因素的病变都可能影响人体排尿反射，导致 DNB 的发病机制较为复杂。DNB 的发病较隐匿，早期常无明显症状，所以 DNB 长期受到患者和医学界的忽视，其研究远远落后于糖尿病其他并发症的研究，本病的发病机制尚未有清楚的认识，目前国际上还未有统一的共识[7]。目前认为 DNB 的发病主要与以下因素有

关：胆碱能受体、内皮源性一氧化氮（NO）、氧化应激作用、神经生长因子、神经免疫因素、必需脂肪酸代谢异常、ROCK 通道等方面。因此，DNB 的治疗方法也多种多样。糖尿病以时间方式影响膀胱的性质和功能。病理改变部位包括肌肉、神经和尿道上皮[8]。

（二）病机不断发展

1. 膀胱逼尿肌功能障碍

糖尿病导致的逼尿肌的功能障碍可以归结为以下几个方面：细胞基因水平的改变[9]；蛋白水平的变化[10]；氧化应激对逼尿肌的损伤[11]；相关细胞、离子通道或受体密度、分布或功能的变化[9-15]等。

2. 膀胱逼尿肌基因水平的改变

目前，一些基因组学、蛋白组学的研究已应用于糖尿病患者泌尿生殖系统的研究。神经生长因子（NGF）[16-17]是一类组织源性分泌蛋白，称为神经营养素，对建立神经元连接和调节突触结构有重要作用。NGF 可影响膀胱的神经发育、功能和对损伤的反应。像其他神经营养素一样，NGF 是由大约 250 个氨基酸组成的前体蛋白，经过一系列的切割和折叠过程，形成分子量的成熟蛋白。在过去的 10 年中发现，NGF 前体的生理作用有助于解决单一生物介质同时发挥存活和凋亡作用的悖论。NGF 对发育和成年感觉、交感神经元及脑胆碱能神经元的存活与功能维持至关重要，其对神经元细胞的相反作用以前通过功能模型来解释，其中单个蛋白 NGF 可以诱导表达其受体系统的神经元存活、分化或凋亡。在另外一项链脲佐菌素诱导的糖尿病大鼠模型实验中，Yongzhi 等[9]发现转化生长因子-β 和成纤维细胞生长因子基因的表达均明显高于正常大鼠。上述研究表明，与糖尿病膀胱有关的肌肉与神经的基因的表达已发生了明显的改变，这些或许为糖尿病膀胱发生的早期改变，有助于糖尿病膀胱的早期诊断及治疗。

3. 膀胱逼尿肌蛋白水平的变化

膀胱逼尿肌细胞内蛋白质的结构和功能的改变被认为是糖尿病膀胱功能异常的主要因素之一，目前为止报道较少。Tomechko 等[18]对 2 型糖尿病大鼠做了相似的实验，在逼尿肌细胞中，他们分析得出 1760 个不重复蛋白，利用网状分析得出 ERK1/2 可能为其中最重要的蛋白靶点。凋亡诱导蛋白（BAX）和降解蛋白（Nedd4、LC3B）的高表达可能与膀胱逼尿肌细胞的氧化应激损伤有关。糖尿病膀胱顺应性的改变可能与细胞外基质蛋白含量变化有关。

4. 膀胱逼尿肌氧化应激损伤

正常人体内氧化与抗氧化系统处于相对平衡状态。高糖激活了多元醇通路、晚期糖基化终产物途径、蛋白激酶 C 途径及己糖胺途径，这 4 条通路均与氧化应激有关，与活性氧的大量生成有关[19]。晚期糖基化终产物与其受体结合可能启动了下游氧化应激过程和促炎症转录因子（NF-κB）的激活。越来越多的证据发现了一氧化氮（NO）与氧化应激的联系。在 DNB 早期可能出现了 NO 生成及调控障碍，这些可能与增强的氧化应激有关。有关研究进一步发现

ATP/NO 可能与糖尿病膀胱功能障碍的程度有关,NO 的释放可能与膀胱不自主收缩频率有关[20]。抗氧化剂的应用改善了逼尿肌功能,从另一方面印证了氧化应激对其的影响。常见的抗氧化剂包括超氧化物歧化酶、过氧化氢酶、还原性谷胱甘肽等。Wang 等[21]通过实验发现,早期应用非洲刺李能激活并使抗氧化剂(过氧化氢酶、超氧化物歧化酶)产生增多,进一步提高了糖尿病大鼠的最大膀胱收缩力。部分非酶类抗氧化剂(维生素 E、维生素 C 等)在氧化应激中也发挥了重要作用[22]。α-硫氰酸通过对神经生长因子的影响进而改善了氧化应激水平。

5. 神经功能障碍

虽然神经系统异常导致的糖尿病膀胱功能障碍的机制仍未完全解开,但目前认为缺血、糖代谢异常、轴突转运的损伤及氧化应激等共同参与了 DNB 的病理生理过程。进一步的实验发现,DNB 患者的神经病变可能与轴索变性、副神经节脱髓鞘病变及有髓神经缺失有关。

6. 泌尿上皮功能障碍

泌尿上皮黏膜的基本作用包括运输、内吞及渗透膜的作用。现在越来越多的实验表明,泌尿黏膜作为感受器,有控制膀胱功能的作用。在炎症或损伤状态下,逼尿肌与神经元细胞表面的受体及离子通道发生的变化已经被证实,但泌尿上皮细胞的变化确知之甚少。泌尿上皮细胞表面表达的神经递质及受体(如 ATP、NO、前列腺素等)的变化影响了泌尿上皮细胞的正常生理功能,进而影响到泌尿上皮与逼尿肌的相互作用。最近对脂类代谢及前列腺素合成等代谢组学的研究发现,糖尿病的泌尿上皮层代谢变化与逼尿肌功能失调有关[23]。在非糖尿病大鼠中,ATP 诱导的逼尿肌条紧张性收缩已经得到证实。在 DNB 大鼠的研究中发现,去除泌尿上皮层后 ATP 或缓激肽诱导的逼尿肌条紧张性收缩会消失或明显减弱,这也进一步证实了泌尿上皮层与逼尿肌的活动有关[24]。但在正常糖尿病大鼠中却无明显变化。所以在糖尿病状态下,两者的关系可能更加复杂。泌尿上皮细胞功能对膀胱功能有着特殊的意义,泌尿上皮细胞相关受体的表达及神经递质释放的异常可能不同程度地参与到了糖尿病膀胱功能障碍的发病机制之中。

7. 多尿与 DNB

膀胱逼尿肌面临着持续高糖的影响,同时在糖尿病早期,渗透性多尿也对逼尿肌产生机械性的损害。渗透性多尿可能引起逼尿肌代偿性增生肥大,这种代偿性的改变可能引起肌源性或神经源性膀胱功能障碍。在动物实验中,蔗糖和糖尿病引起的利尿均可使膀胱逼尿肌形态发生改变(如逼尿肌过度增生、肥大),进一步引起膀胱收缩力、容量及顺应性增加等改变。糖尿病患者常多尿,导致排尿运动增加,进而致使逼尿肌肥厚;长期尿潴留还可压迫神经末梢,损伤神经纤维[25]。

8. 高 Hcy 血症与 DNB

Hcy 是一种含有硫基的血管损伤性氨基酸,可与 AGE 发生协同作用,直接损伤血管内皮细胞并造成血管功能障碍[26]。而高水平 Hcy 可诱导微血管平滑肌细胞增殖,活化凝血因子而促进血小板聚集和黏附,加速微血管硬化,损伤糖尿病患者肾小球微血管内皮细胞,使血管内皮细胞的抗氧化能力下降，形成血栓而出现微循环障碍，促进 DNB 形成[27]。相关研究[28]发现，Hcy 的代谢可受到各种代谢酶及叶酸（FA）、维生素 B_{12} 的影响，FA、维生素 B_{12} 的缺失或减少可诱发高 Hcy 血症。FA、维生素 B_{12} 是健全的神经系统不可或缺的维生素，维生素 B_{12} 在促进髓鞘卵磷脂合成过程中作用显著，可加速受损伤神经的修复速度。

总之，长期的高糖状态和渗透性利尿可能是糖尿病膀胱结构和功能改变的始动因素。氧化应激引起的细胞因子及通路的改变可能最终导致糖尿病膀胱不可逆的变化。因不同 DNB 患者的逼尿肌、神经元、泌尿上皮细胞及其间质成分的损伤程度不同，所以治疗较为困难。同时 2 型糖尿病患者多合并其他的系统性疾病（如高血脂、高血压），较难制造合适的模型，进一步限制了 DNB 研究及治疗的进展。控制高糖状态，寻找发病机制中的核心分子，可能为糖尿病膀胱提供潜在的治疗选择。

二、明确诊断需综合分析

1. 疾病表现

（1）临床表现：DNB 的典型症状是膀胱感觉减弱，容量增加，以及膀胱排空受损，从而导致排尿后膀胱残余尿量增加，主要临床表现有尿频、尿急、尿无力、排尿时间延长、小便淋沥不尽、膀胱残余尿量增多、尿潴留等，并可引起反复泌尿系感染、肾积水或导致肾衰竭等。

（2）体征：耻骨上触诊饱满或充盈有包块，叩诊呈浊音。

（3）理化检查：超声检查可见膀胱残余尿量大于 100ml；尿流率检查；膀胱内压测定；括约肌肌电图。

2. 诊断标准

本病诊断标准：①糖尿病病史。②泌尿系统症状和体征。③超声检查提示膀胱残余尿量增多。④尿流动力学提示最大尿流量降低；膀胱容量增大；膀胱收缩能力检查早期可见反射亢进，晚期则无反射、残余尿量增加。膀胱压力容积测定，逼尿肌无反射，多数患者膀胱内持续低压力。⑤对称性或非对称性外周神经损害症状和体征。

3. 鉴别诊断

本病鉴别诊断需排除前列腺增生、肿瘤、结石和尿道狭窄等尿道梗阻因素。

三、治疗手段丰富多样

（一）DNB 治疗原则

DNB 的治疗原则：①控制血糖至理想水平。②药物治疗：包括抗凝药、抗胆碱酯酶药、活性维生素 B_{12} 类药物、α1 受体阻滞剂、胃肠动力促进剂、肌醇等。③外科处理：在有肾功能不全和（或）肾积水时首先要进行导尿，并持续引流，有时甚至需直接肾脏引流，以最大限度地恢复肾功能。在肾功能恢复满意的情况下可考虑进行改善膀胱储尿要求的处置。运用简单合理手段解决膀胱排空的问题，预防及治疗感染[29]。其病因多，治疗方法也多种多样。营养神经的 B 族维生素是糖代谢及维持神经功能的重要辅酶类物质，在神经营养、轴突运输、神经元兴奋性及神经递质合成中具有重要作用，可刺激轴突再生、修复损伤神经、增加神经传导速度（NCV）及改善糖尿病神经病变。

（二）常用药物

1. α1 受体阻滞剂

α1 受体阻滞剂能抗血液循环中肾上腺素和去甲肾上腺素的缩血管效果，使血管扩张而降低周围血管阻力，改善小血管血运，恢复与增强周围神经的血供、氧气供应及新陈代谢速度，达到促进神经功能改善与受损神经修复的目的。在临床中，治疗糖尿病患者下尿路症状使用 α1 受体阻滞剂（如坦索罗辛）有一定疗效。

2. 氧化应激抑制剂

氧化应激抑制剂能清除氧自由基，减弱氧化应激，再生抗氧化物质，维持机体正常的抗氧化水平，从而改善糖尿病神经病变症状[30]。以 α-硫辛酸为代表，多项研究显示，α-硫辛酸对糖尿病周围神经病变安全有效。

3. 醛糖还原酶抑制剂

醛糖还原酶抑制剂如依帕司他，为可逆性醛糖还原酶非竞争性抑制剂，能抑制糖尿病外周神经病变患者红细胞中山梨醇和果糖的沉积，提高其运动神经传导速度和自主神经机能，恢复 Na^+-K^+-ATP 酶活性，减轻糖尿病个体的氧化应激，从而减轻神经损伤[31]。

（三）外科治疗手段

1. 骨髓间充质干细胞移植（BMSC）

间充质干细胞能分泌不同种类的细胞因子，具有免疫调节、保护细胞、促进细胞存活等作用[32]。其通过增殖分化为平滑肌细胞从而修复膀胱及尿道功能，同时可合成多种生长因子，对膀胱内局部微环境产生营养性旁分泌作用，有效治疗 DNB[33]。但其相关研究较少，安全性及有效性有待进一步研究。

2. A 型肉毒素注射治疗（BTX-A）

通过尿道外括约肌多点注射，阻断副交感神经的胆碱能神经传出通路，抑制尿道括约肌内乙酰胆碱释放和传递，产生去神经作用，松弛尿道外括约肌，降低尿道压力以利于排尿[34]。该方法为有创治疗，较难接受。

3. 间歇性清洁导尿

对于逼尿肌收缩无力导致膀胱难以排空的患者，清洁间歇导尿是协助膀胱排空的首选方案，研究表明清洁间歇导尿有助于减少泌尿系统感染的发生，避免肾功能损害。但是患者依从性是推广该项治疗所面临的最大挑战，尿管插入所带来的不适感让很多患者对这项治疗望而却步[35]。改良的导尿方法取得了一定疗效。其中膜片式导尿管是依据弹性膜片在压力作用下可变形，在压力解除后可复形的机制而研发的靠压力感应而实现控制的导尿管，在管体前部设置有连接管腔的气囊和导尿孔，后部设有连接气囊的充气孔，末端设有排尿孔，朝向头端的导尿孔侧管体上设有弹性膜片，管腔中设有阀门机构，膜片内侧壁连接有阀芯可用以驱动阀门开通或关闭，当膀胱内压力高于弹性膜片承受阈值时，弹性膜片变形向管体方向凹陷，驱动阀芯移动，使阀门机构开通排出尿液。膜片导尿管的特点是成本低，可塑性高，结构简单，结实耐用。许改红等[36]通过观察证实该疗法治疗 DNB，收效良好，依从性提高。

4. 物理疗法

超短波治疗作为一种物理疗法，其作用机制是通过抑制交感神经和迷走神经的兴奋性，并通过双向调节人体内自主神经的功能来增强膀胱肌的收缩力，从而改善患者尿频、尿急、尿不尽等不适症状[37]。

5. 介入治疗

骶神经调节（SNM）是利用介入手段将一种短脉冲的刺激电流施加于特定的骶神经，以此剥夺神经细胞本身的电生理特性，以便人为地激活兴奋或抑制神经通路，干扰异常的骶神经反射弧，进而影响与调节膀胱、尿道括约肌及盆底等骶神经支配的效应器官的行为，起到神经调控的作用，用于一些下尿路功能障碍及盆底功能障碍性疾病的治疗。该疗法目前取得了一定疗效[38-40]，副作用少，但其缺点是价格昂贵。

四、存 在 问 题

综上所述，DNB 是糖尿病并发症自主神经病变的一种，严重影响患者的生活质量。目前研究取得了一定成果，但也存在一些问题：①流行病学研究少，数据资料少。该疾病往往和其他糖尿病并发症同时出现，患者一般状况较差，评估疾病状况影响因素多。②诊断中患者症状较重要，因此受主观因素影响多，造成检查及诊断滞后。③虽然治疗方式较多，但效果不理想，尚需要更好的治疗方式。

五、述评与展望

DNB 绝大部分发生在糖尿病多年后，表现为尿频、尿急、尿潴留，缓慢起病，疾病隐匿，诊断滞后，治疗药物及方式有限且效果不理想，预后差。积极治疗糖尿病，能有效延缓本病的出现，并且决定本病的严重程度。今后本病研究应加强基础研究，更加深入发掘现代医学机制，为预防、治疗、延缓 DNB 的发生、发展提供理论依据；加强临床观察，扩大样本量，观察治疗效果，开发新型治疗方法及药物，减轻患者痛苦。

参 考 文 献

[1] S Golbidi. ILaherBladder dysfunction in diabetes mellitus[J]. Frontiers in Pharmacology，2010，（1）：136.

[2] Guiming Liu and Firouz Daneshgari Diabetic Bladder Dysfunction[J]. Chin Med J（Engl），2014，127（7）：1357-1364.

[3] 郑仲华. 中药穴位贴敷治疗糖尿病神经源性膀胱的疗效观察[J]. 中医临床研究，2014，6（8）：34-36.

[4] Gomez CS，Kanagarajah P，Gousse AE. Bladder dysfunction in patients with diabetes[J]. Curr Urol Rep，2011，12（6）：419-426.

[5] Powell CR. Is the Diabetic Bladder a Neurogenic Bladder？Evidence From the Literature. [J]. Current Bladder Dysfunction Reports，2014，9（4）：261-267.

[6] Firouz Daneshgari，Guiming Liu，Peter B. Imery. Time Dependent Changes in Diabetic Cystopathy in Rats Include Compensated and Decompensated Bladder Function[J]. Diabetes，2012，61（8）：2134-2145.

[7] Christopher S，Gomez，Angelo E Gousse，et al. Bladder Dysfuntion in Patients with Diabetes[J]. Curr Urol Rep，2011，12：419-426.

[8] Guiming Liu，Firouz Daneshgari. Diabetic Bladder Dysfunction[J]. Chin Med J（Engl），2014，127（7）：1357-1364. ．

[9] Yongzhi L，Benkang S，Jianping Z，et al. Expression of transforming growth factor beta 1 gene，basic fibroblast growth foctor gene and hydroxyproline in diabetes-induced bladder dysfunction in a rat model[J]. Neurourol Urodyn，2018，27（3）：254-259.

[10] Kanika N D，Chang J，Tong Y，et al. Oxidative stress status accompanying diabetic bladder cystopathy results in the activation of protein degradation pathways[J]. BJU Int，2011，107（10）：1676-1684.

[11] Changolkar A K，Hypolite J A，Disanto M，et al. Diabetes induced decrease in detrusor smooth muscle force is associated with oxidative stress and overactivity of aldose reductase[J]. J Urol，2015，173（1）：309-313.

[12] Vega A V，Ramos-Mondragon R，Calderon Rivera A，et al. Calcitonin gene-related peptide restores disrupted excitation contraction coupling in myotubes expressing central core disease mutations in RyR1[J]. J Physiol，2011，589（19）：4649-4669.

[13] Leiria L O，Monica F Z，Carvalho F D，et al. Functional，morphological and molecular characterization of bladder dysfunction in streptozotocin induced diabetic mice：evidence of a role for L-type voltage-operated Ca^{2+} channels[J]. Br J Pharmacol，2011，163（6）：1276-1288.

[14] Mustafa S. Effect of diabetes on the ion pumps of the ladder[J]. Urology，2013，1（81）：211.

[15] 李云飞、王勤章，丁国富、等. 早期糖尿病膀胱尿动力学及 cajal 样细胞的变化和意义[J]. 临床泌尿外科杂志，2019，24（9）：694-697.

[16] 王晓光、张薇，焦凯. 鼠神经生长因子在糖尿病周围神经病变临床治疗中的作用[J]. 川北医学院学报，2017，32：409-411.

[17] 雷美红，赵力，张荔群. 糖尿病性膀胱病变与膀胱和腰骶背根神经节中神经生长因子水平长期下降的相关性[J]. 河北医药，2019，（41）10：1486-1488.

[18] Tomechko S E，Liu G，Tao M，et al. Tissue specific dysregulated protein subnetworks in type 2 diabetic bladder urothelium and detrusor muscle[J]. Mol Cell Proteomics，2015，3（14）：635-645.

[19] Noh H，Ha H. Reactive oxygen species and oxidative stress[J]. Contrib Nephrol，2011，170：102-112.

[20] Munoz A，Smith C P，Boone T B，et al. Overactive and underactive bladder dysfaction is reflected by alterations in urothelial ATP and NO release[J]. Neurochem int，2011，58（3）：295-300.

[21] Wang D，Li Y，Hou G，et al. Pygeum africanum：effect on oxidative stress in early diabetes-induced bladder[J]. Int Urol Nephrol，2010，42（2）：401-408.

[22] Ustuner M C，Kabay S，Ozden H，et al. The protective effective effects of vitamin E on urinary bladder apotosis and oxidative stress in steptozocin-induced diabetic rats[J]. Urology，2010，4（75）：902-906.

[23] Wang Y，Deng G G，Davies K P. Novel insights into development of diabetic bladder disorder provided by metabololomic analysis of the rat nondiabetic and diabetic detrusor and urothelial layer[J]. Am J Physiol Endocrinol Metab，2016，2（311）：E471-479.

[24] Pinna C，Zanrado R，Puglisi L. Prostaglandin release impairmrnt in the bladder epithelium of streotozotocin-induced diatetic rats[J]. Eur J Pharmacol，2010，388（3）：267-273.

[25] 高翠红，赵玉萍. Hcy、FA、VitB12 及 CA15-3 联合检测在乳腺癌患者中的应用价值[J]. 中国免疫学杂志，2014，1（30）：1408-1412.

[26] Canning DA. Re：Screening for depression and anxiety in childhood neurogenic bladder dysfunction[J]. Urology，2016，195：476.

[27] Cameron AP，Rodriguez GM，Gursky A，et al. The severity of bowel dysfunction in patients with neurogenic bladder[J]. Urology，

2015，193：1336-1341.

[28] 顾向明，李莹莹，黄阶胜. 鼻咽癌患者血清同型半胱氨酸与叶酸、维生素 B$_{12}$ 水平的相关性分析[J]. 标记免疫分析与临床，2015，22：884-886.

[29] 中华医学会糖尿病分会. 糖尿病合并代谢综合征中医诊疗[J]. 世界中西医结合杂志，2011，6（4）：365-368.

[30] 李振兴，谭万寿，周斌，等. 神经节背脂联合 α-硫辛酸治疗糖尿病神经源性膀胱临床观察[J]. 现代生物医学进展，2011，11（16）：3149-3152.

[31] 邱轩，刘宽芝. 糖尿病神经病变及神经性疼痛的治疗进展[J]. 河北医科大学学报，2012，33（11）：1351-1354.

[32] Barry F，Murphy M. Mesenchymal stem cells in joint disease and repair [J]. Nat RevRheumatol，2013，9（10）：584-594.

[33] 杨亚飞，杨进，陈林，等. 骨髓间充质干细胞移植治疗糖尿病神经源性膀胱的研究与进展[J]. 中国组织工程研究，2017，21（5）：802-808.

[34] 马小荣，杨言村. A 型肉毒素注射治疗糖尿病膀胱尿道功能障碍的临床研究[J]. 甘肃医药，2013，32（2）：97-100.

[35] 刘熠洲. 基于 rock 通路探讨加味五苓散对 DNB 模型大鼠的预防作用及其机制[D]. 广州：广州中医药大学，2017.

[36] 许改红，胡方勇，李鹏飞. 膜片式导尿管治疗糖尿病神经源性膀胱的疗效[J]. 实用临床医药杂志，2019，2（23）：8-10.

[37] 马淑义，甄玉婷. 用超短波治疗糖尿病神经原性膀胱的效果研究[J]. 当代医药论，2017，15（7）：40-41.

[38] 骶神经调控术临床应用专家共识编写组. 骶神经调控术临床应用中国专家共识再版[J]. 中华泌尿外科杂志，2018，39（11）：801-804.

[39] 张鹏，张建忠，吴栗洋，等. 骶神经调节治疗非神经源性非机械梗阻性排尿困难的临床研究[J]. 中华泌尿外科杂志，2017，38（11）：806-810.

[40] 张倩，李普，江杰，等. 骶神经调节在女性糖尿病性膀胱功能障碍治疗中的应用[J]. 临床泌尿外科杂志，2019，34（6）：422-430.

（李红帅　执笔，王志强　审订）

第十三节　糖尿病黎明现象现代医学临床研究进展

提　要："黎明现象"是糖尿病患者发生清晨高血糖的一个主要原因，较苏木杰现象更普遍。黎明现象不仅影响 FPG，在很大程度上也影响早餐后血糖，对全天血糖产生影响，是"高血糖引起高血糖"恶性循环的早期代谢改变[1]。控制黎明现象有利于减少血糖波动，改善整体血糖水平。近年来，基于动态血糖监测在临床上的广泛使用，国际上对黎明现象的定义可以量化，即早餐前血糖水平与夜间最低血糖水平的差值（ΔDawn）≥1.11mmol/L，若符合上述条件，则存在黎明现象[2-3]。基于黎明现象的直接量化，黎明现象越来越成为国际糖尿病临床的研究热点。本文对近年来糖尿病患者发生黎明现象的临床报道及相关文献进行研究，通过分析、归纳、总结，从发病机制、影响因素、监测手段、临床意义、治疗措施、存在问题与述评展望等不同层面进行阐述，冀望能为解决糖尿病黎明现象提供思路与方法，为临床防治糖尿病黎明现象提供借鉴。

关键词：糖尿病，黎明现象，研究进展，述评展望

黎明现象（dawn phenomenon，DP）多发生在糖尿病患者中，亦可见于健康人群。研究表明，我国 T2DM 患者中 DP 的发生率为 51.75%。DP 是由国外学者 Schmidt 等[4]在 1981 年首次提出，1984 年 Bolli 等[5]在 T2DM 患者中也发现了这一现象。DP 是指糖尿病患者夜间血糖控制平稳，且无低血糖的情况下，于黎明时间（3：00～9：00）出现的高血糖状态。而早餐后出

现的异常高血糖，在排除早餐前胰岛素供给不足或过量进餐后，可考虑为"黎明现象的延伸作用"[6]，其发生主要是由于黎明现象的残余作用，加之早餐进食的影响而出现全天血糖高峰。我国一项调查性研究[7]显示，在使用口服降糖药的 T2DM 患者中，包括胰岛素增敏剂、胰岛素促泌剂及胰岛素增敏剂联合促泌剂，DP 发生率分别为 42.5%、31.5% 和 40.9%，总体发生率为 37.9%。同时，研究[8]提示，DP 的出现常常标志着糖尿病病程的进展与血糖的恶化。任惠珠等[1]亦研究证实，DP 对 FPG、2hPG，乃至对 24h 平均血糖均产生影响。因此，在血糖管理中，应该重视 DP 及延伸黎明现象的防治。

一、黎明现象的发病机制复杂多样

通常情况下，人体胰岛素敏感性存在着昼夜节律，糖尿病患者久病后由于胰岛 B 细胞功能逐渐衰减可破坏这种节律，导致清晨时外周组织对胰岛素的敏感性降低，增加了胰岛素抵抗的发生风险。此外，清晨时机体内相关胰岛素拮抗性激素含量可显著增高，能够直接损伤胰岛素信号传导系统，不仅削弱了外周组织对胰岛素的作用，还能增强脂解途径，增加游离脂肪酸含量，显著增加胰岛素抵抗程度，增加内源性葡萄糖的合成，从而导致 DP 发生。其具体发生机制可能涉及以下几个方面。

（一）生长激素异常分泌为其重要致病因素

大量研究结果显示，糖尿病黎明现象（dawn phenomenon in diabetes，DMDP）与凌晨生长激素（growth hormone，GH）的大量分泌有关[9-10]。GH 导致持续性胰岛素抵抗，使肝和外周胰岛素敏感性降低，有升血糖作用[11]。Sish 等[12]对 15 例 T2DM 患者分别给予一定量的生理盐水、GH、奥曲肽进行对照试验，16h 后检测发现 GH 实验组较生理盐水组血糖浓度升高、胰岛素代谢清除率下降，表现出胰岛素抵抗，且这一作用可被 GH 拮抗剂奥曲肽减弱，以证实了 GH 对 DMDP 的发生起重要作用。目前认为 GH 主要通过以下 2 条途径引发胰岛素抵抗。

1. 胰岛素受体底物/磷脂酰肌醇 3-激酶信号通路受损

GH 和胰岛素均通过胰岛素受体底物（insulin receptor sub-strates，IRS）-1/磷脂酰肌醇 3-激酶（phosphatidyli-nositol3-kinase，PI3K）通路调节细胞内糖脂代谢，GH 会通过 3 种方式对 IRS/PI3K 通路进行负性调控：①GH 使磷脂酰 85α（phosphati 85α，p85α）表达上调，进而降低 PI3K 活性。有研究发现，GH 短期给药可迅速上调大鼠白色脂肪组织中 p85α 亚基的表达，并抑制 PI3K 活性[13]。②GH 通过产生细胞因子信号抑制物（suppressor of cytokine signaling，SOCS）-1 和 SOCS-3 来抑制 IRS/PI3K 信号通路。③GH 通过活化 c-Jun 氨基末端激酶（JNK）导致 IRS 丝氨酸磷酸化，使 IRS 不能结合并活化 PI3K。Prattali 等[14]发现，小鼠肝脏、白色脂肪组织中丝氨酸磷酸化的 IRS-1 水平可在短期 GH 给药后迅速升高。

2. 脂质代谢产物异常导致胰岛素的信号传导通路受损

空腹状态下脂质分解亢进，GH 能够刺激脂质氧化和分解，导致细胞内的脂质代谢产物生成过多，进而竞争性抑制糖原合成和糖的摄取。同时脂质代谢产物还可导致 IRS-1 磷酸化，使其失去活化 PI3K 的能力，导致胰岛素的信号传导通路受损。另外，脂质代谢产物还可减少葡萄糖转运体 4 在脂膜上的表达，抑制葡萄糖的转运[15]。

（二）胰岛素样生长因子与胰岛素样生长因子结合蛋白水平失调是 DP 发病的关键

DMDP 可能还与 IGF-1 水平降低和 IGF-1 结合蛋白（insulin-like growth factor binding protein-1，IGFBP-1）水平升高有关。IGF-1 具有类胰岛素样作用，可负反馈抑制 GH 分泌，从而降低血糖，而 IGFBP-1 可以结合 IGF-1，使游离 IGF-1 水平明显降低。在糖尿病患者中发生 DN 时，可观察到 IGFBP-1 水平升高而 IGF-1 浓度显著降低，IGFBP-1 水平与黎明时血糖增高幅度呈正相关[16]。

（三）人成纤维细胞生长因子-21 的调控作用不可忽视

Chen 等发现将小鼠的人成纤维细胞生长因子-21（fibroblast growth factor-21，FGF-21）基因敲除后，GH 诱导脂质分解作用增强，提出 FGF-21 能通过过氧化物酶体增殖剂激活受体（pe-roxisome proliferator-activated receptor，PPAR）而增强胰岛素敏感性，且能通过 PPARα 抑制 GH 对空腹糖异生的促进作用。可见，在 GH 诱导 DN 的过程中，FGF-21 起到一定的调控作用。

（四）糖尿病患者多种激素分泌的昼夜节律失常导致 DP 的发生

DN 的发生与多种激素的昼夜节律有关。健康人群中，GH 在 1:00～4:30 达到分泌高峰，4:00～6:00 皮质醇、肾上腺素、去甲肾上腺素等胰岛素拮抗激素分泌增加，5:30 以后外周葡萄糖利用和肝葡萄糖生成也同时增加，而且胰岛素和C肽分泌同时增加，因此健康人在清晨血糖水平平稳，不发生明显升高。与健康人类似，糖尿病患者 GH、肾上腺素、皮质醇的分泌也在 4:00～6:00 增加，但 3:30 肝葡萄糖生成开始增加；而直到 5:00 外周葡萄糖利用才开始增加，导致内源性葡萄糖产生量显著大于外周利用量，且糖尿病患者凌晨胰岛素敏感性不断下降，在 8:00 左右达到一天中的低谷，因此，糖尿病患者在凌晨出现明显的 DN。吴雯等[17]认为 DN 所致的清晨高血糖的发生机制与清晨过早释放的觉醒激素和升糖激素（生长激素、糖皮质激素等）有关，与糖调节激素释放失衡有关。

（五）胰岛素及胰高血糖素分泌失调是 DP 发病的重要因素

由于糖尿病患者胰岛分泌功能受损，胰岛素对胰高血糖素的分泌抑制作用减弱，使胰高血糖素过度分泌，胰高血糖素/胰岛素异常升高，导致肝糖输出增多，引发 DP。任惠珠等[18-19] 通过临床试验也证实了发生 DP 的糖尿病患者各时间点的胰高血糖素水平均高于无 DP 患者。

与黎明现象发生相关的因素如下：

1. 与年龄因素有关

研究发现[20-21]，DP 发生率随年龄增长逐渐下降，结合我国实际情况考虑，这可能与年龄增大、退休后睡眠时间充足及自我保健意识增强、治疗依从性提高等因素有关。

2. 胰岛素抵抗是其发病的主要因素

刘义欣等[22]研究发现,胰岛素抵抗在 T2DM 中被认为是诱发 DP 的首要因素。而郭振红等[20]进行的一项研究按照不同的体重水平将入组的 98 例 T2DM 患者分为三组,正常组:BMI 18.5～23.9(n=30);超重组:BMI 24.0～27.9(n=33);肥胖组:BMI≥28.0(n=35)。三组患者均行连续 72h 动态血糖监测及空腹胰岛素、C 肽等测定,比较不同 BMI 患者 DP 发生率。结果发现,随 BMI 增加,T2DM 患者 DP 发生率亦逐渐增加,分别为 33.3%、78.8%、88.6%($P<0.05$)。DP 与 BMI($r=0.424$,$P<0.05$)、HOMA-IR($r=0.781$,$P<0.05$)、腰围($r=0.394$,$P<0.05$)、空腹 C 肽($r=0.254$,$P<0.05$)呈正相关;与病程($r=-0.278$,$P=0.006$)呈负相关。提示 DP 的发生与肥胖、胰岛素抵抗密切相关。

3. 睡眠障碍与黎明现象的发生有相关性

吴雯黄等[23]通过对 396 例 2014 年 1 月至 2017 年 1 月在复旦大学附属华东医院内分泌科就诊的 60～80 岁的 T2DM 患者,采用匹兹堡睡眠质量指数量表(PSQI)评估睡眠质量,PSQI 总分>7 分为存在睡眠障碍,396 例中 165 例发生 DP(DP 组),231 例未发生 DP(无 DP 组)。对两组患者的一般资料、血糖相关指标、HOMA-IR、PSQI 总分进行比较,对其与 DP 的关系行相关性及回归分析,结果表明睡眠障碍与≥60 岁 T2DM 患者 DP 的发生有相关性。

4. 胰岛 α 和 B 细胞功能与黎明现象的发生呈正相关

一项研究[1]将 218 例 T2DM 患者按有无 DP 分为两组,检测两组生化指标,行口服葡萄糖耐量试验及胰岛素、胰高糖素释放试验,比较两组空腹和糖负荷后胰岛 α 和 B 细胞功能变化。结果发现,DP 组 HbA1c、FPG 与夜间最低点血糖净增值(BG1)、早餐后与早餐前血糖净增值(BG2)、24h 平均血糖(24hMG)、HOMA-IR 均高于无 DP 组($P<0.05$)。DP 组胰岛素敏感指数(insulin sensitive index,ISI)低于无 DP 组($P<0.05$)。DP 组各时间点胰高糖素水平、胰高糖素/胰岛素、胰高糖素/血糖及胰高糖素曲线下面积(AUCG)明显高于无 DP 组($P<0.05$)。提示 DP 与胰岛 α 和 B 细胞功能异常有关,改善胰岛功能可能有助于改善 DP,从而优化血糖控制。

5. 黎明现象的发生与糖尿病病程呈负相关

国内有研究报道[20],DP 的发生与糖尿病病程呈负相关,原因可能是随着糖尿病患者病程的延长,生长激素、皮质醇类、胰高血糖素等拮抗胰岛素作用的能力减弱,进而 DP 的发生率也相应减少。

6. 与饮食因素有关

前一天晚餐用餐时间较晚、用量过大及睡前摄入零食也会导致第二天 DP 的发生。

（六）与治疗因素有关

为了避免夜间低血糖发生,应减少头一天晚上的口服降糖药或胰岛素用量。

二、动态血糖检测系统为发现黎明现象提供诊断依据

国际上对 DP 的定义可以量化，即早餐前血糖水平与夜间最低血糖水平的差值（ΔDawn）≥1.11mmol/L，若符合上述条件，则存在 DP[2-3]。对于 DP 的判定我们可以采取动态血糖检测系统及夜间多点血糖监测法。

1. 动态血糖检测系统

动态血糖检测系统（CGMS）能持续、动态进行血糖检测，提供连续、全面、可靠的全天候血糖信息，可发现不易被传统监测方法探测到的高血糖和低血糖，了解血糖波动的趋势，为 DP 诊断提供可能。

2. 夜间多点血糖监测法

既往研究 DP 多采用夜间多点血糖监测的方法，该方法不但影响患者夜间睡眠，干扰正常血糖水平，同时容易忽略部分不易察觉的低血糖及苏木杰现象（somogyi）[24]。而采用动态血糖监测仪监测全天血糖变化，可以有效减少夜间多点指尖血糖监测法研究 DP 的误差，从而使研究数据更准确，更有效地反映治疗效果。

苏木杰反应是指由于降糖药（尤其是胰岛素）用量过大或过度饥饿而引起短暂低血糖，随后出现血糖反跳性增高的一种反应。这种反应实际上是人体对血糖平衡的一种自我调节。当人体出现低血糖以后，机体内的升糖激素（如肾上腺素、生长激素、儿茶酚胺等）分泌增加，促进糖原转化为葡萄糖，使血糖升高，帮助机体纠正低血糖，也正是因为有这种反应才使体内血糖不至于过低而发生危险。

两者尽管都是 FPG 高，由于引起苏木杰现象和 DP 的原因截然不同，前者是因降糖药用量过大引起低血糖之后，血糖反跳性增高；后者是胰岛素用量不足引起的 FPG 升高，所以两者的处理原则完全不同。但若属于苏木杰现象，其处理应当是减少晚餐前（或睡前）降糖药用量并于睡前适当加餐，而如果属于黎明现象，则应加大胰岛素或降糖药（如二甲双胍缓释片）的剂量且要使其作用维持到第二天早上。

所以，动态血糖检测系统对区别 DP 与苏木杰现象及对症治疗是非常有意义的。

三、控制黎明现象是非常有必要的

频发的 DP 不仅使患者血糖异常波动，还能导致氧化应激，进一步损伤胰岛 B 细胞功能，加重胰岛素抵抗，不利于整体血糖的控制，而长期的血糖紊乱及异常波动不仅损伤心、肝、肾、脑等重要脏器，还能诱发高血糖高渗性昏迷及酮症酸中毒，显著增加病死率。而老年糖尿病长期高血糖可导致自主神经病变，常缺乏典型的警告体征，易并发严重低血糖，甚至危及患者生命。

1. 影响整体血糖控制水平

糖尿病患者如果未能及时改善黎明现象，餐前、餐后血糖水平会持续升高，进而使全天

血糖升高，HbA1c 水平上升，进入高糖毒性的恶性循环，对糖尿病患者的血糖管理和并发症的防治产生不利影响[25]。Monnier 等[26]将 248 例糖尿病患者分为 DP 组和非 DP 组，通过连续 72h 的动态血糖监测，探寻 DP 对患者 HbA1c 和 24h 血糖的影响，结果发现 DP 组患者从夜间血糖最低点至 FPG，血糖水平不断增高，且空腹高血糖状态延伸至早餐后，早餐后血糖为全天血糖最高点，高于午、晚餐后的血糖值，这就是"黎明现象的延伸"。通过动态血糖监测曲线可以看出，DP 组患者整体血糖曲线位于无 DP 组患者之上，其 24h 平均血糖值和高血糖持续时间高于无 DP 的患者。此外，DP 使患者 24h 平均血糖值升高 0.76mmol/L，HbA1c 升高 0.39%。

2. 影响糖尿病病程进展

Monnier 等[26]研究发现，T2DM 患者的病程进展中血糖控制的进行性恶化经过三个步骤，首先是三餐餐后血糖均升高，最后发展到 FPG 升高，而 DP 是病程进展的中间环节。比较 HbA1c 为 6.55%～6.9% 和 7.0%～7.9% 的患者，其晨间血糖（早餐前至早餐后 3h）均值有显著性差异（7.5mmol/L 比 9.3mmol/L，P=0.0003），提示对于基线 HbA1c<8% 的患者，采取降糖措施有效控制 DP 有助于 HbA1c 达标（<7%）。由此看出，DP 对血糖管理有着重要的意义，针对性地控制黎明现象，不仅有助于全天血糖控制且是长期血糖控制的突破点。

四、治疗"黎明现象"方法众多

DP 会导致 FPG 的增加及餐后血糖的波动，有效、合理控制 DP，可降低糖尿病并发症的发生率。目前临床对于 DP 的克服方法主要有以下几个方面。

1. 胰岛素泵的使用

通过增加该段时间的胰岛素基础量缓解 DP，但是该方法因为技术性及经济性问题，无法在基层医院推广[27-28]。

2. 睡前中、长效胰岛素的使用

Porcellati 等[2]建议存在"黎明现象"的糖尿病患者，无论 HbA1c 是否达标，均应使用基础胰岛素治疗以实现良好的血糖控制。多项大型临床研究[29]证实了地特胰岛素在 1 型和 2 型糖尿病患者中的疗效和安全性，地特胰岛素是控制 DP、有效降低 FPG、改善整体血糖水平的适合选择。睡前注射中、长效胰岛素是治疗 DMDP 较为肯定的方法，但对基层医院的患者来说，因使用不便不容易接受及胰岛素剂量调整不当易出现低血糖等未被广泛应用[30]。杜强等[31]研究发现，睡前应用中效胰岛素要比长效胰岛素治疗存在 DP 的糖尿病患者更有优势，这与中效胰岛素的作用特点，如时间-浓度曲线有峰值分布、一般起效时间在 1.5h 之内、最大浓度时间一般在 6～8h、半衰期为 5～10h 有关。临床上可以利用中效胰岛素的这一作用特点，用高浓度峰值分布的高浓度胰岛素来拮抗清晨生长激素、皮质醇及胰高血糖素引起的高血糖。

3. 药物治疗及干预措施

（1）二甲双胍睡前口服：有研究表明，DP 会造成外周组织或者肝脏对胰岛素的敏感性降低，胰岛素的清除率显著增加、葡萄糖利用减少、葡萄糖输出增多、肝糖原分解增多及肝糖原的异生增加等[2-3]，予二甲双胍睡前口服，结果发现二甲双胍可有效改善 2 型糖尿病黎明现象[32]，而且低血糖发生率明显低于胰岛素组，该特点对老年人尤其重要，老年糖尿病患者因长期高血糖导致包括心脏自主神经损害等自主神经病变[33]，缺乏典型的警告体征，易发生严重低血糖，导致心脑血管意外，更应积极预防低血糖发生。

（2）氯雷他定睡前口服：杨文红[34]利用氯雷他定具有较强的抗组胺与 5-羟色胺的作用（抑制垂体生长激素、促肾上腺皮质激素及间接减少皮质醇分泌），予 DMDP 患者睡前服用氯雷他定片 10mg 口服，结果发现氯雷他定明显改善了糖尿病患者的 DN。

（3）西格列汀睡前口服：张坤等[35]将住院行动态血糖监测且存在 DP 的 T2DM 患者 65 例，予以西格列汀口服 2 周后，结果发现，西格列汀通过改善胰岛功能而改善 DP，从而优化整体血糖水平。这与谈银生[36]等的研究发现一致。

（4）赛庚啶睡前口服：张然等[37]选取 39 例经证实存在 DP 且排除苏木杰效应的糖尿病患者，随机分为赛庚啶 4mg 治疗组（22 例）和安慰剂对照组（17 例），在原降糖方案不变的基础上治疗组于每晚睡前口服赛庚啶 4mg，连服 3 日，观察治疗前后两组 0：00、7：00 血糖变化情况，结果发现睡前服用赛庚啶可防治 DMDP，其作用机制可能是赛庚啶通过较强的抗组胺与抗 5-羟色胺作用，能抑制垂体前叶分泌 GH 及促肾上腺皮质激素有关。

由以上报道可知，睡前加用口服药物可预防 DP 的发生，但法国蒙彼利埃大学的 Louis Monnier 博士和同事们发现无论是单一口服降糖药治疗还是口服降糖药联合治疗，都不能充分地控制 DP，他们认为若想控制 DP，一旦 HbA1c 超过 7%，就应该考虑使用胰岛素治疗[38]。

（5）早餐前进行中等强度有氧运动：郑欣等[39]研究表明，早餐前进行中等强度的有氧运动，降低了存在 DP 的 T2DM 患者黎明时血糖上升幅度，显著减少了血糖波动，一定程度上改善了 DP，这可能与中等强度有氧运动可促进下游 IGF-1 的产生，通过影响葡萄糖和氨基酸的吸收、促进糖原合成和乳酸分泌、抑制糖原分解、提高人体胰岛素的作用效率、降低血糖水平有关。

五、存在的不足与展望

（1）目前临床医生对 DP 缺乏足够的重视。

（2）DP 对糖尿病患者血糖水平和血糖波动均有着显著影响，是血糖管理的薄弱环节之一，有必要利用 CGMS 技术进行更多前瞻性、大样本、多中心的研究，为指导临床个体化干预治疗奠定基础，以实现对血糖的平稳控制。

（3）受患者依从性影响，本研究入选样本不多，CGMS 监测时间有限，运动锻炼尚不充分，也对研究结果有一定影响。未来可进一步扩大样本量，增加生长激素、皮质醇水平测定等方式以完善研究。

（4）选择合适的治疗方案是目前我们研究的重点。

参 考 文 献

[1] 任惠珠，陈莉明，郑妙艳，等. 2 型糖尿病患者黎明现象发生机制的初步研究[J]. 中华内分泌代谢杂志，2015，31（6）：492-496.

[2] Porcellati F，Lucidi P，Bolli GB，et al. Thirty years of research on the dawn phenomenon：Lessons to optimize blood glucose controliabetes [J]. Diabetes Care，2013，36（12）：3860-3862.

[3] Monnier L，Colette C，Dejager S，et al. Magnitude of the dawn phenomenon and its impact on the overall giucose exposure in type 2 diabetes：is this of concern [J]. Diabetes Care，2013，36（12）：4057-4062.

[4] Schmidt MI，Hadji-Georgopoulos A，Rendell M，et al. The dawn phenomenon，an early morning glucose rise：Implications for diabetic intraday blood glucose variation[J]. Diabetes Care，1981，4（6）：579-585.

[5] Bolli GB，Gerich JE. The "dawn phenomenon" -a common occurrence in both non insulin-dependendant insulin dependent diabetes mellitus[J]. N Engl J Med，1984，310（12）：746-750.

[6] 苏杭，周健，贾伟平. 糖尿病黎明现象及延伸黎明现象的研究进展[J]. 中华内分泌代谢杂志，2015，31（8）：739-742.

[7] Wu W，Huang Y，Qiu J，et al. Self-Monitoring of Blood Glucose to Assess Dawn Phenomenon in Chinese People with Type 2 Diabetes Mellitus[J]. Int J Endocrinol，2017，2017：7174958.

[8] MonnierL，Colette C，Dunseath GJ，et al. The loss of postprandial glycemic control precedes stepwise deterioration of fasting with worsening diabetes[J]. Diabetes Care，2007，30（2）：263-269.

[9] Liu L，Wang F，Lu H，et al. Effects of noise exposure on systemic and tissue-Level markers of glucose homestasis and insulin resistance in male mice [J]. Environ Health Perspect，2016，124（9）：1390-1398.

[10] Fridlyand LE，Tamarina NA，Schally AV，et al. Growth hormone-releasing hormone in diabetes[J]. Front Endocrinol（lausanne），2016，7：1-7.

[11] Yuen KC，Chong LE，Riddle MC. influence of glucocorticoids and growth hormoneon on in sulin sensitivity in humans[J]. Diabet Med，2013，30（6）：651-663.

[12] Shih KC，Hsieh SH，Kwok CF，et al. Effect of growth hormoneon dawn phenomenon inpatients with types 2 diabetes [J]. Growth Factors，2013，31（2）：66-73.

[13] Mc Curdy CE，Klemm DJ. Adipose tissue insulin sensitivity and macrophage ruitment：does PI3k pick the pathway？[J]. Adipocyte，2013，2（3）：135-142.

[14] Prattali RR，Barreiro GC，Caliseo CT，et al. Aspirin inhibits serine phosphroylation of insulinreceptor substrateling growth hormonet reated animals[J]. Prattali RR，FEBS Lett，2005，579（14）：3152-3158.

[15] Deng HZ，Deng H，Cen CQ. Post-receptor crosstalk between growth hormone and insul in signal in rats born small forgestational age with catch-up growth[J]. PLoS One，2014，9（6）：e100459.

[16] Kim MS，Lee DY. Insulin-like growth factor（IGF-1）and IGF binding proteins axis in diabetes mellitus[J]. Ann P ediatr End ocrinol Metab，2015，20（2）：69-73.

[17] 吴雯，汪海东. 2 型糖尿病患者发生黎明现象的临床特征[J]. 江苏医药，2018，44（12）：1445-1448.

[18] 任惠珠，陈莉明，郑妙艳，等. 2 型糖尿病患者黎明现象与胰岛 α 和 B 细胞功能的关系[J]. 中华糖尿病杂志，2015，7（6）：367-371.

[19] 任惠珠，陈莉明，郑妙艳，等. 2 型糖尿病患者黎明现象发生机制的初步研究[J]. 中华内分泌代谢杂志，2015，31（6）：492-496.

[20] 郭振红，许杰. 2 型糖尿病患者肥胖与黎明现象的相关性研究[J]. 中华内科杂志，2016，55：16-20.

[21] Gabriela R，Cornelia B，Cristian IC，et al. The correlation of dawn phenomenon with glycemic variability parmeters in type 2 diabetes mellitus[J]. Revista Romana de Medicin de Laborator，2016，24：55-63.

[22] 刘义欣，谷伟军，窦京涛，等. 黎明现象对 2 型糖尿病患者血糖水平及血糖波动的影响[J]. 中国糖尿病杂志，2017，25（17）：993-997.

[23] 吴雯黄，宇新，邱婕英真，等. ≥60 岁 2 型糖尿病患者黎明现象与睡眠障碍的相关性研究[J]. 中华全科医师杂志，2019，（8）：746-750.

[24] 李芝. 二甲双胍对糖尿病患者黎明现象的治疗效果[J]. 实用医学杂志，2014，30（1）：165-166.

[25] 杨少华，许杰，王靖宇. "黎明现象" 不同诊断标准比较及其对血糖波动的影响[J]. 中华内分泌代谢杂志，2016，32（2）：117-120.

[26] Monniner L，Colette C，Dunseath GJ，et al. Theloss of post prandial glycemic control preceds stepwise deterio-ration of fasting with worsening diabetes[J]. Diabetes Care，2011，30（2）：263-269.

[27] Chlup R，Krystyník O，Nádvorníková M，et al. Ten-point gly-caemic profile：A flexible indicator of therapeutic efficacy and dawn

phenomenon in persons with type 1 or type 2 diabetes mellitus[J]. Klinicka Farmakologie A Farmacie，2014，28（2）：72-79.

[28] 高悉航，牟淑敏，王德双，等. 乌梅丸治疗糖尿病黎明现象 60 例[J]. 光明中医，2014，29（5）：942-943.

[29] 王莉. 基于黎明现象与延伸黎明现象寻找合适的胰岛素治疗方案[J]. 药物与临床，2018，15（13）：13-17.

[30] 赵玉环,胡青英,赖元楠,等. 甘精胰岛素与二甲双胍对 2 型糖尿病患者黎明现象的影响 [J]. 四川医学,2016,37(12):1384-1386.

[31] 杜强，邵洋. 中效胰岛素治疗糖尿病黎明现象的疗效观察[J]. 实用药物与临床，2012，15（10）：626-627.

[32] 郑银，秦永峰，李刘立. 肥胖伴黎明现象的 2 型糖尿病患者口服二甲双胍的临床效果[J]. 世界最新医学信息文摘，2018,18(76)：24-27.

[33] 姚泰. 生理学[M]. 北京：人民卫生出版社，2010：580-586.

[34] 杨文红. 氯雷他定治疗 2 型糖尿病黎明现象疗效观察[J]. 中华高血压杂志，2015，23：427.

[35] 张坤，任巧华，吴韬，等. 西格列汀对 2 型糖尿病患者黎明现象的影响[J]. 实用医学杂志，2016，32（8）：1320-1321.

[36] 谈银生，刘尚全，吴德云，等. 西格列汀对 2 型糖尿病患者"黎明现象"的控制效果[J]. 实用糖尿病杂志，2015，12（2）：16-18.

[37] 张然，戎丽琳. 睡前服用赛庚啶对糖尿病黎明现象影响分析[J]. 淮海医药，2017，35（5）：603-604.

[38] 丽莎. 警惕半数 2 型糖尿病患者受到黎明现象影响[J]. 糖尿病临床，2013，7（12）：554-555.

[39] 郑欣、张燕、戚艳艳，等. 运动对存在黎明现象的 2 型糖尿病患者血糖及血糖波动影响的观察 [J]. 中国糖尿病杂志，2019，27（10）：740-743.

（徐艳芬　执笔，庞国明　审订）

第七章　甲状腺疾病现代医学临床研究进展

第一节　甲状腺功能亢进症现代医学临床研究进展

提　要： 近年来，甲状腺功能亢进症的发病率逐年上升，影响人们的生活，受到越来越多的关注。本文就其流行病学、致病原因、发病机制、治疗方法进行了分析，进而对抗甲状腺药物治疗、放射性 ^{131}I 治疗、手术治疗、治疗的难点等方面进行了综述，以期为同道提供借鉴和参考。

关键词： 甲状腺功能亢进症，抗甲状腺药物，^{131}I 治疗，手术治疗，甲状腺相关眼病

一、流 行 病 学

近年来，随着人们生活方式、工作节奏等的变化，Graves 发病率呈现逐年升高的趋势[1]。甲状腺功能亢进症（hyperthyroidism，简称甲亢）是指甲状腺腺体本身产生和分泌甲状腺激素过多，引起以神经、循环、消化等系统兴奋性增高和代谢亢进为主要表现的一组临床综合征，甲状腺毒症是指血液循环中 TH 过多，引起以神经、循环、消化等系统兴奋性增高和代谢亢进为主要表现的一组临床综合征。Graves 病（GD）由 Parry 在 1825 年首次报道，现是甲亢最常见的病因，占全部甲亢的 80%～85%，西方学者报道本病的患病率为 1.1%～1.6%，我国学者报道的是 1.2%，女性高发[女：男=（4～6）：1]，高发年龄是 20～50 岁[2]，所以本文主要对 GD 进行综述。

现代医学认为，GD 是一种自身免疫性甲状腺疾病，有研究发现遗传基因和环境因素在 GD 发病过程中起重要作用[3]，是以遗传为背景，在吸烟、感染、药物、精神刺激、睡眠不足、微量元素、肠道菌群、维生素 D、躯体发热等因素作用下，诱发体液免疫和细胞免疫功能紊乱导致甲状腺肿大、甲状腺功能亢进的临床综合征。大量的流行病学证据表明，遗传因素在 GD 的发病中起重要作用，GD 的发生呈明显的家族聚集性，患者同胞的患病危险性为普通人群的 15 倍。GD 并不是一个独立性质的疾病，通常还会合并 1 型糖尿病、脱发、白癜风等其他方面的自身免疫病[4]。

二、发 病 机 制

1. 遗传免疫是重要因素

GD 患者或家属常同时或先后发生其他甲状腺自身免疫性疾病，如桥本甲状腺炎、黏液性水肿、浸润性突眼等，家属或其家属发生其他自身免疫性疾病者也较多见，如重症肌无力、1型糖尿病、恶心贫血、萎缩性胃炎等。

2. 药物、碘摄入过多、肠道菌群等其他因素不可小觑

引起甲亢的原因，常见的有某些药物（胺碘酮等）、碘摄入过多、怀孕等，有文献报道肠道菌群可以通过其组成和分布的变化及其代谢产物影响免疫细胞和细胞因子，从而调节甲状腺的免疫状态[5]，甲状腺由原始消化管的前肠部分分化而来，提供了肠道菌群微生态失衡关联相似同源结构的可能病理结构基础，说明肠道菌群可以作为一个内环境的影响因子，在甲亢的发病机制及病程中有着不可小觑的作用。

3. 自身免疫系统紊乱，相关抗体失衡

在遗传及其他因素共同作用下，自身免疫监视系统发生紊乱。免疫耐受、调节剂识别功能减退，抑制性 T 淋巴细胞功能缺陷，辅助性 T 淋巴细胞由于缺乏抑制作用而功能相对增强，刺激 B 淋巴细胞合成针对自身甲状腺抗原的抗体，最重要的是 TSH 受体抗体（TRAb），TRAb分为刺激性及抑制性两大类：①刺激性：甲状腺刺激性抗体（TSAb）或称甲状腺刺激免疫球蛋白（TSI），直接作用于甲状腺细胞膜上的 TSH 受体，通过腺苷酸环化酶信号系统和（或）磷脂酰肌醇-Ca^{2+}级联反应通路刺激甲状腺细胞增生，分泌亢进，是 GD 的主要病因。②抑制性：甲状腺阻断抗体（TBAb），抑制 TSH 与其受体结合，阻断 TSH 的作用。TSAb与 TBAb 以其存在水平的差异、消长及其相互作用共同影响 GD 及其他甲状腺自身免疫病的临床治疗及预后。

GD 常伴有 TGAb 和 TPOAb 阳性，其发生机制可能系自身免疫炎症破坏滤泡细胞使甲状腺激素释放增多或 TSAb 对甲状腺滤泡细胞的兴奋所致。除浸润的淋巴细胞对甲状腺滤泡细胞产生杀伤作用外，自身抗体通过抗体依赖性细胞毒作用破坏甲状腺组织。近几年，随着越来越多的研究者对 GD 患者预后的研究，认为 TGAb 和 TPOAb 对其预后有明显影响，可作为GD 治疗效果的监测及预后评估的重要预测指标[6]。

三、筛查与诊断方法

1. 检查项目种类多，根据临床来选择

（1）血清甲状腺激素：血清总 T_3（TT_3）测定、血清总 T_4（TT_4）测定、血清游离 T_3（FT_3）测定、血清游离 T_4（FT_4）测定、血清反 T_3（rT_3）测定。

（2）甲状腺免疫学检查：促甲状腺受体抗体测定，如甲状腺刺激性免疫球蛋白测定（TRAb）

等；甲状腺球蛋白抗体测定（TGAb）、甲状腺微粒体抗体（TMAb）或抗甲状腺过氧化物抗体（TPOAb）测定。

（3）甲状腺肿大情况：甲状腺B型超声检查、甲状腺放射性核素显影检查等。

（4）垂体-甲状腺轴：甲状腺吸 ^{131}I 率及甲状腺抑制试验（包括 T_3 抑制试验和甲状腺片抑制试验）、血清超敏促甲状腺激素测定（S-TSH）、促甲状腺激素释放激素兴奋试验（TRH 兴奋试验）。

（5）甲状腺病变的性质：细针穿刺抽吸活检（FNA）是鉴别甲状腺结节良恶性最准确的诊断性筛查手段[7]，其准确率可达95%。而因为超声引导下的FNA检查得到广泛使用，从而提高了不同地区的甲状腺癌的诊断率[8-9]。因此，甲状腺超声检查联合细针穿刺细胞学检查是判断甲状腺结节良恶性较推崇的方法。

（6）甲状腺核素扫描：甲状腺扫描可以帮助评估甲状腺的整体结构和功能，可用于识别甲状腺组织、测量腺体大小、评估结节范围、识别良恶性等。连小兰等[10]指出，当甲亢同时伴有甲状腺单个冷结节时，更应警惕甲状腺癌存在的可能。

（7）代谢状态：基础代谢率（BMR）测定；血胆固醇、三酰甘油及尿肌酸测定。

（8）血常规、肝功能、电解质等。

2. 诊断方法易掌握

甲亢的检查项目：典型甲亢患者，凭临床症状和病征即可明确诊断。对于不典型或病情比较复杂的患者，则需通过实验室检查方可做出明确诊断。甲亢患者的检查项目很多，每项检查都有一定的临床意义。根据每位患者的不同情况，针对性选择一些项目进行检查是非常重要的。

四、抗甲状腺药物（ATD）治疗，地位不可动摇

（一）适应人群有六条

（1）病情轻，甲状腺轻中度肿大者。

（2）合并严重心、肝、肾脏疾病，年老体弱或不能耐受手术者。

（3）年龄在20岁以下者。

（4）妊娠期甲亢。

（5）手术前和 ^{131}I 治疗前的准备。

（6）手术后复发且不适宜用 ^{131}I 治疗者。

（二）药物机制是促甲状腺激素减少

关于抗甲状腺类药物的根本机制是减少甲状腺激素的产生与合成。

（1）甲巯咪唑的作用机制：甲巯咪唑是目前治疗甲亢的主流药物，其主要作用机制是减少甲状腺内过氧化物酶的合成，最终抑制三碘甲状腺原氨酸（T_3）和普通甲状腺素（T_4）的合成[11]。与此同时还能减少人体内部血液循环当中的刺激性抗体的反应程度，抑制淋巴抗体的合成，使甲状腺功能恢复正常。

（2）丙硫氧嘧啶的作用机制：其为硫脲类化合物，主要的作用机制为抑制甲状腺过氧化物酶的活性，从而阻止甲状腺内酪氨酸碘化及碘化酪氨酸的缩合，继而抑制甲状腺素合成素的合成[12]。有关研究显示[13-14]，丙硫氧嘧啶能够抑制 T_4 变为 T_3，使血液中活性较强的 T_3 能够快速降低，从而减轻对患者的机体刺激，减少症状的发生情况。

（三）全程用量要掌控，毒副作用记心中

1. 咪唑类

咪唑类包括甲巯咪唑（他巴唑，MMI）和卡比马唑（甲亢平，CMZ），CMZ 进入体内很快代谢为 MMI。2016 年甲状腺学会制定的《甲亢和其他病因导致的甲状腺毒症诊治指南》建议：MMI 的起始量为 10～20mg/d，根据甲状腺功能情况，逐渐减至维持量 5～10mg/d。建议根据治疗前 FT_4 水平个体化决定 MMI 的起始剂量：当 FT_4 为正常上限 1～1.5 倍时，MMI 5～10mg/d；当 FT_4 为正常上限 1.5～2 倍时，MMI 10～20mg/d；当 FT_4 为正常上限 2～3 倍时，MMI 30～40mg/d。有研究表明，大剂量 MMI 仅在严重甲状腺毒症时（$FT_4 > 7$ng/dl 或 87.5pmol/L）有中等程度获益，而且多数剂量相关的不良反应多发生在起始治疗前 3 个月内，因而不建议起始治疗时应用大剂量 MMI（>30mg/d）[15-16]。

2. 硫氧嘧啶类

硫氧嘧啶类包括甲硫氧嘧啶（MTU）、丙硫氧嘧啶（PTU）。2016 年《甲亢及其他病因引起的甲状腺毒症诊治指南》建议：PTU 起始量为 150～300mg/d，维持剂量为 100～150mg/d。PTU 是治疗甲亢最常用的药物之一，通常作为妊娠甲亢治疗的首选药物[17-19]，在甲亢危象及对 MMI 不敏感时选用[20]。

（1）PTU 优势明确：只能抑制人体内甲状腺素的合成，对人体内已经存在的甲状腺素不起作用，一般不会出现甲状腺肿大和突眼症状加重的情况，适用于有甲状腺肿大和突眼症状明显的甲亢患者。

（2）PTU 缺点突出：目前片剂是 PTU 临床应用的唯一剂型，口服较易吸收，可分布在全身组织，主要经肝脏代谢，能有效缓解甲状腺功能亢进症状，控制病情的发展，降低血清 FT_4 和 FT_3 含量至正常水平，其缺点是半衰期短（1～2h），需要多次给药，且具有肝毒性、ANCA 相关性小血管炎、药疹及肾损害等不良反应[21-22]。谢华海[23]对 MTU 和 PTU 的临床疗效做了对比研究，结果表明 PTU 在安全性方面优于 MTU。

3. 特殊人群用药需谨慎

（1）儿童用量因人而异：儿童的初始剂量根据体重来权衡，同样也是分次口服，间隔时间最好达到均衡，按病情减少药物服用的维持量，用药剂量因人而异。在剂量维持期间额外服用 L-甲状腺素，促进自身抗体转阴。此为新出现的替代-阻断疗法，有利于长期缓解率的大幅度提高[24]。

（2）孕产妇指南受关注：鉴于甲状腺激素在胎儿脑发育中的重要作用和甲状腺疾病在育龄期女性中的高发病率，2011 年美国甲状腺学会制定了《妊娠和产后期间甲状腺疾病诊治指南》[25]，

2012 年 5 月中华医学会内分泌分会和围产医学分会合作，公布了我国的《妊娠和产后甲状腺疾病诊治指南》[26]，以期指导围孕、产期女性甲状腺疾病的筛查、诊断、治疗和随访工作。2012 年 8 月，美国内分泌学会也公布了《妊娠和产后甲状腺功能异常管理：内分泌学会临床实践指南》[27]，在临床诊断和处理围孕、产期甲状腺功能异常的实际工作中，需遵循国内外各种指南，重视个体化的诊治问题。MMI 可致胎儿发育畸形，故前述各指南都建议应在孕早期优先选用 PTU，同时在孕期停止联用左甲状腺素[25-27]。因此，在临床上妊娠早期应首选 PTU 而禁用或慎用 MMI，在妊娠中晚期可换用 MMI，哺乳期女性服用 PTU 或 MMI 虽然疗效类似，但乳汁排泄率不一样（PTU 在乳汁中浓度较低），但都是安全的[28]。

4. 适时停药有指征

（1）指南推荐的停药指征：2007 年《中国甲状腺疾病诊治指南：甲状腺功能亢进症》指出 GD 药物治疗的总疗程为 1～1.5 年，且 2016 年甲状腺学会制定的《甲亢和其他病因导致的甲状腺毒症诊治指南》推荐 ATD 治疗的常规疗程为 12～18 个月，满足该疗程且甲状腺功能及 TRAb 均正常即可考虑停药[29]。

TRAb 水平是指导临床和判断预后的一项指标，将患者分为 TRAb 持续高滴度组和低滴度或阴性组，结果显示 TRAb 持续高滴度组复发率为 80%～100%，后者仅为 20%～30%[30-31]。故上述指南建议，对 TRAb 持续阳性者应再治疗 12～18 个月，目的是让其转阴。停药指征为小剂量 ATD 维持正常甲功足够长时间和 TRAb 转阴。

（2）指南推荐的维持治疗指征：对于成年人来说，即使疾病处于持续状态，当仅需要小剂量 ATD 即可使疾病（生化+症状）保持于稳定状态的年轻患者，长期药物治疗是一项合理的替代策略[32]。而儿童患者，应用 ATD 治疗 1～2 年后，缓解率仅为成人的 20%～30%。

2016 年甲状腺学会制定的《甲亢和其他病因导致的甲状腺毒症诊治指南》中以下情况可考虑小剂量 ATD 长期维持治疗[29]：①经过规范疗程治疗后复发，而患者仍有意愿优先选择 ATD，可继续治疗 12～18 个月。②对 TRAb 持续升高者，特别是低剂量药物即可控制病情的年轻患者，可继续治疗 12～18 个月。

有研究显示，长期低剂量 ATD 治疗安全、有效，与改行放射性碘（RAI）治疗者比较，持续性甲状腺眼病、持续性甲减及体重增加的发生率更低[33]。此外，国内研究亦证实持续小剂量 ATD 治疗复发 GD 型甲亢仍可获得更高缓解率[34]。

总之，任何治疗策略都要体现以患者为中心的理念，尤其是更不能因治疗策略不当而导致难治性甲亢现象。目前国内外指南或专家共识对 ATD 适应证不佳、并存在明确手术或 RAI 适应证者，通常推荐根治性治疗方法。然而，国内患者对破坏性或根治性方法常常存在抵触心理，小剂量 ATD 长期维持治疗可能是这部分难治性甲亢患者的选项之一。因此，最佳治疗策略的核心是"医生根据临床判断做出推荐，患者结合个人价值观和喜好做出最终决定"。

5. 不良反应有三种，认真鉴别机理明

ATD 的不良反应较常见，大多数为轻度不良反应，严重不良反应有粒细胞缺乏和肝衰竭。

（1）粒细胞缺乏立即停药：因 ATD 治疗本身会引起转氨酶升高、白细胞下降，故甲亢明确后，应先行肝功能、血常规检查，结果均正常才可用 ATD 治疗，有助于明确白细胞降低的原

因，若白细胞<4.0×10^9/L，但中性粒细胞>1.5×10^9/L 时，通常不需要停药，只需要减少剂量，同时加用升白药物，并严密监测。若患者伴有发热、咽喉肿痛的情况时，应立即检查血常规，若中性粒细胞进一步下降，<1.5×10^9/L 时应当立即停用目前的 ATD，不建议换用另外一种 ATD。

（2）肝损伤表现要鉴别

1）肝损伤表现有异：甲亢性肝损害分为肝细胞型、胆汁淤积型和混合型[35]。肝炎型肝损害和胆汁淤积型肝损害临床上均无明显表现，仅可见血清学方面的改变，前者谷丙转氨酶（ALT）、谷草转氨酶（AST）升高明显；后者以血清碱性磷酸酶（ALP）、谷氨酰氨基转移酶（GGT）及血胆红素升高为主。且大部分患者的肝功能异常表现轻微或无临床症状，肝功能指标以轻度升高为主[36-37]。

ATD 引起的肝损伤常常发生于用药 3 周后：MMI 的肝脏毒性主要是胆汁淤积，表现为胆红素升高；而 PTU 引起的肝损伤主要表现为转氨酶升高，严重者可引起急性重型肝炎，其肝脏毒性大于 MMI。

美国甲状腺学会和临床内分泌医师学会制定的指南[38]中指出，ATD 治疗过程中应警惕不良反应的发生。MMI 导致的肝脏毒性主要是胆汁淤积性黄疸，肝细胞性黄疸少见；新生儿头皮发育不良很少见；孕妇在妊娠的第一阶段服用 MMI 可能导致胎儿后鼻孔和食管闭锁。MMI 和 PTU 都可能导致关节病和狼疮样综合征。由于阻断-替代法提高了 ATD 的用量，相关不良反应发生率也有增加，推荐采用剂量滴定法。

PTU 可引起抗中性粒细胞抗体（ANCA）-阳性小血管炎，也可引起暴发性肝坏死，后者为致死性。PTU 发生严重不良反应的风险显著高于 MMI，因此 MMI 是治疗甲亢的首选药物。姜伟华[39]通过研究发现，小剂量 MMI 与常规剂量 MMI 治疗甲亢的临床疗效相近，且不良反应较少，安全性更高，值得临床借鉴。

2）肝损伤机制要清：有研究认为甲亢时多种原因导致肝脏损害[40-41]。甲亢致组织耗氧增加，肝脏相对缺氧，使小叶中央坏死，出现转氨酶升高；大量甲状腺激素对肝脏有直接刺激和毒性作用，致肝功能受损；GD 型甲亢为自身免疫性疾病，与自身免疫紊乱有关，由于免疫反应的影响，可对肝脏造成一定损害。

（3）皮疹或皮肤瘙痒亦可见：常见的不良反应还有皮疹或皮肤瘙痒（一般发生概率不超过5%），在这种情况下，患者可以停止服用药物或者是减少药物服用剂量，同时可以使用一些专门的抗过敏药物，等到过敏的不良症状统统消失后，再渐渐恢复药物治疗，特殊情况可以更改、替换部分药物。

五、^131I 治疗有疗效、导致甲减要记好

1. ^131I 治疗的"前世今生"

1942 年，Hamilton 首次报道了 ^131I 治疗甲亢，此后经过半个多世纪的临床实践及验证，在众多学者的研究和评价后，保持着其独特的地位。尤其在北美，^131I 治疗早已成为初发甲亢患者首选治疗方法[42-43]。

目前，我国治疗甲亢首选治疗方法仍是 ATD，但其治愈率偏低、复发率高、副作用多，无法满足广大甲亢患者迅速控制甲亢的要求，所以 [131]I 治疗也在我国各地陆续开展起来。

2. [131]I 治疗机制是破坏，适用人群要明白

该治疗是利用 [131]I 所发射出的射线、电离辐射生物效应对功能亢进的甲状腺组织产生抑制和破坏作用，减少甲状腺激素的合成及分泌，从而达到治疗目的。甲亢患者多数可以用 [131]I 治疗，特别是不能坚持内科药物治疗或治疗无效、复发、过敏，术后复发，甲亢性心脏病等患者[44]宜进行 [131]I 内照射治疗。

3. [131]I 治疗易导致急性放射性甲状腺炎和甲减

[131]I 治疗常见的并发症为急性放射性甲状腺炎（ART）和甲减。

（1）ART：[131]I 可引起 ART，是 [131]I 治疗后 2 周内发生的甲状腺内的炎症变化，最终部分甲状腺细胞坏死。甲状腺局部可有疼痛和触痛，偶有甲亢症状加重，这种状态一般在 2～4 周内消失[45]，甲减发生可能与 ART 有一定的关系。

（2）甲减：是 [131]I 治疗甲亢主要的转归，甲减以 1 年为界限，分为早发甲减和晚发甲减。甲减的发生与 [131]I 的使用剂量有着密切关系，[131]I 的使用剂量越大，甲亢的治愈率增高，甲减的发生率就越高[46]。相关研究表明，[131]I 治疗甲亢后出现的甲减，不仅与 [131]I 的使用剂量有关，同时也与患者甲状腺体积、病程、患者年龄及个体差异等因素有关[47]。国内报道的早期甲减发生率为 10%，晚发甲减达到 59.8%[48]。有学者认为[49]，除 10 岁以下儿童及妊娠期、哺乳期妇女禁忌应用外，其他各年龄段 GD 型甲亢患者均可选择 [131]I 治疗，临床效果显著。对于治疗的安全性报道多集中于 10～20 岁年龄段患者群体。有研究表明[50]，青少年甲亢 [131]I 治疗对甲状腺肿大效果较为明显，耐受效果好，治愈率较高，近期观察复发率较低。甲减是 GD 型甲亢治疗后最常见的副作用，因此对于 20 岁以下青少年应用 [131]I 治疗是否合适一直是临床较为分歧之处[51]。

六、手术治疗起效快，有助诊断甲状腺癌

外科手术是甲亢治疗的可靠方法，治愈率达 90%～95%[52]。手术治疗甲亢效果较好，能够在较短时间内起效，腺体功能逐渐恢复到正常水平[53-54]。甲亢的手术治疗，其病死率几乎为 0，具有并发症发生率和甲亢复发率低等优点，可有效避免放射性碘治疗导致的永久性甲状腺功能低下及 ATD 的不良反应，更重要的是可以获得病理组织学证据，进一步明确甲状腺癌的诊断和防止漏诊。

1. 适用人群分八条

（1）中重度甲亢长期药物治疗无效或停药后复发。

（2）甲状腺较大，伴有压迫症状，或胸骨后甲状腺肿等类型的甲亢。

（3）结节性甲状腺肿伴甲亢。

（4）自主性高功能腺瘤。

（5）疑及与甲状腺癌并存者。

（6）儿童甲亢用 ATD 治疗效果差者。

（7）妊娠甲亢需大剂量 ATD 方能控制症状者，可在妊娠中期进行手术治疗。

（8）ATD 或 ^{131}I 治疗后复发者，或坚持长期用药有困难者。

2. 术前准备要做好

充分的术前药物准备是甲亢手术成功的关键。现代医学对甲亢手术条件的共识表现在只有同时满足以下几点才进入实质意义的术前准备：

（1）术前先行 ATD 治疗，如果无法耐受，则先行 ^{131}I 治疗，直至 FT_3、FT_4 达到正常范围或接近正常。

（2）心率低于 90 次/分。

（3）血压控制在 150/90mmHg 以下。

（4）其他基础疾病达到可以耐受手术的最基本条件。

3. 手术方式要明了

《甲状腺外科 ERAS 中国专家共识》（2018 年版）指出，甲状腺外科术式中传统的根治性颈淋巴结清除术对患者颈部功能及美观影响较大，并降低了患者术后生活质量。近年来，功能性颈部淋巴结清除术已成为甲状腺癌重要的外科治疗手段之一，在保证根治的基础上强调对功能的保留。功能性颈部淋巴结清除术，可根据术中情况保留胸锁乳突肌、肩胛舌骨肌、颈前肌群、副神经、锁骨上皮神经、耳大神经及枕小神经等颈部结构及神经，可使患者颈部活动及耳周、颈肩部皮肤感觉障碍明显改善；保留颈内静脉、颈外静脉、颈前静脉及面前静脉，有效减轻患者术后颜面及颈部水肿[55]。对于一些较晚期患者，功能重建显得尤为重要。气管修补、皮瓣修补及人工血管，有利于病情的恢复及患者生活质量的提高[56-57]。

（1）一侧甲状腺全切，另一侧次全切：该手术方式是保留 4～6g 甲状腺组织，也可行双侧甲状腺次全切除，每侧留 2～3g 甲状腺组织。但手术治疗时存在一定风险，在手术中要保护甲状旁腺及喉返神经，腺体切除的多少要根据甲状腺的大小及甲亢程度决定，易引起甲状旁腺功能低下及喉返神经损伤。

（2）保留甲状腺全血管的甲状腺切除术：该手术方式是在甲状腺真包膜内进行，可保留原血管、神经走行，避免其损伤[58]。神经损伤包括喉上神经和喉返神经损伤，喉上神经损伤最常见的原因是术中盲目钳夹组织止血，造成神经被夹伤[59]。Stevens 等[60]研究发现，约 34%的喉返神经存在喉外分支，前支支配运动，后支支配感觉，手术时稍不慎可损伤其分支。喉返神经的位置也可存在变异，可位于甲状腺下动脉前、后及各级分支间，入喉前分支的数目不一，是甲状腺手术中喉返神经易损伤的主要原因[61]。

对保留甲状腺全血管的甲状腺切除术，术后并发症相对较少的原因为：①保留了甲状腺原解剖结构。②保证残留甲状腺及甲状旁腺的血液供应，可以避免喉返、喉上神经损伤。③减少术中、术后出血，缩短手术时间。④恢复快，治愈率高[58]。

4. 术后问题要记牢

甲状腺术后患者何时补充甲状腺素及甲状腺素的起始剂量目前尚无统一标准，由于体内

T_4 的半衰期为 7 天，T_3 为 1 天，建议全甲状腺切除的患者可以术后第一天开始服用甲状腺素。甲状腺腺叶切除的患者在 7 天内补充甲状腺素即可。具体剂量应根据患者的基本情况，尤其是心脏功能综合考虑。良性肿瘤或甲状腺功能亢进手术的患者，可根据术后甲状腺功能决定是否补充甲状腺素。

应根据患者甲亢程度、年龄及身体状况，个性化切除腺体。甲亢手术最严重的并发症是甲状腺危象，由甲状腺素过量释放引起，可危及患者生命，死亡率高达 20%～30%。我们需高度重视甲亢手术的术前准备，严格控制甲亢症状，才能进行手术。

手术是治疗甲亢最重要且最有效的手段，但关于手术及围术期尚有许多问题值得探讨。

七、目前问题仍并存、三种治疗各千秋

（1）ATD 的问题：ATD 治疗可能引起粒细胞减少及肝损伤、皮疹或皮肤瘙痒等副作用，虽然总疗程为 12～18 个月，但易复发，临床中疗程较长，检查频繁，患者不易理解和接受，依从性差。

（2）^{131}I 治疗的问题：可引起 ART 和甲减，患者需要终身服药治疗，并定期复查甲状腺功能。

（3）手术治疗的问题：可能会伤及甲状旁腺及喉返神经、喉上神经，进而引起相关的术后并发症，同样会引起甲减，患者需要终身服药治疗，并定期复查甲状腺功能。

八、甲状腺相关性眼病为治疗难点

甲亢的治疗难点是甲状腺相关性眼病。

甲状腺相关性眼病亦称为 Graves 眼病、浸润性突眼，近年来相关资料表明，甲亢患者并发此症状的发生率已经达到 25%～50%[62-63]，虽然在甲亢眼病的研究上取得了一定的成果，但是目前，关于此病的发病机制尚不清楚。笔者颇为同意的观点是甲亢眼病是自身免疫病的一种，而相比较其余自身免疫病而言，其男性的发病率远远超过女性[64]。

（一）自身免疫、炎症反应，相关机制未全明

Graves 病及 Graves 眼病是一种器官特异性疾病，与人体自身免疫及炎症反应紊乱有关，其发病机制非常复杂，目前仍未完全阐明。炎症反应主要体现在机体的氧化与抗氧化过程不平衡，导致活性氧自由基、参与自身免疫反应的细胞因子产生增加，从而参与 Graves 病及 Graves 眼病的发生发展[65]。

Graves 病是一种与遗传、免疫、感染及环境因素相关的自身免疫性疾病，发病机制复杂，与 Graves 眼病同属于器官特异性自身免疫性疾病，25%～50% 的 Graves 病患者伴有不同程度的 Graves 眼病，双眼受累多见[66]。

Graves 病及 Graves 眼病作为自身免疫性疾病，其相关的自身抗体主要包括与 Graves 病发病密切相关的抗体如 TGAb、TRAb、TPOAb，以及多种自身抗体如 IgG、IgA、IgM，该抗体

共同参与 Graves 病及 Graves 眼病的病理过程[67]。高浓度的甲状腺自身抗体易导致 Graves 病的复发及 Graves 眼病病情的进展。

有一部分患者可出现较严重的炎症表现，球后组织重塑明显，常表现为角膜的暴露、溃疡、感染，视神经压迫，威胁视力等情况，需要积极的临床干预。

此外，甲状腺相关性眼病可带来面容的改变，即使治疗后也不能完全逆转，患者通常承受巨大的心理压力，严重影响其生活质量。国外研究显示，甲状腺相关性眼病患者的焦虑和抑郁水平高于其他慢性疾病和面部缺陷患者，增加包括自杀在内的非自然死亡风险[68-69]。

（二）糖皮质激素与硒的应用

1. 糖皮质激素用法有三种，冲击疗法最推崇

由于糖皮质激素的药理作用主要为免疫抑制，即可以影响 T 淋巴细胞、B 淋巴细胞的增殖与分化，从而对炎症细胞的浸润产生抑制，与此同时，还可以调节细胞因子的释放。不仅如此，对葡萄糖胺的合成亦有抑制作用[70]。通常来讲，糖皮质激素的使用方式主要有三种：口服、静脉注射、球后注射[71]。而糖皮质激素的选择亦有多种，现临床上多选用泼尼松或甲泼尼龙。有相关研究表明，口服糖皮质激素治疗甲亢眼病的有效率可以达到 30%～60%。大多数研究证明，大剂量糖皮质激素冲击疗法的效果优于口服使用糖皮质激素[72]。

可能原因为糖皮质激素大剂量使用，冲击治疗可以有效地改善软组织炎症，同时对视神经障碍治疗效果较佳。虽说静脉注射糖皮质激素也可以发生严重肝损伤、急性心肌梗死等不良反应，但是，由于服用时间短，或者常为间断性服用，其不良反应的发生率相较于口服糖皮质激素可大大降低[73]。

2. 微量元素硒制剂，良好的抗氧化剂

Graves 病及 Graves 眼病是一种器官特异性疾病，与人体自身免疫及炎症反应紊乱有关，其发病机制非常复杂，目前仍未完全阐明。炎症反应主要体现在机体的氧化与抗氧化过程不平衡，导致活性氧自由基、参与自身免疫反应的细胞因子产生增加，从而参与 Graves 病及 Graves 眼病的发生发展[65]。有研究表明，微量元素硒是良好的抗氧化剂，可以延缓 Graves 病和 Graves 眼病进展，降低疾病的活动性，改善患者的生活质量[74]。

而近年来，硒元素在 Graves 病及 Graves 眼病中的作用机制成为该领域的研究热点。微量元素硒在体内主要是作为硒代半胱氨酸的构成成分整合到硒蛋白中发挥作用。体内主要的硒蛋白有谷胱甘肽过氧化物酶、硫氧还原蛋白还原酶等。在 Graves 病及 Graves 眼病患者中，过氧化氢和脂质过氧化物生成增多，谷胱甘肽过氧化物酶可催化过氧化氢和脂质过氧化物的还原，从而保护细胞免受氧化损伤，该酶中硒代半胱氨酸位于蛋白的催化部位，所以认为硒是一种抗氧化剂[75]。

Duntas 研究发现，硒还可与机体的 ATD 发挥协同作用，减少 Graves 病及 Graves 眼病患者促炎细胞因子的产生，降低机体的自身免疫反应程度，从而延缓疾病的进展[75]。

尽管如此，其与 ATD 及免疫调节剂可以发挥协同作用，是治疗甲状腺疾病新的策略。但是，硒在 Graves 病及 Graves 眼病患者中的抗炎作用，其确切机制仍未完全阐明，需要进一步深入研究。

　　目前，甲状腺相关性眼病是甲状腺疾病领域中诊治的难点，尽管已有相关指南指导，但患者的临床表现和体征异质性大，使得临床工作仍充满挑战。

九、述评及展望

　　综上所述，甲亢的临床治疗在近年来取得了可喜的进展，通过 ATD、放射性碘治疗、外科手术切除甲状腺组织等，治疗方法及疗效、不良反应等各异，但总体而言疗效在逐步提高，并发症和复发率在逐步降低。无论采取何种治疗方法，综合考虑多方面因素，如患者年龄、合并症情况、甲状腺肿大程度、患者意愿等，采取个体化的治疗方案，最终保证治疗的效果。今后，将有望结合分子生物学、生物化学、基因工程技术等新方法，加强对甲亢药物的进一步研发，筛选疗效更优的药物用于临床，以获得更进一步的疗效。

参 考 文 献

[1] Wang Ren-fei，Tan Jian，Zhang Gui-zhi，et al. A comparative study of influential factors correlating with early and late hypothyroidism after（131）I therapy for Graves' disease[J]. Chin Med J，2010，123（12）：1528-1532.

[2] 葛均波，徐永健. 内科学[M]. 第 8 版. 北京：人民卫生出版社，2013：937-938.

[3] M Marin ò，Latrofa F，Menconi F，et al. Role of genetic and non-genetic factors in the etiology of Graves' disease[J]. Journal of Endocrinological Investigation，2015，38（3）：283-294.

[4] 刘照峰，刘美莲，杨亚茹，等. 甲亢饮联合他巴唑治疗甲状腺功能亢进症 100 例临床观察[J]. 时珍国医国药，2015，8（2）：404-405.

[5] Shao Shiying，Yu Xuefeng，Shen Liya. Autoimmune thyroid diseases and Th17/Treg lymphocytes[J]. Life Sci，2018，192：160-165.

[6] 黄静，张文静，吴靖芳，等. 促甲状腺激素、甲状腺球蛋白抗体、过氧化物酶抗体对甲状腺疾病的诊断价值 [J]. 重庆医学，2013，42（32）：3875-3877，3880.

[7] Melany M，Chen S. Thyroid Cancer：Ultrasound Imaging and Fine-Needle Aspiration Biopsy[J]. Endocrinology & Metabolism Clinics of North America，2017，46（3）：691-711.

[8] Lee K L，Chen T J，Won G S，et al. The use of fine needle aspiration and trends in incidence of thyroid cancer in Taiwan[J]. J Chin Med Assoc，2018，81（2）：164-169.

[9] Cho Yoon Jae，Kim Do Young，Park Eun-Cheol，et al. Thyroid fine-needle aspiration biopsy positively correlates with increased diagnosis of thyroid cancer in South Korean patients[J]. BMC Cancer，2017，17（1）：114.

[10] 连小兰，白耀，唐伟松，等. 甲状腺功能亢进症合并甲状腺癌的临床分析[J]. 中国医学科学院学报，2000，22（3）：273-275.

[11] 周圆圆. 联合应用普萘洛尔与甲巯咪唑治疗甲亢的临床效果分析[J]. 当代医药论丛，2015，32（12）：182-183.

[12] Rama S. Pregancy with hyperthyroidism[J]. J Cou Physicians Surg Pak，2003，13（12）：255-259.

[13] 刘青，段素梅，张海军，等. 不同药物治疗甲状腺功能亢进患者对于肝功能影响的对照分析[J]. 中国医刊，2015，50（10）：98-101.

[14] Knollman PD，Giese A，Bhayani MK. Surgical Intervention for Medically Refractory Hyperthyroidism[J]. Pediatr Ann，2016，45（5）：e171-e175.

[15] Nakamura Hirotoshi，Noh Jaeduk Yoshimura，Itoh Koichi，et al. Comparison of methimazole and propylthiouracil in patients with hyperthyroidism caused by Graves' disease[J]. J Clin Endocrinol Metab，2007，92（6）：2157-2162.

[16] Nakamura Hirotoshi，Miyauchi Akira，Miyawaki Natsuko，et al. Analysis of 754 cases of antithyroid drug-induced agranulocytosis over 30 years in Japan[J]. J Clin Endocrinol Metab，2013，98（12）：4776-4783.

[17] 许金平. 丙基硫氧嘧啶对妊娠合并甲状腺功能亢进孕妇甲状腺功能及妊娠结局的影响[J]. 山东医药，2013，53（21）：68-69.

[18] 娄颖毅. PTU 免疫疗法在治疗妊娠合并甲亢中对母婴的影响研究[J]. 中国地方病防治杂志，2015，30（1）：67-68.

[19] 邹璐，姚涛，陈志芳. 抗甲状腺药物治疗孕妇甲状腺功能亢进的疗效及对胎儿的影响[J]. 中国药业，2015，24（8）：60-62.

[20] 张晶. 他巴唑（MMT）与丙基硫氧嘧啶（PTU）治疗甲亢的比较和选择[J]. 中国实用医药，2012，7（15）：56-57.

[21] 赵静，李婷. 丙基硫氧嘧啶诱导的 ANCA 相关性血管炎换用他巴唑后血管炎复发 1 例报告[J]. 第二军医大学学报，2013，33（3）：347-348.

[22] 李华. 丙基硫氧嘧啶致严重肝损害 5 例诊治分析[J]. 咸宁学院学报，2010，24（6）：489-490.

[23] 谢华海. 丙基硫氧嘧啶治疗甲状腺功能亢进的临床效果观察[J]. 中国医学研究，2015，13（19）：39-40.

[24] 柯雅思，张青蓝，吴雨晨，等. 消瘰丸合黄连温胆汤加减治疗甲亢性心脏病的临床研究[J]. 中国中医急症，2016，25（12）：2368-2370.

[25] Stagnaro-Green A，Abalovich M，Alexander E，et al. Guidelines of the American Thyroid Association for the diagnosis and management of thyroid disease during pregnancy and postpartum [J]. Thyroid，2011，21（10）：1081-1125.

[26] 中华医学会内分泌分会，中华医学会围产医学分会. 妊娠和产后甲状腺疾病诊治指南[J]. 中华内分泌代谢杂志，2012，28（5）：354-444.

[27] De Groot Leslie，Abalovich Marcos，Alexander Erik K，et al. Management of thyroid dysfunction during pregnancy and postpartum：an Endocrine Society clinical practice guideline[J]. J Clin Endocrinol Metab，2012，97（8）：2543-2565.

[28] 路枚，荣延平，韦莉迪. 他巴唑的不良反应及其防治[J]. 海峡药学，2006，18（2）：177-179.

[29] Ross DS，Burch HB，Cooper DS，et al. 2016 American Thyroid Association guidelines for diagnosis and management of hyperthyroidism and other causes of thyrotoxicosis[J]. Thyroid，2016，26（10）：1343-1421.

[30] Carella C，Mazziotti G，Sorvillo F，et al. Serum thyrotropin receptor antibodies concentrations in patients with Graves'disease before，at the end of methimazole treatment，and after drug withdrawal：evidence that the activity of thyrotropin receptor antibody and/or thyroid response modify during the observation period[J]. Thyroid，2006，16（3）：295-302.

[31] Laurberg P，Wallin G，Tallstedt L，et al. TSH-receptor autoimmunity in Graves'disease after therapy with anti-thyroid drugs，surgery，or radioiodine：a 5-year prospective randomized study[J]. European Journal of Endocrinology，2007，158（1）：69-75.

[32] Azizi F，Ataie L，Hedayati M，et al. Effect of long-term continuous methimazole treatment of hyperthyroidism：comparison with radioiodine[J]. European Journal of Endocrinology，2005，152（5）：695-701.

[33] Villagelin Danilo，Romaldini João H，Santos Roberto B，et al. Outcomes in Relapsed Graves' Disease Patients Following Radioiodine or Prolonged Low Dose of Methimazole Treatment[J]. Thyroid，2015，25（12）：1282-1290.

[34] Liu Xiaomei，Qiang Wei，Liu Xingjun，et al. A second course of antithyroid drug therapy for recurrent Graves'disease：an experience in endocrine practice[J]. Eur J Endocrinol，2015，172（3）：321-326.

[35] Saro Khemichian，TseLing Fong. Hepatic dysfunction in hyperthyroidism[J]. Gastroenterology & Hepatology，2011，7（5）：337-339.

[36] 赵家军. 甲状腺疾病与肝脏[J]. 中华肝脏病杂志，2014，22（3）：165-167.

[37] 刘然，杨倩琳，赵丽，等. 1221 例未治疗成年 Graves 病患者肝功能指标异常情况及相关因素分析[J]. 中华内分泌代谢杂志，2015，31（6）：497-500.

[38] Bahn Rebecca S，Burch Henry B，Cooper David S，et al. Hyperthyroidism and other causes of thyrotoxicosis：management guidelines of the American Thyroid Association and American Association of Clinical Endocrinologists[J]. Endocr Pract，2011，17（6）：456-520.

[39] 姜伟华. 小剂量他巴唑治疗甲亢 46 例临床疗效观察[J]. 中外医学研究，2013，11（25）：35.

[40] 白耀. 甲状腺病学基础与临床[M]. 北京：科学技术文献出版社，2004：389.

[41] 张成刚. 甲状腺疾病核素治疗学[M]. 北京：原子能出版社，2003：281.

[42] Wartofsky L，Glinoer D，Solomon B，et a1. Differences and similarities in the diagnosis and treatment of Graves'disease in Europe，Japan，and the United States[J]. Thyroid，1991，1（2）：129-135.

[43] 赵禹，高海林. 欧洲和北美 Graves 病治疗策略浅谈[J]. 中国医学创新，2011，8（35）：158-160.

[44] 周申，王浩丹，叶维新，等. 核医学[M]. 4 版. 北京：人民卫生出版社，2000：211.

[45] 邢家骝. 131I 治疗难治性重度甲状腺功能亢进症[J]. 中华内科杂志，2008，47（3）：182-184.

[46] 张瑞国，晋建华，刘建中，等. 131I 治疗 Graves 甲状腺功能亢进的疗效及其甲状腺质量相关性的研究[J]. 中国药物与临床，2010，10（8）：507.

[47] 丁正强，袁超，殷错，等. 131 碘治疗甲状腺功能亢进症后早晚发甲状腺功能减退症的影响因素研究[J]. 中国全科医学，2011，14（21）：2382.

[48] 陆再英，钟南山，谢毅，等. 内科学[M]. 7 版. 北京：人民卫生出版社，2010：719.

[49] 吴平，李华，易吉秀，等. 2 种剂量 131I 治疗 Graves 病的前瞻性随机对照研究[J]. 第三军医大学学报，2012，34（16）：1677-1679.

[50] 陈碧玲. 血清甲状腺过氧化物酶抗体联合甲状腺球蛋白抗体检测在碘剂（131I）治疗甲亢患者中的疗效评价作用[J]. 中国医院药学杂志，2013，33（22）：1865-1867.

[51] 黄际远，宋文忠，戴庆靖，等. 甲亢 131 碘治疗后早发甲减患者甲状腺功能的变化[J]. 现代预防医学，2012，39（15）：3969-3970，3973.

[52] 王克诚. 甲状腺外科学[M]. 石家庄：科学技术出版社，1998.

[53] 杨学占. 手术治疗甲状腺功能亢进的临床效果观察[J]. 河南外科学杂志，2012，2（4）：21-22.

[54] 夏拥军. 甲状腺功能亢进症 86 例外科治疗的临床分析[J]. 现代中西医结合杂志，2013，19（2）：2137-2138.

[55] Minghua G，Zhiyuan G，Zhun J，et al. Modified functional neck dissection：a useful Technique for oral cancers[J]. Oral Oncol，2005，41（10）：978-983.

[56] Xu J, Chen C, Zheng C, et al. Application of a cervical low incision in the functional neck dissection of thyroid papillary carcinoma[J]. Molecular & Clinical Oncology，2016，4（4）：477-482.

[57] Zhang Z，Xu Z，Li Z，et al. Minimally-invasive endoscopically-assisted neck dissection for lateral cervical metastases of thyroid papillary carcinoma[J]. British Journal of Oral & Maxillofacial Surgery，2014，52（9）：793-797.

[58] 边拜，吴越，张军，等. 保留甲状腺全血管甲亢手术的临床研究[J]. 局解手术学杂志，2007，16（1）：37.

[59] Nambu J，Sugino K，Oishi K，et al. Characteristics of Postoperative Bleeding after Neck Surgery[J]. Surgical ence，2013，4（3）：192-195.

[60] Stevens K，Stojadinovic A，Helou L B，et al. The impact of recurrent laryngeal neuromonitoring on multi-dimensional voice outcomes following thyroid surgery[J]. Journal of Surgical Oncology，2011，105（1）：4-9.

[61] 朱文胜. 改良小切口手术与传统甲状腺切除术治疗甲状腺瘤临床疗效分析[J]. 中国医药指南，2011，9（18）：85-86.

[62] 屠晓芳，张洪梅. 甲状腺相关性眼病的评估方法及激素治疗进展［J］. 中国全科医学，2017，20（18）：2294-2298.

[63] Gulati S，Ueland H O，Haugen O H，et al. Long-term follow-up of patients with thyroid eye disease treated with endoscopic orbital decompression[J]. Acta Ophthalmologica，2015，9（2）：178-183.

[64] 卢继东，吴松，梁凤霞，等. 隔姜灸联合糖皮质激素治疗亚急性甲状腺炎：随机对照研究［J］. 中国针灸，2016，36（1）：7-11.

[65] Detorakis E T，Haniotis V，Mavrikakis I，et al. Idiopathic sclerosing orbital inflammation and active Graves'orbitopathy[J]. Ophthalmic Plastic & Reconstructive Surgery，2014，30（1）：77-79.

[66] 葛均波，徐永健. 内科学[M]. 第 8 版. 北京：人民卫生出版社，2013：685-692.

[67] Zeijl C J J V，Fliers E，Koppen C J V，et al. Thyrotropin receptor-stimulating Graves'disease immunoglobulins induce hyaluronan synthesis by differentiated orbital fibroblasts from patients with Graves' ophthalmopathy not only via cyclic adenosine monophosphate signaling pathways[J]. Thyroid Official Journal of the American Thyroid Association，2011，21（2）：169-176.

[68] Wickwar S，McBain H B，Ezra D G，et al. Which factors are associated with quality of life in patients with Graves' orbitopathy presenting for orbital decompression surgery?[J]. Eye（Lond），2015，29（7）：951-957.

[69] Ferlov-Schwensen Charlotte，Brix Thomas Heiberg，Hegedüs Laszlo. Death by Suicide in Graves'Disease and Graves' Orbitopathy：A Nationwide Danish Register Study[J]. Thyroid，2017，27（12）：1475-1480.

[70] 陈日秋，官常荣，丁丽，等. 99Tc-亚甲基二膦酸盐联合糖皮质激素治疗 Graves 眼病的疗效和安全性[J]. 国际眼科杂志，2016，16（4）：716-718.

[71] Lin C F，Lin Y T，Hsu Y C，et al. Decompression for thyroid eye disease：An evolving trend of multidisciplinary approach[J]. Journal of the Formosan Medical Association，2016，115（4）：292.

[72] 顾鸣宇，彭永德. 甲状腺相关眼病药物治疗［J］. 中国实用内科杂志，2015，35（7）：569-571.

[73] Hookham J，Truran P，Allahabadia A，et al. Patients'perceptions and views of surgery and radioiodine ablation in the definitive management of Graves' disease[J]. Postgraduate Medical Journal，2016，93（1099）：266-270.

[74] Detorakis E T，Haniotis V，Mavrikakis I，et al. Idiopathic sclerosing orbital inflammation and active Graves'orbitopathy[J]. Ophthalmic Plastic & Reconstructive Surgery，2014，30（1）：77-79.

[75] Duntas，Leonidas H. The Evolving Role of Selenium in the Treatment of Graves'Disease and Ophthalmopathy[J]. Journal of Thyroid Research，2012，2012（6）：736161.

（李红梅　执笔，范志刚　审订）

第二节　甲状腺功能减退症现代医学临床研究进展

提　要：甲状腺功能减退症（简称甲减）是由各种综合因素导致甲状腺抵抗激素分泌与合成减低，或是机体内生理效应弱的全身性代谢下降的疾病。甲减的发病率有地区和种族的差异。碘缺乏地区的发病率明显较碘供给充分地区高。本文就甲减的流行病学、定义、病因及发病机制、诊断、治疗及预防进行综述，并对其未来研究方向进行展望。

关键词：甲状腺功能减退症，现代医学，研究进展

甲状腺功能减退症（简称甲减）是常见的内分泌代谢疾病，是由各种综合因素导致甲状

腺抵抗激素分泌与合成减低，或是机体内生理效应弱的全身性代谢下降的疾病[1]，依据病变发生部位可分为原发性甲减、中枢性甲减和甲状腺激素抵抗综合征（resistance to thyroid hormones，RTH），其中原发性甲减占90%以上。原发性甲减依据发病原因可分为自身免疫性、手术后或 ^{131}I 治疗后、药物性和特发性甲减。另外，依据甲状腺功能减退程度可分为临床和亚临床甲减。

一、流行病学研究显示患病率日益升高

甲减的患病率与血清促甲状腺激素（thyroid stimulating hormone，TSH）诊断切点值、年龄、性别、种族等因素相关。据国外报告，甲减的患病率为5%～10%，亚临床甲减的患病率高于临床甲减。美国国家健康与营养状况调查以年龄 > 12 岁普通人群为调查对象，TSH 正常上限为 4.5mU/L，临床甲减患病率为 0.3%，亚临床甲减患病率为 4.3%[2]。科罗拉多甲状腺疾病患病率调查以 5.0mU/L 为正常上限，亚临床甲减及临床甲减患病率分别为 8.5% 和 0.4%[3]。有报道称，我国甲减年发病率为 2.9%[4]。2010 年我国十城市甲状腺疾病患病率调查以 TSH > 4.2mU/L 为诊断切点，甲减患病率为 17.8%，其中亚临床甲减患病率为 16.7%，临床甲减患病率为 1.1%[5]。甲减的成人患病率较高，女性患病率较男性高，老年人及某些种族和区域人群的患病率也较高。

二、甲减的病因复杂，发病机制多样

甲减是指下丘脑-垂体-甲状腺轴引起甲状腺激素（thyroid hormone，TH）分泌减少或组织对 TH 抵抗导致的全身综合征。受遗传、环境、药物等多种因素影响，甲减病因较复杂，包括甲状腺病变所致的原发性甲减、垂体 TSH 缺乏所致的继发性甲减、下丘脑 TSH 释放激素缺乏所致的三发性甲减及由 TH 受体或受体后病变所致的外周组织性甲减。其中，以原发性甲减多见，约占全部甲减的 99%，其次为垂体性甲减，其他均少见。另外，甲亢放射碘治疗、甲状腺结节或甲状腺腺癌术、自身免疫性甲状腺炎是临床发生原发性甲减的最常见原因[6]。

1. 自身免疫损伤，引起疾病发生

在自身免疫性甲减中，免疫系统意外攻击甲状腺细胞，会导致细胞炎症和损伤，从而干扰其生产甲状腺激素的能力。当有较多的甲状腺细胞遭到破坏时，导致身体甲状腺激素水平不足。女性自身免疫性甲状腺疾病比男性更常见。女性通常在妊娠期间、分娩后或围绝经期患病，可以开始于任何年龄，且随着年龄增长越来越普遍。原因可能是遗传因素和未知的其他因素。自身免疫性甲减可以突然发病，但对于大多数人而言，该病的发展经历了多年的时间。

2. 甲状腺手术或放射性碘治疗后破坏腺体功能

患有甲状腺结节、甲状腺癌或 Graves 病的患者需要部分或全部切除甲状腺。整个或部分

切除甲状腺时甲状腺功能减退。部分 Graves 病患者、结节性甲状腺肿或甲状腺癌患者接受放射性碘治疗，放射性碘可以破坏甲状腺，进而导致甲减。霍奇金病、淋巴瘤或头颈部癌症的放射治疗会破坏甲状腺并导致甲减。

3. 先天发育异常，甲状腺分泌功能不足

有些婴儿有部分或全部甲状腺异位，有些婴儿甲状腺细胞或其酶水平异常，还有些婴儿的甲状腺可能会产生足够的激素，但随着年龄的增长甲状腺功能减退。美国所有的孩子在出生时要接受甲状腺功能检查[7]。

4. 甲状腺炎症反应，导致甲状腺功能减退

甲状腺炎通常是由自身免疫攻击引起的。甲状腺炎可使甲状腺释放其储存的全部甲状腺激素，并立即进入血液，导致短暂的甲状腺过度活动。一旦存储的激素全部被释放，甲状腺变得不活跃。绝大多数病毒性甲状腺炎患者甲状腺功能会恢复，但约有 1/4 的自身免疫性甲状腺炎患者有终生的甲状腺功能减退。

5. 药物因素影响，诱发继发性甲减

某些药物如咪唑类、硫脲类和锂类可干扰甲状腺激素的产生从而导致甲减。另外，如胺碘酮、干扰素 α、IL-2 等可能引发具有遗传倾向的自身免疫性疾病，从而罹患甲减。

6. 垂体轴病变，激素调节失常

脑垂体反馈给甲状腺生产甲状腺激素的数量。如果垂体腺遭受伤害（手术损伤、肿瘤、放射），可能再也无法给予甲状腺正确的指示，进而导致甲状腺停止分泌足够的激素[7]。

三、实验室指标测定具有重要诊断价值

（一）常用检查项目

1. 血清促甲状腺激素水平

TSH 水平是诊断甲减的最常用的检测指标，对甲减诊断有极其重要的意义。对原发性甲减，TSH 水平升高是最敏感和最早期的诊断指标，但对中枢性甲减，根据患者病情轻重，TSH 水平可正常、偏低或明显下降。TSH 水平检测现在一般选用第三代以上的检测方法，其正常值参考范围为 0.3～5.0mU/L。需关注 TSH 水平正常值参考范围的调整及变化，各实验室应当制定自己的 TSH 水平正常值参考范围。美国把正常值参考范围上限定为 4.5mU/L[8]。而关海霞等[9]则通过大样本的前瞻性研究发现，1.0～1.9mU/L 是 TSH 水平的相对安全范围。

2. 血清甲状腺素水平

不管何种类型甲减，血清甲状腺素（thyroxine，T4）和游离甲状腺素（free thyroxine，FT4）

水平降低都是临床甲减诊断的必备条件。血清三碘甲状腺原氨酸（triiodothyronine，T_3）和游离三碘甲状腺原氨酸（free triiodothyronine，FT_3）主要来源于外周组织 T_4 的转化，它们的水平在甲减早期可正常、晚期则降低，一般不作为甲减诊断的必备条件。亚临床甲减患者仅 TSH 水平升高，而 T_4 和 FT_4 水平正常。

3. 血清甲状腺自身抗体检测

血清甲状腺过氧化物酶抗体（thyroid peroxidase antibody，TPOAb）和甲状腺球蛋白抗体（thyroglobulin antibody，TGAb）检测是确定原发性甲减发病原因的重要指标和诊断自身免疫性甲状腺炎的主要指标。一般认为，在诊断自身免疫性甲状腺疾病时，TPOAb 的意义较为肯定，这可能与其对甲状腺细胞有毒性作用、会参与对甲状腺组织的破坏过程并致甲状腺功能降低有关。TGAb 的意义与 TPOAb 相同，它们的抗体滴度水平具有一致性。

（二）其他检查指标

其他检查指标包括轻至中度贫血、血胆固醇水平升高、心肌酶谱水平升高，部分患者的泌乳素水平升高、蝶鞍增大和有心包积液等。

四、及早进行筛查，明确疾病诊断

1. 诊断

（1）病史：详细询问病史有助于甲减的诊断，如甲状腺手术史、甲亢 [131]I 治疗史、Graves 病、桥本甲状腺炎及家族史等。

（2）症状和体征：甲减主要表现为基础代谢率降低和交感兴奋性减弱，如面色惨白淡漠、脸颊和眼睑浮肿、智力和记忆下降、肌体无力、肌肉松弛肥大等，但多数临床表现缺乏特异性，尤其是亚临床甲减可无症状，易被漏诊、误诊。

（3）实验室检查和诊断：TSH 水平升高、FT_4 水平降低，诊断为原发性临床甲减；仅 TSH 水平升高，而 FT_4 水平正常，考虑为亚临床甲减。血液 T_4、T_3 和 TSH 是诊断甲减的依据，一般以 TSH 为首选指标[8]。大多数实验测试得出的 TSH 参考范围为 0.4～4.0mU/L，孕妇的参考范围可能略低，而老年人的参考范围可能较高。如果 TSH 为 4.0～10.0mU/L，则被视为亚临床（轻度）甲减；TSH 10.0mU/L 以上即为甲减[10]。

2. 筛查

目前，临床上对甲减筛查的意见不一致，对普通人群是否进行 TSH 水平筛查还没有达成共识，但仍建议在高危人群中筛查甲减，这些人群包括无症状的年龄＞60 岁人群[11]、有甲状腺手术或 [131]I 治疗史者、有甲状腺疾病既往史者、有自身免疫性疾病及家族史者、有颈部放疗史者及有精神疾病且正使用胺碘酮或锂盐等药物治疗的患者。

五、甲状腺功能减退对机体影响较大，涉及范围较广

1. 影响生长发育，导致认知障碍

TH 主要促进骨骼、脑和生殖器官的生长发育。在正常情况下，TH 主要是促进蛋白质合成；在生长方面，其与生长激素起协同作用。故 TH 缺乏导致生长发育和性器官发育受限，脑发育障碍而使智力发育受限。在胎儿发育过程中，TH 水平不足或过量会导致长期的神经和认知问题。变化的产前甲状腺素水平可引起长期丘脑皮质突触电路不稳定，这可能会削弱早期阶段的视觉处理[12]。此外，甲减对听觉功能造成严重损害，因听觉功能对发声的影响，进而导致发声障碍[13]。早期发育中，甲减导致大脑发育的许多形态、生化和功能变化。有研究表明，TH 水平失调可引起明显的可逆性行为和神经化学紊乱[14]。目前，碘缺乏流行地区推行的补碘预防已使地方性呆小病发病率显著下降，居民的神经-运动系统发育质量提高[14]。且妊娠8 周行甲状腺功能和甲状腺抗体检查及 TH 的补充也对胎儿神经发育有利。TH 不仅是哺乳动物幼儿期维持正常发育和中枢神经系统功能所必需的，其对成人也很重要，成人 TH 水平失调涉及认知和行为缺陷相关的几个神经递质系统的功能障碍。如成人发病型甲减引起的显著记忆障碍、恐惧、焦虑增加[15]。海马是一种 TH 受体丰富的大脑区域，TH 水平变化可能导致海马的相关功能改变，如学习、记忆和注意力[16]。Cooke 等[17]利用功能磁共振成像检查发现，成年发病未治疗的甲减患者右侧海马体积缩小。因此，人体 TH 缺乏对海马的影响可能是导致成人甲减患者认知障碍的原因。

2. 炎症反应和氧化应激增强，诱发内环境紊乱

炎症和氧化应激是密切相关的过程，两者相辅相成，同时氧化应激和激素紊乱互相影响。在各种激素影响的氧化与抗氧化平衡中，TH 发挥重要作用，其缺乏在动物和人类中已被证明与氧化应激、体内炎症反应相关[18]。甲减可导致体内抗氧化应激能力减弱，氧化应激增强，炎症反应也较正常人增强。此外，自主神经系统失调与亚临床甲减相关。其中，血脂异常、炎症反应和氧化应激降低了血管内皮压力反射敏感性，同时亚临床甲减本身也降低了血管内皮压力反射敏感性。降低压力反射敏感性可增加亚临床甲减患者的心血管病风险[19]。亚临床甲减患者长期的炎症反应及持续氧化应激状态导致内环境紊乱，从而加速包括动脉粥样硬化在内的各种代谢紊乱的发生。

3. 引起血液高凝状态，加速动脉硬化

甲减可导致隐匿性高血压的发生风险增加。高血压时，由于血管内皮受到的血流冲击力增加，造成血管内皮细胞受损，所以促进动脉粥样硬化的发生、发展。隐匿性高血压是心血管疾病的危险因素，它可以通过 TH 替代治疗逆转[20]。有关亚临床甲减导致血压升高的机制，有学者认为其与全身血管阻力增加有关，从而使收缩压、舒张压升高[21]。亚临床甲减患者的血液高凝状态、血液黏度增加、动脉舒张功能差导致血管阻力增加，血压升高。此外，亚临床甲减患者代谢综合征、动脉粥样硬化和心血管疾病的发生风险增加[22]。甲减不仅导致动脉粥样

硬化的发生，对血管再生侧支循环建立也有影响。其中，亚临床甲减、更高血清 TSH 和低血清 FT_3 水平与阻塞性冠状动脉患者的冠状动脉侧支循环发展较差相关，其可能与血管内皮细胞损伤有关[23]。对确诊为甲减的成年人，病情观察除甲状腺功能外，还必须定期追踪血脂和心功能变化，以预防心血管疾病的发生。此外，甲减与血管功能受损有关，但很少有学者知道它对微循环的影响。甲减患者局部冷却后皮肤微循环血管扩张能力增加，交感活性明显升高。且亚临床甲减患者的微循环障碍也与血液高凝状态、血小板被激活和血小板黏附聚集有关。甲减引起的皮肤微循环血管内皮功能的改变和交感神经反应的改变提示，一些血流动力学参数及血凝状态的细微变化[24]。

4. 引起糖脂代谢紊乱，增加胰岛素抵抗

甲减不仅通过氧化应激、内皮损伤、血压升高、凝血异常对血管动脉粥样硬化产生影响，还对葡萄糖、脂肪代谢产生影响，在其中发挥重要作用。2 型糖尿病患者的亚临床甲减发生风险升高，同时甲减也增加了糖代谢紊乱。TH 通过促进葡萄糖吸收、肝糖原分解，促进外周对葡萄糖的利用，从而维持葡萄糖代谢平衡。甲减时这种平衡被破坏。此外，甲减和妊娠糖尿病是妊娠期最常见的内分泌疾病。甲减是妊娠糖尿病的危险因素，其可能会促进妊娠糖尿病的发生[25]。同时，甲减与甲状腺功能亢进症相同，也会增加妊娠早期和晚期的流产风险，特别是糖尿病合并妊娠患者[26]。

TH 是体内促进脂肪分解、代谢的激素，它能使脂肪分解氧化，从而为机体提供热量。甲减时，脂肪分解减少，体质量增加。同时，TH 对脂代谢的影响还体现在对脂肪因子的影响上。其中，抵抗素与脂联素和 FT_4 显著相关，瘦素与 TSH 显著相关。因此，甲状腺功能障碍影响脂质和脂肪因子的分布。而抵抗素可能是甲状腺功能紊乱和胰岛素抵抗之间的联系[27]。此外，甲减与非酒精性脂肪性肝病的发生风险增加相关[28]。大部分亚临床甲减患者的三酰甘油、低密度脂蛋白胆固醇、血清总胆固醇水平显著高于正常水平，而 TH 通过影响肝脏对低密度脂蛋白受体的表达，从而影响低密度脂蛋白胆固醇在外周血的水平[28]。且在特发性甲减患者中，使用他汀类药物容易引起横纹肌溶解症[29]。

5. 对健康相关生活质量的影响

TH 可提高大多数组织的耗氧率，增加产热效应。在体温调节方面，它与肾上腺素起协同作用。且甲减患者的基础代谢率可降低 15% 左右[30]。在婴儿出生后的早期生活中，血清铜与 TH 密切相关[31]。严重甲减患儿如果没有补充足够的营养，有患铜缺乏的风险[31]。铜与骨骼及胶原组织关系密切，可促进生长发育；同时，铜还能影响内分泌和神经系统功能；而体内铜缺乏会导致智力障碍。Winther 等[32]探讨了左甲状腺素治疗对自身免疫性甲状腺炎甲减患者健康相关生活质量的影响。结果显示，治疗前甲减患者的健康相关生活质量影响广泛，疲劳为主要障碍；在治疗开始后的前 6 个月，许多健康相关的生活质量均有所改善，但没有得到完全恢复。

六、药物治疗是主要治疗方法，不同人群方案不同

（一）常用治疗药物

1. L-T$_4$ 的应用

左甲状腺素（levothyroxine）是治疗甲减的主要替代物，在药品中以左甲状腺素的钠盐形式存在，是一种人工合成的甲状腺素左旋异构体钠盐，属于甲状腺激素类药物。其治疗基本原理为利用外源的甲状腺素在外周组织中转换为具有活性的代谢产物三碘甲状腺原氨酸，三碘甲状腺原氨酸再与其核受体结合。此药的治疗指数相当狭窄，需要剂量个体化。治疗起始剂量和达到完全替代剂量取决于患者的病情、年龄、体质量及心脏功能状态[33]。长期应用经验证明，L-T$_4$ 具有疗效可靠、依从性好、肠道吸收好、血清半衰期长、治疗成本低等优点。

2. L-T$_3$ 的应用

碘塞罗宁的主要成分为人工合成的三碘甲状腺原氨酸钠（liothyronine triiodothyronine，L-T$_3$），其作用与甲状腺素相似。从理论角度来看，L-T$_3$ 治疗的优势在于可避免 L-T$_4$ 治疗须经历甲状腺素向 L-T$_3$ 转化的过程，直接使有活性的 L-T$_3$ 发挥其作用。但是，从治疗经验来看，L-T$_3$ 用药剂量和服药时间须有严格的依从性，过度用药或用药不足会增加心脏和骨骼不良反应的风险，不推荐单独应用 L-T$_3$ 作为甲减的替代药物[11]。消耗性甲减和肝血管瘤的相关性在 2000 年首次被报道[34]。弥漫性或多发性肝血管瘤在血管内皮细胞表达 3 型脱碘酶，此酶能够使甲状腺素和三碘甲状腺原氨酸分别转变成反三碘甲状腺原氨酸和二碘甲状腺原氨酸，从而导致单独应用 L-T$_4$ 治疗部分肝血管瘤引起的消耗性甲减患者时，FT$_4$、FT$_3$ 很难达到正常水平[35]。Higuchi 等[36]首次报道了用碘塞罗宁和普萘洛尔治疗肝血管瘤引起的消耗性甲减。

3. L-T$_4$ 与 L-T$_3$ 的联合应用

L-T$_4$ 与 L-T$_3$ 的联合应用在专家和患者中饱受争议。有研究者分析了近 10 年来关于 L-T$_4$ 和 L-T$_3$ 联合应用的专著报道，认为目前的临床数据还不足以证明 L-T$_4$ 和 L-T$_3$ 可以联合应用治疗甲减，造成 L-T$_4$ 治疗效果不理想的原因可能与脱碘酶基因的多态性有关，也可能由与甲状腺功能不相关的其他因素引起[37]。仅少数报道认为，联合用药似乎对患者的情绪、生活质量、心理表现更有益[38]。但欧洲甲状腺协会 2012 指南指出，若甲减患者服药后 TSH 水平正常但仍伴有持续性的临床症状长达 6 个月，且严重影响患者生活质量时，可试验性尝试 L-T$_4$ 与 L-T$_3$ 的联合应用[39]。有学者对此试验患者的选择、剂量、监控提出了建议。他们认为，选择正确的试验患者很重要，不要存在延误诊断或潜在的未诊断出来的不利条件。合适的开始剂量可以估计，但剂量的准确性还受左甲状腺素钠剂型和成本影响；在缺乏长期使用安全证据的情况下，甲状腺功能、益处和不良反应的监控尤其重要，而且患者需清楚试验的潜在风险[40]。

4. 干甲状腺片的应用

干甲状腺片是将去除结缔组织及脂肪的猪甲状腺经纯化、干燥后制成的粉状产品，为 L-T$_3$、L-T$_4$ 的混合物，且 L-T$_3$ 与 L-T$_4$ 的比率显著低于人体甲状腺分泌的比率，L-T$_4$ 含量不稳定、L-T$_3$ 含量较大，目前使用较少[33]。

（二）各种类型甲减的治疗方案

1. 原发性甲减的替代治疗

永久性甲减需用甲状腺激素终生替代治疗。替代治疗总原则是个体化、从小剂量开始、逐渐增加剂量，达到有效剂量后长期维持。维持剂量可随病情变化及季节更替有所变动。

L-T$_4$ 是治疗甲减的首选药物，成年患者 L-T$_4$ 替代剂量为 1.6～1.8μg/（kg·d）；儿童大约 2.0μg/（kg·d）；老年人则需要较低剂量，大约 1.0μg/（kg·d）；甲状腺癌术后患者需要剂量约为 2.2μg/（kg·d），抑制促甲状腺激素（TSH）低危者<0.5mU/L；高危者<0.1mU/L，以防止肿瘤复发[41]。

治疗从小剂量开始，逐渐加量达到治疗量。药物加量至目标值所需时间要根据年龄、体重和心脏状态决定。对于年龄<50 岁，既往无心脏病病史的患者可以尽快加量达到目标剂量；年龄>50 岁患者服用 L-T$_4$ 前应常规检查心脏状态，起始剂量一般为 25～50μg/d，每 1～2 周增加 25μg，直至达到治疗目标。老年患者，尤其合并缺血性心脏病者起始剂量更少，从 12.5～25μg/d 开始，每 2～4 周增加 12.5～25μg，有心绞痛及心动过速症状要及时减量，并经常监测心电图，以免发生心肌缺血及心律失常，因药物所致心肌缺血、心力衰竭或致死性心律失常的危险性远远高于甲减持续状态的危害性。

发育期青少年甲减替代治疗时应尽快达到有效剂量，以免影响生长发育。剂量一般为每日 2～2.5μg/kg（理想体重），如无心肺疾病，可开始即予此剂量给药，数日内血清 T$_4$ 可达正常范围，T$_3$ 达正常范围一般需 2～4 周，血促甲状腺激素（TSH）浓度降低达正常范围需 6～8 周，以后根据化验结果调整用药剂量[42]。克汀病治疗时间越早越好，T$_4$ 治疗首剂量不确定或其骨骼生长和成熟缓慢应增加甲状腺激素的剂量。

甲状腺片目前应用仍较普遍，使用时同样从小剂量开始，起始剂量为 10～20mg，根据需要监测甲功进行调整，直至有效剂量，个体需要差异量较大，为 40～120mg/d。该药的甲状腺激素含量不恒定，T$_3$/T$_4$ 较高，容易导致高 T$_3$ 血症。尽管标准化 L-T$_4$ 治疗能缓解大多数甲减患者的主要症状，但仍有部分患者虽然血液循环中甲状腺激素水平及 TSH 浓度在参考值范围内，但甲减的临床症状仍持续存在，如疲劳、情绪低落、怕冷、记忆力减退、睡眠差、体重增加、水肿等，表明患者仍处于轻度或亚临床甲减状态。其原因可能为个体之间甲状腺激素水平差异所致，TSH 参考值范围很宽，并且不均匀分布，其 95% 的可信区间在 0.4～2.5mU/L，所以虽然血清 T$_3$、T$_4$ 水平在参考值范围内，但组织中甲状腺激素却不能达到正常水平，尤其是脑组织，故有学者建议联合应用 L-T$_4$/T$_3$ 治疗[43]。在 L-T 的全天替代剂量中用 L-T$_3$ 12.5μg 替代 50μg 的 L-T$_4$ 可改善患者的神经生理状态，因此对一些单用 L-T$_4$ 不能达到最佳状态者，可试用含 L-T$_4$ 100μg、L-T$_3$ 10μg 的复合制剂。联合应用 L-T$_4$/T$_3$ 治疗者与单独应用 L-T$_4$ 组比较，患者的情绪、认知功能及健康状况有明显改善[44]。

2. 亚临床甲减的治疗

亚临床甲减指血清 TSH 升高（一般 4.5～20mU/L）而游离 T₃/T₄ 正常且患者无明显甲减症状、体征的一种状态。亚临床甲减的发病率在＞60 岁女性中可达 20%，＞74 岁男性中可达 16%，其中 TSH＜10mU/L 者占 75%，甲状腺自身抗体阳性者占 50%～80%，每年 3%～18% 会进展为临床甲减。

目前对亚临床甲减是否进行甲状腺激素的替代治疗尚有异议，一项前瞻性研究发现，在老年人群中（85～89 岁），亚临床甲减与低死亡率相关，并不影响他们的生活质量[45]。但一般来说，TSH＞10mU/L 的患者，因其有较高的甲减发生率，且治疗后临床症状、肌肉功能、精神状态、生育能力及心功能均可改善，血脂明显下降，给予适当替代治疗已无异议。对于 TSH 水平在 5～10mU/L 的患者，是否治疗可参考以下情况：年轻患者、甲状腺相对大且甲状腺过氧化物酶抗体（TPOAb）（+）者、抽烟者、存在双向精神失常者、儿童、青少年、孕妇及不孕的妇女均应治疗。因甲减可加重精神失常，而抽烟是亚临床甲减进展为甲减的一个危险因素。治疗后 TSH 合适的目标值应低于正常上限。

3. 妊娠甲减的治疗

甲减合并妊娠发生率约 0.1%，合并亚临床甲减发生率为 2%～5%。妊娠期母体与妊娠高血压、胎盘早剥、自发性流产、胎儿窘迫、早产及出生儿低体重有关。在胎儿甲状腺功能完全建立之前（即妊娠 20 周以前），胎儿脑发育所需甲状腺激素主要来源于母体，母体甲状腺激素的缺乏可导致胎儿智力发育障碍。

（1）甲减合并妊娠：对妊娠前已确诊甲减的患者，应充分替代治疗使甲状腺功能正常 6 个月后再怀孕。由于妊娠期间孕妇对甲状腺激素的需求总量升高、雌激素对甲状腺结合球蛋白的刺激作用及妊娠初期高水平人绒毛膜促性腺激素（HCG）的干扰，使妊娠期甲状腺激素的正常值范围与非妊娠期显著不同。目前认为 TSH 2.5mU/L 是一个普遍接受的上限[33]。一般来说，妊娠期间，孕妇对甲状腺激素的需要量增加 30%～50%，达标时间越早越好（最好在妊娠 8 周内）。在整个妊娠期间，血清 TSH 水平应保持在 0.3～2.5mU/L，血清 FT₄ 保持在非孕妇女正常范围的 1/3 水平，TT₄ 保持在非孕妇女正常范围的 1.5 倍水平，2～4 周监测 1 次，调整 L-T₄ 剂量。TSH 达标后，每 6～8 周监测 1 次，一般需要剂量为 2.0μg/（kg·d）[46]。

（2）妊娠后发现的甲减及亚临床甲减：妊娠过程中发现的甲减 92% 为亚临床甲减，其发生率约为 2.3%[47]。由于甲状腺激素缺乏对胎儿神经、智力发育的危害较大，建议对高危妊娠妇女进行筛查，主要包括：本人有甲状腺疾病者；合并甲状腺疾病或其他自身免疫病家族史者；本人合并自身免疫病如系统性红斑狼疮（SLE）、类风湿关节炎、1 型糖尿病等，均应在妊娠前及妊娠期间监测甲功。甲减或亚临床甲减一经诊断，即予 L-T₄ 2.0μg/（kg·d）治疗。治疗目标及监测同上。

4. 中枢性甲减的治疗

本病是由于垂体 TSH 或下丘脑促甲状腺激素释放激素（TRH）合成和分泌不足导致甲状腺激素合成减少，患病率为 0.005%，在儿童病因多为先天性垂体、下丘脑发育不全及颅咽管瘤；在成人多见于垂体肿瘤、卒中、席汉综合征、垂体手术或放疗后，或下丘脑肿瘤、炎症、出血等。原发性甲减当 FT_4 低于正常时，血清 TSH 应大于 10mU/L，若此时 TSH 正常或轻度升高，应疑似中枢性甲减。本病常有性腺、肾上腺受累，应注意询问相关症状，检查性腺及肾上腺皮质功能，如果合并肾上腺皮质功能减退，治疗时应先补充肾上腺皮质激素再予甲状腺激素，至少二者同时给药，以免代谢率增加诱发垂体危象。

中枢性甲减的治疗不能把 TSH 作为监测目标，而要维持血清 TT_4、FT_4 在正常范围，给药方法及原则同原发性甲减。一项研究对比了两种剂量[（1 ± 0.05）μg/kg 和 1.6μg/（kg·d）]L-T 治疗中枢性甲减，以使血清 FT_4 维持在正常参考范围的中间或上限，结果表明接受 L-T 1.6μg/（kg·d）治疗的患者，其体重指数及低密度脂蛋白胆固醇水平低于接受 L-T（1 ± 0.05）μg/kg 在非孕妇女正常范围的上 1/3 水平，TT_4 保持在非孕妇女正常范围的 1.5 倍水平，2~4 周监测 1 次，亚临床甲减是冠心病和动脉粥样硬化的独立危险因素，但并不意味着所有亚临床甲减均需要 25μg/d，以后每周增加 25μg，3~4 周监测 1 次。

5. 低 T_3 综合征

低 T_3 综合征并非甲状腺本身病变，而是由于严重疾病、饥饿状态等使甲状腺激素（T_4）在外周组织向 T_3 转化障碍导致循环中甲状腺激素水平减低，也称为甲状腺功能正常的病态综合征，是机体的一种保护性反应。主要见于营养不良、精神性厌食、糖尿病、充血性心力衰竭、严重肝肾疾病等。实验室检查的特征是血清 TT_3 减低，反 T_3（rT3）增高，TT_4 正常或轻度增高，TSH 正常。严重病例可以出现 TT_4 和 FT_4 减低，TSH 仍正常。患者的基础疾病治疗恢复后，甲状腺激素水平可逐渐恢复正常，不需要给予替代治疗，因甲状腺激素不适当提高机体代谢率可能带来副作用。

6. 黏液水肿危象的治疗

黏液水肿危象是严重甲减的危重阶段，预后差，死亡率达 20%。多见于老年患者，90%病例发生在冬季。主要表现为神志障碍、低体温、低钠血症、呼吸衰竭、低血压及周围循环衰竭等。

根据甲减病史及体征、神志改变、低体温及甲状腺功能减低检查，本病诊断并不十分困难。病史不明者合并嗜睡、昏迷，伴有呼吸、心率缓慢尤其伴低体温者要想到本病的可能。

治疗包括以下几个方面：①积极改善呼吸状况，一旦发生呼吸衰竭就应气管插管或切开。②甲状腺激素替代治疗：L-T_4 300~400μg 立即静脉注射，以后 50~100μg/d 静脉注射，直至病情好转能口服给药。如果没有 L-T_4 注射剂，可将片剂磨碎后胃管鼻饲。由于 T_4 需转化为 T_3 发挥作用，而黏液水肿危象时 T_3 转化受抑制，有学者主张直接用 T_3 或 T_3/T_4 联合替代。然而，由于 T_3 活性较强，容易引起心律失常，诱发缺血性心脏病，故低心血管疾病风险的年轻患者可加用 T_3，也可口服干甲状腺片，每次 80mg，每 8h 一次。③糖皮质激素：黏液水肿危象使用甲状腺激素以后，机体对糖皮质激素需要量增加，因此，凡诊断黏液水肿危象者都应给予氢化可的松 100mg，每 8h 一次，以防发生肾上腺皮质危象。④抗生素：黏液水肿危象没有其他诱因时首先考虑感染，可试验性使用广谱抗生素，直至细菌培养及其他检查无感染证据时才可停用。⑤血容量调节：由于黏液水肿危象常有水潴留，心功能减低，补液不宜过快、过多，如无发热，每日 500~1000ml 即可，严重低钠血症（血钠<120mmol/L）可将呋塞米与小剂量高渗盐水联合应用。⑥保暖：低体温者要适当提高房间温度及增加被褥。

（三）其他治疗方案为药物治疗外的重要补充

自 1909 年 Halsted 提出应用内分泌腺组织自身移植的方法，治疗因内分泌腺疾病自身全切或次全切除引起的功能障碍，到现在提出用成体干细胞诱导移植治疗甲减，大体出现了 3 种治疗甲减的方案，主要内容如下：

1. 内分泌腺自身移植

Papaziogas 等[48]将 38 只家兔的甲状腺实施了全切除术，手术后将切下的甲状腺组织切成小叶，分别移植到实验动物不同部位，通过观察在不同时间内实验动物体内甲状腺激素各项指标，对实验组与对照组进行比较分析，在一定时间内可以观察到甲状腺激素在体内的各项指标。Sheverdin[49]对 246 例甲状腺功能亢进术后实施甲状腺组织自体移植患者进行了长期调查研究，结果显示，所有被观察者的甲状腺功能亢进症状均消失，术后大约有 3.2% 的患者在 6 个月内出现了轻度的甲减表现；而在未实施甲状腺自体移植的对照组，同期有 6.6% 的患者出现了术后甲减，两组的甲减发生率差异具有统计学意义。调查结果表明，术后甲减可能通过甲状腺组织的自体移植预防。

2. 从胚胎干细胞诱导成甲状腺细胞移植

Lin 等[50]将小鼠 ESC 接种于 DMEM 培养基进行细胞培养，可产生具有甲状腺细胞特异基因的 Na^+/I^- 同向转运体（NIS）、甲状腺过氧化物酶（thyroid peroxidase，TPO）、甲状腺球蛋白（thyroglobulin，Tg）和 TSH 受体（TSH receptor，TSHR）的细胞。Arufe 等[51]将含 TSHR$^+$/ESC 的培养基进行培养，可以得到甲状腺滤泡样细胞集落，这些甲状腺滤泡样细胞可以表达 TSHR 及 NIS，并可以摄取碘。从而证明 ESC 在适合的培养基下、在适合的诱导条件下可被定向诱导分化为甲状腺细胞。

3. 从成体干细胞诱导成甲状腺细胞

成体干细胞是指存在于一种已经分化成成熟组织中的未分化细胞，这种细胞不同之处是具有自我更新能力并且能够在特定条件下形成成熟的细胞。机体的各种组织器官中均可存在成体干细胞。在正常情况下大多处于休眠状态，在病理状态或在外因诱导下可以表现出不同程度的再生和更新能力。张勤等[52]使骨髓间充质细胞（bone marrow mesenchymal stem cells，BMSC）成功定向诱导成甲状腺细胞；景华等[53]在治疗 1 型糖尿病合并甲减时，应用外周血造血干细胞再输注的方法，2 例患者糖尿病症状缓解的同时，其甲减的症状也有一定的好转，这一报道说明再输注外周造血干细胞对缓解 2 例患者甲减的症状起到了一定作用，可能原因为再输注的外周造血干细胞对甲状腺功能有一定影响，或是促使甲状腺分泌功能增强，或是其本身再生为具有分泌功能的甲状腺细胞，但具体原因有待进一步实验证明。

七、治疗存在问题

（1）本病发病隐匿，及早筛查仍显不足。由于甲状腺功能减退早期临床症状多不明显，起病隐匿，进展缓慢，人们就医意识薄弱，导致本病很容易被漏诊，确诊后长期药物治疗可加重心脏负荷、血脂代谢异常等危害。因此，应制定相关规范，建立甲状腺早期筛查制度，及时评价患者的甲状腺功能，广泛开展基础及临床研究，开发针对甲减新的治疗手段和治疗项目显得尤为重要。

（2）临床重视不够，仍缺乏规范化诊治。甲减的发病率日益增高，表现趋于多样化，如治疗不及时或措施不当，可导致多系统代谢紊乱，最终使患者病情加重甚至促进并发症的进展。在今后的临床实践中，需要加强对本病的培训、学习，形成规范化的、多学科参与的诊疗方案，从而减少各种疾病的发生发展。

八、评述与展望

（1）因人而异，预防极其重要。对地方性甲状腺肿流行区，大力开展碘化食盐及碘油的防治。60 岁以上老年女性甲减发生率高，建议对可疑者常规测定 TSH。多数甲减患者在妊娠期需增加 L-T$_4$ 剂量，孕期应密切监测以确保 TSH 浓度适当。妊娠合并 Graves 病用硫脲类药物治疗者，应尽量避免剂量过大等。

（2）重视病因诊断，改善疾病预后。更多病因的发现有利于甲减的早发现、早诊断、早治疗。甲减的危害目前已被证实，其导致生长发育、智力发育、糖脂代谢、氧化应激、血压等异常，从而对人体的神经系统和血管功能产生影响。未来，甲状腺激素缺乏的危害及其补充是否能使神经系统和血管功能获益仍需进一步研究。

参 考 文 献

[1] 王婷婷，单凤玲，陆汉魁，等. 不同化学发光免疫分析系统检测亚临床甲状腺功能减退症血清促甲状腺激素的结果对比[J]. 中华核医学与分子影像杂志，2017，37（6）：342-345.

[2] Hollowell JG, Staehling NW, Flanders WD, et al. Serum TSH, T（4）, and thyroid antibodies in the United States population （1988-1994）: National Health and Nutrition Examination Survey （NHANESⅢ）[J]. The Journal of Clinical Endocrinology and Metabolism, 2002, 87（2）: 489-499.

[3] Canaris GJ, Manowitz NR, Mayor G, et al. The Colorado throid Disease prevalence study[J]. Arch Intern Med, 2000, 160（4）: 526-534.

[4] Teng W, Shan Z, Teng X, et al. Effect of iodine intake onthyroid diseases in China[J]. N Engl J Med, 2006, 354（26）: 2783-2793.

[5] Shan Z, Chen L, Lian X, et al. Iodine Status and Prevalence of Thyroid Disorders After Introduction of Mandatory Universal Salt Iodization for 16 Years in China: A Cross-Sectional Study in 10 Cities[J]. Thyroid, 2016, 26（8）: 1125-1130.

[6] 中华医学会内分泌学分会. 成人甲状腺功能减退症诊疗指南[J]. 中华内分泌代谢杂志，2017，33（2）：167-180.

[7] American Thyroid Association. Hypothyroidism a booklet for patients and their families[EB/OL]，2017，10：15.

[8] 王吉耀，廖二元. 内科学[M]. 2 版. 北京：人民卫生出版社，2012：954-959.

[9] 关海霞，陈彦彦，单忠艳，等. 正常甲状腺功能人群血清促甲状腺激素变化的 5 年随访研究[J]. 中华内科杂志，2009，48（4）：308-311.

[10] Pappa T, Johannesen J, Scherberg N, et al. A TSHβvariant with impaired immunoreactivity but intact biological activity and its clinical implications[J]. Thyroid, 2015, 25（8）: 869-875.

[11] 陈灏珠. 实用内科学[M]. 11 版. 北京：人民卫生出版社，2001.

[12] Strobl MJ, Freeman D, Patel J, et al. Opposing effects of maternal hypo-and hyperthyroidism on the stability of thalamocortical synapses in the visual cortex of adult offspring [J]. Cereb Cortex, 2017, 27（5）: 3015-3027.

[13] Wada H. Acoustic alterations of ultrasonic vocalization in rat pupsinduced by perinatal hypothyroidism [J]. Neurotoxicology, 2017, 59: 175-182.

[14] Shafiee SM, Vafaei AA, R ashidy-Pour A. Effects of maternal hypothyroidism during pregnancy on learning, memory and hippocampal BDNF in rat pups：Beneficial effects of exercise [J]. Neuroscience, 2016, 329：151-161.

[15] Vasilopoulou CG, Constantinou C, Giannakopoulou D, et al. Effect of adult onset hypothyroidism on behavioral parameters and acetylcholinesterase isoforms activity in specific brain regions of male mice [J]. Physiol Behav, 2016, 164（Pt A）：284-291.

[16] Singh S, R ana P, Kumar P, et al. Hippocampal neurometabolite changes in Hypothyroidism：An in-vivo 1H magnetic resonance spectroscopy study before and after thyroxine treatment [J]. J Neuroendocrinol, 2016, 28（9）.

[17] Cooke GE, Mullally S, Correia N, et al. Hippocampal volume is decreased in adults with hypothyroidism [J]. Thyroid, 2014, 24（3）：433-440.

[18] Mancini A, Di Segni C, R aimondo S, et al. Thyroid hormones, oxidative stress, and inflammation [J]. Mediators Inflamm, 2016, 2016：6757154.

[19] Syamsunder AN, Pal P, Pal GK, et al. Decreased baroreflex sensitivity is linked to the atherogenic index, retrograde inflammation, and oxidative stress in subclinical hypothyroidism [J]. Endocr Res, 2017, 42（1）：49-58.

[20] Piantanida E, Gallo D, Veronesi G, et al. Masked hypertension in newly diagnosed hypothyroidism：A pilot study[J]. J Endocrinol Invest, 2016, 39（10）：1131-1138.

[21] Polat Canbolat I, Belen E, Bayyigit A, et al. Evaluation of dailyblood pressure alteration in subclinical hypothyroidism[J]. Acta Cardiol Sin, 2017, 33（5）：489-494.

[22] Franca MM, Nogueira C R, Hueb JC, et al. Higher carotid intimamedia thickness in subclinical hypothyroidism associated with the metabolic syndrome[J]. Metab Syndr R elat Disord, 2016, 14（8）：381-385.

[23] Ball M, etin M, Tasolar H, et al. The relationship between serum thyroid hormone levels, subclinical hypothyroidism, and coronary collateral circulation in patients with stable coronary artery disease[J]. Turk Kardiyol Dern Ars, 2016, 44（2）：130-136.

[24] Mihor A, Gerqar M, Gaberscek S, et al. Skin microvascular reactivity reactivity in patients with hypothyroidism[J]. Clin Hemorheol Microcirc, 2016, 64（1）：105-114.

[25] Gong LL, Liu H, Liu LH. Relationship between hypothyroidism and the incidence of gestational diabetes：A meta-analysis[J]. Taiwan J Obstet Gynecol, 2016, 55（2）：171-175.

[26] Andersen SL, Olsen J, Laurberg P. Hypothyroidism and pregnancy loss：Comparison with hyperthyroidism and diabetes in a Danish population-based study [J]. Clin Endocrinol（Oxf）, 2016, 85（6）：962-970.

[27] Chen Y, Wu X, Wu R, et al. Changes in profile of lipids and adipokines in patients with newly diagnosed hypothyroidism and hyperthyroidism [J]. Sci R ep, 2016, 6：26174.

[28] Bano A, Chaker L, Plompen EP, et al. Thyroid function and the risk of non-alcoholic fatty liver disease：The rotterdam study[J]. J Clin Endocrinol Metab, 2016, 101（8）：3204-3211.

[29] Ambapkar SN, Shetty N, Dwivedy A, et al. Statin-induced rhabdomyolysis in patient with renal failure and underlying undiagnosed hypothyroidism [J]. Indian J Crit Care Med, 2016, 20（5）：305-307.

[30] 中华医学会内分泌学分会. 成人甲状腺功能减退症诊疗指南[J]. 中华内分泌代谢杂志, 2017, 33（2）：167-180.

[31] Blasig S, Kühnen P, Schuette A, et al. Positive correlation of thyroid hormones and serum copper in children with congenital hypothyroidism [J]. J Trace Elem Med Biol, 2016, 37：90-95.

[32] Winther KH, Cramon P, Watt T, et al. Disease-specific as well as generic quality of life is widely impacted in autoimmune hypothyroidism and improves during the first six months of levothyroxine therapy[J]. PLoS One, 2016, 11（6）：e0156925.

[33] 陈兵, 陈璐璐, 高鑫, 等. 成人甲状腺功能减退症诊治指南[J]. 中华内分泌代谢杂志, 2017, 33（2）：167-180.

[34] Huang S A, Tu H M, Harney J W, et al. Severe hypot-hyroidism caused by type 3iodothyronine deiodinase in infantile hemaniomas[J]. N Engl J Med, 2000, 343（3）：185-189.

[35] Luongo C, Trivisano L, Alfano F, et al. Type 3deiodinaseand consumptive hypothyroidism：a common mechanism for a rare disease[J]. Front Endocrinol（Lausanne）, 2013, 4（9）：115.

[36] Higychi S, Takagi M, Hasegaway. Use of. liothyronine without levothyroxine in the treatment of mild consumptive hypothyroidism caused by hepatic hemangiomas[J]. Eondocr J, 2017, 64（6）：639-643.

[37] Hennessey J V, Espaillat R. Current evidencefor for the treatment of hypothyroidism with levothyroxine/levotriiodo thyronine combination the therapy versus levothyroxine montherapy[J]. Int J Clin Pract, 2018, 72（2）：168-170.

[38] Escobar M H, Botella C J, Morreale E G. Treatment of hypothyroidism with levothyroxine or a combination of levothyroxine plus

Lteiiodothyonine [J]. Best Pract Res Clin Endocrinol Metab，2015，29（1）：57-75.

[39] Wiersinga W M，Duntas L，Fadeyev V，et al. 2012 ETA guidelines：the use of L-T4+L-T3 in the treatment of hypothyroidism[J]. EUR Thyroid J，2012，1（2）：55-71.

[40] Dayan C，Panicker V. Management of hypothyroidism with combination Dayan C，Panicker V. Management of hypothyroidism with combination thyroxine（T₄）and triiodothyronine（T₃）hormone replacement in clinical practice：a revieof suggested guidance[J]. Thyroid Res，2018，11：1.

[41] 滕卫平，曾正陪. 中国甲状腺疾病诊治指南，2008，4.

[42] 高燕明，高妍. 甲状腺功能减退症的替代治疗及进展[J]. 中级医刊，1977，32（8）：548.

[43] SaravananP，ChauWF，RobertsN，et al. Psychologicalowell-being of patients on thyroxineaocommunity based study J Endocrinol，2006，123（5）1459-1463.

[44] Anne Engum，Ttime Bjero，Amstein Mykletum，et al. An assosiation between depression，anxiety and thyroid function—a clinical factor or an artefact [J]. Acta Psychiatr Scand，2002，106：27.

[45] Gessekloo J，van Exel E，de Craen AJ，et al. Thy-riod status，disability and cognitive function，and survival in old age[J]. JAMA，2004，292：2591.

[46] M andel SJ，SpencerCA，Ho llowell JG. Are detection and treatment of thyroid insufficiency in pregnancy feasible[J]. Thyroid，2005，15：44.

[47] Casey BM，Dashe JS，Wells CE，et al. Subclinical hypothyroidismand pregnancy outcomes[J]. Obstet Gyneco，2005，105（2）：239.

[48] Papaziogas B，Antoniadis A，Lazaridis C，et al. Functional capacity of the autograft，an experimental study [J]. J Surg Res，2002，103（2）：223-227.

[49] Sheverdin I.The results of a 15-year observation of patients with an autotransplant of thyroid gland fragaments performed to prevent postoperative hypothyroidism[J]. Vestn Khir Im Ⅱ Grek，1992，148（2）：152-156.

[50] Lin RY，Kubo A，Keller GM，et al. Committing embryonic stem cellsto differentiate into thyrocyte-like cell in vitro[J]. Engdocrinology，2003，144（6）：2644-2649.

[51] Arufe MC，Lu M，Kubo A，et al. Directed differentiation of mouse embryonic stem cells into thyroid follicular cells [J]. Endocrinology，2006，147（6）：3007-3015.

[52] 张勤，刘东源. 成人骨髓间充质干细胞向甲状腺细胞诱导分化[J]. 中国组织工程研究即临床康复，2011，15（6）：951-954.

[53] 景华，陈文怡，李克良，等. 自体造血干细胞回输治疗 1 型糖尿病 2 例[J]. 东方国防医药，2009，11（3）：202-206.

（武　楠　执笔，朱　璞　审订）

第三节　桥本甲状腺炎现代医学临床研究进展

提　要：桥本甲状腺炎是一种器官特异性自身免疫性疾病。随着人类工作、压力的不断增加，生活节奏的不断加快，以及周围环境和个体免疫功能的改变，本病的发病率逐年增加，已严重影响人类的身心健康，目前西医治疗主要以激素替代、免疫疗法、手术疗法等为主，且需长期服药。本文通过总结近年来西医各家对桥本甲状腺炎的文献报道，从流行病学、发病机制、诊断标准、治疗、局限和展望等不同层面来揭示西医对桥本甲状腺炎的研究进展，为临床防治桥本甲状腺炎的发生、发展提供借鉴。

关键词：桥本甲状腺炎，西医学，综述

桥本甲状腺炎（hashimoto's thyroiditis，HT）最先由日本人桥本在 1912 年依据其组织学特征提出；又因本病患者的甲状腺有明显的淋巴细胞浸润等一系列病理学变化，故也称慢性淋

巴细胞性甲状腺炎（chronic lymphocytic thyroiditis，CLT）[1-2]；后由 Roitt 等（1956 年）提出本病可能是由自身免疫而引起，故现又可称为慢性自身免疫性甲状腺炎（chronic autoimmune thyroiditis）[3]。主要表现为甲状腺肿大，早期症状不明显，按压时不痛，少数患者以颜面、四肢肿胀感等局限性发病，大多数患者则呈弥漫性病变[4-6]。随着病程的延长，常伴有甲状腺功能减退，对患者的身体健康造成严重影响[7]。而甲状腺功能减退导致的甲状腺激素缺乏与高血压、糖尿病、冠心病和妊娠并发症等多种疾病的发生有关[8-10]。有一部分 HT（5.3%～27.6%）可能并发结节，合并结节的甲状腺炎有癌变的可能[11]。目前临床主要治疗措施为控制甲状腺功能减退和阻断自身免疫反应，但尚无标准化的治疗方法[12-13]。本文对近几年的文献报道，从流行病学、发病机制、相关辅助检查、诊断、鉴别诊断、治疗、存在的问题、述评及展望等方面进行分析、研究、归纳、梳理，希望能对桥本甲状腺炎的临床治疗提供参考和借鉴。

一、流行病学显示本病的发病呈上升趋势

HT 是常见的甲状腺疾病，约占甲状腺疾病的 22.5%[14]，近年来本病的发病呈明显上升趋势，国外报告患病率高达 3%～4%[15]，我国学者报告患病率为 1.6%，发病率为 6.9/1000[16]。女性的发病率是男性的 5～10 倍[17]，好发于 30～50 岁的中年女性群体[18]。随着 HT 合并小儿肥胖、生长发育迟缓[19]，妇女不孕、流产、甲状腺癌[20-22]，以及恶性贫血、类风湿关节炎、系统性红斑狼疮等的报道[23]，其严重性日益受到关注。本病起病隐匿、进展缓慢、病程较长，临床常表现为甲状腺中度肿大，质地较韧或硬，血清甲状腺过氧化物酶抗体（TPOAb）和甲状腺球蛋白抗体（TGAb）滴度增高，本病早期没有明显的临床症状，仅表现为 TPOAb 或 TGAb 阳性，晚期因甲状腺滤泡被浸润的淋巴细胞破坏替代而出现甲状腺功能减退[16]。所以本病严重影响了患者的身体健康、儿童的生长发育等，应加强对本病的认识及重视，提高对本病的诊断，及早干预治疗。

二、甲状腺组织的损伤是本病发生的关键

HT 的发病与甲状腺 T 淋巴细胞浸润有关[24]，属于 T 细胞介导的器官特异性自身免疫性疾病，其具体发生机制是由于辅助性 T 淋巴细胞（Th）相对活跃，抑制性 T 淋巴细胞（Ts）减少甚至功能缺陷，Th 细胞与 Ts 细胞平衡被破坏，导致甲状腺免疫功能紊乱。同时 B 细胞浸润甲状腺，产生大量自身抗体如 TPOAb、TGAb、TMAb 等使甲状腺发生细胞浸润性炎症和上皮细胞损伤，大量淋巴细胞、浆细胞、NK 细胞和巨噬细胞浸润，损伤甲状腺组织[25]。而甲状腺组织的损伤能导致机体免疫系统的破坏、身体抵抗力下降。

HT 属于自身免疫性疾病，机体免疫功能异常，免疫耐受破坏是造成本病发生的关键环节[26]。在自身免疫性疾病中，甲状腺细胞产生的 IL-6 可以趋化免疫活性细胞、诱导 B 细胞分化成熟，并激活 T 细胞，造成免疫系统功能紊乱，加重了甲状腺的自身免疫反应，从而导致 HT 的恶性循环[27-28]。相关研究表明，Th17、Th3 细胞和相关细胞因子 IL-17、TGF-β1 可能参与了自身免疫性甲状腺疾病的发病，TGF-β1 可能在 HT 的发病中起了促炎因子的作用[29]。

另有相关研究表明，在 HT 患者外周血中，Th17 细胞的百分比是明显升高的，同时发现，IL-21 和 IL-21R 的基因多态性可提高患自身免疫性甲状腺疾病的风险[30]。亦有研究表明，Th1/Th2 失衡导致炎症因子和 Th1 细胞的浸润并破坏甲状腺腺体是 HT 发病机制之一[31]。而高碘的摄入可能是目前 HT 发病比较公认的一个相关因素[32]。自从我国 1996 年倡导食用加碘盐以来，甲状腺疾病的结构发生着变化，且很多呈明显升高趋势，其中包括 HT[33]。由于 TGF-β1 参与了自身免疫性甲状腺疾病的发病，加之高碘的摄入使甲状腺结构发生变化，所以 HT 发病率显著升高。

1. Th1 细胞导致免疫损伤是主要的致病因素

HT 甲状腺滤泡破坏的直接原因是甲状腺细胞凋亡。浸润的淋巴细胞有 T 细胞和 B 细胞，表达 Fas-L。T 细胞在甲状腺自身抗原的刺激下释放细胞因子（IFN-γ、IL-2、TNF-α 等），后者刺激甲状腺细胞表面 Fas 与 Fas-L 结合导致甲状腺细胞凋亡。由于参与的细胞因子都来源于 Th1 细胞，所以 HT 被认为是 Th1 细胞导致的免疫损伤。TPOAb 和 TGAb 都具有固定补体和细胞毒作用，也参与甲状腺细胞的损伤。特别是 TSH 受体刺激阻断性抗体（TSBAb）占据 TSH 受体，促进了甲状腺的萎缩和功能低下。

2. 病理变化为细胞浸润

HT 的病理改变以广泛淋巴细胞或浆细胞浸润、形成淋巴滤泡为主要特征。部分上皮细胞嗜酸性变，间质可有轻到中度纤维化。

HT 是一个缓慢进展的疾病，随着病情的发展，正常的甲状腺滤泡逐渐萎缩消失，被淋巴细胞浸润，且程度逐渐加重。早期病理表现为弥漫性或局灶性淋巴细胞浸润；中后期甲状腺滤泡破坏萎缩，淋巴滤泡大量增生，形成生发中心，纤维组织增生形成玻璃样变；疾病晚期，由于大量的纤维组织增生，腺体变硬，并呈结节样改变，或萎缩变小。

在所有 HT 患者中，据 Doniach 标准[34]将 HT 按细胞病理学特点分为三型：①淋巴细胞型（lymphocytic subtype，LC）：背景淋巴细胞丰富，滤泡上皮破坏较轻，多呈小滤泡及蜂窝状排列；②嗜酸细胞型（oxyphil cytology subtype，OC）：背景淋巴细胞略减少，滤泡上皮细胞质嗜酸性变，细胞核较大，可见巨噬细胞及异物巨细胞；③纤维化型：背景淋巴细胞少，呈单个/数个细胞团，可见异物巨细胞及纤维细胞。此种类型相对少见。

三、相关辅助检查

（一）影像学检查

HT 为自身免疫病，大多数 CT 表现为甲状腺双叶及峡部均匀增大，密度明显减低，腺体边缘与周围结构分界不清楚，增强后腺体组织均匀强化，边缘光整清晰，无钙化及更低密度结节特点。

（二）超声检查

近年来，随着彩色多普勒超声技术的广泛应用，超声检查在甲状腺疾病诊断中占有不可替代的作用，超声诊断符合率不断提高。

典型的 HT 声像图表现：甲状腺对称性弥漫性肿大，往往峡部肿大明显，腺体回声减低，周边明显，中部可见细线状强回声，交织呈网格状。但 HT 的发展过程呈现动态变化，因其病程长短不一、病情轻重不一，相应的超声表现也不尽相同：①疾病早期：甲状腺功能大多数正常或呈轻度的甲状腺功能亢进，超声表现可正常或仅表现为甲状腺实质回声弥漫性或局灶性减低，细线状强回声尚未形成；②疾病中后期：超声表现为弥漫性不均匀性减低，伴有广泛的细线状强回声交织成网格状，这一特征性的超声改变有别于其他自身免疫性甲状腺病，以此可以进行诊断与鉴别诊断；③疾病晚期：超声检查表现为甲状腺缩小，或腺体内可发现单发或多发结节，结节回声可呈高、中、低回声，部分结节内可见钙化灶，需密切观察，注意癌变可能。

自 1991 年由 Ophir 等最早提出弹性成像技术后，该技术逐渐应用于甲状腺超声检查中，近年来，一些学者将该项技术应用于甲状腺结节诊断及 HT 病程进展的相关研究中。苏洪安等[35]通过研究发现甲状腺超声弹性成像对 HT 的诊断敏感度为 92.86%（52/56），特异度 93.10%（54/58），准确度为 92.98%（106/114）。刘丽[36]通过探讨实时超声弹性成像及灰阶超声诊断在甲状腺疾病诊断中的应用价值比较，结果表明实时超声弹性成像在甲状腺疾病诊断中应用价值突出，相比于灰阶超声检查准确度、特异度更高，可为临床诊断提供准确的依据。廖晓红[37]对 HT 患者的甲状腺在超声下进行观察发现，HT 患者较正常志愿者双侧甲状腺对称性增大，前后径及峡部增厚明显，早期腺体呈弥漫性回声减低，略有不均，随着病程的进展，甲状腺内呈现散在条状中强回声，实质内呈分隔状或网格状。需注意的是，张军荣等[38]研究指出，HT 在不同发展阶段甲状腺功能状态有所不同，可表现为甲减、甲亢或正常，超声弹性成像评分也会随之变化，应根据具体情况做出合理判断。

（三）甲状腺放射性核素检查

近年来随着核医学的发展，核素检查（甲状腺 ^{131}I 摄取率测定、^{99m}Tc 甲状腺显像）被广泛应用于甲状腺疾病的诊断，对 HT 的诊断有重要的意义。其成像原理依赖于甲状腺细胞正常的摄取功能。廖珂华等[39]通过对 60 例 HT 甲减期患者进行观察发现，高摄 ^{99m}Tc 功能 HT 甲减期患者甲状腺动态显像特点为甲状腺血流灌注较摄 ^{99m}Tc 减低或正常患者更为丰富，早期摄 ^{99m}Tc 能力更强，从而推断甲状腺高血流灌注为造成 HT 甲减患者摄 ^{99m}Tc 增高的原因之一。当 HT 伴发甲减时，血清 FT_3、FT_4 减低，sTSH 升高，^{131}I 摄取率减低，同时甲状腺核素扫描分布不均，摄 ^{99m}Tc 减低[40]。由于 ^{99m}Tc 与碘为同族元素，一般情况下甲状腺摄取 ^{131}I 和摄取 ^{99m}Tc 功能为同向变化，但在部分 HT 患者中出现 ^{131}I 与 ^{99m}Tc 两者显像不一致的结果。但也有相关研究发现[41]，有部分 HT 患者出现甲状腺摄 ^{131}I 率正常或偏低，但在甲状腺核素显像中摄 ^{99m}Tc 功能却明显增高。

（四）实验室检查

1. TPOAb、TGAb

近年来，在甲状腺疾病的诊断过程中，血清 TPOAb 和 TGAb 已成为重要的生化检测指标[42]。高滴度的 TGAb 和 TPOAb 几乎存在于所有 HT 患者中[43]。TGAb 反映了初始的固有免疫反应，而 TPOAb 产生于继发的获得性免疫反应，所以往往在机体中 TGAb 早于 TPOAb 出现，代表 HT 早期病变的状态[44]。有文献报道[45]，TGAb 和 TPOAb 在自身免疫性甲状腺疾病（AITD）患者和非 AITD 患者中浓度水平存在显著差异；TGAb 在 HT 的诊断中有一定的辅助作用；TPOAb 在 AITD 患者，尤其是在 HT 伴甲减发生时，血清浓度显著增高，且以 TPOAb ＞200U/ml 为标准能够区分 AITD 和非 AITD 性甲状腺疾病。另有相关研究亦表明[46-49]，甲状腺疾病患者 TGAb 与 TPOAb 水平均会有所升高，而当这两项指标水平过高时可怀疑为 HT。所以，TGAb 与 TPOAb 水平在诊断甲状腺疾病意义的研究，是目前内分泌学科的一个研究热点[50-51]。

2. 甲状腺功能（T_3、T_4、TSH）

T_3、T_4 是一组含碘的酪氨酸，以碘和酪氨酸为原料在甲状腺细胞内合成，是鉴别有无甲状腺功能性疾病的重要依据之一。TSH 是测试甲状腺功能的特异性参数，游离甲状腺浓度的微小变化会带来 TSH 浓度向反方向的显著调整。HT 患者早期实验室检查，T_3、T_4 可以正常，TPOAb 滴度增高；疾病后期发展成甲状腺功能减退伴有 T_4 降低、甲状腺放射性碘吸取降低和 TSH 增高，因此，T_3、T_4、TSH 及血清 TPOAb、TGAb 的联合测定，对 HT 有重要的临床诊断价值[52]。

（五）细针穿刺

由于我国普遍用放免法测 TGAb、TMAb，敏感度还较低；国外测 TPOAb 的敏感度虽高但也只有 86%左右（TPOAb：桥本甲状腺炎 86%，Graves 病 87%；TGAb：桥本甲状腺炎 58%，Graves 病 73%）。实际上，仅根据患者的临床或血清学表现来诊断 HT，至少有一半的 HT 会被漏诊，而超声联合临床和血清学检查，可大大提高 HT 诊断的灵敏度和特异度。但是，诊断 HT 最精确的方法仍是活检和细胞学检查。因此，国内有学者提出经细针穿刺抽吸细胞学检查（fine needle aspiration biopsy，FNAB）为确诊 HT 的主要手段。林建龙等[53]研究发现，甲状腺针吸细胞学（fine-needle aspiration cytology，FNAC）检查是诊断甲状腺疾病直接、安全、准确性高的辅助检查方法，对明确甲状腺疾病病因、指导治疗方案的制定具有重要意义。王薇等[54]通过对 HT 患者细胞病理学亚型的分析显示，随年龄增加，嗜酸细胞亚型所占比例逐渐升高，淋巴细胞亚型所占比例则逐渐减少。

综上所述，由于现代科学技术的飞跃发展，以及检验、检测方法在不断的增加或更新，为我们及时发现、及早诊断、尽早治疗本病提供了参考依据，亦为患者的预后打下了良好的基础。

四、诊　　断

目前，对于 HT 尚无统一诊断标准。

（1）1975 年，Fisher 等提出的五项诊断标准：①甲状腺弥漫性肿大，质韧，有结节，表面不平；②TPOAb 和 TGAb 阳性；③TSH 升高；④甲状腺核素扫描呈放射性分布不均；⑤过氯酸盐排泄试验阳性。上述五项中有两项符合可拟诊 HT，具有四项可确诊 HT。

（2）依据临床表现、实验室检查来诊断：临床表现为不同程度的无痛性弥漫型甲状腺肿大，肿块对称，质地坚硬，表面光滑，甲状腺肿大较大时可合并压迫症状，如喉返神经压迫致声音嘶哑等。实验室检查可见基础代谢率和 ^{131}I 摄取率均下降，同时血清学检查可见多种抗甲状腺素抗体阳性[55]。彩超显示：①弥漫回声减低型：甲状腺单侧或双侧肿大，以峡部明显，实质回声不均匀减低，内可见粗细不等、不规则网格样强回声带，CDFI：血流信号明显增多；②局限回声减低型：甲状腺大小、形态正常，峡部增厚，内见形态不规则、边界不清片状低回声区，病变区 CDFI：血流信号明显增多、杂乱；③结节型：甲状腺不同程度增大，内见单个或多个低回声结节，边界尚清，无明显包膜，余甲状腺实质回声增粗，CDFI：结节边缘见环状或半环状血流信号，余甲状腺实质内血流信号较丰富[56]。

（3）在 8 版《内科学》教材中对 HT 的诊断：凡是弥漫性甲状腺肿大，质地较韧，特别是伴峡部锥体叶肿大者，不论甲状腺功能有无改变，都应怀疑慢性淋巴细胞性甲状腺炎。如血清 TGAb 和（或）TPOAb 阳性，诊断即可成立。必要时，需要考虑 FNAC，有确诊价值。如果伴临床甲减或亚临床甲减，则有利于诊断的确立。

（4）中华医学会内分泌学分会制定的《中国甲状腺疾病诊治指南》中 HT 的诊断标准[57]：①甲状腺肿大、韧性增强，或有峡部大或不对称，或伴结节；②血中 TGAb、TPOAb 阳性；③甲状腺超声示弥漫性不均匀性改变，或伴峡部增厚，不同程度的不均匀回声降低，或伴结节；④甲状腺穿刺活检有确诊意义，特别是上皮细胞团内的淋巴细胞。凡同时符合前三项者，即可诊断。相关研究表明[58]，应用细针穿刺细胞学根据以下特点诊断 HT：①滤泡上皮的多样性；②淋巴网状细胞多；③嗜酸细胞的出现。诊断 HT 必须有中等或大量的淋巴细胞，再加上皮细胞的改变和嗜酸细胞。

（5）柴源等[59]根据文献整理其诊断标准常有以下几点：①单侧或双侧甲状腺肿大，质地较硬、较韧，如橡皮状；②临床表现典型者，TGAb、TPOAb 升高；③临床表现不典型者，需有高滴度的甲状腺自身抗体才可诊断；④同时有甲状腺功能亢进表现者，高低度抗体需持续半年以上；⑤有些患者抗体滴度始终不高，需做病理学检查以明确诊断；⑥核素扫描，放射性分布不均，有浅淡或缺损区；⑦同时患有其他自身免疫性疾病或 GD。

五、鉴 别 诊 断

本病患者发现时可以表现为甲亢期或甲减期，应注意鉴别诊断，避免临床漏诊、误诊。

（1）Graves：Graves 病与 HT 为常见弥漫性甲状腺疾病，二者在二维超声上均显示甲状腺增大，回声分布不均匀，血流丰富[60]。CT 表现 HT 腺体密度减低比 Graves 病更明显，Graves 病血 T_3、T_4 水平增高，而 HT 血 T_3、T_4 水平下降[61-62]。HT 伴甲状腺功能低下者呈黏液水肿面容、怕冷，而 Graves 病症状相反。

（2）亚急性甲状腺炎：病灶若位于腺体表面，常与颈前肌发生粘连，分界不清，腺体回声强弱不均匀，局部压痛明显，血流信号丰富。B 超检查对两病的鉴别诊断有帮助[63]。而甲状腺细针穿刺细胞学检查可明确区分两者，亚急性甲状腺炎以多核巨细胞及成群出现的类上皮细胞为其特征，HT 可见淋巴细胞浸润、生发中心形成及嗜酸性滤泡[64]。

（3）产后甲状腺炎：一般根据病史、超声检查、化验结果可以鉴别此两类疾病，难以鉴别时可以进行甲状腺细针穿刺细胞学检查，HT 病理提示有淋巴细胞浸润，而且有生发中心形成。产后甲状腺炎病理活检亦可看到弥漫性或局灶性淋巴细胞浸润；但不形成生发中心，没有 Hurthle 细胞[65]。产后甲状腺炎与 HT 均有 20%以上发展为永久性甲状腺功能持续减退状态[66-67]。

六、治 疗 方 面

随着人们生活环境及生活习惯的改变，我国甲状腺疾病发病率逐渐增高，已成为一个严重影响居民健康和生活质量的公共卫生问题[68-69]。根据甲状腺病变及其发病机制的差异，可有多种表现类型，其中 HT 为临床甲状腺系统较为常见的炎性疾病[70-72]。其随着病程的延长及进展，逐渐出现甲状腺功能减退等现象，故寻找安全有效的药物是目前临床治疗 HT 的关键[73-74]。

（一）药物治疗

1. 激素治疗

西医对于 HT 没有特别有效的办法。因甲状腺功能减退来就诊者或是术后出现甲状腺功能减退者，可服用甲状腺素来进行治疗。开始每日 10～20mg，逐渐增加，最高剂量为每日 180mg，待甲状腺腺体缩小后给予维持剂量 60～90mg/d。但是激素的副作用较大，且需长期服用，可能使患者产生依赖性，所需用量也会逐渐加大最终可能导致无效，且伴随运用激素后的一些不良反应，停药后易复发，临床运用存在一定争议。激素的运用不局限于口服。茹志成等[75]用地塞米松磷酸钠对甲状腺内进行注射并联合口服 L-T₄治疗伴有亚临床甲减的 HT 取得了显著疗效。对有甲状腺肿大伴有疼痛感的患者可应用免疫抑制剂（泼尼松）予以治疗[76]。

2. 硒治疗

硒属于人体必需的微量元素[77]，亦在多种蛋白质的合成中起着至为关键的作用，主要存在于甲状腺中[78]。正常水平表达的硒在人体抗氧化和调节机体免疫功能方面有重要价值，对甲状腺激素的合成、分泌及代谢起一定调节作用[79]。若人体硒水平显著降低时，其相应氧化酶均可出现异常，引发机体一系列应激反应，从而损害健康[80]。目前临床有不少医生正在探索硒制剂在 HT 治疗中的运用情况。吕飞娟等[81]予 HT 患者口服亚硒酸钠（0.2mg/d）进行治疗，发现甲状腺功能正常的 HT 患者中硒治疗组的 TPOAb、TGAb 指标下降明显，而在有甲减和亚临床甲减的 HT 患者中，硒治疗后比常规 L-T₄治疗 TPOAb、TGAb 下降更加明显，且无明显不良反应。有文献报道，采用亚硒酸钠辅助治疗 HT 可改善其氧化应激水平，但对于晚期患者的甲状腺激素水平未见明显作用[82]。研究显示，血清硒在 HT 患者中普遍降低，薛冀苏等[83]通过补硒来治疗 HT，结果发现患者甲状腺缩小及自身抗体水平降低。硒酵母是硒元素和酵母的有机结合，治疗 HT 可显著降低 TPOAb 和 MDA 水平，提高 SOD 水平和 GPx 活性，且具有一定的安全性[84]。

3. 其他药物治疗

许琪等[85]运用小剂量（2.5mg/片，7.5～10mg/周）甲氨蝶呤（MTX）对 140 例具有高 TPOAb 的患者进行治疗，发现 MTX 结合小剂量短期抗甲亢和（或）L-T₄ 治疗，可以使 HT 患者 TPOAb 这一指标明显降低，优于常规抗甲亢治疗。也有学者[86]认为，幽门螺旋杆菌（Hp）感染与 HT 存在一定联系，研究发现 Hp 感染可能促使发生 HT 并能促进其发展，抗 Hp 治疗在治疗 HT 上可能也有一定的作用。陈鹏等[87]研究认为，他汀类药物可以减小甲状腺结节大小及降低其患病率，并可改善 HT 患者的甲状腺功能，缓解甲状腺眼病。

综上所述，HT 药物治疗有利，也有弊。有利方面，药物治疗价格相对便宜，可以补充甲状腺激素，缓解甲状腺激素缺乏所引起的乏力、畏寒、表情呆滞、反应迟钝、记忆力减退、便秘、女性月经紊乱等不适症状，亦可减少因甲状腺激素缺乏而引起的呼吸衰竭、心脏衰竭等并发症等。但是，甲状腺药物治疗也有很多不利的方面，如激素的副作用较大，且需长期服用，可能使患者产生依赖性，所需用量也会逐渐加大，最终可能导致无效，且伴随运用激素后的一些不良反应，停药后易复发，临床运用存在一定争议。

（二）手术治疗

HT 多起病隐匿，80%～90%的患者初次来就诊时主诉多为无痛性甲状腺肿大，咽喉部明显胀满感，体格检查能够发现甲状腺肿大，多数为弥漫性肿大且呈不对称性，病变常累及一侧或双侧，峡部及椎体叶仍可清晰扪及，甲状腺质地坚韧，表面较平坦，与周围组织一般无粘连，但病程后期甲状腺常常发生纤维化，并且伴有甲状腺多发结节[88]，此时明确结节性质尤为重要。而在遇到多发结节且伴有一定压迫症状如声嘶的情况下，某些医院，尤其是西医院可能会选择进行手术治疗。手术治疗有其不可替代的优势，术中可以进行快速冷冻病理以明确病变性质，也有利于明确下一步手术切除范围，术后病理报告也能更清晰地反映病理变化特点。但手术治疗要严格遵循手术指征[89]：①颈部出现压迫症状，如吞咽不适、呼吸困难等；②有明显甲状腺结节；③怀疑有恶变者，近期甲状腺结节或腺体生长快速者，FNA 阳性或怀疑恶变者，超声提示甲状腺结节伴钙化灶，尤其是沙砾样钙化灶和微小钙化灶，因微小钙化灶在 HT 合并甲状腺癌中有极高的特异性；④颈部出现淋巴结肿大，喉返神经受累致声音嘶哑者；⑤部分表现为甲状腺功能亢进的内科治疗无效或不能耐受抗甲状腺药物治疗的患者。但为了降低手术后甲减的发生率，同时避免对甲状腺恶性疾病的误诊、漏诊，对于 HT 存在实质性结节的患者应适当放宽手术指征[90]。

七、存在的问题

目前，西医对 HT 发病机制的认识尚不完全明确，且尚无有效的治疗措施，多采取甲状腺激素替代疗法、免疫疗法、手术治疗及对症治疗等，但往往甲状腺功能恢复正常，临床症状改善不明显，甲状腺抗体水平居高不降，停药易复发，不良反应多，总体疗效并不理想。

（1）在甲状腺素替代治疗过程中，不少患者反映服用药物常出现心悸等不适，且 40～50 岁这一年龄阶段的女性患者，在生理上处于围绝经期，雌激素的极速减少极易出现骨质疏松，若再服用左甲状腺素钠片，可能会使骨质疏松的病情加重[91]。

（2）手术疗法容易损伤喉返神经，常出现甲状旁腺功能降低等术后并发症，且可能会引起暂时性或永久性的甲减[92]。

（3）硒剂作为 HT 的辅助疗法在临床的运用并不广泛，其副作用发生率极大地限制了其临床运用，也有学者[93]发现硒对 TPOAb 及 TGAb 水平轻度增高的 HT 患者无明显作用。

八、述评及展望

（1）目前 HT 的发生机制尚不完全明确，我们还应该进一步加强对其机制的研究，只有从根源上解决问题，才能真正找到最有效合理的治疗方法。

（2）HT 目前尚无法根治，主要是对症处理和阻止病情进展。由于患者的病情程度不同，症状复杂多变，在长期的治疗过程中存在不够精准的问题，需针对每一个患者的具体病情从甲状腺功能、甲状腺肿及甲状腺结节、伴发疾病、妊娠期和产后等不同方面进行精准治疗。

（3）常规治疗 HT 多以甲状腺激素药治疗为主。但单纯的激素给药效果一般，同时还具有明显的副作用。而近年来，中西医结合治疗受到重视，许多学者也重视中西医治疗。汪天翔等[94]通过研究发现，左甲状腺素钠片联合夏枯草胶囊治疗 HT 伴结节的临床效果较单纯服用左甲状腺素钠片更为理想，可显著改善患者的甲状腺功能，提高免疫状态。李晓雯等[95]将百令胶囊口服联合曲安奈德局部注射同时应用于 HT 患者，结果发现可明显缩小弥漫性肿大的甲状腺，且能降低甲状腺自身抗体。潘善余[96]通过临床观察发现，小柴胡汤加味配合西药治疗能有效改善甲状腺肿大，稳定甲状腺功能，改善甲状腺抗体（TGAb、TPOAb）水平，且疗效明显优于单纯西药组。

（4）目前，西医对 HT 发病机制的认识尚不完全明确，且尚无有效的治疗措施，多采取甲状腺激素替代疗法、免疫疗法、手术治疗及对症治疗等，但往往甲状腺功能恢复正常，临床症状改善不明显，甲状腺抗体水平居高不降，停药易复发等，而近年来中医药治疗 HT 呈现出了很大的优势，可以改善患者的免疫功能及临床症状等，在未来治疗 HT 的过程中，我们可以考虑应用中西医结合治疗，且多种研究表明中医与西医联合能明显提高治疗效果。

参 考 文 献

[1] 李艳丽，喻雄杰，廖勇敢，等. 硒对桥本甲状腺炎患者 TPOAb、TG-Ab 及 IL-10、IL-12 影响[J]. 现代仪器与医疗，2015，21（5）：80-81，91.

[2] 吕飞娟，杨燕玲，许景生，等. 亚硒酸钠治疗桥本甲状腺炎的临床观察[J]. 临床军医杂志，2013，41（1）：35-36，41.

[3] 石晓静，殷佩浩. 桥本甲状腺炎的治疗研究进展[J]. 世界中西医结合杂志，2014，9（10）：1142-1144.

[4] 邓存浩，黄木霞. 中西医结合治疗桥本氏甲状腺炎的疗效观察[J]. 深圳中西医结合杂志，2014，24（9）：32-33.

[5] 肖硕，丁卓玲. 常用中药在桥本氏甲状腺炎治疗中的应用研究[J]. 实用药物与临床，2012，15（3）：174-175.

[6] 纪孝联，范琳琳. 中西医结合治疗桥本甲状腺炎 40 例临床观察[J]. 临床医学，2011，11（8）：119-120.

[7] 李锦丽. 桥本氏甲状腺炎的超声诊断价值[J]. 医学信息，2015，28（46）：117-118.

[8]　温磊，张雷. 妊娠期孕妇亚临床甲减对妊娠结局的影响[J]. 海南医学，2015，32：520-522.

[9]　齐宁霞，刘静，张莉，等. 甲减及亚临床甲减患者的血脂变化研究[J]. 中国医药指南，2013，41：466-467.

[10]　宋丹. 研究妊娠期甲减与产科并发症发生的相关性[J]. 航空航天医学杂志，2016，37：1269-1270.

[11]　蔡丽萍，孙燕双，王琳，等. 桥本氏甲状腺炎背景下甲状腺癌中的差异表达蛋白分析[J]. 河北医学，2016，22：1973-1977.

[12]　于春英，胡东明. 超声弹性成像对桥本甲状腺炎合并结节的诊断价值[J]. 中国肿瘤临床与康复，2016，22（10）：1179-1182.

[13]　马智鸿，潘凌峰，王静，等. 桥本甲状腺炎患者外周血滤泡辅助 T 细胞水平及临床意义[J]. 标记免疫分析与临床，2016，23（11）：1271-1274.

[14]　费宗奇，马朝群. 许芝银教授治疗桥本甲状腺炎临床经验[J]. 现代中西医结合杂志，2019，28（10）：1076-1079.

[15]　陈银，魏军平. 中医药治疗桥本氏甲状腺炎的临床研究进展[J]. 世界中西医结合杂志，2014，9（7）：789-792.

[16]　葛均波，徐永健. 内科学[M]. 8 版. 北京：人民卫生出版社，2014.

[17]　Ahmed R，Al-sharikhs，Akhtarkh M. Hashimotothyroiditis：A century later[J]. Advances in Anatomic Pathology，2012，19（3）：181-186.

[18]　陈妙苑，罗雪莹，陈伟财，等. 桥本氏甲状腺炎合并结节的临床诊断与治疗[J]. 深圳中西医结合杂志，2016，21：3-5.

[19]　王慧，于立君. 儿童肥胖症与生长激素、甲状腺激素关系的研究进展[J]. 疑难病杂志，2015，14（12）：1316-1319.

[20]　王银慧，余婵娟，霍晓明，等. 桥本甲状腺炎合并不孕症中医治疗概述[J]. 实用中医药杂志，2015，31（4）：365-366.

[21]　汪筱谢，黄筱竑，金艳慧. 自然流产和甲状腺自身抗体的相关性研究[J]. 中华全科医学，2018，16（6）：943-945.

[22]　Konture A，Barczynski M，Nowak W，et al. Risk of lymphnode metastases in multifocal papillary thyroid cancer associated with Hashimoto's thyroiditis[J]. Langenbecks Arch Surg，2014，399（2）：229-236.

[23]　王宇，王艺颖，王樱洁. 实时弹性成像技术对不同功能状态桥本甲状腺炎的评估价值[J]. 中国医疗设备，2016，31（2）：70-72.

[24]　Ajjan R A，Weetman A P. The Pathogenesis of Hashimoto's Thyroiditis：Further Developments in our Understanding[J]. Hormone and Metabolic Research，2015，47（10）：702-710.

[25]　梁修珍，王静，杨晓琼，等. 甲状腺自身抗体对桥本氏甲状腺炎诊断价值的 Meta 分析[J]. 国际检验医学杂志，2018，39（10）：1206-1210.

[26]　Kucharska AM，Gorska E，Stelmaszczyk-Emmel A，et al. Immunologicalcharacte ristics of children with Hashimoto's autoimmune thyroiditis [J]. Adv Exp Med Biol，2015，833：47-53.

[27]　孙庆凯，陈占玲，李春华，等. 白细胞介素 6/转化生长因子-B 信号异常在桥本甲状腺炎辅助性 T 细胞 17/调节性 T 细胞失衡中的作用研究[J]. 中华内分泌代谢杂志，2015，31（4）：320-326.

[28]　叶仁群，林少虹，吴文金，等. 消瘿散结方治疗桥本氏甲状腺炎临床观察[J]. 新中医，2017，49（11）：50-53.

[29]　郑莉，陈紫君，刘纯. Th3、Th17 及相关细胞因子在自身免疫性甲状腺疾病发病中的作用[J]. 中国免疫学杂志，2013，29（1）：43-47.

[30]　范馨月，张川，刘煜. 自身免疫糖尿病与自身免疫性甲状腺疾病中易感基因相关研究进展[J]. 中国老年学杂志，2015，35：1704-1706.

[31]　薛磊，苏冬月，庞妩燕. 优甲乐联合夏枯草胶囊对桥本甲状腺炎患者自身抗体及 Th17 细胞的影响[J]. 中国老年学杂志，2014，34（14）：4053-4054.

[32]　Langer P，Tajtakova M，Kocan A，et al. Thyroid volume, iodine intake, autoimmune thyroid disorders, inborn factors, and endocrine disruptors：twenty-year studies of multiple effects puzzle in Slovakia [J]. Endocr Regul，2012，46（4）：191-203.

[33]　吴恋，于健春，康维明，等. 碘营养状况与甲状腺疾病[J]. 中国医学科学院学报，2013，35（4）：363-368.

[34]　李强，原韶玲，徐恩伟，等. 超声弹性成像对桥本病甲状腺纤维化程度评估的初步研究[J]. 中华超声影像学杂志，2014，23（2）：121-124.

[35]　苏洪安，麦嘉雯，梁艳玲，等. 桥本氏甲状腺炎背景下甲状腺超声弹性成像分析[J]. 现代医用影像学，2018，27（2）：393-394.

[36]　刘丽. 实时超声弹性成像及灰阶超声诊断在甲状腺疾病诊断中的应用价值比较[J]. 影像研究与医学应用，2018，2（2）：123-124.

[37]　廖晓红. 桥本氏甲状腺炎的超声诊断分析[J]. 影像研究与医学应用，2018，2（1）：36-37.

[38]　张军荣，蔡军. 超声弹性成像技术在甲状腺疾病中的应用[J]. 中华保健医学杂志，2015，17（1）：63-64.

[39]　廖珂华，李妮，卢桂南，等. 高摄 ^{99m}Tc 功能桥本甲炎甲减期患者甲状腺动态显像特点及临床意义[J]. 中国临床新医学，2017，10（4）：315-317.

[40]　黄钢，左书耀，陈跃. 影像核医学[M]. 北京：人民卫生出版社，2010.

[41]　廖珂华，李妮，卢桂南，等. TPOAb 在摄 ^{99m}Tc 增高的桥本甲减期患者中的特点探讨[J]. 中国临床新医学，2016，9（9）：773-775.

[42]　陈宝琴，李实，张家玮. 血清 TPOAb 和 TGAb 在桥本氏甲状腺炎和甲亢诊断中的意义[J]. 中国实验诊断学，2015，19（11）：1932-1933.

[43] Czarnocka B，Eschler D C，Godlewska M，et al. Chapter 44-thyroid autoantibodies：thyroid peroxidase and thyroglobulin antibodies A2-shoenfeld，yehuda//meroni PL and ME gershwin[J]. Autoantibodies，2014：365-373.

[44] 马玲、陈钰琼、杜娟，等. 桥本甲状腺炎自身抗体与甲状腺功能的相关性分析[J]. 中国现代医学杂志，2018，28（17）：94-97.

[45] 许建彪、杨晓春. 甲状腺球蛋白抗体、甲状腺微粒体抗体、甲状腺过氧化物酶抗体研究进展[J]. 云南医药，2014，35（4）：494.

[46] 王茹. 3 项指标检测在甲状腺疾病诊断中的临床价值[J]. 检验医学与临床，2018，15（9）：1268-1270.

[47] 李茂恒、田文敏、袁会平，等. 82 例妊娠期甲状腺结节的诊治分析[J]. 中外女性健康研究，2015，23（21）：224-225.

[48] 李娟娟、时照明、张超，等. 甲状腺超声及甲状腺功能在老年甲状腺结节患者诊断中的价值[J]. 中国老年学杂志，2015，35（19）：5500-5502.

[49] 黄宏燕、郁婷、戴曦. 甲状腺超声检查联合甲状腺功能指标在良恶性甲状腺结节中的诊断价值[J]. 中外医疗，2018，（31）：176-178.

[50] Li W，Fan G，Chen L，et al. A new type of natural bispecific antibody with potential protective effect in Hashimoto thyroiditis[J]. J Clin Endocrinol Metab，2014，99（9）：E1602.

[51] Latrof fl，Ricci D，Montanelli L，et al. Thyroglobulin auntibodies switch to immunoglobulin（Ig）G1 and IgG3 subclasses and preserve their restricted epitope pattern after I311 treatment for Graves? Hyperthyroidism：the activity of autoimmune disease influences subclass distribution but not epitope pattern of autoantibodies [J]. Clin Exp Immunol，2014，178（3）：438.

[52] 郑蓉、张丹. 桥本甲状腺炎的诊断进展[J]. 中华临床医师杂志（电子版），2013，7（4）：1687-1689.

[53] 林建龙、钟国栋、王鸿程，等. 2386 例甲状腺细针穿刺液基细胞学病理诊断分析[J]. 诊断病理学杂志，2018，25（2）：112-117.

[54] 王薇、卢桂芝、高燕明，等. 甲状腺针吸细胞学检查的不同年龄段患者临床特点分析[J]. 中华全科医学，2019，17（5）：738-741.

[55] 吴宏. 甲状腺炎的诊断和治疗[J]. 中国卫生产业，2013：114.

[56] 宋立红. 桥本氏甲状腺炎的超声及临床研究[J]. 临床研究，2014，8（13）：143.

[57] 张红新. 越鞠汤联合优甲乐治疗桥本氏甲状腺炎伴甲状腺功能减退患者的临床效果[J]. 医疗装备，2018，31（10）：1-2.

[58] 章梅娇、程小平、黄旦华，等. 71 例桥本氏甲状腺炎患者血清的 FT₃、FT₄、TSH、TG-Ab、TPO-Ab 指标变化[J]. 包头医学院学报，2015，31（8）：24-25.

[59] 柴源、刘斌. 桥本甲状腺炎的诊断及外科治疗研究进展[J]. 中国当代医药，2015，22（3）：19-22.

[60] 彭春玲、罗蓉、余剑. 产后甲状腺炎的研究进展[J]. 现代实用医学，2018，30（7）：977-978.

[61] 卢定友、陈望. 甲状腺病变的 CT 诊断及鉴别诊断[J]. 中外医疗，2016，（23）：188-190.

[62] Bernard C，Frih H，Pasquet F，et al. Thymoma associated with autoimmune diseases：85 cases and literature review[J]. Autoimmun Rev，2015，15（1）：82-92.

[63] 程娜、连小兰. 亚急性甲状腺炎的鉴别诊断进展[J]. 临床医学，2013，19（20）：3703-3706.

[64] 许天蕴. 亚急性甲状腺炎诊治[J]. 上海医药，2015，36（7）：23-26.

[65] 周华玲、唐潮浪、张莹. 产后甲状腺炎 28 例超声影像图表现及分析[J]. 中国现代医生，2014，52（19）：79-81.

[66] 蔡雪蜂、欧阳晓光. 甲状腺上动脉血流速度在 Graves 病和桥本氏甲状腺炎诊断中的应用价值[J]. 中国实用医药，2018，13（14）：27-28.

[67] 杨勇. 桥本甲状腺炎的诊治及预后[J]. 中外医疗，2016，6（4）：25.

[68] Jablonska E，Raimondi S，Gromadzinska J，et al. DNA damage and oxidative stress response to selenium yeast in the non-smoking individuals：a short-term supple-Mentation trial with respect to GPX1 and SEPP1 polymorphism[J]. Eur J Nutr，2016，55（8）：2469-2484.

[69] 柴源、刘斌. 桥本甲状腺炎的诊断及外科治疗研究进展[J]. 中国当代医药，2015，22（3）：19-22.

[70] 贾克宝. 硒酵母辅助优甲乐治疗桥本甲状腺炎甲状腺功能减退对甲状腺过氧化物酶抗体及甲状腺球蛋白抗体的影响[J]. 中国慢性病预防与控制，2016，24（2）：141-143.

[71] 许金秀、张云娜、郭宁宁，等. 硒酵母对不同年龄桥本氏甲状腺炎患者甲状腺自身抗体的影响[J]. 临床内科杂志，2016，33（4）：269-270.

[72] 严丽、李清怀、李莉. 桥本甲状腺炎合并甲状腺癌 28 例临床分析[J]. 临床荟萃，2012，27（11）：955-956.

[73] 吴梅. 桥本氏甲状腺炎的中医药治疗研究进展[J]. 安徽医药，2017，18（4）：653-655.

[74] 任珍、张薇、王晓光. 左甲状腺[J]. 中国慢性病预防与控制，2017，25（1）：60-62.

[75] 茹志成、李国斌. 甲状腺内注射地塞米松磷酸钠联合口服左旋甲状腺素钠治疗伴亚临床甲减的桥本甲状腺炎疗效观察[J]. 当代医学，2012，18（16）：140-141.

[76] 刘艳骄、魏军平、杨洪军. 甲状腺中西医结合治疗学[M]. 北京：科学技术文献出版社，2012.

[77] 李江平, 晋建华. 微量元素硒与甲状腺疾病关系的研究进展[J]. 中西医结合心血管病电子杂志, 2016, 4（26）: 5-7.

[78] 连一霏, 代海兵, 徐明鑫. 硒在甲状腺生理机能作用中的研究简介[J]. 微量元素与健康研究, 2016, 33（2）: 81-83.

[79] 梁修珍, 刘芳, 糜晓梅, 等. 3种血清标志物检测在桥本甲状腺炎中的诊断探讨[J]. 检验医学与临床, 2016, 13（15）: 2092-2094.

[80] 毕建华, 郝兰香, 黄飞, 等. 桥本甲状腺炎患者外周血 CD4+ CD25+ Foxp3+调节性 T 细胞及 IL-10 的检测及临床意义[J]. 临床和实验医学杂志, 2017, 16（1）: 38-40.

[81] 吕飞娟, 杨燕玲, 许景生, 等. 亚硒酸钠治疗桥本甲状腺炎的临床观察[J]. 临床军医杂志, 2013, 41（1）: 35-36.

[82] 朱慧, 邵雷, 陈代杰, 等. 富硒酵母中硒赋态的研究[J]. 工业微生物, 2016, 46（6）: 59-64.

[83] 薛冀苏, 幸思忠. 补硒治疗对桥本氏甲状腺炎的临床观察研究[J]. 当代医学, 2012, 18（12）: 90-91.

[84] 何婉霞, 张玲, 李兴梅, 等. 硒酵母对成年桥本甲状腺炎患者 TPOAb 和氧化应激水平的影响[J]. 临床误诊误治, 2018, 31（9）: 26-29.

[85] 许琪, 蔡春花, 陈慎仁. 小剂量氨甲蝶呤治疗高甲状腺过氧化物酶抗体血症观察[J]. 药物流行病学杂志, 2013, 22（8）: 410-412.

[86] 陈良苗, 卢学勉, 项旻, 等. 幽门螺旋杆菌感染与桥本甲状腺炎的关系[J]. 中国现代医生, 2012, 50（23）: 33-34.

[87] 陈鹏, 徐书杭, 陈国芳. 他汀类药物与甲状腺疾病[J]. 国际内分泌代谢杂志, 2013, 33（5）: 308-310.

[88] 郑蓉, 张丹. 桥本甲状腺炎的诊断进展[J]. 中华临床医师杂志（电子版）, 2013, 7（4）: 163-165.

[89] 王平, 王建凤, 刘善新, 等. 桥本氏甲状腺炎发病机制及治疗方法研究进展[J]. 药学研究, 2015, 34（10）: 599-603.

[90] 艾志龙. 桥本甲状腺炎的外科诊治[J]. 外科理论与实践, 2014, 19（3）: 205-207.

[91] 李连喜. 2017 年成人甲状腺功能减退症诊治指南解读[J]. 世界临床药物, 2018, 39（12）: 793-797.

[92] 包铮, 王松, 蒋忠军, 等. 改良 Miccoli 术式治疗桥本氏甲状腺炎合并甲状腺结节的临床疗效[J]. 中南医学科学杂志, 2014, 42（5）: 486-490.

[93] 张薇, 王俊芳, 李京丽, 等. 硒对桥本甲状腺炎患者 TPOAb 及 TGAb 水平的影响[J]. 中国医学创新, 2013, 10（14）: 13-14.

[94] 汪天翔, 黄小娥, 周小栋. 左甲状腺素钠片联合夏枯草胶囊治疗桥本氏甲状腺炎伴结节效果分析[J]. 新中医, 2017, 49（10）: 60-62.

[95] 李晓雯, 廖春分, 陈思思, 等. 百令胶囊口服联合曲安奈德局部注射治疗桥本氏甲状腺炎的疗效观察[J]. 中南医学科学杂志, 2016, 44（3）: 319-322.

[96] 潘善余. 中西医结合治疗桥本氏甲状腺炎 40 例观察[J]. 浙江中医杂志, 2016, 51（10）: 721.

（徐艳芬　执笔，姚沛雨　审订）

第四节　甲状腺结节现代医学临床研究进展

　　提　要：甲状腺结节（TN）是临床常见甲状腺疾病，指局部甲状腺细胞生长异常导致甲状腺内出现一个或多个组织结构异常的团块。大多数患者早期无明显临床症状，通过触诊发现患病率为 3%～7%，高清晰甲状腺超声发现患病率为 20%～76%。TN 广义上包括结节性甲状腺肿大、甲状腺腺瘤、甲状腺囊肿，排除并发囊内出血、感染，以及甲状腺癌囊性变。炎症、自身免疫性疾病、肿瘤、退行性病变等均可引发TN。治疗手段上从局限的手术切除发展到含射频、微波消融治疗等在内的多种常用手段。本文主要介绍了近年来现代医学在甲状腺结节临床方面的研究进展，包括流行病学、病因、发病机制及诊疗手段等。

　　关键词：甲状腺结节，现代医学，研究进展

　　甲状腺是体内最大的具有特异内分泌功能的腺体，通过合成和分泌甲状腺激素，在调节新陈代谢、心血管、生殖等方面起着重要作用[1]，甲状腺结节（thyroid nodular, TN）指甲状腺细胞在局部异常生长所引起的病变，是一种形态学上的描述，几乎所有的甲状腺疾病均可表现为甲状腺结节[2]。随着生活节奏、饮食结构、生活环境的改变及检查方法的不断进步，甲状腺结节的发病率及发现率明显上升，给患者个人、社会都带来不同程度的影响，同时也给临床诊断、治疗带来新的挑战。

甲状腺结节可分为四类：①增生性甲状腺结节，如结节性甲状腺肿，结节是腺体在增生和代偿过程中形成的，多数为多结节性，一般无明显症状，结节巨大时可出现压迫症状。②炎性结节：此类结节主要伴发亚急性甲状腺炎（subacute thyroiditis，SAT）、慢性淋巴细胞性甲状腺炎即桥本甲状腺炎（Hashimoto's thyroiditis，HT）等甲状腺炎，往往伴有各种甲状腺炎引起的症状。③肿瘤性结节：分为良、恶性，良性肿瘤性结节主要为甲状腺腺瘤，低功能腺瘤一般仅表现为颈部肿块，血清甲状腺素和 TSH 均正常，不引起特殊临床表现；高功能腺瘤可释放甲状腺素并抑制垂体分泌 TSH，部分患者可有甲状腺功能亢进表现。恶性结节又称甲状腺癌，主要包括分化型甲状腺癌、未分化癌和髓样癌。分化型癌包括乳头状癌和滤泡细胞癌，占90%以上[3]，其中乳头状癌最常见，约占80%，恶性程度最低，一般仅触及甲状腺结节或局部淋巴结肿大，很少出现临床症状，手术治疗预后较好。滤泡细胞癌占 10%～15%，主要表现为结节性甲状腺肿大，结节质硬，后期可出现疼痛、邻近组织或远处转移。未分化癌占 5%～10%，恶性程度高，治疗效果欠佳。髓样癌恶性程度较滤泡细胞癌高，相对少见。④甲状腺囊肿：指甲状腺中出现含有液体的肿物，可因结节内出血，出现退变而形成，临床上除甲状腺肿大和结节外，甲状腺功能大多无明显改变。

根据甲状腺结节分类可知，甲状腺结节患者可不出现任何症状，仅在体检时或无意间发现，也可伴发甲状腺肿、甲状腺腺瘤、甲状腺功能异常、甲状腺炎、甲状腺癌等多种疾病，甲状腺结节可以是单发，也可以多发，可为小结节，也可为大结节，一定程度上威胁着人类的健康。所以提高甲状腺结节的诊断准确性、预测恶性程度和转归，对本病的治疗及预后将有重大意义[4]。

一、流行病学研究内涵日益深入

在普通人群中，甲状腺结节的发病率为 19%～46%，由于初步触诊会受到结节大小，以及操作者的操作方法与经验的影响，触诊获得的甲状腺结节检出率为 3%～7%，而依靠高分辨率超声检查获得的甲状腺结节的患病率为20%～76%，其中甲状腺癌占甲状腺结节的 5%～15%[5-6]。

1. 人群差异

刘伟等[7]对543 名常住居民进行甲状腺超声检查，得出甲状腺结节患病率为 36.30%，其中女性患病率为 41.95%，男性患病率为 30.80%，女性患病率明显高于男性。

康静等[8]对 2484 例受试者甲状腺结节检测结果进行分析，得出甲状腺结节总患病率为 24.5%，其中女性患病率为 26.8%，男性患病率为 21.9%。

宋玉娟[9]对 2070 例体检者的甲状腺超声检查结果进行分析，得出甲状腺结节患病率为

44%，其中男性患病率为 32.2%，女性患病率为 60.67%，女性患病率明显高于男性。

任宏义等[10]对 12 240 例企事业单位员工的甲状腺彩超检查结果进行分析，得出甲状腺结节患病率为 30.09%，其中女性患病率为 37.28%，男性患病率为 25.93%，女性患病率明显高于男性。

冯尚勇[11]对 5082 人行甲状腺超声检查分析，得出甲状腺结节患病率为 20.84%，其中男性患病率为 14.80%，女性患病率为 24.56%。

2. 年龄差异

钟大鹏等[12]对成都某地区体检的 1391 例中老年人的甲状腺超声检查结果进行分析，得出甲状腺结节患病率为 69.50%，其中女性患病率为 75.8%，男性患病率为 61.90%，80～90 岁人群检出率最高，为 71.8%。

郑小燕等[13]对绍兴钱清区年龄＞18 岁的居民 752 人进行甲状腺超声检查分析，得出甲状腺结节患病率为 21.3%，其中男性患病率为 17.2%，女性患病率为 24.9%，女性患病率明显高于男性，并且随着年龄的不断增长，其患病率也不断增加。

3. 地域差异

崔明勇等[14]对长江三角地区健康体检人群中甲状腺结节患病情况进行分析，显示沿海城市甲状腺结节检出率明显高于内陆城市。

吴红彦等[15]提出，我国沿海地区甲状腺结节的患病率高于内陆地区，高原地区高于平原地区，城市地区高于农村地区。

从以上分析可以发现，我国各地区的甲状腺结节检出率为 13.06%～69.50%，发病率相对来说北方高于南方，女性高于男性，沿海城市高于内陆城市，且随着年龄的增长而增加。

二、目前病因和发病机制研究多样化

导致甲状腺结节的病因多样，现今认为主要与患者的性别和年龄、接触放射线、免疫性疾病、遗传因素、环境中碘的影响等因素有关。

1. 性别

于晓会等[16]研究发现，男性的甲状腺体积大于女性，而女性甲状腺肿和甲状腺结节的发病率显著高于男性，也就是说，当暴露于碘缺乏等危险因素时女性更易于发生甲状腺肿和甲状腺结节。Sahin 等[17]研究显示，甲状腺结节的发病率与女性受孕次数呈正相关。Renehan 等[18]则认为可能与甲状腺结节有关的生长因子会受性激素的影响，尤其是雌激素的作用。

2. 年龄

Bartolotta 等[19]研究显示，甲状腺结节的患病率随着年龄的增长而增高，年龄为甲状腺结节的独立危险因素。Saad 等[20]对于甲状腺结节的发病机理认为，与随着年龄的增长，甲状腺自身器官出现衰老改变有关，甲状腺器官的退化主要表现为甲状腺细胞纤维化变性、炎性细胞浸润、滤泡变小及结节形成等。从以上研究发现，甲状腺结节的患病率随年龄增长而不断增高，其中单发结节的患病率在不同年龄组间无显著差异，而多发结节的患病率随年龄增长不断增高。

3. 放射线接触

资料显示，受到 800～1000rads 低剂量照射的甲状腺肿瘤的发生率大约为 50%。曾经由于扁桃体、面部和胸腺等头颈部病症进行过放射治疗的患者发生甲状腺肿瘤的可能性显著增高。日本在原子弹爆炸后调查幸存者发现，甲状腺肿瘤的患病率升高至 2.2%[21]。乌克兰核电站发生泄漏的地区，儿童中甲状腺乳头状癌的发生率明显升高[22]。因此，甲状腺癌的发生率和射线的照射量密切相关，放射线接触时间短的年龄较大的患者，其患病率较接触时间长的年轻患者明显降低。放射线接触与甲状腺结节、甲状腺肿瘤的发生密切相关。放射线会破坏甲状腺细胞，改变基因结构，影响基因表达，同时使甲状腺激素减少，TSH 水平升高，导致甲状腺细胞发生恶变。

4. 自身免疫性甲状腺疾病

资料显示，Graves 病易合并甲状腺结节，此类结节发展为甲状腺滤泡状癌的可能性也较大。在一项回顾性调查中[23]，557 位 Graves 病患者中甲状腺结节的患病率达 25.1%，而这些合并有结节的患者中 15% 易发生恶变。桥本甲状腺炎患者也容易出现甲状腺结节，其发病机制可能是免疫系统功能低下引起甲状腺炎症细胞浸润，甲状腺组织连续修复和增生之后又受到免疫攻击。刘超等[24]调查研究显示，桥本甲状腺炎合并甲状腺肿瘤的发病率为 3%～23%。

5. 遗传因素

目前的资料显示，甲状腺结节及甲状腺肿瘤的形成与遗传因素密切相关，其发生发展的机理是由于异常的分子、基因突变等导致基因重排及染色体转位。调查发现，12%的甲状腺结节患者是自主性结节，结节能自动分泌甲状腺激素，不依赖于促甲状腺激素，其中80%的自主性结节的产生源于激活促甲状腺激素受体的基因突变[25]。ret 原癌基因是无功能性结节中较多见的易发生突变的基因，其他 rasgspmet 等基因的突变、抑制、激活等也影响甲状腺结节的发病。分子遗传学的发展加强了甲状腺结节基因型和表型的联系，使甲状腺肿瘤的术前诊断有了高效的工具。

6. 环境中碘的影响

碘是人体合成甲状腺素的所需元素之一，人体缺碘或摄入过多的碘都会引起甲状腺结构和功能变化。地方性甲状腺肿多发生于内陆地区，是由于碘不足导致的疾病，而甲状腺肿大的患者多合并有甲状腺结节，因此碘缺乏也是甲状腺结节发病的原因。丹麦学者调查发现，在碘不足的区域甲状腺结节更容易被发现，且结节的体积明显增大[26]。但是摄入过多的碘则会对甲状腺激素的合成产生影响，同时对细胞的新陈代谢产生影响，会减慢甲状腺细胞的代谢速度，导致甲状腺细胞分布不均匀，从而导致甲状腺结节的产生。现在碘盐使用较广泛，导致沿海地区甲状腺结节的患病率升高，并且有文献提出我国沿海地区甲状腺结节的患病率高于内陆[15]，这可能与碘的摄入量过多有关。

7. 其他（吸烟、饮酒等因素）

有调查发现，吸烟会增加甲状腺结节的发病率，其发病机制可能与香烟中的硫氰酸盐抑制碘吸收及转化后体内碘浓度降低有关[27]。也有学者认为是由于吸烟刺激了垂体，引起 TSH 升高，从而出现甲状腺结节[28]。而饮酒可以减小甲状腺结节的患病率。丹麦学者分别调查了大量、中等及少量饮酒的人群发现，甲状腺结节的患病率在大量及中等量饮酒的人群中显著降低[29]。其机制有可能与乙醇使甲状腺激素的代谢及甲状腺细胞的增生受抑制有关。还有学者认为，甲状腺结节的产生和细胞因子关系密切，研究表明部分细胞因子包括转换生长因子、表皮生长因子、细胞介素等，都会影响机体免疫系统，破坏甲状腺细胞的稳定性与平衡状态，破坏甲状腺滤泡的增生，造成机体内环境紊乱。

故本病的发生不仅与性别、年龄、遗传因素、放射性物质的接触、生活环境中的碘等有关，还与社会的现代化，烟民的日益增长化、年轻化等因素有关。本病的发生呈现日益增长的态势，我们医务人员面临的挑战将会越来越大。

三、诊断标准需结合临床

甲状腺结节的诊断最重要的是在从患者身上获得的包含病史、体格检查、实验室检查和影像学检查的资料中寻找信息以确定其性质，从而制订最优化的治疗方案，减少不必要的手术治疗及术后并发症的发生。

（一）病史与体征

甲状腺结节患者部分会出现吞咽不适感，大多数的甲状腺结节患者都没有临床症状，通常是由患者本人或是医生行颈部触诊时发现。发现甲状腺结节后要对甲状腺及其周围淋巴结进行仔细评估。病史及体格检查应重点关注与甲状腺癌相关的部分，如结节是否质硬，结节是否与周围组织粘连；一级亲属中甲状腺癌家族史；头颈部放射暴露史；声音嘶哑，吞咽困难，发音障碍，呼吸困难，咳嗽等。提示恶变的体征有声带麻痹，同侧颈淋巴结病变及结节且与周围组织粘连固定等[30]。

（二）实验室检查

测定 TT_3、TT_4、TSH 可了解甲状腺功能状态，如果 TSH 减低，提示结节可能分泌甲状腺激素，可进一步查甲状腺显像，确定是否有自主功能[31]；有功能的甲状腺结节几乎都是良性的，恶性的可能性非常小，因此不需要进行额外的细胞学评估，除非是多发结节。在血清 TSH 水平正常或升高的情况下，需要进行甲状腺彩色多普勒超声检查[32]。TSH 水平正常时如果条件允许需进一步行穿刺活检；TSH 水平升高时除了进行穿刺活检外，需进一步检查提示甲减的相关指标[33]。

甲状腺自身抗体（TPOAb、TGAb）的检测，用于诊断自身免疫性疾病。临床上常用于鉴别甲状腺结节是否合并免疫性疾病的情况。如甲状腺过氧化物酶抗体滴度、甲状腺球蛋白抗体升高，可见于桥本甲状腺炎伴甲状腺结节的患者，患者常常因炎症细胞浸润破坏甲状腺功能，出现甲状腺功能减退的症状，并且由于促甲状腺激素的长期升高，进而结节发生癌变的可能性增高。因此，检测甲状腺自身抗体可以排除自身免疫性甲状腺炎合并甲状腺结节的情况，还有助于疾病的预后情况的分析、判断。车微娟[34]有关 TGAb 对甲状腺结节良、恶性评估的研究显示，TGAb 可以辅助鉴别恶性甲状腺结节。甲状腺球蛋白（Tg）是提示功能性甲状腺疾病的重要肿瘤标志物，其升高可见于多种甲状腺疾病。Tg 升高对鉴别甲状腺结节良、恶性的意义不大。此项检测可用于监测甲状腺癌术后是否复发，当发现 Tg 升高时，应高度警惕甲状腺癌复发的可能。血清降钙素为甲状腺髓样癌（MTC）的肿瘤标志物，由甲状旁腺细胞产生，MTC 发生时会增高。当患者有 MTC 家族史时，即使结节很小，也要测定降钙素水平[35]。

（三）影像学检查多样化

1. 超声检查

甲状腺超声是确诊甲状腺结节的必要检查。资料显示，高频超声对甲状腺疾病的敏感性在 97%以上，区分结节囊实性的符合率亦在 90%以上。因其可清楚分辨小至直径 2mm 左右的结节，故常可发现早期体检不能触及的隐匿性结节。甲状腺超声因其价廉、简便、可重复性好，目前被认为是甲状腺结节的最敏感、最有价值的检查方法，适用于所有怀疑甲状腺结节或已有甲状腺结节的患者，此项检查是评估甲状腺的首选影像学方法，并且可以观察甲状腺结节的位置、大小（纵横比）、质地（实性或囊性）、形状、包膜的完整度、有无血流、有无钙化、与周围组织的关系及颈部淋巴结等情况。

2. CT 检查

CT 检查因其在明确甲状腺结节和周围解剖结构的关系上的优势，有助于判断胸骨后甲状腺肿大范围，有无压迫气管及压迫程度，同时能显示甲状腺内部结构，用于发现甲状腺结节[36-38]。甲状腺恶性结节中的乳头状癌 CT 平扫表现为形态不规则、边缘不清的不均匀低密度影，可有更低密度的囊变、坏死区，内部细点状钙化多见；增强后瘤体强化较明显，与周围明显强化的甲状腺组织之间的密度差降低，瘤体低密度区变模糊、范围缩小[39]。

3. 甲状腺核素扫描

甲状腺核素显像是唯一可以确定甲状腺结节功能状态的检查手段,可反映甲状腺及结节的位置、大小、形态和功能，是评价甲状腺结节性质常采用的方法之一。根据甲状腺结节对 ^{131}I 的摄取能力分为热、温、凉、冷四类。热结节约占 10%，几乎都为良性，温结节和冷结节的恶变可能性大，凉结节和冷结节中有 5%～8%为恶性。由于甲状腺核素显像存在适用范围小，仅适用于评估直径大于 1era 的甲状腺结节，且不能区分甲状腺结节的良、恶性等局限性，目前临床已不推荐常规使用。

4. 细胞和组织学检查

甲状腺 FNAB 操作简单，能安全而有效地判断甲状腺结节的性质。据资料报道[40]，FNAB

的敏感度达 83%，特异度达 92%，准确度达 98%。因此怀疑甲状腺结节性质为恶性时需要进行 FNAB，但由于受操作者手法经验及穿刺部位等因素的影响，单凭一次的穿刺结果阴性不能完全排除恶性的可能，必须反复多次进行穿刺，而超声引导下进行更利于保证细胞数量充足，减少血液及囊肿液体的吸入。

四、治疗方案选择多样化

甲状腺结节的西医治疗首要在于区分结节的性质,对于大部分的良性结节不需要临床用药干预，只需定期随访。直径较大、出现压迫症状或者临床上表现出高代谢状态的结节才需要临床干预治疗，一般分为内科治疗、核医学科治疗、超声引导下经皮无水乙醇注射治疗、手术治疗、射频及微波消融治疗。

1. 内科治疗

根据临床症状、体征、甲功检查及相应的超声、ECT检查，明确存在甲状腺高代谢相关症状者可用抗甲状腺药物治疗。对于一些高代谢的甲状腺腺瘤，可先用抗甲状腺药物控制之后再行下一步核医学科治疗，或者外科手术治疗。

甲状腺激素制剂多选用左甲状腺素钠和甲状腺片。治疗期间需要定期监测血清 TSH 水平，绝经前妇女及男性患者可用较大剂量，使血清 TSH 控制在<0.1U/L 基线以下[41]，坚持抑制治疗最少 1 年以上。服用药物后若结节缩小，可减量长期服用；若结节继续增大则即刻终止治疗，需重新穿刺评估或可直接进行手术治疗；结节没有变化的患者也需终止治疗，仅进行随访观察。

娄萍萍等[42]通过实验发现，甲状腺乳头状癌和结节性甲状腺肿患者的甲状腺组织中硒的含量降低，甲状腺癌的患者血清中硒的含量也降低，但结节性甲状腺肿患者血清硒含量正常。所以一部分学者认为硒元素与甲状腺结节的发病机制相关,硒元素缺乏的程度与甲状腺结节的恶变相关。目前已有一部分医生在临床上推荐使用硒酵母治疗甲状腺结节，尤其是桥本甲状腺炎形成的结节，但疗效仍需进一步观察，尚未得到医疗同道的广泛认可。

2. 核医学科治疗

核医学科治疗主要包括放射性同位素碘的治疗，它主要适用于高分泌功能的甲状腺腺瘤，或者高功能性的甲状腺肿并要求行甲状腺核医学治疗者，尤其适用于存在严重手术风险的患者或不愿行手术治疗的患者。其中，放射性碘治疗（[131]I）可以用于良性甲状腺结节合并甲亢者，[131]I 治疗较为适合有自主摄取功能的甲亢，研究表明[43-44]，此种方法有着一定的临床疗效，对单纯的有自主摄取的结节也可以选择。局部组织压迫的情况或者结节位于胸骨后方的情况不推荐[131]I 治疗。妊娠及哺乳期女性也绝对禁用。有报道显示，用放射性碘治疗甲亢后，有早发或晚发甲减[45]的情况发生，所以此种疗法还需进一步探讨研究。

3. 超声引导下经皮无水乙醇注射治疗

20 世纪 90 年代，超声引导下经皮无水乙醇注射（percutaneous ethanol injection，PEI）治

疗甲状腺结节首次出现，短短二十几年，超声引导下 PEI 以其操作简单、安全有效、治疗效果好等优势成为国内外公认的治疗良性纯囊性甲状腺结节的首选疗法[46-47]。此治疗方法主要适用于良性复发性囊性结节的治疗，适用于大量液体成分的囊性或囊实性结节，不适用于实性结节。国外有人对 9 例较大的复发性甲状腺结节患者进行了超声引导下的无水乙醇注射治疗，结果囊肿体积平均下降 72.7%，随访 48 个月无复发，治疗的耐受性良好，无明显不良反应[48]。

4. 手术治疗

手术治疗一般适用于恶性病变，或产生明显压迫症状、胸骨后纵隔内的良性甲状腺结节，随着手术器械的更新和手术技术的进步，甲状腺手术的术式也由传统的开放手术逐渐被腔镜手术所替代，且腔镜手术有其独特优势[49-50]。孟敏[51]分析了多例甲状腺结节手术的临床资料，结果显示手术治愈率高，疗效可靠。但目前国内甲状腺结节的手术适应证存在着扩大化趋势，原本不需要手术的良性甲状腺结节患者被"过度手术"，造成了极大的社会医疗资源浪费，也给患者带来了不必要的损伤。龙本丹等[52]建议对需要手术的患者进行全面术前评估，严格把握手术适应证。

5. 射频及微波消融治疗

甲状腺的热消融治疗目前有射频消融术（radiofrequency ablation，RFA）、微波消融术（microwave ablation，MWA）、高强度聚焦超声（high intensity focused ultrasound，HIFU）、激光疗法（laser-induced thermotherapy，LITT）等，其中以 RFA、MWA 应用较为广泛。超声引导下的经皮热消融治疗具有疗效可靠、定位准确、创伤小、并发症少、治疗时间短等优势，可作为一种新的治疗方法供甲状腺结节患者选择，并在临床治疗当中的应用逐渐增多[53-55]。

五、治疗过程中仍存在不足

甲状腺结节作为一种常见内分泌疾病，还有很多人对此不是很了解，也就导致了不清楚该怎样进行治疗，进而耽误了病情，通过以上阐述可以发现目前治疗甲状腺结节的方法有很多，医生需要根据患者的具体情况选择合适的治疗方法，注意一些误区就可以，以下几点为临床上治疗甲状腺结节存在的常见误区：

1. 治疗甲状腺结节未避开诱因

甲状腺结节诱因很多，在治疗过程中，我们应该尽量避免，如饮食不当、劳累、压力大、情绪紧张或情绪波动不能自我调节等都是导致甲状腺结节的主要因素，在治疗过程中一定要注意避免这些诱因的出现。

2. 治疗甲状腺结节术式选择不合理

选择手术治疗甲状腺结节，存在切除量的问题，切少了会造成疾病复发，而切多了则会引起永久性甲减，给患者精神上和后期日常生活带来极大的痛苦和不便。

3. 治疗甲状腺结节时个别患者未遵医嘱

甲状腺结节的治疗需要一定的过程，但是不少患者治疗过程中发现甲状腺结节症状消失，以为已经痊愈，便自行停止治疗，殊不知这只是假象，过段时间会复发，不仅多消耗很多费用，患者还需接受二次甚至更多次的治疗，给患者的精神和身体带来一定的影响。

4. 有些现代治疗甲状腺结节的方法有利有弊

超声引导下甲状腺射频及微波消融凭借其创伤小、治疗时间短、疗效可靠、精确度高、并发症发生率低等优势，已经成为手术治疗甲状腺良性结节的有效补充治疗手段，也可以作为不能手术切除的甲状腺癌或术后复发转移的甲状腺癌姑息性治疗手段。然而，对于良性结节热消融后凝固性坏死抗原释放能否诱导机体发生免疫反应，可能诱发甲状腺自身免疫性疾病值得进一步研究[56]。

六、甲状腺结节诊疗道路任重道远

1. 分析利弊，中西结合

随着社会的不断进步、人们生活方式的改变及生活压力的增大，近年来甲状腺结节的发病率有升高趋势，人们对健康的日益关注也导致了对本病的"过分恐慌"与"过度治疗"，西医对于甲状腺结节的治疗主要包括随访观察、L-T$_4$抑制治疗、^{131}I 治疗、传统开刀手术、腔镜手术、无水乙醇介入治疗、微波消融治疗、射频消融治疗等。虽然临床上治疗甲状腺结节的方法众多，但均存在各自的适应证及副作用，大部分良性结节只需定期随访即可，切忌过度治疗。研究发现，部分患者选择中医、中药治疗甲状腺结节，取得了一定的治疗效果，中西医结合治疗本病将是未来的一个研究方向，并且具有广阔的前景。

2. 需多学科合作，提高临床疗效

临床上治疗本病需结合患者具体临床表现、体格检查、辅助检查等选择最佳治疗方案，并且在治疗过程中需定期复查彩超、CT 等，以评判、评估治疗效果，避免结节在治疗过程中突然恶变，因此，多学科参与诊疗本病显得尤为重要，如与内科医生、外科医生、超声科医生、放射科医生、病理科医生等其他学科进行广泛交流，及时沟通临床上在诊疗过程中出现的问题，制定最优化的诊疗方案，减少患者的痛苦及诊疗本病的费用支出。

参 考 文 献

[1] Jang J，Kim Y，Shin J，et al. Association between thyroid hormones and the components of metabolic syndrome[J]. BMC Endocr Disord，2018，18：29.

[2] 施秉银. 甲状腺结节和肿瘤的诊断、治疗与展望[J]. 中华内分泌代谢杂志，2003，26（2）：83-85.

[3] Sherman S I. Thyroid carcinoma[J]. Lancet，2003，361：501-511.

[4] 刘源源. 甲状腺结节的中医证型与 MSCT 灌注成像相关性研究[D]. 武汉：湖北中医药大学，2013.

[5] 周建玉. 甲状腺结节的超声诊断应用价值[J]. 中外医学研究，2016，14（30）：52-54.

[6] 中华医学会内分泌学分会. 甲状腺结节和分化型甲状腺癌诊治指南[J]. 中国肿瘤临床，2012，33（17）：96-115.

[7] 刘伟，马瑞，朱慧君，等. 北京市某社区居民甲状腺结节流行特征及影响因素[J]. 中国慢性病预防与控制，2017，25（7）：513-516.

[8] 康静. 吉林省城乡居民甲状腺结节流行情况及影响因素[D]. 长春：吉林大学，2017.

[9] 宋玉娟. 菏泽地区甲状腺超声检查结果分析[J]. 菏泽医学专科学校学报，2015，27（4）：47.

[10] 任宏义，吴光耀，郑齐超，等. 12 240 例健康体检人群甲状腺结节流行病学调查[J]. 世界最新医学信息文摘：连续型电子期刊，2015，（58）：13-14.

[11] 冯尚勇. 江苏地区社区人群亚临床甲状腺疾病和甲状腺结节的流行特征研究[D]. 南京：南京医科大学，2006.

[12] 钟大鹏，胡朝恩，游志清，等. 成都地区中老年人甲状腺结节调查[J]. 西南军医，2017，19（1）：1-4.

[13] 郑小燕，盛燕红，朱英. 区域甲状腺结节流行病学现状调查及评估[J]. 中国公共卫生管理，2015，（4）：553-554.

[14] 崔明勇，王珊，黄荣，等. 长三角地区健康体检人群中甲状腺结节患病情况分析[J]. 中国疗养医学，2015，（10）：1029-1031.

[15] 吴红彦，唐芳，刘玉倩，等. 甲状腺结节的流行病学研究进展[J]. 预防医学论坛，2017（1）：77-79.

[16] 于晓会，单忠艳. 甲状腺结节病因学与流行病学再认识[J]. 中国实用外科杂志，2010，（10）：840-842.

[17] Sahin S B，Ogullar S，Ural U M，et al. Alterations of thyroid volume and nodular size during and after pregnancy in a severe iodine-deficient area[J]. Clinical Endocrinology，2014，81（5）：762.

[18] Renehan A G，Tyson M，Egger M，et al. Body-mass Index and Incidence of Cancer：A Systematic Review and Meta-analysis of Prospective Observational Studies [J]. Lancet，2008，371（9612）：569.

[19] Bartolotta T V，Midiri M，Runza G，et al. Incidentally discovered thyroid nodules：incidence，and greyscale and colour Doppler pattern in an adult population screened by real-time compound spatial sonography[J]. Radiologia Medica，2006，111（7）：989-998.

[20] Saad A G，Kumar S，Ron R，et al. Proliferative activity of human thyroid cells in various age groups and its correlation with the risk of thyroid cancer after radiation exposure[J]. Journal of Clinical Endocrinology & Metabolism，2006，91（7）：2672-2677.

[21] Imaizumi M，Usa T，Tominaga T，et al. Radiation dose-response relationships for thyroid nodules and autoimmune thyroid diseases in Hiroshima and Nagasaki atomic bomb survivors 55-58 years after radiation exposure[J]. Jama，2006，295（9）：1011-1022.

[22] Williams E D. Mechanisms and pathogenesis of thyroid cancer in animals and man[J]. Mutation Research/fundamental & Molecular Mechanisms of Mutagenesis，1995，333（1-2）：123.

[23] Marcocci C，Bartalena L，Tanda M L，et al. Comparison of the effectiveness and tolerability of intravenous or oral glucocorticoids associated with orbital radiotherapy in the management of severe Graves' ophthalmopathy：results of a prospective，single-blind，randomized study[J]. Journal of Clinical Endocrinology & Metabolism，2001，86（8）：3562.

[24] 刘超，唐伟. 甲状腺结节和甲状腺癌的病因学和流行病学[J]. 中国实用内科杂志，2007，27（17）：1331-1333.

[25] 陈璐璐. 内分泌代谢病循证治疗学[M]. 武汉：武汉大学出版社，2007.

[26] Lawrence W，Kaplan B J. Diagnosis and management of patients with thyroid nodules[J]. Journal of Surgical Oncology，2002，80（3）：157-170.

[27] Hart P，Farrell G C，Cooks ley W G，et al. Enhanced drug metabolism in cigarette smokers[J]. British Medical Journal，1976，2（6028）：147-149.

[28] Bartalena L，Bogazzi F，Tanda M L，et al. Cigarette smoking and the thyroid[J]. European Journal of Endocrinology，1995，133（5）：507-512.

[29] Knudsen N，Billow I，Laurberg P，et al. Alcohol consumption is associated with reduced prevalence of goitre and solitary thyroid nodules[J]. Clinical Endocrinology，2001，55（1）：41-46.

[30] Burman K D，Wartofsky L. Thyroid Nodules[J]. New England Journal of Medicine，2015，374（13）：1294.

[31] 胡越，俞力. 甲状腺结节的鉴别诊断及治疗进展[J]. 检验医学与临床，2014，（5）：682-683.

[32] 李冰，刘虔，丁小军，等. 甲状腺结节的现代诊疗进展[J]. 现代生物医学进展，2017，17（19）：3783-3789.

[33] Haugen B R，Alexander E K，Bible K C，et al. 2015 American Thyroid Association Management Guidelines for Adult Patients with Thyroid Nodules and Differentiated Thyroid Cancer：The American Thyroid Association Guidelines Task Force on Thyroid Nodules and Differentiated Thyroid Cancer[J]. Thyroid Official Journal of the American Thyroid Association，1996，156（19）：2165.

[34] 车微娟. 促甲状腺激素、甲状腺球蛋白抗体对甲状腺结节良、恶性的评估[J]. 中外医疗，2016，35（1）：122-123.

[35] 闫昱杉. 甲状腺结节的诊疗进展[J]. 医学综述，2012，18（12）：1883-1886.

[36] Nicholsin K J，Yip L. An update on the status of molecular testing for the indeterminate thyroid nodule and risk stratification of differentiated thyroid cancer[J]. Current Opinion in Oncology，2018，30（1）：8.

[37] 韩志江，舒艳艳，雷志锴，等. 高增强征象在超声、CT 及二者联合诊断甲状腺良、恶性结节中的价值[J]. 中华内分泌外科杂

志，2017，11（1）：15-19.

[38] Molinaro E，Elisei R，Romei C．Clinical impact of molecular techniques for the presurgical diagnosis of differentiated thyroid cancer diagnosis [J]. Expert Review of Endocrinology ＆ Metabolism，2017，519（2）：1-8.

[39] 黄雪，夏红梅，谭开彬，等. 超声及 CT 诊断甲状腺良恶性结节的临床研究[J]. 中国 CT 和 MRI 杂志，2017，15（2）：39-41.

[40] 方国恩，李莉. 甲状腺结节的诊断和处理[J]. 中国实用外科杂志，2003，23（3）：135-137.

[41] Kessler A，Gavriel H，Zahav S，et al. Accuracy and consistency of fine-needle aspiration biopsy in the diagnosis and management of solitary thyroid nodules [J]. Israel Medical Association Journal Imaj，2005，7（6）：371.

[42] 娄萍萍，蒋玲，武传龙，等. 结节性甲状腺肿和甲状腺乳头状癌患者血清及组织中硒、锌水平变化[C]. 中华医学会第十一次全国内分泌学学术会议论文汇编. 2012.

[43] 赵惠扬，陈可靖，陈识杰，等. 放射性碘 131 治疗 74 例甲状腺机能亢进症的疗效观察[J]. 复旦学报：医学版，1965，（3）：167-169.

[44] 张丽莉. 结节性甲状腺肿伴发甲亢应用碘 131 放射性核素的疗效评价[J]. 医学理论与实践，2016，29（16）：2204-2205.

[45] 丁正强，袁超，殷锴，等. 131 碘治疗甲状腺功能亢进症后早晚发甲状腺功能减退症的影响因素研究[J]. 中国全科医学，2011，14（21）：2382-2384.

[46] Gharib H，Papini E，Garber J R，et al. American association of clinical endocrinologists，American college of endocrinology，and associazione medici endocrinologi medical guidelines for clinical practice for the diagnosis and management of thyroid nodules-2016 update [J]. Endocr Pract，2016，22（Suppl 1）：1-60.

[47] Kim J H，Baek J H，Lim H K，et al. 2017thyroid radiofrequency ablation guideline：korean society of thyroid radiology [J]. Korean J Radiol，2018，19（4）：632-655.

[48] Verges B，Buffier P，Baillot-Rudoni S，et al. Non-ultrasound-guided ethanol sclerotherapy for the treatment of thyroid cysts [J]. Annales Dendocrinologie，72（3）：203-207.

[49] 赵明，王可敬，谭卓，等. 腔镜甲状腺手术与开放手术在单侧甲状腺良性病变患者治疗中的机体应激反应对比[J]. 浙江创伤外科，2018，23（1）：76-77.

[50] 王辉. 比较腔镜辅助下甲状腺手术与传统手术对甲状腺良性肿瘤的治疗效果[J]. 现代诊断与治疗，2017，28（19）：3657-3658.

[51] 孟敏. 单侧甲状腺结节手术治疗的临床分析[J]. 中国医药指南，2018，16（33）：169-170.

[52] 龙本丹，时立新，莫晓虹，等. 甲状腺结节术前临床资料与术后病理结果对比分析[J]. 贵州医药，2019，1（43）：133-136.

[53] Liu C，Wu B，Huang P，et al. US-Guided percutaneous microwave ablation for primary hyperparathyroidism with parathyroid nodules：feasibility and safety study [J]. J VascInterv Radiol，2016，27（6）：867-875.

[54] Korkusuz H，Heck K，Grünwald F. Auftreten eines reversiblen Horner-Syndroms nach Mikrowellenablation benigner Schilddrüsenknoten mit ungekühlter Sonde [J]. Rofo，2016，188（6）：586-587.

[55] 李爽，任艳鑫，李晓江. 经皮微波消融治疗甲状腺良性结节[J]. 国际耳鼻咽喉头颈外科杂志，2017，41（1）：39-42.

[56] 曹正勇. 低温射频消融处理对甲状腺生物学特性影响的实验研究[J]. 中国美容医学，2012，16：36.

（侯浩强　执笔，姚沛雨　审订）

第五节　亚急性甲状腺炎现代医学临床研究进展

提　要：亚急性甲状腺炎又称为肉芽肿性甲状腺炎、巨细胞性甲状腺炎和 DeQuervain 甲状腺炎，是一种自限性非化脓性炎症性疾病，本病发病率呈逐年增加的态势，但临床变化复杂，可有误诊及漏诊，且易复发，导致健康水平下降，但多数患者在规范、及时、有效的治疗下可获得痊愈。本文通过查阅近 10 年的相关文献，对本病的流行病学、发病机制、诊断与鉴别诊断、治疗、漏诊误诊原因分析等相关内容进行综述，以期对本病的治疗提供有益的借鉴。

关键词：亚急性甲状腺炎，西医治疗，综述，研究进展亚急性甲状腺炎（subacute thyroiditis，SAT）又称为肉芽肿性甲状腺炎、巨细胞性甲状腺炎（giant cell thyroiditis）和 DeQuervain 甲状腺炎，是一种自限性非化脓性炎症性疾病，系由 DeQuervain 在 1904 年首先发现，近年来发病率呈不断上升趋势。本病是最常见的痛性甲状腺疾病，是一种与病毒感染有关的自限性甲状腺炎，绝大多数可以治愈，一般不遗留甲减[1]。

一、发病率高，女性为主

SAT 约占甲状腺疾病的 5%，男女发生比例为 1 :（3～6），以 40～50 岁女性最为多见。一年四季均可发病，以春秋季多见。各种抗甲状腺自身抗体在疾病活动期可以出现，可能继发于甲状腺滤泡破坏后的抗原释放[2]。研究数据表明，农村青年女性是亚急性甲状腺炎的主要易感人群，秋冬季是发病的高峰期，临床上以轻中型患者居多，女性患者甚至占到了全体患者的 70%[3]，严重影响女性患者的生活质量。

二、发病机制研究日益深入

SAT 的发病机制目前还未完全明确，大多数学者和专家认为，本病由病毒感染引起，如流感病毒、柯萨奇病毒、腺病毒和腮腺炎病毒等，可以在甲状腺组织发现这些病毒，或在患者血清发现这些病毒抗体，但有部分学者认为本病是病毒感染后机体所产生的过敏反应[4]，也有学者认为本病与病毒感染引起的自身免疫紊乱有关[5]。10%～20% 的病例在疾病的亚急性期发现甲状腺自身抗体，疾病缓解后这些抗体消失，推测它们可能继发于甲状腺组织破坏。SAT 的甲状腺损伤似乎是细胞毒性 T 细胞识别病毒与宿主细胞膜抗原复合物的结果，细胞免疫反应可能在 SAT 的发病机制中发挥重要作用[6]。研究证实，SAT 患者循环中存在直接针对 TSHR 的抗体，并证实存在针对甲状腺抗原的致敏 T 淋巴细胞[7]。一些针对免疫系统的新疗法会导致 SAT，提示有免疫因素参与其中[8]。有研究显示，SAT 组患者外周血中调节性 T 细胞（regular T lymphocytes，Treg）明显降低；Treg 降低后，免疫抑制作用减弱，易出现免疫紊乱；SAT 发病的机制可能为病毒感染诱发了免疫机制异常，Treg 减少，对 T 细胞及抗原呈递细胞的抑制作用减弱，1 型 T 辅助细胞与细胞毒性 T 细胞活性增高，破坏甲状腺滤泡，导致 SAT 的发生[6]。亦有报道称，乙型流感病毒感染可引发 SAT[9]。

综上所述，SAT 的发病与多种病毒感染有关，主要包括流感病毒、柯萨奇病毒、腺病毒和腮腺炎病毒等在内的多种病毒感染，同时病毒感染后引起一系列免疫应答反应也是导致本病的原因。

三、临床表现丰富多样

SAT 起病急骤，可有发热，多为中度发热，体温在 38～38.9℃，可伴有畏寒、寒战、全身不适、肌肉疼痛、疲乏无力、食欲减退、心动过速、多汗等症状[10]。本病常在病毒感染后 1～3 周发病，有研究发现本病有季节发病趋势（夏秋季节，与肠道病毒发病高峰一致），不同地理区域有发病聚集倾向，起病形式及病情程度不一，起病前 1~3 周常有病毒性咽炎、腮腺炎、麻疹或其他病毒感染的症状，甲状腺区发生明显疼痛，可放射至耳部，吞咽时疼痛加重，肿痛持续 4~6 周，部分患者肿痛反复或持续。炎症消失后可出现一过性甲减，多数持续 6~8 周，极少数形成永久性甲减。总病程 2~4 个月，有些病程持续 1 年甚至更长，有些患者 SAT 可反复发生[11]。表现为甲状腺结节的大多数 SAT 患者低回声区进行加压扫查时会出现明显疼痛，而该症状在其他甲状腺疾病检查中较少出现[12]，结节边界不清，回声向心性减低有助于非典型性 SAT 的诊断[13]。临床表现具体如下：

1. 上呼吸道感染前驱症状

上呼吸道感染前驱症状包括肌肉疼痛、疲劳、倦怠、咽痛等，体温不同程度升高，起病 3~4 天达高峰。可伴有颈部淋巴结肿大。

2. 甲状腺区特征性疼痛

甲状腺区特征性疼痛逐渐或突然发生，程度不等，转颈、吞咽动作可加重，常放射至同侧耳、咽喉、下颌角、颏、枕、胸背部等处。少数患者表现为声音嘶哑、吞咽困难。

3. 甲状腺肿大

甲状腺肿大呈弥漫或不对称轻、中度增大，多数伴结节，质地较硬，触痛明显，无震颤及杂音。甲状腺肿痛常先累及一叶后扩展到另一叶。

4. 与甲状腺功能变化相关的表现

（1）甲状腺毒症阶段：发病初期 50%~75%的患者体重减轻、怕热、心动过速等，历时 3~8 周。

（2）甲减阶段：约25%的患者在甲状腺激素合成功能尚未恢复之前进入功能减退阶段，出现水肿、怕冷、便秘等症状。

（3）甲状腺功能恢复阶段：多数患者短时间（数周至数月）甲状腺功能恢复正常，仅少数成为永久性甲减，整个病程 6~12 个月。有些病例反复加重，持续数月至 2 年不等。2%~4%复发，极少数反复发作[2]。

四、分期治疗，有的放矢

根据实验室检查结果可以将本病分为甲状腺毒症期、甲减期和恢复期，即早期、中期、晚期。

（1）早期（甲状腺毒症期）：血清 T_3、T_4 升高，TSH 降低，^{131}I 摄取率减低（24h＜2%）。这就是本病特征性的血清甲状腺激素水平和甲状腺摄碘能力的"分离现象"。原因是甲状腺滤泡被炎症破坏，其内储存的甲状腺激素释放进入血液循环，形成"破坏性甲状腺毒症"；而炎症损伤引起甲状腺细胞摄碘功能减低，此期血沉加快，可大于 100mm/h。

（2）中期（甲减期）：血清 T_3、T_4 逐渐下降至正常水平以下，TSH 回升至高于正常值，^{131}I 摄取率逐渐恢复。这是因为储存的甲状腺激素释放殆尽，甲状腺细胞处于恢复之中。

（3）晚期（恢复期）：疾病后期，甲状腺滤泡和功能恢复，血清中甲状腺激素水平恢复正常，摄取能力恢复正常，症状逐渐好转[11]。

五、临床治疗首重诊断

（一）诊断方法多种多样

1. 红细胞沉降率（ESR）和超敏 C 反应蛋白（CRP）

病程早期 ESR 增快，ESR 大于 50mm/h 时对本病是有力的支持，ESR 不增快也不能除外本病。ESR 可反映 SAT 患者甲状腺滤泡的破坏程度，可作为判断病情严重的参考指标[14]。有研究表明，ESR 联合 CRP 可有效诊断 SAT，效果优于 ESR、CRP 单独使用。CRP 检测具有快速、费用低廉的特点，适宜于基层医院开展，因此，CRP 在 SAT 的诊断和鉴别诊断中仍有重要价值[15]，SAT 患者血清铁蛋白与 ESR 和 CRP 具有同样作为炎症指标反映病情严重程度、变化的作用[16]。

2. 甲状腺功能

甲状腺毒症期呈现血清 T_4、T_3 浓度升高，甲状腺摄碘率降低（常低于 2%）的双向分离现象。血清 T_3/T_4 常 <20。随着甲状腺滤泡上皮细胞破坏加重，储存激素殆尽，出现一过性甲减，T_4、T_3 浓度降低，TSH 水平升高。而当炎症消退，甲状腺滤泡上皮细胞恢复，甲状腺激素水平和甲状腺摄碘率逐渐恢复正常。

3. 甲状腺细针穿刺和细胞学（FNAC）检查

早期典型细胞学涂片可见多核巨细胞、片状上皮样细胞、不同程度炎性细胞；晚期往往见不到典型表现。FNAC 检查不作为诊断本病的常规检查。

4. 甲状腺核素扫描（Tc 或 mI）

早期甲状腺无摄取或摄取低下对诊断本病有帮助。有研究纳入 121 例 SAT 患者，甲状腺摄碘率均降低，提示在病程的活动期，即使仅有一部分甲状腺受损时，其放射性摄碘率也是低于正常的，故当患者放射性碘摄取率正常时，对活动性 SAT 的诊断应提出质疑[17]。

5. 超声检查

有研究认为，SAT 不论是声像图检查还是实验室功能检查，都没有表现出明显的特异性，而使用彩超进行扫描可以十分清晰地显现甲状腺二维图像，彩超还可以反映出病灶周围的血流情况，对本病诊断和治疗具有重要意义，近年来这种方式也逐步得到了广大医疗工作者和患者的认可[18]。超声显示，SAT 低回声病灶数目的减少和范围的缩小均迟于实验室检查，可成为类固醇激素用药减量和停药的良好指标之一[19]，是诊断和判别 SAT 活动期的较好检查方法，对 SAT 的诊断有一定的特异性[20]。而且对甲状腺低回声区加压扫查时，表现为明显的压痛，此症状具有较高的特异性，在其他甲状腺疾病中较为少见[21-23]。

6. 其他

早期白细胞可增高。TPOAb、TGAb阴性或水平很低。这些均不作为本病的诊断指标。血清Tg水平明显增高,与甲状腺破坏程度相一致,且恢复很慢,Tg也不作为诊断必备的指标[2]。

（二）诊断方法多样,抓要点是首位

SAT的诊断方法有多种,以下两点是诊断重点。

1. 甲状腺核素扫描

根据患者的就诊时间和病程的差异,实验室检查结果各异[11]。据文献报道,甲状腺核素显像（ECT）对SAT诊断的符合率可达96.2%,是目前临床上诊断SAT最主要的检查方法,更适用于甲状腺功能检查正常及甲状腺超声未能明确诊断的患者,可有效帮助临床医生明确诊断[24]。当FT_3、FT_4升高时,摄碘率降低,即出现了典型分离表现时表明SAT阳性,是炎症早期的特殊表现,可以和甲亢症状进行区分[25]。

2. 超声检查

彩超的优势是扫描速度很快,成像清晰度高,操作简便快捷[26-27]。SAT患者甲状腺组织内的血流信号通常在低回声区不明显,而周边血流信号逐渐丰富,可以呈现出星点状、环状等,当病灶血管受压时,脉冲多普勒峰值流速也会随之提升[28]。赵志勇等报告,在SAT的诊断中,与FNAC检查相比较,超声诊断的符合率为76.92%[29]。张传菊等[30]建议将超声弹性成像（ultrasound elastography, UE）技术所探测到的表现作为临床停药指标之一,UE能反映被测组织硬度方面的信息,而组织的硬度与其病理结构密切相关。VTQ作为一种较新的超声成像技术,通过计算组织振动过程中的剪切波速度（Swv）值,对组织硬度做出定量分析,从而成为弹性成像更为客观的诊断标准:Swv值越高,反映该组织越硬、弹性越差[31]。

（三）鉴别诊断,助理思路

1. 与急性化脓性甲状腺炎相鉴别

急性化脓性甲状腺炎表现为甲状腺局部或邻近组织红、肿、热、痛及全身显著炎症反应,有时可找到邻近或远处感染灶;白细胞明显增高,核左移;甲状腺功能及摄碘率多数正常。

2. 与结节性甲状腺肿出血相鉴别

结节性甲状腺肿出血表现为突然出血可伴甲状腺疼痛,出血部位伴波动感;但是无全身症状,ESR不升高;甲状腺超声检查对诊断有帮助。

3. 与桥本甲状腺炎相鉴别

少数桥本甲状腺炎病例可以有甲状腺疼痛、触痛,活动期ESR可轻度升高,并可出现短暂甲状腺毒症和摄碘率降低;但是无全身症状,血清TGAb、TPOAb滴度增高。由于SAT早期起病,其超声图像与SAT极为相似,这就需要结合临床表现及实验室检查,提高诊断效率[32]。

SAT 彩超以峡部和两侧叶前后径增大明显，峡部增大明显是 SAT 的重要诊断依据之一，通过声像图观察甲状腺大小形态、病灶回声、病灶血流及病灶周围甲状腺回声和血流情况予以区别[33]。

4. 与无痛性甲状腺炎相鉴别

无痛性甲状腺炎是桥本甲状腺炎的变异型，是自身免疫性甲状腺炎的一个类型。有甲状腺肿，临床表现经历甲状腺毒症、甲减和甲状腺功能恢复三期，与 SAT 相似。鉴别点：本病无全身症状，无甲状腺疼痛，ESR 不增快，必要时可行 FNAC 检查鉴别，可见局灶性淋巴细胞浸润。

5. 与甲亢相鉴别

碘致甲亢或者甲亢时摄碘率被外源性碘化物抑制，出现血清 T_4、T_3 升高，但是 ^{131}I 摄取率降低，需要与 SAT 鉴别。根据病程、全身症状、甲状腺疼痛、T_3/T_4 及 ESR 等方面可以鉴别[2]。

6. 与 Graves 病相鉴别

有研究表明，SAT 组患者血清 FT_3、FT_4 的增高值低于 Graves 病组患者，但两组患者各病例间两项指标值均有较大的交叉，没有明确的分界线，Graves 病因为甲状腺滤泡上皮细胞增生，功能增强，甲状腺摄 ^{131}I 率多明显增高。根据血清甲状腺激素明显增高而甲状腺摄 ^{131}I 率明显降低的"分离现象"，结合临床表现可明确 SAT 的诊断。对 TSH、TRAb、TPOAb、TGAb 四种抗体同时进行检测分析，对于甲状腺疾病的早期筛查和确诊具有积极意义，不仅大大降低了误诊率，而且对于改善患者预后结局也有显著优势[34]。急性期 SAT 只有病灶周围才有丰富的血流信号，而后者发生甲状腺肿大时，彩超检查显示的丰富血流信号呈火海征[35-36]。

六、临床治疗手段多样

（一）药物治疗，激素为主

SAT 的治疗措施包括减轻局部症状和针对甲状腺功能减退的治疗[37]。对于轻微的 SAT，临床上只需要采取非甾体抗炎药进行治疗即可达到良好的效果，而中度、重度型的 SAT 则需要采取糖皮质激素（GC）类药物治疗，虽然能够获得不错的疗效，但是患者往往需要长时间口服该类药物，因此引发不良反应的概率较高，且停药后复发的可能性非常高[38]。在治疗 SAT 的过程中，合理应用最佳剂量的激素，并且逐步减少激素的用量仍能达到满意的治疗效果一直是临床高度关注的热点问题[39]。

1. 早期药物选择

早期治疗以减轻炎症反应及缓解疼痛为目的。轻症者可用阿司匹林（1～3e／d，分次口服）、非甾体抗炎药（如吲哚美辛 75～150mg/d，分次口服）或环氧酶-2 抑制剂。甲状腺毒症明显者，可以使用 β 受体阻滞剂。由于本病并无甲状腺激素过量生成，故不使用抗甲状腺药物治疗。甲状腺激素用于甲减明显、持续时间久者；但由于 TSH 降低不利于甲状腺细胞恢复，故宜短期、小量使用；永久性甲减需长期替代治疗[2]。针对甲状腺毒症表现可给予普萘洛尔；针对一过性甲减者，可适当给予左甲状腺素替代[11]。目前治疗上一般使用非甾体消炎镇痛药、糖皮质激素，但糖皮质激素的使用最为广泛；但使用 GC 也会出现诸多不良反应，如面部痤疮、感染、失眠、体重增加、血糖升高、骨质疏松、股骨头坏死等[5]。SAT 是自限性疾病[40]，糖皮质激素治疗的现实意义就应该是遵循糖皮质激素类药物临床应用指导原则，针对重症 SAT[41-42]，不应顾虑病情反复和永久甲减的发生而采用中、长疗程治疗。因为停药病情反复后使用糖皮质激素仍然有效，但糖皮质激素并不能在 SAT 早期或晚期防止甲状腺功能异常[40, 43]。故早期选择有效药物控制病情进展非常重要，所以要及早检查确诊，尽快控制症状，这样预后较好。

2. 糖皮质激素治疗

甲状腺内局部注射糖皮质激素治疗 SAT，提升了甲状腺内的局部药物浓度，能更有效地抑制甲状腺局部的炎症反应，且局部注射糖皮质激素人均总量约 60mg；在治疗 SAT 时，结合患者自身情况，可将局部注射糖皮质激素作为首选，不仅克服了全身用药缺陷，还可以迅速改善临床症状，缩短疗程，有助于恢复甲状腺功能[5]。有研究表明，小剂量泼尼松治疗 SAT 的临床疗效明显，促进甲状腺肿胀及疼痛时间明显缩短，不良刺激反应的发生概率很低，应用安全性、有效性高[44]。

有研究表明，糖皮质激素的作用机制是调节免疫功能和非特异性抗炎作用，能抑制局部和全身炎症反应[45]。应用糖皮质激素治疗 SAT，通常在 24～48h 可以迅速缓解疼痛、发热的症状，治疗效果优于解热镇痛药。连续 2 周应用泼尼松 20～30mg/d，可导致下丘脑-垂体-肾上腺轴反应迟钝，长期应用则可能完全抑制；而泼尼松10～15mg/d 并不会产生严重不良反应；因此如果小剂量糖皮质激素既能够缓解症状，又能够明显减少糖皮质激素的不良反应，不失为治疗 SAT 最理想的方法[46]。糖皮质激素递减停药治疗 SAT 的临床疗效较好，其可快速改善患者的临床症状，减轻炎性反应[47]。范尧夫等的 Meta 分析结果显示，糖皮质激素治疗SAT，可以明显缩短临床症状缓解时间，但在疗程及复发率方面均差于非甾体抗炎药组，两者在不良反应方面并无差异[48]。亦有研究认为，糖皮质激素与非甾体抗炎药在 SAT 治疗中的有效性和安全性尚不能完全明确[49]。同时，ESR 水平明显降低，甲状腺功能明显改善，该结果对地塞米松注射治疗在 SAT 治疗中的有效性做出进一步的证明[50]。同时有研究表明，在治疗效果一致的情况下，小剂量地塞米松局部注射可以减少不良反应的发生[51]。

3. 肾上腺皮质激素

有研究认为，地塞米松是人工合成的长效肾上腺皮质激素，其抗炎活性远高于醋酸泼尼松，通过阻止白细胞、巨噬细胞等炎症细胞的集聚，从而减轻组织炎症。序贯疗法是将同一药物不同剂型或给药方式进行转换来达到最有效的治疗目的；局部注射给药时，可针对性增高炎症局部药物浓度，抑制甲状腺局部免疫反应，促进肿大腺体缩小[52]。地塞米松与序贯疗法相结合，可缩短治疗时间，避免长期服药所致的毒副作用，对疾病恢复具有一定的积极意义[53]，故现在临床上选用此种疗法。

4. 雷公藤多苷联合泼尼松

有研究结果显示[54]，雷公藤多苷联合泼尼松治疗 SAT 具有较好的临床疗效，可显著改善患者的临床症状，降低复发率，且无显著不良反应。

5. 泼尼松联合布洛芬缓释胶囊

有研究显示，泼尼松联合布洛芬缓释胶囊治疗 SAT 与单独使用泼尼松相比可显著提高疗效、缩短患者甲状腺肿胀消退时间与发热消退时间、降低炎症反应、改善甲状腺功能、降低不良反应发生率、且不增加复发率[55]。小剂量泼尼松联合吲哚美辛治疗 SAT 缓解症状迅速、病情控制稳定、复发率低[56]。

6. 利巴韦林联合泼尼松

有研究显示[57]，使用利巴韦林联合泼尼松治疗SAT，发热消退时间、疼痛消退时间、肿胀消退时间、ESR下降及复发率明显优于单一用泼尼松治疗，并且无明显的不良反应。通过联合抗病毒药物治疗，能够对病毒感染途径进行抵抗甚至破坏，对病毒的吸附形成干扰，使得病毒无法穿入细胞，对病毒生物的合成形成有效抑制，提升患者机体病毒抵抗能力[58]。SAT采取抗病毒药物联合小剂量泼尼松治疗，临床效果更加显著，还能显著降低病症的复发率[59]。与口服泼尼松相比，局部注射地塞米松和利多卡因治疗 SAT 疗效更佳，不仅发热、甲状腺疼痛、肿大等症状的消退更快，且不良反应少、复发率低，患者痛苦得以减轻[60]。

7. 甲状腺内注射

联合甲状腺内注射激素、环磷酰胺对 SAT 进行双重免疫调节治疗，能够改善患者的病情，且安全性高[61]。采用曲安奈德局部免疫调节治疗结节性 SAT 具有疗效显著，复发率低，与口服泼尼松比较，局部浓度高，免疫抑制强而持续，起效快，症状改善明显，疗程短，特别是结节消失率高更具有优势，同时，因药物量小、局部用药，制剂为混悬液，血中药物浓度低，全身副作用较少，易被患者接受[62]。

8. 中西医结合治疗

中西医结合治疗 SAT，在改善临床症状、提高治疗有效率、降低复发率等方面，较单纯西药治疗效果更显著[63]。有研究表明，新癀片在治疗轻症 SAT 中疗效确切安全、不良反应少，但部分患者由于甲状腺组织破坏范围较广、症状重，如治疗无效必须予以糖皮质激素[64]。

（二）明晰问题，逐步提高

临床治疗 SAT，糖皮质激素泼尼松为首选药物，药物应用后，增生结缔组织被有效抑制，使毛细血管壁及细胞膜的通透性降低，促进炎性渗出减少，同时，药物还可阻碍形成、释放组胺及其毒性物质，从而改善患者症状，促进疾病康复。不过，应用糖皮质激素的过程中，存在减量或停药后病情反复、不良反应多等问题，导致患者用药依从性变差，影响整体的治疗效果[50]。

（三）误诊分析，助提疗效

1. 经验不足，缺乏对本病的认识

从内分泌专科医生的角度来讲，SAT 在临床比较常见，诊断和治疗也相对比较简单。但对于非内分泌专科医生而言，见到 SAT 的机会可能并不是很多，缺乏对 SAT 的全面认识和基本

的警惕性，即使有比较明确的临床线索，如急性病毒感染过后的甲状腺局部的疼痛、触痛症状等，也很难准确把握，导致误诊或漏诊。

2. 问诊及体格检查不细致

对于 SAT 而言，急性感染的全身症状及甲状腺局部表现，以及甲状腺功能的动态演变及相应的临床表现较具特征性，在进行问诊和体格检查时，应对此三项内容给予特别关注。对主诉有颈部或甲状腺部位疼痛、压痛或触痛症状的患者，应详细询问此前是否有过及当时是否存在急性感染的表现，如发热、怕冷、全身不适、肌肉酸痛、乏力、食欲下降、ESR 增快等，甲状腺部位症状出现的时间、程度及相关的伴随症状，还应详细询问甲状腺功能的检查情况。SAT 患者多有甲状腺部位的触痛和压痛，如果在体格检查时不够系统和细致，就比较容易忽略这一点，导致重要的临床证据被遗漏。

3. 未选择特异性检查项目

甲状腺功能亢进期，血清 T_3、T_4 升高，TSH 降低，但如同时检测 ^{131}I 摄取率，就会发现 ^{131}I 摄取率往往减低，这就是本病特征性的分离现象。这一分离现象对诊断 SAT 具有举足轻重的作用。临床有19.67%的 SAT 被误诊为甲状腺功能亢进，其主要原因是没有进行 ^{131}I 摄取率的检查，未发现有特征性的分离现象。

4. 缺乏对特异性症状和体征的把握

SAT 起病比较急，主要为急性感染症状和甲状腺部位疼痛，其中急性感染症状，如发热、全身不适、肌肉酸痛、食欲下降等全身症状缺乏特异性，容易同上呼吸道感染等疾病相混淆。甲状腺部位的触痛和压痛也非 SAT 所特有，加之很多患者症状不典型，某些 SAT 患者甚至无甲状腺部位的症状，这也为诊断增加了难度。如果患者有发热、全身不适，同时短期内甲状腺出现肿大伴单个或多个结节，触之坚硬而有显著压痛、触痛，可初步考虑为 SAT 的可能。结合实验室检查早期可见 ESR 增高，白细胞正常或稍高，血清 T_3、T_4 增高，而血清 TSH 降低，但是甲状腺 ^{131}I 摄取率却显著降低[10]。

5. 非典型性 SAT 诊断不明

非典型性 SAT 表现多样，患者常就诊于非内分泌科室，常被误诊为咽炎、扁桃体炎、中耳炎、支气管炎、上呼吸道感染、甲亢等[65]。尤其是中青年女性[66]，当患者上呼吸道感染且伴有颈部或咽部不适，尤其使用抗生素予以治疗未见效果时，应考虑此病[67-68]。甚至有误诊为甲状腺腺瘤、结节性甲状腺肿、甲状腺癌而行手术治疗[69]。有报道称，以肝损害为突出表现的 SAT、甲减并不多见，容易漏诊、误诊、延误治疗[70]。亦有报道认为，乙型肝炎病毒感染可能是 SAT 的致病因素之一，SAT 也可能是乙型肝炎的肝外表现[71]。无痛性 SAT 的超声误诊原因很多，有部分非典型的 SAT 合并甲状腺其他疾病时易被误诊，所以超声检查遇到无痛、边界欠清的实性低回声病灶时[72]，需要考虑 SAT 的可能性，同时要结合临床及实验室检查综合判断，必要时建议行超声引导下的细针细胞学穿刺检查，避免不必要的手术给患者带来痛苦[73-74]。这就要求临床医师要在实际工作中加强基本功练习，普及全科知识，放宽视野，打破专业限制，积极进行颈部触诊等体格检查和实验室等检查，并详细询问病史，全面分析疾病的临床表现，才能减少 SAT 误诊、误治的发生[75]。

七、治疗难点重点

有研究数据指出，超过 1/3 的 SAT 患者在发病期无明显体征，常规的临床诊断措施难以达到理想的确诊率[76]。近几年 SAT 发病率逐渐上升，临床表现复杂多变，且多数患者最初就诊科室并非内分泌代谢科，非专科临床医生对于此病认识不深，容易导致误诊或漏诊[77]。有的可仅表现为不明原因发热。有研究证实，疫苗接种可诱发 SAT[78]。统计数据表明，近 10 年来 SAT 误诊率高达 56%以上[10]。甲状腺超声检查可直观反映甲状腺内血流分布情况，在 SAT 活动期表现为明显的低回声区域，对 SAT 的诊断率可达 81.6%，有较高的临床应用价值。但与血清甲状腺激素水平测定相似，甲状腺超声检查同样受患者就诊时间、起病缓急影响，有时难以与桥本甲状腺炎、结节性甲状腺炎液性变相鉴别，以上为误诊或漏诊的原因之一[77]。对发热伴咽痛表现的患者应注意仔细查体，特别是无其他病因而 ESR 明显增快的患者应完善实验室检查除外 SAT 诊断[79]。因此，在本病的治疗过程当中，如何多措并举提高诊断率，降低漏诊、误诊的发生率是摆在我们面前的一项重要任务，是治疗的重点和难点。

八、述评与展望

随着现代医学的进步及全科学医的发展，越来越强调临床医务工作者的综合素质的提高，通过查阅近 10 年相关文献，对 SAT 的流行病学、病因病机、诊断、治疗及临床中的漏诊误诊原因的分析，我们看到诊断器械的更新换代及实验室检测水平的提高，对于本病的诊断水平也在不断提高，但因为本病发病率相对不高，容易被患者及非内分泌专业医师忽视。在治疗过程中也多选择激素类药物，但激素类药物副作用也较大，后期的疾病反复及服药带来的不良反应又降低了患者的依从性，进而导致本病的治疗效果欠佳。因此，在本病的诊疗中一定要加强与相关科室交流，在对本病治疗效果欠佳的情况下，一定要拓宽思路，请专业科室专家会诊，以提高诊治水平。应用激素类药物带来的副作用较多，寻求中西医结合治疗本病的方法，如双黄连口服液、抗病毒口服液、雷公藤多苷片、新癀片、复方制剂等，更有助于迅速控制症状，能有效地缩短患者的退热时间、甲状腺缩回时间、甲状腺疼痛消失时间，且可降低患者复发可能性，提高治愈率，降低复发，减少不良反应，且安全性良好，值得临床推广应用。同时通过相关科研攻关开发新的中成药制剂也是今后努力的方向。三是要积极发挥祖国传统医学优势，将中医特色疗法如针灸、穴位贴敷、火疗、中药外敷等确有疗效的方法用于本病的治疗，对于缓解患者痛苦、减轻症状有极大的帮助，应积极进行探索。

参 考 文 献

[1] 雪辉, 肖国有, 陆名义, 等. 亚急性甲状腺炎甲状腺静态显像与超声检查特征分析[J]. 广西医科大学学报, 2017, 34(9): 1296-1299.

[2] 中华医学会内分泌学分会《中国甲状腺疾病诊治指南》编写组. 中国甲状腺疾病诊治指南——甲状腺炎[J]. 中华内科杂志, 2008,

47（9）：784-788.

[3] 马玉琴，刘树芳，王敬涛，等. 亚急性甲状腺炎 1865 例流行病学及临床特点分析[J]. 中国基层医药，2017，24（18）：2746-2750.

[4] 刘博文，武敏，葛丽霞，等. 彩色多普勒超声对亚急性甲状腺炎的诊断作用探讨[J]. 影像研究与医学应用，2019，3（9）：142-144.

[5] 尹晓玲，胡玲，漆莉莹，等. 亚急性甲状腺炎不同治疗方式的 Meta 分析[J]. 江西医药，2019，1：52-55，63.

[6] 王小玲，吕合作，甘怀勇，等. Treg 在亚急性甲状腺炎发病免疫机制中的作用[J]. 基础医学与临床，2018，38（2）：218-223.

[7] 廖二元，莫朝辉，张红，等. 内分泌与代谢性疾病（上册）[M]. 第 3 版. 北京：人民卫生出版社，2012：497.

[8] 曲卫，李美晔，王静，等. 注射甲型 H1N1 流感疫苗引起亚急性甲状腺炎 1 例报告[J]. 标记免疫分析与临床，2014，21（4）：489-491.

[9] 王威. 亚急性甲状腺炎合并急性造血功能停滞 1 例[J]. 国际检验医学杂志，2017，38（22）：3216.

[10] 丁滨，郭启煜. 2004～2013 年亚急性甲状腺炎误诊文献数据分析[J]. 中国临床医生杂志，2016，44（8）：17-19.

[11] 陈灏珠，钟南山，陆再英，等. 内科学[M]. 第 9 版. 北京：人民卫生出版社，2018：692.

[12] 田国华，李欣. 表现为甲状腺结节的亚急性甲状腺炎 12 例诊治分析[J]. 浙江临床医学，2017，19（8）：1455-1456.

[13] 李媛，韩东，刘红雨，等. 非典型性亚急性甲状腺炎超声诊断价值[J]. 中国现代医学杂志，2014，24（34）：77-80.

[14] 袁小青，李德，刘娟，等. 亚急性甲状腺炎 129 例临床分析[J]. 实用临床医药杂志，2017，21（21）：206-208.

[15] 钟时嘉. 亚急性甲状腺炎的临床分析[J]. 医学信息，2018，31（1）：181-183.

[16] 凌宏威，刘璇，李伟，等. 亚急性甲状腺炎患者血清铁蛋白与血沉和 C-反应蛋白相关性分析[J]. 中外医学研究，2015，（31）：88-89.

[17] 范景丽，马玉琴，汪春雷，等. 121 例亚急性甲状腺炎患者流行病学及临床特点的回顾性分析[J]. 中华地方病学杂志，2017，36（5）：338-341.

[18] 刘博文，武敏，葛丽霞，等. 彩色多普勒超声对亚急性甲状腺炎的诊断作用探讨[J]. 影像研究与医学应用，2019，3（9）：142-144.

[19] 徐智章. 现代腹部超声诊断学[M]. 北京：科学出版社，2001：691.

[20] 黄毅. 超声对亚急性甲状腺炎的诊断价值及随访意义[J]. 中国中西医结合影像学杂志，2015，（4）：450-451.

[21] 牛志昊，潘明，赵斌，等. 亚急性甲状腺炎诊疗新进展[J]. 中华内分泌外科杂志，2015，9（4）：345-347.

[22] 丁保平，阿庆玲，王永祥. 亚急性甲状腺炎的典型超声表现[J]. 河北联合大学学报（医学版），2013，15（1）：60-61.

[23] 张建丽，伊海红. 超声检查和核素显像在亚急性甲状腺炎的诊断价值分析[J]. 医学影像学杂志，2013，23（6）：838-840.

[24] 刘岩，张伟，朱朝晖，等. PET-CT 对以长期不明原因发热为首发症状的巨细胞动脉炎的辅助诊断价值[J]. 中华内科杂志，2014，53（9）：701-705.

[25] 魏满新. 核医学与超声检查对亚急性甲状腺炎的诊断价值分析[J]. 影像研究与医学应用，2018，2（24）：218-219.

[26] 王春雷，韩英，潘燕，等. 超声误诊亚急性淋巴细胞性甲状腺炎的临床分析[J]. 世界临床医学，2017，11（18）：204.

[27] 韦华，张玲，刘振中. 核医学、超声检查对亚急性甲状腺炎的诊断价值观察[J]. 现代医用影像学，2018，27（1）：198-199.

[28] 褚彦. 彩色多普勒超声在亚急性甲状腺炎诊断中的应用效果[J]. 世界最新医学信息文摘，2019，19（23）：18-19.

[29] 赵志勇，韦玉和，冯小芬，等. 经病理确诊的亚急性甲状腺炎 182 例临床分析[J]. 中国现代医学杂志，2015，25（20）：83-86.

[30] 张传菊，杜启亘，宁春平，等. 超声弹性成像在亚急性甲状腺炎病程分期中的应用价值[J]. 中华超声影像学杂志，2011，20（12）：1047-1050.

[31] 田文娟，邢伟，张凡. 超声弹性成像及声触诊组织定量技术在亚急性甲状腺炎病程分期中的应用价值[J]. 临床超声医学杂志，2016，18（8）：538-541.

[32] 邸俊丽. 甲状腺炎诊断中超声的运用探究[J]. 中西医结合心血管病电子杂志，2019，7（3）：165.

[33] 韩新. 亚急性甲状腺炎与桥本甲状腺炎的声像图分析[J]. 实用医学影像杂志，2014，15（5）：364-366.

[34] 欧丹萍，邝永辉，黄行运，等. 四种抗体联合检测诊断甲状腺疾病的临床意义[J]. 中国现代医药杂志，2019，21（1）：77-78.

[35] 周明. 彩色多普勒超声对亚急性甲状腺炎病程分期在鉴别诊断及治疗中的意义[J]. 临床医药实践，2016，25（5）：343-345.

[36] 施唯. 彩色多普勒超声对亚急性甲状腺炎的诊断价值[J]. 医学信息，2015，（19）：320.

[37] 张萌娜. 亚急性甲状腺炎诊疗研究进展[D]. 南昌：南昌大学，2017.

[38] 王新. 地塞米松与利多卡因局部注射治疗亚急性甲状腺炎的可行性探讨[J]. 中国医药指南，2018，16（21）：93-94.

[39] 黄伟，方轶群. 应用小剂量泼尼松治疗亚急性甲状腺炎患者的临床效果[J]. 中国现代医生，2016，54（24）：31-33.

[40] 赵林双. 亚急性甲状腺炎[M]. 北京：人民卫生出版社，2014：199.

[41] 赵敏素. 糖皮质激素治疗亚急性甲状腺炎临床疗效分析[J]. 临床医药实践，2012，21（12）：915-916.

[42] 中华医学会. 糖皮质激素类药物临床应用指导原则[J]. 中华内分泌代谢杂志，2012，28：32.

[43] 许天蕴. 亚急性甲状腺炎诊治[J]. 上海医药，2015，36（7）：23-26.

[44] 于叶芹, 万婕. 小剂量泼尼松治疗亚急性甲状腺炎的临床观察[J]. 临床医药文献电子杂志, 2017, 4（15）: 2931.

[45] 王菊芳, 张广吾, 查彦红, 等. 复方倍他米松针及强的松片治疗亚急性甲状腺炎疗效对比分析[J]. 现代实用医学, 2015, 27（7）: 917-918.

[46] 邝建波, 刘新杰, 李敏. 不同剂量泼尼松治疗亚急性甲状腺炎的临床对照观察[J]. 海南医学, 2015, 26（16）: 2438-2440.

[47] 孙秀菊. 糖皮质激素递减停药治疗亚急性甲状腺炎的临床疗效[J]. 临床合理用药杂志, 2018, 11（21）: 56-57.

[48] 范尧夫, 张会峰, 胡咏新, 等. 糖皮质激素与非甾体类抗炎药治疗亚急性甲状腺炎有效性和安全性的 Meta 分析[J]. 中国临床研究, 2016, 29（4）: 501-503, 506.

[49] 王述进, 张敏, 马磊. 糖皮质激素和非甾体抗炎药治疗亚急性甲状腺炎疗效分析[J]. 中国实用医药, 2019, 14（10）: 22-24.

[50] 郭洪彦. 地塞米松注射治疗亚急性甲状腺炎的临床研究[J]. 中国医药指南, 2018, 16（32）: 131-132.

[51] 刘新亮, 杨金芳, 朱平. 甲状腺局部注射地塞米松治疗亚急性甲状腺炎的疗效[J]. 江苏医药, 2018, 44（12）: 1416-1418.

[52] 吴蕾. 分析亚急性甲状腺炎应用地塞米松序贯法治疗的临床效果[J]. 世界最新医学信息文摘, 2019, 19（5）: 127.

[53] 董科娜, 刘静, 骆丽娅. 地塞米松序贯法应用于亚急性甲状腺炎的效果观察[J]. 实用中西医结合临床, 2018, 18（3）: 31-33.

[54] 索莉, 徐敏. 雷公藤多苷联合泼尼松治疗亚急性甲状腺炎的疗效观察[J]. 现代药物与临床, 2015, 30（8）: 991-994.

[55] 刘俊祥. 强的松联合布洛芬缓释胶囊对亚急性甲状腺炎疗效观察[J]. 广西医科大学学报, 2018, 35（12）: 1679-1683.

[56] 何晓娟. 联合用药治疗亚急性甲状腺炎临床疗效分析[J]. 中国现代药物应用, 2017, 11（16）: 10-12.

[57] 丁美. 亚急性甲状腺炎应用抗病毒药物与小剂量强的松治疗的效果研究[J]. 当代医学, 2017, 23（10）: 131-132.

[58] 李淑文. 亚急性甲状腺炎经抗病毒药物结合小剂量强的松治疗的疗效观察[J]. 中国医药指南, 2018, 16（16）: 141-142.

[59] 刘九洲. 抗病毒药物联合小剂量强的松治疗亚急性甲状腺炎临床分析[J]. 临床研究, 2016, 24（6）: 53.

[60] 马继贤, 贾宗良, 马玉霞. 局部注射地塞米松和利多卡因治疗亚急性甲状腺炎疗效分析[J]. 医学临床研究, 2016, 33（9）: 1846-1848.

[61] 方立本. 甲状腺内注射激素与环磷酰胺双重免疫调节治疗亚急性甲状腺炎的安全性分析[J]. 医药前沿, 2016, 6（36）: 162-163.

[62] 汤孝优, 伍绍铮, 廖勇, 等. 局部免疫调节治疗结节性亚急性甲状腺炎结节的疗效观察[J]. 医学临床研究, 2015, 32（1）: 127-129.

[63] 贺子懿. 中西医结合治疗亚急性甲状腺炎疗效随机对照试验系统评价[D]. 沈阳: 辽宁中医药大学, 2013.

[64] 许言, 许贵勤, 胡少锋. 新癀片治疗轻症亚急性甲状腺炎的疗效观察[J]. 中国社区医师, 2019, 35（8）: 116-118.

[65] 赵海军, 姜平. 亚急性甲状腺炎误诊为急性上呼吸道感染 3 例[J]. 中国医药指南, 2014, 12（34）: 298-299.

[66] 耿向华. 亚急性甲状腺炎误诊原因分析及应对策略[J]. 中国继续医学教育, 2015,（20）: 141-142.

[67] 刘云秀. 亚急性甲状腺炎误诊为上呼吸道感染临床分析[J]. 中外医学研究, 2015,（6）: 114-115, 116.

[68] 王蕾, 苑怀冬, 段淑红, 等. 以发热为主要症状的 21 例亚急性甲状腺炎患者因误诊应用抗菌药物的分析[J]. 标记免疫分析与临床, 2015, 22（12）: 1221-1222.

[69] 王勇军, 王伟, 王明娟. 亚急性甲状腺炎 24 例误诊手术临床分析[J]. 牡丹江医学院学报, 2014, 35（2）: 56-57.

[70] 李璇, 邢萌萌. 亚急性甲状腺炎合并甲减致肝损害 1 例[J]. 影像研究与医学应用, 2017, 1（12）: 218-219.

[71] 张磊, 刘威, 张俊东, 等. 乙型肝炎病毒感染与亚急性甲状腺炎的关系[J]. 中华内分泌外科杂志, 2018, 12（2）: 173-174.

[72] 马宏玉. 探讨亚急性甲状腺炎临床诊疗中彩色 B 超的应用效果[J]. 中国现代药物应用, 2016, 10（5）: 50-51.

[73] 许瑞霞, 郭俊敏, 刘博文, 等. 无痛性亚急性甲状腺炎 18 例超声误诊分析[J]. 基层医学论坛, 2017, 21（8）: 953-954.

[74] 燕翠菊, 李安华, 刘隆忠, 等. 无痛性亚急性甲状腺炎的超声误诊分析[J]. 中国超声医学杂志, 2015, 31（2）: 174-176.

[75] 公方雪. 刘喜明教授治疗 38 例亚急性甲状腺炎临床观察[D]. 北京: 中国中医科学院, 2016.

[76] 邹文兰. 甲状腺自身抗体在常见甲状腺疾病中的诊治效果观察[J]. 白求恩医学杂志, 2016, 14（6）: 720-722.

[77] 邹晓昭, 丁磊, 严楠, 等. 8 例亚急性甲状腺炎临床特点分析[J]. 临床急诊杂志, 2019, 20（4）: 322-324.

[78] 朱纪玲, 郑彩凤, 宋建新. 以不明原因发热为表现的 27 例亚急性甲状腺炎患者的临床特点和诊治经验[J]. 临床内科杂志, 2018, 35（7）: 485-487.

[79] 赵宁, 马序竹. 以感染症状为首发表现的亚急性甲状腺炎患者临床表现及治疗[J]. 中国临床药理学杂志, 2014, 30（11）: 981-982, 987.

（王凯锋、陈婵婵　执笔，姚沛雨　审订）

第八章 肾上腺疾病现代医学临床研究进展

肾上腺皮质醇增多症现代医学临床研究进展

提　要: 皮质醇增多症(hypercortisolism)又称库欣综合征(Cushing's syndrome, CS),曾译为柯兴综合征,在1912年由Harvey Cushing首先报道,是由于多种原因引起的肾上腺皮质长期分泌过多糖皮质激素所导致的一系列临床症候群,包括向心性肥胖、高血压、高血糖、满月脸、水牛背、皮肤紫纹等。由于本病起病隐匿,早期诊断比较困难,深入研究库欣综合征的临床特点、诊断要点和治疗方法具有重要的临床价值。本文从流行病学、发病机制、筛查诊断方法、治疗方法、中医研究、存在问题、述评与展望七个方面对皮质醇综合征的临床进展进行阐述,以期能尽早准确诊断、治疗,减轻患者痛苦。

关键词: 库欣综合征,筛查诊断方法,手术治疗,综合治疗

皮质醇增多症(hypercortisolism)又称库欣综合征(Cushing's syndrome, CS),曾译为柯兴综合征,在1912年由Harvey Cushing首先报道,是由于多种原因引起的肾上腺皮质长期分泌过多糖皮质激素所导致的一系列临床症候群,包括向心性肥胖、高血压、高血糖、满月脸、水牛背、皮肤紫纹等[1]。皮质醇增多症可在任何年龄发病,但多发生于20~45岁,女性多于男性,男女比例为1:(3~8)[2-4]。由于本病起病隐匿,早期诊断比较困难,深入研究库欣综合征的临床特点、诊断要点和治疗方法具有重要的临床价值。

一、流 行 病 学

1. 国内流行数据势需更新

目前国内尚缺乏大规模的流行病学数据,根据欧洲流行病学调查,其发病率为(1.2~1.7)/百万(库欣病)、0.6/百万(肾上腺腺瘤)和0.2/百万(肾上腺癌),其他类型的库欣综合征很少见[5]。然而,Leibowitz等在研究中发现,库欣综合征典型临床表现如肥胖、高血压、满月脸等症状与2型糖尿病非常相似,这些共同特征导致鉴别普通糖尿病和合并有库欣综合征的糖尿病比较困难。

2. 糖尿病中的高发病率不容忽视

在血糖控制不佳的糖尿病患者中，患有库欣综合征的患者普遍皮质醇升高及节律紊乱[6]。在糖尿病患者中库欣综合征所占的比例为2%～5%[7-8]，其发病率是非常高的[5]。加上我国人群基数大，糖尿病的患病率较高，因此库欣综合征患者也随之增多。皮质醇长期过度分泌会导致机体一系列代谢紊乱，增加了心脑血管事件风险及患者的死亡率[8-9]。因此，在临床工作中，正确认识、早期发现并及时诊断库欣综合征，积极控制高皮质醇血症及其他相关并发症极其重要[10-11]。

二、发 病 机 制

库欣综合征根据发病原因分为外源性库欣综合征和内源性库欣综合征[12-13]，外源性库欣综合征主要见于医源性库欣综合征，如长期采用大量糖皮质激素类药物治疗的库欣综合征等，又称为药物性库欣综合征。内源性库欣综合征依据是否依赖促肾上腺皮质激素，分为促肾上腺皮质激素（ACTH）依赖性库欣综合征和促肾上腺皮质激素非依赖性库欣综合征，ACTH依赖性库欣综合征是由于下丘脑-垂体或垂体外的肿瘤组织分泌过量ACTH或促肾上腺皮质激素释放激素（CRH），引起双侧肾上腺皮质增生并分泌过量的皮质醇激素，产生相应临床症状，约占库欣综合征众多病因中的73.3%～85.3%[14-15]，其中过量分泌的ACTH可来自垂体如垂体肿瘤或增生的垂体细胞，此类库欣综合征称为库欣病（Cushing's disease，CD），占库欣综合征的65%～75%。70%～80%的CD为垂体ACTH瘤，80%以上的垂体 ACTH 瘤为微腺瘤（直径＜10mm），难以经影像学检查发现[14,16]。小部分患者来自垂体以外的组织如肺癌、胰腺癌、胸腺瘤、支气管腺瘤、嗜铬细胞瘤、甲状腺癌、肝癌等，称为异位ACTH综合征（ectopic ACTH syndrome，EAS）。ACTH非依赖性库欣综合征是指肾上腺皮质肿瘤或增生而引起自身分泌过量皮质醇，而非ACTH调节所致；其他较少见的引起库欣综合征的病因包括肾上腺皮质大结节样增生及原发性色素沉着性大结节性肾上腺病等。

三、诊断方法种类多，定性定位相结合

库欣综合征病因复杂，临床表现多样，诊断较难。首先应询问病史和全身查体，除外因长期酒精摄入及外源性糖皮质激素应用引起的皮质醇增多症。美国内分泌学会推荐对于出现以下症状的患者需重点筛查库欣综合征：①出现与年龄不符的骨质疏松、高血压等疾病；②有多种库欣综合征的临床症状，呈进行性加重；③儿童身高百分位数减低或出现较大体重质量；④意外发现肾上腺肿瘤。对无上述特征的一般人群无须进行库欣综合征的筛查[17]。库欣综合征诊断分为两步：第一定性诊断，第二定位诊断。

（一）定性诊断：性质判定是基础

（1）血清皮质醇、血浆 ACTH 和 24h 尿游离皮质醇水平升高，应至少重复检测两次，但仍有 8%～15% 的库欣综合征患者上述生化指标无明显异常[18]。

（2）1mg 过夜地塞米松抑制试验（ODST）：23：00～24：00 口服地塞米松 1mg，维持 8～9h。血清皮质醇<50 nmol/L 排除库欣综合征的灵敏度为 95%，但特异性较低[19]。

（3）小剂量地塞米松抑制试验（LDDST）：小剂量（0.50mg）地塞米松每 6h 口服一次，持续 48h。血清皮质醇<50nmol/L 排除库欣综合征的灵敏度和特异度均接近 100%[20]。

（4）夜间唾液皮质醇>5.50nmol/L 诊断库欣综合征的灵敏度为 100%、特异度为 96%[21-23]。此外，临床亦可根据皮质醇分泌节律异常诊断库欣综合征，人体皮质醇分泌呈现明显的昼夜节律，清晨最高，随后逐渐下降，午夜最低，随后逐渐升高，而库欣综合征患者午夜血清皮质醇谷值消失，但是该方法不作为临床首选检测手段。Wester 等[24]收集高皮质醇血症患者的头发标本，采用酶联免疫吸附试验（ELISA）和液相色谱-串联质谱（LC-MS/MS）测定其皮质醇水平，该方法不受皮质醇分泌节律、应激反应、激素脉冲式分泌的影响，但目前罕见通过测定头发皮质醇水平诊断库欣综合征的临床研究。

（二）定位诊断：找准位置是关键

定位诊断包括生化检测和影像学检查，生化检测比影像学检查更显重要，原因在于：①约 40% 的库欣综合征患者在头颅 MRI 检查中无法发现有明确病灶；②部分 EAS 患者可在影像学检查中发现有垂体的瘤样病变[14, 25]。

1. 生化检测方法

（1）血浆促肾上腺皮质激素（ACTH）：定位诊断过程中，应首先行血浆 ACTH 值测定，此种检查方法可鉴别 ACTH 依赖性库欣综合征和 ACTH 非依赖性库欣综合征，但对鉴别来源于垂体的库欣病或是非垂体的异位 ACTH 综合征则价值有限[16]。只有双位免疫放射等特殊方法可以准确测定小于 10pg/dl（2pmol/L）的 ACTH。8：00～9：00 的 ACTH 浓度低于可测范围或小于 10pg/dl（2pmol/L）同时伴有皮质醇水平升高提示 ACTH 非依赖性库欣综合征。但也有肾上腺源性库欣综合征患者 ACTH 水平未被充分抑制。血 ACTH 水平高于 20pg/dl（l4pmol/L）提示 ACTH 依赖性库欣综合征。10～20pg/dl（2～4pmol/L）的患者可行 CRH 兴奋试验。异位 ACTH 综合征比 CD 患者的 ACTH 水平更高，但是也有重叠，单独使用 ACTH 水平区别二者十分困难。

（2）大剂量地塞米松抑制试验（HDDST，8mg/d，48h）：是确定过量 ACTH 来源的主要方法，库欣病能被抑制，肾上腺腺瘤、皮质癌或异位 ACTH 综合征多不能达到满意的抑制。约 90% 的库欣病患者和 10% 的异位 ACTH 综合征患者大剂量地塞米松抑制试验为阳性，而侵袭性的垂体 ACTH 大腺瘤可不被抑制。该试验多以服药后尿游离皮质醇（UFC）或血皮质醇水平较服药前抑制 50% 以上为诊断的阳性标准。有研究指出，以不同的抑制率为标准时，诊断 CD 的敏感度和特异度各有所不同。当以抑制 80% 为标准时，血尿皮质醇均有 100% 的特异性，但与此同时敏感性下降到仅 30% 左右。因此，以 50% 的抑制率为标准更有利于诊断，其敏感性在 65%～70%，特异性亦保持在 95% 以上[14, 26]。8mg 地塞米松抑制试验抑制程度与皮质醇基础分泌水平有关，有时需更高剂量地塞米松如 16mg、32mg 甚至 64mg 才能抑制皮质醇分泌。

（3）CRH 兴奋试验：用于鉴别诊断库欣病与异位 ACTH 综合征，对库欣病诊断的准确率为 86%～93%[14]。在 CRH 刺激下，库欣病患者 ACTH 和皮质醇水平可明显升高，异位 ACTH 综合征患者大多对 CRH 无反应，也有少数假阳性的报道，故目前对于该实验的阳性结果判断尚无统一标准。因 CRH 试剂较为昂贵，目前国内无 CRH 制剂可售，限制了该试验的研究应用。

（4）去氨加压素刺激试验：用于鉴别库欣病与异位 ACTH 综合征。该方法对 CD 的敏感度为 86%，特异度为 55.6%[27]。Salgado 等[28]对 13 例 EAS 患者进行该项试验，结果 5 例患者皮质醇升高，6 例患者 ACTH 升高。Suda 等[27]的研究亦显示 9 例 EAS 患者中 4 例在行去氨加压素刺激试验后血 ACTH 值明显增高，故该检查方法的假阳性率较高。因此，该检查适用于确立 ACTH 依赖性库欣综合征的诊断，但对鉴别诊断 CD 与 EAS 作用不大。Tsagarakis 等[29]研究显示，联合应用 CRH 和去氨加压素兴奋试验鉴别 CD 和 EAS 的敏感性和特异性分别为 80% 和 88%，鉴别价值仍然有限。去氨加压素容易得到且价格便宜，无严重不良反应，可作为 CRH 兴奋试验的替代方案，在无法获得 CRH 试剂时可考虑应用该检查[30]。

（5）双侧岩下窦静脉采血（BIPSS）测定 ACTH 值：BIPSS 测定垂体及外周血 ACTH 浓度用于鉴别 CD 和 EAS，准确性高于垂体动态增强核磁和大剂量地塞米松抑制试验，可作为鉴别 CD 与 EAS 的金标准。对 CD 的敏感度为 94%，特异度为 95%～100%[31-32]。但 BIPSS 是一种有创检查，应用时有较为严格的适应证。若经内分泌检查确诊为 ACTH 依赖性库欣综合征后，影像学检查未发现明确垂体病变，或者内分泌检查结果与影像学检查结果相矛盾，应行 BIPSS。由于 ACTH 的分泌呈脉冲式，为避免假阴性结果，可使用 CRH 促进 ACTH 的释放，但即使使用了 CRH，仍有一定的假阴性率。因此，Tsagarakis 等[33]提出使用 CRH 联合去氨加压素进一步刺激 ACTH 的释放，敏感度达 97.9%，特异度达 100%。国内缺乏 CRH 制剂，吴志远等[34]采用多次采血重复测定岩下窦中血 ACTH 的含量，也很好地提高了结果的准确性。岩下窦与外周（IPS/P）ACTH 比值基础状态下≥2，或者给予 CRH 后≥3 提示 CD。有研究发现，以双侧岩下窦血 ACTH 的比值＞1.4 为标准时可认为腺瘤呈偏侧生长。在病灶偏侧的定位上，BIPSS 的准确率为 50.0%～84.2%[34-35]。关于 BIPSS 在病灶偏侧定位诊断中的价值，目前存在争议，Oldfield[36]和 Batista 等[37]认为 BIPSS 在 CD 的定位诊断上意义不大，Storr 等[38]则持相反观点。

（6）肿瘤指标：异位 ACTH 综合征多见于肺部或支气管肿瘤、胸腺肿瘤、胰腺肿瘤、甲状腺髓样癌、胃肠道肿瘤等，除分泌 ACTH 外还产生其他肿瘤指标，如癌胚抗原（CEA）、降钙素、gastrin、β-HCG、甲胎蛋白（α-fetoprotein，AFP）、5-羟吲哚乙酸（5-HIAA）。血清硫酸脱氢表雄酮（HDEA-S）可用于鉴别肾上腺肿瘤的良恶性。肾上腺皮质癌时 HDEA-S 水平明显升高，特别是在儿童。儿童因肾上腺皮质癌导致的库欣综合征往往出现男性化表现，睾酮、雄烯二酮、HDEA-S 常常可达到很高的水平。无论在男性还是女性，肾上腺皮质癌往往伴有雄烯二酮和睾酮水平的升高。皮质醇的两个前体——17-羟孕酮和 11-脱氧皮质醇，在恶性肾上腺皮质肿瘤时升高，然而正常的血浆激素水平并不能排除肾上腺皮质癌。

2. 影像学检查

（1）B超：超声检查对肾上腺体积增大的库欣综合征有定位诊断价值，B 超检查方法简便、迅速、经济，是诊断肾上腺肿瘤的有效方法之一，但常受操作者的水平经验及 B 超型号敏感性等诸多因素的影响。肾上腺 B 超对肾上腺增生和腺瘤的诊断符合率分别只有 14.3% 和 60%[39]。

但对于怀疑库欣综合征的患者，B 超不适合作为首选检查[40]。

（2）CT 扫描：在库欣综合征的诊断中，CT 多用于肾上腺病变及 EAS 原发病灶的诊断。CT 扫描分辨率高，对肾上腺腺瘤及腺癌的检出率几乎达100%。有文献报道 CT 薄层扫描可检出 3～5mm 的肾上腺肿瘤，检出率可达 98%，而假阳性率和假阴性率不到 10%[41]。头颅 CT 常用于发现垂体腺瘤，CT 扫描对垂体病变的显示能力较差，目前分辨率高的 CT 对垂体微腺瘤的发现率仅为 60%[42]。对于生化检查提示 EAS 患者的胸部及腹部的薄层 CT 扫描有助于发现原发病灶。

（3）MRI 检查：各类导致 CS 的肾上腺病变的 MRI 检查特点与 CT 检查相似。生化检查确诊的 CD，MRI 检查对于垂体病变的诊断远优于 CT 检查。60%CD 患者的 MRI 可显示垂体腺瘤[43]。对于常规 MRI 增强扫描难以发现的垂体微腺瘤，动态对比增强 MRI 可以根据肿瘤与正常垂体的强化时间顺序定位病变。此外，高场强（3.0T 和 7.0T）MRI 较传统 1.5T MRI 对垂体微腺瘤的敏感性更高。有研究显示，注射 CRH 后，垂体血流量明显增加，高场强（3.0T）MRI 可获得更高分辨力的图像，从而提高垂体微腺瘤的检出率[44-45]；亦有学者持相反观点，高场强 MRI 对垂体微腺瘤的敏感性并不优于传统 1.5T MRI[46]。故常规 MRI 扫描阴性的垂体微腺瘤可经高场强 MRI 检出并明确定位[47-48]。稳态扰相梯度回波采集（SPGR）序列通过更具优势的软组织显示能力、更薄的层厚、更快速的图像获取，被国外学者推荐用于库欣病的诊断[49-50]。此外，术中 MRI 的应用为术中准确定位垂体腺瘤提供了依据[51]。

（4）PET 检查：18F-氟代脱氧葡萄糖正电子发射计算机断层显像（18F-fluorodeoxyglucose positron emission tomography，18F-FDG PET）是目前临床应用最为广泛的代谢显影剂，其鉴别肾上腺肿块的良恶性准确率为 92.2%，对转移病灶的敏感度为 100%、特异度为 80%，对恶性肾上腺肿瘤的定性诊断的敏感度为 100%、特异度为 94%[52-53]。18F-FDG PET/CT 在定位诊断异位分泌 ACTH 肿瘤中具有一定价值[54-55]。在 18F-FDG PET 显像中，正常垂体组织表现为低代谢区，垂体微腺瘤则表现为均匀增高的放射性摄取。李永宁等[56]回顾比较 MRI 和 PET 对垂体微腺瘤的检出率，18F-FDG PET 检出率为 85.7%，MRI 检出率为 71.4%，二者结合定位垂体微腺瘤的准确率为 100%。另外还有蛋氨酸正电子发射计算机断层显像（methionine positron emission tomography，MET-PET），11C 标记的蛋氨酸（11C-MET）是目前应用最多的氨基酸类显像剂之一，ACTH 垂体微腺瘤的细胞分泌活性明显高于正常垂体细胞，其 MET 摄入率也显著增加。故 MET-PET 可更好地显示脑部垂体微腺瘤。Ikeda 等[57]报道采用 MET-PET 与 3T MRI 结合来诊断 ACTH 垂体微腺瘤的研究显示，MET-PET 联合 3T MRI 诊断 ACTH 型垂体微腺瘤的正确率可达 100%，FDG-PET 联合 3T MRI 的诊断正确率为 73%。由此可见，MET-PET 联合 3T MRI 诊断 ACTH 型垂体微腺瘤有极高的精确度。

（5）核素显像：放射性核素显像在评估疾病活动性方面具有独特优势，同时也可作为疾病鉴别诊断的补充方法。生长抑素受体（somatostatinscintigraphy，SRS）显像可用于诊断异位 ACTH 分泌瘤[54]。奥曲肽显像有利于发现异位 ACTH 综合征。11C-5-羟色胺显像也可用于神经内分泌肿瘤的诊断，但这方面的研究仍较少，有待进一步的深入研究[58]。放射性核素标记的胆固醇（131I胆固醇）或其衍生物行肾上腺皮质扫描用于肾上腺病变的诊断，可鉴别增生与肿瘤；亦可鉴别肿瘤是否为功能性肿瘤，对于实验室检测无功能的肿瘤，若 131I胆固醇扫描有浓集则提示为有功能肿瘤[59]。由于核素显像价格昂贵、分辨率较低、特异性不高，目前临床实用价值有待研究。

3. 其他诊断方法：基因技术在进步

目前，已有学者尝试将基因检测技术用于 CS 的定性诊断，但仍缺乏大样本的研究。ACTH非依赖性肾上腺大结节增生是库欣综合征的一种罕见病因类型，原因不明。Leaes 及 Lacroix等[60-61]提出，其可能与异位受体基因表达或遗传有关。Kirschner 等[62]研究提出，GNAS1 基因可能与库欣综合征中少见的纤维性骨营养不良综合征（McCune-Albright 综合征）有关。朱洁等[63]用基因技术辅助诊断 1 例原发性色素性结节样肾上腺病，显示上述基因均无突变，该结果可能与病例数较少有关，但该研究也提示了库欣综合征诊断的新方向。最近，应用分子生物学的方法对明确诊断的研究方面有了新进展[64]，但有缺点和局限性。

四、治　疗

目前库欣综合征的治疗以手术治疗为主，根据患者的病因、病情不同，其选择的手术方式也不同。库欣综合征手术治疗的主要内容及目标是[65-66]：①切除原发肿瘤；②有效地控制高皮质醇血症及相关并发症；③避免发生永久的内分泌缺陷或长期激素替代治疗。

（一）手术治疗仍为一线治疗方案

库欣综合征在临床上以肾上腺腺瘤和库欣病常见，其治疗主要是根据不同的病因进行相应的治疗。库欣病的首选治疗方法是外科手术切除肿瘤。手术方式有传统的开颅术、经蝶窦手术（包括鼻内入路及唇下入路）、选择性颅底入路（少见）。鼻内入路分为以下三种术式：经鼻中隔、经鼻小柱-鼻中隔、经蝶窦直接入路等。

1. 经颅手术

由于开颅手术创伤大，因此本术式仅用于巨大垂体腺瘤并向额颞叶甚至颅后窝发展，或肿瘤向鞍上发展部分在鞍隔处明显狭窄的垂体腺瘤，以及经蝶窦无法切除的、纤维化和质地坚硬的垂体腺瘤等。

2. 经鼻蝶窦手术

经蝶窦入路显微外科垂体腺瘤切除术是治疗库欣病的首选方法[67-70]。ACTH 微腺瘤经鼻蝶窦手术后的缓解率为 60%～90%，而大腺瘤为 50%～70%，手术效果取决于肿瘤的侵袭情况和神经外科医生的经验[71]。垂体腺瘤切除加瘤周垂体部分或大部分切除，可以提高库欣病的治愈、缓解率[72]。术后缓解的标准应为血浆 ACTH 值正常及皮质醇昼夜节律恢复正常，过夜小剂量地塞米松抑制试验，皮质醇值能抑制。垂体 MRI 检查正常的库欣病患者是否手术仍然有争议[73]。有学者主张，针对影像学表现阴性的库欣病，若临床症状及内分泌学检查表现典型，可选经蝶窦入路垂体探查术；手术探查的相对适应证是内分泌学检查不典型而临床上可排除异位 ACTH 腺瘤的患者[74]。大量的采样和动态试验支持皮质醇增多症而垂体 MRI 正常的库欣病患者，文献报告经蝶窦手术缓解率为50%～70%，且常并发垂体功能减退症和（或）

尿崩症,手术后复发率接近 25%[75]。对手术失败或复发的病例,可以采取以下几种方法治疗:再次经蝶垂体手术、放射治疗、药物治疗和双侧肾上腺切除术[76]。只有这些方法的综合治疗,才可能达到长期缓解的目的。

(二)药物治疗有利弊,改善症状最关键

药物治疗的目的是减少皮质醇的合成和分泌,阻断糖皮质激素受体,或抑制 ACTH 分泌。这些药物可以控制皮质醇增多症的症状,但不能治愈,并且需要长期治疗。药物治疗的主要适应证有手术禁忌证或拒绝手术、垂体 MRI 检查未见腺瘤、垂体腺癌。

1. 类固醇生成抑制剂

(1)米托坦(解肾腺瘤片):对 50% 以上 CD 患者有效,但常引起肾上腺萎缩,且胃肠道反应较大,由于其易累积在脂肪组织内,往往需要治疗 4 周以上才能达到最大疗效,随着疗效的增加毒性也增加。米托坦可以改变类固醇代谢清除率而引起男性女乳症,并影响避孕药的避孕效果[77]。应用米托坦后,停药 2 年内仍可能导致胎儿发育畸形,怀孕期间应禁用[68]。

(2)酮康唑:是一种抗真菌剂,与细胞色素 P450 酶抑制效果有关的类固醇生成抑制剂。据报道应用酮康唑规范化治疗后,约 50% 的库欣病患者的皮质醇可降至正常水平。副作用包括罕见的严重肝损伤和不能耐受的胃肠道反应[78]。

(3)甲吡酮:是一种吡啶衍生物,对约 50% 的皮质醇增多症有效。副作用包括雄激素过多症和低钾血症等[79]。

(4)依托咪酯:是一种静脉麻醉剂,是一种非常有效的抗皮质醇治疗的药物,因为它只能静脉给药,因此更适合于严重皮质醇增多症患者[80]。

2. 糖皮质激素受体拮抗剂

米非司酮是目前唯一可用的糖皮质激素受体拮抗剂。迄今为止,仅有很少的治疗病例报告。这种药物对控制皮质醇增多症的临床症状非常有效。然而,由于它发生低钾血症的风险较高,又没有很好的生物学监测手段来监测,仅仅根据患者的主观症状来调整药物用量[81]。

3. ACTH 降低剂

(1)卡麦角林:是一种治疗泌乳素型垂体腺瘤的疗效较好的多巴胺受体激动剂。ACTH 腺瘤可以表达多巴胺受体。最近的研究认为,接受大剂量卡麦角林治疗的 CD 患者约 25% 症状被控制[82-83]。由于存在剂量依赖的相关性心脏瓣膜病的风险,治疗后必须进行严格的超声心动图随访观察。

(2)帕瑞肽:是生长激素抑制素受体激动剂,目前正在进行临床试验。初步研究结果表明,帕瑞肽能够降低大多数 CD 患者的皮质醇水平,但只有少数降到正常。有 1/3 的 CD 患者可诱发或加重高血糖[84-85]。

(三)垂体区放疗,适应证掌握好

在库欣病的治疗中垂体区放疗已经得到了广泛应用,主要包括立体定向放疗和分次放疗。

大多数患者对放疗有效，但80%以上的CD患者放疗后并发全垂体功能减退症。接受放疗后，由于ACTH水平降低缓慢，延迟缓解可以从2～3年到10年，这主要取决于最初的激素水平。立体定向放疗一次治疗即可完成，在理论上讲是更精准的技术，导致垂体功能减退症的风险较低。然而，缓解率也较低，仅50%的患者可得到缓解。因此放疗更适合于体积小的和低分泌肿瘤[86]。对于这两种放疗来说，都需要2～5年才可能控制皮质醇分泌过多甚至使皮质醇水平恢复正常。

（四）双侧肾上腺切除术：权衡利弊做选择，缓解症状很有效

双侧肾上腺切除术适用于垂体手术失败或皮质醇增多症症状很严重，需要迅速积极治疗的患者。双侧肾上腺切除术可以解决绝大多数CD患者皮质醇分泌过多问题，围术期发生并发症的风险较小[87]。在双侧肾上腺切除术前可以考虑通过一段短时间的抗激素分泌治疗来降低激素的高分泌水平，但需要治疗多长时间和激素控制到何种水平，目前还没有确定的答案。术后主要的并发症是肾上腺功能不全。另一个并发症是Nelson's综合征，是因切除双侧肾上腺后垂体肿瘤迅速增长所致[88]。

（五）其他药物治疗

替莫唑胺是一种主要用于治疗脑胶质瘤的新化疗药。只有在极少数情况下，CD是由垂体癌或侵袭性垂体肿瘤所引起。目前的治疗方法均不完美，最近的研究指出替莫唑胺可以治疗CD，但确切的疗效还需要进行长期的研究[89]。

五、传统医学需跟进

在中国古代并无库欣综合征的病名与研究。20世纪80年代中期施惠君报道了丁济南从肺郁论治库欣综合征[90]，丁老认为本病属于实证，病机为肺郁不宣，湿蕴不泄，治宜开腠理、宣肺气为主，佐以理气、清热、化湿、活血调经之法，取得了比较好的效果。刘皎[91]认为本病主要是由于肝肾两脏阴阳消长失去平衡所致，故治疗应从肝肾入手。薛芳[92]采用大承气汤加味（大黄、芒硝、枳实、厚朴、生首乌、龙胆草、黄精）治疗6例女性库欣综合征兼糖代谢紊乱患者取得好的效果，并且纠正时间较短，平均2个月左右，证实本方对类固醇性糖尿病确有调节、改善和治疗的作用。余文华[93]亦报道用大承气汤加味治疗库欣综合征1例，认为本病与《黄帝内经》中所记载的"肾实证"颇为相似，实则泻之，故用大承气汤加味治疗，效果显著。邹文森等[94]将医源性皮质醇增多症分为肝肾阴虚和脾肾阳虚两个证型，分别选用六味地黄丸和金匮肾气丸治疗，并通过临床观察证实中医药在治疗激素的副作用方面有着扶正固本的优势。而在21世纪初，李俊芳等[95]也通过临床观察证实补肾活血中草药在防治医源性库欣综合征中有很好的疗效。综上所述，中医对库欣综合征的研究多集中在肺、肝、肾三脏，实证多采用清热泻下等方法，虚证则采用滋补肝肾法，而活血化瘀则贯穿始终。

六、存在问题多样化

库欣综合征的病因众多，诊断复杂。首先，有些早期的库欣综合征症状不典型，容易漏诊，在临床上导致患者最终明确诊断距首发症状已有数年。其次在库欣综合征的筛选试验中，小剂量地塞米松抑制试验的诊断切点和地塞米松给药剂量尚存在争议，国内缺乏大规模流行病学数据，尚未制定出符合国人的筛查标准。血 ACTH 水平测定和 CRH 兴奋试验检测条件高，应用有限。BIPSS 虽为 ACTH 依赖性库欣综合征病因鉴别的金标准，但其为有创性检查，易出现出血、血栓、栓塞等风险。目前，影像学检查取得了长足发展，但尚不能代替实验室检查。再次，库欣综合征的治疗手段有限，手术切除肿瘤仍存在复发情况，且很多药物的确切性仍有待考证。最后，虽然外科手术治疗已经相当成熟，但是对手术效果及长期预后的影响因素认识仍然不足，也缺乏大宗病例的长期随访结果。另外，传统医学对本病的研究非常少，无确切的病名、病因病机和辨证分型，临床验案也比较少，更缺少多中心、大样本的临床观察数据。

七、述评与展望

本文对库欣综合征相关文献进行系统回顾，总结出库欣综合征的发病原因主要有 ACTH 依赖性库欣综合征、ACTH 非依赖性库欣综合征、药源性库欣综合征、假性库欣综合征等多个方面。目前没有任何检查方法具有 100% 的敏感度和特异度，因此在对库欣综合征进行筛查时，应仔细进行鉴别，透过现象看到本质，以求诊断准确、治疗恰当及时，避免因误诊而失去最佳的治疗时机。治疗方面，目前对于显性库欣综合征患者，主要治疗是使皮质醇水平正常化。现阶段的一线治疗选择仍推荐手术治疗，而且指南建议针对术后皮质醇水平的不同分类进行个体化治疗。

综上所述，库欣综合征的发生是一个极其复杂的病理生理过程，至今仍保留着许多的未知数，需要对其再进行深入探索，特别是传统医学，更应该加大对本病的研究。且库欣综合征具有明显的个体差异性，对其治疗必须个体化。此外，应大力加强中医学和现代医学对库欣综合征研究的交汇，更好地发挥中西医结合综合干预的优势。

参 考 文 献

[1] Buliman A. Cushing's disease：a multidisciplinary overview of the clinical features，diagnosis，and treatment[J]. J Med Life，2016，9（1）：12-18.

[2] Barwick T D，Malhotra A，Webb J A W，et al. Embryology of the adrenal glands and its relevance to diagnostic imaging[J]. Clinical Radiology，2005，60（9）：953-959.

[3] Catargi B，Rigalleau V，Poussin A，et al. Occult Cushing's syndrome in type-2 diabetes[J]. Journal of Clinical Endocrinology & Metabolism，2003，88（12）：5808-5813.

[4] 陈杰，刘艰华. 皮质醇增多症——216 例手术切除肾上腺的病理分析[J]. 中华病理学杂志，2000，29（6）：416-420.

[5] Lindholm J J S，Jorgensen J O. Incidence and late prognosis of Cushing's syndrome：a population-based study[J]. The Journal of Clinical Endocrinology and Metabolism，2001，86（1）：117-123.

[6] Leibowitz G TA，Chayen S D，Salameh M，et al. Pre-clinical Cushing's syndrome：an unexpected frequent cause of poor glycaemic

control in obese diabetic patients[J]. ClinEndocrinol（Oxf），1996，44：717-722.

[7] Catargi B，Rigalleau V，Poussin A，et al. Occult Cushing's syndrome in type-2 diabetes[J]. The Journal of Clinical Endocrinology and Metabolism，2003，88（12）：5808-5813.

[8] Chiodini I，Torlontano M，Scillitani A，et al. Association of subclinical hypercortisolism with type 2 diabetes mellitus：a case-control study in hospitalized patients[J]. European Journal of Endocrinology，2005，153（6）：837-844.

[9] Meikle A W，Findling J，Kushnir M M，et al. Pseudo-Cushing syndrome caused by fenofibrate interference with urinary cortisol assayed by high-performance liquid chromatography[J]. The Journal of Clinical Endocrinology and Metabolism，2003，88（8）：3521-3524.

[10] 周薇薇. 库欣综合征可疑患者的诊断[J]. 中华内分泌代谢杂志，2010，26：21-26.

[11] 吴木潮. 库欣综合征患者小剂量与大剂量地塞米松抑制试验之间的关系[J]. 中华内分泌代谢杂志，2010，26：643-645.

[12] 钱熙国. 柯兴综合征的若干进展[J]. 国外医学·内科学分册，1996，3：001.

[13] Walsh P C，RetikA B，Vaughan E D，et al. Campbell's urology[M]. Philadelphia：Saunders，2002：3507-3569.

[14] Newell-Price J，Bertagna X，Grossman A B，et al. Cushing's syndrome[J]. Lancet，2006，367：1605-1617.

[15] Boscaro M，Barzon L，Sonino N. The diagnosis of Cushing's syndrome[J]. Arch Itern Med，2000，160：3045-3053.

[16] 曾正陪. 库欣综合征[J]. 国外医学·内分泌学分册，2005，25：358-360.

[17] Nieman L K，Biller B M，Findling J W，et al. The diagnosis of Cushing's syndrome：an Endocrine Society Clinical Practice Guideline[J]. J Clin Endocrinol Metab，2008，93：1526-1540.

[18] Castro M D，Moreira A C. Screening and diagnosis of Cushing's syndrome[J]. Arq Bras Endocrinol Metabol，2007，51：1191-1198.

[19] Arnaldi G，Angeli A，Atkinson A B，et al. Diagnosis and complications of Cushing's syndrome：a consensus statement[J]. J Clin Endocrinol Metab，2003，88：5593-5602.

[20] Newell-Price J，Trainer P，Besser M，et al. The diagnosis and differential diagnosis of Cushing's syndrome and pseudo-Cushing's states[J]. Endocr Rev，1998，19：647-672.

[21] Carroll T，Raff H，Findling J W. Late-night salivary cortisol for the diagnosis of Cushing syndrome：a meta-analysis[J]. Endocr Pract，2009，15：335-342.

[22] Nunes M L，Vattaut S，Corcuff J B，et al. Late-night salivary cortisol for diagnosis of overt and subclinical Cushing's syndrome in hospitalized and ambulatory patients[J]. J Clin Endocrinol Metab，2009，94：456-462.

[23] Yaneva M，Mosnier-Pudar H，Dugué M，et al. A Midnight salivary cortisol for the initial diagnosis of Cushing's syndrome of various causes[J]. J Clin Endocrinol Metab，2004，89：3345-3351.

[24] Wester V L，van Rossum E F. Clinical applications of cortiso measurements in hair[J]. Eur J Endocrinol，2015，173：M1-10.

[25] Erickson D，Erickson B，Watson R，et al. 3 Tesla magnetic resonance imaging with and without corticotrophin releasing hormone stimulation for the detection of microadenomas in Cushing's syndrome[J]. C linEndocrinol（O xf），2010，72：793-799.

[26] 张炜，汤正义，王卫庆，等. 诊断库欣综合征时多种检查方法的比较[J]. 中华内分泌代谢杂志，2005，21：402-404.

[27] Suda T，Kageyama K N，igawara T，et al. Evaluation of diagnostic tests for ACTH-dependent Cushing's syndrome[J]. Endocr J，2009，56：469-476.

[28] Salgado L R，Fragoso M C，K noepfelmacher M，et al. Ectopic ACTH syndrome：our experience with 25 cases[J]. Eur J Endocrinol，2006，155：725-733.

[29] Tsagarakis S，Tsigos C，Vasiliou V，et al. The desmopressin and combined CRH-desmopressin tests in the differential diagnosis of ACTH-dependent Cushing's syndrome：constraints imposed by the expression of V2 vasopressin receptors in tumors with ectopic ACTH secretion[J]. J Clin Edocrinol Metab，2002，87：1646-1653.

[30] Antonio M，Lerario，Marcello D. Bronstein Contemporary Endocrinology：Cushing's Syndrome：Pathophysiology，Diagnosis and Treatment[M]. NewYork：Springer Science，2011：79-89.

[31] Oldfield E H，Doppman J L，Nieman L K，et al. Petrosal sinus sampling with and without corticotrophin-releasing hormone for the differential diagnosis of Cushing's syndrome[J]. N Engl J Med，1991，325：897-905.

[32] Colao A，Faggiano A，Pivonello R，et al. Inferior petrosal sinus sampling in the differential diagnosis of Cushing's syndrome：results of an Italian multicenter study[J]. Eur J Endocrinol，2001，144：499-507.

[33] Tsagarakis S，Vassiliadi D，Kaskarelis IS，et al. The application of the combined corticotrophin-releasing hormone plus desmopressin stimulation during petrosal sinus sampling is both sensitive and specific in differentiating patients with Cushing's disease from patients with the occult ectopic adrenocorticotrophin syndrome[J]. J Clin Endocrinol Metab，2007，92：2080-2086.

[34] 吴志远, 张华, 吴达明, 等. 双侧岩下窦采样诊断 ACTH 依赖性库欣综合征的应用研究[J]. 介入放射学杂志, 2010, 19: 361-364.

[35] Arnaldi G, Angeli A, Atkison A B, et al. Diagnosis and complications of Cushing's syndrome: a consensus statement[J]. J Clin Endocrino Metab, 2003, 88: 5593-5602.

[36] Oldfield E H. Surgical management of Cushing's disease: a personal perspective[J]. Clin Neurosurg, 2011, 58: 13-26.

[37] Batista D, Gennari M, Riar J, et al. An assessment of petrosal sinus sampling for localization of pituitary microadenomas as inchildren with Cushing disease[J]. J Clin Endocrinol Metab, 2006, 91: 221-224.

[38] Storr H L, Afshar F, Matson M, et al. Factors influencing cure by transsphenoidal selective adenomectomy in paediatric Cushing's disease[J]. Eur J Endocrinol, 2005, 152: 825-833.

[39] 钟玫, 颜晓东, 路文盛, 等. Cushing 综合征的病因诊断与临床特点分析[J]. 中国临床新医学, 2013, 6 (7): 616-620.

[40] 王国凤, 刘艳. 皮质醇增多症诊断和治疗[J]. 齐齐哈尔医学院报, 2007, 28 (22): 2745-2746.

[41] Ng L, Libertino J M. Adrenocortical carcinoma: diagnosis, evaluation and treatment[J]. The Journal of Urology, 2003, 169 (1): 5-11.

[42] 陆召麟. 肾上腺外科疾病和皮质醇症//吴阶平. 吴阶平泌尿外科学[M]. 济南: 山东科学技术出版社, 2004: 1629-1654.

[43] Nieman L K, Biller B M, Findling J W, et al. The diagnosis of Cushing's syndrome: an Endocrine Society Clinical Practice Guideline[J]. J Clin Endocrino Metab, 2008, 93 (5): 1526-1540.

[44] Ludecke D K, Flitsch J, Knappe U, et al. J Cushing's disease: a surgical view[J]. J Neurooncol, 2001, 54: 151-166.

[45] Portocarrero-Ortiz L, Bonifacio-Delgadillo D, Sotomayor-González A, et al. A modified protocol using half-dose gadolinium in dynamic 3-Tesla magnetic resonance imaging for detection of ACTH-secreting pituitary tumors[J]. Pituitary, 2010, 13: 230-235.

[46] Erickson D, Erickson B, Watson R, et al. 3 Tesla magnetic resonance imaging with and without corticotropin releasing hormone stimulation for the detection of microadenomas in Cushing's syndrome[J]. Clin Endocrinol (Oxf), 2010, 72: 793-799.

[47] Kim L J, Lekovic G P, White W L, et al. Preliminary experience with 3-Tesla MRI and Cushing's disease[J]. Skull Base, 2007, 17: 273-277.

[48] de Rotte A A, van der Kolk A G, Rutgers D, et al. Feasibility of high - resolution pituitary MRI at 7.0 Tesla[J]. Eur Radiol, 2014, 24: 2005-2011.

[49] Oldfield E H. Surgical management of Cushing's disease: a personal perspective[J]. Clin Neurosurg, 2011, 58: 13-26.

[50] Patronas N, Bulakbasi N, Stratakis C A, et al. Spoiled gradient recalled acquisition in the steady state technique is superior to conventional postcontrast spin echo technique for magnetic resonance imaging detection of adrenocorticotropin-secreting pituitary tumors[J]. J Clin Endocrinol Metab, 2003, 88: 1565-1569.

[51] Tanei T, Nagatani T, Nakahara N, et al. Use of high - field intraoperative magnetic resonance imaging during endoscopic transsphenoidal surgery for functioning pituitary microadenomas and smalladenomas located in the intrasellar region[J]. Neurol Med Chir (Tokyo), 2013, 53: 501-510.

[52] 张佐良, 丁强, 管一辉, 等. ^{18}F FDG PET 鉴别肾上腺良恶性肿瘤的临床价值[J]. 临床泌尿外科杂志, 2004, 19 (9): 538-540.

[53] Yun M, KimW, AlnafisiN, et al. ^{18}F-FDG PET in characterizing adrenal lesions detected on CT or MRI[J]. Journal of Nuclear Medicine, 2001, 42 (12): 1795-1799.

[54] 陆召麟. 促肾上腺皮质激素依赖性库欣综合征的诊断与治疗策略[J]. 国际内分泌代谢杂志, 2010, 30 (6): 361-364.

[55] 张敏, 徐昊平, 李彪. ^{18}F-FDG PET/CT 定位诊断异位分泌促肾上腺皮质激素肿瘤的价值[J]. 中华核医学杂志, 2010, 30 (5): 329-332.

[56] 李永宁, 陶蔚, 任祖渊, 等. ^{18}F-脱氧葡萄糖正电子发射断层扫描诊断垂体微腺瘤[J]. 中国耳鼻咽喉头颈外科, 2007, 14 (3): 131-133.

[57] Ikeda H, Abe T, Watanabe K. Usefulness of composite methionine-positron emissiontomography/3. 0-tesla magnetic resonance imaging to detect the localization andextent of early-stage Cushing adenoma: Clinical article [J]. Journal of Neurosurgery, 2010, 112 (4): 750-755.

[58] Orlefors H, Sundin A, GarskeU, et al. Whole-body ^{11}C-5-hydroxy tryptophan positron emission tomography as a universal imaging technique for neuroendocrine tumors: comparison with somatostatin receptor scintigraphy and computed tomography [J]. Journal of Clinical Endocrinology & Metabolism, 2005, 90 (6): 3392-3400.

[59] Bourdeau I. Clinical and molecular genetic studies of bilateral adrenal hyperplasias[J]. Endocrine Research, 2004, 30 (4): 575-583.

[60] Leaes C G S, Pereira-Lima J F S, Lenhardt R, et al. Spoiled gradient recalled acquisition in the steady state for magnetic resonance

imaging diagnosis of Cushing disease[J]. Arquivos de neuro-psiquiatria，2009，67（1）：127-129.

[61] Lacroix A，Bourdeau I. Bilateral adrenal Cushing's syndrome：macronodular adrenal hyperplasia and primary pigmented nodular adrenocortical disease [J]. Endocrinology and Metabolism Clinics of North America，2005，34（2）：441-458.

[62] Kirschner L S，Sandrini F，Monbo J，et al. Genetic heterogeneity and spectrum ofmutations of the PRKAR1A gene in patients with the Carney complex[J]. Human Molecular Genetics，2000，9（20）：3037-3046.

[63] 朱洁，金晓龙，郑昇，等. 基因技术辅助诊断原发性色素性结节样肾上腺病一例 [J]. 中华内分泌代谢杂志，2011，27（3）：231-233.

[64] 冼晶，罗佐杰. 皮质醇增多症肾上腺皮质病变分子生物学诊断方法的研究进展[J]. 广西医科大学学报，2005，22：998-990.

[65] 叶章群. 肾上腺疾病[M]. 北京：人民卫生出版社，1997：113-116.

[66] 那彦群，叶章群，孙光. 中国泌尿外科疾病诊断治疗指南手册[M]. 北京：人民卫生出版社，2011，385.

[67] 杨义，任祖渊，苏长保，等. 动态 MRI 检查在 Cushing 病的临床应用价值[J]. 中国临床神经外科杂志，2003，8（5）：324-326.

[68] Biller B M，Grossman A B，Stewart PM，et al. Treatment of adrenocorticotropin-dependent Cushing's syndrome：a consensus statement[J]. J Clin Endocrinol Metab，2008，93：2454-2462.

[69] Tritos N A，Biller B M，Swearingen B，et al. Management of Cushing disease[J]. Nat Rev Endocrinol，2011，7：279-289.

[70] 刘岳，舒凯，韩林，等. 25 例垂体 ACTH 腺瘤的临床分析[J]. 中国临床神经外科杂志，2007，12：521-524.

[71] Hofmann B M，Hlavac M，Martinez R，et al. Long-term results after microsurgery for Cushing disease：experience with 426 primary operations over 35 years[J]. J Neurosurg，2008，108：9-18.

[72] 夏学巍，任祖渊，苏长保，等. 库欣病经蝶手术后复发危险因素探讨[J]. 中华神经外科疾病研究杂志，2006，5（3）：218-221.

[73] Jagannathan J，Sheehan J P，Jane J A. Evaluation and management of Cushing syndrome in cases of negative sellar magnetic resonance imaging[J]. Neurosurg Focus，2007，23：E3.

[74] 幸兵，任祖渊，苏长保，等. MRI 未见异常的库欣病的诊断和处理[J]. 中华神经外科杂志，2002，18（5）：309-312.

[75] Atkinson A B，Kennedy A，Wiggam M I，et al. Long-term remission rates after pituitary surgery for Cushing's disease：the need for long-term surveillance[J]. Clin Endocrinol（Oxf），2005，63：549-559.

[76] Aghi M K. Management of recurrent and refractory Cushing disease[J]. Nat Clin Pract Endocrinol Metab，2008，4：560-568.

[77] Nader N，Raverot G，Emptoz-Bonneton A，et al. Mitotane has an estrogenic effect on sex hormone-binding globulin and corticosteroid-binding globulin in humans[J]. J Clin Endocrinol Metab，2006，91：2165-2170.

[78] Castinetti F，Morange I，Jaquet P，et al. Ketoconazole revisited：a preoperative or postoperative treatment in Cushing's disease[J]. Eur J Endocrinol，2008，158：91-99.

[79] Obinata D，Yamaguchi K，Hirano D，et al. Preoperative management of Cushing's syndrome with metyrapone for severe psychiatric disturbances[J]. Int J Urol，2008，15：361-362.

[80] Mettauer N，Brierley J. A novel use of etomidate for intentional adrenal suppression to control severe hypercortisolemia in childhood[J]. Pediatr Crit Care Med，2009，10：37-40.

[81] Castinetti F，Fassnacht M，Johanssen S，et al. Merits and pitfalls of mifepristone in Cushing's syndrome[J]. Eur J Endocrinol，2009，160：1003-1010.

[82] Vilar L，Naves L A，Azevedo M F，et al. Effectiveness of cabergoline in monotherapy and combined with ketoconazole in the management of Cushing's disease[J]. Pituitary，2010，13：123-129.

[83] Petrossians P，Thonnard A S，Beckers A. Medical treatment in Cushing's syndrome：dopamine agonists and cabergoline[J]. Neuroendocrinology，2010，92（Suppl 1）：116-119.

[84] Arnaldi G，Boscaro M. Pasireotide for the treatment of Cushing's disease[J]. Expert Opin Investig Drugs，2010，19：889-898.

[85] Feelders R A，de Bruin C，Pereira A M，et al. Pasireotide alone or with cabergoline and ketoconazole in Cushing's disease[J]. N Engl J Med，2010，362：1846-1848.

[86] Castinetti F，Regis J，Dufour H，et al. Role of stereotactic radiosurgery in the management of pituitary adenomas[J]. Nat Rev Endocrinol，2010，6：214-223.

[87] Smith P W，Turza K C，Carter C O，et al. Bilateral adrenalectomy for refractory Cushing disease：a safe and definitive therapy[J]. J Am Coll Surg，2009，208：1059-1064.

[88] Assie G，Bahurel H，Coste J，et al. Corticotroph tumor progression after adrenalectomy in Cushing's Disease：A reappraisal of Nelson's Syndrome[J]. J Clin Endocrinol Metab，2007，92：172-179.

[89] Raverot G，Sturm N，de Fraipont F，et al. Temozolomide treatment in aggressive pituitary tumors and pituitary carcinomas：a French

multicenter experience[J]. J Clin Endocrinol Metab，2010，95：4592-4599.

[90] 施惠君. 丁济南老中医从肺郁论治皮质醇增多症[J]. 辽宁中医杂志，1984，（10）：1.

[91] 刘皎. 中医治疗增生型皮质醇增多症[J]. 辽宁中医杂志，1985，12：30-31.

[92] 薛芳. 大承气汤加味对皮质醇增多症糖代谢紊乱的治疗观察[J]. 辽宁中医杂志，1985，（3）：8.

[93] 余文华. 大承气汤加味治愈皮质醇增多症 1 例[J]. 广西中医药，1986，（2）：29.

[94] 邹文森，黎林森. 医源性皮质醇增多症中医辨证治疗 187 例[J]. 福建中医药，1995，26（6）：13.

[95] 李俊芳，张闻生，李世雪，等. 肾病综合征激素疗法中医源性皮质醇增多症的中药防治[J]. 中国中西医结合肾病杂志，2001，11：657-658.

（王银姗　执笔，朱　璞　审订）

第九章 垂体疾病现代医学临床研究进展

肢端肥大症现代医学临床研究进展

提　要：肢端肥大症是一种由于垂体促生长激素腺瘤过度分泌生长激素（GH）和胰岛素样生长因子 1（IGF-1）导致缓慢毁损面容的内分泌疾病，死亡率为正常人群的 2～3 倍[1]。治疗方法包括手术、药物、放射治疗。首选治疗方法为手术治疗，缓解率为 44%～74%[2]；药物治疗主要包括生长抑素类似物和生长激素受体拮抗剂、多巴胺受体拮抗剂，缓解率为 50%～70%[3]，且能使 GH 和 IGF-1 降至正常水平；定向放射治疗应用也比较广泛。大多数患者需要综合治疗，长期随访。

关键词：肢端肥大症，发病机制，研究进展

一、流　行　病　学

肢端肥大症（acromegaly）是一种体内生长激素（growth hormone，GH）分泌调节障碍所造成的内分泌性疾病，过多的生长激素和胰岛素样生长因子 1（IGF-1）产生生理作用，造成全身骨骼、组织和器官比例失调。目前认为，95%的肢端肥大症患者的发病原因是生长激素型垂体腺瘤[4]，极少数是由于生长激素释放激素分泌过多的肿瘤及异位生长激素分泌过多的肿瘤所造成。高水平的生长激素和 IGF-1 导致关节炎、颜面部及下颌前突、葡萄糖耐受障碍等并发症。本病起病隐匿，进展缓慢，病程可长达数年甚至 10 年以上，可因不典型的临床表现，患者常常就诊于多个科室而不被医师重视甚至误诊。本病若得不到及时治疗，患者会因增加心血管、脑血管、肺部功能障碍等并发症而死亡。本病预后较差，病残和死亡率较高，平均寿命减少 10 年，从而降低了患者的生活质量。本病男女发病率相近，多见于 31～50 岁，发病率为（3～4）/100 万，患病率为（40～125）/100 万，发病高峰年龄是 40～45 岁，死亡率较正常人群增加 2～2.5 倍[5]。另有一项研究表明，肢端肥大症发病率约为 1034/100 万[6]，提示本病临床上可能被漏诊或延误诊断，而高额的医疗费用也将对社会医疗保险产生巨大的影响，因此，临床中应早期预防、早期诊断、早期治疗、早期获益，将会提高患者生活质量，延长其生命。目前，国内外针对肢端肥大症的研究较少，其发病机制尚不明确，治疗方案相似，本文将对 5 年内国

内外最新的发病机制、治疗等方面进行阐述，以期为同道提供参考。

二、发 病 机 制

明确肢端肥大症的发病机制有利于其诊治水平的提高，而其发病机制尚不明确，近年来随着生物学、遗传学及基因相关研究的发展，其发病机制的相关研究也层出不穷。目前绝大多数文献显示，95%的肢端肥大症患者的发病原因是垂体生长激素腺瘤[7]，而垂体腺瘤是一种单克隆来源的肿瘤，其发生及发展可能与原癌基因激活、抑癌基因失活及细胞周期失调等有关[8]。

1. 原癌基因

（1）鸟嘌呤核苷酸结合蛋白 G 蛋白 α 亚型[guanine nucleotide-binding protein G（s）subunit alpha isoforms，GNAS]基因[9]：其发生突变后能够抑制 GTP 酶活性，导致 G 蛋白处于持续激活状态，通过相应的信号通路促进生长激素相关的垂体前叶细胞的增生，从而促进生长激素的分泌。有研究显示，GNAS 基因突变可促使垂体泌乳素腺瘤向垂体生长激素腺瘤转化[10]。

（2）Ras 基因：其突变常发生在非分泌型的恶性肿瘤，在侵袭性垂体腺瘤和恶性垂体腺瘤中可检测到 Ras 突变[11]。

（3）垂体肿瘤转化基因（pituitary tumor-transforming gene，PTTG）：相关报道提出 PTTG 在各种类型的垂体腺瘤中都具有强烈的致瘤作用，而且其与垂体腺瘤的侵袭性密切相关[12-13]。

2. 抑癌基因

①多发性内分泌肿瘤 1 型基因：在其发生突变的垂体腺瘤患者中，往往肿瘤的体积较大而且侵袭性也较强。②芳香烃受体相互作用蛋白基因：有研究显示，该基因的突变可能与垂体生长激素腺瘤对于生长抑素治疗的敏感性有关[14]。③生长停滞与 DNA 损伤诱导基因：经研究显示该基因具有抑制肿瘤的功能，在多数垂体腺瘤中，该基因表达缺失[15]。④母本印记基因 3：其亚型中有的能够抑制细胞生长。其在功能性垂体腺瘤及正常垂体中高表达，而在无功能的垂体腺瘤中则不表达。⑤环磷酸腺苷依赖的蛋白激酶调节子 1α 亚型基因：在小鼠模型中，若去除该基因，会增加垂体腺瘤的发生率，而且生长激素水平升高[16]。⑥视网膜母细胞瘤基因：在小鼠模型中，该基因的缺失能够引起小鼠的垂体等多个器官同时出现腺瘤[17]。

3. 细胞周期相关因子

细胞周期相关因子有多种，细胞周期相关因子可通过发生突变、缺失、过度表达等对细胞周期产生影响进而导致肿瘤的发生[18]。另外，干细胞和 mRNA 可能也参与了垂体腺瘤的发生过程[19]。有研究[20]发现，干细胞与垂体腺瘤的关系密切，有干细胞样细胞从垂体腺瘤中被分离出来。据文献报道，通过细胞免疫化学发现神经干细胞标志物于垂体腺瘤组织中表达，这种细胞能够于体外形成神经球，从而进一步表达神经干细胞标志物[21]。在肿瘤的发生发展甚至转移等过程中，mRNA 有重要的作用。近期研究发现，mRNA 在垂体腺瘤的发生过程中的作用有可能较之前所预料的要大[22]。有研究[23]显示，垂体腺瘤中有多种呈低表达的 mRNA，其中，部分呈低表达的 mRNA 可靶向调控抗凋亡的一种蛋白，从而可能会刺激细胞生长。有研究表明，GPR101 中的突变是 X 连锁性肢端肥大症和肢端肥大症的潜在原因[24]。

三、诊断标准的更新

肢端肥大症的诊断包括临床表现、血生化、影像学及并发症等几个方面，以下分述之。

1. 肢端肥大症诊断

容貌改变、头痛和视力视野障碍等相关临床表现通常是肢端肥大症患者就诊的主要原因，肢端肥大症的诊断通常在收集相关临床信息后，通过血清 GH 和 IGF-1 测定、影像学检查及相关并发症的检查最终明确。极少数肢端肥大症患者是由于单基因缺陷等导致的，如多发性内分泌腺瘤（MEN）1 型、McCune-Albfight 综合征和 Carney 综合征[25]等，需进一步对相关并发疾病进行筛查和诊断。

2. 临床表现

肢端肥大症有特征性外貌，如面容丑陋、鼻大唇厚、手足增大、皮肤增厚、多汗和皮脂腺分泌过多，随着病程延长更有头形变长、眉弓突出、前额斜长、下颚前突、有齿疏和反咬合、枕骨粗隆增大后突、前额和头皮多皱褶、桶状胸和驼背等。其他临床表现有：①垂体腺瘤压迫、侵犯周围组织引起的头痛、视觉功能障碍、颅内压增高、垂体功能减低和垂体卒中；②胰岛素抵抗、糖耐量减低、糖尿病及其急性或慢性并发症；③心脑血管系统受累：高血压、心肌肥厚、心脏扩大、心律不齐、心功能减退、动脉粥样硬化、冠心病、脑梗死和脑出血等；④呼吸系统受累：舌肥大、语音低沉、通气障碍、喘鸣、打鼾和睡眠呼吸暂停、呼吸道感染；⑤骨关节受累：滑膜组织和关节软骨增生、肥大性骨关节病、髋和膝关节功能受损；⑥女性闭经、泌乳、不育，男性性功能障碍；⑦结肠息肉、结肠癌、甲状腺癌、肺癌等发生率可能增加。当患者没有明显的肢端肥大症特征性表现，而出现 2 个或以上的下述症状时，需考虑肢端肥大症的可能并进行筛查，包括新发糖尿病、多发关节疼痛、新发或难以控制的高血压、心室肥大或收缩、舒张功能障碍等心脏疾病、乏力、头痛、腕管综合征、睡眠呼吸暂停综合征、多汗、视力下降、结肠息肉和进展性下颌突出。

3. 实验室检查

（1）血清 GH 水平的测定：活动期肢端肥大症患者血清 GH 水平持续升高且不被高血糖所抑制。因此肢端肥大症的诊断，不仅要看空腹或随机 GH 水平，主要是通过 75g OGTT 后血清 GH 水平是否被抑制到正常来判断。空腹或随机血清 GH 水平<2.5μg/L 时可判断为 GH 正常；若≥2.5μg/L 时需要进行 75g OGTT 确定诊断。分别在 0min、30min、60min、90min 及 120min 取血测定血糖及 GH 水平，如果 OGTT 试验中 GH 谷值水平<1μg/L，判断为被正常抑制。已确诊糖尿病的患者可用 75g 馒头餐替代 OGTT。建议选用灵敏度≤0.05μg/L 的 GH 检测方法。

（2）血清 IGF-1 水平测定：GH 作用主要经 IGF-1 介导来完成，血清 IGF-1 水平与肢端肥大症患者病情活动的相关性较血清 GH 更密切。活动期肢端肥大症患者血清 IGF-1 水平升高。由于 IGF-1 水平的正常范围与年龄和性别显著相关,因此测定结果应与年龄和性别相匹配的正常值范围(正常均值±2 个标准差)对照。当患者血清 IGF-1 水平高于与性别和年龄相匹配的正常值范围时,判断为血清 IGF-1 水平升高。

4. 影像学检查

头颅 MRI 和 CT 扫描可了解垂体 GH 腺瘤大小和腺瘤与邻近组织的关系,MRI 优于 CT。高分辨薄分层、增强扫描及动态增强 MRI 扫描等技术可提高垂体微腺瘤的检出率。对大腺瘤采用这些技术可了解腺瘤有无侵袭性生长,是否压迫和累及视交叉(鞍旁或鞍下等)。

肢端肥大症的诊断包括定位诊断和定性诊断[25-27]。在定位诊断上,国内外指南观点一致,都认为 MRI 成像效果明显优于 CT,只有在患者有 MRI 相关禁忌证时才考虑 CT 检查。在定性诊断上,国内外指南都认可 IGF-1 的应用价值,同时争议多集中在随机 GH 的应用价值,需结合 75g OGTT 后 GH 的结果来明确诊断。

5. 其他垂体功能的评估

应进行血催乳素(PRL)、卵泡刺激素(FSH)、黄体生成激素(LH)、促甲状腺激素(TSH)、促肾上腺皮质激素(ACTH)水平及其相应靶腺功能测定。如患者有显著的多尿、烦渴多饮等,要评估垂体后叶功能。

6. 视力、视野检查

观察治疗前视力、视野改变,同时作为治疗效果的评估指标之一。

7. 肢端肥大症并发症的诊断

肢端肥大症患者均应该进行血压、血脂、心电图、心脏彩超、呼吸睡眠功能的检测;AACE 指南、TES 指南推荐[28]评估肢端肥大症相关性糖尿病;AACE 指南推荐针对已确诊患有心血管疾病的患者,内分泌科医师应与心血管内科专家协同诊治。对于视力、视野的改变,基于该目标可以在治疗后作为评价治疗效果的指标之一的考虑,CSE 指南推荐治疗前常规进行相关检查;而 AACE 指南和 TES 指南都认为只需当患者 MRI 提示视交叉受到明显压迫时再进行相关检查。对于甲状腺肿大和结肠息肉的评估,CSE 指南推荐根据患者临床表现选择是否行超声及内镜检查;TES 指南推荐治疗前常规行肠镜检查,但甲状腺超声只在患者有可触及的甲状腺结节时再进行,AACE 指南在该方面没有提出相应推荐。笔者认为每个患者都进行上述并发症的检查,显然也是不切实际的,极大地造成了人力、物力和资金的浪费;需根据患者的临床表现、实验室检测及影像学检查,通过综合分析做出肢端肥大症的诊断,同时要对患者的病情活动性、各系急慢性并发症及治疗后病情活动性的控制情况做出明确的判断。

因本病发展缓慢,大部分患者就诊时病程可能已达数年甚至 10 年以上,近年来随着科学技术的快速发展,国外有研究显示人脸识别技术[29]已被初步用于肢端肥大症,有助于给予面部特征不明显的患者及早诊断、治疗。

四、治疗（新药研发、新疗法）

治疗的目的主要有：①控制血清 GH 和 IGF-1 的水平，并在可能的情况下保持正常的垂体功能；②切除垂体肿瘤，减小由于垂体占位产生的症状，控制肿瘤生长；③消除或者减轻临床症状及各系统并发症，特别是心脑血管和代谢方面的紊乱，延长预期寿命。生长激素腺瘤手术治愈的标准是术后随机 GH<2.5μg/L，OGTT 试验后 GH<1.0μg/L 和与年龄、性别相对应的血清 IGF-1 水平正常化。目前肢端肥大症的治疗方案主要有手术治疗、药物治疗和放射治疗三种。

1. 手术治疗

手术切除垂体 GH 腺瘤是首选的治疗方式，目前常用的手术方式主要有经蝶窦和经颅入路，或联合采用这两种方法，多数垂体腺瘤可被完全切除。此外，近年来神经内镜和神经导航技术在垂体腺瘤切除术中广泛应用，手术治疗的预后效果也越来越满意[30]。

（1）经蝶手术治疗：国内外指南表示[31-35]，经蝶手术治疗具有创伤小、并发症少、恢复快、疗效好等优点，已成为肢端肥大症的首选治疗。经蝶手术指征：垂体微腺瘤；大中型的垂体腺瘤，其瘤体主要位于鞍内，并向蝶窦内侵犯；大型的垂体腺瘤，鞍上部分扩展不呈现哑铃形，鞍旁侵袭性生长不明显，并且影像学显示肿瘤组织疏松，对于哑铃形分布的肿瘤，只要其窄颈的最大径大于鞍上肿瘤最大径的一半，鞍上部分的肿瘤可以很好地落入鞍内达到肿瘤的全部切除；高龄患者、体弱者不能耐受开颅手术。

（2）经颅手术治疗：是垂体瘤的最早手术治疗方式。但经颅手术由于具有创伤大、并发症多、术后恢复时间长等缺点，并不为广大患者所接受，现已不作为垂体腺瘤患者的首选治疗方法，此处不再赘述。

（3）神经内镜技术：目前经神经内镜或显微镜下切除垂体腺瘤也是临床常用的方法，而神经导航的应用也为显微镜下的垂体腺瘤手术提供了便利。神经内镜技术具有如下优点[36-38]：①术中立体感强，容易辨认解剖位置，不容易进入周围的正常间隙；②手术创伤小，不会损伤到鼻黏膜，并可以避开鼻中隔；③减少了术后患者的不适，住院时间明显缩短；④可提供蝶鞍和蝶窦处图像，发现侵袭到鞍旁的肿瘤，精确地控制蝶鞍间隙深部肿瘤的切除范围大小；⑤可经过鼻中隔后端进入蝶窦，缩短手术时间，减少对正常组织的损伤；⑥术中照明好，视野清晰，可准确辨别视神经管和颈内动脉，保证手术安全和准确，减少术中和术后发生危险的概率。

术后并发症：尿崩、肿瘤残留、脑脊液鼻漏、电解质紊乱、垂体功能低下、术中出血、神经障碍。手术的预后及并发症主要取决于术者手术经验、肿瘤体积大小、侵袭性及术前 GH 水平，对于有经验的神经外科医生，手术的死亡率<1%[39]。影响术后缓解率的主要因素包括：①肿瘤体积大小；②肿瘤是否向鞍上生长；③肿瘤对硬膜侵袭程度。而术后复发率在 0～10%，二次或多次手术预后明显下降，术后缓解率甚至更低[40]。

2. 药物治疗

肢端肥大症患者药物治疗的目的是降低相关内分泌激素水平，缓解临床症状，缩小肿瘤体积。目前，治疗药物主要有生长抑素类似物、生长激素受体拮抗剂和多巴胺激动剂。

（1）生长抑素类似物：能够结合并影响生长抑素受体Ⅱ和V，导致生长激素分泌减少；90%以上的患者症状改善，并能缩小肿瘤的体积；大约65%的患者GH和血清IGF-1水平降至正常[41-42]。生长抑素类似物的副作用包括短暂的腹部不适、白陶土样便和腹泻。这些症状通常在数天到1周内缓解。18%的患者可出现胆汁沉积或使胆结石加重[43]。

（2）生长激素受体拮抗剂：培维索孟（Pegvisomant）是一种基因工程改造的重组生长激素受体拮抗剂，可有效使大多数肢端肥大症患者的血清IGF-1水平正常化，并减轻与GH过多有关的症状、体征及合并症，因此它是控制肢端肥大症最有效的工具[44-45]。有研究对西班牙六家三级转诊医院中的64名长期PEG治疗的肢端肥大症患者进行长达10年的临床随访，结论表示有51例（79.7%）患者得到了足够的IGF-1控制，因此长期服用培维索孟是有效且安全的[46]。阿根廷、巴西等国家已有的试验结果表明，每日皮下注射20mg培维索孟，可使89%的患者IGF-1水平恢复至正常[47-48]。培维索孟减为每周给药1次，并联合使用生长抑素类似物发现，95%的垂体性肢端肥大症患者血清IGF-1水平降至正常[49]。但是，IGF-1水平的降低会引起血清GH水平的增高，导致肿瘤增大[50]。也有报道用单药治疗效果差，将长效生长抑素类似物和本药联合应用，可以使几乎所有患者的IGF-1水平正常化，联合疗法的优点之一是可以在绝大多数患者中观察到肿瘤大小控制，甚至肿瘤缩小[51]。联合治疗的主要副作用是胃肠道症状和暂时性肝转氨酶升高。本药的不良事件包括皮疹、注射部位的脂肪肥大和特发性肝毒性[52]，因此需要对患者进行定期监测。

（3）多巴胺激动剂：可抑制生长激素腺瘤的GH释放，代表药物溴隐亭、卡麦角林可以使大约90%患者的症状缓解，但只能使大约10%的患者血清IGF-1水平降到正常范围[53]。保加利亚的一项研究显示，溴隐亭和卡麦角林治疗，分别达到18.8%和31.4%的疾病控制率[54]。

3. 放射治疗

放射治疗通常作为手术后残余肿瘤的辅助治疗或者用于内科治疗效果不佳的患者。在过去的30年中，放射治疗在本病的治疗中有实质性进步，最近，高度靶向的放射治疗，是治疗本病的一种有效方法[55-56]。应用传统放射治疗随访15年，发现2/3的患者IGF-1降至正常水平[57]。立体定向放射治疗（X-刀、γ-刀）与传统放疗相比，可以更准确地定位靶器官，对周围组织的放射剂量小[58]。Kuhn Emmanuelle等报道，应用X-刀治疗的患者比应用传统放射治疗的患者，血清IGF-1水平下降更快[59]。放射治疗最常见的并发症是垂体前叶功能受损，随访10年的发生率大约50%，通常需要激素替代疗法[60]。其他的远期并发症包括颅内继发肿瘤、放射性脑坏死、视觉受损[61]。

4. 其他治疗

有文献报道，应用α-干扰素治疗垂体生长激素腺瘤[62]，但仅应用在体外培养细胞的研究中，文献认为α-干扰素对大多数垂体生长激素腺瘤，尤其是侵袭性垂体腺瘤激素分泌有抑制作用，对大多数奥曲肽耐药的垂体腺瘤细胞GH分泌亦有抑制效应[63]。

五、治疗存在问题

（1）肢端肥大症的治疗是综合性的，而新近5年国内外的研究显示，经蝶手术为肢端肥大症的首选方案，但许多患者在术后出现不同程度的并发症：尿崩、肿瘤残留、脑脊液鼻漏、电解质紊乱、垂体功能低下、术中出血、神经障碍等，亦影响患者的生活和生存治疗；国内外关注的热点也是如何在术前进行个体化的评估、术前的药物治疗、选择有经验的外科医生，这需要一个技术精湛、协作密切的团队。

（2）国外的研究显示，手术前的药物治疗可能对精心挑选的患者起作用，但是治疗应个体化。对于大腺瘤患者，可以考虑对 SLA 进行主要的药物治疗，而对视交叉症没有局部质量影响，因为已显示 SRL 可以减小肿瘤的大小并控制 GH 的过度分泌。但是，这些数据不足以支持在手术前普遍使用 SRL 来改善手术后的生化结果。从理论上讲，由于肢端肥大症而导致严重的心脏和呼吸系统并发症的患者可能会受益于术前 SRL，以减少围术期的发病率。需要进一步的调查和对大型随机长期临床试验的投资，以明确肢端肥大症患者术前药物治疗的确切作用和持续时间。

六、治疗难点、重点

（1）肢端肥大症患者因症状进展缓慢而容易被忽视，许多患者在就诊时已有 5 年或更长时间的病史；本病的症状千变万化，有研究显示，最常出现手足急性增长（32.6%）和头痛（26.2%）；内科医生最常被咨询（29.4%），然后是神经外科医生（11.8%）；肢端肥大症通常由内分泌科医生诊断（55%），其次是神经外科医生（23%）；诊断前的中位经过时间为 24 个月[28]。由此可以看出，因诊断的延迟导致治疗更难。

（2）本病需要综合治疗，需要结合具体病情和实际情况，制定个体化的治疗方案：①当地是否具备内分泌科、神经外科、放疗科和影像学专家组成的治疗小组。②患者的肿瘤内分泌活跃程度和视力损害的程度。③患者就诊时的肢端肥大症相关并发症状态。④患者的治疗诉求。⑤患者是否能承受检查和长期治疗的费用等。应该因地区因人而异地选择治疗方案。

（3）IGF-1 和 GH 水平之间的不一致是被诊断为肢端肥大症患者的随访中的重要问题。

七、述评及展望（下一步研究方向）

综上所述，肢端肥大症最主要的问题在于早期诊断及早综合治疗，从而维持激素水平的稳定，术后仍需密切随访，防止肿瘤复发。随着科学技术的发展，人工智能也将逐渐用于疾病方面，会提高本病的治疗率，延缓残疾或死亡，从而改善患者的生活质量。目前在各个搜索引擎中并未见到中医药关于肢端肥大症的文献，下一步笔者将在临床病例中运用中医的理论进行望闻问切、辨证论证，希望给广大的患者一个更优化的方案。

参 考 文 献

[1] Hou Zhi-Shuai，Tao Ya-Xiong. Mutations in GPR101 as a potential cause of X-linked acrogigantism and acromegaly[J]. Progress in molecular biology and translational science，2019，161：47-67.

[2] Abreu Coralys，Guinto Gerardo，Mercado Moisés. Surgical-pharmacological interactions in the treatment of acromegaly[J]. Expert

review of endocrinology & metabolism，2019，141：35-42.

[3] Chenlo Miguel，Rodriguez-Gomez Iria A，Serramito Ramon，et al. Unmasking a new prognostic marker and therapeutic target from the GDNF-RET/PIT1/p14ARF/p53 pathway in acromegaly[J]. E Bio Medicine，2019，43.

[4] Basavilbaso Natalia Ximena Garcia，Ballarino Maria Carolina，et al. Pegvisomant in acromegaly：a multicenter real-life study in Argentina[J]. Archives of endocrinology and metabolism，2019，634.

[5] Boguszewski Cesar L，Huayllas Martha Katherine P，et al. Brazilian multicenter study on pegvisomant treatment in acromegaly[J]. Archives of endocrinology and metabolism，2019，634.

[6] Pavel Marianne，Borson-Chazot Françoise. Octreotide SC depot in patients with acromegaly and functioning neuroendocrine tumors：a phase 2，multicenter study[J]. Cancer chemotherapy and pharmacology，2019，83：375-385.

[7] Esposito D，Ragnarsson O.Decreasing mortality and Changes in Treatment Patterns in Patients with Acromegalyfrom a Nationwide Study[J]. Eur J Endocrinol，2018，178（5）：459-469.

[8] Buchfelder M，van der Lely AJ. Long-term treatment with pegvisomant：observations from 2090 acromegaly patients in ACROSTUDY[J]. Eur J Endocrinol，2018，179（6）：419-427.

[9] Vortmeyer Alexander O，Gläsker Sven. Somatic GNAS mutation causes widespread and diffuse pituitary disease in acromegalic patients with McCune-Albright syndrome[J]. The Journal of clinical endocrinology and metabolism，2012，97（7）：2404-2413.

[10] Milanese L，Martini C. Radiotherapy in acromegaly：Long-term brain parenchymal and vascular magnetic resonancechanges[J]. J Neuroradiol，2018，（17）：30296.

[11] Cheng Shi-Qi，Fan Heng-Yi. Over-expression of LRIG1 suppresses biological function of pituitary adenoma via attenuation of PI3K/AKT and Ras/Raf/ERK pathways in vivo and in vitro[J]. Journal of Huazhong University of Science and Technology. Medical sciences = Hua zhong ke ji da xue xue bao. Yi xue Ying De wen ban = Huazhong keji daxue xuebao. Yixue Yingdewen ban，2016，36（4）：558-563.

[12] Sapochnik Melanie，Nieto Leandro Eduardo. Molecular mechanisms Underlying Pituitary Pathogenesis[J]. Biochemical genetics，2016，54（2）：107-119.

[13] Cheng Shi-Qi，Fan Heng-Yi. Over-expression of LRIG1 suppresses biological function of pituitary adenoma via attenuation of PI3K/AKT and Ras/Raf/ERK pathways in vivo and in vitro[J]. Journal of Huazhong University of Science and Technology. Medical sciences = Hua zhong ke ji da xue xue bao. Yixue Yingdewen ban，2016，364.

[14] Wierzbicka-Tutka Iga，Sokołowski Grzegorz. PTTG and Ki-67 expression in pituitary adenomas[J]. Przeglad lekarski，2016，732.

[15] Gruppetta Mark，Formosa Robert，Falzon Sharon，et al. Expression of cell cycle regulators and biomarkers of proliferation and regrowth in human pituitary adenomas[J]. Pituitary，2017，20（3）：358-371.

[16] Naeem K，Darbar A，Shamim MS. Role of stereotactic radiosurgery in the treatment of acro-megaly[J]. Pak Med Assoc，2018，68（12）：1843-1845.

[17] Lόpez-Garcίa R，Abarca-Olivas J. Endonasal endoscopic surgery in pituitary adenomas：Surgical results in a series of 86 consecutive patients[J]. Neurocirugia（Astur），2018，29（4）：161-169.

[18] Guo X，Gao L. Pre- and Postoperative Body Composition and Metabolic Characteristics in Patients with Acromegaly：A prospective Study[J]. Int J Endocrinol，2018：4125013.

[19] Rotermund R，Burkhardt T. Value of early postopera-tive random growth hormone levels and nadir growth hormone levels after oral glucose tolerance testing in acromegaly[J]. Growth Horm IGF Res，2018，（18）：30030.

[20] Wu X，Gao L. GH，IGF-1，and Age Are Important Contributors to Thyroid Abnormalities in patients with Acromegaly[J]. Int J Endocrinol，2018，2018：6546832.

[21] Lv L，Hu Y. Presurgical treatment with somatostatin analogues in growth hormone-secreting pituitary adenomas：A long-term single-center experience[J]. Clin Neurol Neurosurg，2018，167：24-30.

[22] Nunes VS，Correa JM. Preoperative somatostatin analogues versus direct transsphenoidal surgery for newly-diagnosed acromegaly patients：a systematic review and meta-analysis using the GRADE system[J]. Pituitary，2015，（4）：500-508.

[23] Gadelha MR，Trivellin G，Hernandez RL，et al.Genetics of pituitary adenomas[J].Front Horm Res，2013，41：111-140.

[24] Mayr B，Buslei R，Theodoropoulou M，et al.Molecular and functional properties of densely and sparsely granulated GH-producing pituitary adenomas[J].Eur J Endocrinol，2013，169（4）：391-400.

[25] 中华医学会神经外科学分会，中国垂体腺瘤协作组，中华医学会内分泌学分会. 中国肢端肥大症诊治指南（2013）[J]. 中华神

经外科杂志，2013，29：975-979.

[26] Katznelson L, Atkinson J, Cook D, et al. American Association of Clinical Endocrinologists medical guidelines for clinical practice for the diagnosis and treatment of acromegaly-2011 update[J]. Endocr Prac，2011，17（Supplement 4）：1-44.

[27] Katznelson L, Laws Jr ER, Melmed S, et al. Acromegaly：an endocrine society clinical practice guideline[J]. J Clin Endocrinol Metab，2014，99（11）：3933-3951.

[28] 彭璐、崔佳、窦京涛.国际与国内肢端肥大症指南对比分析[J].中国实用内科杂志，2016，10：853-857.

[29] 潘周娴、陈适、潘慧、等.人脸识别技术的医学诊断应用的发展与现状[J].基础医学与临床，2016，12：1747-1750.

[30] 李贞伟. 肢端肥大症的治疗进展[J]. 实用临床医药杂志，2018，7：126-129.

[31] 宋敏鹰. 单鼻孔经蝶窦入路垂体瘤切除术 22 例分析[J]. 中国实用神经疾病杂志，2016，1：100-101.

[32] 陶春红，万婷. 双鼻孔经蝶窦扩大入路垂体瘤切除术后鼻腔护理对嗅觉恢复的影响[J]. 基层医学论坛，2016，7：994-995.

[33] 陈腊、陈忠波. 经蝶垂体瘤手术并发症的认识与处理[J]. 浙江创伤外科，2016，2：321-322.

[34] 李洪武. 经蝶入路垂体瘤切除术 40 例并发症分析[J]. 中国医药指南，2016，10：90-91.

[35] 林伟. 影响内镜下经蝶垂体瘤切除手术并发颅内感染的独立危险因素分析[J]. 中外医疗，2018，7：52-54.

[36] 梅金玉、杨见明、邱录斌、等. 经蝶鼻内镜垂体瘤切除术的治疗体会[J]. 立体定向和功能性神经外科杂志，2018，1：47-49.

[37] 邵岩. 颅底 CT 三维重建在垂体瘤经蝶窦入路手术中的临床应用价值分析[J]. 世界最新医学信息文摘，2018，42：172-179.

[38] 郭玉涛、索书涛. 神经内镜与显微镜下经蝶窦手术治疗垂体瘤的效果比较[J]. 临床医学研究与实践，2019，12：85-86.

[39] 王宇娟、景阳、杨晓蓉、等. 内镜辅助显微镜在经蝶窦垂体瘤切除治疗中临床应用效果研究[J]. 临床军医杂志，2019，10：1130-1131.

[40] 刘畅、顾佳炜、王新东、等. 内镜辅助下单鼻孔经蝶入路治疗垂体瘤的临床疗效研究[J]. 神经损伤与功能重建，2019，9：474-476.

[41] 张硕、李一琳、郭晓鹏、等.肢端肥大症患者 GH 与 IGF-1 负荷与心脏结构和功能改变的相关性[J].四川大学学报（医学版），2017，3：431-434，440.

[42] 任彦，B Kocak，E S Durmaz，et al. 预测肢端肥大症病人对生长抑素类似物的反应：基于 T_2 加权 MR 成像高维定量纹理分析机器学习[J]. 国际医学放射学杂志，2019，4：499-500.

[43] 缪逸涛. 术前生长抑素类似物治疗垂体大腺瘤肢端肥大症的 Meta 分析[D]. 长春：吉林大学，2019.

[44] Ramos-Leví, Ana M, Bernabeu Ignacio, et al. Long-term treatment with pegvisomant for acromegaly：a 10-year experience[J]. Clinical endocrinology，2016，84（4）：540-550.

[45] Tritos Nicholas A，Biller Beverly M K. Pegvisomant：a growth hormone receptor antagonist used in the treatment of acromegaly[J]. Pituitary，2017，20（1）：129-135.

[46] Puig-Domingo Manuel，Soto Alfonso，Venegas Eva, et al. Use of lanreotide in combination with cabergoline or pegvisomant in patients with acromegaly in the clinical practice：The ACROCOMB study[J]. Endocrinologia y nutricion：organo de la Sociedad Espanola de Endocrinologia y Nutricion，2016，63（8）：397-408.

[47] Auriemma Renata S，Grasso Ludovica F S, et al. Effects of long-term combined treatment with somatostatin analogues and pegvisomant on cardiac structure and performance in acromegaly[J]. Endocrine，2017，55（3）：872-884.

[48] Franck S E，Muhammad A，van der Lely A J, et al. Combined treatment of somatostatin analogues with pegvisomant in acromegaly[J]. Endocrine，2016，52（2）：206-213.

[49] Tritos Nicholas A，Chanson Philippe，Jimenez Camilo，et al. Effectiveness of first-line pegvisomant monotherapy in acromegaly：an ACROSTUDY analysis[J]. European journal of endocrinology，2017，176（2）：213-220.

[50] Chiloiro Sabrina，Mazziotti Gherardo，et al. Effects of pegvisomant and somatostatin receptor ligands on incidence of vertebral fractures in patients with acromegaly[J]. Pituitary，2018，21（3）：302-308.

[51] Basavilbaso Natalia Ximena Garcia，Ballarino Maria Carolina，Bruera Darío, et al. Pegvisomant in acromegaly：a multicenter real-life study in Argentina[J]. Archives of endocrinology and metabolism，2019，63（4）：320-327.

[52] Boguszewski Cesar L，Huayllas Martha Katherine P，et al. Brazilian multicenter study on pegvisomant treatment in acromegaly[J]. Archives of endocrinology and metabolism，2019，63（4）：328-336.

[53] Chanson Philippe. Medical Treatment of Acromegaly with Dopamine Agonists or Somatostatin Analogs[J]. Neuroendocrinology，2016，103（1）：50-58.

[54] Vandeva S，Elenkova A，Natchev E，et al. Treatment outcome results from the Bulgarian Acromegaly Database：adjuvant dopamine agonist therapy is efficient in less than one fifth of non-irradiated patients[J]. Experimental and clinical endocrinology & diabetes：

official journal，German Society of Endocrinology [and] German Diabetes Association，2015，123（1）：66-71.

[55] Milanese Laura，Martini Chiara，Scaroni Carla，et al. Radiotherapy in acromegaly：Long-term brain parenchymal and vascular magnetic resonance changes[J]. Journal of neuroradiology，2018，45（5）：323-328.

[56] Jayasena Channa N，Izzi-Engbeaya Chioma，Narayanaswamy Shakunthala，et al. Associations of coefficient of variation of serum GH with previous radiotherapy，hypopituitarism and cardiac disease in patients with treated acromegaly[J]. Clinical endocrinology，2015，82（6）：870-875.

[57] Boström Jan Patrick，Kinfe Thomas，Meyer Almuth，et al. Treatment of acromegaly patients with risk-adapted single or fractionated stereotactic high-precision radiotherapy：High local control and low toxicity in a pooled series[J]. Strahlentherapie und Onkologie：Organ der Deutschen Rontgengesellschaft et al，2015，191（6）：477-485.

[58] Hannon Mark J，Barkan Ariel L，Drake William M. The Role of Radiotherapy in Acromegaly[J]. Neuroendocrinology，2016，1031.

[59] Kuhn Emmanuelle，Chanson Philippe. Fractionated stereotactic radiotherapy：an interesting alternative to stereotactic radiosurgery in acromegaly[J]. Endocrine，2015，50（3）：529-530.

[60] Patt Hiren，Jalali Rakesh，Yerawar Chaitanya，et al. High-precision Conformal Fractionated Radiotherapy is effective in Achieving Remission in patients with Acromegaly after failed Transsphenoidal Surgery[J]. Endocrine Practice：Official Journal of the American College of Endocrinology and the American Association of Clinical Endocrinologists，2016，22（2）：162-172.

[61] Abu Dabrh Abd Moain，Asi Noor，Farah Wigdan H，et al.Radiotherapy Versus Radiosurgery in treating patients with Acromegaly：A Systematic Eeview and Meta-analysis[J]. Endocrine practice：official journal of the American College of Endocrinology and the American Association of Clinical Endocrinologists，2015，21（8）：943-956.

[62] 陈政源，沈明，赵曜，等.多学科协作模式在肢端肥大症中的应用[J].中国神经精神疾病杂志，2017，1：31-35.

[63] 汪强. 新分型方法用于评估垂体生长激素腺瘤合并空泡蝶鞍手术疗效[D]. 北京：北京协和医学院，2018.

（樊艳艳　执笔，姚沛雨　审订）

第十章 代谢性疾病现代医学临床研究进展

第一节 肥胖症现代医学临床研究进展

提 要：肥胖症是一个以脂肪组织过多蓄积为主要表现的慢性疾病，其发生主要与能量摄入过多或能量消耗过少有关，是一种自然免疫和全身低度慢性炎症性疾病。近年来，随着研究的不断深入，在肥胖症的发病机制与临床治疗等方面均取得了一定的成果。本文通过查阅相关文献资料，对其进行整理、总结、精练，对肥胖症的研究现状进行阐述，以期为肥胖症的早期预防、诊疗提供参考。

关键词：肥胖症，西医，研究进展

肥胖症是指由环境因素、遗传因素等多种因素共同作用而引起体内脂肪堆积过多和（或）分布异常、体重增加，是代谢综合征的中心环节，同时也是多种严重危害健康的疾病（如糖尿病、冠心病、脑血管疾病、高血压、高脂血症等）的危险因素之一。近年来，随着人们膳食结构和生活方式的改变，肥胖症由过去在一些发达国家和地区流行而转向世界所有地区，对人类健康具有巨大的威胁力，严重影响人们的生活质量。本文就近年来在肥胖症研究领域的最新进展进行综述，以期为临床诊疗提供参考。

一、流行病学特点显著

1. 肥胖症患病率增长迅速

近 20 年来，我国超重/肥胖的患病率逐年增长，呈流行态势。中国健康营养调查（China health and nutrition survey，CHNS）的数据显示[1]，1993～2009 年的 17 年间，成年人超重/肥胖的患病率从 13.4%增加至 26.4%，总体呈线性增长；成年人腹型肥胖的患病率从 18.6%增长至 37.4%，平均年增长 1.1%。2002 年"中国居民营养与健康状况调查"数据显示，我国成人超重率为 22.8%，肥胖率为 7.1%，估计人数分别为 2 亿和 6000 万。大城市成人超重率与肥胖现患率分别高达 30.0%和 12.3%[2]。

2. 国内对肥胖患病率的研究日益细节化

国内一项 20 年的中国成人肥胖患病率的调查数据显示,1991～2011 年,中国成人肥胖的患病率从 20.5%增加至 42.3%,男性比女性增加明显[3]。2019 年在 *Ann Intern Med* 杂志发表的《中国成人肥胖患病率的地理变化》[4]一文中显示:按照中国肥胖标准(BMI≥28 为全身性肥胖,以男性腰围≥90cm、女性腰围≥85cm 为腹型肥胖),中国成人中全身性肥胖患病率为 14.0%,其中男性为 14.0%,女性为 14.1%;腹型肥胖患病率为 31.5%,其中男性为 30.7%,女性为 32.4%。同时我国儿童青少年肥胖率为 7.1%(男生为 9.1%、女生为 5.2%),肥胖率随着年龄增长总体呈逐年下降趋势;乡村儿童青少年肥胖进入增长阶段,肥胖率为 4.6%[5]。

二、病因与发病机制呈内外因并存格局

(一)遗传因素为重要内因

1950 年,Ingalls 等[6]发现一个基因的阴性突变可以引发肥胖,该基因被命名为肥胖基因(ob gene),由此 ob 基因首次正式提出。1994 年,Zhang 等[7]利用突变基因的定位克隆技术克隆出人和老鼠的 ob 基因,并鉴定它们所表达的蛋白,命名为瘦素。由此,肥胖的基因研究进入分子层次。肥胖有明显的家族聚集倾向,父母双亲体重均正常,子女的肥胖率为 8%～10%,若一人肥胖,则子女肥胖率增加至 40%,肥胖的遗传基因体现在脂肪细胞的形状、数量、分布部位及骨骼形状等方面。具有肥胖倾向者体内有更多、更大的脂肪细胞,这部分细胞的基因密码更容易遗传给后代从而导致后代肥胖。Laurence-Moon-Biedl 综合征、Prader-Willi 综合征等综合征的发病因素都与遗传有关。全基因组关联研究发现,大约有 127 个人类遗传基因与肥胖发展相关联[8]。目前关于肥胖的基因研究主要集中在以下方面:MC 受体基因、β-肾上腺素能受体基因、瘦素及瘦素受体基因、黑素细胞凝聚素、5-羟色胺、脂肪细胞的凋亡及分化过程、β-肾上腺素能受体基因、解偶联蛋白基因、肿瘤坏死因子等。目前研究较多的有瘦素和促黑素-4 受体,这些受体主要在下丘脑表达,并参与调节体内能量稳态的神经回路[9]。促黑素-4 受体基因中的杂合突变是目前单基因型肥胖的最常见原因,在重度肥胖儿童中占 2%～5%[10]。脂肪组织中脂肪细胞沉积的增加是肥胖发展的核心因素,肥胖相关基因的脂肪组织的表观遗传修饰方式,如甲基化状态、组蛋白修饰、miRNA 影响脂肪代谢,导致肥胖的发展。研究发现,受表观遗传调控的黑素皮质素受体基因、FTO 基因、编码瘦素的肥胖基因等,可通过控制脂肪形成、食欲、葡萄糖耐量、炎症等,在肥胖的发展中起重要作用[11]。詹芳芳等[12]研究发现,PRDM16 基因 rs2651899 位点的等位基因 A 及单倍体型 AAT 可能是超重、肥胖发生的危险因素,单倍体型 GAC、GCT 可能是超重、肥胖发生的保护因素。信号转导和转录激活因子-3(STAT3)基因 rs2293152 位点多态性与肥胖有关联,且该基因多态性和吸烟对肥胖的发生具有交互作用[13]。

(二)外因纷繁复杂

随着社会的发展,人们的心理生理及外界环境都发生了巨大的变化,因此除了遗传因素外,社会环境对肥胖症的发生发展也起着重要作用。

1. 饮食结构的改变为首要因素

饮食因素是肥胖症最常见、受自主影响较大的病因。随着社会与时代的发展，快节奏的工作、生活方式下人们饮食结构较前发生巨大改变。较前相比，人们动物性食品的消费明显增加，由单一的高碳水化合物、低脂肪的饮食转换为高脂肪、高热量的饮食。技术的发展也带来了更多甜饮料、甜食、油腻食物等，超极化与等餐值改变了人们的饮食习惯，大包装成为软饮料及垃圾食品的促销模式，许多就餐点提供的食物分量呈持续增加趋势，如汉堡、薯条等的单份食物分量在近 20 年里增长了 2～5 倍[14]。超市的普及、低成本蔬菜油的普及、食物成分的改变等也无形中改变了人们的饮食结构。调查表明，我国近 1/3 的大城市居民、1/5 的中小城市居民每天均在外就餐，而外出就餐将摄入更多能量，获得更高的体脂，从而增加许多慢性疾病的风险[15]。摄食行为的改变影响进食中枢的调控，与吃早饭者相比，不吃早饭更容易发生肥胖，更容易摄入高能量点心及超过正常量的蛋白质和碳水化合物。研究发现，进食频率与肥胖率的发生有关，在一定范围内，进食频率越高，肥胖率越低，Cox 等[16]在对 5～6 岁儿童饮食频率的调查中发现，每天用餐 5 次及以上、4 次、3 次及以下，肥胖的发生率分别为 2%、3%、5%。除了摄入过多，营养素缺乏也能引发肥胖，维生素 B_6、维生素 B_{12}、烟酸、钙等多种物质均参与脂肪在体内的分解，若这些物质摄入不足，则影响脂肪分解，最终导致在体内堆积。如当缺钙时，机体的 1，25-（OH）$_2$D$_3$ 合成会增加，钙流向脂肪细胞内，促使脂肪合成增加、水解减少，最终导致脂肪聚集[17]。

2. 主动运动意识不足成为加速因素

能量摄入与消耗长期不平衡导致肥胖症。随着社会化的进展，各种便捷交通工具的推行减少了人们的运动量，手机 App 的不断完善，如微信、淘宝、美团等，使人们足不出户就可以获得最大的便利。加之电脑、电视、手机的吸引，在室内的人们更容易久坐少动，使耗能减少，易导致肥胖症的发生。缺乏运动可使人体内储存过多的脂肪，导致肥胖或体重超出正常[18]。调查发现，肥胖儿童不喜欢体育运动，更喜欢看电视等久坐行为[19]。

3. 睡眠时间与质量的下降影响巨大

睡眠时间不足是肥胖症的高危因素。睡眠不足会影响进食调节中枢，使食欲旺盛，食物摄入量增加；睡眠不足影响葡萄糖代谢，控制食欲调节激素的活性，导致瘦素的减少，饥饿激素的增加；睡眠影响饱腹感反应指数，睡眠时间越短，食物欲望越强；睡眠时间过短，会影响脑回路，降低自制力。以上机制都会增加肥胖风险，会导致体重的增加。有调查显示，睡眠时间越短，BMI 越高；睡眠时间与血清瘦素、脂联素呈负相关，睡眠时间增加，体重减轻[20]。

4. 高脂饮食改变肠道菌群是致病的关键

肠道菌群近年来是肥胖症的研究热点，正常肠道菌群具有调节免疫力、参与体内物质代谢、促进神经系统发育等多种重要的生理功能，生活方式及环境因素等均可引起肠道微生态失衡，从而导致机体机能紊乱。国内外均十分关注肠道菌群与肥胖之间的关系。研究显示，高脂饮食诱导的肥胖型小鼠和瘦型小鼠的肠道菌群之间存在明显的差异[21]，但是无菌小鼠可以抵抗高脂饮食诱导肥胖[22-23]，接受肥胖小鼠粪菌移植的无菌小鼠在高脂饮食诱导下又出现了肥胖[24-25]，说明肠道菌群具有可移植性而且与肥胖形成有着密切的关系。由于饮食可以快速地改变肠道菌群，尤其是高脂饮食可以诱导机体出现肥胖，说明高脂饮食诱导改变的肠道菌群是调控肥胖形成的重要菌群。随着研究的深入，一些肠道菌群调控肥胖的机制逐渐被发现。也有研究显示，肠道菌群失调是诱发肥胖的重要因素，肠道菌群通过介导低度炎症的发生、调节肠道激素分泌、调节胆汁酸代谢、禁食诱导脂肪细胞因子、参与 5-羟色胺代谢、调节鞘脂代谢等多种因素影响机体营养的摄入、脂肪的储存及能量的调节，导致肥胖症的发生[26]。

5. 加大对环境诱胖剂的关注度

Obesogen（环境诱胖剂）指对脂肪组织的作用产生不利影响的一类化学物质，是近20年来肥胖症研究进展中的新思路和新成果，其将环境中存在的与肥胖症发生有关的自然或者人工的环境污染物看作引起肥胖症的重要病因，该类物质通过改变脂质稳态平衡和脂肪储量、代谢机制的调定点，促进脂肪的积聚，导致肥胖症的发生。目前被确认为"诱胖剂"的化学物质主要有双酚、己烯雌酚、全氟烷基酸、有机锡等大约20种[27]。

三、临床诊断分型多样化

根据世界卫生组织定义，超重和肥胖是指可能损害健康的体内脂肪过多和（或）异常积累。导致肥胖的基本原因是摄入与消耗能量的不平衡。2013年，美国医学会协会首次正式宣称肥胖为一种疾病，需要医学手段来防治。

1. 全身性肥胖评价指标：BMI

评价全身性肥胖的指标是身体质量指数（BMI），是肥胖测量最常使用的指标，它是一种计算身高和体重的指数。计算公式为：BMI=体重/身高^2（kg/m^2）。在评价肥胖时，这个指标的目的在于消除身高对体重指数的影响，便于比较。世界卫生组织的分级标准为 25~29.9 为超重，≥30 为肥胖。由于亚洲人群与欧美国家人群体质的差异性，结合中国肥胖相关数据，2003年《中国成人超重与肥胖症预防控制指南（试用）》提出以 BMI≥24 为超重界限，BMI≥28 为肥胖界限。缺点是不能反映体内脂肪的分布。

2. 腹型肥胖的评价指标：腰围和腰臀比

腰围和腰臀比是评价腹型肥胖的指标。2011年《中国成人肥胖症防治专家共识》提出，男性腰围≥90cm，女性腰围≥85cm 为肥胖诊断标准[28]。腹型肥胖者患高血压的风险是正常体型者的 2.1 倍[29]。腰围身高比值（WHR）与心血管疾病因素关系密切，是一个较好的评估腹型肥胖的指标，多用来评价糖尿病、高血压及脂代谢遗传疾病。

3. 按病因可分为原发性与继发性两种

原发性肥胖占肥胖的 95%，主要由基因与环境两种因素综合作用所致。继发性肥胖占比较少，由内分泌疾病、代谢异常所致。继发性肥胖一般都会伴随着其他的代谢疾病，它的本质是各种代谢疾病在人体中伴随的一种表现[30]。

四、临床治疗管理手段需要高度个体化

肥胖管理的最终目标是预防和治疗并发症，减少肥胖症相关并发症对患者生活质量的影响，同时消除歧视、恢复健康积极的身体形象和自尊。在整个肥胖管理的过程中，减重本身是提高患者整体生活质量的手段，减重的目标和策略需要高度个体化[31]。

（一）肥胖的一线治疗方案：生活方式干预

生活方式的干预主要表现在饮食、运动、睡眠三个方面。

1. 饮食模式改变是基础

2016 年版的《中国超重/肥胖医学营养治疗专家共识》提出了对于超重/肥胖人群的三种治疗模式：即限制能量的平衡膳食模式、轻断食膳食模式和高蛋白膳食模式[32]，通过科学而个体化的饮食结构指导来改变肥胖状态。肥胖患者应食用低脂、低糖分及适量膳食纤维（美国饮食协会建议 20～35g/d，其中含可溶性纤维 3～10g），限制饱和脂肪酸的摄入。Byrd-Williams 通过相关研究后发现，摄入膳食纤维量与体脂含量、BMI、腰围和空腹胰岛素水平呈负相关[33]。

2. 良好的运动习惯是关键

多项研究表明，高强度的间歇性运动和中等强度的有氧运动可明显降低体脂、腰围、腹围等，胰岛素抵抗是导致肥胖及多种代谢性疾病的重要因素，运动可以通过 AMPK 的介导增加骨骼肌对胰岛素的敏感性，减轻胰岛素抵抗，对减肥有积极作用[34]。任华[35]通过实践证明，有氧运动和饮食干预使超重女大学生腰围、臀围、腰臀比均出现了显著性的下降，BMI 明显降低。相关动物实验表明，8 周间歇性有氧运动可以显著改善 LKB1-AMPK-ACC 信号传导通路受损的蛋白激酶的磷酸化与表达，缓解肝脏和机体的糖脂代谢紊乱，预防脂肪肝的发展。肥胖患者应注意运动类型、运动时间、运动量的选择，以免不适宜的运动会带来负面影响。

3. 合理的睡眠习惯是保障

睡眠时间与肥胖也有相关性。多项研究表明，缺乏午觉及夜间睡眠时间较短是中年人超重/肥胖的危险因素。有午睡习惯可明显降低青年人及中年人超重/肥胖风险。国外一项研究显示，相对于没有午睡习惯的成年人，有 0～30min 午睡习惯的人发生肥胖的风险较小[36]，充足的睡眠时间也可降低肥胖风险。睡眠时间因人、因年龄而异，成年人多在 7～8h（不宜少于 6h）；

60～90 岁的老年人多在 9～10h；90 岁以上的老年人睡眠时间不宜少于 10h。

（二）肥胖患者的无奈之选：药物治疗

当生活干预不能有效减轻体重时，药物治疗为肥胖患者提供了第二条治疗方案，肥胖患者选择这条方案在减肥的同时也面临着药物副作用的风险，堪称无奈之选。

1. 以下两种情况推荐药物治疗

（1）《中国成人超重和肥胖症预防控制指南（试用）》指出，当生活方式干预有效，即不能使体重减轻 5%，BMI 指数仍大于 28 时，推荐其进行药物治疗。

（2）超重且伴有一种并发症（心血管疾病、高血压、2 型糖尿病等）的患者，经生活方式干预无效，也推荐药物治疗。据报道，美国约 35%的成人需要联合口服药减肥。

2. 各种减肥药物呈优胜劣汰格局

（1）因副作用较明显，已撤市的减肥药有以下几种：①甲状腺激素：会导致甲亢、心脏不良反应；②麻黄碱、盐酸苯丙醇胺会有卒中、高血压危象、心肌梗死等不良反应；③西布曲明和芬氟拉明会引起严重的心血管不良反应；④利莫那班有较明显的神经系统副作用，可导致焦虑、抑郁、自杀倾向等；⑤此外，有较大副作用的还有二硝基酚、安非他命、芬氟拉明、芬特明等。

（2）目前市场上 FDA 批准的减肥药有以下几种：奥利司他、氯卡色林、复方苯丁胺/托吡酯缓释剂、纳曲酮/安非他酮和利拉鲁肽等。

1）奥利司他：是国际公认的减肥降脂药，已在全球 120 多个国家上市。该药是胃肠道和胰脂肪酶抑制剂，可以抑制脂肪水解，降低胃肠道的吸收能力，减少食物中 30%的脂肪吸收，增加粪便排泄量，不仅减重，还可以维持体重。相关临床试验发现，肥胖患者在控制饮食的基础上口服奥利司他可以减轻体重，改善体重相关指标，明显提高临床疗效[37]。此外，该药还有抗肿瘤、降糖、降压、心血管保护及抗寄生虫作用。主要不良反应为肝肾损伤、胃肠道不良反应及营养不良[38]。

2）氯卡色林：2013 年美国 FDA 批准氯卡色林作为减肥药应用于临床，氯卡色林是中枢神经系统 5-羟色胺（5-HT）受体激动剂，通过激活 5-HT2C 受体，抑制食欲，增加饱腹感，从而达到减肥的效果。该药不激活 5-HT2A 和 2B 受体，无明显的神经系统和心脏瓣膜疾病等不良反应的发生。吴辉等[39]通过动物实验发现，氯卡色林不仅可以降低高脂诱导小鼠血脂中胆固醇的含量，调节体内的糖脂代谢，它还能通过提高体内胰岛素水平，促进脂肪酸的氧化代谢，从而抑制高脂饮食造成的体重增加，达到减重效果。

3）复方苯丁胺/托吡酯缓释剂：用于治疗肥胖症的应用指标为 BMI>30，或者 BMI>27 伴高血压、高血脂、高血糖及腹型肥胖者。苯丁胺为拟交感神经胺食欲抑制剂，可抑制患者食欲和促进能量消耗，其作用可能是通过上调多巴胺、去甲肾上腺素和 5-HT 活性产生食欲抑制；托吡酯是 γ-氨基丁酸（GABA）受体调节剂，其减重的作用机制尚不明确，可能是通过钠钙通道或者碳酸酐酶产生食欲抑制和增加饱腹感。临床观察表明，复方苯丁胺/托吡酯缓释剂较苯丁胺、托吡酯单用减肥效果更佳。历时 28 周的 EQUATE 试验[40]纳入 756 例肥胖患者，其中苯丁胺组减轻 6.1%，托吡酯组减轻 6.4%，复方苯丁胺/托吡酯缓释剂组减轻 8.5%～9.2%。该药不良反应发生率小于 1%，常见的主要有口干、便秘和感觉异常。该药作用除了缩小腰围，减轻肥胖，还可以降低血压、血糖，对动脉粥样硬化、阻塞性睡眠呼吸暂停有潜在疗效[41]。

4）纳曲酮/安非他酮：2014 年 9 月，FDA 批准纳曲酮/安非他酮作为一款肥胖辅助治疗药物，用于慢性体质量管理。纳曲酮是一种酒精依赖症药物，临床主要用于治疗鸦片类成瘾症，其减重作用可能与其阿片类受体拮抗作用相关，通过抑制摄食，使体重增长缓慢，减少胰岛素释放，改善能量代谢。安非他酮是多巴胺和去甲肾上腺素受体拮抗剂，其抑制食欲的作用机制可能与多巴胺和去甲肾上腺素对阿黑皮素原（POMC）的信号转导作用相关，纳曲酮合并安非他酮是一种有效、持续的减肥方案。外国学者通过体外细胞试验表明了两药合用对激动 POMC 神经元具有互补和协同效应，通过动物模型试验证明对于肥胖大鼠，纳曲酮合并安非他酮组较单用纳曲酮或单用安非他酮体质量减轻效果明显[42]。该药不良反应较少，主要是恶心、便秘、头痛、呕吐、头晕，临床使用安全可靠。

5）利拉鲁肽：作为降糖药，也是治疗肥胖症的有效药物。2012 年 FDA 批准利拉鲁肽可用于治疗肥胖症。该药是 GLP-1 类似物，具有促进胰岛素分泌的作用，通过多种途径降低体重，包括减少食物摄入量、抑制胃肠道蠕动和胃液分泌、延缓胃内容物排空。还可通过作用于中枢神经系统，抑制食欲、增加饱胀感来减轻体重。美国诺华公司通过随机、对照、双盲的Ⅲa 期临床试验发现，使用利拉鲁肽减肥可获得阳性结果[43]。有研究发现，利拉鲁肽减肥效果与肥胖症的体重指数呈正相关，即体重指数越高，减肥效果越明显。该药常见的不良反应为胃肠道反应。

（三）肥胖患者的福音：减重代谢外科手术

减重代谢外科手术被公认为是目前治疗肥胖症及相关代谢病最有效的方法，不仅能带来持续稳定的减肥效果，还能显著地缓解与肥胖症相关的代谢病，由此形成了独立的肥胖代谢外科[44]。

1. 减肥代谢外科手术的适应证

2019 年《中国肥胖和 2 型糖尿病外科治疗指南》[45]规范了减重代谢外科手术的治疗适应证：单纯肥胖患者手术适应证如下。

（1）BMI≥37.5，建议积极手术；32.5≤BMI<37.5，推荐手术；27.5≤BMI<32.5，经改变生活方式和内科治疗难以控制，且至少符合 2 项代谢综合征组分，或存在合并症，综合评估后可考虑手术。

（2）男性腰围≥90cm、女性腰围≥85cm，参考影像学检查提示中心型肥胖，经广泛征询多学科综合治疗协作组（MDT）意见后可酌情提高手术推荐等级。

（3）建议手术年龄为 16～65 岁。

2. 手术禁忌证

（1）明确诊断为非肥胖型 T1DM。

（2）以治疗 T2DM 为目的的患者胰岛 B 细胞功能已基本丧失。

（3）对于 BMI＜25.0 的患者，目前不推荐手术。

（4）妊娠糖尿病及某些特殊类型的糖尿病患者。

（5）滥用药物或酒精成瘾或患有难以控制的精神疾病。

（6）智力障碍或智力不成熟，行为不能自控者。

（7）对手术预期不符合实际者。

（8）不愿承担手术潜在并发症风险者。

（9）不能配合术后饮食及生活习惯的改变，依从性差者。

（10）全身状况差，难以耐受全身麻醉或手术者。

3. 常用的减重代谢外科术式

被广泛接受的减重代谢外科术式包括腹腔镜胃袖状切除术（laparoscopic sleeve gastrectomy，LSG）、腹腔镜 Roux-en-Y 胃旁路术（laparoscopic Roux-en-Y gastric by pass，LRYGB）、胆胰转流十二指肠转位术（biliopancreatic diversion with duodenal switch，BPD/DS）。

LSG 是以缩小胃容积为主的手术方式，切除胃底和胃大弯，保持原胃肠道解剖结构，可改变部分胃肠激素水平，对肥胖患者的糖代谢及其他代谢指标改善程度较好[46]。

LRYGB 是同时限制摄入与减少吸收的手术方式，除减重效果显著外，可改善糖代谢及其他代谢指标。LRYGB 对于 T2DM 缓解率较高，可能与其改变胃肠道激素分泌和十二指肠旷置对胰岛细胞功能的影响有关。对于合并中重度反流性食管炎或代谢综合征严重的肥胖患者，或超级肥胖患者，可考虑优先选择 LRYGB。由于 LRYGB 旷置的大胃囊与食管不相连，胃镜检查较难实施，因此，对于有胃癌前期病变的患者，或者有胃癌家族史的患者，须慎重选择。

BPD/DS 是以减少营养物质吸收为主的术式，在减重和代谢指标控制方面优于其他术式，但操作相对复杂，且随着共同肠道长度缩短，发生营养缺乏的风险增加，并发症发生率及病死率均高于其他术式。BPD/DS 主要用于在能保证术后维生素和营养素补充前提下的超级肥胖患者（BMI＞50）、肥胖合并严重代谢综合征患者或病史较长的 T2DM 患者。随着减重代谢手术例数的快速增加，减重效果不佳、复胖和术后发生并发症的患者也逐渐增多，因而修正手术应用越来越多。修正手术可分为恢复（reversal）手术（修正为正常解剖结构）、修改（conversion）手术（从一种术式修改为另一种术式）、修复（repair）手术（在原术式基础上进行修正，术式不变）。

（四）新型减肥技术异军突起

1. 微创介入——胃左动脉栓塞术

影像引导下的胃左动脉栓塞术模仿外科手术原理，通过栓塞胃左动脉使胃基底部缺血，从而减少胃饥饿素的分泌，降低饥饿感，减少食物摄取，以更安全、便捷的方式达到治疗肥胖的目的。已有动物实验肯定了胃左动脉栓塞术的疗效，但临床调查研究证据有限。Gunn 等[47]单中心回顾性研究行胃左动脉栓塞术的病例，与栓塞前比较，栓塞组体质量减轻了 7.3%，对照组下降 2%。胃左动脉栓塞术的可能副作用为胃溃疡，还需进一步临床评价。

2. 神经调控技术

神经调控技术是一门新技术，它借助相关设备，通过药物或者电刺激可逆性地调控来发挥作用。现应用于临床较多的有电针、胃电刺激、小肠电刺激和迷走神经刺激等，通过调控神经传导兴奋性和神经递质释放，影响胃肠动力及神经内分泌来发挥减肥作用。该技术具有创伤小、费用少、易控制、能长期使用的优势，可广泛应用于临床。

五、存 在 问 题

（1）生活干预是目前肥胖症患者的重要治疗方式，可以为患者制订详细的膳食和活动计划，但因为常规生活干预治疗存在周期较长、减肥效率较低等不足之处。

（2）西医治疗肥胖症的药物越来越多，药效明确，但是经常出现头晕、胃肠道反应、肝肾功能损害、影响神经递质的传递、导致情绪异常、自主神经紊乱如口干舌燥等副作用。而且对于有并发症的肥胖患者，减肥药有一定风险。

（3）手术治疗肥胖症的疗效很好，但是手术治疗存在术后营养不良风险、二次手术风险等。外科减重手术在外国已普遍流行，但在我国还处于初步起始阶段，很多术后不良反应缺乏临床研究支持，未广泛应用于临床。

（4）肥胖症的治疗没有系统的量化指标与诊疗规范，各医师根据临床经验及患者意愿进行经验式治疗，疗效不稳定，安全性没有得到保障，影响疗法的推广。

六、肥胖症诊疗的发展任重而道远

肥胖症属于一种慢性代谢疾病，可引发多种疾病，如高血压、高脂血症、糖尿病、动脉粥样硬化等，严重影响人们的身体健康水平[48]。因此，随着超重和肥胖患者数量持续上升，迫切需要更多、更安全、更有效的减重方法，不管选择药物治疗或手术治疗，都需严格把握适应证及禁忌证，综合考虑患者的个体情况，权衡药物或手术的获益，决定具体的治疗方案。同时也需要对肥胖症的机制进行深入研究，发现更多新的药物靶点，研发和使用更安全、有效的减肥药及开展更多的临床实验观察，获取更多循证医学证据。除了减重治疗外，还应该关注其合并症的管理：对生活方式和减肥药物治疗无效并仍存在糖耐量异常的糖尿病前期高危患者，可以考虑启用包括二甲双胍、阿卡波糖和噻唑烷二酮类在内的糖尿病治疗药物，肥胖2型糖尿病患者均应首选具有减重作用的降糖药物；超重或肥胖并伴有多囊卵巢综合征的患者，应该考虑二甲双胍或利拉鲁肽的单药治疗或者联合治疗；超重或肥胖的患者在减重干预的同时持续有胃食管反流症状时，应给予质子泵抑制剂。所以，对于肥胖症的诊治任重道远。

参 考 文 献

[1] 中国超重肥胖医学营养治疗专家共识编写委员会. 中国超重/肥胖医学营养治疗专家共识(2016 年版)[J]. 中华糖尿病杂志,2016,
8（9）: 525-540.

[2] 中华医学会内分泌学分会肥胖学组. 中国成人肥胖症防治专家共识[J]. 中华内分泌代谢杂志，2011，27（9）：711-717.

[3] Mi Y J，Zhang B，Wang H J，et al. Prevalence and Secular Trends in Obesity Among Chinese Adults，19912011[J]. American Journal of Preventive Medicine，2015：661-669.

[4] Zhang X，Zhang M，Zhao Z，et al. Geographic Variation in Prevalence of Adult Obesity in China：Results From the 2013-2014 National Chronic Disease and Risk Factor Surveillance [J]. Ann Intern Med，2020，172（4）：291-293.

[5] 陈贻珊，张一民，孔振兴，等. 我国儿童青少年超重、肥胖流行现状调查[J]. 中华疾病控制杂志，2017，9：866-869，878.

[6] Ingalls A M，Dickie M M，Snell G D. Obese，a new mutation in the house mouse[J]. Obes Res，2012，4（1）：35-42.

[7] Zhang Y，Proenca R，Maffei M，et al. Positional cloning of the mouse obese gene and its human homologue[J]. Nature，1994，372（6505）：425-432.

[8] Alonso R，Farías M，Alvarez V，et al. Chapter 7-The genetics of obesity A2-rodriguez-oquendo，annabelle//translational cardiometabolic genomic medicine[M]. Boston：Academic Press，2016：161-177.

[9] Pigeyre M，Yazdi F T，Kaur Y，et al. Recent progress in genetics，epigenetics and metagenomics unveils the pathophysiology of human obesity[J]. Clinical ence，2016，130（12）：943.

[10] Agatha A，van der Klaauw，ISadaf，et al. The Hunger Genes：Pathways to Obesity[J]. Cell，2015，161：119-132.

[11] 黄琪，陈瑞，梁凤霞. 肥胖的遗传基因与表观遗传修饰机制[J]. 华中科技大学学报（医学版），2018，47（5）：644-647.

[12] 詹芳芳，刘莉，戚敏杰，等. PRDM16 基因 rs2651899、rs2236518、rs2282198 位点多态性与超重肥胖的关系[J]. 郑州大学学报（医学版），2015，50（3）：354-358.

[13] 李玉倩，王重建，郭奕瑞，等. 信号转导和转录激活因子-3 基因多态性与河南汉族人群肥胖易感性的关系[J]. 郑州大学学报，2014，49（4）：480-483.

[14] Fisher J O，Kral T V E. Super-size me：Portion size effects on young children's eating[J]. Physiology & Behavior，2008，94（1）：39-47.

[15] 葛雪珍，何珏，孙文树. 肥胖发生机制研究[J]. 赣南医学院学报，2014，34（2）：316-320.

[16] Cox A J，West N P，Cripps A W. Obesity, inflammation, and the gut microbiota[J]. Lancet Diabetes Endocrinol，2015，3（3）：207-215.

[17] 曾莉，房宜军. 肥胖的产生机制与研究进展[J]. 辽宁体育科技版，2006，28（2）：39-41.

[18] 赵春巧. 运动不足与肥胖的研究现状[J]. 体育世界，2014，2（2）：84-85.

[19] 张携，汤庆娅. 上海市 7-9 岁儿童肥胖现状及危险因素分析[J]. 上海交通大学学报医学版，2013，33（5）：672-674.

[20] 李路娇，黎明，阴津华，等. 北京地区青少年生活方式和社会经济因素对瘦素、脂联素比值的影响[J]. 中国糖尿病杂志，2016，8（2），75-80.

[21] Turnbaugh P J，Ley R E，Hamady M，et al. The human microbiome project：exploring the microbial part of ourselves in a changing world[J]. Nature，2007，449（7164）：804.

[22] Backhed F，Manchester J K，Semenkovich C F，et al. Mechanisms underlying the resistance to diet-induced obesity in germ-free mice[J]. Proc Natl Acad Sci U S A，2007，104（3）：979-984.

[23] Duca F A，Swartz T D，Sakar Y，et al. Increased oral detection, but decreased intestinal signaling for fats in mice lacking gut microbiota[J]. PLoS One，2012，7（6）：e39748.

[24] Schulz M D，Atay C，Heringer J，et al. High-fat-diet-mediated dysbiosis promotes intestinal carcinogenesis independently of obesity. [J]. Nature，2014，514（7523）：508-512.

[25] Ridaura V K，Faith J J，Rey F E，et al. Gut Microbiota from Twins Discordant for Obesity Modulate Metabolism in Mice[J]. Ence，2013，341（6150）：1241214.

[26] 吴莉娟，刘铜华. 肠道菌群在肥胖发病中的地位与作用[J]. 世界科学技术-中医药现代化，2017，19（9）：1572-1579.

[27] 王康馨，王强，吴晨光，等. 环境诱胖剂—肥胖病因研究的新思路[J]. 环境卫生学杂志，2015，5（1）：80-84.

[28] 中华医学会内分泌学分会肥胖学组. 中国成人肥胖症防治专家共识[J]. 中华内分泌代谢杂志，2011，27（9）：711-717.

[29] 肖瑛琦，刘娅，郑思琳，等. 体质指数、腰围、腰臀比与社区中老年居民高血压关系研究[J]. 中华流行病学杂志，2016，37（9）：1223-1227.

[30] 郭丽丽，张晨. 甘丙肽受体 1 与耐力运动对代谢综合征患者继发性肥胖影响的研究进展[J]. 赣南医学院学报，2018，38（8）：839-842.

[31] 周方励，李舍予. 2019 年《欧洲实践指南：初级医疗中成年人肥胖的管理》解读[J]. 中国全科医学，2019，22（32）：3905-3909.

[32] 韩沐真. 减肥治疗方式的三种模式[J]. 江苏卫生保健，2019，（4）：51.

[33] Byrd-Williams C E, Strother M L, Kelly L A, et al. Dietary fiber and associations with adiposity and fasting insulin among college students with plausible dietary reports[J]. Nutrition, 2009, 25 (9): 896-904.

[34] 张长思, 刘龙萍. 运动改善胰岛素抵抗对运动减肥及治疗相关代谢疾病的启示[J]. 南京体育学院学报（自然科学版）, 2017, 16 (6): 6-9.

[35] 任华. 运动与饮食干预对超重女大学生身体形态和糖脂代谢的影响[J]. 贵州师范大学学报（自然科学版）, 2015, 33 (1): 116-120.

[36] Sayón-Orea, Carmen, Bes-Rastrollo M, et al. Association between sleeping hours and siesta and the risk of obesity: the SUN Mediterranean Cohort[J]. Obesity Facts, 2013, 6 (4): 337-347.

[37] 黎晓亮, 兰群芳, 陆妙, 等. 奥利司他联合非诺贝特治疗肥胖伴脂质代谢紊乱的疗效分析[C] //2016 年《中国医院药学杂志》学术年会, 昆明, 2016（2017-03-31）http: //d. old. wan fang data. com. cn/Conference/8968152. [2018-02-12].

[38] 黄秋菊, 李玉兰. 奥利司他疗效研究及不良反应[J]. 现代医药生, 2018, 34 (19): 3025-3027.

[39] 吴辉, 高艳, 石海莲, 等. 氯卡色林对高脂饮食小鼠瘦素及胰岛素信号的影响[J]. 药物生物技术, 2015, 22 (5): 403-406.

[40] Ryan D, Peterson C, Troupin B, et al. Weight loss at 6 months with VI-0521 (PHEN/TPM combination) trea-ment[J]. Obes Facts, 2010, 12: 3146.

[41] 秦健, 邹寿涛. 减肥新药—复方苯丁胺/托吡酯缓释剂[J]. 中国药房, 2015, 26 (35): 5033-5035.

[42] Greenway F L, Whitehouse M J, Guttadauria M, et al. Rational design of a combination medication for the treatment of obesity[J]. Obesity, 2012, 17 (1): 30-39.

[43] 黄世杰. 利拉鲁肽用于减肥的 III 期临床试验获得阳性结果[J]. 国际药学研究杂志, 2014, 41 (4): 428.

[44] Mingrone G, Panunzi S, De Gaetano A, et al. Bariatric-metabolic surgery versus conventional medical treatment in obese patients with type 2 diabetes: 5 year follow-up of an open-label, single-centre, randomised controlled trial[J]. Lancet, 2015, 386 (9997): 964-973.

[45] 中华医学会外科学分会甲状腺及代谢外科学组、中国医师协会外科医师分会肥胖和糖尿病外科医师委员会. 中国肥胖及 2 型糖尿病外科治疗指南（2019 版）[J]. 中国实用外科杂志, 2019, 39 (4): 301-306.

[46] 张辰, 赵宏志, 钱东, 等. 腹腔镜胃旁路术与药物治疗肥胖合并 2 型糖尿病疗效比较分析[J]. 中国实用外科杂志, 2016, 36 (10): 1096-1100.

[47] Gunn A J, Rahmi O. A preliminary observation of weight loss following left gastric artery embolization in humans[J]. J Obes, 2014, 2014: 185349.

[48] 查艺军, 体检人群超重肥胖健康干预效果评估[J]. 世界临床医学, 2015, 9 (12): 99.

（张　芳　执笔，陆润兰　审订）

第二节　高尿酸血症与痛风病现代医学临床研究进展

提　要： 随着人们生活水平的不断提高和饮食结构的改变，高尿酸血症（HUA）的发病率在世界范围内呈逐年上升趋势。大量临床研究结果显示，高尿酸血症是常见的代谢性疾病，与心血管疾病、脑血管疾病、免疫系统紊乱、慢性肾衰竭等关系密切。及时有效地进行降尿酸治疗（u-rate lowering therapy，ULT）是减少尿酸盐沉积、预防痛风病发作、减轻对肾脏的损害、减少其他伴随疾病发生的关键。高尿酸血症的治疗以西药为主，中医药及生物类药物在治疗高尿酸血症方面显示了一定的优势和特色。

关键词： 高尿酸血症，痛风病，发病机制，研究进展

近年来，随着经济水平的提高和人们生活方式及膳食习惯的改变，高尿酸血症和痛风的发病率在世界范围内呈逐年上升趋势。高尿酸血症（HUA）是由嘌呤代谢紊乱，血尿酸生成增多和（或）排泄减少，使血液中尿酸超出正常范围所致；尿酸（UA）结晶沉积到软组织所致的急

性或慢性病变称为痛风。临床诊断标准为正常低嘌呤饮食状态下，非同日 2 次测定空腹血清尿酸水平：男性＞420pmol/L（7mg/dl），女性＞357pmol/L（6mg/dl）[1]。本文对高尿酸血症的流行病学、发病机制及治疗药物的研究进展进行综述，为临床治疗高尿酸血症提供思路和参考。

一、流行病学研究内涵日益深入

（一）高尿酸血症带来的经济负担

随着人民生活水平的提高、饮食结构的改变，高尿酸血症的发病率在逐年升高，而且女性患者的患病率有所上升。在临床上，单纯的高尿酸血症患者多无明显特异性症状，早期的诊断、治疗有一定困难，故对其防治存在一定误区。因此，提高患者对高尿酸血症的认识对降低高尿酸血症的危害尤为重要。而随着现代研究的不断深入，多项流行病学和临床研究结果证实，高尿酸血症与痛风病、心血管疾病、肾脏疾病、代谢综合征等疾病的发生、发展密切相关[2]。这些疾病给广大人民带来巨大痛苦的同时也增添了不小的经济负担，故而，了解人群高尿酸血症的流行病学数据和流行特征，对预防和治疗高尿酸血症及与其可能相关的疾病具有十分重要的意义。

（二）高尿酸血症发病率逐年升高

高尿酸血症的患病率受环境、饮食习惯、种族、遗传和统计方法等多种因素的影响，世界各国及国内各地报道有所差异，但总体呈不断上升趋势。在流行病学研究中，疾病的发病率研究比患病率更有意义。发病率可用作描述疾病的分布情况，通过比较不同特征人群的某病发病率，可探讨病因和对防治措施进行评价，其与病因学研究密切相关。然而，由于发病率多为前瞻性研究，需要耗费大量的人力、物力及财力，且实施难度较高，目前关于 HUA 发病率研究的文献较少。

2009～2010 年东南大学肾脏病研究所（代表中国慢性肾脏病流行病学调查协作组）分析了中国慢性肾脏病流行病学调查的资料，该研究采用了人群调查的标准设计，多阶段分层随机抽样的方法并进行了严格的质量控制，以确保研究人群具有代表性[3]。研究结果显示，中国成人高尿酸血症的患病率为 8.4%。据此估计，中国 18 岁以上人群中有将近 93 万高尿酸血症患者，此患病率低于西方发达国家。但进一步分析发现，城市地区高尿酸血症的患病率显著高于农村地区（14.9%vs 6.6%），最高 1/3 人均 GDP 水平人群高尿酸血症的患病率更是高达 21.4%，已达到西方发达国家水平[4]。可见，高尿酸血症在我国经济发达地区相当常见，与国际上发达国家和地区的患病率相近。

2007～2010 年张宁波等[5]对 241 例中老年人进行随访调查，共发生 30 例高尿酸血症，其发生率为 12.45%；其中，在 104 例中年人中的发生率为 8.65%，137 例老年人中的发生率为 15.33%。张超彦等[6]对北京某社区居民共 3261 名进行了观察，随访 2 年，其中有效人数 2962 名，检出高尿酸血症 95 例，发病率为 2.9%。其中男性发病率为 4.2%，女性为 2.0%。

（三）高尿酸血症知晓率低下

在我国约 80% 的高尿酸血症患者无明显的特异性临床表现，只有在健康体检中或出现相关靶器官损害后才被发现，而且患者对高尿酸血症相关知识的了解相当缺乏。调查研究结果显示，仅 42.8% 的被调查者了解高尿酸血症与饮食习惯的关系，52.2% 的被调查者了解高尿酸血症与痛风的关系，不了解什么是高尿酸血症者占 49%，不知道高尿酸血症对身体有何影响者占 29%，部分了解或不了解高尿酸血症饮食者占 76%。可见，目前我国人群对高尿酸血症的知晓率、治疗率都很低，这就要求广大医务人员加强健康教育，提高国民对高尿酸血症的病因、危害的认识及防范意识。

二、发病机制复杂多样

（一）多种因素均可导致高尿酸血症的发生

高尿酸血症的发生与遗传、年龄、性别、地区分布、种族、饮食、职业、特殊疾病、药物等诸多因素有一定关联。高尿酸血症的主要病因是尿酸产生过多或经肾排泄不足，近年研究认为肾排泄不足是本病的主要原因。高血压、肾动脉硬化或脱水，导致肾内血循环量不足，肾小球肾炎、糖尿病肾病均会导致肾小球滤出尿酸减少而潴留在体内。慢性酒精中毒、利尿药、吡嗪酰胺和乙胺丁醇类抗结核药、非固醇类消炎镇痛药、小剂量阿司匹林、左旋多巴等均可使肾小管排泄尿酸减少。遗传性肾病也是本病病因之一。代谢综合征的基础是胰岛素抵抗，常有高尿酸血症及高脂血症。Nakajima[7]认为大多数高尿酸血症患者处于多种危险因素共同作用的环境中，首次提出高尿酸血症是典型的生活方式疾病，它与性别、年龄、饮食及遗传等诸多因素密切相关。有研究表明，原发性痛风患病率男性高于女性，男女之比约为 20∶1，男女高尿酸血症患病率之比为 2∶1，高发年龄组男性为 50～59 岁，女性为 50 岁以后[8]。进食过多高嘌呤高蛋白食物与痛风的发作有关，如肉类、海鲜、豆类和浓肉汤等。有关研究也表明，酒精是比饮食更重要的危险因素，来自我国台湾的营养与健康调查表明，痛风患病率较高的土著人饮酒量明显高于一般人群，饮酒是其重要的危险因素[9]。肥胖是痛风的危险因素之一，大量研究表明血尿酸水平与体重指数呈正相关，痛风患者的体重指数明显增高。痛风通常被认为是较高社会阶层的疾病，如知识阶层、商贾富豪等。从以上高尿酸血症的发病原因可知，年龄、性别、种族、肥胖、饮食习惯、高血压、高脂血症、糖尿病、冠心病等都可能是触发高尿酸血症及痛风发作的外部原因，高尿酸血症及原发性痛风是受遗传和环境因素共同作用的。

（二）高尿酸血症的病理

1. 和肾脏密切相关

人体内约 2/3 的游离尿酸由肾脏排泄，如果肾肌酐清除率减少 5%～25%，就可能导致高尿酸血症。生理学及药理学的研究发现肾脏尿酸盐转运的经典模式为：①滤过：肾小球滤过血清尿酸中的 99.3%；②重吸收：主要是近端肾小管起始部 S1 段负责主动重吸收，重吸收率约为 50%；③分泌：发生在近端肾小管曲部 S2 段，约为重吸收量的 50%；④二次重吸收：发生在近端肾小管的直部 S3 段，对尿酸二次重吸收量是分泌量的 80%，为总量的 40%～50%；最后 8%～12% 的尿酸排出体外。尿酸是一种弱酸、超过溶解度的尿酸盐析出针状结晶，特别易于沉积在温度较低的远侧端肢体和酸度较高的组织。主要侵犯部位是关节的滑膜囊、关节软骨、肾脏及皮下软组织。关节腔中的尿酸盐结晶被吞噬细胞、白细胞吞噬后，可破坏细胞的溶酶体等细胞器，释放出蛋白水解酶、激肽、组胺、趋化因子等物质，引起局部血管扩张和渗透性增加、血浆渗出、白细胞集聚等炎症反应，组织被溶解侵蚀，表现为急性痛风性关节炎。痛风多次复发可造成骨质穿凿状破坏，结缔组织增生，形成骨性肿大，关节活动障碍、畸形和局部骨质疏松。大量尿酸盐沉积于软组织成为结节状硬结，称为痛风石。在皮下破溃流出血恶样物质。尿酸盐通过肾脏排出时，可沉积在肾间质，引起间质性肾炎、尿酸性肾病、间质纤维化，引起肾阻塞，晚期可致肾小管萎缩。现代医学研究发现，高尿酸血症者不仅容易发生痛风，而且还可以促进血小板活化、黏附，尿酸盐晶体可使血小板快速释放 ATP、ADP、5-羟色胺，继以较慢地释放全部内含物及启动血凝过程，促进血凝[10-15]；还可沉积于小动脉壁，损伤血管内皮细胞，降低内皮 NO 释放，导致血管内皮细胞功能紊乱及血管平滑肌细胞增殖，加速血管病变和糖耐量异常的发生和发展。尿酸盐晶体可活化补体，刺激中性粒细胞释放蛋白酶及氧化剂。高尿酸可促进 LDL 氧化，增加脂质过氧化、氧自由基生成等。血尿酸增高可通过阴离子转运体透过血管内皮细胞进入血管平滑肌细胞，在细胞内发生氧化还原反应，激活核转录因子、促细胞分裂的蛋白激酶等，导致血栓素 A2、血小板源生长因子和单核细胞趋化蛋白合成增加，促进动脉粥样硬化的发生和发展[16]。

2. 与代谢综合征密不可分

过去一直认为高尿酸血症对人体的影响主要是尿酸盐结晶沉积在关节及肾脏而引起相应的病变，而近年许多研究表明，高尿酸血症与代谢综合征结伴出现，并已成为代谢综合征的一部分[17]。代谢综合征（metabolic syndrome，MS）作为一种症候群在临床上早有认识，MS 是伴有胰岛素抵抗的一组疾病的集合，包括糖耐量异常、中心性肥胖、高血压、脂质代谢紊乱、微量的蛋白尿等代谢异常，这些均与心脑血管疾病的发生相关[18-19]。临床上一半以上的原发性痛风患者伴发上述疾病的一种或数种，长期随访认为血尿酸水平升高与心血管病死亡率密切相关，高尿酸血症是冠心病患者不良预后的独立危险因子[20-21]。还有研究者推测，代谢综合征中胰岛素抵抗、高血压、高血脂、2 型糖尿病可以加速动脉粥样硬化，造成肾脏对尿酸的清除率下降，继发血尿酸水平升高[22]。由于高尿酸血症的发生，导致尿酸结晶在血管壁的沉积，直接损伤动脉内膜，又进一步诱发和加重了动脉粥样硬化[23]。

（1）高尿酸血症和胰岛素抵抗：胰岛素抵抗（insulin resistance，IR）是指胰岛素的外周靶组织对内源性或外源性胰岛素的敏感性和反应性降低，导致生理剂量的胰岛素产生低于正常的生理效应。有文献报道，在有糖尿病危险因素的人群中，糖耐量异常和糖尿病患者的血尿酸水平高于糖耐量正常人群[24]。高尿酸血症可加速2 型糖尿病患者肾脏病变的发生和发展，且血尿酸水平升高是 2 型糖尿病患者中风的前兆，这些都提示高尿酸血症与糖尿病及其并发症的发生发展有一定关联。Modan[24]研究认为，高尿酸血症是高胰岛素血症的一个方面，它是一个与 IR 密切相关的独立因子，甚至可以作为一种评价 IR 的标志物。以上均说明高尿酸血症在代谢综合征的演变与进展中发挥着重要作用，尤其是在合并糖尿病时，更加重了各种代谢紊乱，促进了糖尿病并发症的发生和发展。

（2）高尿酸血症与高血压：18 个前瞻性队列研究共 55 607 例参试者的系统回顾和 Meta

分析显示，高尿酸血症明显增加高血压发生的风险 41%。在校正传统高血压危险因素后，血尿酸水平每增加 60μmol/L，高血压发病相对危险增加 13%[26]。但是，高尿酸血症导致高血压的病理生理基础尚未明了，尿酸是核酸代谢的产物，大部分尿酸由肾脏排泄，经肾小球滤过及肾小管分泌、重吸收，最后仅排出肾小球滤过量的 6%～12%。有报道认为血尿酸浓度增高与原发性高血压血管阻力增高呈正相关，而与肾血流量呈负相关，这也是原发性高血压患者肾脏受损的早期表现[27]。

（3）高尿酸血症与动脉粥样硬化及冠心病：有研究认为血尿酸的升高与冠心病的发生可能主要是通过三酰甘油的代谢介导的，但尿酸是否为冠心病发病的独立危险因素目前尚无定论。美国学者弗明汉指出：尿酸与冠心病的发生、心血管病死亡无因果关系，校正年龄因素后显示出的看似相关实际上是与尿酸水平相关联的其他危险因素混淆所致。其他的一些前瞻性的研究也指出，动脉粥样硬化与血尿酸升高之间的相关性明显受到其他心血管危险因素的影响，它们之间并不存在独立相关性。最近 Kim 等[28]在对 26 项前瞻性队列研究进行 Meta 分析后发现，高尿酸明显增加冠心病事件发生的风险，是冠心病的独立危险因素。总之，不论尿酸升高为动脉粥样硬化的病因还是标志，高尿酸血症与一些代谢紊乱、动脉粥样硬化性心血管病的危险因素并存，它们共同参与了冠心病的发生与发展。

（4）高尿酸血症与脑血管疾病：国内外大量临床资料证实，高尿酸血症可能是急性脑梗死的危险因子之一，NhaneslⅡ[29]研究结果显示，血尿酸水平＞416.5mmol/L 是脑卒中的独立危险因素。此外，高尿酸血症还可使高血压患者、心脑血管病患者及老年人病死率增高，也是 2 型糖尿病患者致死性和非致死性脑血管意外的独立危险因素。高尿酸血症导致脑血管病的机制目前尚未明确，可能包括：①高尿酸水平与异常脂蛋白代谢和高血压等传统因素相互影响，促进包括颈动脉在内的动脉粥样硬化形成；②尿酸盐结晶可引起炎症反应，从而通过炎症反应激活血小板和凝血过程；③高尿酸血症可能会通过嘌呤代谢促进血栓形成。

三、治疗方法灵活多样

持续的血尿酸升高可导致尿酸盐结晶（MSU）在关节或其他结缔组织中沉积，导致痛风，表现为关节炎、尿酸性肾病和痛风石。高尿酸血症是嘌呤代谢紊乱的持续病理状态，是痛风的生化基础。临床上可表现为无症状高尿酸血症；25%的高尿酸血症患者表现为急性和间歇发作性痛风性关节炎，但由于认识不足或治疗不当可发展为慢性痛风；部分患者一发现即表现为慢性痛风石痛风。认识到典型痛风病程的三个阶段（无症状高尿酸血症、急性痛风性关节炎和慢性痛风）对于合理制订治疗决策至关重要。2017 年痛风管理指南推荐要点如下。

1. 对于无症状高尿酸血症患者，改变生活方式和危险因素是早期降尿酸最经济有效的干预手段

（1）如果正在使用利尿剂治疗高血压而非心力衰竭，只要血压能控制住，可以考虑换用一种降压药。

（2）所有痛风患者均应该给予以下信息的口头和书面告知：痛风和高尿酸血症的原因、后果；如何管理急性痛风发作；关于饮食、饮酒和肥胖的生活方式建议；进行降尿酸治疗达到尿酸盐目标水平的原因、目标和方法；应该进行个体化管理，并考虑到患者合并症和同时使用的药物。另外，还应该讨论疾病感知和潜在治疗障碍等问题。

（3）对于超重患者，应鼓励调整饮食以达到体重逐步减轻及之后维持。应与所有痛风患者讨论饮食和运动的问题，鼓励低脂、低糖、富含蔬菜和纤维的饮食习惯；避免包括果糖的含糖软饮料；避免过度摄入酒精和高嘌呤食物；鼓励饮食中包含脱脂奶和（或）低脂奶、黄豆、蔬菜来源的蛋白质及樱桃。

（4）有尿路结石病史的痛风患者，应每天喝水超过 2L，避免脱水。对于复发性结石患者，应该考虑使用柠檬酸钾对尿液进行碱化。

（5）应该对所有痛风患者筛查心血管疾病危险因素和合并症，如吸烟、高血压、糖尿病、血脂异常、肥胖和肾脏疾病，至少每年进行一次检查并予以处理。

2. 急性痛风发作管理

（1）对患者进行相关教育。患者一旦有痛风发作，应立即采取治疗措施。确保患者意识到发作期间继续接受降尿酸治疗的重要性。

（2）受累关节应得到休息，可将受累关节抬高，进行冷敷。护床架和冰袋是有效的辅助工具。

（3）最大剂量非甾体抗炎药（NSAID）和秋水仙碱是可选择的治疗方案。一线药物的选择取决于患者意愿、肾功能和合并症。服用 NSAID 或环氧合酶抑制剂（coxibs）的患者应同时服用胃保护剂。

（4）关节腔抽液和注射糖皮质激素对急性单关节痛风患者有明显治疗效果，可能也能用于治疗有急性疾病和合并症的患者。对于不能耐受 NSAID、秋水仙碱及不可行关节腔内注射的患者，短期口服糖皮质激素或单次肌内注射糖皮质激素是一种替代治疗方案，这种全身治疗也适用于少关节或多关节痛风发作。

（5）单药治疗效果不佳的急性痛风患者可以采用联合治疗。

（6）既往治疗中发现标准方案治疗效果不佳的患者，或许可考虑 IL-4 抑制剂（但还未得到英国国家卫生与临床优化研究所的批准）。

3. 降尿酸治疗（目前临床常用降尿酸药物主要分为抑制尿酸生成、促进尿酸排泄及促进尿酸溶解三大类）

（1）在患者诊断为痛风时，应给患者介绍降尿酸治疗方案，并告知痛风相关信息，患者应该全面参与并决定何时开始降尿酸治疗；向患者解释规律和持续进行降尿酸治疗以预防痛风复发的重要性；患者在降低血清尿酸水平的过程中，应给予支持，因为该期间痛风发作可能会增加。

（2）与所有痛风患者讨论降尿酸治疗。对于下列患者应该尤其建议降尿酸治疗：痛风反复发作（12 个月内 2 次）、有痛风石、慢性痛风性关节炎、关节损伤、肾损伤（肾小球滤过率＜60ml/min）、尿路结石病史、使用利尿剂、原发性痛风发病较早。

（3）降尿酸治疗起始时间最好延迟至炎症消失，因为患者无疼痛时可以更好地讨论降尿酸治疗。

（4）降尿酸治疗的初始目的是降低和维持血尿酸＜300pmol/L 的目标水平，以防止尿酸盐晶体形成，消除现有晶体。血尿酸水平越低，晶体消除速度就越快。经过几年有效治疗，当痛风石已经解决且患者无症状时，可以调整降尿酸治疗剂量，将血尿酸水平维持在相对不严格的目标水平，即＜360pmol/L，以避免晶体沉积和极低血尿酸水平（＜300pmol/L）可能的不良作用。

（5）别嘌醇[30]是推荐的一线降尿酸治疗药物。治疗起始为低剂量（每日 50～100mg），剂量约每 4 周增加 100mg，直到血尿酸水平达标（最高剂量为 900mg）。对肾功能损害患者应使用较小的增加量（50mg），最高剂量也要降低，但是尿酸水平的目标值是一样的。

（6）对不能耐受别嘌醇或肾功能损害患者使用别嘌醇剂量不足以达到治疗目标时，非布索坦[31]是可二线使用的黄嘌呤氧化酶抑制剂。其起始剂量为每日 80mg，如需要，4 周后可增至每日 120mg，以达到治疗目标。

（7）对黄嘌呤氧化酶抑制剂有抵抗或不耐受患者，可以使用促尿酸排泄药物。肾功能正常或轻度损害患者，优选的药物是磺吡酮（每日 200～800mg）或丙磺舒（每日 500～2000mg）；Finch 等[32]研究发现，丙磺舒应用于肾功能不全患者同样有效，但由于该药会与 NSAID 等常用药物产生药物相互作用，限制了在临床的应用。肾功能轻度至中度损害患者，可以选择苯溴马隆（每日 50～200mg）。2017 年 Chou 等[33]证实，与别嘌醇相比，非布司他和苯溴马隆能更有效地降低伴有 CKD 的高尿酸血症患者的尿酸水平及透析过程的风险。尽管该药物有潜在的肝毒性，但由于其明显的降尿酸效果及近年来临床应用较为安全，依旧是我国指南推荐的促进尿酸排泄药物。

（8）不应将氯沙坦和非诺贝特作为主要降尿酸治疗药物，但当需要同时治疗高血压和血脂异常时，可考虑这两种药物，因其有弱尿酸排泄作用。维生素 C 补充剂（每日 500～1500mg）也具有弱尿酸排泄作用。

（9）使用最佳剂量单药治疗但血尿酸水平仍未达标的患者，可以使用促尿酸排泄药物和黄嘌呤氧化酶抑制剂联合治疗。

（10）对开始启动降尿酸治疗或上调降尿酸治疗剂量的患者，为预防急性痛风发作，可考虑使用 500mg 秋水仙碱，并持续 6 个月。对不能耐受秋水仙碱的患者，可考虑使用低剂量 NSAID 或 coxibs，并同时服用胃保护剂。

四、述评与展望

目前许多研究证实，高尿酸血症的患病率与发病率呈显著增长并有年轻化趋势，并且与患者的生活方式、饮食习惯等密切相关，已成为许多疾病的危险因素。高尿酸血症与心血管、肾脏等多器官多系统疾病发生发展密切相关，已对人群的健康构成危险，严重影响了人们的生活质量，并将给发展中国家带来深远的社会经济及公共卫生影响。根据高尿酸血症和痛风的病因及其与相关疾病的关系，目前可以根据流行病学调查结果开展行之有效的健康教育和饮食预防，控制其发病因素，减少和延缓慢性并发症的发生和发展，防患于未然。同时对已确诊为高尿酸血症的患者采取较为有效的治疗措施，如药物治疗、手术治疗和中医药治疗等。特别是有几千年历史的祖国传统医学，对高尿酸血症患者可治病求本。目前国内已开始这方面的尝试，但范围有限，有待在中医的辨证论治方面进一步探索。

参 考 文 献

[1] Chen S，Guo X，Dong S，et al. Association between the hypertrig-lyceridemic waist phenotype and hyperuricemia：a cross-sectional study HI[J]. Clin Rheumatol，2017，36（5）：1111-1119.

[2] Zhu Y，Pandya B J，Choi H K. Comorbidities of gout and hyperuricemia in the US general population：NHANES 2007-2008[J]. Am J Med，2012，125（7）：679-687.

[3] Zhang L，Wang F，Wang L，et al. Prevalence of chronic kidney disease in China：a cross-sectional survey[J]. Lancet，2012，379（9818）：815-822.

[4] Liu H，Zhang X M，Wang Y L，et al. Prevalence of hyperuricemia among Chinese adults：a national cross-sectional survey using multistage，stratified sampling[J]. J Nephrol，2014，27（6）：653-658.

[5] 张宁波，张帆，黄星涛. 中老年人群高尿酸血症发病率及相关影响因素调查研究[J]. 中国当代医药，2013，20（17）：164-165，170.

[6] 张超彦，李伟，杨月琳，等. 北京市东高地社区居民高尿酸血症发病情况及危险因素分析[J]. 社区医学杂志，2013，11（20）：52-54.

[7] Nakajima H. Management of hyperuricermia in occupational health：with referencetou guidelines for the management of hyperuricemia and gout，5[J]. Sangyo Eiseigaku Zasshi，2003，45（I）：12-19.

[8] Darmawan J，Valkenburg H D. The epidemiology of gout and hyperuricemia in a rural population of java[J]. Rheumatology，1992，19（10）：1595-1599.

[9] Chang H Y，Pan W H，Yeh W T，et al. Hyperuricemia and gout in Taiwan：results from the Nutritional and Health Survey in Taiwan（1993-96）[J]. Rheumatd，2001，28（7）：1640-1646.

[10] 邵继红，徐耀初，莫宝庆，等. 痛风与高尿酸血症的流行病学研究进展[J]. 疾病控制杂志，2004，8（2）：152-154.

[11] 石海燕，马臻. 痛风和高尿酸血症的危险因素[J]. 国外医学-内科学分册，2003，30（5）：211-213.

[12] Carnethon M R，Fortmann S P，Palaniappan L，et al. Risk factors for progression to incident hyperinsulinemia：the atherosclerosis risk in communities study[J]. Am J Epi-demiol，2003，158（11）：1058-1067.

[13] Ldeman M H，Cohen H，Mandhavean S，et al. Serum uric acid and cardiovascular events in successful treated hypertensive patients[J]. Hypertension，1999，34：144-150.

[14] Johnson R J，Kang D，Feig D I. Is there a pathogenetic role for uric acid in hypertension and cardiovascular and renal disease[J]. Hypertension，2003，41：1183-1187.

[15] Alderman M H，Aiyer K J. Uric acid：Role in cardiovascular disease and effect of losartan[J]. Curt Med Res Opin，2004，20（3）：369-379.

[16] Kang D H，Finch J，Nakagawa T，et al. Uric acid，endothelial dysfunction and pre-eclampsia：searching for a pathogenetic link[J]. J Hypertens，2004：22.

[17] 李东晓，迟家敏. 高尿酸血症与代谢综合征[J]. 国外医学-内分泌分册，2004，24（6）：386-388.

[18] 张建，华琦. 代谢综合征[M]. 北京：人民卫生出版社，2003：3-5.

[19] 徐成斌. 代谢综合征[J]. 国外医学-内分泌学分册，2005，25（1）：3-5.

[20] Culleton B F，Larson M G，Kannel W B，et al. Serum uric acid and risk for cardiovascular disease and death：The Framingham Heart Study[J]. Ann Intern Med，1999，131：7-13.

[21] Bickel C，Rupprecht H J，Blankenberg S，et al. Serum uric acid as an independent predictor of mortality in patients with angiographically prover coronary artery disease[J]. Am J Cardiol，2002，89：12-17.

[22] Lim S C，Tan B Y，Chew S K，et al. The relationship between insulin resistance and cardiovaacular risk factors in overweigh/obese non.diabetic Asian adults：The 1992 Singapore National Health Survey[J]. Ira J Obes Relat Metab Disord，2002，26（11）：1511-1516.

[23] Chou P，Lin K C，Lin H Y，et al. Gentler diffendnces in the relationships of serum uric acid with fasting serum insulin and plasma glucose in patients without diabetes[J]. J Rheumatal，2001，28（3）：571-576.

[24] Modan M，Halkin H，Karasik A，et al. Elevated serum uric acid affect of hyperinsulinemia[J]. Diabetologia，2000，30：713-718.

[25] 周英. 血尿酸浓度变化与高血压关系的探讨[J]. 中国医师杂志，2004，28（3）：571-576.

[26] Grayson PC，Kim SY，LaValley M，et al. Hyperuricemia and incident hypertension: a systematic review and meta-analysis[J]. Arthritis Care Res（Hoboken），2011，63（1）：102-110.

[27] 冷静. 高尿酸血症与冠心病的关系探讨（附190例报告）[J]. 贵州医药，2005，29（3）：239-240.

[28] Kim SY，Guevara JP Kim KM et al. Hypenmicania and coronatYheart diseas systanatic review and meYa-analysis[J]. rthritis areRes 2010，62（2）：170-180.

[29] Abe N，Chandalia M，Cabo-chan A V，et al. The metabolic syndrome and uric add nephrolithiasis: Novel features of renal manifestation of insulin resistance [J]. Kidney INT，2004，65（2）：386-392.

[30] 杨丹. 别嘌醇降尿酸治疗效益及药物经济学评价[D]. 北京：北京协和医学院，2016.

[31] Li S，Yang H，Guo Y，et al. Comparative efficacy and safety of urate-lowering therapy for the treatment of hy-peruricemia: a systematic review and network meta-a-nalysis [J]. Scientific reports，2016，6：33082.

[32] Finch A，Kubler P. The management of gout J[J]. Australian Prescriber，2016，39（4）：1119-122.

[33] Chou HW，Chiu HT，Tsai CW，et al. Comparative effectiveness of allopurinol，febuxostat and benzbromar-one on renal function in chronic kidney disease patients with hyperuricemia：a 13-year inception cohort study [J]. Nephrol Dial Transplant，2018，33（9）：1620-1627.

（李二敏　执笔，朱　璞　审订）

第十一章　其他内分泌疾病现代医学临床研究进展

第一节　多囊卵巢综合征现代医学临床研究进展

提　要：多囊卵巢综合征（PCOS）是一种育龄期妇女常见的内分泌紊乱性疾病，除了本身固有的多囊样卵巢、高雄激素血症及排卵功能障碍的特征外，常伴有肥胖、2 型糖尿病和血脂代谢异常等。随着生活环境的改变，PCOS 发病率呈上升趋势。若 PCOS 病情长期得不到改善，不仅影响患者生殖健康，还影响患者全身健康。虽然目前对 PCOS 有了一定的了解，但是 PCOS 病因复杂、临床表现具有高度异质性，因此更加强调综合治疗。对于有生育需求的 PCOS 患者，应当在改变生活方式、控制体质量的基础上，采用药物诱发排卵解决生育问题；而 PCOS 促排卵方案的目标是避免多卵泡发育，尽量获得单个卵泡发育；即使是体外受精（IVF）/卵细胞内单精子注射（ICSI），也应避免过多卵泡发育，防止卵巢过度刺激综合征和多胎妊娠的发生。

关键词：多囊卵巢综合征，发病机制，诊断，治疗

一、流行病学研究日益深入

多囊卵巢综合征（polycystic ovary syndrome，PCOS）是育龄妇女最常见的生殖内分泌系统疾病，根据在中国 10 个省进行的大规模流行病学调查，19～45 岁的中国汉族妇女中该病的发病率为 5.6%[1]。PCOS 临床表现呈高度异质性，卵巢多囊样改变、高雄激素血症、稀发排卵或无排卵为其基本特征，并常伴有胰岛素抵抗、肥胖及血脂异常等代谢综合征，同时易并发子宫内膜癌变、心血管系统疾病等远期并发症，给患者经济、心理及社会带来严重负担[2-3]。

二、PCOS 的病因及发病机制

1. 遗传因素是重要背景

尽管 PCOS 的发病机制尚未完全阐明，但遗传因素仍被认为是 PCOS 的主要发病机制之

一。Kahsar-Miller 等[4]对 93 例 PCOS 患者进行追踪调查发现，其母亲及姐妹的患病率分别是 24%和 32%，显著高于一般人群。Vink 等[5]对 1332 对单卵双胎和 1873 对双卵双胎进行研究，发现单卵双胎均患 PCOS 的概率是双卵双胎的 2 倍，对月经稀发、痤疮、多毛症进行遗传分析亦证实了 PCOS 的家族遗传性。Kulshreshtha 等[6]研究也发现 PCOS 的家族聚集性表现为一级亲属患代谢综合征、糖尿病、肥胖及高血压的风险增加。在 PCOS 家族中，常染色体控制遗传类型，由一条 X 链控制遗传，这条 X 链呈隐性或多源性，其次，胰岛素基因-VNRT 调节多肽结构及 PCOS 家族中的形态学改变。PCOS 可能是一种复杂的多基因功能障碍，遗传因素被认为是 PCOS 发病的主要原因。PCOS 的发病常具有家族聚集性，且认为与常染色体有关，在一级亲属中发病率更高。多项家族性和双胞胎研究证实了遗传因素在 PCOS 的发病中有着举足轻重的作用，其遗传率高达 70%。由于 PCOS 高度异质性的表型，该疾病通常不能由几个主效基因解释，在整个群体中的表现很可能是由多个基因微效变异及环境因素的相互作用共同主导的[7-9]。

2. 高黄体生成激素（LH）是重要机制

PCOS 患者普遍存在 LH 升高，且部分患者的 LH 与卵泡刺激素（FSH）的比值（LH/FSH）增大，这种下丘脑-垂体-卵巢（HPO）轴的紊乱也被认为是 PCOS 发病原因之一[10]。促性腺激素释放激素的大量脉冲式释放，导致 LH 升高。LH 的释放能够使雄激素水平升高，一方面，ST 通过与卵泡膜细胞上的 LH 受体结合，激活卵泡膜上的细胞色素 P450，将细胞内的胆固醇转化为雄激素；另一方面，LH 可诱导卵巢通过旁分泌或自分泌方式分泌胰岛素生长因子 1（IGF-1），促进雄激素的合成及释放[11]。高水平的 LH 抑制 FSH 的功能，使颗粒细胞过早黄素化，小窦状卵泡发育停滞，加之雄激素水平较高，最终导致卵巢多囊样改变[12]。

3. 高雄激素血症是发病机制

患者具有临床或生化指标的雄激素过高的表现，80%～90%患者循环血液中能监测到雄激素水平的升高[13]，一方面，高水平的 LH 使卵泡膜细胞产生过量雄激素，FSH 的水平低下及雄激素向雌二醇转化不足，无法募集优势卵泡，从而导致排卵停止[14]；另一方面，高雄激素血症主要由于睾酮、雄烯二酮和硫酸脱氢表雄酮升高引起，异常和未成熟的卵母细胞暴露在卵泡液的高水平雄激素下，阻断优势卵泡发育，使卵泡生长停滞甚至闭锁，且子宫内膜由于持续雌激素水平刺激而无孕激素抵抗，增加了患子宫内膜癌的风险[15]。由于垂体对促性腺激素释放激素（GnRH）敏感性增加，分泌过量 LH，刺激卵巢间质、卵泡膜细胞产生过量雄激素，卵巢内高雄激素抑制卵泡成熟，不能形成优势卵泡，但卵巢中的小卵泡仍能分泌相当于早卵泡期水平的雌二醇，加快雄烯二酮在外周组织芳香化酶作用下转化为雌酮，形成高雌酮血症。持续分泌的雌酮和一定水平雌二醇作用于下丘脑及垂体，对 LH 分泌呈正反馈，使 LH 分泌幅度及频率增加，呈持续高水平，无周期性，不形成月经中期 LH 峰，故无排卵发生。雌激素又对 FSH 分泌呈负反馈，使 FSH 水平相对降低，LH/FSH 值增大。高水平 LH 又促进卵巢分泌雄激素，低水平 FSH 持续刺激，使卵巢内小卵泡发育停止，无优势卵泡形成，从而形成雄激素过多、持续无排卵的恶性循环，导致卵巢多囊样改变。

4. 高胰岛素血症及胰岛素抵抗（IR）是重要过程

IR 是人体生理水平的胰岛素促进器官组织和细胞利用葡萄糖能力下降的一种代谢状态，机体只有代偿性增加胰岛素的分泌才能维持正常的血糖水平，从而形成高胰岛素血症[16]。据报道44%～77%患者合并 IR 或高胰岛素血症[17]，IR 不仅存在于肥胖 PCOS 患者中，也可存在于身材消瘦者中。一方面，高胰岛素血症直接作用于卵巢卵泡膜细胞上的胰岛素受体（INSR），影响 PCOS 患者的卵泡发育和受孕；另一方面，IR 选择性地影响组织特异性代谢作用，增加卵巢卵泡膜细胞对 LH 的应答敏感性，使雄激素分泌增多[18]，还可以通过 IGF-1，诱导细胞色素 P450 协同作用增加雄激素的合成及分泌，同时较高的胰岛素水平抑制了肝脏性激素结合球蛋白（SHBG）合成，进一步增加了游离雄激素的水平，进而影响 PCOS 患者受孕与胚胎着床。外周组织对胰岛素的敏感性降低，胰岛素的生物学效能低于正常，称为胰岛素抵抗。约 50% 的患者存在不同程度的胰岛素抵抗及代偿性高胰岛素血症。过量胰岛素作用于垂体的胰岛素受体，可增强 LH 释放并促进卵巢和肾上腺分泌雄激素，又通过抑制肝脏性激素结合球蛋白合成，使游离睾酮增加。

5. 低度炎症反应是重要诱因

目前研究证实 PCOS 与炎症相关[19]。炎症可能参与 HPO 轴功能紊乱及卵泡发育障碍的过程，其中淋巴细胞具有分泌多种炎症因子及免疫调节因子的功能，可能参与调节卵巢多种功能，如卵泡形成、排卵、黄体形成和撤退及引发卵泡闭锁，脂肪组织中单核细胞产生的促炎因子可能是 PCOS 发生 IR 的介质，而巨噬细胞可吞噬卵泡细胞并使其凋亡[20]。IR 和雄激素水平与 PCOS 低度炎症反应密切相关，炎症因子的信号转导与 INSR 后的信号通路存在交叉，炎症因子可能通过干扰的酪氨酸磷酸化过程直接介导 IR；某些炎症因子可能通过促进卵巢颗粒细胞凋亡及抑制芳香化酶，影响睾酮向雌激素的转化，使 PCOS 患者雄激素水平升高[21]。近年来的研究显示，PCOS 患者普遍处于一种慢性低度炎症状态，这种炎症状态不仅可以导致卵巢功能紊乱，还会促进 PCOS 的发生、发展，且与 PCOS 患者的代谢异常有关。在卵泡发育障碍的过程中，慢性炎症反应起着重要的作用，多种炎症因子及免疫调节因子可能在 PCOS 患者的卵泡形成、排卵、黄体形成和撤退及引发卵泡闭锁等过程中起着关键的作用，如 IL-1β、IL-2、IL-6、IL-8、IL-12、IL-13、IL-18 等均可作用于卵泡内外环境影响 PCOS 患者卵子的发育和成熟。

6. 肥胖是发病的温床

PCOS 患者普遍存在肥胖，且多表现为中心性肥胖。李慧蓉[22]等研究按体质量指数将 141 例 PCOS 患者分组比较，发现体质量指数越大者，合并 IR 及高雄激素血症的概率越高。一方面肥胖能够抑制肝脏合成 SHBG，促进雄激素和胰岛素的分泌进而导致 IR，而高水平的胰岛素和雄激素又进一步加重了脂肪分布异常；另一方面肥胖加重 PCOS 患者的代谢功能异常，导致患者更容易发生 IR[23]。肥胖通过提高脂肪组织的氧化应激水平，激活炎症信号通路，提高脂肪细胞炎症因子的表达，延长 PCOS 患者慢性炎症状态并加重 IR 水平[24]。肥胖型 PCOS 在氨基酸、脂肪酸及维生素代谢方面也存在不同程度的改变。比如，支链氨基酸在 PCOS 患者中显著上升，并且发现缬氨酸与 BMI 呈正相关，而甘氨酸、丝氨酸、苏氨酸与 BMI 呈负相关，缬氨酸与亮氨酸与 IR 呈正相关，高水平的支链氨基酸增加了流产率和不良妊娠结局[25-26]。肥胖 PCOS 患者较非肥胖 PCOS 患者血液和卵泡液中游离脂肪酸水平显著上升，血液中多不饱和脂肪酸和花生四烯酸水平下降，长链脂肪酸升高。此外，PCOS 女性患者合并维生素 D 缺乏已被证实，而超重 PCOS 女性患者维生素 D 水平下降更为显著。给 PCOS 大鼠移植棕色脂肪组织可以逆转其 PCOS 表型，清除肠道内的微生物可以改善小鼠的胰岛素敏感性并改变白色脂肪细胞大小，促进皮下脂肪的棕色化。

7. 环境及其他因素

Bottcher[27]等研究认为 PCOS 患者体内过多的阿片类物质可能突破了促性腺激素脉冲式分泌的阈值，导致 LH 水平升高，雄激素分泌增加。另有研究通过比较 12 例健康者与 24 例 PCOS 患者体内与细胞自噬相关因子的水平发现，PCOS 患者的高雄激素血症可能与子宫内膜自噬的调控能力下降有关[28]。雄激素水平升高被认为是 PCOS 患者重要的临床特征之一，雄激素过高会导致卵泡发育成熟障碍及卵泡壁过度增生变厚，造成排卵障碍。Kelley 等[29]对来曲唑诱导的 PCOS 小鼠模型进行研究发现，高雄激素血症导致小鼠大肠中细菌种类的数量减少，表明高雄激素血症可以显著地改变肠道微生物群。Markle 等[30]在对非肥胖型糖尿病型小鼠模型改变其肠道菌群的研究中发现，肠道菌群微生物改变会影响小鼠的性激素水平，将成熟雄性小鼠的肠道菌群移植到未成年雌性小鼠体内，雌性小鼠体内睾酮水平会升高。Poutahidis 等[31]对喂养过乳酸杆菌的小鼠血清睾酮水平与未经任何处理的小鼠睾酮含量相对比发现，前者血清中睾酮含量升高，证明了肠道菌群改变会影响血清睾酮含量，影响代谢组学的改变，影响胰岛炎症的发生。高雄激素血症和肠道菌群失调在 PCOS 发生发展过程中可能存在着重要的关系，还有待更进一步的研究。

三、诊断更贴近临床实际

2003 年的鹿特丹标准仍是国际上较为公认的 PCOS 诊断标准。需要符合以下 3 条标准中的 2 条才可诊断为 PCOS[32]：稀发排卵和（或）无排卵；有雄激素过多症的临床和（或）生化证据；超声示多囊卵巢。许多有月经失调和雄激素过多症状的女性仅仅根据其病史和体格检查做出诊断。但只有在排除其他类似 PCOS 的疾病后才能确诊该病，如引起稀发排卵/无排卵和（或）雄激素过多症的疾病，包括甲状腺疾病、先天性肾上腺皮质增生症、高催乳素血症和雄激素分泌型肿瘤等。已有数个专业组织提出了其他 PCOS 诊断标准，这些诊断标准采用排卵功能障碍、雄激素过多症、多囊卵巢和排除其他疾病的不同标准组合。1990 年 NIH 标准，其允许不进行影像学检查即做出临床诊断。此外，NIH 诊断标准要求存在月经失调，而其他诊断标准没有这一要求[33]。2006 年，美国雄激素过多和多囊卵巢综合征学会（ Androgen Excess and PCOS Society，AE-PCOS ）提出了 AES 标准。与鹿特丹标准不同的是，AE-PCOS 工作组人员认为有排卵障碍和多囊卵巢但没有雄激素过多症证据的女性不应诊断患有 PCOS[34]。2012 年，NIH 召开的 PCOS 循证方法学研讨会提出了表型规范，将 PCOS 分为 4 个亚型，不同的诊断标准包含 1～4 种亚型。每套诊断标准都要求排除雄激素过多和无排卵的其他原因[35]。造成不同表型的决定因素包括环境因素（如社会经济、地理、毒理学、生活方式和饮食）和遗传因素（如基因变异、表观遗传和种族/民族）。表型 A 和表型 B 的患者 75%～85%表现出 IR 等代谢功能障碍、葡萄糖耐受不良和糖尿病的风险较高。表型 C 具有代谢功能障碍风险，但略低于经典型 PCOS。表型 D 没有代谢功能障碍的证据，发展为葡萄糖不耐受的风险低[36]。

1990 年 NIH 标准[35]（3 条同时满足。①稀发排卵或无排卵；②高雄激素的临床表现和（或）高雄激素血症；③排除引起高雄和月经稀发的其他疾病）多重分类体系的应用给临床医生和患者带来了困惑。2012 年组织的 NIH 研讨会上也有成员提议更换"PCOS"这一名称，为多囊卵巢样形态（polycystic ovarian morphology，PCOM），还有提议称其为"代谢性生殖系统综合征"，反映该综合征的多面性，但多数研讨会成员承认更名有难度，目前应采用鹿特丹标准，因其内容最全面[37]。2018 年中华医学会妇产科学分会颁布的《多囊卵巢综合征中国诊疗指南》中建议的中国人群的 PCOS 标准是在鹿特丹标准的基础上提出"疑似 PCOS"的概念，强调月经稀发、闭经或不规则子宫出血是诊断的必要条件，之后排除其他可引起高雄激素和月经稀发的疾病即可诊断为 PCOS。但是青春期 PCOS 的诊断必须同时符合以下 3 个指标：①初潮后月经稀发持续至少 2 年或闭经；②有高雄激素临床表现或诊为高雄激素血症；③超声下有 PCOM 表现。同时排除其他疾病[38]。对于绝经前的女性 PCOS 诊断标准，2013 年美国内分泌学会的临床实践指南建议还是使用鹿特丹标准[39]，认为针对围绝经期和绝经后女性的标准目前虽然没有充分确定，但基于"证据充分的育龄期内长期月经稀发和雄激素过多症病史"可以做出推定诊断。同时还指出盆腔超声检查发现的 PCOS 形态学特点可为 PCOS 的诊断提供额外支持。

四、PCOS 的治疗

1. 生活方式的改变

目前，通过调节生活方式来减轻体重仍然是PCOS 患者的一线治疗方案。治疗肥胖可以较大程度上改善 PCOS 患者的代谢障碍，降低高血压及心血管疾病的风险，恢复 HPO 轴的正常功能，并改善生殖功能等。Legro 等[40]将 216 例超重的 PCOS 不孕妇女分为 3 组，分别进行 4 个月的口服避孕药治疗、改变生活方式减轻体质量及联合治疗，结果显示在药物治疗之前进行减重，可以明显改善患者的排卵率及活产率。而另一项研究发现规律的运动训练可以显著改善 PCOS 患者血脂谱，增加胰岛素敏感性，改善心肺功能，调节炎症标志物和月经紊乱，还发现动脉内膜中层厚度显著减小、动脉血流显著增加并舒张血管[41]。

2. 二甲双胍

二甲双胍是治疗 2 型糖尿病的常用药物，它通过抑制肝脏合成葡萄糖、降低肠道对葡萄糖的吸收并增强外周组织 INSR 的活性，提高胰岛素的效能进而改善高胰岛素血症。Morin-Papunen 等[42]研究发现二甲双胍可以降低血浆中脂肪因子及炎性因子水平进而改善 IR。二甲双胍还可以直接作用于卵巢卵泡膜和颗粒细胞，影响类固醇激素酶合成，减少雄激素的产生[43]。Bordewijk 等[25]筛查并分析了 5 项单独使用促排卵药物与二甲双胍联合促排卵药物的随机对照研究，发现联合用药组排卵率及活产率高于单独用药组。而 Kalem 等[44]回顾性研究将496 例 PCOS 患者分为二甲双胍组、避孕药组、联合用药组及未治疗组，四组间的临床妊娠率、移植率、多胎妊娠率等差异均无统计学意义，提示二甲双胍对 PCOS 患者的疗效还需进一步研究。

3. 促排卵药物的合理应用

对于有生育要求的不孕 PCOS 患者应当在改变生活方式、控制体质量基础上，使用促排卵药物诱发排卵解决生育问题，而选择合适的促排卵方案是促排卵治疗的关键。氯米芬是临床促排卵治疗的一线用药，可通过雌激素受体的调节作用直接有效地作用于 HPO 轴，增加游离卵泡雌激素水平，促进卵泡发育和排卵[45]。

Jiang 等[46]回顾性分析了 174 例行辅助生殖助孕的肥胖 PCOS 患者，分别予绝经后促性腺激素及联合使用氯米芬，后者虽然获得卵泡成熟度较好，但整体获卵数、受精后胚胎质量低于前者。来曲唑是一种高效的选择性芳香化酶抑制剂，通过抑制体内芳香化酶活性阻碍雄激素向雌激素转化，雌激素水平的降低不能负反馈抑制 HPO 轴，从而使体内促性腺激素水平升高，促进卵泡的发育[47]。Amer 等[48]对 129 例 PCOS 患者进行了随机对照研究，75 例使用来曲唑患者的临床妊娠率高于 74 例使用氯米芬者。目前，对氯米芬抵抗者、行辅助生殖促排卵助孕者及 PCOS 需要促排卵治疗患者，可将来曲唑作为优选[49]。促排卵方案的目标是避免多卵泡发育，尽量获得单个发育较成熟的卵泡；即使在 IVF/ICSI 中，也应避免过多卵泡发育，以防卵巢过度刺激综合征（OHSS）和多胎妊娠的发生。

4. 口服避孕药

复方口服避孕药（COC）通过负反馈调节 HPO 轴，抑制内源性促性腺激素的分泌，COC中的雌激素、孕激素一方面可抑制 LH 的释放减少雄激素的产生；另一方面可通过增加肝脏SHBG 水平使血清游离雄激素水平降低。目前常用的 COC 主要有炔雌醇环丙孕酮片（达英-35）、去氧孕烯炔雌醇片和屈螺酮炔雌醇片（优思明）等。Orio 等[41]对 150 例 PCOS 患者进行 6 个月的药物治疗研究后发现，COC 能有效改善 PCOS 患者的多毛、痤疮症状并调节月经周期等。Li 等[41]的 Meta 分析报道，屈螺酮炔雌醇片能够有效调节 PCOS 患者激素、胰岛素水平及脂质代谢，在改善症状和保护心血管系统方面较炔雌醇环丙孕酮片疗效相同或更佳，屈螺酮炔雌醇片联合二甲双胍，能更好地改善 PCOS 患者的 IR、肥胖、高 LH/FSH 水平。

五、存 在 问 题

综上所述，虽然 PCOS 的病因及发病机制已有较多研究，但具体病因仍不明确。目前对PCOS 病因学研究主要集中在遗传学、肥胖、IR、高雄激素血症等方面，未来的研究可能更偏向于微生物、脂肪代谢组学等。而目前 PCOS 的治疗仍集中在针对特定症状，理想的治疗效果是通过各种治疗方法的联合使 PCOS 患者的内环境趋于健康平稳，能够自发排卵，易于自然妊娠，最终生育健康的后代。相信随着研究的深入，未来的 PCOS 发病机制及治疗方法将会更加完善。

<h1 style="text-align:center">参 考 文 献</h1>

[1] Lv Y，Sun C，Tian Y，et al. Association study of HNF1A in women with polycystic ovary syndrome[J]. J Assist Reprod Genet，2017，34（5）：677-682.

[2] Thackray VG . Sex，microbes and polycystic ovary syndrome[J]. Trends Endocrinol Metab，2019，30（1）：54-65.

[3] Liv YD，Li Y，Feng SX, et al. Long noncoding RNAs：potential regulators involved in the pathogenesis of polycystic ovary syndrome[J]. Endocrinology，2017，158（11）：3890-3899.

[4] Kahsar -Miller MD, Nixon C, Boots LR，et al. Prevalence of polycystic ovary syndrome（ PCOS ）in first-degree relatives of patients with PCOS[J]. Fertil Steril，2001，75（1）：53-58.

[5] Vink JM, Sadrzadch S, Lamhalk CB, et al. Heritahility of polycystic ovary syndrome in a Dutch twin-family study[J]. J Clin Endocrinol Mctab，2006，91（6）：2100-2104.

[6] Kulshrcshtha B，Singh S，Arora A. Family background of Diabetes Mellitus，obesity and hypertension affects the phenotype and first symptom of patients with PCOS[J]. Gynccol Endocrinol，2013，29（12）：1040-1044.

[7] Glueck C J，Goldenberg N. Characteristics of obesity in polycystic ovary syndrome：etiology，treatment，and genetics[J]. Metabolism，2018，20（1）：215-218.

[8] Mykhalchenko K，Lizneva D，Trofimova T，et al. Genetics of polycystic ovary syndrome[J]. Expert Rev Mol Diagn，2017，17（7）：723-733.

[9] Crespo RP，Bachega T，Mendonca BB，et al. An update of genetic basis of PCOS pathogenesis[J]. Arch Endocrinol Metab，2018，62（3）：352-361.

[10] Dumcsic DA，Oberfield SE，Steno-Victorin E，et al. Scientific statement on the diagnostic criteria，epidcmiology，pathophysiology，and molecular genetics of polycystic ovary syndrome[J]. Endocr Rcv，2015，36（5）：487-525.

[11] De Lco V，lx Mxrcx A，Pctrxglix F. Insulin-lowering agents in the management of polycystic ovary syndrome[J]. Endocr Rev，2003，24（5）：633-667.

[12] Chang RJ，Cook-Andersen H. Disordered follicle development[J]. Mol Ccll Endocrino1，2013，373（1/2）：51-60.

[13] Azziz R，Carmina E，Dewailly D，et al. The Androgen Excess and PCOS Society criteria for the polycystic ovary syndrome：the complete task force report[J]. Fertil Steril，2009，91（2）：456-488.

[14] Lebbe M，Woodruff TK. Involvement of androgens in ovarian health and disease[J]. Mol Hum Reprod，2013，19（12）：828-837.

[15] Dumitresu R，Mehedintu C，Briceag I，et al. The polycystic ovary syndrome：an update on metabolic and hormonal mechanisms[J]. J Med Life，2015，8（2）：142-145.

[16] DeUgarte CM, Bartolucci AA, Azziz R. Prevalence of insulin resistance in the polycystic ovary syndrome using the homeostasis model assessment[J]. Fertil Steril，2005，83（5）：1454-1460.

[17] Vigil P，Contreras P，Alvarado JL，et al. Evidence of subpopulations with different levels of insulin resistance in women with polycystic ovary syndrome[J]. Hum Reprod，2007，22（11）：2974-2980.

[18] Bremer AA，Miller WL. The serine phosphorylation hypothesis of polycystic ovary syndrome：a unifying mechanism for hyperandro -genemia and insulin resistance[J]. Fcrtil Stcril，2008，89（5）：1039-1048.

[19] Xiong YL，Liang XY，Yang X，et al. Low-grade chronic inflammation in the peripheral blood and ovaries of women with polycystic ovarian syndrome[J]. Eur J Obstet Gynecol Reprod Biol，2011，159（1）：148-150.

[20] Wu R，van der Hoek K H，Ryan N K，et al. Macrophage contributions to ovarian function[J]. Hum Reprod Update，2004，10（2）：119-133.

[21] Gonzalez F，Sia C L，Shcpard M K，et al. Inflammation in response to glucose ingestion is independent of excess abdominal adiposity in normal-weight women with polycystic ovary syndrome[J]. J Clin Endocrinol Metab，2012，97（11）：4071-4079.

[22] 李慧蓉，魏兆莲，曾云霞，等. 体重指数对多囊卵巢综合征患者 IVF 结局的影响[J]. 安徽医科大学学报，2010，45：109-112.

[23] Kriseman M，Mills C，Kovanci E，et al. Antimullerian hormone levels are inversely associated with body mass index（ BMI ）in women with polycystic ovary syndrome[J]. J Assist Reprod Genet，2015，32（9）：1313-1316.

[24] Furukawa S，Fujita T，Shimabukuro M，et al. Increased oxidative stress in obesity and its impact on metabolic syndrome[J]. J Clin Invest，2004，114（12）：1752-1761.

[25] Zhao Y，Fu L，Li R，et al. Metabolic profiles characterizing different phenotypes of polycystic ovary syndrome：plasma metabolomics analysis[J]. BMC Med，2012，10：153.

[26] Zhang CM，Zhao Y，Li R，et al. Metabolic heterogeneity of follicular amino acids in polycystic ovary syndrome is affected by obesity and related to pregnancy outcome[J]. BMC Pregnancy Childbirth，2014，14：11.

[27] Bottcher B，Seeker B，Levendecker G，et al. Impact of the opioid system on the reproductive axis[J]. Fertil Steril，2017，108（2）：207-213.

[28] Sumarac-Dumanovic M，Apostolovic M，Janjetovic K，et al. Downregulation of autophagy gene expression in endometria from women with polycystic ovary syndrome[J]. Mol Cell Endocrinol，2017，440：116-124.

[29] Kelley S T，Skarra D V，Rivera A J，et al. The gut microbiome is al-tered in a letrozole-induced mouse model of polycystic ovary syndrome[J]. PLoS One，2016，11（1）：825-832.

[30] Markle JG，Frank DN，Mortin-Toth S，et al. Sex differences in the gut microbiome drive hormone-dependent regulation of autoimmunity[J]. Science，2013，339（6123）：1084-1088.

[31] Poutahidis T，Springer A，Levkovich T，et al. Probiotic microbes sustain youthful serum testosterone levels and testicular size in aging mice [J]. PLo S One，2014，9（1）：84877.

[32] Rotterdam ESHRE/ASRM- Sponsored PCOS Consensus Work-shop Group. Revised 2003 consensus on diagnostic criteria and long-term health risks related to polycystic ovary syndrome（PCOS）[J]. Fertil Steril，2004，81（1）：19-25.

[33] Zawadski JK DA. Diagnostic criteria for polycystic ovary syndrome：towards a rational approach. In：Polycystic Ovary Syndrome（Current Issues in Endocrinology and Metabolism）[M]//Dunaif A，Givens JR，Haseltine FP，et al. Boston：Blackwell Scientific Inc.，1992：377.

[34] Azziz R，Carmina E，Dewailly D，et al. Positions statement：criteria for defining polycystic ovary syndrome as a predominantly hyperandrogenic syndrome：an Androgen Excess Society guideline[J]. J Clin Endocrinol Metab，2006，91（11）：4237-4245.

[35] Azziz R. Introduction：determinants of polycystic ovary syndrome[J]. Fertil Steril，2016，106（1）：4-5.

[36] Johnson T，Lk K，P O，et al. Evidence- based methodology workshop on polycystic ovary syndrome，2012. Executive summary. Available at：http：//prevention. nih. gov/workshops/2012/pcos/docs/Final Report. pdf（Accessed on December 24，2013）[EB/OL].

[37] NIH. Polycystic ovary syndrome（PCOS）- resources. http：//prevention. nih. gov/workshops/2012/pcos/resources. aspx（Ac-cessed on March 19，2013）[EB/OL].

[38] 中华医学会妇产科学分会内分泌学组及指南专家组. 多囊卵巢综合征中国诊疗指南[J]. 中华妇产科杂志，2018，53（1）：2-6.

[39] Legro R S，Arslanian SA，Ehrmann D A，et al. Diagnosis and treatment of polycystic ovary syndrome：an endocrine society clinical practice guideline[J]. J Clin Endocrinol Metab，2013，98（12）：4565-4592.

[40] Legro RS，Dodson WC，Kunselman AR，et al. Benefit of delayed fertility therapy with preconception weight loss over immediate therapy in obese women with PCOS[J]. J Clin Endocrinol Metab，2016，101（7）：2658-2666.

[41] Orio F，Muscogiuri G，Giallauria F，et al. Oral contraceptives versus physical exercise on cardiovascular and metabolic risk factors in women with polycystic ovary syndrome：a randomized controlled trial[J]. Clin Endoerinol（Oxf），2016，85（5）：764-771.

[42] Morin-Papunen L，Rautio K，Ruokonen A，et al. Metformin reduces serum C -reactive protein levels in women with polycystic ovary syndrome[J]. J Clin Endocrinol Metab，2003，88（10）：4649-4654.

[43] Attia G R，Rainey W E，Carr B R. Metformin directly inhibits androgen production in human thecal cells[J]. Fertil Steril，2001，76（3）：517-524.

[44] Kalem MN，Kalem Z，Gurgon T. Effect of metformin and oral contraceptives on Polycystic ovary syndrome and IVF cycles[J]. J Endocrinol Invest，2017，40（7）：745-752.

[45] Mitwally M F，Casper R F. Use of an aromatase inhibitor for induction of ovulation in patients with an inadequate response to clomiphene citrate[J]. Fertil Steril，2001，75（2）：305-309

[46] Jiang S，Kuang Y. Clomiphene citrate is associated with favorable cycle characteristics but impaired outcomes of obese women with polycystic ovarian syndrome undergoing ovarian stimulation for in vitro fertilization[J]. Medicine（Baltimore），2017，96（32）：e7540.

[47] Requena A，Herrero J，Landeras J，et al. Use of letrozole in assisted reproduction：a systematic review and meta-analysis[J]. Hum Reprod Update，2008，14（6）：571-582.

[48] Amer SA，Smith J，Mahran A，et al. Double-blind randomized controlled trial of letrozole versus clomiphene citrate in subfertile women with polycystic ovarian syndrome[J]. Hum Reprod，2017，32（8）：1631-1638.

[49] Kar S. Current evidence supporting "letrozole" for ovulation induction[J]. J Hum Reprod Sci，2013，6（2）：93-98.

（徐玉慧　执笔，王利平　审订）

第二节　绝经综合征临床研究进展

提　要：绝经综合征的近期表现和远期表现都不仅影响女性的身心健康，而且给生活、工作带来困扰，笔者在中国知网上查阅了近5年来有关绝经综合征的文献，从流行病学，发病机制，诊断标准的更新，治疗方法，治疗存在的问题，治疗的重点、难点，以及下一步研究方向等方面进行了归纳、整理，为临床提供参考及借鉴。

关键词：绝经综合征，临床研究，进展

绝经是妇女生命自然进程中的一种生理现象，绝经综合征在早期被称为更年期综合征（climacteric syndrome），约在1816年就开始被人们认识，在第一届国际绝经学术会议上（1976年）有人提出更年期综合征的定义。由于更年期的定义表达绝经过程的特征不够确切，世界卫生组织人类生殖研究特别规划处于1994年在日内瓦召开的有关90年代绝经研究进展工作会议上建议废除"更年期"这一术语，并推荐使用绝经前期、绝经、绝经后期、绝经过渡期和围绝经期等与绝经有关的名词，并对这些名词的定义进行了修正[1]。现比较常用的是绝经综合征[2]。

绝经综合征（menopause syndrome）指妇女绝经前后出现性激素波动或减少所致的一系列躯体及精神心理症状。绝经（menopause）分为自然绝经和人工绝经。自然绝经指卵巢内卵泡生理性耗竭所致的绝经；人工绝经指两侧卵巢经手术切除或放射性照射等所致的绝经。人工绝经者更易发生绝经综合征。

一、流行病学研究日益深入

国外一项有关绝经综合征流行病学资料研究调查了6096名年龄在45～54岁妇女的绝经期状况，发现84%的妇女至少经历一种典型的绝经综合征症状[3]，约有20%的妇女因绝经期症状需要就诊[4]。在2003年Kowalcek在对新几内亚和德国的回顾性调查中发现德国妇女（年龄在52～62岁）的绝经期症状出现率为87.7%，新几内亚妇女（年龄在48～70岁）的绝经期症状出现率为76.9%。

潮热是围绝经期妇女血管舒缩最常见症状。绝经前开始出现，绝经时的发生率明显升高，绝经后逐年下降[5]。潮热症状多数持续1～2年，有些（25%～50%）可达5年以上。绝经综合征经常出现的症状除了血管舒缩症状外，还包括与绝经相关的精神神经系统症状，如睡眠障碍、抑郁情绪、焦虑。流行病学资料显示：绝经期妇女睡眠障碍显著增加；Kuh等研究发现绝经后和绝经期妇女与同年龄绝经前妇女的睡眠障碍各自占 63%、50%及 40%。Owens 调查了 522 名 42～50 岁妇女，随访 4 年发现，从月经规律到绝经期，睡眠障碍从绝经前的 36%显著增加到绝经后的 51%。越来越多的流行病学资料显示，女性性别是睡眠障碍的危险因素。Yahya 等[6]在对 28 419 名妇女进行了调查发现抑郁发生率为 38.5%，焦虑发生率为 50.8%。此外有研究表明，绝经还是增加情感障碍的诱因，Avis 前瞻性的调查了绝经期对抑郁症的影响，发现绝经期长于 27 个月者，抑郁发生的风险增高。除上述血管舒缩症状和精神神经系统症状外，躯体生理方面的改变也是影响绝经期妇女生活质量的一个重要因素。有数据表明[7]，绝经后妇女因阴道干燥而影响性生活的比例明显增加。Yahya 等发现，泌尿系统症状发生率为 56.2%。据美国杂志报道，60 岁以上尿失禁发病率高达 69%。Yahya 等发现绝经期妇女骨关节炎发生率为 65.4%。有研究表明，50 岁以前男性骨关节炎的患病率高于女性，但 50 岁以后女性的手、髋、膝骨关节炎患病率则明显升高[8]，因此有人认为绝经前后的性激素水平的改变在骨骼关节症状的发生中起到了一定的作用。

国内有关绝经综合征流行病学资料显示[2]，根据流行病学的统计估算，目前中国绝经期妇女约计 1.3 亿，其中临床表现绝经综合征者可达 1 亿人。流行病学研究显示不同文化背景的妇女症状发生的频率和强度不一样，美国进行的一项跨国妇女健康研究（study of woman's health across the nation，SWAN）中调查了 14 906 名生活在美国的更年期妇女（白种人、美籍非洲人、中国人、日本人和西班牙人），发现绝经期早期症状的发生与人种、伦理观念、绝经状态及绝经方式有关。从发病率上看，西方白人妇女绝经期症状普遍而严重，其发生率可高达 80%以上，与国内对不同地区流行病学研究结果有一定差异。新加坡对 495 名 40～60 岁的绝经期妇女进行研究（其中中国人群占 8.3%）发现，潮热发生率为 17.6%，阴道干涩感发生率为 20.7%，普遍低于上述流行病学报道。但是其认为腰背痛和肌肉关节疾病的发生率较上述为高，发病率高达 51.4%。北京协和医院妇产科徐苓也表示，相较西方妇女，华人妇女绝经期症状更主要表现为骨与关节疼痛、记忆力衰退和易疲劳（3 种症状的表现率均高于 50%）等，西方妇女则一般表现为潮热、盗汗等所谓绝经综合征典型症状。此外，中国妇女情绪抑郁，烦躁，失眠，易怒等神经、精神症状的发病率也较西方妇女高。绝经综合征妇女除了出现躯体症状和情绪障碍外，还存在认知功能损害，尤其是记忆能力，其阿尔茨海默病发生率明显高于同龄男性。改善绝经综合征妇女认知功能，延缓或阻止其发展是当今研究的热点。有研究认为感觉统合训练能够改善大脑功能，对绝经综合征妇女认知功能有重要影响[9]。

北美更年期学会（The North American Menopause Society，NAMS）认为所有的绝经期妇女需要接受医疗保健[10]。对于大部分妇女来说，自然绝经年龄通常发生在 45～55 岁。据世界卫生组织的统计，1990 年全球大约有 4 亿 6000 万的妇女年龄在 50 岁以上，估计到 2030 年这个数据将增长到 12 亿。故对绝经综合征的治疗和预防成为全球医药事业的重要组成部分。1990 年 40%的绝经后妇女生活在工业发达地区，而 60%的绝经后妇女生活在发展中国家，预计到 2030 年在工业发达地区的绝经后妇女约为 24%，发展中国家的绝经后妇女将上升为 76%[11]。我国为人口众多的发展中国家，对绝经期综合征的防治不但是我国妇女保健的重要事业之一，也对促进全球妇女健康的发展有着举足轻重的作用。

二、发病机制日益清晰

绝经综合征是常见的妇科临床疾病,临床研究表明,绝经期是指女性从正常的性功能及生育能力逐渐到衰退的过渡时期,并且也是女性从性成熟期步入老年期的过渡时期[12],如今绝经期综合征的发病机制并未完全得到认知,医学界普遍认为绝经期综合征主要是由于绝经期女性卵巢功能衰退所致[13],导致孕激素与雌激素在体内血液中的水平发生不同程度降低,最终打破HPO轴之间的平衡[14],以致引发一系列的体征及症状。根据绝经综合征的临床症状可将其分为近期症状及远期症状,其中近期症状主要为月经紊乱、血管舒缩功能不稳定、自主神经功能失调及精神症状。远期症状可表现为泌尿生殖功能异常、骨质疏松及心血管系统疾病等[15]。

有研究显示,情绪变化与睡眠问题的出现具有密切关系[16]。大概80%以上的失眠都是由心理、精神上的压力造成的,其中心理性因素又以抑郁和焦虑为其重要原因[17]。现代医学认为在突然、强烈或长期持久的情志刺激下,易导致神经递质、内分泌等系统的多方面功能异常,造成大脑或某种器官的功能障碍,大脑的功能调节失常,使大脑的皮质兴奋则造成不寐。睡眠障碍本身也是焦虑患者常见的躯体症状。严重的失眠使患者就寝时过分担心,紧张、焦虑更加明显,因而常常陷入一种恶性循环。睡眠有问题与焦虑呈双向正相关规则,两者常互为条件出现,前者更能促进后者的出现。

综上所述,绝经综合征的发病率呈逐年上升的趋势,对绝经期女性生活质量造成了严重的影响并对心理健康构成了严重的威胁,随着发病机制的日益清晰,研究更为有效的方法对治疗绝经综合征具有重要的意义[18]。

三、诊断标准日趋规范

1. 近期症状

(1)月经紊乱:是绝经过渡期的常见症状,由于稀发排卵或无排卵,表现为月经周期不规则、经期持续时间长及经量增多或减少。此期症状的出现取决于卵巢功能状态的波动性变化。

(2)血管舒缩症状:主要表现为潮热,为血管舒缩功能不稳定所致,是雌激素降低的特征性症状。其特点是反复出现短暂的面部和颈部及胸部皮肤阵阵发红,伴有烘热,继之出汗,一般持续1~3分钟。症状轻者每日发作数次,严重者发作十余次或更多,夜间或应激状态易促发。该症状可持续1~2年,有时长达5年或更长。潮热严重时可影响妇女的工作、生活和睡眠,是绝经后期妇女需要性激素治疗的主要原因。

(3)自主神经失调症状:常出现如心悸、眩晕、头痛、失眠、耳鸣等自主神经失调症状。

(4)精神症状:围绝经期妇女常表现为注意力不易集中,并且情绪波动大,如激动易怒、焦虑不安或情绪低落、抑郁、不能自我控制等情绪症状。

2. 远期症状

(1)绝经期泌尿生殖系综合征(genitourinary syndrome of menopause,GSM):>50%的绝经期女性会出现该综合征,主要表现为泌尿生殖道萎缩症状,出现阴道干燥、性交困难及反复阴道感染，排尿困难，尿痛、尿急等反复发生的尿路感染。

（2）骨质疏松：绝经后妇女雌激素缺乏使骨质吸收增加，导致骨量快速丢失，而出现骨质疏松。50岁以上妇女半数以上会发生绝经后骨质疏松（postmenopausal osteoporosis），一般发生在绝经后5~10年内，最常发生在椎体。

（3）阿尔茨海默病：绝经后期妇女比老年男性患病风险高，可能与绝经后内源性雌激素水平降低有关。

（4）心血管病变：绝经后妇女糖脂代谢异常增加，动脉硬化、冠心病的发病风险较绝经前明显增加，可能与雌激素低下有关。

根据上述病史及临床表现不难诊断。但需注意除外相关症状的器质性病变及精神疾病，卵巢功能评价等实验室检查有助于诊断。①血清 FSH 值及 E_2 值测定，检查血清 FSH 值及 E_2 值了解卵巢功能。绝经过渡期血清 FSH>10IU/L，提示卵巢储备功能下降。闭经、FSH>40IU/L 且 E_2<10~20pg/ml，提示卵巢功能衰竭。②抗米勒管激素（AMH）测定，AMH 低至 1.1ng/ml，提示卵巢储备下降；若低于 0.2ng/ml，提示即将绝经；绝经后 AMH 一般测不出。

四、治疗方法日趋完善

1. 一般治疗

通过心理疏导，使绝经过渡期妇女了解绝经过渡期的生理过程，并以乐观的心态相适应。必要时选用适量镇静药以助睡眠，如睡前服用艾司唑仑 1~2mg。谷维素有助于调节自主神经功能，口服 20mg，每日 3 次。鼓励建立健康的生活方式，包括坚持身体锻炼，健康饮食，增加日晒时间，摄入足够蛋白质及含钙丰富的食物，预防骨质疏松。

2. 激素补充治疗

有适应证且无禁忌证时选用激素补充治疗（hormone replacement therapy，HRT）。HRT 是针对绝经相关健康问题而采取的一种医疗措施，可有效缓解绝经相关症状，从而改善生活质量。

（1）适应证：①绝经相关症状，潮热，盗汗，睡眠障碍，疲倦，情绪障碍如易激动、烦躁、焦虑、紧张或情绪低落等。②泌尿生殖道萎缩相关的问题，阴道干涩、疼痛、排尿困难、性交痛、反复发作的阴道炎、反复泌尿系统感染、夜尿多、尿频和尿急。③低骨量及骨质疏松症，有骨质疏松症的危险因素（如低骨量）及绝经后期骨质疏松症。

（2）禁忌证：已知或可疑原因不明的阴道流血、已知或可疑患有乳腺癌、已知或可疑患有性激素依赖性恶性肿瘤、最近 6 个月内患有活动性静脉或动脉血栓栓塞性疾病、严重肝肾功能障碍、卟啉症、耳硬化症、脑膜瘤（禁用孕激素）等。

（3）慎用情况：并非禁忌证，但在应用前和应用过程中，应该咨询相关专业的医师，共同确定应用的时机和方式，并采取比常规随诊更为严密的措施，监测病情的进展。慎用情况包括子宫肌瘤、子宫内膜异位症、子宫内膜增生史、尚未控制的糖尿病及严重高血压、有血栓形成倾向、胆囊疾病、癫痫、偏头痛、哮喘、高催乳素血症、系统性红斑狼疮、乳腺良性疾病、乳腺癌家族史，以及已完全缓解的部分性激素依赖性妇科恶性肿瘤，如子宫内膜癌、卵巢上皮性癌等。

（4）制剂及剂量选择：主要药物为雌激素，辅以孕激素。单用雌激素治疗仅适用于子宫已切除者；单用孕激素治疗适用于绝经期异常子宫出血-排卵障碍。剂量和用药方案应个体化，以最小剂量且有效为佳。

1）雌激素制剂：应用雌激素原则上应选择天然制剂。常用雌激素：①戊酸雌二醇，每日口服 0.5～2mg；②结合雌激素，每日口服 0.3～0.625mg；③17β-雌二醇经皮贴膜，每周更换两次和每周更换一次剂型；④尼尔雌醇，为合成长效雌三醇衍生物，每 2 周服 1～2mg。

2）组织选择性雌激素活性调节剂：替勃龙（Tibolone），根据靶组织不同，其在体内的 3 种代谢物分别表现出雌激素、孕激素及弱雄激素活性。每日口服 1.25～2.5mg。

3）孕激素制剂：常用醋酸甲羟孕酮（medroxyprogesterone acetate，MPA），每日口服 2～6mg。近年来倾向于选用天然孕激素制剂，如微粒化孕酮，每日口服 100～300mg。

（5）用药途径及方案

1）口服：主要优点是血药浓度稳定，但对肝脏有一定损害，还可刺激产生肾素底物及凝血因子。用药方案：一为单用雌激素，适用于已切除子宫的妇女；二为雌、孕激素联合，适用于有完整子宫的妇女，包括序贯用药和联合用药，前者模拟生理周期，在用雌激素的基础上，每后半月加用孕激素 10～14 日。两种用药方案又分为周期性和连续性，前者每周期停用激素 5～7 日，有周期性出血，也称为预期计划性出血，适用于年龄较轻、绝经早期或愿意有月经样定期出血的妇女；后者连续性用药，避免周期性出血，适用于年龄较长或不愿意有月经样出血的绝经后期妇女。

2）胃肠道外途径：能缓解潮热，防止骨质疏松，能避免肝脏首过效应，对血脂影响较小。一为经阴道给药：常用药物有 E_3 栓和 E_2 阴道环及结合雌激素霜。主要用于治疗下泌尿生殖道局部雌激素症状。二为经皮肤给药：包括皮肤贴膜及涂胶，主要药物为 17β-雌二醇，每周使用 1～2 次，可使雌激素水平恒定，方法简便。

（6）用药剂量与时间：选择最小剂量和与治疗目的相一致的最短时期，在卵巢功能开始衰退并出现相关症状时即可开始应用。需定期评估，明确受益大于风险方可继续应用。停止雌激素治疗时，一般主张应缓慢减量或间歇用药，逐步停药，防止症状复发。

（7）副作用及危险性

1）子宫出血：性激素补充治疗时的子宫异常出血，多为突破性出血，必须高度重视，查明原因，必要时行诊断性刮宫，排除子宫内膜病变。

2）性激素副作用：雌激素，剂量过大可引起乳房胀、白带多、头痛、水肿、色素沉着等，应酌情减量，或改用雌三醇；孕激素，副作用包括抑郁、易怒、乳房痛和水肿，患者常不易耐受；雄激素，有发生高血脂、动脉粥样硬化、血栓性疾病的风险，大量应用易出现体重增加、多毛及痤疮，口服时影响肝功能。

3）子宫内膜癌：长期单用雌激素，可使子宫内膜异常增生和子宫内膜癌危险性增加，所以对有子宫者，已不再单用雌激素。联合应用雌、孕激素，不增加子宫内膜癌发病的风险。

4）卵巢癌：长期应用 HRT，卵巢癌的发病风险可能轻度增加。

5）乳腺癌：应用天然或接近天然的雌、孕激素可使增加乳腺癌的发病风险减小，但乳腺癌仍是应用 HRT 的禁忌证。

6）心血管疾病及血栓性疾病：绝经对心血管疾病的发生有负面影响，HRT 对降低心血管疾病发生有益，但一般不主张 HRT 作为心血管疾病的二级预防。没有证据证明天然雌、孕激素会增加血栓风险，但对于有血栓性疾病者尽量选择经皮给药。

7）糖尿病：HRT 能通过改善 IR 而明显降低糖尿病风险。

有研究[19]显示：224 例 HRT 适应证的患者用药后仅有 3 例无效，其他患者的症状均有不同程度的改善，治疗血管舒缩症状的有效率高达 96%，治疗精神系统症状的有效率达 91%，各种症状的有效率均达 80%以上，以上患者的随诊记录亦表明 HRT 对患者的血糖、血脂、骨密度具有改善作用，且没有一例患者出现异常情况，HRT 是缓解血管舒缩症状及精神系统症状的首选治疗方法，是预防骨质疏松症、心血管疾病的有效方法，能有效缓解绝经综合征症状，因此 HRT 是全面安全的绝经综合征的治疗方法。

3. 非激素类药物

（1）选择性 5-羟色胺再摄取抑制剂：如盐酸帕罗西汀 20mg，每日 1 次早晨口服，可有效改善血管舒缩症状及精神神经症状。

（2）钙剂：氨基酸螯合钙胶囊每日口服 1 粒（含 1g），可减缓骨质丢失。

（3）维生素 D：适用于围绝经期妇女缺少户外活动者，每日口服 400～500U，与钙剂合用有利于钙的完全吸收。

五、直击诊疗过程中存在的问题，找出解决问题的关键

绝经综合征患者躯体症状与焦虑的关联规则结果显示：共 25 条规则，均为正相关规则。绝经综合征患者的精神差，外貌、肤质或气色发生变化，皮肤干燥，缺乏精力，尿频，睡眠有问题，体力下降，疲劳或筋疲力尽，腰痛，颈项疼痛或头痛，肌肉和关节疼痛，与焦虑呈双向正相关规则，相互促进，相互影响，从而加重绝经综合征患者的病情，形成恶性循环[16]。我们如何早期发现症状，及时进行干预，杜绝恶性循环，是解决问题的关键。

有研究[20]表明，以上 KI 量表、生存质量量表测评显示，绝经综合征中潮热出汗（烘热）、疲乏（疲劳）、骨关节肌肉痛（肌肉关节疼痛）、失眠（睡眠有问题）症状的出现频率均>80%。症状的严重程度出现频率也均>7%，且影响患者生活的症状中失眠、肌肉关节疼痛的频率高于潮热出汗。以往研究认为潮热出汗是困扰绝经综合征患者的主要症状，而上述研究显示以潮热出汗为特征性症状在影响患者生活方面不占首位，相反表现为失眠、肌肉关节疼痛，这与文献研究比较吻合[21]。但是该类症状为主的患者往往到神经科、失眠专科、骨科就诊，没有意识到可能与围绝经期有关，从而导致疾病的识别率、治疗率均下降，故应该帮助围绝经期妇女正确认识和理解绝经的相关知识，认识围绝经期出现症状的原因及可治疗性和自愈性，消除恐惧心理，保持心理平衡，提高生存质量。

六、把握治疗重点，努力解决难点

应用 HRT 有效地解除或缓解围绝经期开始的绝经综合征，任何年龄的围绝经期和绝经后

妇女，只要有 HRT 的适应证而无禁忌证均可使用 HRT，这是治疗的重点。但以从绝经过渡期开始应用 HRT 的妇女效果最佳，可取得全方位的疗效[22]。年龄大的妇女要积极预防和治疗骨质疏松，医生先要对 HRT 的适用范围有明确的了解，根据患者年龄、病史、生殖道萎缩的体检、激素测定来判定。临床中应用 HRT 需要用多久？什么时候停药？多久复查一次安全指标？仍是治疗中有待解决的难点。

严重的心理症状，需要积极的心理治疗干预，这也是难点，这就需要精神科医生帮助诊治。心理疏导主要以人本主义心理学和认知心理学为理论基础，应用于有情绪困惑和发展困扰的人群。萨提亚转化式系统治疗是以人本主义为理论基础，其为体验式治疗，以积极正向为目标导向，主要帮助患者提升自尊，促使其为自己做出选择、负起责任，从而提高情绪管理能力。萨提亚转化式系统治疗与心理疏导的理论基础与治疗目标相似，可操作性强，可应用于绝经综合征妇女[23]。绝经激素治疗（MHT）是绝经过渡期和绝经后期管理的一个重要组成部分，但 MHT 不能从根本改善围绝经期和绝经后期妇女心理状况。有研究表明采用萨提亚转化式系统治疗能改善因心理因素而导致的躯体不适感，能改善焦虑情绪，提高性生活质量及睡眠质量。

若 HRT 治疗效果不好，或者患者担心 HRT 副作用不愿积极配合治疗，则医务人员有责任和义务加强绝经相关保健知识的宣教[24]，还应发挥中医药的优势，形成具有中国特色的中西医结合管理绝经综合征的方案，帮助女性平稳度过绝经期。

七、评述现状，展望未来

目前，激素替代疗法治疗绝经综合征未完全遵循应用最低有效剂量、个体化用药、应用天然雌激素等原则，心理疗法治疗绝经综合征缺乏专业性操作等。综合疗法治疗绝经综合征的标准、作用机制等有待进一步深入探讨和研究。掌握激素补充疗法治疗原则，合理使用 HRT，能有效缓解围绝经期妇女绝经综合征症状，提高其生活质量，目前我国 HRT 的使用率仍很低，应在妇科临床工作中进一步推广 HRT 的使用。改进激素替代疗法的药品、给药途径，寻找新的替代品将可能是其研究方向。同时借助祖国医学——中医药治疗绝经综合征将会取得事半功倍的疗效。对于绝经综合征的治疗方法，有研究表明综合疗法[25]取得不少进展，也值得我们继续探索与推广。

绝经期是女性生理周期的重要阶段，也是保障女性老年生活质量的重要过渡阶段，所以绝经综合征的早期预防和治疗对妇女身心健康具有重大意义[26]。

参 考 文 献

[1] 来佩琍. 妇科疾病诊断标准[M]. 北京：科学出版社，2001，330-333.

[2] 成芳平，杨洪艳，王小云. 绝经综合征流行病学研究及治疗进展[J]. 广东医学. 2005，26（1）：122-124.

[3] Porter M，Penney G，Russell E，et al. A population based survey of women's experience of the menopause[J]. Br J Obstet Gynaecol. 1996，103：1025.

[4] Utian，WH. 最新消息——有关绝经名词新与精确的国际标准定义[J]. 生殖医学杂志，2000，9（3）：192.

[5] Pedro AO，Pinto-Neto AM，Costa-Paiva LH，et al. Climacteric syndrome：a population-based study in Brazil[J]. Rev Saude Publica，

2003，37（6）：735.

[6] Yahya S，Rehan N. Age，pattern and symptoms of menopause among rural women of lahore[J]. J Ayub Med Coll Abbottabad，2002，14（3）：9.

[7] Versi E，Harvey MA，Cardozo L，et al. Urogenital prolapse and atrophy at menopause：a prevalence study[J]. Int Urogynecol J Pelvic Floor Dys funct，2001，12（2）：107.

[8] NE. Relationship between os teoarthritis of knee and menopause[J]. J Assoc Physicians India，1999，47（12）：1161.

[9] 王爱华、张媛媛、霍莹莹等. 感觉统合训练对绝经综合征妇女 Kupperman 评分及认知能力的影响[J]. 中国老年学杂志，2015，35（5）：1381-1382.

[10] The North American Menopause Society. Clinical Challenge of Primenopause：Consensus Opinion of The North American Menopause Society[J]. Menopause，2000，7：5.

[11] 滕秀香. 围绝经期综合征及临床相关问题[J]. 中国临床医生，2009，37（2）：11-14.

[12] 梁彩平. 低剂量雌激素替代疗法治疗围绝经期综合征的疗效及其对患者体内激素水平的影响[J]. 临床合理用药杂志，2016，9（27）：62-63.

[13] 李慧、牛彩霞. 低剂量雌激素替代治疗围绝经期综合征的临床疗效及其对患者激素水平和生活质量的影响[J]. 临床合理用药杂志，2018，11（3）：54-55.

[14] 褚娅丽. 围绝经期和绝经后激素补充治疗方法及疗效评价[J]. 山西医药杂志，2014，43（14）：1703-1704.

[15] 谢幸、孔北华、段涛，妇产科学[M]. 北京：人民卫生出版社，2018，353-356.

[16] 秦莉花、陈晓阳、李晟等. 绝经综合征患者焦虑与 MENQOL 量表中躯体症状的关联性[J]. 中国老年学杂志，2013，33（5）：1009-1011.

[17] 李舜伟. 80%的失眠由心理原因造成[J]. 养生大世界：B 版，2008；1：36-37.

[18] 夏珺、沈菊芳. 低剂量雌、孕激素替代疗法对围绝经期综合征患者激素水平的影响[J]. 川北医学院学报，2016，31（6）：885-887.

[19] 陈翠兰、易建敏. 低剂量雌激素替代疗法治疗围绝经期综合征及对 Kupperman 评分和激素水平的影响分析[J]. 河南大学学报（医学版），2016，35（1）：47-50.

[20] 秦莉花、李晟、陈晓阳，等. 绝经综合征的情志及症状调查[J]. 中国老年学杂志，2016，36（6）1459-1461.

[21] 罗志莲、朱卫红、李家灵. 广州市天河社区更年期妇女健康现状及需求的调查[J]. 中华医护杂志，2007；4（6）：490-492.

[22] 郭西宁、王君. 替勃龙治疗绝经综合征的疗效观察[J]. 吉林医学，2012，33（5）：975.

[23] 莫朝霞、万春花、吴佳聪. 萨提亚转化式系统治疗在绝经综合征中的应用[J]. 安徽预防医学杂志，2016，22（3）：209-212.

[24] 张崴、宋殿荣、陈然然，等. 中老年女性对绝经综合征治疗和保健需求的调查[J]. 国际生殖健康/计划生育杂志，2019，38（4）：283-286.

[25] 桑海莉、桑雨廷. 综合疗法治疗绝经综合征研究概况[J]. 中医药临床杂志，2014，26（1）：105-106.

[26] 毛海燕、习振文、陈国廉. 绝经综合征治疗现状述评[J]. 中医临床研究 2018，10（8）：104-106.

（侯爱贞　执笔，寇绍杰　审订）

第三节　男性更年期综合征现代医学临床研究进展

提　要：男性更年期的提出是根据 50 岁以上的部分男性可以出现与女性更年期综合征相似的临床症状。但这一概念在临床特征中尚存在许多争论。目前，男性更年期综合征在临床诊疗过程中缺乏一定的文献指导，为此要明确男性更年期综合征研究对象的具体特点，把握正确的治疗方法，故查询文献，作一综述。

关键词：男性更年期综合征，性腺功能低下，中老年男性雄激素部分缺乏综合征

一、流行病学研究内涵日益深入

1. 男性更年期综合征成为重大公共卫生问题

人体的衰老是生命活动不可避免的一个生理过程,主要表现为形态结构和生理功能的退行性变化。更年期指的是身体生理功能由成熟逐渐走向衰老的过渡阶段,在这一阶段中,人体可以出现一些非特异的症状,如失眠、健忘、烦躁、抑郁、疲劳、潮热、出汗和性功能减退等,统称为更年期综合征,有些个体症状较明显,甚至可严重影响生活质量。更年期不仅发生于女性群体,男性也可能经历上述阶段,并出现相同症状,称为男性更年期综合征(MCS)[1]。自从 1939 年美国医生爱德华·温特首次使用这个概念以来,医学界对 MCS 的认识仍然相当有限,但随着老年医学及性医学的发展,MCS 也逐渐成为一个研究热点。近年来国际男科学会(ISA)[2]、国际老年男性研究学会(ISSAM)[3-4]也对 MCS 做了准确的描述和详尽的分析,本文将对 MCS 做一综述。

2. 中国 MCS 流行特点突出

MCS 的发病年龄跨度较长,典型的症状可早至 40 岁,也可晚至 70 岁,大多出现在 45～60 岁。相对于女性,男性更年期的发生率可能偏低,据国外统计 30%～40%的男性会经历典型的 MCS 阶段,出现相应的症状和体征。国内局部地方也有发生率的统计,江苏省一般人群中 MCS 的发生率约为 35%[5],有最新调查[6]称合肥地区一般人群 MCS 发生率近 50%。

二、发病机制纷繁复杂

1. 病因与发病机制

MCS 是老年男性生理功能衰退与多种心理-生理因素相互作用的结果,功能衰退与致病因素相互联系,共同引起体内多种代谢紊乱及内分泌激素水平的改变,并导致老年性的性腺功能低下[7],这是一种获得性的雄激素功能异常的表现形式。这种异常原因主要有两点,一是体内雄激素水平的下降,二是人体细胞内雄激素受体(AR)的异常[8]。另外,其他的一些因素(主要包括糖尿病、心血管疾病、肥胖等慢性疾病和吸烟、酗酒等不良生活方式)可能通过直接或间接作用来影响雄激素[9],或者通过其他机制产生更年期综合征的临床症状。有研究表明血糖异常是男性迟发性性腺功能减退症(LOH)之外最重要的病因[10]。许多学者正在试图通过了解这些因素的作用来揭示 MCS 的发病机制。

2. 临床特征

MCS 是一组临床综合征,能引起人体多个系统功能的下降并影响生活质量,临床症状较多且缺乏特异性,最常见的是性欲和勃起功能减退,尤其是晨勃和夜间勃起减少[11];情绪、精力和体力的改变,主要表现为容易疲倦、易怒、烦躁和抑郁,并伴有脑力和空间定向能力的下降;人体肌质量和四肢肌力下降,体毛稀疏、减少,皮肤退化变薄及着色改变;骨质流失、骨密度下降,表现为骨量减少、骨质疏松;但是血液中睾酮的水平不一定会降低[8]。

三、诊断标准化研究更切合临床

诊断与鉴别诊断：目前临床上尚无诊断 MCS 的客观、统一、公认的标准。现行的诊断方法主要包括详细询问病史和个人生活方式，特别要关注异常的心理及社会因素；必要时需进行详细的体格检查，以排除器质性病变。比较客观的症状评估方法主要以几种量表为主，如中老年男子雄性激素缺乏问卷量表、伊斯坦布尔心理学系自评量表和老年男子症状问卷（the aging males'symptoms scale）量表[12]；重视实验室的内分泌检查，进行血清常见激素水平的测定；口服雄激素的诊断性治疗可进一步明确诊断[13]。其他疾病如狂躁症、抑郁症、人格障碍、轻度的认知功能损害、内脏神经症、甲状腺功能低下、阳痿等均可以使诊断混淆，需要加以鉴别[14]。根据现有的 MCS 症状评分和雄激素水平，可以将老年男性的健康及疾病状态划分为以下几类[15]：无临床症状但雄激素水平偏低者，可诊断为亚临床型；有轻度临床症状但雄激素水平尚正常者，可诊断为亚健康状态；有明显临床症状者，即为 MSC 患者。

四、治疗方法更加丰富

MCS 的发病机制尚不完全明了，病因的复杂性决定了该病治疗的复杂性，多种病因均可引起或加重症状，只有坚持综合治疗原则，兼顾多种病因，才能取得最佳的治疗效果。

1. 雄激素补充治疗

对于伴有雄激素缺乏的 MCS 患者，睾酮补充治疗是目前最有效的治疗手段[16]，可显著改善患者临床症状，提高其生活质量。该疗法的机制就是稳定血清睾酮于正常生理水平，提高内源性睾酮的生理作用，从而改善因血清睾酮水平降低而引起的临床症状。目前市场上 TST 的合成药物种类很多，它们各有优缺点和适应证，临床医师应熟知各种常见药物的治疗效果和副作用，根据有效、安全、经济、方便的原则选择适当的制剂和剂量，尽量降低副作用的影响，且最好能模拟人体睾酮晨高晚低的自然节律[17]。疗程一般为 2～3 个月，并定期评估疗效，如果评分量表积分显著减少，意味着症状改善，可以继续应用当前疗法，否则不应再进行继续治疗。TST 只适用于伴有雄激素缺乏的患者。但是接受此疗法的患者都应该首先接受效益与风险的全面咨询，并进行必要的检查，特别要关注前列腺的安全问题，防止睾酮补充治疗对前列腺增生和前列腺癌的促进作用，定期进行复查随诊并全程监控。

2. 非雄激素治疗

非雄激素治疗又称综合治疗，主要针对雄激素以外的其他众多病因。MCS 患者雄激素水平下降的原因较多，除了性腺轴调节功能紊乱外，其他内分泌功能变化及疾病、药物、不良饮食习惯和生活方式等也是不可忽视的重要因素。临床经验证明，盲目无原则地补充雄激素不能解决所有患者的全部问题，甚至往往适得其反，致病情加重或引发其他相关疾病。而 TST 治疗引起的骨质疏松、红细胞增多、排尿症状、前列腺危害等副作用也日益显现。良性前列腺增生患者慎用 TST，前列腺癌患者还应坚决回避该疗法[13, 16]。因此，采用非激素补充的综合治疗方法具有重大意义，值得深入研究，包括治疗原发性疾病、改善症状的治疗、前列腺癌患者的治疗、更年期男性的保健与养生等。

五、预　　防

预防将成为应对现代社会常见疾病的最基本方法，该方法的关键在于"治未病"。MCS 有一段潜伏期，长短因人而异，也有人将其描述为亚健康状态，但通常要等到临床症状明显时才能做出诊断，监测潜伏期并筛选可能的患者尚有一定的难度，因此健康普查显得尤为重要，它是实现早期发现和有效预防的首要步骤。应当加强民众教育，普及相关知识，增强民众特别是中老年男性对 MCS 的认识；医疗从业人员须掌握 MCS 的临床诊治知识。

六、有待探索的问题

目前 MCS 的诊治技术水平有限，我们对 MCS 的认识不足，临床治疗上仍有不少挑战，例如，临床研究周期较长；MCS 病因复杂多样，临床症状无明显特异性；诊断方法的费用偏高难以普及；亟需诊断 MCS 更加有效的调查问卷量表[12-18]；治疗手段上局限于雄激素补充方面，尚无标准的社会-心理因素干预方案[18]；雄激素治疗有一定的副作用，应该观察患者对睾酮补充疗法的各种反应[13, 16]。以上问题都需要大量有价值的资料和经验以供指导，让我们进一步了解 MCS，造福于广大中老年男性。

参 考 文 献

[1] 唐文佩，吴苗. 男性更年期综合征：概念及其演变[J]. 中国性科学，2018，27（3）：157-160.

[2] Handelsman D J. An old emperor finds new clothing：rejuvenation in our time[J]. Asian J Androl，2010，12（3）：125-129.

[3] Lee Y. Androgen deficiency syndrome in older people[J]. J Am Assoc Nurse Pract，2014，26（4）：179-186.

[4] Wu FC，Tajar A，Beynon JM，et al. Identification of late-onset hypogonadism in middle-aged and elderly men [J]. N Engl J Med，2010，363（2）：123-135.

[5] Huhtaniemi I T. Andropause-lessons from the European male ageing study [J]. Ann Endocrinol（Paris），2014，75（2）：128-131.

[6] 佚名. 完全型雄激素不敏感综合征一家系的遗传学分析[J]. 中华医学遗传学杂志，2018，35（2）：297.

[7] 陈诚. 糖尿病性勃起功能障碍与性激素水平相关性研究[J]. 吉林医学，2018（3）：542-543.

[8] Basu A K，Singhania P，Bandyopadhyay R，et al. Late onset hypogonadism in type 2 diabetic and nondiabetic male：a comparative study[J]. J Indian MedAssoc，2012，110（8）：573-575.

[9] 卿兴荣. 江苏省中老年男性生殖健康现状评估及健康指导[D]. 广州：南方医科大学，2014.

[10] 夏磊，张贤生，叶元平，等. 合肥地区中老年男性更年期综合征样症状初步调查[J]. 中华男科学杂志，2012，18（2）：150-154.

[11] Basaria S，Coviello AD，Travison TG，et al. Adverse events associated with testosterone administration [J]. NEngl J Med，2010，363（2）：109-122.

[12] 李辉，王荣江，王伟高. 男性性功能症状评分联合游离睾酮水平诊断迟发性性腺功能减退症的临床研究[J]. 中国性科学，2015（6）：5-8.

[13] Grossmann M. Diagnosis and treatment of hypogonadism in older men：proceed with caution[J]. Asian J Androl，2010，12（6）：783-786.

[14] Renneboog B. Andropause and testosterone deficiency：how to treat in 2012？[J]. Rev Med Brux，2012，33（4）：443-449.

[15] Noh Y H，Kim D H，Kim J Y，et al. Improvement of andropause symptoms by dandelion and rooibos extract complex CRS-10 in aging male[J]. Nutr ResPract，2012，6（6）：505-512.

[16] 吉正国. 男性更年期综合征的发病机制与诊断[J]. 中华全科医师杂志，2017，16（6）：421-423.

[17] Singh P. Andropause：current concepts[J]. Indian J Endocrinol Metab，2013，17（Suppl 3）：S621-629.

[18] Cappola A R. Testosterone therapy and risk of cardiovascular disease in men[J]. JAMA，2013，310（17）：1805-1806.

（吴洪涛　执笔，韩建涛　审订）

第四节　骨质疏松症现代医学临床研究进展

　　提　要：骨质疏松症（osteoporosis，OP）是一组全身代谢性的骨骼疾病，其特征是骨量减少、骨组织显微结构退化，导致骨脆性增加，骨强度降低，极易发生骨折，对患者的生活质量有严重影响，其引起的骨折及相关并发症更是增加了患者的致残率和致死率（世界卫生组织，1940）[1]，骨质疏松症可发生于任何年龄，但多见于绝经后女性和老年男性。骨质疏松症分为原发性和继发性两大类。原发性骨质疏松症包括绝经后骨质疏松症（Ⅰ型）、老年骨质疏松症（Ⅱ型）和特发性骨质疏松症（包括青少年型）。绝经后骨质疏松症一般发生在女性绝经后5～10年内；老年骨质疏松症一般指70岁以后发生的骨质疏松；特发性骨质疏松症主要发生在青少年，病因尚未明了[2]。随着我国进入老龄化社会，正确地预防治疗骨质疏松症，提高中老年人的生活质量尤为重要。现就近年来有关骨质疏松症的流行病学、发病机制、诊疗标准的更新及治疗、治疗中存在的问题综述如下。

　　关键词：骨质疏松症，流行病学，发病机制，治疗方法

一、流行病学研究结果引发医学界对骨质疏松症更加关注

　　骨质疏松症是影响老年人身体健康的隐性疾病，相关调查表明骨质疏松症已经成为21世纪世界五大疾病之一，全球骨质疏松症患者人数已超出2亿，由骨质疏松症导致骨折的患者在160万以上[3]。骨质疏松症是一种与增龄相关的骨骼疾病。根据2018年卫生健康委员会发布的首个中国骨质疏松症流行病学调查显示，我国65岁以上人群患病率达32.0%（其中男性占10.7%，女性占51.6%），是世界上老年人口绝对数最大的国家。随着人口老龄化日趋严重，骨质疏松症已成为我国面临的重要公共健康问题[4]。

　　随着社会人口老龄化，骨质疏松症及其引起的骨折发病率不断上升。骨质疏松症最严重的后果是骨质疏松性骨折。研究表明，2010年我国骨质疏松性骨折患者达233万，其中髋部骨折者36万，椎体骨折者111万，其他骨质疏松性骨折者86万，为此医疗支出649亿元。据预测，至2050年，我国骨质疏松性骨折患病人数将达599万，相应的医疗支出高达1745亿元[5]。

二、发病机制的研究不断完善

随着年龄的增加，骨形成与骨吸收呈负平衡，骨重建失衡造成骨丢失。力学刺激变化或微损伤贯通板层骨或微管系统，通过影响骨细胞的信号转导，诱导破骨细胞前体的迁移和分化。

破骨细胞占骨骼细胞的 1%~2%，主司骨吸收。破骨细胞生成的关键调节步骤包括成骨细胞产生的核因子-κB 受体活化体配体[receptor activator of nuclear factor-κB（NF-κB）ligand，RANKL]与破骨细胞前体细胞上的 RANK 结合，从而激活 NF-κB，促进破骨细胞分化。破骨细胞的增生和生存有赖于成骨细胞源性的巨噬细胞集落刺激因子（macro-phage colony-stimulating factor，M-CSF）与破骨细胞的受体 c-fms 相结合。成骨细胞分泌的护骨因子（osteoprotegerin，OPG）也作为可溶性 RANKL 的受体，与 RANK 竞争性结合 RANKL，从而抑制破骨细胞的生成。RANKL/OPG 的比值决定了骨吸收的程度，该比值受甲状旁腺（parathyroid hormone，PTH）、1，25 双羟维生素 D[1，25(OH)$_2$D]、前列腺素和细胞因子等的影响。

骨吸收后，成骨细胞的前体细胞能感知转化生长因子-β1（transforming growth factor-β1，TGF-β1）的梯度变化而被募集。成骨细胞由间充质干细胞分化而成，主司骨形成，并可随骨基质的矿化而成为包埋于骨组织中的骨细胞或停留在骨表面的骨衬细胞。成骨细胞分泌富含蛋白质的骨基质，包括Ⅰ型胶原和一些非胶原的蛋白质（如骨钙素）等；再经过数周至数月，羟基磷灰石沉积于骨基质上完成矿化。

绝经后骨质疏松症主要是绝经后雌激素水平降低，雌激素对破骨细胞的抑制作用减弱，破骨细胞的数量增加、凋亡减少、寿命延长，导致其骨吸收功能增强，雌激素减少，降低骨骼对力学刺激的敏感性，使骨骼呈现类似于失用性骨丢失的病理变化。

老年性骨质疏松症一方面由于增龄造成骨重建失衡，骨吸收/骨形成比值升高，导致进行性骨丢失；另一方面，增龄和雌激素缺乏使免疫系统持续低度活化，处于促炎性反应状态。老年人常见维生素 D 缺乏及慢性负钙平衡，导致继发性甲状旁腺功能亢进。年龄相关的肾上腺源性雄激素生成降低、生长激素-胰岛素样生长因子轴功能下降、肌少症和体力活动减少造成骨骼负荷降低，也会使骨吸收增加。

此外，随着增龄和生活方式相关疾病引起的氧化应激及糖基化的增加，使骨基质中的胶原分子发生非酶促交联，也会导致骨强度降低。骨质疏松症及其骨折的发生是遗传因素和非遗传因素交互作用的结果。遗传因素主要影响骨骼大小、骨量、结构、微结构和内部特性。峰值骨量的 60%~80%由遗传因素决定，多种基因的遗传变异被证实与骨量调节相关。非遗传因素主要包括环境因素、生活方式、疾病、药物、跌倒相关因素等。骨质疏松症是由多种基因-环境因素等微小作用积累的共同结果。

三、诊断标准不断完善趋于合理

目前，骨质疏松症的诊断主要是基于骨密度检查和（或）脆性骨折[6]。美国国家骨质疏松症基金会（NOF）推荐在骨质疏松的初始治疗后要监测骨密度 1~2 年，在此之后每两年监测一次。2018USPS 建议声明：年龄≥65 岁人群通过骨测量试验筛查骨质疏松进而预防骨折的发生，而我国已经将骨密度检测项目纳入 40 岁以上人群常规体检内容。《中国老年骨质疏松症诊疗指南（2018）》建议：对于≥65 岁女性和≥70 岁男性，推荐直接进行双能 X 射线吸收检测法（dual-energy X-ray absorptiometry，DEXA）进行骨密度检测（1B）；对于<65 岁绝经后女性和<70 岁老年男性，且伴有脆性骨折家族史或具有骨质疏松危险因素人群，建议采用国际骨质疏松基金会（International Osteoporosis Foundation，IOF）骨质疏松风险一分钟测试题、亚洲人骨质疏松自我筛查工具（osteoporosis self-assessment tool for Asians，OSTA）和（或）筛查设备[定量超声（quantitative ultrasound system，QUS）或指骨放射吸收法（radiographic absorptiometry，RA）]进行骨质疏松风险初筛；推荐根据初筛结果选择高风险人群 DEXA 或定量 CT（quantitative computed tomography，QCT）检查明确诊断。而对于骨质疏松骨折，2017 年中华医学会骨科学分会《骨质疏松骨折诊疗指南》[7]指出：主要依据为临床表现、影像学检查（X 线、CT、MRI 及全身骨扫描 ECT），同时强调 DEXA 是公认的骨质疏松诊断的金标准，其测量骨密度的部位是中轴骨（临床常用 L1～L4 及髋部）。黄媛媛等[8]认为目前基于 BMD 和脆性骨折史的诊断标准，仍无法完全准确预测骨折风险，导致诊断不足，部分达不到诊断标准但具有高骨折风险的患者将错过防治的最佳时机，从而导致严重后果。因此，2014 年 NBHA 发表骨质疏松症临床诊断的立场声明，建议将 FRAX®骨折风险界值纳入诊断标准[9]，2016 年 AACE/ACE 指南正式将 FRAX®骨折风险界值作为诊断标准纳入绝经后女性骨质疏松症诊治指南[10]，同时指出 FRAX® 评估骨折风险本身存在一些不足，诸如没有考虑众多危险因素的剂量效应，低估了跌倒高危患者的骨折风险、DEXA 测得的 BMD 来源于股骨颈，其骨折风险的预测价值是否等同于或优于其他部位或多个部位的组合尚未可知。

四、骨质疏松的治疗更加多样性

（一）双膦酸盐类有效降低骨质疏松性骨折的风险，提高骨密度

双膦酸盐为焦磷酸盐的稳定类似物，是目前临床上应用最为广泛的抗骨质疏松药物[11-13]。双膦酸盐与骨骼羟磷灰石的亲和力高，能够特异性结合到骨重建活跃的骨表面，抑制破骨细胞功能，从而抑制骨吸收。目前双膦酸类药物可以有效降低骨质疏松性骨折的风险，提高骨密度。对于可以口服且依从性较好的患者,给予阿仑膦酸钠可以有效改善腰椎、股骨颈和全髋骨密度，并降低椎体骨折发生风险。对于不能口服或依从性差的患者，可以选择唑来膦酸，其可显著降低绝经后骨质疏松患者的骨折风险并增加骨密度，是预防椎体骨折最有效的双膦酸盐类药物。虽然双膦酸盐类药物对拔牙后患者有下颌骨坏死的风险，但对心血管事件及消化道不良事件均无明显影响，其安全性较高。初次使用双膦酸盐类易出现发热、肌痛、流感样症状、头痛头晕、恶心、呕吐等急性不良反应；长时间使用双膦酸盐类药物会增加发生非典型性股骨骨折的风险，所以口服双膦酸盐 5 年，或者唑来膦酸钠用药 3 年后，要对患者病情进行评估，不建议长期用药。

（二）降钙素能减少骨量丢失并增加骨量，明显缓解急慢性疼痛

降钙素是一种钙调节激素，能抑制破骨细胞的生物活性、减少破骨细胞数量，减少骨量丢

失并增加骨量[14-15]。降钙素能升高绝经后女性骨质疏松患者腰椎和全髋骨密度,但其作用不及迪诺塞麦。国内外指南指出,新发骨折伴疼痛的患者可考虑短期使用降钙素。降钙素能减少骨量丢失并增加骨量,能明显缓解骨痛,对骨质疏松症及其骨折引起的骨痛有效。鉴于鼻喷剂型鲑降钙素具有潜在增加肿瘤风险的可能,故鲑降钙素连续使用时间一般不超过 3 个月。降钙素类可抑制破骨细胞生物活性、减少破骨细胞数量,对骨质疏松性骨折后的急性骨丢失和疼痛有较好的治疗作用,主要包括鲑鱼降钙素、鳗鱼降钙素等,其总体安全性良好,少数患者使用后出现面部潮红、恶心等不良反应,偶有过敏现象,可按照药品说明书的要求,确定是否做过敏试验。

（三）选择性雌激素受体调节剂类能抑制骨吸收,增加骨密度,降低椎体骨折发生的风险

选择性雌激素受体调节剂类（selective estrogen receptor modulator,SERM）不是雌激素,而是与雌激素受体结合后,在不同靶组织导致受体空间构象发生不同改变,从而在不同组织发挥类似或拮抗雌激素的不同生物效应[16]。如 SERM 制剂雷洛昔芬在骨骼与雌激素受体结合,发挥类雌激素的作用,抑制骨吸收,增加骨密度,降低椎体骨折发生的风险;其能够降低雌激素受体阳性浸润性乳腺癌的发生率,且不增加冠状动脉疾病和卒中的风险。系统评价结果表明,雷洛昔芬能够显著升高腰椎及全髋骨密度,并能降低新发椎体骨折风险,不明显升高总体不良事件发生率和新发非椎体骨折的发生率。同时雷洛昔芬可作为需要改善椎体病情患者的初始用药,对于高骨折风险的患者,雷洛昔芬可用于双膦酸盐类药物假期期间;对于双膦酸盐不耐受或者禁忌者可选用雷洛昔芬替代治疗。雷洛昔芬药物总体安全性良好,但绝经后妇女深静脉血栓和肺栓塞的风险增加,故有静脉栓塞病史及有血栓倾向者,如长期卧床和久坐者禁用雷洛昔芬,同时雷洛昔芬不适用于男性骨质疏松症患者。

（四）甲状旁腺素类似物能刺激成骨细胞活性,促进骨形成,增加骨密度,改善骨质量,降低椎体和非椎体骨折发生的风险

甲状旁腺素类似物（parathyroid hormone analogue,PTHa）是促骨形成的代表性药物,国内已上市的 PTHa 是重组人甲状旁腺素氨基端 1-34 活性片段（recombinant human parathyroid hormone 1-34,rhPTH1-34）。间断使用小剂量 PTHa（每次 20μg,皮下注射,每日 1 次）能刺激成骨细胞活性,促进骨形成,增加骨密度,改善骨质量,降低椎体和非椎体骨折发生的风险[17-28]。但因其上市前动物实验结果发现,使用 PTHa 2 年后有形成骨肉瘤的风险,因此目前该药物使用说明书明确规定治疗时间不超过 2 年。同时 PTHa 在增加绝经后骨质疏松症患者的腰椎骨密度方面可能优于阿仑膦酸钠,针对男性骨质疏松症患者,研究发现唑来膦酸可能是增加腰椎骨密度的首选用药,PTHa（20μg/d）的骨折发生率最低。

特立帕肽是一种重组人甲状旁腺激素 1~34 片段类似物,是第一个促骨形成的药物,通过间歇的、小剂量注射来刺激成骨细胞的功能最终促进成骨,AACE/ACE 推荐将特立帕肽用于存在脆性骨折史或高骨折风险或不适用于口服疗法的人群,同时对于高骨折风险的人群,也推荐将特立帕肽作为双膦酸盐中断期的一种选择。FDA 推荐的剂量为 20μg,用法为腹部或者大腿皮下注射。特立帕肽禁用于并发畸形性骨炎、有骨骼疾病放射治疗史、肿瘤骨转移及并发高

钙血症者；肌酐清除率小于 35ml/min 者；小于 18 岁的青少年和骨骺未闭合的青少年；对本
品过敏者。

阿巴洛肽是第二个重组人甲状旁腺激素 1～34 片段类似物，可以降低新发椎体骨折的发生
率，同时使非椎体骨折的发生风险下降。阿巴洛肽作为一种注射剂，其推荐剂量为每天 80mcg，
用法是皮下注射，注射部位选择脐周。值得注意的是，阿巴洛肽和特立帕肽一样，由于其导致
实验大鼠骨肉瘤的不良事件，限制其疗程为 2 年。阿巴洛肽有一定的风险会导致直立性低血压、
高钙血症、尿结石。因此，对于那些存在高钙血症病史或者原发性甲状旁腺亢进的患者不适用，
其最常见的不良反应包括头晕、恶心、头痛、心悸、疲劳、上腹部疼痛等。

（五）维生素 K_2 提高骨量的作用被广泛认同

四烯甲萘醌是维生素 K_2 的一种同型物，是 γ-羧化酶的辅酶，在 γ-羧基谷氨酸的形成过程
中起着重要作用。γ-羧基谷氨酸是骨钙素发挥正常生理功能所必需的，具有提高骨量的作用[29]。
维生素 K_2 对于绝经后女性骨质疏松患者短期（6 个月）及长期（≥12 个月）治疗均显示出了
改善椎体骨密度的作用，并降低了骨折发生风险。对于老年原发性骨质疏松患者，维生素 K_2
可更有效降低骨转换生化标志物水平及显著提高全髋骨密度[30]。国内外指南指出，四烯甲萘
醌能够促进骨形成，并有一定抑制骨吸收的作用，能够轻度增加骨质疏松症患者的骨量，适用
于骨质疏松患者以提高骨量，从而可维持或改善肌肉力量和骨质量。

（六）新兴疗法及临床试验阶段药物前景广阔

罗莫索珠单抗是骨硬化蛋白的单克隆抗体，在骨组织内，骨硬化蛋白由破骨细胞分泌，通
过抑制成骨细胞的增殖和功能而抑制骨形成。研究认为罗莫索珠单抗能使新发椎体骨折的风险
降低，使腰椎、全髋、股骨颈的骨密度增加[31]，但其相对于阿仑膦酸钠有着更高的心血管不
良事件发生率，因而仍在临床试验阶段，其他正处于临床试验的骨硬化蛋白单克隆抗体制剂则
包括布洛索珠单抗和 BPS804[32]。

奥当卡替是一种选择性组织蛋白酶 K 抑制剂，组织蛋白酶 K 是一种由破骨细胞分泌的蛋
白酶，可以降解骨基质和胶原，但是 2016 年，默克公司终止了奥当卡替的研究，因为它存在
更高的脑卒中风险。

拉索昔芬是第三代选择性雌激素受体调节剂，研究认为0.5mg 剂量的拉索昔芬可使椎体骨
折和非椎体骨折的相对危险度下降 42%和 24%。研究者们还发现拉索昔芬同时降低了乳腺癌、
冠心病、脑卒中的发生率[33]。拉索昔芬在欧洲已经被批准上市，用于骨质疏松症的治疗，在
美国批准上市则还需要一段时间。

五、问题与展望

综上所述，骨质疏松症要根据年龄、性别、其他风险因素等对人群进行合理的筛查。就药
物管理而言，双膦酸盐依然是骨质疏松症治疗的一线用药，但是要关注其长期使用所带来的不
良事件；各种具备全新机制的药物有望在不远的将来开发上市。虽然适当的骨密度筛查和药物

治疗是很重要的，但是值得提醒的是，骨质疏松症是可以预防的，可以通过改善饮食、生活方式、健身保健等来预防骨质疏松症的发生。此外，老年性骨质疏松的病因及发病机制与女性绝经后骨质疏松不同，主要与年龄有关。同时与随年龄变化而变化的体内激素水平、甲状旁腺激素的升高及维生素 D 的缺乏、维生素 K_2 的减少等有关。在骨质疏松的诊断方面，亟需一套较为严谨、规范且切实可行的标准以指导临床应用。另外，本病的发病机制及治疗选择一直是重点难点。在抗骨质疏松治疗方面应首先明确治疗对象的分型，当前的药物治疗对于抗骨质重吸收和促进合成代谢是有限的，大部分药物对于预防骨折方面达到治疗平台期。此外，药物的不良反应也限制了其长期应用。因此，需要继续研发一些不同种类的生物制剂，新的生物制剂联合目前的抗骨质疏松药物可能在治疗骨质疏松症方面发挥更大的作用。另外，目前骨质疏松症常规采用的药物治疗，其总体的临床疗效并不理想，而通过对疾病发生机制的研究，可选择有针对性的治疗靶点，近年来通过不断深入研究骨质疏松症的发病机制，为疾病的治疗提供了更具针对性的治疗靶点，但各通路、靶点在骨质疏松症发病中的作用机制仍需进一步研究。

参 考 文 献

[1] Bijlsma A Y，Meskers C G，Westendorp R G，et al.Chronology of age-related disease definitions：osteoporosis and sarcopenia[J]. Ageing Res Rev，2012，11（2）：320-324.

[2] FujiwaraS. Epidemiology of respiratory diseases and osteoporosis[J]. Clincalcium，2016，26（10）.

[3] 中华人民共和国国家统计局. 中国统计年鉴[M]. 北京：中国统计出版社，2015.

[4] 中国健康促进基金会骨质疏松防治中国白皮书编委会. 骨质疏松症中国白皮书[J]. 中华健康管理学杂志，2015.

[5] 郭然，王云柯，刘诗盈，等. 沈阳地区不同年龄组、体质量指数女性人群髋关节骨密度的流行病学分析[J]. 中国骨质疏松杂志，2018，24（7）：934-939.

[6] 张智海，张智若，刘忠厚，等. 中国大陆地区以-2.0 SD 为诊断标准的骨质疏松症发病率回顾性研究[J]. 中国骨质疏松杂志，2016，22（01）：1-8.

[7] 中华医学会骨质疏松和骨矿盐疾病分会. 原发性骨质疏松症诊疗指南（2017）[J]. 中华骨质疏松和骨矿盐疾病杂志，2017，10（5）：413-443.

[8] 黄媛媛，王覃. 骨质疏松症的诊断标准和治疗阈值的相关问题[J]. 中国全科医学，2017，35（20）：4347-4353.

[9] Siris ES，Adler R，Bilezikian J，et al. The clinical diagnosis of osteoporosis：a position statement from the National Bone Health Alliance Working Group[J]. Osteoporos Int，2014，25（5）：1439-1443.

[10] Camacho PM，Petak SM，Binkle YN，et al. American association of clinical endocrinologists and American college of endocrinology clinical practice guidelines for the diagnosis and treatment of postmenopausal osteoporosis-2016[J]. Endocr Pract，2016，22：41-42. .

[11] 袁志峰，刘会文. 唑来膦酸、伊班膦酸钠及阿伦膦酸钠防治绝经后骨质疏松症的疗效对比研究[J]. 中国骨质疏松杂志，2018，24：249-252，269.

[12] 张萌萌. 双膦酸盐的今昔与思考[J]. 中国骨质疏松杂志，2017，23（3）：381-387.

[13] 张禄锴，马剑雄，李风波，等. 双膦酸盐类药物治疗骨质疏松症的研究进展[J]. 中华老年骨科与康复电子杂志，2017，3（3）：184-187.

[14] Tsai JN，Uihlein AV，Burnett-Bowie SM，et al. Effects of two years of teriparatide，denosumab，or both on bone microarchitecture and strength（DATA-HRpQCT study）[J]. J ClinEndocrinol Metab，2016，101（5）：2023-2030.

[15] Nakamura Y，Suzuki T，Kamimura M，et al. Two-year clinical outcome of denosumab treatment alone and in combination with teriparatide in Japanese treatment-naive postmenopausal osteoporotic women[J]. Bone Res，2017，5：16055.

[16] Lufkin EG，Whitaker MD，Nickelsen T，et al. Treatment of established postmenopausal osteoporosis with raloxifene：a randomized trial[J]. J Bone Miner Res，1998，13（11）：1747-1754.

[17] Liu GF，Wang ZQ，Liu L，et al. A network meta-analysis on the short-term efficacy and adverse events of different anti-osteoporosis drugs for the treatment of postmenopausal osteoporosis[J]. J Cell Biochem，2018，119（6）：4469-4481.

[18] Moebus V，von MG，Jackisch C，et al. German Adjuvant Intergroup Node-Positive Study（GAIN）：a phase Ⅲ trial comparing two

dose-dense regimens(iddEPC versus ddEC-PwX)in high-risk early breast cancer patients[J]. Annals of Oncology, 2017, 28：792-796.

[19] Um MJ，Cho EA，Jung H. Combination therapy of raloxifene and alendronate for treatment of osteoporosis in elderly women[J]. J Menopausal Med，2017，23（1）：56-62.

[20] Wilson LM，Rebholz CM，Jirru E，et al. Benefits and harms of osteoporosis medications in patients with chronic kidney disease：a systematic review and meta-analysis[J]. Ann Intern Med，2017，166（9）：649-658.

[21] Compston J，Cooper A，Cooper C，et al. UK clinical guideline for the prevention and treatment of osteoporosis[J]. Arch Osteoporos，2017，12（1）：43.

[22] Nakamura Y，Suzuki T，Kamimura M，et al. Two-year clinical outcome of denosumab treatment alone and in combination with teriparatide in Japanese treatment-naive postmenopausal osteoporotic women[J]. Bone Res，2017，5：16055.

[23] Idolazzi L，Rossini M，Viapiana O，et al. Teriparatide and denosumab combination therapy and skeletal metabolism[J]. Osteoporos Int，2016，27：3301-3307.

[24] Wang YK，Qin SQ，MaT，et al. Effects of teriparatide versus alendronate for treatment of postmenopausal osteoporosis：a meta-analysis of randomized controlled trials[J]. Medicine（Baltimore），2017，96（21）：e6970.

[25] Lou S，Lv H，Li Z，et al. Combination therapy of anabolic agents and bisphosphonates on bone mineral density in patients with osteoporosis：a meta-analysis of randomised controlled trials[J]. BMJ Open，2018，8（3）：e015187.

[26] Tarantino U，Iolascon G，Cianferotti L，et al. Clinical guidelines for the prevention and treatment of osteoporosis：summary 2 statements and recommendations from the Italian Society for Orthopaedics and Traumatology[J]. J Orthop Traumatol，2017，18（Suppl1）：35-36.

[27] LorencR，Guszko，Franek E，et al. Guidelines for the diagnosis and management of osteoporosis in Poland：Update 2017[J].

[28] Compston J，Cooper A，Cooper C，et al. UK clinical guideline for the prevention and treatment of osteoporosis[J]. Arch Osteoporos，2017，12（1）：43.

[29] Huang ZB，Wan SL，Lu YJ，et al. Does vitamin K_2 play a role in the prevention and treatment of osteoporosis for postmenopausal women：a meta-analysis of randomized controlled trials [J]. Osteoporos Int，2015，26（3）：1175-1186.

[30] Tanaka S，Miyazaki T，Uemura Y，et al. Comparison of concurrent treatment with vitamin K_2 and risedronate compared with treatment with risedronate alone in patients with osteoporosis：Japanese Osteoporosis Intervention Trial-03[J]. J Bone Miner Metab，2017，35（4）：385-395.

[31] Ebina K，Noguchi T，Hirao M，et al. Comparison of the effects of 12 months of monthly minodronate monotherapy and monthly minodronate combination therapy with vitamin K2 or eldecalcitol in patients with primary osteoporosis[J]. J Bone Miner Metab，2016，34（3）：243-250.

[32] Cosman F，Crittenden DB，Adachi JD，et al. Romosozumab treatment in postmenopausal women with osteoporosis[J]. N Engl J Med，2016，375（16）：1532-1543.

[33] Macnabb C，Patton D，Hayes J S. Sclerostin antibody therapy for the treatment of osteoporosis：clinical prospects and challenges[J]. J Osteoporos，2016：6217286.

（阮志华　执笔，胡永召　审订）

第三篇

内分泌疾病中西医协同临床研究进展

第十二章　糖尿病皮肤病变中西医协同临床研究进展

提　要：本文通过对近几年文献查阅分析，总结出糖尿病皮肤病变的种类、中西医病因病机、治疗方案等，提炼出最新研究进展，并对目前存在的不足进行分析，为糖尿病皮肤病变进一步研究提供参考依据，为更多的临床和研究提供思路，为糖尿病皮肤病变患者解除病痛找出更多方法。

关键词：中西医，糖尿病，皮肤病变，研究进展

糖尿病是一种常见的内分泌障碍性疾病，可引起多种慢性并发症，其中，糖尿病皮肤病变是糖尿病的常见并发症之一[1, 2]。据统计，糖尿病皮肤病变的发病率为 30%～91%[3]，如果考虑代谢和微循环障碍对皮肤的影响，几乎所有糖尿病患者均有皮肤受累[4]，糖尿病皮肤病变可发于全身各个部位，临床表现多种多样。皮肤病变可加重糖尿病的病情，影响患者生活质量，给患者带来严重精神困扰和经济负担，严重者可危及生命。在临床上，也有部分患者作为首发症状就诊，约占皮肤科门诊患者总数的 2%～3%[5]，而住院糖尿病患者皮肤病变发生率也高达 58.14%[6]。因此，积极治疗糖尿病，防治糖尿病皮肤病变，对提高患者的生活质量，减轻患者经济负担，降低死亡率有着重要的意义。

一、中医学对糖尿病皮肤病变的认识源远流长

糖尿病多表现为多饮、多食、多尿、疲乏、消瘦等，根据其临床症状，可归属于中医"消渴"范畴，中医学中并无"糖尿病皮肤病变"的病名，根据其临床表现及病因病机，可将其纳入中医消渴并发瘙痒、疮疡、痤疮、痈疽等具体的病症范畴。早在隋代《诸病源候论》就有记载，"其病变多发痈疽"，《儒门事亲·刘河间三消论》也指出："夫消渴者，多变……疮癣、痤痱之类。"中医认为本病的主要病机是消渴气阴两虚，燥热内积，热毒壅滞皮肤而成疖疮；久则气血虚弱，络脉瘀阻，蕴毒成脓而发痈疽，常表现为成脓后久不溃破或溃后难愈，肉芽苍白，生长缓慢。虽然疖、痈病症表现不同，但病因病机有特定的共性，热蕴瘀阻是致病的根本，如《诸病源候论》中记载"渴利者……多发痈疽，以其内热，小便利故也"；《外台秘要》中也说："小便利，则津液竭，津液竭则经络涩，经络涩则营卫不行，营卫不行则热气留滞，故成痈脓也"；《圣济总录·消渴门》明确指出："消渴者……久不治，则经络壅涩，留于肌肉，变为痈疽。"因糖尿病患者合并皮肤感染具有反复发作、迁延难愈的特点，易诱发脏器感染，

故历代医家都提出要积极防治疖、痈等消渴变证,如《备急千金要方》告诫人们:"消渴之人,愈与未愈,常须虑有大痈……当备痈药以防之。"

(一)糖尿病合并皮肤瘙痒症

1. 病机本虚标实

中医古籍中并无"糖尿病合并皮肤瘙痒症"这一说法,而是将全身性皮肤瘙痒归为中医"风瘙痒""痒风"等范畴,若抓破皮肤,血痕累累称为"血风疮"。将局限性皮肤瘙痒归为中医"阴痒""肛门作痒"等范畴。历代医家对糖尿病皮肤瘙痒症均有较为深刻的认识,并提出了自己的见解。巢元方在《诸病源候论》中认为瘙痒多与风邪相关,"风瘙痒者,是体虚受风,风入腠理,与血气相搏,而俱往来于皮肤之间。邪气微,不能冲击为痛,故但瘙痒也"。《外科证治全书》提出"肝家血虚,燥热生风,不可妄投风药",认为阴虚燥热所导致的内风亦可以导致皮肤瘙痒。总的来说,中医学认为皮肤瘙痒是因血虚风燥、湿热蕴阻肌肤所致,风邪走窜皮毛,湿热之邪郁于肌表不得疏泄、透达而致瘙痒,其病机特点是本虚标实,阴虚为本,风、湿、热为标,虚实夹杂,多以血虚风动为标,以肝、脾、肾亏虚为主。

2. 分型论治效果显著

1)风热郁滞肌肤证

症状:突起风团、丘疹、瘙痒、灼热等,周身皮肤瘙痒剧烈,病情缠绵,皮肤肥厚呈苔藓样变,舌红苔薄黄,脉弦细。

治法:解表清热,消风止痒。

方药:乌蛇祛风汤加减。乌梢蛇、蝉衣、荆芥、防风、羌活、白芷、黄连、黄芩、金银花、连翘、甘草。

2)血热动风证

症状:手足瘰疬,皮肤焮红瘙痒,剧者搔破后可有血痕,受热痒增,遇冷痒减,伴有口干、心烦,夏季高发,舌红苔薄黄,脉滑数。

治法:凉血清热,消风止痒。

方药:止痒息风汤加减。生地、丹皮、赤芍、丹参、玄参、白鲜皮、煅龙骨、煅牡蛎、白蒺藜、生甘草。

3)阴虚血燥证

症状:皮肤干涩,瘙痒,抓痕,血痕满布,舌红苔薄或少,脉弦细。

治法:养血润燥,消风止痒。

方药:当归饮子加减。当归、白芍、生地、白蒺藜、荆芥、何首乌、黄芪、甘草。

4)下焦湿热证

症状:小便淋漓灼痛,皮肤瘙痒,好发于下身,舌红苔白腻或薄黄腻,脉弦滑。

治法:清热祛湿,消风止痒。

方药:龙胆泻肝汤加减。龙胆草、黄芩、栀子、泽泻、木通、车前子、生地、当归、柴胡、生甘草。

5）瘀血内阻证

症状：局部出现青紫肿块、疼痛拒按，皮肤瘙痒剧烈，抓破后乌血流溢，皮疹呈暗红色，散布全身，或凝聚结块，或融合成片，舌质暗，苔薄，脉细涩。

治法：活血化瘀，消风止痒。

方药：桃红四物汤加减。当归尾、赤芍、川芎、红花、桃仁、荆芥、蝉蜕、白蒺藜、三棱、莪术、甘草。

（二）糖尿病合并皮肤感染

1. 中医学认识重在热蕴瘀阻

糖尿病皮肤感染临床上一般分为细菌感染和真菌感染两种类型，其中细菌感染属中医"疖、痈、发、疽、疮"范畴；真菌感染多属中医"疮癣"范畴，发生于手部者称为"鹅掌风"，甲沟炎类似于"代指"，发于足部者称为"脚湿气"，外阴阴道炎似于"阴痒"。病名诊断虽有"疖、痈、疽、疮、癣"之别，但辨证分型均以病机为据，故辨证诊断合而论之。早在《素问·生气通天论》中就有"膏粱之变，足生大丁"的记载，隋·巢元方在《诸病源候论》中也指出"其病变多发痈疽""渴利者……多发痈疽，以其内热，小便利故也"，唐·孙思邈认为"消渴之人，常须思虑有大痈，戒之在大痈，备痈以防之"，《圣济总录·消渴门》明确指出："消渴者……久不治，则经络壅涩，留于肌肉，变为痈疽。"《卫生宝鉴》亦有"消渴病人足膝发恶疮，至死不救"的记载。这些古医籍均记载了糖尿病皮肤感染的病机，故系早期小便利，津液耗伤，阴虚燥热，瘀热阻络，酿疽成痈。因糖尿病患者合并皮肤感染具有反复发作、迁延难愈的特点，易诱发脏器感染，历代医家都提出要积极防治疖、痈等消渴变证，如《备急千金要方》告诫人们"消渴之人，愈与未愈，常须虑有大痈……当备痈药以防之"，中医认为本病的主要病机是消渴气阴两虚，燥热内积，热毒壅滞皮肤而成疖疮；久则气血虚弱，络脉瘀阻，蕴毒成脓而发痈疽，常表现为成脓后久不溃破或溃后难愈，肉芽苍白，生长缓慢。虽然疖、痈病症表现不同，但病因病机有特定的共性，热蕴瘀阻是致病的根本。

2. 辨证论治，治病求本

1）阴虚燥热、热毒内盛证：疖肿可发生于全身各部位。如疖好发于颜面、头部及臀等处，初起为豆大红结，渐增大成坚硬结节，有灼痛和压痛，可伴见口干口苦、畏热喜饮等症；舌质红或暗红，舌苔黄、少津，脉细或细数。

辨证要点：红硬结，有灼痛和压痛，舌红，脉细数。

治法：清热解毒，滋阴活血。

方药：黄连解毒汤或五味消毒饮加减。黄连、黄芩、黄柏、栀子、金银花、野菊花、蒲公英、紫花地丁、天葵子、生地、桃仁、红花。

加减：热毒重者可加连翘、半枝莲清热解毒；阴虚内热明显可加丹皮、知母清热益阴；肿痛盛加丹参、葛根活血止痛；气血虚弱者可加当归、西洋参益气养血。

2）热盛肉腐证：以疖痛、痈肿为主，痈的炎症范围比疖广泛，可出现多个脓栓，局部红肿热胀、内已成脓，疼痛剧烈，可伴发热、乏力、全身不适、附近淋巴结肿大等全身症状；舌质红或红暗，舌苔黄，脉数或滑数。

辨证要点：局部红肿热胀、内已成脓，疼痛剧烈，舌质红或红暗，舌苔黄，脉数或滑数。

治法：托脓解毒，益气养阴。

方药：透脓散合四妙勇安汤加减。黄芪、穿山甲、川芎、当归、皂角刺、金银花、玄参、甘草。

加减：疼痛明显、脓肿已成未溃者可加青皮、白芷行气活血排脓止痛；气血亏虚、无力托脓者可加人参、白术益气健脾扶正托毒；瘀阻肿胀明显者可加桃仁、红花、泽泻活血化瘀祛湿。

3）气血两虚证：疖痈脓溃后久不愈合，脓水稀薄，肉芽苍白生长缓慢，色淡红而不鲜或暗红，甚则发展成痈疽，疮口溃烂黑腐、痛不可忍；可伴见乏力倦怠，面色苍白或萎黄，四末麻冷，食欲减退等症；舌质淡暗或暗红，舌苔薄白，脉细弱或兼数。

辨证要点：疖痈脓溃后久不愈合，脓水稀薄，肉芽苍白，生长缓慢，脉细弱或兼数。

治法：益气养血为主，清解余毒为辅。

方药：八珍汤加清营汤加减。当归、川芎、白芍、熟地、党参、白术、茯苓、甘草、玄参、麦冬、丹参、黄连、金银花、连翘。

加减：气血亏虚、疮口难愈者可加黄芪补气生肌；四末麻冷疼痛明显者可加桂枝、桃仁、红花温经活血通络；气血虚弱、食欲不振者可加陈皮、茯苓健脾行气助运化。

4）风湿毒聚证：鹅掌风、脚湿气，症见皮损泛发，蔓延浸淫；或手如鹅掌，皮肤粗糙，皮下水疱；或脚趾缝糜烂、浸渍剧痒；苔薄白，脉濡。

辨证要点：潮湿糜烂，瘙痒剧烈，苔薄白，脉濡。

治法：祛风除湿，杀虫止痒。

方药：内服经验方（《医宗金鉴》）消风散加减。荆芥、防风、当归、生地、苦参、炒苍术、蝉蜕、胡麻仁、牛蒡子、生知母、石膏、甘草、木通。

5）湿热下注证：脚湿气伴抓破染毒，症见足丫糜烂，渗流臭水或化脓，肿连足背，或见红丝上窜，局部淋巴结肿大；外阴瘙痒，白色豆渣样白带。或甚或形寒，高热；舌红，苔黄腻，脉滑数。

辨证要点：足丫糜烂，渗流臭水或化脓；外阴瘙痒，白色豆渣样白带，舌红，苔黄腻，脉滑数。

治法：清热燥湿，疏风止痒。

方药：内服经验方（《治疗鹅掌风一得》）加减。苦参、白鲜皮、白蒺藜、紫花地丁、蒲公英、黄柏、乌梢蛇、当归、赤芍、丹皮。

6）血虚风燥证：皮肤粗糙、干燥脱屑、瘙痒，甚则干裂、出血，甲板肥厚、浑浊，伴有头晕、心悸、面色无华，舌淡苔白，脉弦细。

辨证要点：皮肤粗糙、干燥、脱屑、瘙痒。

治法：养血润燥，消风止痒。

方药：当归饮子（《证治准绳》）加减。当归、白芍、生地、白蒺藜、荆芥、何首乌、黄芪、甘草。

（三）糖尿病性大疱病

1. 中医学认识重在湿聚肌肤

糖尿病性大疱病归属于中医"天疱疮"范畴。"天疱疮"是一类重症的皮肤病，中医学认为消渴日久，脾胃受损，脾失健运，不能运化水湿，水湿下趋肢末，聚于肌肤而成水疱。临床上应根据具体的中医辨证分型进行治疗。

2. 辨证论治，简捷有效

（1）热毒蕴结证：起病急骤，皮肉红肿灼痛，溃烂流脓，大疱成批出现，鲜红糜烂，灼热，或有血疱，或有渗血，红肿疼痛。伴有寒战高热、口渴欲饮、烦躁不安、大便干结、小便黄赤，舌质红绛，苔黄燥，脉弦细而数。

治法：凉血清热，利湿解毒。

方药：犀角地黄汤加减。生地、赤芍、丹皮、金银花、连翘、栀子、黄芩、黄柏、生石膏、白鲜皮、地肤子、土茯苓、甘草。

（2）湿热壅滞证：头身沉重胀痛，胸闷腹胀，红斑大疱散在，成批发作偏少，糜烂流汁较多，或已结痂，病情稳定，或有增殖，稍有蔓延，大便溏薄，舌质红，苔薄黄而腻，脉濡滑数。

治法：清火健脾，利湿解毒。

方药：除湿胃苓汤加减。黄连、苍术、白术、猪苓、茯苓、赤小豆、茵陈、芡实、蒲公英、车前子、怀山药、生甘草。

二、西医对糖尿病皮肤病变的认识日渐深入

糖尿病皮肤表现可分为 4 类[7]：感染（如细菌、真菌等）、与糖尿病直接相关的皮肤病（如脂性渐进性坏死、糖尿病性皮肤病、糖尿病性大疱、黄皮肤发疹性黄色瘤、黑棘皮病、口腔白斑、扁平苔藓等）、糖尿病并发症皮肤表现（如微血管病变、大血管病变、神经病变等）和糖尿病治疗的皮肤反应（如磺脲类或胰岛素），其发病机制可能与糖代谢异常、微血管病变、动脉硬化、神经病变相关。

既往的研究认为高血糖、高级糖基化终产物（AGE）、高渗状态、山梨醇和肌醇的代谢异常、过氧化物的生成，蛋白激酶 C 的激活及皮肤血管和神经损害是糖尿病皮肤病变等慢性并发症发生的机制。AGE 使胶原蛋白失去可溶性且不能被降解，是皮肤增厚和硬皮病样改变及关节活动受限的重要因素。2 型糖尿病血中乳糜微粒及极低密度脂蛋白增加，易发生皮肤发疹性黄瘤和（或）黑棘皮病。皮肤局部结构的研究表明，伴有神经病变的糖尿病患者局部皮肤感觉神经分布与正常者对照比较明显减少；神经和神经肽对皮肤正常者的免疫功能和组织修复有重要作用，组织修复不良和感染可导致皮肤溃疡，而难以愈合的溃疡是导致截肢的主要原因。现今研究认为胰岛素受体和胰岛素信号介导通路的所有蛋白质均在角质形成细胞表达，缺乏胰岛素受体时角质形成细胞不能诱导分化，而胰岛素生长因子-1 则抑制其分化[8]。已有实验证据表明胰岛素对角质形成细胞的调节作用包括分化、增殖、凋亡及新陈代谢等，且均有各自独立

的信号通道，胰岛素缺乏可导致皮肤病理性损害和影响创伤愈合过程[9]。高血糖影响胰岛素信号系统的各种通路，从而减低糖诱导的胰岛素分泌，称为高糖毒性。糖尿病患者体重 15% 的皮肤组织糖摄取降低，促进血糖的升高，而高血糖患者皮肤 IGF-1 水平表达降低，葡萄糖转运调节下降，影响皮肤角质形成细胞糖的摄取，从而抑制角质形成细胞的增殖，增强其分化，直接导致糖尿病慢性皮肤并发症的发生[10]。

三、糖尿病皮肤病变的治疗中西结合，相得益彰

（一）糖尿病合并皮肤瘙痒症

糖尿病合并皮肤瘙痒症是糖尿病最常见的并发症之一[11]，是糖尿病的起病症状之一，大部分中老年患者都合并皮肤瘙痒症状，主要有 2 种表现，即局部瘙痒和全身瘙痒，其瘙痒程度和血糖成正比，血糖越高，瘙痒越重[12]，患者常常因为无法忍受瘙痒而抓挠，严重者可出现继发性的抓痕、结痂、色素沉着和苔藓样变，全身性瘙痒多见于老年糖尿病患者，局限性瘙痒则多见于女性糖尿病患者，常发生于外阴及肛周部位，主要由于白色念珠菌及真菌感染所致[13]。现代医学认为糖尿病患者的高血糖长期作用于微小动静脉而出现微循环障碍，造成微血管的基底膜明显增厚，导致皮肤组织缺血缺氧，加之高血糖刺激皮肤神经末梢，从而皮肤出现剧烈瘙痒[14]。

治疗：为避免感染，应尽量避免抓挠，如果抓破，注意局部清洁，禁食刺激性食物，西医治疗，控制好血糖，服用氯苯那敏、氯雷他定等抗组胺药物、钙剂、维生素 C 等，配合外用炉甘石洗剂、肤舒止痒膏等膏剂治疗[15-16]。近年来，中医药对于治疗糖尿病皮肤瘙痒症取得了较好的临床疗效，虽然不同专家的治疗方案有所不同，但临床常用药物主要包括生地、当归、丹皮、刺蒺藜、防风、白鲜皮、蝉蜕、白芍、茯苓、丹参等，应用的药物以滋阴清热、养血活血、祛风除湿止痒为主，性味以甘寒、苦寒为主，甘平、甘温次之，兼有辛平、辛温[17]。目前，中西医结合治疗也成为治疗糖尿病皮肤瘙痒症的重要手段，相比单纯的西医疗法，中西药联用治疗效果更为理想。黄卓等[14]在常规西药治疗糖尿病皮肤瘙痒症的基础上，加用中药祛风止痒方擦洗，结果有效率明显高于单纯西药治疗组。张建等[18]在西医治疗的基础上联合当归饮子加味治疗糖尿病皮肤瘙痒症，总有效率为 81.1%，疗效明显优于对照组，李庆艳等[19]采用维生素 E 配合以四物汤为基础方加减的中药治疗糖尿病皮肤瘙痒症，结果表明中西医结合治疗组总有效率为 91.89%，明显优于西医对照组。

（二）糖尿病合并皮肤感染

糖尿病皮肤感染发病率高，约占皮肤病变的 96.8%，是糖尿病最常见的皮肤并发症，可分为真菌感染、细菌感染[2]两种。糖尿病皮肤感染的发病机制为血糖控制欠佳、局部皮肤脱水、白细胞趋化和吞噬功能减弱、代谢紊乱、皮肤细小血管损害、周围神经病变及淋巴细胞减少等因素导致机体抵抗力下降[20]。

1. 细菌感染

临床上细菌所致的皮肤感染在糖尿病患者中最为常见，主要为金黄色葡萄球菌感染，常常侵犯糖尿病患者的皮肤和软组织，临床上表现为疖、痈、毛囊炎、汗腺炎、头部乳头状皮炎等，若不积极治疗，严重者可形成坏疽，甚至发展为败血症而死亡。所以糖尿病患者应积极控制血糖，及时预防及控制感染，预防糖尿病足与坏疽形成，避免造成严重后果[21]。

治疗：首先要积极控制血糖，局部清创换药，形成局部脓肿时应及时切开引流，根据细菌培养及药敏实验及时选择合理有效的抗生素治疗。中医药在糖尿病合并皮肤感染及溃疡的治疗上取得显著的疗效，临床上多运用清热解毒、行气活血、滋阴扶正等药物促进创面愈合，内服配合外治，中西医结合是当前治疗糖尿病合并皮肤感染及溃疡的主要手段。卢凤霞[22]使用五味消毒饮加减配合胰岛素治疗糖尿病皮肤溃疡获得了良好的临床疗效，董海浪等[23]用抗生素联合四黄散打粉外敷治疗糖尿病皮肤感染，药用生大黄、黄柏、胡黄连、片姜黄各等分打粉，总有效率高达100%，明显高于单纯使用抗生素的对照组，获得理想效果。吕秀群[24]等用肤霜系列方熏洗治疗糖尿病皮肤病变，其中感染者加用抗生素，治疗组总有效率明显优于对照组。

2. 真菌感染

据文献报道，糖尿病并真菌病感染的机会较非糖尿病患者高3倍，在糖尿病合并真菌感染中，最常见的是念珠菌感染，其中白色念珠菌最为常见[25]。据文献报道，男性常表现为龟头炎，女性则常常侵犯阴部[26]。由于血糖控制不良，尿糖刺激导致的瘙痒抓挠后，也可合并细菌感染而形成脓疱。念珠菌口角炎在糖尿病患儿中较为常见；肢端念珠菌感染多为趾部感染，易并发细菌感染。糖尿病患者的末端循环差，容易出现组织缺氧，加之高血糖为真菌的繁殖提供了良好的生长环境，造成真菌感染多发的现状[27]。糖尿病手足癣的发病率较高，约占糖尿病患者的65%～75%。糖尿病甲癣多继发于手足癣。在我国南方，因气候炎热潮湿，更易患甲癣病。糖尿病手足癣可有皮肤松解脱落、角化脱屑、水疱、溃疡等多种表现，并常引起继发性细菌感染。

治疗：对于糖尿病合并真菌感染的治疗，积极控制血糖是基础，治疗糖尿病合并甲真菌病的常用药物有特萘芬、伊曲康唑及氟康唑等外用药物，局部治疗对轻症者有效，激光治疗近年开始用于真菌病的治疗，但目前技术尚不成熟[28]。可用3%碳酸氢钠溶液漱口，涂搽制霉菌素混悬液治疗口腔念珠菌病。可配制每公升温水含硼酸及碳酸氢钠5g的溶液供患者坐浴，用制霉菌素栓塞入阴道内，每日一次，连用2周治疗霉菌性阴道炎。我国现存最早的中医外科专著《刘涓子鬼遗方》中曾提出用雄黄、水银、黄柏等治疗癣，目前中医药治疗癣类疾病常用浸泡、熏洗、外敷等治法，并取得了很好的疗效。郭建辉等[29]以地肤子、土槿皮、白鲜皮、苦参、金银花、夏枯草、枸杞等药物磨粉再加食醋进行足浴治疗足癣，疗效明显优于纯西药对照组。

（三）糖尿病性大疱病

临床上糖尿病性大疱病并不常见，在糖尿病皮肤病变中发病率较低，约为1%[30]，又称为特发性糖尿病性大疱,多发生于手足、下肢等肢端,常突然发生,反复发作,无明显自觉症状或轻微烧灼感,可见出血及液体渗出,水疱可根据裂隙发生部位分为 3 种类型:第一种最常见,为自发性、张力性水疱,愈合后不留瘢痕或萎缩;第二种水疱愈合后留有瘢痕或轻度萎缩;第三种为非瘢痕性疼痛性水疱。糖尿病性大疱病的组织病理可类似于类天疱疮,也与疱疹样皮炎相似[31]。糖尿病性大疱病的发病机制可能与微血管病变、神经营养障碍、糖代谢障碍、局部代谢紊乱等因素相关[32]。

治疗:目前,糖尿病性大疱病变可以自行好转,无须特别处理,但应注意不要擦破。为避免擦破,可消毒后用注射器将大疱内液体抽出,局部覆盖敷料,注意无菌操作,同时为了防止复发,应积极控制高血糖,防治感染,积极治疗微血管病变和神经病变等并发症。王淑芳等[33]采用湿性疗法治疗糖尿病大疱取得明显疗效,方丽影[34]将 60 例糖尿病合并大疱病患者随机分为实验组和对照组,实验组在基础治疗和护理的基础上予以大黄粉末撒在创面上,有效率为90.0%,明显优于对照组。

四、存 在 问 题

糖尿病皮肤病变临床中比较常见,严重影响人们的生活质量,目前采用中西医结合疗法治疗糖尿病皮肤病变取得了一定进展,疗效明显优于西医治疗,内服加外用、中药汤剂、中成药等方法多种多样,效果值得肯定,但目前仍存在许多亟待解决的问题:目前缺乏大规模的流行病学研究及数据,中医辨证治疗多为各家经验,目前无统一标准,诊疗标准无法形成体系,不能为年轻医生的诊治思路提供很好的指导,且该病若不及时治疗,可能延误病情导致严重感染甚至截肢,预后欠佳。

五、述评与展望

糖尿病患者易出现多种皮肤病变,目前,糖尿病皮肤病变的发病机制尚不十分清楚,临床研究缺乏大规模的随机对照试验研究,现代医学对于代谢性皮肤病一般没有特异性的、较好的治疗方法。而根据中医辨证论治的原则,对于改善或减轻某些代谢性皮肤病具有较好的疗效。此外,在糖尿病患者中,除常见的感染性皮肤病、代谢性皮肤病外,尚可见到如丹毒样红斑、出汗障碍、感觉异常、穿通性溃疡、环状肉芽肿、面潮红、黑棘皮病等皮肤及合并血管、神经的皮肤病变,需要针对不同的情况给予相应的治疗方法,必要时可借助皮肤活检的方法予以明确诊断,虽然中医药治疗糖尿病合并皮肤疾病取得良好疗效,但是在安全性方面研究不足,缺乏循证医学证据,难以大规模推广应用。所以应进一步在临床开展治疗方案筛选优化及基于循证医学基础的中医药治疗效果与安全性的随机对照试验研究。高质量的临床研究结果将有利于发掘中医药治疗糖尿病皮肤病变的优势,促进其临床应用。

参 考 文 献

[1] Makrantonaki E，Jiang D，Hossini AM，et al. Diabetes mellitus and the skin[J]. R ev Endocr Metab Disord，2016，17（3）：269-282.

[2] 侯麦花，朱文元. 糖尿病与皮肤病[J]. 临床皮肤科杂志，2006，35（2）：122-124.

[3] 都琳，雷文知，陈海燕. 糖尿病相关皮肤病变的诊治[J]. 世界临床药物，2016，37（2）：86-92.

[4] Miracle LS，Barreda BF. Cutaneousmanifestationsof，diabetesmellitus，aclinicmannerforidentifythedisease[J]. Rev Endocrinol Nutr，2005，13（2）：75-87.

[5] 关子安. 现代糖尿病学[M]. 天津：天津科学技术出版社，2001：437-440.

[6] 梁裕华，陈仰新，陈广辉，等. 糖尿病患者合并皮肤病变临床调查研究[J]. 中国实用医药，2013，8（8）：37-38.

[7] 李兰芝，徐丽梅. 糖尿病皮肤病变的中西医研究现状及展望[J]. 解放军医药杂志，2018，30.

[8] Spravchikov N，Sizyakov G，Gartsbein M，et al. Glucose effects on skin keratinocytes：implications for diabetes skin complications[J]. Diabetes，2000，50（7）：1627-1635.

[9] Sadagurski M，Nofech-Mozes S，Weingarten G，et al. Insulin receptor substrate1（IRS-1）plays a unique role in normal epidermal physiology[J]. J Cell Physiol，2007，213（2）：519-527.

[10] Wertheimer E，Trebicz M，Eldar T，et al. Differential roles of insulin receptor and insulin-like growth factor-1 receptor in differentiation of murine skin keratinocytes[J]. J，Invest Dermatol，2000，115（1）：24-29.

[11] 尤立平. 糖尿病皮肤病变与中医治疗[J]. 糖尿病新世界，2006（5）：21-24.

[12] 杨顶权. 糖尿病皮肤病变的诊断与处理[J]. 中华全科医学. 2017，15（8）1278-1279.

[13] Tarikci N，Kocaturk E，Gungor S et al. Pruritus in systemic diseases：a review of etiological factors and new treatment modalities[J]. Scientific World Journal，2015，2015：803752.

[14] 黄卓，施红，毕明辉. 中西药合用治疗糖尿病皮肤瘙痒临床观察[J]. 实用中医药杂志，2016，32（12）：1192-1993.

[15] 廖万清，朱宇. 皮肤瘙痒的研究进展及治疗现状[J]. 解放军医学杂志，2011，36（6）：555-557.

[16] 李琳，王婷，刘晓峥. 老年性皮肤瘙痒症的危险因素分析及健康指导[J]. 西南军医，2014，16（5）：591-592.

[17] 黄帅立，林志鑫，刘政. 中医治疗糖尿病皮肤瘙痒症用药规律[J]. 吉林中医药，2014，34（7）：732-734.

[18] 张建，赵静. 当归饮子加味治疗糖尿病皮肤瘙痒症临床观察[J]. 内蒙古中医药，2007，36，45-46.

[19] 李庆艳，冯启亲，谭刚. 中西医结合治疗老年性皮肤瘙痒症 37 例[J]. 中国保健营养，2013，23（12）：396.

[20] 田康爱，梁玉. 糖尿病皮肤病变研究进展[J]. 天津医科大学学报，2011，17（3）：431-434.

[21] Bristow I. Non-ulcerative skin pathologies of the diabetic foot[J]. Diabetes MetabResRev，2008，24，（Suppl1）：S84-89　.

[22] 卢凤霞. 五味消毒饮加减配合胰岛素治疗糖尿病皮肤溃疡疗效观察[J]. 现代中西医结合杂志，2012，21（30）：3345-3346.

[23] 董海浪，于一江. 四黄散治疗糖尿病皮肤感染 24 例[J]. 内蒙古中医药，2014，33（31）：72-73.

[24] 吕秀群，刘得华，等. 肤爽系列熏洗方治疗糖尿病合并皮肤病变 42 例临床观察[J]. 中医药导报，2016，9：65-67.

[25] Gunduz T，Gunduz K，Degerli K，et al. Epidemiological profile of onychomycosis in the elderly living in the nursing homes[J]. European Geriatric Medicine，2014，5（3）：172-174.

[26] 刘干红，于小兵，钟华. 念珠菌性包皮龟头炎合并糖尿病 54 例临床分析[J]. 中国麻风皮肤病杂志，2012，28（10）：745-746.

[27] 易文，周琼，袁志豪. 社区糖尿病患者继发真菌性感染的相关危险因素分析[J]. 海南医学，2013，24（9）：1307-1309.

[28] 钱冠宇，李筱芳，刘维达. 糖尿病患者甲真菌病研究进展[J]. 中国真菌学杂志，2014，9（6）：381-384.

[29] 郭建辉，郭雯，赵丽，等. 中药癣净散浸泡治疗足癣疗效观察[J]. 现代中西医结合杂志，2010，19（27）：3450.

[30] 林杰. 糖尿病性大疱病 6 例诊治体会[J]. 中国医药指南，2014，12（24）：267-268.

[31] 李银喜，方凤英，王春蕾. 庆大霉素湿敷治疗糖尿病性大疱病 1 例[J]. 中国中医药科技，2014，21（z1）：255-256.

[32] 胡丽娟. 黄连膏湿敷治疗糖尿病性大疱 1 例护理体会[J]. 内蒙古中医药，2015，34（7）：164.

[33] 王淑芳，陆银翠，陈志朋，等. 湿性疗法在糖尿病大疱治疗中的临床应用[J]. 中国当代医药，2012，19（36）：181-183.

[34] 方丽影. 中药大黄在糖尿病大疱中的应用[J]. 中国保健营养，2016，26（24）：205.

（刘　静　执笔，王志强　审订）

第十三章　原发性醛固酮增多症中西医协同临床研究进展

　　提　要：原发性醛固酮增多症指肾上腺皮质分泌过量的醛固酮，导致体内潴钠、排钾，血容量增多，肾素-血管紧张素系统活性受抑，患者的临床表现主要为高血压伴低血钾。原发性醛固酮增多症在高血压中占有较大的比例[1]，特别是在难治性高血压中占比更高[2]，与心脑血管疾病及血压升高风险的增加相关[3]，与原发性高血压患者相比，原发性醛固酮增多症患者心脏、肾脏等高血压靶器官损害更为严重。因此，早期诊断、早期治疗原发性醛固酮增多症就显得至关重要，本文从原发性醛固酮增多症的流行病学、发病机制、诊断标准、治疗方案、目前治疗方案存在的不足、中医对原发性醛固酮增多症的认识等多个方面做一综述，为广大医生诊疗此病提供参考。

　　关键词：原发性醛固酮增多症，诊断标准，中医，研究进展

　　原发性醛固酮增多症（primary aldosteronism，PA）是指由于肾上腺皮质球状带功能紊乱导致的醛固酮分泌增加所引起的一类内分泌系统疾病[4]。它是由美国密歇根大学内分泌系医学教授兼系主任 Jerome W.Conn 在 1954 年首次提出的，又称 Conn 综合征，简称原醛症。同年，Sylvia Simpson 和 James Tait 通过纯化得到了一种具有盐皮质激素作用的新的类固醇激素，将其命名为醛固酮[5]。Conn 描述的第一位原醛症患者具有肾上腺皮质球状带功能紊乱的经典临床表现，即高血压伴全身乏力，并时常手足抽搐[6]。

一、流 行 病 学

1. 国外原醛症的流行病学调查水平日益提高

　　1981 年，Hiramatsu 等[7]将血醛固酮（PAC）与血浆肾素活性（PRA）比值（ARR）作为原醛症筛查指标后，大大提高了该病的检出率。国外 Mosso 等[8]对 609 例高血压患者进行筛查，发现在 1、2、3 级高血压患者中原醛症患病率分别为1.99%、8.02%和 13.2%；意大利 PAPY（PA Prevalence in Hypertensives）研究也指出，在新诊断的高血压患者中原醛症患病率为 11.2%[9]。国外一些研究认为在难治性高血压患者中，原醛症患病率更高，为 17%～23%[10]。

2. 国内原醛症流行病学调查与国际接轨

20 世纪 50～80 年代,中国原醛症的报道大多是个案分析,原醛症也一直被认为是少见病。1986 年,许曼音教授等[11]发表的"原发性醛固酮增多症 201 例的诊断和治疗"是当时国内最大单组系列。国内李南方等[12]对 330 例原醛症患者进行临床分析发现,3.64%的患者为 1 级高血压,20.91%为 2 级高血压,75.45%为 3 级高血压。2010 年,由中华医学会内分泌学分会牵头,在我国 11 个省 19 个临床中心进行了原醛症的流行病学调查,该研究首次报道了我国难治性高血压人群中原发性醛固酮增多症的患病率为 7.1%,并发现高血压发病年龄和血钾与原醛症独立相关:随高血压发病年龄的增加,原醛症患病概率逐渐增加,45 岁左右达高峰;当血钾<3.5mmol/L 时,不同血钾患者患病率无明显区别,当血钾≥3.5mmol/L 时,随着血钾的升高,原醛症患病率逐渐降低[13]。

二、发病机制因分型不同而有所差异

原醛症是由于肾上腺皮质功能紊乱导致的醛固酮分泌增加且以水钠潴留和由此引起的高血压伴或不伴有低钾血症为主要临床表现的一类疾病。醛固酮通过与盐皮质激素受体结合而发挥作用,这种依附于脱氧核糖核酸(DNA)的配体与受体的结合促进了基因的表达。在肾脏的远端肾单位,血清盐皮质激素受体的激活和糖皮质激素诱导型激酶 1 基因的表达,诱发一系列反应,通过作用于上皮 Na 通道导致 Na 的重吸收,进一步引起血容量增加、高血压及肾素的抑制,同时伴随着尿中钾离子和氢离子的丢失,从而导致高血压、低钾血症等临床表现。

原醛症可分为散发型原醛症和遗传型原醛症,其中散发型原醛症的发病率高达 90%,多由于肾上腺本身的病变和异位分泌醛固酮的肿瘤致醛固酮分泌增多所致,其发病原因很少有临床报道。肾上腺醛固酮腺瘤(aldosterone-producing adenoma,APA)和双侧肾上腺增生(bilateral adrenal hyperplasia,BAH)是最常见的散发型原醛症亚型;其次为单侧肾上腺增生(unilateral adrenal hyperplasia,UAH)和分泌醛固酮的肾上腺皮质癌(aldosterone-producingadrenocortical carcinoma,APAC);异位分泌醛固酮的肿瘤则相对少见。近年来,有关醛固酮和皮质醇共分泌肿瘤(aldosterone and cortisol co-secreting tumors)的报道日益增多。

遗传型原醛症分为家族性醛固酮增多症(familial hyperaldosteronism,FH)Ⅰ型、Ⅱ型和Ⅲ型。FH-Ⅰ型 PA 又称为糖皮质激素可抑制性醛固酮增多症(glucocorticoid-remediable aldosteronism,GRA),临床上常表现为高血压,依赖醛固酮分泌的高促肾上腺皮质激素水平,低血浆肾素活性和混合类固醇激素水平增高等。它是由于 11-β-羟化酶基因(CYP11B1)和醛固酮合酶基因(CYP11B2)之间发生不均等重组,从而生成包含 5′末端 CYP11B1 序列和 3′末端 CYP11B2 序列的 CYP11B 嵌合基因所导致的常染色体显性遗传病。CYP11B1 基因的表达受促肾上腺皮质激素的调控,所以,该融合基因所编码的嵌合酶不仅具有醛固酮合酶的活性,并且由促肾上腺皮质激素依赖性表达,因而患者的醛固酮分泌可以被糖皮质激素所抑制。FH-Ⅱ型原醛症于 1991 年首次报道,被定义为糖皮质激素不可治疗性遗传型原醛症,不同于散发型原醛症,它以原醛症患者的家族聚集(包含一级亲属的 2 个以上患者)为特点。FH-Ⅲ型原醛症于 2008 年由 Geller 等首次报道,以家族性的双侧肾上腺皮质明显增生症与顽固性高血压、严重低钾血症及醛固酮和混合类固醇激素（非糖皮质激素可抑制性）生成过量，需要进行双侧肾上腺切除术为特征。近期研究发现，FH-Ⅲ型PA的发病与编码K离子内向整流通道的KCNJ5基因点突变有关[14]。

三、原醛症诊断着重于筛查、确诊、分型

原醛症的诊断包括筛查、确诊、分型三个方面。

（一）筛查对象有的放矢

原醛症的筛查对象：根据我国目前的原醛症发病现状，如对所有高血压人群进行原醛症筛查，势必会增加医疗成本，而仅在低钾血症人群中进行原醛症筛查则可能遗漏部分患者。因此，"中国原发性醛固酮增多症专家共识"推荐对以下人群进行原醛症筛查：

（1）持续性血压>160/100mmHg、难治性高血压者（联合使用3种降压药物，其中包括利尿剂，血压仍>140/90mmHg；或联合使用4种及以上降压药物，血压才能达到<140/90mmHg）。

（2）高血压合并自发性或利尿剂所致低钾血症者。

（3）高血压合并肾上腺意外瘤者。

（4）有早发性高血压家族史或早发（小于40岁）脑血管意外家族史的高血压患者。

（5）原醛症患者伴有高血压的一级亲属。

（6）高血压合并阻塞性呼吸睡眠暂停（obstructive sleep，OSA）者。

该共识扩大了原醛症的筛查范围，提出高血压合并OSA患者亦需进行筛查。据文献报道，原醛症患者的OSA患病率相对于原发性高血压患者增加1倍，同时高血压合并OSA者的原醛症发病率亦明显升高。Di Murro等[15]的研究发现，在325例新发高血压患者中，53例存在OSA，而在这53例患者中有18例为原醛症，患病率高达34%。

（二）确诊实验多样化

《2008年美国原发性醛固酮增多症指南》（ES指南）建议，血浆醛固酮/肾素比值（al-dosterone-renin ratio，ARR）阳性的患者在进行分型之前应接受四项确诊试验中的任一种，以明确或排除原醛症的诊断。2016年该指南提出，各专业机构可根据他们的经验来选择所偏向的确诊试验，还有一些研究建议使用呋塞米试验。这四项确诊试验（口服高钠饮食试验、氟氢可的松抑制试验、生理盐水试验及卡托普利抑制试验）已得到普遍使用，目前没有足够的直接证据表明其中任一种试验优于另一种。尽管这些试验就敏感性、特异性和可靠性而言有所不同，但目前对于确诊试验的选择，通常出于对成本、患者依从性、试验步骤和当地专业水平的考虑。值得注意的是，对于未得到控制的高血压和充血性心力衰竭患者，应当慎用口服高钠饮食和生理盐水输注试验；对于肾功能受损的患者仅使用卡托普利试验作为首选。在确诊试验前，还应当检测血钾是否正常。只有在血钾处于正常水平，确诊试验才可进行。《2016年美国原发性醛固酮增多症指南》进一步提出：推荐ARR筛查阳性患者接受1种或以上的确诊试验以确

定或排除原醛症的诊断，而不是直接对患者进行分型。但对于自发性低血钾、血浆肾素低于检测下限及血浆醛固酮浓度＞20ng/dl（550 pmol/L）的患者无须进行确诊试验[16, 4, 17]。

ARR 检查具有一定的假阳性，经初步筛查后需选择一种或几种确诊试验来避免被过度诊断，目前主要有 4 种原醛症确诊试验，即口服高钠饮食试验、氟氢可的松抑制试验、生理盐水试验及卡托普利抑制试验。"中国原发性醛固酮增多症专家共识"详细介绍了这 4 种确诊试验的操作方法、结果判断及注意事项，临床医师可根据患者的实际情况进行选择。

"中国原发性醛固酮增多症专家共识" 4 种确诊试验介绍：

1. 口服高钠饮食试验

操作较烦琐，准备时间较长，且在严重高血压、肾功能不全、心功能不全等患者中不宜进行。

2. 氟氢可的松抑制试验

氟氢可的松抑制试验是确诊原醛症最敏感的试验，但其同样操作烦琐、准备时间较长，且国内无药，目前临床很少开展。

3. 生理盐水试验

生理盐水试验的灵敏度及特异度较高，但由于试验时受检者的血容量急剧增加，会诱发高血压危象及急性心力衰竭，因此在整个试验过程中需监测患者血压、心率等变化，对于血压难以控制、心功能不全及严重低钾血症的患者不应进行此项检查。既往研究要求，生理盐水试验整个过程中受检者需保持卧位状态；而近年文献报道，坐位时行生理盐水试验较卧位时诊断原醛症灵敏度更高，达 96%[18]。进行生理盐水试验后，受检者的血醛固酮大于 10ng/dl（1L=10dl），则原醛症的诊断明确；如介于 5～10ng/dl，必须根据患者临床表现、实验室检查及影像学表现进行综合评价。

4. 卡托普利抑制试验

卡托普利抑制试验操作简便，安全性更好，但相对于其他 3 项试验，其诊断原醛症的灵敏度及特异度较低，并存在一定假阴性，给临床诊断带来困扰，因此建议可在心功能不全、严重低钾血症及难以控制的高血压患者中进行卡托普利抑制试验检查，以降低试验风险。正常人行卡托普利抑制试验后血醛固酮浓度下降大于 30%，而原醛症患者的血醛固酮浓度则不受抑制。

（三）分型诊断是治疗的关键

原醛症主要分为 5 型，即肾上腺醛固酮腺瘤（APA）、特发性醛固酮增多症（IHA）、原发性肾上腺皮质增生、糖皮质激素可抑制性原发性醛固酮增多症（GRA）及分泌醛固酮的肾上腺皮质癌。

原醛症的分型诊断一直是临床诊断的难点，其在很大程度上影响了患者治疗方案的选择。"中国原发性醛固酮增多症专家共识"强调，所有确诊为原醛症的患者必须行肾上腺 CT 扫描，以排除巨大占位。肾上腺 CT 扫描易漏诊直径＜1cm 的肿瘤，也可能将无功能腺瘤误诊为醛固酮瘤，如患者有手术意愿，则可进一步行双侧肾上腺静脉采血（adrenal venous sampling，AVS）检查。AVS 是目前公认的原醛症分型诊断的"金标准"，其灵敏度和特异度均可达到 90% 以上，明显优于肾上腺 CT（78% 和 75%）[19-20]。但由于其为有创检查且价格昂贵，故适用人群也一直存在争议。根据 2014 年"双侧肾上腺静脉采血专家共识"[21]，以下患者可不必行 AVS 检查。

（1）年龄小于 40 岁，肾上腺 CT 显示单侧腺瘤，且对侧肾上腺正常的患者。

（2）肾上腺手术高风险患者。

（3）怀疑为肾上腺皮质癌的患者。

（4）已证实患者为家族性醛固酮增多症Ⅰ型或家族性醛固酮增多症Ⅲ型。

AVS 的结果判定取决于采血方式，无促肾上腺皮质激素（adrenocorticotropic hormone，ACTH）刺激时，测定左右两侧醛固酮与皮质醇比值，如大于 2，升高侧则为优势侧；而有促肾上腺皮质激素（ACTH）刺激时，左右两侧醛固酮与皮质醇比值大于 4，则升高侧为优势侧。

近年来，国内外学者一直在探索原醛症分型诊断的新方法。"中国原发性醛固酮增多症专家共识"也提及，当 AVS 检查失败或无法行 AVS 检查时，可行相关检查如碘化胆固醇扫描、18 羟皮质醇测定、地塞米松 ACTH 兴奋试验、[11]C-Metomidate-PET CT（[11]C-美托咪酯-正电子发射计算机断层显像）、Kupers 预测评分等进一步明确。上海交通大学医学院附属瑞金医院内分泌科的医疗团队在国内首次提出，采用 1mg 地塞米松抑制后 ACTH 兴奋试验来区分单侧及双侧原醛症，ACTH 120min 醛固酮的受试者工作特征曲线下面积最大，当切点为 77.9ng/dl 时，其诊断单侧原醛症的灵敏度及特异度分别为 76.8% 及 87.2%，阳性预测值为 89.6%，阴性预测值为 72.3%[22]。因此认为，ACTH 兴奋试验作为一项无创且简单可行的方法，具有较高的诊断灵敏度及特异度，可部分替代 AVS 检查，在原醛症分型中有非常重要的临床价值。

（四）基因诊断有重大新发现

近几年，原醛症基因学方面有了重大发现，尤其是检测出新的家族形式，并揭示了 APA 相关的基因异常。这些异常在家族中传递，在 APA 患者中以体细胞突变为表现，并暗示着基因对调节膜电位和细胞内离子稳态相关的离子通道和 ATP 酶进行编码[23-24]。2011 年 *Science* 公布了 Choi 等关于肾上腺皮质腺瘤基因方面的创新性研究成果。他们在 22 名 APA 患者中发现其中 8 名患者体细胞（G151R 和 L168R）的 KCNJ5 基因发生突变。此外，法国、德国和意大利临床试验中心的大量研究发现，体细胞 KCNJ5 基因的突变占肾上腺皮质肿瘤患者的 34%，而在年轻患者和女性患者中发病率更高[25-26]。大多数原醛症呈散发型，但基因异常已被发现存在罕见的家族性原醛症（<1%），有效的筛查对于该类患者及其家属的管理非常重要。目前已发现有 4 种类型的原醛症表现为常染色体显性遗传，包括家族性醛固酮增多症Ⅰ型（FH-Ⅰ，也称为糖皮质激素可治疗的醛固酮增多症，即 GRA）、家族性醛固酮增多症Ⅱ型（FH-Ⅱ）、家族性醛固酮增多症Ⅲ型（FH-Ⅲ）和家族性醛固酮增多症Ⅳ型（FH-Ⅳ）。指南建议，年龄<20 岁的原醛症患者和有原醛症或早发脑卒中家族史的患者，应行基因检测以确诊或排除 GRA 和 FH-Ⅲ[16-17, 23-24, 27-28]。

四、原醛症的治疗：手术、药物择优选取

原醛症的治疗目的：降低高血压、低血钾和心血管损害相关的患病率和死亡率[29]。治疗原则：控制血压、纠正低钾血症，减少高血压所致靶器官损伤；阻断醛固酮作用，抑制过量醛固酮所致心血管负面效应。治疗方案取决于原醛症的病因和患者对药物的反应。原醛症的治疗有手术和药物两种方法。醛固酮瘤及单侧肾上腺增生首选手术治疗，如患者不愿手术或不能手术，可予药物治疗。而特发性醛固醇增多症（简称特醛症）及 GRA 首选药物治疗。分泌醛固酮的肾上腺皮质癌发展迅速，转移较早，应尽早切除原发肿瘤。如已有局部转移，应尽可能切除原发病灶和转移灶，术后加用米托坦治疗。醛固酮瘤或单侧肾上腺增生行单侧肾上腺切除的患者，在术后早期由于对侧肾上腺抑制作用尚未解除，建议高钠饮食。如有明显低醛固酮血症表现，需暂时服用氟氢可的松行替代治疗。对于药物治疗患者，需定期复查肾功能、电解质，并检测血压，根据血钾、血压等指标调整药物剂量。

（一）美国 ES 指南关于原醛症的治疗方案

2008 年美国 ES 指南推荐，对已确诊为单侧原醛症（即醛固酮瘤或单侧肾上腺增生）的患者行腹腔镜下单侧肾上腺切除术。如患者存在手术禁忌或不愿接受手术，则推荐使用醛固酮受体拮抗剂（MRA）进行药物治疗；对特醛症患者使用 MRA 药物治疗，建议将螺内酯作为一线用药，而依普利酮作为二线用药；对 GRA 患者推荐使用可控制血压和血钾的最小剂量的糖皮质激素，而不是将 MAR 作为一线药物[4]。

2016 年该指南补充到，对于存在禁忌或者不愿接受进一步检查的 ARR 阳性患者，同样建议使用 MRA 治疗；对于 GRA 患者，单独应用糖皮质激素无法控制血压，则需要加用 MRA；儿童 GRA 患者，糖皮质激素剂量应视年龄和体重而定，血压目标值也应参照国际上公布的不同年龄和性别的正常血压值[17]。分泌醛固酮的肾上腺皮质癌发展迅速，转移较早，应尽早切除原发肿瘤。如已有局部转移，应尽可能切除原发病灶和转移灶，术后加用米托坦治疗[27]。单侧肾上腺切除术前，患者的血压和血钾应得到很好的控制，这可能需要应用 MRA 药物，并使手术延期进行。术后立即检测血浆醛固酮和肾素活性等生化指标，如果情况允许，术后 1 天停止补钾和螺内酯的应用，并减少降压药物。如血钾 <3.0mmol/L 则可继续补钾治疗。术后 1 周，由于对侧肾上腺长期的抑制作用尚未解除，建议高钠饮食，以避免低钾引起低醛固酮血症。如有明显低醛固酮血症表现，需暂时服用氟氢可的松行替代治疗。对于药物治疗患者，需定期复查肾功能、电解质，并检测血压，根据血钾、血压等指标调整药物剂量[27]。原醛症的药物治疗除了醛固酮受体拮抗剂外，还包括很多其他的药物，如远曲小管上皮钠通道阻滞剂（阿米洛利和氨苯蝶啶）。阿米洛利为一种保钾利尿剂，可同时改善原醛症患者的高血压和低血压，由于不具有螺内酯的性类固醇激素相关副作用而被广泛耐受，但其作用弱于螺内酯，并无益于内皮功能的改善。ACEI、ARB 和 CCB 也在少数原醛症患者中应用，但一般而言，它们不能减少醛固酮的过量分泌。醛固酮合成酶抑制剂在将来可能会发挥重要作用[4, 30]。

（二）中华医学会内分泌学分会肾上腺学组经专家讨论，达成的专家共识中推荐的治疗方案

中华医学会内分泌学分会推荐的治疗方案也分为手术治疗和药物治疗两个方面，与美国ES指南关于原醛症的治疗方案基本一致。

1. 手术治疗

中华医学会内分泌学分会推荐确诊醛固酮瘤或单侧肾上腺增生患者行腹腔镜下单侧肾上腺切除术（ASS），如果患者存在手术禁忌或不愿手术，推荐使用醛固酮受体拮抗剂治疗。

目前腹腔镜手术已广泛用于原醛症治疗，与传统开放手术相比，其具有手术时间短、创伤小、术后恢复时间快，手术并发症少等特点。确诊为醛固酮瘤或单侧肾上腺增生患者，选择单侧肾上腺全切术或是行保留部分肾上腺组织的ASS尚存在争议，ASS包括肾上腺肿瘤切除术、肾上腺肿瘤切除术＋肾上腺部分切除术。原醛症患者病侧肾上腺往往存在多发性病灶，而单纯肿瘤切除可能存在遗留肿瘤部分包膜，导致术后复发的可能。若在手术过程中高度怀疑多发性醛固酮瘤或伴有结节样增生可能，应尽量行患侧肾上腺全切除术。

2. 药物治疗

（1）中华医学会内分泌学分会推荐特醛症首选药物治疗。建议螺内酯作为一线用药，依普利酮为二线药物。

（2）推荐GRA选用小剂量糖皮质激素作为首选治疗方案。

（3）认为阿米洛利、氨苯蝶啶等对原醛症都有一定治疗效果，作为保钾利尿剂，它们能缓解原醛症患者的高血压、低血钾症状，而不存在螺内酯所致的激素相关性不良反应。但由于其作用相对较弱，且无上皮保护作用，并不作为一线用药。

（4）ACEI、ARB可能对部分血管紧张素Ⅱ敏感的特醛症患者有一定治疗效果，而钙通道阻滞剂（CCB）主要用于降低血压，对醛固酮分泌并无明显抑制作用。如患者单用螺内酯治疗血压控制不佳时，可联合使用多种不同作用机制的降压药。

五、中医药治疗原醛症有待深入发掘

原醛症主要临床表现为高血压、低血钾，临床症状有眩晕、头痛、肌肉无力等，中医辨病多属眩、属痿，中医中关于眩晕、痿症文献较多，但涉及原醛症方面的文献却比较少，其中有验案两则：一是，1995年四川省中医研究院的杨俐、傅培宗有篇验案涉及继发性醛固酮增多症，提到服用氯化钾、螺内酯、吲哚美辛、中药治疗欠佳，后由傅老用中医健脾养阴、调补肝肾之法，方用归芍六君煎加减治疗，取得一定疗效[31]。二是，山东省中医院心内科李晓主任医师用升陷汤加减治疗原醛症一例，收效甚佳[32]。另外吴允耀在《从内科疑难重症审视辨病辨证论治》一文中涉及原醛症的辨病辨证治疗，提倡对现代医学在基础、临床和实验方面都比较明确的疾病，如醛固酮增多症等，需要按照循证医学的原则进行中西医结合研究，以丰富中医辨病辨证论治理论知识[33]。

六、目前原醛症的治疗存在不足之处

1. 术后高血压仍多发

部分病例可通过手术治愈，但目前对该病的手术适应证及术式选择仍有不同的观点，且术后持续高血压发生率较高，这些仍是困扰外科医师的主要问题[34]。

2. 临床治疗上缺少有效且副作用小的药物

特醛症的首选药物是螺内酯，但是螺内酯是非选择性醛固酮受体拮抗剂，可拮抗雄激素受体及孕激素受体，在男性中会导致不同程度的乳房发育和性功能减退；在女性中则会导致月经紊乱。研究发现，男性乳房发育与螺内酯药物剂量呈相关性[35]，当螺内酯剂量大于 150mg/d 时，男性乳房发育率达 52%；而当剂量降低至小于 50mg/d 时，仅有 6.9% 的男性患者出现乳房发育。依普利酮是高选择性醛固酮受体拮抗剂，其对雄激素及孕激素受体的亲和力只有螺内酯的不足 1%。一项小样本的前瞻性、随机、单盲研究评估了 34 例特醛症患者，随机分成 2 组，螺内酯治疗剂量为 25～200mg 每日 2 次，依普利酮治疗剂量为 25～100mg 每日 2 次，螺内酯组的血压达标率为 76.5%，依普利酮组血压达标率为 82.4%，两组间差异无统计学意义（P=1.00），且安体舒通组中有 2 例患者出现男性乳房发育，而依普利酮组无乳房发育。可见，特醛症患者长期使用依普利酮可在有效控制血压的同时，尽可能避免诸如男性乳房发育等不良反应[36]。但目前依普利酮国内无药，这给临床治疗带来了困难。对于特醛症患者而言，药物治疗期限为多久，药物治疗过程中出现难以控制的严重的副作用该如何应对，目前尚没有明确的答案，进一步研究尤为必要。

3. 原醛症的诊断方法和治疗手段仍存在争议

敏感性和特异性更高的检测指标有待探索，更加简便易行的确诊试验有待提出，更加先进的治疗手段有待研究，更多的单基因型高血压有待发现。

4. 原醛症在中医方面缺少系统的中医诊疗方案

临床报道涉及原醛症的"眩晕和痿证"不能准确地表述此病，辨证论治也都存在片面性，缺少循证医学的大数据支持。

七、述评及展望

1. 随着筛查和确诊方法的提高，原醛症的患病率也逐渐增高

原醛症的正确诊断是合理治疗的关键，其诊断流程有三步：筛查、确诊、亚型鉴别。ARR 是目前筛查原醛症最常用的指标，确诊、亚型鉴别的方法有很多，各有利弊，临床医师可根据患者具体病情及所在机构条件灵活选择。确诊试验、亚型鉴别、检验技术、治疗等方面的研究进展有助于优化该疾病的诊断与治疗，从而减少患病率与死亡率，提高患者生活质量。

2. 原醛症患者的治疗方案取决于病因和患者对药物的反应

原醛症的治疗方法有手术治疗和药物治疗 2 种。对于醛固酮瘤及原发性肾上腺皮质增生患者，首选手术治疗，如患者不愿手术或不能手术，则可予药物治疗；而对于特醛症及 GRA 患者，首选药物治疗。原醛症的治疗目标是控制血压、纠正低钾血症，减少高血压所致靶器官损伤；阻断醛固酮作用，抑制过量醛固酮所致心血管负面效应。

3. 探讨小剂量螺内酯联合其他降压药物治疗特醛症有着重要意义

ACEI、ARB 可能对部分血管紧张素 II 敏感的特醛症患者有一定治疗效果，在难治性高血压中联合使用血管紧张素转换酶抑制剂或血管紧张素受体拮抗剂联合螺内酯（25mg/d），患者血压下降的程度比单用螺内酯更明显[37]。也有研究发现，二氢吡啶类钙离子拮抗剂能够抑制醛固酮诱导的盐皮质激素受体激活[38]，如患者单用螺内酯治疗血压控制不佳时，可联合使用多种不同作用机制的降压药。

4. 非甾体类盐皮质激素受体拮抗剂可能成为治疗原醛症的一种新药

非甾体类盐皮质激素受体拮抗剂是一种新的药物分类,此类药物有着与螺内酯相似的体外作用，但没有明显影响雄激素和孕酮受体，因此可能没有性类固醇相关的副作用[39]。此类药物在原醛症治疗方面的研究也将会开拓出一片新的天地。

5. 原醛症在中医辨证治疗方面有很大的发展空间

原醛症是现代医学在基础、临床和实验方面都比较明确的疾病，西医治疗无论是药物治疗还是手术治疗都存在一定的不足，可以按照循证医学的原则进行中西医结合研究，以求得中医辨病辨证论治理论的积累，采用西医诊断加中医辨病辨证是较为理想的选择。

参 考 文 献

[1] Holaj R，Rosa J，Zelinka T，et al. Long-term effect of specific treatment of primary aldosteronism on carotid intima-media thickness[J]. J Hypertens，2014，33（4）：874-882.

[2] Clark D，Ahmed M，Calhoun D. Resistant hypertension and aldosterone：an update[J]. Can J Cardiol，2012，28（3）：318-325.

[3] Turchi F，Ronconi V，di Tizio V，et al. Primary aldosteronism and essential hypertension：assessment of cardiovascular risk at diagnosis and after treatment[J]. Nutr Metab Cardiovasc Dis，2014，24（5）：476-482.

[4] Gomez-Sanchez C E，Rossi G P，Fallo F，et al. Progress in primary aldosteronism：present challenges and perspectives[J]. Horm Metab Res，2010，42（6）：374-381.

[5] Sukor N. Primary aldosteronism：from bench to bedside[J]. Endocrine，2011，41（1）：31-39.

[6] Scoggins B A，Coghlan J P. Primary hyperaldosteronism[J]. Pharmacology & Therapeutics，1980，9（3）：367-394.

[7] Hiramatsu K，Yamada T，Yukimura Y，et al. A screening test to identify aldosterone-producing adenoma by measuring plasma renin activity. Results in hypertensive patients[J]. Arch Intern Med，1981，141（12）：1589-1593.

[8] Mosso L，Carvajal C，González A，et al. Primary aldosteronism and hypertensive disease[J]. Hypertension，2003，42（2）：161-165.

[9] Rossi G P，Bernini G，Caliumi C，et al. A prospective study of the prevalence of primary aldosteronism in 1,125 hypertensive patients[J]. J Am Coll Cardiol，2006，48（11）：2293-2300.

[10] Calhoun D A. Is there an unrecognized epidemic of primary aldosteronism? Pro[J]. Hypertension，2007，50（3）：447-453.

[11] 许曼音，罗邦尧，徐新民，等. 原发性醛固酮增多症 201 例的诊断和治疗[J]. 中华内分泌代谢杂志，1986，2（2）：46-47.

[12] 李南方，李红建，王红梅，等. 330 例原发性醛固酮增多症患者的临床分析[J]. 中华内分泌代谢杂志，2011，27（9）：752-754.

[13] Sang X，Jiang Y，Wang W，et al. Prevalence of and risk factors for primary aldosteronism among patients with resistant hypertension in China[J]. J Hypertens，2013，31（7）：1465-1471.

[14] Viola A，Tizzani D，Monticone S，et al. Diagnosis and treatment of unilateral forms of primary aldosteronism[J]. Curr Hypertens Rev，2013，9（2）：156-165.

[15] Di Murro A，Petramala L，Cotesta D，et al. Renin-angiotensin-aldosterone system in patients with sleep apnoea：prevalence of primary aldosteronism [J]. J ReninAngiotensin Aldosterone Syst，2010，11（3）：165-172.

[16] Vilela L A P，Almeida M Q. Diagnosis and management of primary aldosteronism[J]. 2017，61（3）：305-312.

[17] Funder J W，Carey R M，Franco M，et al. The management of primary aldosteronism：case detection，diagnosis，and treatment：an endocrine society clinical practice guideline[J]. J Clin Endocrinol Metab，2016，101（5）：1889-916.

[18] Ahmed A H，Cowley D，Wolley M，et al. Seated saline suppression testing for the diagnosis of primary aldosteronism：a preliminary study[J]. J Clin Endocrinol Metab，2014，99（8）：2745-2753.

[19] Young W F，Stanson A W，Thompson G B，et al. Role for adrenal venous sampling in primary aldosteronism [J]. Surgery，2004，136（6）：1227-1235.

[20] Nwariaku F E，Miller B S，Auchus R，et al. Primary hyper-aldosteronism：effect of adrenal vein sampling on surgicaloutcome[J]. Arch Surg，2006，141（5）：497-502.

[21] Rossi G P，Auchus R J，Brown M，et al. An expert consensus statement on use of adrenal vein sampling for the subtyping of primary aldosteronism[J]. Hypertension，2014，63（1）：151-160.

[22] Jiang Y，Zhang C，Wang W，et al. Diagnostic value of ACTH stimulation test in determining the subtypes of primary aldosteronism [J]. J Clin Endocrinol Metab，2015，100（5）：1837-1844.

[23] Zennaro M C，Jeunemaitre X，et al. SFE/SFHTA/AFCE consensus on primary aldosteronism，part 5：Genetic diagnosis of primary aldosteronism[J]. Ann Endocrinol（Paris），2016，77（3）：214-219.

[24] Zennaro M C，Boulkroun S，Fernandes-Rosa F. An update on novel mechanisms of primary aldosteronism[J]. J Endocrinol，2015，224：R63-77.

[25] Kolodziejczyk-Kruk S，Januszewicz W，Pczkowska M，et al. Primary aldosteronism-recent progress and current concepts[J]. Endokrynol Pol，2013，64（4）：312-318.

[26] Stowasser M. Update in primary aldosteronism[J]. J Clin Endocrinol Metab，2014，100（1）：1-10.

[27] 中华医学会内分泌学分会肾上腺学组. 原发性醛固酮增多症诊断治疗的专家共识[J]. 中华内分泌代谢杂志，2016，32（3）：188-195.

[28] Scholl U I，Gabriel S，Carol N W，et al. Recurrent gain of function mutation in calcium channel CACNA1H causes early-onset hypertension with primary aldosteronism[J]. Elife，2015，4：06315.

[29] Stowasser M. Update in primary aldosteronism[J]. J Clin Endocrinol Metab，2009，94（10）：3623-3630.

[30] Norlela Sukor Primary aldosteronism：from bench to bedside[J]. Endocrine，2011，41（1）：31-39.

[31] 杨俐，傅培宗. 傅灿水治疗巴特氏综合征验案[J]. 四川中医，1995（8）：29.

[32] 江孟梅，乔鹏，李晓. 升陷汤加减治疗原发性醛固酮增多症验案1则[J]. 湖南中医杂志，2013（12）：82-83.

[33] 吴允耀. 从内科疑难重症审视辨病辨证论治[J]. 中国医药学报，2003（7）：423-425.

[34] Fukudome Y，Fujii K，Arima H，et al. Discriminating factors for recurrent hypertension in patients with primary aldosteronism after adrenalectomy[J]. Hypertens Res，2002，25（1）：11.

[35] Jeunemaitre X，Chatellier G，Kreft-Jais C，et al. Efficacy and tolerance of spironolactone in essential hypertension[J]. Am J Cardiol，1987，60（10）：820-825.

[36] Karagiannis A，Tziomalos K，Papageorgiou A，et al. Spironolactone versus eplerenone for the treatment of idiopathic hyperaldosteronism[J]. Expert Opin Pharmaco-ther，2008，9（4）：509-515.

[37] Alvarez-Alvarez B，Abad-Cardiel M，Fernandez-Cruz A，et al. Management of resistant arterial hypertension：role of spironolactone versus double blockade of the renin-angiotensin-aldosterone system[J]. J Hypertens，2010，28（11）：2329-2335.

[38] Nishikawa T，Omura M，Satoh F，et al. Guidelines for the diagnosis and treatment of primary aldosteronism—the Japan Endocrine Society 2009[J]. Endocr J，2011，58（9）：711-721.

[39] 刘苗，闫朝丽. 原发性醛固酮增多症的诊治新进展[J]. 内蒙古医学杂志，2017，7：802-805.

（董世旭　执笔，朱　璞　审订）

第四篇

内分泌疾病实验研究进展

第十四章　肠道菌群与糖尿病相关性研究进展

提　要：肠道菌群与糖尿病的关系越来越得到学者们的关注，本文从糖尿病患者肠道菌群改变特点、肠道菌群参与糖尿病发病的可能机制、常见降糖药物与肠道菌群的联系及肠道菌群在治疗糖尿病中的研究进展四个方面对近年来文献进行综述，初步得出双歧杆菌、拟杆菌、氏菌属和粪菌属是存在糖尿病患者体内的主要正性菌群，而厚壁菌门、梭杆菌是存在糖尿病患者中的主要负性菌群。肠道菌群参与糖尿病发病的 4 种可能机制：①短链脂肪酸（SCFA）代谢机制；②胆汁酸（BA）代谢机制；③色氨酸（Trp）代谢机制；④脂多糖代谢机制。并对常见降糖药物与肠道菌群的联系进行了阐述，概括了益生菌、益生元及菌群移植在治疗糖尿病中的研究进展，最后对目前的研究进行了述评与展望。

关键词：肠道菌群，糖尿病，研究进展

糖尿病[1]是由于机体代谢系统紊乱造成的以血液中葡萄糖升高为主要特征的一种代谢性疾病。胰岛素分泌不足和作用缺陷是其最主要的病理机制。根据国际糖尿病联盟（IDF）[2]的报道，2017 年 20～79 岁的成年人糖尿病患病率为 8.8%，总人口 4.25 亿，到 2045 年将达到 6.29 亿。并且，据估计，世界上仍有大约一半的成人患者在 2017 年没有被诊断出来。2017 年，约有 400 万成年人死于糖尿病，46.1%的患者死亡时年龄低于 60 岁。这些数据表明，糖尿病人群正以惊人的速度增长，并已成为全人类的挑战。

肠道拥有一个密集多样的微生物群落，称为肠道菌群[3]。肠道是人体中与外界发生相互作用面积最大的区域，肠道黏膜的面积可达 $300m^2$，其中植着种群复杂、数量众多的微生物，肠道内不同微生物编码的基因总和是整个人类基因组的 150～300 倍[4]。肠道菌群作为人体的"虚拟器官"，对维持内分泌稳态起着重要作用[5]。从婴儿出生开始，肠道菌群和宿主之间就存在一种动态的生态平衡，这种肠道菌群稳态与人体健康关系密切[6-7]。遗传因素、生命早期抗生素的应用和饮食结构是形成肠道菌群的基础[8-9]。肠道菌群与宿主共同进化，形成一种互惠关系[10]。近年来，越来越多的研究表明[11-14]，肠道菌群的改变及代谢产物的变化与糖尿病发病密切相关，本文将从糖尿病患者肠道菌群改变特点、肠道菌群参与糖尿病发病的可能机制、常见降糖药物与肠道菌群的联系及肠道菌群在治疗糖尿病中的研究进展四个方面对近年来文献进行综述，以期为将来的研究提供方向与参考。

一、糖尿病患者肠道菌群改变特点日益明确

与健康人群相比，糖尿病患者肠道菌群结构发生显著变化[15-18]。本研究中将有关肠道菌群种类分为正性菌群与负性菌群，正性菌群即与正常人群相比体内明显减少、能对糖尿病的发病起抑制作用且有望对糖尿病起治疗作用的肠道菌群；负性菌群即与正常人群相比体内明显增多、对糖尿病发病起促进作用或加速糖尿病病情进展的肠道菌群。现将目前的结果按照正性菌群与负性菌群分类总结如下。

（一）对糖尿病正性菌群的认识不断深化

1. 双歧杆菌

双歧杆菌是一种主要存在于人和动物肠道内，维持肠道内环境稳态平衡的革兰氏阳性菌，对于维持人和动物胃肠道健康有着重要作用[19]。双歧杆菌作为人体肠道内的主要益生菌之一，以活菌形式在宿主消化道中通过竞争性抑制作用抑制病原菌以增强宿主免疫力，并且直接参与维持胃肠道微生态的平衡，调节胃肠道功能。根据目前的研究结果，双歧杆菌是糖尿病正性菌群中报道最多、最具认可的肠道菌群。目前几乎所有的研究都报道了该属与糖尿病间的负相关关系[20-27]，而仅有一篇文章报道了相反的结果[28]。

2. 拟杆菌

其次目前研究中报道最多的正性菌群是拟杆菌，为革兰氏染色阴性、无芽孢、专性厌氧的小杆菌，正常寄居于人和动物的肠道、口腔、上呼吸道和生殖道。许多研究证实，拟杆菌门、厚壁菌门的比例变化在 2 型糖尿病的发生、发展中起重要作用[29-30]。与瘦者相比，肥胖者肠道中的拟杆菌门数量偏低而厚壁菌门数量偏高[30]，经限脂肪、限碳水化合物饮食摄入后或胃旁路术（减肥手术）后[29]，肠道内厚壁菌门/拟杆菌门的比例明显升高，这一比例与肥胖指标呈正相关。因此有学者将拟杆菌门定义为"瘦菌"，厚壁菌门定义为"胖菌"[31]。已有 8 项研究报道了拟杆菌的丰度与糖尿病发病之间的关系。其中，5 项横断面研究显示与糖尿病呈负相关[21, 32-35]，但有三个呈相反的结果[24, 36-37]。在研究中我们还发现，有两项动物实验研究测试了拟杆菌肽治疗高脂饮食引起的代谢疾病的能力。在这些研究中，应用拟杆菌酸剂[38]和均质拟杆菌[39]可改善糖尿病小鼠的葡萄糖耐受不良和胰岛素抵抗。因此，综合上述研究，我们认为，拟杆菌对人体和实验动物的葡萄糖代谢起着有益的作用，应属正性菌群。

3. 其他正性菌群

虽然目前的研究中，氏菌属、粪菌属并没有像上面提到的两个菌群（双歧杆菌和拟杆菌）有那么多的研究成果，但现有的研究表明，这些菌属在研究中也被发现与糖尿病的发生呈现一定的负相关。关于氏菌属的 5 项病例对照研究中，2 型糖尿病组患者出现氏菌属的频率低于健康对照组[21, 32, 40-42]。有两项关于粪菌群的病例对照研究中显示，粪菌群在 2 型糖尿病组中出现的频率低于健康对照组[20, 41]。然而，令研究者持疑惑态度的是，在对糖尿病患者利用二甲双胍、草药[43]或减肥手术[36]等不同类型的降糖治疗后，该属也被发现有所减少，只有一项研究

报道了治疗后该菌属增多的情况[44]，其中的机制尚不完全清楚，值得我们进一步研究，但目前综合现有的研究，我们仍认为粪菌属为糖尿病正性菌群。

（二）糖尿病负性菌群日益明确

关于糖尿病负性菌群的研究相对较少，其中研究最多的当属厚壁菌门，前文中我们已经提到，有学者将厚壁菌门定义为"胖菌"[31]，认为它与肥胖存在密切关联。而肥胖，恰恰是糖尿病发病的高危因素。瘤胃球菌属是厚壁菌门的一种，目前有 5 项研究[21, 32, 41, 44-45]都证实它与糖尿病发病呈正相关。其次，也有研究指出梭杆菌属与糖尿病发病呈正相关。关于梭杆菌属的 3 项研究[20, 22, 24]都证实了这一结果。另外一种负性菌群为乳酸杆菌，在 6 篇关于乳酸杆菌的对照研究中，有 5 篇报道了糖尿病患者组中该菌属丰度增加，从而得出与 2 型糖尿病之间的正相关关系[21-23, 42, 46]。

二、肠道菌群参与糖尿病发病的机制被初步揭示

肠道菌群被认为是一个虚拟的内分泌器官，产生的分子能够与宿主的生理功能相互作用，并在局部和远处水平上触发反应[47]。宿主-微生物区系的任何干扰都可能是疾病发病机制的启动或强化因素。大量的代谢物驱动着宿主和微生物之间的交流。目前研究最多的肠道菌群参与糖尿病发病的可能机制为：①短链脂肪酸代谢机制；②胆汁酸代谢机制；③色氨酸代谢机制；④脂多糖代谢机制。

（一）短链脂肪酸代谢途径

短链脂肪酸（SCFA）是肠道微生物通过发酵膳食纤维而产生的，其被认为是宿主肠道的重要能量来源，其中肠道中 SCFA 最主要的有丁酸、丙酸和乙酸。其中 90%～95%的 SCFA 位于结肠，通过宿主肠上皮细胞摄取[48]。肠内分泌 L-细胞是肠道的重要营养传感器，可将信号传递到周围细胞和肠外组织。肠内分泌 L-细胞主要分布在小肠远端和结肠。肠内分泌 L-细胞膜上存在较多的 G 蛋白偶联受体，如 FFAR2、FFAR3。FFAR2 主要在结肠 L-细胞膜上高表达；FFAR3 主要在小肠远端的 L-细胞膜上高表达，可接收肠道中信号分子，包括来源于微生物产物的信息[49]。SCFA 是 FFAR2 和 FFAR3 受体的重要信号转导分子或配体分子[50-51]。FFAR2 和 FFAR3 是唯一响应肠道微生物代谢 SCFA 的受体。在葡萄糖稳态中，作为配体分子的 SCFA 与 FFAR2 和 FFAR3 受体结合后，发挥调控血糖的作用[52]。FFAR2 受体的内源性配体有短链脂肪酸（C2-C6）和乙酸盐，在胰岛、白色脂肪细胞、内分泌细胞和免疫细胞中表达，促进胰岛素、GLP-1、GIP 和 PYY 的分泌，促进 B 细胞生长和维持肠道内环境稳定，减少生长素的分泌，减少脂肪中胰岛素的信号，调控炎症反应等。FFAR3 受体的内源性配体有短链脂肪酸（C3-C6），在胰岛、内分泌细胞、交感神经节、肠神经元、免疫细胞和白色脂肪细胞中表达，促进 GLP-1 和 PYY 的分泌，促进肠道的糖异生，降低胰岛素的分泌[53]。胰高血糖素、胰岛素和 GLP-1 三者的协调分泌是控制血糖稳定的重要因素。有研究[54]发现 SCFA 与 FFAR2 受体结合后，肠内分泌 L-细胞内的 Ca^{2+} 升高，GLP-1 分泌增加，而 FFAR2 缺陷的小鼠结肠的 GLP-1

含量显著减少。该实验结果说明 SCFA 作为配体分子与 FFAR2 受体结合，可以促进肠内分泌 L-细胞分泌 GLP-1 来改善 2 型糖尿病患者的病情。

（二）胆汁酸代谢途径

胆汁酸（BA）的合成原料为胆固醇，在肝脏中经至少 17 种酶催化后形成。肠道菌群与 BA 之间的联系主要通过肠道菌群影响 BA 代谢实现。肠道菌群可通过一系列酶促反应，使初级 BA 转变为次级 BA，这一环节在 BA 代谢中发挥重要作用。包括两个步骤：①解耦联，肠道中的一部分细菌具有 BA 水解酶（BSH）活性，如双歧杆菌和拟杆菌等，在其作用下结合型 BA 排入肠道后经 BSH 催化形成次级 BA；②$7\alpha$-脱羟作用，由于羟基亲和力较低，脱羟作用只发生在解耦联之后，初级 BA CDCA 和 CA 经 7α-脱羟作用后生成脱氧胆酸（DCA）和石胆（LCA），该作用产生的 DCA 和 LCA 也是最具生理意义的次级 BA。BA 在调节宿主代谢过程中的主要受体是 FXR 和 TGR5。FXR 在肝脏和回肠中表达，通过成纤维生长因子 15/19（FGF15/19）抑制 CYP7A1 基因的表达从而调控 BA 代谢。肠道微生物可调节 FXR 信号通路。在高脂喂养的大鼠中，胃旁路术造成的胆汁向远端肠道的分流，可改善葡萄糖耐量及糖脂代谢水平，其机制与 TGR5 受体上调、下游通路激活与脂肪组织产能增加相关[55]。Thomas 等[56]发现，分别予 TGR5 激动剂干预高脂饲养的小鼠，或敲除小鼠 TGR5 基因，前者葡萄糖耐量增加，后者表现出明显的血糖异常。TGR5 激动剂干预的小鼠糖耐量试验[57]表现出 GLP-1 和胰岛素分泌增多，可能由于 BA 激活 TGR5 后使小肠 L-细胞分泌 GLP-1 增多，后者作用于胰岛 B 细胞，胰岛素分泌增多，导致血糖降低。Trabelsi 等[58]发现，通过抑制胰高血糖素基因的表达及 GLP-1 分泌，BA 另一受体 FXR 与 GLP-1 分泌呈负相关。FXR 缺乏的肥胖小鼠具有较低的体重，胰岛素增加[59]。予肥胖伴胰岛素抵抗的小鼠长期 FXR 激动剂干预，可出现体重增加、血脂异常和葡萄糖不耐受[60]。另一项研究[57]表明，FXR 激动剂干预后，糖尿病小鼠体内牛磺酸增加，FGF15/19 和 GLP-1 分泌增多的同时改善了糖耐量，促进 LCA 产生的肠道细菌 *Acetatifactor* 和 *Bacteroides* 也相应增多，使用抗生素清除肠道细菌后，上述效应均被逆转。因此，TGR5 信号的激活有利于调节血糖和维持能量平衡，活化 TGR5 信号可用于临床治疗 2 型糖尿病。而 FXR 的信号转导与血糖调节的关系，目前尚存在争议，肠道 FXR 信号的激活不利于血糖的控制，可通过阻断肠道 FXR 信号的转导来调控血糖，需进一步研究加以证实。

（三）色氨酸代谢途径

色氨酸（Trp）是一个重要的芳香族氨基酸组成的 β 碳吲哚组的第三位。在 20 种常见的典型氨基酸中，Trp 的分子量最大。虽然 Trp 是蛋白质和细胞中含量最少的氨基酸，但它是大量微生物的生物合成前体和主要代谢产物[61]。由于 Trp 不是由动物细胞产生的，人类主要依靠外源性的饮食摄入。肠道内的 Trp 由肠道微生物将 Trp 直接转化为几个分子，如吲哚及其衍生物。许多吲哚衍生物，如吲哚-3-甲醛（IAld）、吲哚-3-酸-乙酸（IAA）、吲哚-3-丙酸（IPA）、吲哚-3-乙醛（IAAld）和吲哚-丙烯酸（IA），都是 AhR 的配体[62]。长期以来，人们推测肠道微生物群产生的代谢物影响宿主的健康和疾病代谢。近年来，有研究[63]发现，吲哚为一种由色氨酸异化产生的代谢物，能够调节小鼠永久性和初级结肠细胞中 GLP-1 的分泌。吲哚在短时间内增加 GLP-1 的释放，但在长时间内减少 GLP-1 的分泌。这些作用是通过吲哚对 L-细胞中两个关键的分子机制的影响实现的。一方面，吲哚抑制电压门控的 K^+ 通道，增加 L-细胞激发的动作电位的时间宽度，导致 Ca^{2+} 的进入增强，从而剧烈刺激 GLP-1 的分泌。另一方面，吲哚通过阻断 NADH 脱氢酶来减缓 ATP 的产生，从而导致 GLP-1 分泌的延长减少。

（四）脂多糖代谢途径

越来越多的研究证实，高脂饮食会引起机体肠道菌群结构的改变[64-65]。甚至，有研究表明[66]，孕前母亲的高脂饮食会引起下一代肠道菌群的改变，从而诱发下一代的各种疾病。其中，高脂饮食人群中肠道菌群改变的重要一部分是革兰氏阴性菌数量明显增多。革兰氏阴性菌细胞壁中含有脂多糖，它会诱导机体产生低水平炎症[67-69]，主要表现为血液循环中炎性因子水平升高和局部组织器官的炎细胞浸润。这种炎症产生周期长不易被察觉，被称为"低度慢性炎症"[70]。而这种"低度慢性炎症"对糖尿病的发病起着至关重要的作用[71]，甚至有学者认为"2 型糖尿病是一种炎症性疾病"[72]。机体长期处于低度慢性炎症症状不仅会导致胰岛素的抵抗[73]，还会造成胰岛 B 细胞破坏和凋亡[74]，最终导致 2 型糖尿病。因此，肠道细菌产生的脂多糖被看作机体长期低度慢性炎症的分子起源和诸多代谢相关疾病（2 型糖尿病、冠心病、非酒精性脂肪肝等）早期发展的关键因子。脂多糖入血后，激活炎症信号通路，引起促炎性细胞因子，如肿瘤坏死因子-α、β 干扰素、白细胞介素-1、白细胞介素-6、白细胞介素-12 等释放增多，诱发机体局部或全身的一系列炎症反应，从而干扰胰岛素信号转导，引起胰岛素抵抗，导致肥胖和高胰岛素血症[75]。

三、常见降糖药物与肠道菌群的联系日渐明确

随着对肠道菌群的研究越来越深入，药物和肠道菌群的相互作用引起了人们的极大兴趣[76]。目前的研究结果显示，一些抗生素[77-78]、降糖药[79-81]和其他一些药物[82]可以调节微生物群、改善糖尿病。研究发现，作为治疗 2 型糖尿病常用处方药，二甲双胍降低血糖的机制可能与肠道菌群的结构改变有关[83]，Shin 等[83]研究发现，使用二甲双胍处理 6 周的高脂饮食小鼠肠道内 Akkermansia spp 菌较单纯高脂饮食小鼠明显增高，并诱导 Foxp3 调节 T 细胞显著增加，使小鼠体内脂肪组织炎症明显缓解，糖耐量显著改善。小檗碱是从中药黄连、黄柏中提取的异喹啉类生物碱，目前广泛用于 2 型糖尿病的治疗，Zhang 等[84]研究发现，小檗碱能改变高脂饮食大鼠的肠道菌群结构，给予小檗碱处理后，高脂饮食大鼠的粪便中产短链脂肪酸细菌数量明显增加，对 16srRNA 基因的 V3 区域的基因组测序提示肠道微生物的多样性出现显著降低，研究推测小檗碱通过调节肠道菌群结构而增加短链脂肪酸水平及降低外源性抗原负荷，从而抑制机体炎症反应，降低高脂饮食大鼠的肥胖指数，改善胰岛素抵抗。Baxter NT[80]等对高淀粉饮食的糖尿病小鼠进行阿卡波糖处理，结果显示，阿卡波糖组小鼠肠道微生物群结构有重大变化，拟杆菌科和双歧杆菌科的丰度明显增加。

四、肠道菌群在治疗糖尿病中的作用日益显现

把益生菌、益生元作为生物制剂或通过菌群移植来治疗糖尿病的研究也日趋受到关注。基础菌群可以通过多种机制对机体或通过药物作用于机体而产生积极的影响[85]。

1. 益生菌

益生菌是一种活性非病原微生物，能发挥促进宿主肠道菌群的生态平衡，保护肠道屏障，抑制病原菌过度生长的作用[86]。常见的益生菌包括双歧杆菌、干酪乳杆菌等。肠道菌群紊乱时短链脂肪酸生成减少会造成机体出现胰岛素抵抗及发生 2 型糖尿病[87]。研究表明，通过食物进入人体的益生菌对原有的肠道菌群的结构没有太大影响，但是会导致某些特定的产短链脂肪酸菌群数量增加，促进短链脂肪酸合成增加，有利于降低 2 型糖尿病的发病率[87]。目前的研究尚没有单独予双歧杆菌治疗 2 型糖尿病的报道。然而，几乎所有的动物研究都测试了该属的几个物种（*B. bifidum*，*B. longum*，*B. infantis*，*B. animalis*，*B. docatenulatum*，*B. breve*）的葡萄糖耐受性的改善[16, 88-91]。Amar 等[92]研究发现，双歧杆菌可以抑制肠道细菌从肠道移位至肠系膜脂肪组织和血液中，减少细菌产生的脂多糖释放入血，缓解代谢性内毒素血症，减轻脂肪组织的炎症反应，防止 2 型糖尿病的发生。最近的另一项研究检测了益生双歧杆菌与西格列汀联合应用于糖尿病小鼠[93]。西格列汀联合益生菌制剂可有效降低 2 型糖尿病小鼠参数。在 Zucker 糖尿病大鼠中进行的一项类似研究发现：相较于仅使用降糖药物，将益生菌前多糖与抗糖尿病药物二甲双胍和西格列汀联合使用可降低高血糖和肥胖发生风险[94]。益生菌亦可直接减少肠道对含糖食物的吸收。干酪乳杆菌可以抑制肠道内分泌细胞释放 GLP-2，GLP-2 的分泌与肠道通透性密切相关，因而肠道内该菌比例的增加能降低肠道通透性，抑制糖类分子在肠道的转运，改善高果糖诱导的葡萄糖耐量受损[95]。

2. 益生元

益生元作为一种膳食补充剂能够刺激肠道内有益菌群的生长和活性，调节肠道菌群结构平衡，主要包括各种寡糖类物质，常见的有异麦芽低聚糖、低聚果糖等。Everard 等[96]研究发现通过摄入益生元，小鼠肠道内的厚壁菌门比例减少而拟杆菌门比例增加，从而引起 L-细胞数目增加，肠胰高血糖素 mRNA 和血浆 GLP-1 表达水平升高，抑制了脂肪重量的增长，从而改善了小鼠机体的低度慢性炎症状态，减轻了胰岛素抵抗，改善了糖耐量。在另一项研究中，链脲佐菌素诱导的糖尿病小鼠联合应用益生元和二甲双胍相较于单独使用二甲双胍或益生元，联合使用治疗可观察到空腹血糖、葡萄糖耐量和胰岛素抵抗的改善[97]。

3. 肠道菌群移植

肠道菌群移植在治疗 2 型糖尿病、肥胖和代谢综合征等代谢相关性疾病中的作用受到学界的广泛关注[98]。肠道菌群移植可以重建肠道菌群的平衡，改善胰岛素抵抗，增加胰岛素敏感性，从而降低 2 型糖尿病的发生率[99]。研究发现，将常规条件下饲养小鼠的肠道细菌移植到无菌小鼠结肠内会导致后者肠道内厚壁菌/拟杆菌比例增高，同时后者的体质量和胰岛素抵

抗均增加 60%[99]。Vrieze 等[100]将瘦者的粪便移植到合并代谢综合征的肥胖患者小肠内，肠道内产短链脂肪酸细菌数量显著增加，肥胖患者的胰岛素敏感性明显改善。

五、述 评 展 望

目前，虽然对肠道菌群与糖尿病的研究颇多，但这些研究结果并不统一，甚至产生了相反的结果。产生这种结果的原因可能有许多，肠道菌群数量庞大、实验方法不统一、样本量不大、研究中心单一等都可能是影响结果的主要因素。此外，虽然上文中总结了四种肠道菌群参与糖尿病发生的可能作用机制，但国内外学者对其中的确切机制尚未达成统一共识，肠道菌群治疗糖尿病的生物制剂或肠道菌群移植被用来治疗糖尿病距离走入临床还有一定距离。肠道菌群作为一个"被遗忘的功能器官"，对其研究任重而道远。

面对下一步的肠道菌群与糖尿病的研究工作，我们如何迎难而上，解决上述问题，我认为应重视以下几个方面工作：一是加快寻找准确而统一的肠道菌群的研究方法，从而为后续实验结果的可靠性打下基础。二是在遵循循证医学证据的基础上开展大样本、多中心的临床研究，从而减少实验误差，提高实验结果的可靠性。三是以服务临床为目的，以肠道菌群为基点，寻找更加有效的治疗糖尿病的方法。

参 考 文 献

[1] DeFronzo R A，Ferrannini E，Groop L，et al. Type 2 diabetes mellitus[J]. Nat Rev Dis Primers，2015，1：15019.

[2] Kowluru A，Kowluru R A. RACking up ceramide-induced islet β-cell dysfunction[J]. Biochem Pharmacol，2018，154：161-169.

[3] Sebastian D，Sanchez S C. From the intestinal flora to the microbiome[J]. Rev Esp Enferm Dig，2018，110（1）：51-56.

[4] Gerard P. Gut microbiota and obesity[J]. Cell Mol Life Sci，2016，73（1）：147-162.

[5] Evans J M，Morris L S，Marchesi J R. The gut microbiome：the role of a virtual organ in the endocrinology of the host[J]. J Endocrinol，2013，218（3）：R37-47.

[6] Zimmermann P，Curtis N. Factors influencing the intestinal microbiome during the first year of life[J]. Pediatr Infect Dis J，2018，37（12）：e315-e335.

[7] Meijnikman A S，Gerdes V E，Nieuwdorp M，et al. Evaluating causality of gut microbiota in obesity and diabetes in humans[J]. Endocr Rev，2018，39（2）：133-153.

[8] Goodrich J K，Waters J L，Poole A C，et al. Human genetics shape the gut microbiome[J]. Cell，2014，159（4）：789-799.

[9] Faith J J，Colombel J F，Gordon J I. Identifying strains that contribute to complex diseases through the study of microbial inheritance[J]. Proc Natl Acad Sci U S A，2015，112（3）：633-640.

[10] Heintz-Buschart A，Wilmes P. Human gut microbiome：function matters[J]. Trends Microbiol，2018，26（7）：563-574.

[11] Clarke G，Grenham S，Scully P，et al. The microbiome-gut-brain axis during early life regulates the hippocampal serotonergic system in a sex-dependent manner[J]. Mol Psychiatry，2013，18（6）：666-673.

[12] Bordalo Tonucci L，dos Santos K M，de Luces Fortes Ferreira C L，et al. Gut microbiota and probiotics：Focus on diabetes mellitus[J]. Crit Rev Food Sci Nutr，2017，57（11）：2296-2309.

[13] Velmurugan G，Ramprasath T，Gilles M，et al. Gut microbiota，endocrine-disrupting chemicals，and the diabetes epidemic[J]. Trends Endocrinol Metab，2017，28（8）：612-625.

[14] Gurung M，Li Z，You H，et al. Role of gut microbiota in type 2 diabetes pathophysiology[J]. EBioMedicine，2020，51：102590.

[15] Nicholson J K，Holmes E，Kinross J，et al. Host-gut microbiota metabolic interactions[J]. Science，2012，336（6086）：1262-1267.

[16] Wang J，Tang H，Zhang C，et al. Modulation of gut microbiota during probiotic-mediated attenuation of metabolic syndrome in high fat diet-fed mice[J]. Isme j，2015，9（1）：1-15.

[17] Vallianou N G, Stratigou T, Tsagarakis S. Microbiome and diabetes: Where are we now? [J]. Diabetes Res Clin Pract, 2018, 146: 111-118.

[18] Durazzo M, Ferro A, Gruden G. Gastrointestinal microbiota and type 1 diabetes mellitus: the state of art[J]. J Clin Med, 2019, 8(11).

[19] Sanchez B, Ruiz L, Gueimonde M, et al. Adaptation of bifidobacteria to the gastrointestinal tract and functional consequences[J]. Pharmacol Res, 2013, 69(1): 127-136.

[20] Gao R, Zhu C, Li H, et al. Dysbiosis signatures of gut microbiota along the sequence from healthy, young patients to those with overweight and obesity[J]. Obesity(Silver Spring), 2018, 26(2): 351-361.

[21] Candela M, Biagi E, Soverini M, et al. Modulation of gut microbiota dysbioses in type 2 diabetic patients by macrobiotic Ma-Pi 2 diet[J]. Br J Nutr, 2016, 116(1): 80-93.

[22] Sedighi M, Razavi S, Navab-Moghadam F, et al. Comparison of gut microbiota in adult patients with type 2 diabetes and healthy individuals[J]. Microb Pathog, 2017, 111: 362-369.

[23] Wu X, Ma C, Han L, et al. Molecular characterisation of the faecal microbiota in patients with type II diabetes[J]. Curr Microbiol, 2010, 61(1): 69-78.

[24] Wu H, Esteve E, Tremaroli V, et al. Metformin alters the gut microbiome of individuals with treatment-naive type 2 diabetes, contributing to the therapeutic effects of the drug[J]. Nat Med, 2017, 23(7): 850-858.

[25] Barengolts E, Green S J, Eisenberg Y, et al. Gut microbiota varies by opioid use, circulating leptin and oxytocin in African American men with diabetes and high burden of chronic disease[J]. PLoS One, 2018, 13(3): e0194171.

[26] Xu J, Lian F, Zhao L, et al. Structural modulation of gut microbiota during alleviation of type 2 diabetes with a Chinese herbal formula[J]. Isme J, 2015, 9(3): 552-562.

[27] Pedersen C, Gallagher E, Horton F, et al. Host-microbiome interactions in human type 2 diabetes following prebiotic fibre (galacto-oligosaccharide) intake[J]. Br J Nutr, 2016, 116(11): 1869-1877.

[28] Sasaki M, Ogasawara N, Funaki Y, et al. Transglucosidase improves the gut microbiota profile of type 2 diabetes mellitus patients: a randomized double-blind, placebo-controlled study[J]. BMC Gastroenterol, 2013, 13: 81.

[29] Aron-Wisnewsky J, Dore J, Clement K. The importance of the gut microbiota after bariatric surgery[J]. Nat Rev Gastroenterol Hepatol, 2012, 9(10): 590-598.

[30] Carmody R N, Gerber G K, Luevano J M, et al. Diet dominates host genotype in shaping the murine gut microbiota[J]. Cell Host Microbe, 2015, 17(1): 72-84.

[31] Suzuki T A, Worobey M. Geographical variation of human gut microbial composition[J]. Biol Lett, 2014, 10(2): 20131037.

[32] Zhang X, Shen D, Fang Z, et al. Human gut microbiota changes reveal the progression of glucose intolerance[J]. PLoS One, 2013, 8(8): e71108.

[33] Lippert K, Kedenko L, Antonielli L, et al. Gut microbiota dysbiosis associated with glucose metabolism disorders and the metabolic syndrome in older adults[J]. Benef Microbes, 2017, 8(4): 545-556.

[34] Yamaguchi Y, Adachi K, Sugiyama T, et al. Association of intestinal microbiota with metabolic markers and dietary habits in patients with type 2 diabetes[J]. Digestion, 2016, 94(2): 66-72.

[35] Munukka E, Wiklund P, Pekkala S, et al. Women with and without metabolic disorder differ in their gut microbiota composition[J]. Obesity(Silver Spring), 2012, 20(5): 1082-1087.

[36] Murphy R, Tsai P, Jullig M, et al. Differential changes in gut microbiota after gastric bypass and sleeve gastrectomy bariatric surgery vary according to diabetes remission[J]. Obes Surg, 2017, 27(4): 917-925.

[37] Sun L, Xie C, Wang G, et al. Gut microbiota and intestinal FXR mediate the clinical benefits of metformin[J]. Nat Med, 2018, 24(12): 1919-1929.

[38] Yang J Y, Lee Y S, Kim Y, et al. Gut commensal bacteroides acidifaciens prevents obesity and improves insulin sensitivity in mice[J]. Mucosal Immunol, 2017, 10(1): 104-116.

[39] Gauffin Cano P, Santacruz A, Moya A, et al. Bacteroides uniformis CECT 7771 ameliorates metabolic and immunological dysfunction in mice with high-fat-diet induced obesity[J]. PLoS One, 2012, 7(7): e41079.

[40] Larsen N, Vogensen F K, van den Berg F W, et al. Gut microbiota in human adults with type 2 diabetes differs from non-diabetic adults[J]. PLoS One, 2010, 5(2): e9085.

[41] Salamon D, Sroka-Oleksiak A, Kapusta P, et al. Characteristics of gut microbiota in adult patients with type 1 and type 2 diabetes based

on next-generation sequencing of the 16S rRNA gene fragment[J]. Pol Arch Intern Med，2018，128（6）：336-343.

[42] Forslund K，Hildebrand F，Nielsen T，et al. Disentangling type 2 diabetes and metformin treatment signatures in the human gut microbiota[J]. Nature，2015，528（7581）：262-266.

[43] Tong X，Xu J，Lian F，et al. Structural alteration of gut microbiota during the amelioration of human type 2 diabetes with hyperlipidemia by metformin and a traditional Chinese herbal formula：a multicenter，randomized，open label clinical trial[J]. mBio，2018，9（3）.

[44] Patrone V，Vajana E，Minuti A，et al. Postoperative changes in fecal bacterial communities and fermentation products in obese patients undergoing bilio-intestinal bypass[J]. Front Microbiol，2016，7：200.

[45] Allin K H，Tremaroli V，Caesar R，et al. Aberrant intestinal microbiota in individuals with prediabetes[J]. Diabetologia，2018，61（4）：810-820.

[46] Ni Y，Mu C，He X，et al. Characteristics of gut microbiota and its response to a Chinese Herbal Formula in elder patients with metabolic syndrome[J]. Drug Discov Ther，2018，12（3）：161-169.

[47] Zhang L S，Davies S S. Microbial metabolism of dietary components to bioactive metabolites：opportunities for new therapeutic interventions[J]. Genome Med，2016，8（1）：46.

[48] Correa-Oliveira R，Fachi J L，Vieira A，et al. Regulation of immune cell function by short-chain fatty acids[J]. Clin Transl Immunology，2016，5（4）：e73.

[49] Greiner T U，Backhed F. Microbial regulation of GLP-1 and L-cell biology[J]. Mol Metab，2016，5（9）：753-758.

[50] Koh A，De Vadder F，Kovatcheva-Datchary P，et al. From dietary fiber to host physiology：short-chain fatty acids as key bacterial metabolites[J]. Cell，2016，165（6）：1332-1345.

[51] Kasubuchi M，Hasegawa S，Hiramatsu T，et al. Dietary gut microbial metabolites，short-chain fatty acids，and host metabolic regulation[J]. Nutrients，2015，7（4）：2839-2849.

[52] Morrison D J，Preston T. Formation of short chain fatty acids by the gut microbiota and their impact on human metabolism[J]. Gut Microbes，2016，7（3）：189-200.

[53] Priyadarshini M，Wicksteed B，Schiltz G E，et al. SCFA receptors in pancreatic β cells：novel diabetes targets？[J]. Trends Endocrinol Metab，2016，27（9）：653-664.

[54] Maslowski K M，Vieira A T，Ng A，et al. Regulation of inflammatory responses by gut microbiota and chemoattractant receptor GPR43[J]. Nature，2009，461（7268）：1282-1286.

[55] Pierre J F，Martinez K B，Ye H，et al. Activation of bile acid signaling improves metabolic phenotypes in high-fat diet-induced obese mice[J]. Am J Physiol Gastrointest Liver Physiol，2016，311（2）：G286-304.

[56] Thomas C，Gioiello A，Noriega L，et al. TGR5-mediated bile acid sensing controls glucose homeostasis[J]. Cell Metab，2009，10（3）：167-177.

[57] Pathak P，Xie C，Nichols R G，et al. Intestine farnesoid X receptor agonist and the gut microbiota activate G-protein bile acid receptor-1 signaling to improve metabolism[J]. Hepatology，2018，68（4）：1574-1588.

[58] Trabelsi M S，Daoudi M，Prawitt J，et al. Farnesoid X receptor inhibits glucagon-like peptide-1 production by enteroendocrine L cells[J]. Nat Commun，2015，6：7629.

[59] Ryan K K，Tremaroli V，Clemmensen C，et al. FXR is a molecular target for the effects of vertical sleeve gastrectomy[J]. Nature，2014，509（7499）：183-188.

[60] Watanabe M，Horai Y，Houten S M，et al. Lowering bile acid pool size with a synthetic farnesoid X receptor（FXR）agonist induces obesity and diabetes through reduced energy expenditure[J]. J Biol Chem，2011，286（30）：26913-26920.

[61] Alkhalaf L M，Ryan K S. Biosynthetic manipulation of tryptophan in bacteria：pathways and mechanisms[J]. Chem Biol，2015，22（3）：317-328.

[62] Alexeev E E，Lanis J M，Kao D J，et al. Microbiota-derived Indole metabolites promote human and murine intestinal homeostasis through regulation of interleukin-10 receptor[J]. Am J Pathol，2018，188（5）：1183-1194.

[63] Chimerel C，Emery E，Summers D K，et al. Bacterial metabolite indole modulates incretin secretion from intestinal enteroendocrine L cells[J]. Cell Rep，2014，9（4）：1202-1208.

[64] Bibbo S，Ianiro G，Giorgio V，et al. The role of diet on gut microbiota composition[J]. Eur Rev Med Pharmacol Sci，2016，20（22）：4742-4749.

[65] Proctor C, Thiennimitr P, Chattipakorn N, et al. Diet, gut microbiota and cognition[J]. Metab Brain Dis, 2017, 32（1）: 1-17.

[66] Xie R, Sun Y, Wu J, et al. Maternal high fat diet alters gut microbiota of offspring and exacerbates DSS-induced colitis in adulthood[J]. Front Immunol, 2018, 9: 2608.

[67] Everard A, Cani P D. Diabetes, obesity and gut microbiota[J]. Best Pract Res Clin Gastroenterol, 2013, 27（1）: 73-83.

[68] Hersoug L G, Moller P, Loft S. Gut microbiota-derived lipopolysaccharide uptake and trafficking to adipose tissue: implications for inflammation and obesity[J]. Obes Rev, 2016, 17（4）: 297-312.

[69] Noailles A, Maneu V, Campello L, et al. Systemic inflammation induced by lipopolysaccharide aggravates inherited retinal dystrophy[J]. Cell Death Dis, 2018, 9（3）: 350.

[70] Duan Y, Zeng L, Zheng C, et al. Inflammatory links between high fat diets and diseases[J]. Front Immunol, 2018, 9: 2649.

[71] Lontchi-Yimagou E, Sobngwi E, Matsha T E, et al. Diabetes mellitus and inflammation[J]. Curr Diab Rep, 2013, 13（3）: 435-444.

[72] Donath M Y, Shoelson S E. Type 2 diabetes as an inflammatory disease[J]. Nat Rev Immunol, 2011, 11（2）: 98-107.

[73] Shoelson S E, Lee J, Goldfine A B. Inflammation and insulin resistance[J]. J Clin Invest, 2006, 116（7）: 1793-1801.

[74] Donath M Y, Boni-Schnetzler M, Ellingsgaard H, et al. Islet inflammation impairs the pancreatic beta-cell in type 2 diabetes[J]. Physiology（Bethesda）, 2009, 24: 325-331.

[75] Cruz N G, Sousa L P, Sousa M O, et al. The linkage between inflammation and type 2 diabetes mellitus[J]. Diabetes Res Clin Pract, 2013, 99（2）: 85-92.

[76] Whang A, Nagpal R, Yadav H. Bi-directional drug-microbiome interactions of anti-diabetics[J]. E Bio Medicine, 2019, 39: 591-602.

[77] Morgun A, Dzutsev A, Dong X, et al. Uncovering effects of antibiotics on the host and microbiota using transkingdom gene networks[J]. Gut, 2015, 64（11）: 1732-1743.

[78] Rodrigues R R, Greer R L, Dong X, et al. Antibiotic-induced alterations in gut microbiota are associated with changes in glucose metabolism in healthy mice[J]. Front Microbiol, 2017, 8: 2306.

[79] Vallianou N G, Stratigou T, Tsagarakis S. Metformin and gut microbiota: their interactions and their impact on diabetes[J]. Hormones（Athens）, 2019, 18（2）: 141-144.

[80] Baxter N T, Lesniak N A, Sinani H, et al. The glucoamylase inhibitor acarbose has a diet-dependent and reversible effect on the murine gut microbiome[J]. mSphere, 2019, 4（1）.

[81] Moreira G V, Azevedo F F, Ribeiro L M, et al. Liraglutide modulates gut microbiota and reduces NAFLD in obese mice[J]. J Nutr Biochem, 2018, 62: 143-154.

[82] Maier L, Pruteanu M, Kuhn M, et al. Extensive impact of non-antibiotic drugs on human gut bacteria[J]. Nature, 2018, 555（7698）: 623-628.

[83] Shin N R, Lee J C, Lee H Y, et al. An increase in the Akkermansia spp. population induced by metformin treatment improves glucose homeostasis in diet-induced obese mice[J]. Gut, 2014, 63（5）: 727-735.

[84] Zhang X, Zhao Y, Zhang M, et al. Structural changes of gut microbiota during berberine-mediated prevention of obesity and insulin resistance in high-fat diet-fed rats[J]. PLoS One, 2012, 7（8）: e42529.

[85] Klaassen C D, Cui J Y. Review: mechanisms of how the intestinal microbiota alters the effects of drugs and bile acids[J]. Drug Metab Dispos, 2015, 43（10）: 1505-1521.

[86] Manzanares W, Lemieux M, Langlois P L, et al. Probiotic and synbiotic therapy in critical illness: a systematic review and meta-analysis[J]. Crit Care, 2016, 19: 262.

[87] Derrien M, Van Hylckama Vlieg J E. Fate, activity, and impact of ingested bacteria within the human gut microbiota[J]. Trends Microbiol, 2015, 23（6）: 354-366.

[88] Le T K, Hosaka T, Nguyen T T, et al. Bifidobacterium species lower serum glucose, increase expressions of insulin signaling proteins, and improve adipokine profile in diabetic mice[J]. Biomed Res, 2015, 36（1）: 63-70.

[89] Moya-Perez A, Neef A, Sanz Y. Bifidobacterium pseudocatenulatum CECT 7765 reduces obesity-associated inflammation by restoring the lymphocyte-macrophage balance and gut microbiota structure in high-fat diet-fed mice[J]. PLoS One, 2015, 10（7）: e0126976.

[90] Kikuchi K, Ben Othman M, Sakamoto K. Sterilized bifidobacteria suppressed fat accumulation and blood glucose level[J]. Biochem Biophys Res Commun, 2018, 501（4）: 1041-1047.

[91] Aoki R, Kamikado K, Suda W, et al. A proliferative probiotic Bifidobacterium strain in the gut ameliorates progression of metabolic disorders via microbiota modulation and acetate elevation[J]. Sci Rep, 2017, 7: 43522.

[92] Amar J，Chabo C，Waget A，et al. Intestinal mucosal adherence and translocation of commensal bacteria at the early onset of type 2 diabetes：molecular mechanisms and probiotic treatment[J]. EMBO Mol Med，2011，3（9）：559-572.

[93] Stenman L K，Waget A，Garret C，et al. Probiotic B420 and prebiotic polydextrose improve efficacy of antidiabetic drugs in mice[J]. Diabetol Metab Syndr，2015，7：75.

[94] Reimer R A，Grover G J，Koetzner L，et al. Combining sitagliptin/metformin with a functional fiber delays diabetes progression in Zucker rats[J]. J Endocrinol，2014，220（3）：361-373.

[95] Zhang Y，Wang L，Zhang J，et al. Probiotic Lactobacillus casei Zhang ameliorates high-fructose-induced impaired glucose tolerance in hyperinsulinemia rats[J]. Eur J Nutr，2014，53（1）：221-232.

[96] Everard A，Lazarevic V，Derrien M，et al. Responses of gut microbiota and glucose and lipid metabolism to prebiotics in genetic obese and diet-induced leptin-resistant mice[J]. Diabetes，2011，60（11）：2775-2786.

[97] Zheng J，Li H，Zhang X，et al. Prebiotic mannan-oligosaccharides augment the hypoglycemic effects of metformin in correlation with modulating gut microbiota[J]. J Agric Food Chem，2018，66（23）：5821-5831.

[98] de Groot P F，Frissen M N，de Clercq N C，et al. Fecal microbiota transplantation in metabolic syndrome：History，present and future[J]. Gut Microbes，2017，8（3）：253-267.

[99] Udayappan S D，Hartstra A V，Dallinga-Thie G M，et al. Intestinal microbiota and faecal transplantation as treatment modality for insulin resistance and type 2 diabetes mellitus[J]. Clin Exp Immunol，2014，177（1）：24-29.

[100]Vrieze A，van Nood E，Holleman F，et al. Transfer of intestinal microbiota from lean donors increases insulin sensitivity in individuals with metabolic syndrome[J]. Gastroenterology，2012，143（4）：913-916，917.

（李方旭　执笔，庞国明、雷　烨　审订）

第十五章　降糖中药活性成分研究进展

　　提　要： 随着中医药对糖尿病作用机制研究的不断深入，许多中药及中药活性成分被证实具有降低血糖的作用，越来越多的降糖中药广泛地应用于糖尿病的临床治疗。本文对近年来具有降糖作用的中药活性成分，如多糖类、黄酮类、生物碱类、皂苷类、氨基酸类、酚酸类等进行分类概述，以期为糖尿病的临床用药及抗糖尿病天然活性产物或先导化合物的研究发现提供依据。
　　关键词： 2型糖尿病，中药活性成分，机制

　　2型糖尿病（T2DM）是由于遗传因素和环境因素长期相互作用所引起的胰岛素分泌不足或作用缺陷，同时伴有胰高血糖素不适宜增高的双激素病，以血中葡萄糖水平升高为生化特征及以多饮、多食、多尿、消瘦、乏力等为临床特征的代谢紊乱综合征。其病因病机尚未完全阐明，胰岛B细胞功能缺陷和胰岛素抵抗是2型糖尿病发生发展的两个重要环节。2型糖尿病病因病机复杂，是多因素综合作用的结果，单一的化学药物治疗效果并不理想。目前普遍认为应根据其多重病理生理机制，联合使用多种药物，以纠正其多重病理生理缺陷。

　　中药在我国已有数千年的临床应用历史，其成分复杂，生物活性多样，可通过多靶点、多途径、多环节、多层次改善疾病的发生发展。中药治疗糖尿病的记载可见于历代本草中。相比于西药，中药治疗糖尿病具有安全、温和、持久的特点。因此，中药降糖作用也日益受到人们的关注。近年来，许多中药及中药活性成分的抗糖尿病作用逐渐被揭示，其中，多糖、黄酮类、生物碱、皂苷类等成分的抗糖尿病活性尤为显著，研究报道较多[1-2]。现对各类成分在糖尿病防治中发挥的作用分述如下。

一、含有多糖成分的中药及其降糖机制

　　多糖又称多聚糖，由10个以上的单糖分子通过苷键聚合而成，是许多中药的活性成分之一，主要存在于菌类、藻类、根茎类药材中。目前已从黄精、黄芪、枸杞、牡丹皮、人参、灵芝、麦冬、山药等中药材中提取出丰富的多糖成分。植物多糖大多具有一些特殊的生物活性，在提高机体的免疫力、抗衰老、抗肿瘤、降血糖、降血脂、保肝、抗凝血等方面应用广泛[3-4]。目前，从植物中分离得到的抗糖尿病多糖类成分主要有黄精多糖、黄芪多糖、枸杞多糖、山药

多糖、五味子多糖等。

1. 黄精

黄精属于多年生的百合科草本植物，具有补脾益气、滋肾润肺之功效。其药用部位为滇黄精、黄精或多花黄精的干燥根茎。黄精的化学成分主要有黄精多糖、甾体皂苷、黄酮类、生物碱、木脂素等化合物[5]。现代研究显示，黄精具有降低血糖、抗氧化、抗肿瘤、降低血脂、调节免疫力、抗炎、抗抑郁、抗骨质疏松等作用[6-13]。其可能的降糖机制主要有三个方面：

（1）促进胰岛素分泌，抑制胰岛细胞凋亡。公惠玲等[14]给糖尿病动物模型喂饲黄精多糖后，其胰岛细胞凋亡得到抑制，天冬氨酸蛋白水解酶-3（Caspase-3）基因的表达得到下调，血清胰岛素含量提高，从而降低模型动物的血糖值。

（2）促进靶组织对葡萄糖的利用，减轻胰岛素抵抗。董琦等[15]的观察结果表明，黄精水提液通过增强 2 型糖尿病胰岛素抵抗大鼠肌肉组织 *GLUT-4* 基因表达，可以起到降低血糖的作用。

（3）减少葡萄糖的生成或加速糖原的合成。黄精多糖可降低肝脏中cAMP含量，阻滞磷酸化酶的激活及糖原合成酶的失活，导致糖原合成加速、糖原分解减慢。陆建美等[16]利用4-硝基酚 α-D-吡喃葡萄糖苷（pNPG）为底物，从滇黄精中提取到不同成分，其具有抑制 α-葡萄糖苷酶活性的作用。结果显示，滇黄精及其各种不同的提取物对α-葡萄糖苷酶均有一定的抑制作用。单一葡萄糖形成的多糖抑制α-葡萄糖苷酶活性最强，降血糖活性也最强。黄精多糖可降低糖尿病大鼠血糖、血脂，减轻肝细胞脂肪变性，其作用机制可能与降低胆固醇调节元件结合蛋白（SREBP）-1c 和硬脂酰辅酶 A 去饱和酶-1（SCD-1）蛋白表达有关[17]。何卫波[18]等运用中药系统药理学数据库和分析平台（TCMSP）筛选出黄精 6 个发挥治疗作用的活性成分，成分对应的基因靶点 190 个。运用疾病数据库检索到糖尿病相关疾病靶点基因 134 个。黄精治疗糖尿病的蛋白关系网络涉及的特征性基因靶点共 101 个，包含 256 个作用关系。结果显示黄精可通过黄芩素、谷甾醇等 6 个活性成分发挥药物治疗作用，其关键作用靶点为 IL-10、PPARG、CAV1 等 10 个基因，主要分子机制涉及炎症及免疫应答、细胞周期、细胞传递和癌症相关通路。

2. 黄芪

黄芪为豆科多年生草本植物，入药部位为膜荚黄芪或蒙古黄芪的干燥根，具有补气固表、利尿托毒、排脓、敛疮生肌之功效。黄芪含有多糖、皂苷、黄酮等多种成分[19]。现代药理学研究表明，黄芪多糖（APS）是黄芪的主要生物活性成分之一，具有降血糖、免疫调节、抗氧化、抗炎、神经保护等多种生物活性[20-21]。其降糖作用机制主要包括以下几个方面：

（1）增加胰岛素敏感性。研究发现，黄芪多糖可能通过下调 CHOP、Bax 表达，上调 Bcl-2 表达[22]，降低 2 型糖尿病患者过强的 ERS，从而增加胰岛素敏感性而降低血糖。

（2）改善胰岛素抵抗。黄芪多糖可以促进糖尿病鼠心肌、脂肪组织中 GLUT-4 mRNA 和蛋白的表达，改善 2 型糖尿病大鼠的胰岛素抵抗状态，从而实现其降血糖作用[23]。

（3）抗炎症。黄芪多糖具有强烈的抗炎作用，并且以时间和剂量依赖性方式增强炎症标志物 PPAR-γ 的基因表达，并且黄芪多糖可通过抑制 3T3-L1 脂肪细胞中的 miR-721 并激活 PPAR-γ 和 PI3K/AKT 来减弱肿瘤坏死因子-α（TNF-α）诱导的胰岛素抵抗[24]。

（4）增加胰岛 B 细胞数量。唐思梦等[25]研究表明，黄芪多糖可以改善 2 型糖尿病大鼠胰岛组织的病理学形态，增加胰岛 B 细胞的数量。黄芪多糖还可以通过提高 Bcl-2 抗凋亡蛋白的表达水平，抑制 Fas/Fas-L 通路和 Caspase-3 的过度表达，以及通过 AMPK 脂代谢途径减少胰岛内脂质蓄积来有效抑制胰岛 B 细胞的凋亡[26-29]。

（5）抗氧化应激。Sirtuin-3（SirT3）可以通过去乙酰基酶活性降低 ROS 水平，增强过氧化物歧化酶（SOD）活性，降低细胞自由基水平和增加抗氧化应激能力。研究发现，黄芪多糖能够上调骨骼肌组织中 SirT3 的表达量和抗氧化应激水平，进而提高胰岛素的敏感性，改善糖尿病大鼠症状[30]。

3. 红芪

红芪，又名绵芪、独根。与黄芪同属豆科植物，功效相似。现代药理学研究表明红芪所含成分芒柄花素、毛蕊异黄酮、浸出物及多糖具有生物学活性。

（1）改善胰岛素抵抗。Hu 等[31]通过糖尿病模型研究表明，红芪多糖可以通过改善胰岛素抵抗、提高糖尿病模型的胰岛素分泌等机制达到治疗糖尿病的作用。

（2）抗氧化应激。红芪多糖可显著降低空腹血糖、血脂、INS 及 MDA 含量，升高 ISI 及 SOD 活性，且高剂量作用优于低剂量，存在显著的量-效关系[32]。红芪多糖具有抑制 Hep G2 细胞增殖、防治 2 型糖尿病胰岛素抵抗及体外抗氧化等作用[33]。

（3）调控蛋白表达及信号通路。红芪多糖不仅对糖尿病小鼠血脂、血糖有一定的调节作用[34]，还可抑制肾脏组织蛋白激酶及其下游因子血管内皮生长因子的过度表达，增强金属蛋白酶组织抑制剂（TIMP）-1 mRNA 的表达，进而减缓糖尿病肾病的病程进展[35-36]。吉福玲等[37]观察红芪多糖对糖尿病周围神经病（DPN）小鼠（即 ob/ob 小鼠）的神经组织 Kelch 样环氧氯丙烷相关蛋白（Keap1）与核因子 E2 相关因子 2（Nrf2）表达的影响，结果显示红芪可减轻糖尿病周围神经病小鼠神经组织纤维化程度，其作用可能与调控 Keap1/Nrf2 信号通路，使机体内抗氧化酶活性增加有关，从而减缓小鼠的神经纤维化速度。

4. 山药

山药是薯蓣科植物薯蓣的根茎，具有补脾养胃、生津益肺、治疗消渴等功效。现代研究发现，山药含有多糖、皂苷、糖蛋白、尿囊素等多种生物活性成分，其中山药多糖是公认的重要活性成分之一，具有降糖、降脂、抗氧化、抗衰老、抗突变、抑肿瘤、免疫调节等多种生物学功效[38-40]。其主要降糖机制为：

（1）增加胰岛素敏感性。焦钧[41]研究结果证实，纳米山药多糖可明显调节糖代谢，改善其糖耐量，提高肝糖原及 C 肽含量，改善糖尿病模型大鼠的糖尿病典型的三多一少（多饮、多食、多尿、逐渐消瘦）症状，并且可以显著降低高脂大鼠血清 TG、TC、LDL-C 的含量，有效调节血脂。

（2）抗氧化应激。其抗氧化能力的大小和山药多糖分子量、糖醛酸含量有关。山药多糖可明显降低血糖、血脂及胰腺丙二醛水平，增强谷胱甘肽（GSH）、总抗氧化能力（T-AOC）活性，具有较好调节血糖、血脂作用[42]。

（3）调节糖代谢。杨宏莉等[43]通过对 2 型糖尿病大鼠降糖机制的研究发现，山药多糖具有明显的降血糖作用，山药多糖治疗组己糖激酶（HK）、琥珀酸脱氢酶（SDH）、苹果酸脱氢酶（MDH）活性显著提高，提示山药多糖对 2 型糖尿病的治疗机制之一可能是山药多糖直接或间接地提高了糖代谢或关键酶的酶活性。

5. 人参

人参为五加科植物人参属的根茎。现代医药学研究发现，人参成分复杂，有降血糖功效的成分包括人参提取物、人参皂苷、人参多糖、人参多肽等[44]。

（1）促进胰岛素分泌，增加胰岛素的敏感性。研究表明[45]，人参多糖给糖尿病模型小鼠腹腔注射20min 后，即可检测到血清胰岛素含量的增加，对切除肾上腺的大鼠仍能降低其血糖和肝糖原。

（2）促进外周组织和靶器官对糖的利用。有研究显示[46]，人参多糖的降血糖活性是通过与 β 肾上腺素受体结合引发 cAMP 传导信号通路，进而促进线粒体葡萄糖的有氧酵解。人参能增强肝细胞合成糖原，促进葡萄糖的利用，减少糖异生，从而降低血糖，其机制可能是通过调节肝脏糖原合成酶激酶-3β（GSK-3β）来实现的[47]。

（3）延缓肠道对葡萄糖的吸收。陈艳等[48]实验结果显示，人参果胶对大鼠小肠的α-葡萄糖苷酶具有显著的抑制作用，这种抑制作用存在剂量依赖关系。

（4）影响糖代谢的某些环节。人参多糖对正常小鼠血糖和肝糖原含量均有降低作用，人参多糖可增强离体二倍体人胚肺成纤维细胞的琥珀酸脱氢酶活性，这是其具有降血糖作用的主要原因[49]。人参多糖 Panaxan A～U 分别腹腔注射于正常小鼠，均具有降血糖作用，其中 PanaxanU、T、S、R、Q 对四氧嘧啶诱发高血糖具有显著的降血糖作用，且降糖活性最高的是 Panaxan A[50]。

6. 麦冬

麦冬为百合科植物麦冬的干燥块根。其主要功效为养阴生津、润肺清心。目前，在麦冬的不同部位分离出甾体皂苷类、高异黄酮类、多糖类等成分。甾体皂苷和高异黄酮具有多种生物活性，是麦冬的主要活性部位[51]。研究显示麦冬多糖可显著降低糖尿病大鼠的空腹血糖值和糖化血红蛋白值，且能显著改善糖耐量，降低糖尿病大鼠血脂等。其可能降糖机制为：

（1）改善胰岛素信号传导[52-53]。有研究显示，麦冬水提物、多糖通过影响核转录因子-κB（NF-κB）通路，促进瘦素、脂连蛋白表达，增加对胰岛素的敏感性等途径对在体大鼠或离体细胞达到降血糖作用[54-57]。

（2）改善肝糖代谢紊乱。朱菁[58]证实麦冬多糖多囊脂质体能加速葡萄糖氧化代谢和抑制糖异生反应，并增强肝脏将血糖转化为糖原的能力。

（3）抑制 α-葡萄糖苷酶活性。Ding 等[59]对麦冬多糖的降血糖机制进行研究，发现麦冬多糖提取物可以提高被链脲霉素损伤的 NIT-1 细胞活性，抑制小肠绒毛细胞对葡萄糖的吸收，减少 α-葡萄糖苷酶的活性，从而产生降血糖效应。

（4）保护胰岛 B 细胞。Chen 等[60]从麦冬根部中提取分离得到另一水溶性麦冬多糖 OJP1，给予 OJP1（150、300mg/kg）于链脲霉诱导的糖尿病小鼠，与二甲双胍模型组对照，4 周后发现其可以明显降低小鼠的血糖水平和血清胰岛素水平，且降糖效果优于对照组，对胰岛 B 细胞具有保护作用。

7. 枸杞

枸杞是茄科枸杞属的多分枝灌木植物，具有滋补肝、益精明目、润肺止咳的功效。含有枸杞多糖、枸杞色素、枸杞黄酮、氨基酸等成分。现代研究显示，枸杞具有调节机体免疫力、降血糖、降血压、降血脂、抗氧化、抗炎、抗肿瘤、肝保护、神经保护和辐射保护等多种生物学活性[61]。其可能降糖机制为：

（1）调节脂代谢。研究显示，枸杞多糖有效控制 2 型糖尿病大鼠的空腹血糖水平，调节糖代谢，减轻糖尿病大鼠胰岛 B 细胞损伤，促进胰岛 B 细胞分泌胰岛素[62]。

（2）抗氧化应激。郭健[63]等研究结果显示，枸杞可能提高糖尿病大鼠超氧化物歧化酶水平，降低丙二醛和血管内皮生长因子水平。

8. 白术

白术为菊科植物白术的干燥根茎，以健脾、燥湿为主要作用。近年研究表明白术化学成分主要是倍半萜、三萜、香豆素、苯丙素、黄酮、多糖、聚炔、氨基酸等类成分，其中倍半萜类、聚炔类及多糖含量最多[64]，具有抗肿瘤、抗炎、调节消化系统、保护神经等多种药理作用[65]。其主要降糖作用为改善胰岛素抵抗。李燕[66]等研究发现，白术提取成分白术多糖能够有效降低糖尿病模型小鼠的空腹血糖和血浆胰岛素水平，可以有效地减轻糖尿病模型大鼠的胰岛素抵抗。Gao 等[67]通过研究白术内酯Ⅰ和白术内酯Ⅱ对小鼠骨骼肌 C2C12 细胞葡萄糖摄取的影响，发现两者均显著增加 GLUT-4 蛋白水平，并促进 GLUT4 易位至质膜，进一步的研究表明，这与细胞中 AMP 活化的蛋白激酶 AMPK 和 PI3K/Akt 途径的活化有关，并且改善了 C2C12 骨骼肌细胞中 TNF-α 诱导的胰岛素抵抗，具有降血糖的作用。

9. 灵芝

灵芝是担子菌门灵芝科、灵芝属真菌。灵芝的化学成分非常复杂，含有灵芝多糖、三萜类化合物、蛋白质、氨基酸、甾醇、生物碱等活性成分，多年来受到很多学者的广泛关注和深入研究。灵芝多糖是灵芝主要活性成分之一，结构复杂。目前为止，被人们发现的灵芝多糖已经超过 200 种[68]。灵芝多糖的降糖机制主要有以下几种途径：

（1）抗氧化应激。研究显示[69]，灵芝多糖联合二甲双胍在改善心肌纤维化方面明显优于二甲双胍单用，同时也降低了二甲双胍对降血糖可能带来的副作用。其作用机制与改善心肌血流动力学及下调心肌基质金属蛋白酶-2（MMP-2）的表达，调节机体氧化应激水平，降低血清晚期糖基化终末产物（AGE）的含量，减少糖尿病心肌纤维化过程中 AGE 和 CTGF 的表达有关。

（2）改善胰岛素抵抗。滕宝松[70]从灵芝中筛选出 7 种对蛋白酪氨酸磷酸酶 1B 有抑制效果的组分，其中最有效的一种是分子量为 2.6×10^{5} 的高安全性蛋白多糖，通过降低体内肝脏和骨骼肌蛋白酪氨酸磷酸酶 1B 表达水平，减弱骨骼肌 PTP1B 活性，从而调控胰岛素受体 p 亚基的磷酸化水平，降低胰岛素抵抗指数。杨斌[71]提取到一种分子量为 8849 Da 的灵芝多糖，可以降低 STZ 诱导的糖尿病大鼠的血糖，并且具有减缓糖尿病肾病早期症状的作用。

（3）抗炎症。有研究显示[72-73]，灵芝颗粒治疗 2 型糖尿病患者，可明显降低患者血糖水平，有效改善胰岛素抵抗程度，作用机制可能与其有效上调炎症因子脂连蛋白、降低瘦素水平有关，从而减轻机体炎症状态，有效改善胰岛素抵抗程度。

10. 牡丹皮

牡丹皮为毛茛科植物牡丹的干燥根皮，具有活血化瘀、清热凉血之功效。牡丹皮中含有酚及酚苷类、单萜及其苷类、三萜等大量复杂类型化学成分，且牡丹皮及所含牡丹酚及其糖苷类成分具有较强的抑菌抗炎、抗肿瘤、抗心律失常、降糖、激活机体免疫系统及保护心血管等多种作用[74]。

（1）促进糖原合成。牡丹皮提取物能够明显增强 Hep G2 细胞对葡萄糖的摄取能力和促进糖原的合成[75]。

（2）促进胰岛 B 细胞增殖。丹皮酚可能具有促进胰岛 B 细胞增殖分化及促进葡萄糖代谢作用，从而改善和治疗糖尿病[76]。

11. 五味子

五味子为木兰科五味子属植物，五味子主要化学成分为木脂素类、挥发油类、多糖类和有机酸类等。研究显示，五味子具有抗胰岛素抵抗、抗炎、抗细胞凋亡、抗氧化应激、抑制血管病变、保护血管内皮等作用，能较好地改善糖尿病及其并发症[77]。目前国内外关于五味子多糖的研究主要集中在粗多糖的提取及生物活性评价方面，但对其纯化和单一多糖组分的报道相对较少。孟宪军等[78]采用 Sephadex S-300 柱色谱和紫外吸收光谱检测法分析发现了几种单一多糖组分，包括 SCP-B Ⅰ（44）、SCP-B Ⅱ（45）、SCP-B Ⅲ（46）。其主要降糖机制有以下两个方面。

（1）改善胰岛素抵抗。柴可夫等[79]研究发现五味子油治疗后的糖尿病小鼠肌肉组织中 GLUT-4 mRNA 表达水平升高，血清中超氧化物歧化酶（SOD）水平升高，丙二醛（MDA）和血糖水平均降低，说明五味子油可增加 GLUT-4 对葡萄糖的转运能力，降低血糖水平。

（2）抗氧化应激。北五味子油还可通过升高 SOD、清除氧自由基、减少脂质过氧化发挥保护胰岛 B 细胞的作用[80]。

12. 天花粉

天花粉系指葫芦科植物瓜蒌或双边瓜蒌的干燥根，具有清热泻火、生津止渴、消肿排脓之功。主要含多糖类、蛋白质、皂苷和氨基酸等有效成分，具有降血糖、终止妊娠、抗肿瘤、抗炎、抗病毒、抑菌和凝血等多种药理活性。天花粉多糖也是天花粉主要成分之一[81]。黄晓兰等[82]认为天花粉多糖是由鼠李糖、阿拉伯糖、果糖、甘露糖、葡萄糖和半乳糖组成的杂多糖。李琼等[83]通过石油醚回流并结合乙醇提取，得出天花粉多糖是一种由葡萄糖组成的均多糖。天花粉乙酸乙酯提取物和凝集素粗品具有较强的降糖作用，其中以凝集素部位为佳，凝集素为天花粉降糖的主要有效部位。其主要降糖作用为抗氧化应激。李文平[84]研究显示，天花粉能够提高糖尿病小鼠机体 SOD 水平，降低 MDA 含量，且具有一定的恢复糖尿病小鼠肾脏功能的作用。

二、含有黄酮类成分的中药及其降糖机制

黄酮是植物界中重要的低分子量酚类化合物之一，大多与糖结合以苷的形式存在。黄酮类

物质具有多种药理活性，包括降血糖、抗氧化性、抗病毒、抗炎等作用。葛根、山楂叶、桑叶、三白草等富含黄酮类成分的中草药都被报道具有抗糖尿病活性。目前黄酮类化合物治疗糖尿病及其并发症的主要机制有清除氧自由基、抑制醛糖还原酶活性、抑制 α-葡萄糖苷酶、降血糖、调节物质代谢等[1-3]。

1. 葛根

葛根为豆科植物野葛的干燥根，具有解表退热、生津、透疹、升阳止泻等功效，其主要化学成分有葛根素、葛根素木糖苷、大豆黄酮、大豆黄酮苷等[85]。现代药理研究表明[86-88]，葛根具有改善心脑血管循环，降糖、降脂，解痉等作用。异黄酮类化合物葛根素是葛根中的主要有效成分。现代药理研究发现，葛根的降糖机制主要有以下几个方面。

（1）改善胰岛素抵抗。葛根素可降低高脂饮食及四氧嘧啶诱导的糖尿病胰岛素抵抗大鼠的血糖，降低血中胰岛素水平，提高胰岛素敏感性指数，改善高胰岛素血症，增加肝糖原的含量，改善机体的糖代谢，降低血中总胆固醇和三酰甘油水平，改善血脂[89]。

（2）保护胰岛 B 细胞功能。葛根素还可改善链脲佐菌素（STZ）对小鼠的胰腺损伤，上调胰腺中胰岛素受体底物-1（IRS-1）和胰岛素样生长因子-1（IGF-1）的蛋白表达[90]，抑制 STZ 诱导的糖尿病鼠胰岛 B 细胞的凋亡，提高血清胰岛素含量，其对 B 细胞的保护作用可能是通过调节磷脂酰肌醇 3-激酶（PI3K）/蛋白激酶 B（AKT）途径，进而发挥降血糖改善糖耐量的作用[91]；也可以通过上调胰高血糖素样肽-1 受体（GLP-1R）和胰十二指肠同源盒因子-1（PDX-1）的表达，增强 GLP-1R 信号通路的转导方式保护 B 细胞[92]。

（3）改善糖尿病肝脏脂肪变性。葛根异黄酮能够显著降低模型组血糖含量，减缓小鼠体重的下降，减少血清中总胆固醇、三酰甘油含量，提高肝脏中超氧化物歧化酶、过氧化氢酶活性，减少肝脏中丙二醛、蛋白羰基化含量[93]。路广秀等[94]研究发现葛根素能明显增加高脂血症患者冠状动脉的血流量，属于潜在的降血脂药物。葛根素能通过调节血糖、改善脂质代谢紊乱来减轻糖尿病肝脂肪变性，减轻肝硬化，通过使 NF-κB 信号通路失活抑制氧化应激和炎症，从而下调 IL-1β、TNF-α、单核细胞趋化蛋白-1（MCP-1）的 mRNA 表达，葛根素对糖尿病肝损伤的保护可能与抑制 TGF-β/Smad2 信号转导有关[95]。

2. 桑叶

桑叶为桑科桑属的干燥叶。桑枝中还有黄酮类物质、多酚、脱氧野尻霉素（DNJ）和桑叶多糖等。主要降糖机制有以下几个方面。

（1）改善胰岛素抵抗。桑叶乙酸乙酯部位可显著改善 2 型糖尿病大鼠的糖耐量异常，改善胰岛素抵抗，保护有病理损伤的肝脏、胰腺组织[96-97]。

（2）促进胰岛素分泌。糖尿病模型小鼠经桑叶水提物治疗后，进水量减少，显著降低空腹血糖，改善糖耐量，显著降低血脂，增加胰岛素含量，改善胰岛素抵抗，同时降低血清中 TNF-α[98]。何羡霞[99]等通过对桑叶活性成分的研究总结发现，桑叶中提取成分脱氧野尻霉素具有强效降糖作用，能增加机体胰岛素水平以控制空腹及餐后血糖水平。

（3）抑制α-葡萄糖苷酶活性。原爱红等研究显示，桑叶中黄酮类、生物碱类和多糖类等组分具有不同程度的抑制α-葡萄糖苷酶活性作用，其中生物碱类作用最强，其次为黄酮类和多糖类。桑叶降糖作用机制之一就是抑制 α-葡萄糖苷酶活性[100]。郝蒙蒙等[101]采用乙醇提取、柱色谱分离纯化等方法，获得桑叶中具有潜在降血糖活性的黄酮、多糖和生物碱粗提物，桑叶中黄酮、生物碱、多糖粗提物对α-葡萄糖苷酶均具有抑制活性。黄酮+多糖组合、黄酮+多糖+生物碱组合在高质量浓度下对抑制 α-葡萄糖苷酶表现为协同作用。

3. 山楂叶

山楂叶为蔷薇科山楂属植物山里红的叶，具有活血化瘀、理气通脉的功效。黄酮类化合物作为山楂叶的主要活性物质群，主要包括槲皮素、金丝桃苷、牡荆素、牡荆素葡萄糖苷、牡荆素鼠李糖苷等[102]。其主要降糖作用机制有以下三个方面。

（1）抗氧化应激。山楂叶总黄酮能够有效降低2型糖尿病大鼠血糖水平，改善血脂，提高机体抗氧化能力、抑制氧化应激损伤，提示山楂叶总黄酮对2型糖尿病大鼠具有保护作用[103]。山楂叶总黄酮能够剂量依赖性地改善肾功能，抑制氧化应激损伤和细胞凋亡，降低炎性介质水平，降低细胞间黏附分子，改善肾脏组织病变，提示对2型糖尿病大鼠肾脏组织具有剂量依赖性的保护作用[104-105]。

（2）改善糖脂代谢。山楂果叶提取物联合用药能较好地改善糖脂代谢紊乱大鼠的血糖血脂异常，其作用机制是通过 AMPK/SREBP-1/ACC 通路改善脂质代谢，抑制肝脂质合成[106]。

（3）促进胰岛素分泌。山楂叶总黄酮可以剂量依赖性恢复胰岛素分泌功能，有助于空腹血糖值的下降，同时对糖尿病症状加以有效缓解。各个治疗组均有改善热痛觉迟钝的作用，中高剂量治疗组的治疗效果更为明显[107]。

4. 三白草

三白草具有清热解毒、利尿消肿的功效。三白草具有抗炎、降糖、降脂、抗氧化、保肝、抗肿瘤、免疫抑制等多方面的药理活性。到目前为止，已经从三白草中分离得到 66 个化合物。其中木脂素类化合物 42 个，是三白草中已报道结构类型最多的一类化合物，也是三白草的主要活性成分[108, 112]。其主要降糖机制为以下三个方面。

（1）改善胰岛素抵抗。三白草总黄酮可降低血清游离脂肪酸，改善氧化应激状态，从而改善 2 型糖尿病胰岛素抵抗大鼠的糖脂代谢紊乱及胰岛素抵抗[109]。

（2）抗氧化应激。三白草水提液、总黄酮类化合物和多糖均可明显降低四氧嘧啶糖尿病小鼠或兔的血糖水平，提高超氧化物歧化酶（SOD）活性，降低丙二醛（MDA）水平，提示三白草能降低四氧嘧啶对胰岛 B 细胞的损伤或改善受损伤 B 细胞的功能[110-111]。

（3）保护胰腺功能。三白草酮对 IL-1β 和重组人干扰素（IFN）-γ 诱导的胰腺 B 细胞损伤具有抑制作用，预先给予三白草酮能提高胰腺 B 细胞 RIN-m5f 的活性，其机制是三白草酮抑制了胰腺 B 细胞中 STAT-1、STAT-3 和 STAT-5 的磷酸化，NF-κB 的活性，iNOS 基因的表达，从而抑制 NO 的产生；体内实验也证实了其胰腺保护作用[112]。

5. 鬼箭羽

鬼箭羽以卫矛干燥带翅的枝或翅状物入药，有破血、通经、杀虫功效。鬼箭羽的主要化学成分有黄酮类、多糖类、生物碱、强心苷、甾体类、五环三萜类、有机酸类等不同类型的化合物，且不同的化合物在中药鬼箭羽的临床治疗中具有对应不同靶点的趋势[113-114]。有研究者从95%鬼箭羽乙醇提取物中分离出了 5 个有效部位，其中残渣水煎部位为鬼箭羽萃取物中降血糖效果最好的部位。在中药鬼箭羽乙酸乙酯部位中，发挥降血糖作用的主要有效成分是黄酮和酚醛类，具有降血糖、调血脂作用并且可以延缓动脉粥样硬化[115-116]。鬼箭羽主要通过修复胰岛B 细胞和（或）胰岛素抵抗来降低血糖。郎素梅等[117]观察了鬼箭羽不同提取部位对健康小鼠和四氧嘧啶糖尿病小鼠模型的降血糖作用，结果表明，鬼箭羽不会降低健康小鼠血糖水平，但对四氧嘧啶糖尿病小鼠的降血糖作用明显，说明鬼箭羽无明显的胰岛素样作用，不能刺激胰岛素释放，但可通过改善受损伤的 B 细胞或降低机体对胰岛素的拮抗性来发挥其降血糖作用。

三、含有生物碱成分的中药及其降糖机制

生物碱是指存在于生物界（主要是植物界）的一类含氮有机化合物，该类物质大多有较复杂的环状结构，氮原子结合在环内，大都具有显著而特殊的生理活性。生物碱的多羟基结构与单糖类似，因此，它们在体内有可能取代糖的位置而与糖苷酶结合，且由于氮原子的存在，使得这种结合可能更强，竞争性地抑制了糖苷酶的活性，影响糖代谢[118]。由于生物碱的结构分类众多，因此很难对所有生物碱的结构特点进行归纳总结。目前，从天然药物中分离得到的降糖活性显著的生物碱类以小檗碱的研究最为深入，主要集中于小檗碱抗糖尿病的作用机制、配伍及临床应用形式研究。有大量实验表明，小檗碱治疗糖尿病的主要机制为改善胰岛素受体表达、提高胰岛素敏感性、促胰岛素释放、促进糖代谢等。

黄连

（1）黄连为毛茛科植物黄连、三角叶黄连的干燥根茎，具有清热燥湿、泻火解毒的功效。现代药理学研究表明，黄连具有抗病原微生物、抗毒素、抗炎、解热、降血糖、止泻、抗溃疡、调节肠胃运动、抗肿瘤等作用，同时还具有抗心律失常、正性肌力、降血压、抗血小板聚集、抗心肌缺血、抗脑缺血等功效。研究表明，黄连中存在的主要化学成分是生物碱和木脂素，此外还有酚酸、挥发油、黄酮类、香豆素、萜类、甾体、多糖等。黄连降糖作用成分主要有小檗碱、黄连碱、黄连多糖等。其降糖作用的潜在靶点主要有 SORD、HSD11B1、F2、MMP3、PTPN1、GSK3B、NR1H2、MAPK14 等，表明中药黄连对 2 型糖尿病的干预作用是通过多成分、多靶点、多通路的共同作用结果[119-120]。其小檗碱抗糖尿病作用机制如下。

（2）改善胰岛素抵抗。通过抑制脂肪细胞的过氧化物酶体增殖物激活受体（PPAR）表达抑制脂肪细胞的分化，改善胰岛素抵抗和糖脂代谢。调节内脏白色脂肪组织中 BMP4 转录通路和棕脂组织转录通路，抑制内脏白色脂肪组织中 P107/rb 表达，诱导棕脂组织特异基因 mRNA 的表达，诱导白色脂肪棕色化基因表型，改善胰岛素抵抗[121-124]。

（3）促进胰岛素及 GLP-1 的分泌。小檗碱可激活 AMPK[125]，促进其蛋白磷酸化而激活线粒体功能，促进细胞内葡萄糖和脂质的有氧氧化，从而改善胰岛素信号传导[126]。小檗碱对胰岛组织有直接保护作用，可促进胰岛 B 细胞的再生，从而改善糖尿病。小檗碱也可以通过激活 AMPK 信号通路恢复受损的胰岛细胞功能和大鼠胰岛组织胰岛素的分泌[127]。GLP-1 是机体进

食后由回肠 L-细胞分泌的一种肠源性激素，由激素原转化酶-3 通过水解胰高血糖素原基因（GCG）的翻译后组织特异性蛋白产生小檗碱可通过促进 GLP-1 水平而增加胰岛素的分泌，通过促进 GCG 表达加强胰腺组织中胰岛 B 细胞的功能，促进胰岛素的分泌，从而降低血糖水平[128]。

（4）抑制肝脏糖异生。研究表明，小檗碱可通过 LKB1/AMPK/TORC2 信号通路抑制肝脏糖异生，从而改善糖尿病大鼠的血糖水平[129]。此外，在糖尿病大鼠肝组织中，小檗碱也可以直接激活 AMPK，抑制 TORC2 入核，从而抑制 PGC-1α 介导的肝脏糖异生[130]。

（5）减少肠道细胞对糖的摄取吸收。小檗碱的生物利用度较低，在肠内吸收较少，在人体及哺乳动物体内的血药浓度较低。因此，小檗碱可能在肠道吸收之前就已经发挥了其降血糖的作用。研究表明，小檗碱可通过抑制小肠中α-葡萄糖苷酶的活性、减少肠道对葡萄糖的消化吸收而降低血糖浓度[131]。

（6）抑制氧化应激及炎性反应。研究发现，小檗碱可通过多种机制途径来抑制氧化应激[132]，发挥抗氧化作用。小檗碱可通过抑制 NF-κB 的核转录及促炎性细胞因子的表达[133]而发挥其抗炎活性，且 NF-κB 是小檗碱发挥其抗炎活性的一个重要靶点[134]。此外，小檗碱可有效抑制 IL-6 和 TNF-α 的生成，调控胰岛素受体底物 1 的表达及 PKB/Akt、丝氨酸/苏氨酸磷酸化，从而改善胰岛素信号级联反应，改善胰岛素抵抗[135]。

（7）调控肠道菌群。小檗碱改善肠道菌群的作用主要表现为两个方面，一是改变肠道微生物菌群结构，减少肠道微生物的多样性。二是调整肠道微生物的组成，尤其是增加产生短链脂肪酸的细菌。研究表明小檗碱可调节肠道微生物群，减少菌群多样性[136-139]。小檗碱可明显减少肠道微生物的多样性，减轻机体的炎性反应[140-142]。

四、含有皂苷类成分的中药及其降糖机制

皂苷是苷元为三萜或螺旋甾烷类化合物的一类糖苷。自然界中，皂苷广泛存在于单子叶植物和双子叶植物中。近年发现，由海洋生物及动物体内也存在活性皂苷。皂苷按化学结构可分为三萜皂苷和甾体皂苷，具有多种生物活性。药理研究发现，多种皂苷化合物具有抗糖尿病的作用。研究报道白芍总苷、虎杖苷均可改善糖尿病小鼠胰岛素抵抗，延缓糖尿病的进展。研究显示，三萜皂苷类成分可以通过抑制α-葡萄糖苷酶、醛糖还原酶来改善葡萄糖耐量和胰岛素抵抗[1-3]。

1. 白芍

白芍为毛茛科植物芍药的干燥根，味苦、酸，性微寒，具有敛阴止汗、缓急止痛、养血柔肝等功效。现代药学研究表明，白芍的主要活性成分包括单萜、三萜、黄酮及多糖等，具有降血糖、抗炎、免疫调节、护肝、镇痛及抗肿瘤等多种药理作用[143]。其可能的降糖机制主要有三个方面。

（1）抗氧化应激。研究显示，白芍多糖可增加糖尿病大鼠模型体质量，改善葡萄糖耐量，降低 FBG 水平，提高 FINS 及 ISI 水平并能降低糖尿病大鼠模型肝组织 MDA 含量、升高肝组织 GSH-Px、SOD 及 CAT 活性。提示白芍多糖具有抗糖尿病作用，其作用机制与抗氧化作用

有关[144]。

（2）改善胰岛素抵抗。研究表明，白芍总苷可提高血清脂连蛋白和降低超敏 C 反应蛋白水平，从而改善糖尿病合并冠心病的胰岛素抵抗[144]。白芍总苷能增强高脂饲养诱导高脂血症-胰岛素抵抗大鼠胰岛素敏感性，降低高胰岛素血症和血脂含量，其降低血脂效应可能是改善胰岛素敏感性的主要作用机制[145]。

（3）抑制 α-葡萄糖苷酶活性。白芍的 50%乙醇洗脱部分在体外有明显抑制 α-葡萄糖苷酶作用，其 IC50 分别为 2.74mg/ml，强于阳性药阿卡波糖（IC_{50}=3.89mg/ml）[146]。

2. 虎杖

虎杖为蓼科多年生草本植物虎杖的干燥根和茎，虎杖苷属于二苯乙烯苷类，由苷元白藜芦醇和糖分子结合而成，其主要降糖机制为以下四个方面。

（1）改善胰岛素抵抗。研究表明虎杖苷可通过激活 PPARβ，抑制 NF-κB 及 COX-2、iNOS 信号通路，改善糖尿病小鼠胰岛素抵抗及心肌肥厚指标[147]。袁琼[148]等研究发现，白藜芦醇衍生物 BTM-0512 能剂量依赖性降低 2 型糖尿病大鼠 FBG 和 Hb1AC 水平，改善 HOME-IR 和 IAI 水平，但对 OGTT 与 IS 没有影响。提示 BTM-0512 可以降低 2 型糖尿病大鼠血糖并改善 IR 程度。

（2）抗氧化应激。白藜芦醇可能部分通过激活 PI3K/AKT 通路抑制氧化应激及其诱导的凋亡，从而对肾小管上皮细胞发挥保护作用。白藜芦醇可改善胰岛素抵抗、提高抗氧化应激能力及增加低密度脂蛋白受体的表达，具有明显改善糖脂代谢紊乱的作用[149-151]。

（3）抑制 α-葡萄糖苷酶活性。杨冬[152]等研究显示虎杖提取物对 α-葡萄糖苷酶的半抑制浓度为 0.027g/L，蒽醌类化合物具有较好的抑制 α-葡萄糖苷酶活性作用。

（4）抑制 SGLT2 降血糖活性。虎杖苷及其衍生物作为 O-芳基糖苷化合物具有较弱的抑制 SGLT2 降血糖活性，其分子结构对后续设计新的 C-芳基糖苷 SGLT2 抑制剂具有一定的指导意义[153]。

3. 苦瓜

苦瓜是葫芦科的一种开花藤蔓植物，由一系列复杂的有益化合物组成。苦瓜的药用价值主要归功于酚类、类黄酮、异黄酮类、萜烯类和葡萄糖苷类，其中三萜类、苷类、甾体类和肽类等多种成分有降血糖的功效[154]。其主要降糖机制为改善胰岛素抵抗。马春宇[155-156]等研究显示，苦瓜总皂苷组大鼠的空腹血糖和胰岛素值均显著降低，而骨骼肌 GLUT-4 表达量显著增高，胰岛素分泌颗粒显著增加，肝脏糖原颗粒数量也明显增加。其机制主要包括促进肝糖原合成、抑制肝糖原分解，以及通过外周组织 GLUT-4 表达增强进而增加胰岛素敏感性等。苦瓜总皂苷改善胰岛素抵抗作用机制很可能是下调 SOCS-3、JNK mRNA 和蛋白的表达量进而使胰岛素信号转导通路的作用增强。

4. 山茱萸

山茱萸系山茱萸科山茱萸属植物，具有补益肝肾、涩精固脱的功效，主要用于治疗眩晕耳鸣、腰膝酸痛、阳痿遗精、内热消渴等，具有抗肿瘤、降血糖、调节骨代谢、抗氧化、保护肝脏、调控视黄醇、抗炎等多种药理作用[157]。山茱萸中的主要药效成分为环烯醚萜及其苷、三萜、黄酮、鞣质、有机酸、多糖等。目前针对山茱萸化学成分的研究多集中在环烯醚萜及其苷、三萜及多糖类。其中环烯醚萜不仅是山茱萸中的特征性成分，还是山茱萸中含量最高的成分。范思思等[158]研究显示，环烯醚萜在抑制葡萄糖体内吸收、促进葡萄糖利用等方面具有较明显的作用，可通过非胰岛素依赖途径发挥降糖作用，是否具有α-葡萄糖苷酶抑制作用、胰岛素增敏作用有待进一步验证。

5. 生地黄

生地黄为玄参科植物地黄的干燥块根，具有清热凉血、养阴生津的功效。现代药理研究表明，地黄浸剂、醇浸膏及地黄苷均有一定的降血糖作用[159]。其有效成分为地黄多聚糖和梓醇。梓醇是生地黄中指标性成分，也是环烯醚萜苷类的主要组成部分。环烯醚萜苷类物质的药理作用研究以梓醇为代表[160]。其主要的降糖机制如下。

（1）调节糖脂代谢。李敏[161]对鲜地黄不同降糖部位的研究证实，各部位给药组口服给药两周后均可降低糖尿病模型小鼠的食、水量，经化验空腹及餐后血糖水平均有所降低，糖耐量改善，HDL-C 水平升高，TG、TC 水平降低。

（2）改善胰岛 B 细胞功能及胰岛素抵抗。生地黄低聚糖对 Hep G2 胰岛素抵抗具有明显的改善作用，其机制可能与激活 PPAR-α、调节 Hep G2 内胰岛素受体及 GLUT-2 mRNA 的表达有关[162]。

五、其 他 成 分

研究还发现多肽与氨基酸类、酚酸类、不饱和脂肪酸等在降血糖方面也有一定的效果[163-165]。宋媛[166]研究显示，阿魏酸、绿原酸、对香豆酸在一定浓度范围内抑制 α-淀粉酶活力，添加量为 0.05%时，三者对 α-淀粉酶的抑制都表现为最高，分别为 36.6%、51.43%、59.35%。通过摄入适量的酚酸能降低 α-淀粉酶活性，延缓葡萄糖吸收，从而降低血糖浓度。

六、述评与展望

1. 中药降糖靶点多样

糖尿病尚无治愈的办法，日常良好的血糖控制是防治其发生发展的有效手段。糖尿病的治疗以西药为主，中药多作为辅助治疗手段。事实上，大量的研究表明，相比于西药单一药物单一靶点而言，中药多成分、多靶点、多途径的调控更有利于糖尿病患者血糖长期控制。我国药用植物资源相对丰富，如何高效筛选抗糖尿病活性成分或先导化合物，为抗糖尿病天然药物的研发提供依据，是天然抗糖尿病药物研发亟需攻克的难题[167]。大量化学成分及药理研究表明，中药治疗糖尿病主要是控制和降低血糖，使血糖保持在一个相对正常的水平。其降血糖的活性成分主要为多糖、黄酮、皂苷、生物碱等多种类型的化合物，其降糖机制主要是：①改善胰岛 B 细胞功能和促进胰岛素分泌。②通过提高胰岛素受体数目和受体亲和力来增强胰岛素敏感性。③提高组织和器官对葡萄糖的使用，改善胰岛素抵抗。④减少机体自由基的生成，增强抗氧化能力。⑤抑制 α-葡萄糖苷酶的活性、延缓葡萄糖吸收等。

2. 作用环节尚不明

由于中药成分复杂，往往是多种成分共同发挥作用。这些单味中药中有促进胰腺分泌的，有修复胰岛B细胞的，有促进外周转运葡萄糖的，有抑制高血糖状态下的蛋白非酶糖基化而致糖基化终产物的生成减少的，也有具有α-葡萄糖苷酶抑制活性等降糖机制的降糖中药。其药效物质群在体内代谢的途径、作用的靶点尚不十分清楚，绝大多数都还缺乏作用机制和作用环节方面的深入探讨，也是今后需重点研究的方向。总结的目的是有助于系统了解和掌握近年来单味中药降糖的研究进展，对指导临床用药和科学研究作一基础性的研究，使单味中药的进一步研究得到重视和发展。

3. 作用机制将是研究重点方向

单味中药是组成复方的基本要素，药物的化学成分和药理作用又是发挥疗效的物质基础。应用中药治疗糖尿病的目标转向单味药物的筛选，有效部位或有效成分的获得，并从实验研究角度，利用现代新技术如生物芯片、生物色谱等对筛选出的活性成分进行多靶点分析，明确其作用靶点，阐明其作用机制，完善中药降糖理论，并利用网络药理学等新的研究思路来开发出具有本土专利的创新药。同时，也为下一步研究降糖单味中药进行的二味、三味药物组方奠定了理论和实验基础，为进一步探讨中药复方的交叉药理作用起到推动作用[168]。

参 考 文 献

[1] 鲁利平，廖文娟，李全斌. 中药活性成分治疗糖尿病研究概述[J]. 实用药物与临床，2016，19（12）：1559-1562.

[2] 李卉，史丽伟，杨亚男. 中药主要降糖活性成分和降糖复方作用机制述评[J]. 北京中医药，2017，36（6）：558-560.

[3] 马宝瑕，陈新，邓军娥. 中药多糖研究进展[J]. 中国医院药学杂志，2013，23（6）：360-363.

[4] 董碧莲，蔡延渠，吕莉. 中药多糖增强免疫、抗疲劳作用的研究进展[J]. 中成药，2019，41（5）：1119-1121.

[5] 柳威，林懋怡，刘晋杰. 等. 滇黄精研究进展及黄精研究现状[J]. 中国实验方剂学杂志，2017，23（14）：226-228.

[6] 涂明锋，叶文峰. 黄精的药理作用及临床应用研究进展[J]. 宜春学院学报，2018，40（9）：27-30.

[7] 王艺，彭国庆，江新泉，等. 黄精多糖对糖尿病大鼠模型的保护机制研究[J]. 中医药导报，2017，23（02）：8-16.

[8] Wang Y，Qin S，Pen G，et al. Potential ocular protection and dynamic observation of polygonatum sibiricum polysaccharide against streptozocin-induced diabetic rats'model[J]. Experimental Biology ＆ Medicine，2017，242（1）：92.

[9] Liu N，Dong Z，Zhu X，et al. Characterization and protective effect of Polygonatum sibiricum polysaccharide against cyclophosphamide-induced immunosuppression in Balb/c mice[J]. International Journal of Biological Macromole-cules，2017.

[10] 王巧莲. 黄精根茎化学成分及其抗炎活性研究[D]. 北京：北京化工大学，2016.

[11] 何基琛，宗少晖，曾高峰，等. 黄精多糖对 RANKL 诱导骨髓巨噬细胞向破骨细胞分化及体内骨吸收功能的影响[J]. 中国组织工程研究，2017，21（20）：3117-3122.

[12] 闫鸿丽，陆建美，王艳芳. 等. 黄精调节糖代谢的活性及作用机理研究进展[J]. 中国现代中药，2015，17（1）：82-85.

[13] 余亚鸣. 黄精的活性成分研究[D]. 天津：天津医科大学，2017.

[14] 公惠玲，李卫平，尹艳艳，等. 黄精多糖对链脲菌素糖尿病大鼠降血糖作用及其机制探讨[J]. 中国中药杂志，2009，34（9）：1149-1154.

[15] 董琦，董凯，张春军. 黄精对 2 型糖尿病胰岛素抵抗大鼠葡萄糖转运蛋白-4 基因表达的影响[J]. 新乡医学院学报，2012，29（7）：493-495.

[16] 陆建美，闫鸿丽，王艳芳，等. 滇黄精及其活性成分群对 α-糖苷酶活性抑制作用研究[J]. 中国现代中药，2015，17（3）：200-203.

[17] 赵宏丽, 许燕, 赵红岩, 等. 黄精多糖对 2 型糖尿病大鼠 SREBP-1c 和 SCD-1 蛋白表达的影响[J]. 中药药理与临床, 2015, 31（1）: 107.

[18] 何卫波, 曾梅艳, 宋厚盼. 等. 黄精治疗糖尿病的分子机制[J]. 中医学报, 2017, 10（10）: 2186-2188.

[19] 段贤春, 方朝晖, 姚先梅. 中药黄芪治疗糖尿病及糖尿病肾病研究进展[J]. 安徽医药, 2013, 17（9）: 1592-1594.

[20] 胡桂祯, 徐冰, 徐涛. 黄芪多糖干预 2 型糖尿病机制研究进展[J]. 上海中医药杂志, 2019, 53（9）: 95-98.

[21] 阴永辉, 滕佳林. 黄芪活性成分干预糖尿病血管内皮损伤的研究进展[J]. 山东中医药杂志, 2013, 32（8）: 599-601.

[22] 周海燕. 黄芪多糖对 2 型糖尿病大鼠胰岛内质网应激及 Bcl-2 和 Bax 表达影响的研究[D]. 合肥: 安徽中医药大学, 2015.

[23] Chen W, Xia Y P, Chen W J, et al. Improvement of myocardial glycolipid metabolic disorder in diabetic hamster with Astragalus polysaccharides treatment[J]. Mol Biol Rep, 2012, 39（7）: 7609-7615.

[24] Ke B, Ke X, Wan X, et al. Astragalus polysaccharides attenuates TNF-alpha-induced insulin resistance via suppression of miR-721 and ctivation of PPAR-gamma and PI3K/AKT in 3T3-L1 adipocytes[J]. Am J Transl Res, 2017, 9（5）: 2195-2206.

[25] 唐思梦, 杨泽民, 陈伟强, 等. 黄芪多糖保护胰岛 β 细胞改善大鼠 2 型糖尿病[J]. 第二军医大学学报, 2017, 38（4）: 482-487.

[26] 张文奎, 李茜, 宫翠红, 等. 针刺联合黄芪多糖对 db/db 小鼠胰岛 β 细胞 Bcl-2 蛋白表达的影响[J]. 上海针灸杂志, 2016, 35（6）: 738-741.

[27] 李承德, 李静静, 王琳, 等. 黄芪多糖对 Fas 介导的糖尿病大鼠胰岛 β 细胞凋亡的抑制作用[J] 中药材, 2011, 34（10）: 1579-1582.

[28] 毛淑梅, 李承德, 王琳, 等. 黄芪多糖对糖尿病大鼠胰岛 β 细胞超微结构及 Fas 表达的影响[J]. 中国药理学通报, 2010, 26（6）: 791-793.

[29] 胡阳黔, 李静, 刘坚, 等. 黄芪多糖改善游离脂肪酸致胰岛 β 细胞的脂毒性[J]. 华中科技大学学报（医学版）, 2014, 43（2）: 181-184.

[30] 贺映侠, 朱虹. 黄芪多糖对 2 型糖尿病大鼠骨骼肌氧化应激水平及 SIRT3 表达的影响[J]. 中国老年学杂志, 2018, 38（12）: 3023-3025.

[31] Hu F, Li X, Zhao L, et al. Antidiabetic properties of purified polysaccharide from Hedysarum polybotrys[J]. Can J Physiol Pharmacol, 2010, 88（1）: 64-72.

[32] 金智生, 孙丹凤, 汝亚琴, 等. 红芪多糖对实验性糖尿病胰岛素抵抗大鼠脑组织 SOD 和 MDA 的影响[J]. 甘肃中医学院学报, 2011, 28（1）: 5-9.

[33] 魏玉娇, 金智生, 朱真灵, 等. 红芪多糖对糖尿病肾病 db/db 小鼠肾脏保护作用及其对肾组织 PKCα 与 VEGF 表达的影响[J]. 北京中医药大学学报, 2014, 37（2）: 116.

[34] 李成义, 强正泽, 王燕, 等. 不同生长年限红芪中活性成分含量变化特征[J]. 时珍国医国药, 2015, 26（10）: 2497-2498.

[35] 郑丽红. 金智生. 王海强. 等. 红芪多糖对 12 周龄糖尿病 db/db 小鼠血脂的影响[J]. 辽宁中医杂志, 2015, 42（5）: 1125.

[36] 祁雪艳, 金智生, 陈长浩, 等. 红芪多糖对早期糖尿病肾病 db/db 小鼠肾脏保护作用及 PKC/TIMP-1 表达的影响[J]. 中国老年学杂志, 2015, 35（18）: 5053.

[37] 吉福玲, 金智生, 何流, 等. 红芪多糖对糖尿病周围神经病小鼠的神经组织纤维化的改善作用及其机制[J]. 中国临床药理学杂志, 2019, 35（7）: 661-663.

[38] 关倩倩, 张文龙, 杜方岭, 等. 山药多糖生物活性及作用机理研究进展[J]. 中国食物与营养, 2018, 24（3）: 11-14.

[39] 王瑞娇, 马凡怡. 山药多糖的研究进展[J]. 化学研究, 2015, 26（10）: 2497-2498.

[40] 李晓冰, 裴兰英, 陈玉龙, 等. 山药多糖对链脲菌素糖尿病大鼠糖脂代谢及氧化应激的影响[J]. 中国老年学杂志, 2014, 34（2）: 420.

[41] 焦钧. 纳米山药多糖的制备及降血糖、降血脂活性的研究[D]. 佳木斯: 佳木斯大学, 2014.

[42] ZHAO C, LI X, MIAO J, et al. The effect of different extraction techniques on property and bioactivity of polysaccharides from dioscorea hemsleyi [J]. International Journal of Biological Macromolecules, 2017, 102: 847-856.

[43] 杨宏莉, 张宏馨, 兰会, 等. 山药多糖对 2 型糖尿病大鼠降糖机理的研究[J]. 河北农业大学学报, 2010, 33（3）: 100-103.

[44] 曹智, 张燕娣, 许永华. 人参有效成分及其药理作用研究新进展[J]. 人参研究, 2012, 2（3）: 39-41.

[45] 薛涛, 夏朝霞, 邹丽莎. 人参降糖作用的研究进展[J]. 中国现代中药, 2014, 16（5）: 428-430.

[46] 吴晓民, 赵丹, 朱艳萍. 人参多糖的药理作用与临床研究进展[J]. 人参研究, 2016, 5（2）: 40-42.

[47] 顾红岩, 吴金环, 等. 人参二味胶囊对糖尿病大鼠血糖、血脂的影响[J]. 中国实验方剂学杂志, 2011, 17（7）: 132-135.

[48] 陈艳. 人参水提物降血糖作用的研究[D]. 长春: 东北师范大学, 2010, 5.

[49] 南敏伦, 赵昱玮, 吕娜, 等. 人参多糖的化学结构及其降血糖活性研究进展[J]. 中国药房, 2014, 16（5）: 4506-4507.

[50] 王丽杰，王春艳，张冬燕. 人参治疗糖尿病及作用机制研究进展[J]. 中国热带医学，2013，13（7）：906-907.

[51] 彭婉，马骁，王建. 麦冬化学成分及药理作用研究进展[J]. 中草药，2018，49（2）：477-479.

[52] 肖作奇. 湖北麦冬多糖质量控制与抗糖尿病活性研究[D]. 武汉：华中科技大学，2014.

[53] 杨金颖，孙芳芳. 麦冬多糖的药理作用研究[J]. 天津药学，2016，28（2）：52-55.

[54] 宁萌，潘亮，谢文利，等. 麦冬提取物的降糖作用及其抗胰岛素抵抗的机制研究[J]. 解放军医学杂志，2013，38（1）：26-29.

[55] 陈莉，何立英，金鑫. 麦冬多糖对脂肪细胞胰岛素敏感性的作用机制[J]. 武警后勤学院学报，2013，22（1）：5-8.

[56] 沙建平，马红英，陈晓文，等. 麦冬对糖尿病大鼠胰岛 β 细胞的保护作用[J]. 成都中医药大学学报，2014，37（3）：23-24.

[57] 廖靖，蔡东红，符爱珍. 麦冬提取物对妊娠期胰岛抵抗小鼠蛋白水平和脂联素表达的影响[J]. 药学研究，2014，33（6）：321-322.

[58] 朱菁. 麦冬多糖及其多囊脂质体的抗Ⅱ型糖尿病活性研究[D]. 镇江：江苏大学，2018.

[59] Ding L，Li P，Lau C B，et al. Mechanistic studies on the antidiabetic activity of a polysaccharide-rich extract of radix ophiopogonis [J]. Phytother Res，2012，26（1）：101-105.

[60] Chen X M，Jin J，Tang J，et al. Extraction, purification, characterization and hypoglycemic activity of a polysaccharide isolated from the root of ophiopogon japonicus [J]. Carbohydrate Polym，2011，83（2）：749-754.

[61] 尹长江，杨坤宝，张学军. 枸杞总多糖对 2 型糖尿病大鼠的降糖作用研究[J]. 中成药，2014，36（8）：1750.

[62] 唐华丽，孙桂菊，陈忱. 枸杞多糖的化学分析与降血糖作用研究进展[J]. 食品与机械，2013，29（6）：244-247.

[63] 郭健，徐国兴，王婷婷，等. 枸杞多糖对糖尿病大鼠视网膜神经细胞氧化损伤的保护作用[J]. 中国临床药理学杂志，2015，31（24）：2448-2450.

[64] 姚兆敏，陈卫东，仰忠华. 白术研究进展及其质量标志物（Q-marker）的预测分析[J]. 中草药，2019，50（19）：4796-4798.

[65] 顾思浩，孔维崧，张彤白术化学成分、药理作用与复方应用的研究进展[J]. 中草药，2019，8（1）：102-104.

[66] 李燕，陈素红，吉星，等. 白术多糖对自发性 2 型糖尿病小鼠血糖及相关指标的影响[J]. 中国实验方剂学杂志，2015，21（10）：162-165.

[67] Gao H，Zhu X，Xi Y，et al. Anti-depressant-like effect of atractylenolide I in a mouse model of depression induced by chronic unpredictable mild stress[J]. Experimental & Therapeutic Medicine，2018，15（2）：1574-1579.

[68] 乔进，窦志华，吴锋，等. 灵芝多糖联合二甲双胍对 2 型糖尿病大鼠心肌结构及血流动力学的影响[J]. 中国药理学通报，2016，32（7）：1012.

[69] 张瑞婷，周涛，宋潇潇，等. 灵芝活性成分及其药理作用的研究进展[J]. 安徽农业科学，2018，46（3）：18-22.

[70] 滕宝松. 灵芝有效降糖组分的筛选及降血糖机理研究[D]. 上海：复旦大学，2012.

[71] 杨斌. 灵芝多糖降血糖作用及其机理的研究[D]. 杭州：浙江大学，2011.

[72] 白丽娟，徐金东，张一帆，等. 灵芝对糖尿病及其并发症防治作用的研究进展[J]. 食用菌，2019，41（2）：3-7.

[73] 范朝华，佟莉，张丹，等. 灵芝颗粒对 2 型糖尿病患者糖代谢的影响及对炎症因子的作用机制研究[J]. 河北中医，2018，40（2）：214-217.

[74] 翟春梅，孟祥瑛，付敬菊，等. 牡丹皮的现代药学研究进展[J]. 中医药信息，2020，37（1）：109-111.

[75] Ha DO T，Trung T N，Hien T T，et al. Selected compounds derived from Moutan Cortex stimulated glucose uptake and glycogen synthesis via AMPK activation in human HepG2 cells[J]. J Ethnophar-macol，2010，131（2）：417-424.

[76] 王松迪. 牡丹皮降糖的活性成分研究[D]. 武汉：湖北中医药大学，2013：25-27.

[77] 黄妍，刘秀，陶薇. 五味子化学成分及抗 2 型糖尿病活性研究进展[J]. 中草药，2019，50（7）：1739-1741.

[78] 孟宪军，那广宁，高晓旭，等. 北五味子多糖的分离纯化研究[J]. 食品科技，2008，33（11）：197-199.

[79] 柴可夫，覃志成，王亚丽. 北五味子油对糖尿病小鼠抗氧化及葡萄糖转运蛋白 4mRNA 表达的影响[J]. 中医药学刊，2006，24（7）：1199-120.

[80] 黄妍. 五味子化学成分及抗 2 型糖尿病活性研究进展[J]. 中草药，2019，50（7）：1739-1740.

[81] Yang L，Yao D，Yang H，et al. Puerarin protects pancreatic β-cells in obese diabetic mice via activation of GLP-1R signaling[J]. Mol Endocrinol，2016，30（3）：361-371.

[82] 宋玮，李艳姣，乔雪，等. 中药葛根的化学成分研究进展（英文）[J]. Journal of Chinese Pharmaceutical Sciences，2014，23（6）：347-360.

[83] 王兰，蓝璟，龚频，等. 葛根异黄酮降血糖活性及作用机制的研究[J]. 食品科技，2017，（3）：223-226.

[84] 路广秀，包立道，张芳. 葛根素对高脂血症患者靶器官功能的保护作用[J]. 中国临床研究，2017，30（2）：165-167.

[85] Hou B，Zhao Y，Qiang G，et al. Puerarin mitigates diabetic hepatic steatosis and fibrosis by inhibiting TGF-β signaling pathway

activation in type 2 diabetic rats[J]. Oxid Med Cell Longev，2018，（2018）1-13.

[86]　周珺. 桑叶抗糖尿病药理学机制及活性组分研究[D]. 兰州：兰州大学，2017.

[87]　田思敏，柳辰玥，马双双. 桑叶对糖尿病小鼠肝脏 Toll 样受体基因表达的影响[J]. 中国实验方剂学杂志，2017，23（6）：137-139.

[88]　季涛，宿树兰，郭盛. 桑叶防治糖尿病的效应成分群及其作用机制研究进展[J]. 中草药，2015，46（5）：778-780.

[89]　何羡霞，苏楠，吴新荣. 桑叶降糖有效部位及其降糖活性研究进展 [J]. 中国实验方剂学杂志，2014，20（7）：245-248.

[90]　原爱红，马骏，蒋晓峰. 桑叶中糖苷酶抑制活性组分的筛选[J]. 中国中药杂志，2006，31（3）：223-225.

[91]　郝蒙蒙，崔汉钊，韩爱芝. 药桑叶中活性物质的提取及对 α-葡萄糖苷酶的抑制作用[J]. 食品科学，2018，39（19）：19-21.

[92]　李劲松，徐颖，孙涛. 山楂叶总黄酮药理作用研究进展[J]. 中药与临床，2017，8（6）：64-66.

[93]　张鹏，张培新. 山楂叶总黄酮对 2 型糖尿病大鼠胰腺组织保护作用的研究[J]. 中药药理与临床，2015，31（5）：72-75.

[94]　王静静，高聪，韩伟. 山楂果叶协同改善糖脂代谢紊乱的作用[J]. 中国药理学与毒理学杂志，2019，33（9）：719-721.

[95]　苏静，周少英，阚敏宸，等. 山楂叶总黄酮对 2 型糖尿病大鼠肾脏组织保护作用的研究[J]. 中医药信息，2017，34（2）：22-27.

[96]　刘中柱，卢文穆，山楂叶总黄酮对糖尿病肾病大鼠肾脏中 VEGF 表达影响[J]. 黑龙江医药科学，2013，36（6）：63-64.

[97]　陈熠飞，齐淑芳，陈虹，等. 山楂叶总黄酮对 2 型糖尿病大鼠热痛阈的影响[J]. 黑龙江医药科学，2017，40（2）：16-17.

[98]　肖伟，彭冰，彭勇. 三白草的研究进展[J]. 中草药，2010，41（12）：2111-2112.

[99]　邢冬杰，宿世麾. 三白草总黄酮对Ⅱ型糖尿病胰岛素抵抗大鼠糖脂代谢的影响[J]. 中成药，2015，37（8）：1840.

[100]　叶蕻芝，许雪琴，林薇，等. 三白草对四氧嘧啶型糖尿病小鼠治疗作用的实验研究[J]. 福建中医学院学报，2004，14（3）：34-35.

[101]　叶蕻芝，许雪琴，林薇，等. 三白草黄酮类化合物对糖尿病治疗作用的实验研究[J]. 福建中医学院学报，2004，14（5）：33-36.

[102]　徐春蕾，吴玉兰，邵江娟. 三白草酮的药理作用研究进展[J]. 中国药房，2012，23（31）：2969-2970.

[103]　张艳霞. 鬼箭羽在糖尿病中的实验研究及临床应用概况[J]. 全科口腔医学杂志，2018，5（32）：31-34.

[104]　陈云华，龚慕辛，卢旭然，等. 鬼箭羽及同属植物主要药理作用及有效成分研究进展[J]. 北京中医药，2010，29（2）：143.

[105]　党晓芳，曹飒丽，祁娟娟，等. 鬼箭羽总黄酮含量测定方法的建立[J]. 中国实验方剂学杂志，2014，20（9）：96-98.

[106]　胡莹，李乐愚，梅全喜. 鬼箭羽降血糖作用研究进展[J]. 中国药业志，2015，24（8）：124-126.

[107]　郎素梅，朱丹妮，余伯阳，等. 中药鬼箭羽降糖有效部位的药效学和化学研究[J]. 中国药科大学学报，2003，34（2）：128-131.

[108]　张荻，王旭. 治疗糖尿病的中药主要成分及作用机制研究概述[J]. 中医杂志，2011，6（52）：976-979.

[109]　罗婷婷，鲁媛，严诗楷. 基于网络药理学的黄连干预 2 型糖尿病潜在靶点研究[J]. 中药材，2019，42（1）：202-204.

[110]　李爱云，杨京，张昕宇. 小檗碱治疗 2 型糖尿病降血糖机制的研究进展[J]. 中国实验方剂学杂志，2019，25（22）：219-221.

[111]　李国生，刘栩晗，李欣宇. 等. 黄连素调节 BMP4 转录通路基因表达改善 2 型糖尿病地鼠内脏白色脂肪组织胰岛素抵抗的研究[J]. 中国中药杂志，2016，41（3）：514.

[112]　魏世超，徐丽君，邹欣，等. 黄连粉末中小檗碱、药根碱及单体化合物在 2 型糖尿病大鼠体内的药动学和药效学特征分析[J]. 中国中药杂志，2015，40（21）：4262.

[113]　Yao X，Peng Y，Xu L J，et al. Phytochemical and biological studies of lycium medicinal plants[J]. Chem Biodivers，2011，8（6）：976-1010.

[114]　Chen H，Li Y J，Sun Y J，et al. Lignanamides with potent antihyperlipidemic activities from the root bark of Lycium chinense [J]. Fitoterapia，2017，122：119-125.

[115]　Lee Y S，Kim W S，Kim K H，et al. Berberine，a natural plant product，activates AMP-activated protein kinase with beneficial metabolic effects in diabetic and insulin-resistant states[J]. Diabetes，2006，55（8）：2256-2264.

[116]　Zhou J，Zhou S，Tang J，et al. Protective effect of berberine on beta cells in streptozotocin-and high-carbohydrate/high-fat diet-induced diabetic rats[J]. Eur J Pharmacol，2009，606（1/3）：262-268.

[117]　Shen N，Huan Y，Shen Z F. Berberine inhibits mouse insulin gene promoter through activation of AMP activated protein kinase and may exert beneficial effect on pancreatic β-cell[J]. Eur J Pharmacol，2012，694（1/3）：120-126.

[118]　Lu S S，Yu Y L，Zhu H J，et al. Berberine promotes glucagon-like peptide-1（7-36）amide secretion in streptozotocin-induced diabetic rats[J]. J Endocrinol，2009，200（2）：159-165.

[119]　Jiang S J，Dong H，Li J B，et al. Berberine inhibits hepatic gluconeogenesis via the LKB1-AMPK-TORC2 signaling pathway in streptozotocin-induced diabetic rats [J]. World J Gastroenterol，2015，21（25）：7777-7785.

[120]　Zhang M，Lv X，Li J，et al. Sodium caprate augments the hypoglycemic effect of berberine via AMPK in inhibiting hepatic gluconeogenesis[J]. Mol Cell Endocrinol，2012，363（1/2）：122-130.

[121] Yin J，Zhang H，Ye J. Traditional Chinese medicine in treatment of metabolic syndrome[J]. Endocr Metab Immune Disord Drug Targets，2008，8（2）：99-111.

[122] Moghaddam H K，Baluchnejadmojarad T，Roghani M，et al. Berberine ameliorate oxidative stress and astrogliosis in the hippocampus of STZ-induced diabetic rats[J]. Mol Neurobiol，2014，49（2）：820-826.

[123] Jiang Q，Liu P，Wu X，et al. Berberine attenuates lipopolysaccharide-induced extracelluar matrix accumulation and inflammation in rat mesangial cells：involvement of NF-κB signaling pathway[J]. Mol Cell Endocrinol，2011，331（1）：34-40.

[124] Hsu Y Y，Tseng Y T，Lo Y C. Berberine，a natural antidiabetes drug，attenuates glucose neurotoxicity and promotes Nrf2-related neurite outgrowth[J]. Toxicol Appl Pharmacol，2013，272（3）：787-796.

[125] Donath M Y. Targeting inflammation in the treatment of type 2 diabetes[J]. Diabetes Obes Metab，2013，doi：10. 1038/nrd4275.

[126] Zhang X，Zhao Y，Zhang M，et al. Structural changes of gut microbiota during berberine-mediated prevention of obesity and insulin resistance in high-fat diet-fed rats[J]. PLoS One，2012，7（8）：e42529.

[127] 贺娅莎，王彦. 小檗碱对 2 型糖尿病小鼠肠道菌群影响的相关研究[J]. 糖尿病新世界，2015，8（128）：42-43.

[128] 顾融融. 小檗碱对 2 型糖尿病小鼠肠道菌群影响的相关研究[J]. 临床医药文献电子杂志，2017，4（61）：11885.

[129] 陈淑贞，牟淑敏，刘雨凡. 苦瓜提取物降糖作用的研究进展[J]. 世界最新医学信息文摘，2018，18（92）：87-89.

[130] Xu X，Shan B，Liao C H，et al. Anti-diabetic properties of momordica charantia L. polysaccharide in alloxan-induced diabetic mice[J]. J. Biol. Macromol，2015，81：538.

[131] Zhang F，Lin L，Xie J A mini-review of chemical and biological properties of polysaccharides from Momordica charantia[J]. Int. J. Biol. Macromol，2016，92：246-253.

[132] Deng Y Y，Yi Y，Zhang L F，et al. Immunomodulatory activity and partial characterisation of polysaccharides from momordica charantia[J]. Molecules，2014，19：13432-13447.

[133] 张晓燕，李铣. 白芍的化学研究进展[J]. 沈阳药科大学学报，2002，19（1）：70-73.

[134] 李宁，李肇进，张博. 白芍多糖抗糖尿病作用的实验研究[J]. 中药材，2016，39（6）：1408-1410.

[135] 郑琳颖，潘竞锵，吕俊华. 白芍总苷增强高脂血症-胰岛素抵抗大鼠胰岛素敏感性和降血脂作用研究[J]. 时珍国医国药，2008，19（2）：349-351.

[136] 孙佳明，杜延佳，宗颖. 白芍降血糖和抗氧化的有效部位筛选研究[J]. 时珍国医国药，2014，25（9）：2113-2115.

[137] 黄波，薛莱，吴阳，等. 虎杖苷对小鼠糖尿病心肌肥厚的保护作用及机制研究[J]. 中国中药杂志，2015，40（21）：4256.

[138] 袁琼，刘思好，邹晓青，白藜芦醇衍生物改善 2 型糖尿病大鼠血糖及胰岛素抵抗作用的研究[J]. 中南药学，2018，35（11）：1684-1687.

[139] 董秀娟，曹亚磊，李芹，等. 白藜芦醇对妊娠期糖尿病大鼠脑组织氧化应激和细胞凋亡的影响[J]. 中药药理与临床，2010，8（3）：161-163.

[140] 杨莎莎，周利. 白藜芦醇通过激活 PI3K/Akt 通路抑制高糖致肾小管上皮细胞凋亡的研究[J]. 中国现代中药，2019，2（11）：16-18.

[141] 赵宏宇，王玉，刘新宇. 虎杖提取物对 2 型糖尿病大鼠血糖及血脂的影响[J]. 中国药材，2016，39（7）：1647-1649.

[142] 杨冬，刘舒，宋凤瑞，等. 虎杖和大黄中 α-葡萄糖糖苷酶抑制剂的超滤质谱研究[J]. 分析化学，2014，42（4）：552-558.

[143] 史永恒，张玲钰，姚东风. 虎杖苷及其衍生物抑制 SGLT2 降血糖活性研究[J]. 中国现代应用药学，2018，35（11）：1684-1687.

[144] 宋保兰. 抗 2 型糖尿病中药活性成分研究进展[J]. 时珍国医国药，2017，8（5）：1193.

[145] 马春宇，于洪宇，王慧娇. 苦瓜总皂苷对 2 型糖尿病大鼠降血糖作用机制的研究[J]. 天津医药，2014，42（4）：321-323.

[146] 马春宇，于洪宇，王慧娇. 苦瓜总皂苷对 2 型糖尿病大鼠胰岛素信号转导通路的影响[J]. 中药新药与临床药理，2015，36（3）：290-292.

[147] 周迎春，张廉洁，张燕丽. 山茱萸化学成分及药理作用研究新进展[J]. 中医药信息. 2020，37（1）：115-117.

[148] 范思思，朱晶晶，徐登球. 山茱萸总萜的降糖作用途径研究[J]. 中医药理学通报. 2017，33（7）：1014-1016.

[149] 马晓嘉. 熟地黄蒸制工艺的研究[D]. 兰州：兰州大学，2017.

[150] 王民，陈玉芹. 常用降糖中药的药理分析[J]. 中国医药指南，2015，13（10）：223-224.

[151] 李敏. 地黄冷冻干燥工艺、冻干地黄质量标准及其降糖有效部位初步筛选研究[D]. 太原：山西中医学院，2016.

[152] 李莉. 生地黄治疗糖尿病的药理研究[J]. 长春中医药大学学报. 2011，27（4）：670-672.

[153] 张海娜. 蚕蛹活性多肽的制备及降血压、降血糖活性研究[D]. 重庆：西南大学，2013.

[154] 王莹，徐秀林，朱乃硕. 生物活性肽降血糖功能的研究进展[J]. 食品科学，2012，33（9）：342-344.

[155] 张琛武，郭佳琪，郭宝林. 紫苏中酚酸类成分研究进展[J]. 中国现代中药，2017，19（11）：1651-1653.

[156] 宋媛. 三种酚酸对 α-淀粉酶的抑制作用[J]. 食品与机械，2013，29（6）：38-40.

[157] 冯慧静，顾艳芳，刘丽娜，等. 浅谈中医药在糖尿病治疗领域的优势[J]. 糖尿病新世界，2016，19（8）：193-194.

[158] 周文，王晖，杨元生. 中药有效成分治疗糖尿病的研究进展[J]. 广东药学院学报，2013，29（2）：219-221.

（卢　昭　执笔，庞国明、张景祖　审订）

第十六章　中药复方治疗糖尿病及其
并发症相关机制研究进展

　　提　要：本文通过对 106 篇文献纵横分析、归纳与总结，初步显示出中药复方在糖尿病的治疗中具有多成分、多靶点的协同作用，对糖尿病及其并发症的治疗具有疗效稳定、综合收益度高的特点，有助于恢复机体血糖稳态及胰岛功能，延缓糖尿病并发症的发生与发展。本文以近 10 年来中药复方治疗糖尿病及其并发症的研究为切入点，以经典名方、时方验方、特色制剂作用途径及靶点为主线，对常用中药复方治疗糖尿病相关作用机制进行分析、归纳、述评与展望，为推广中药复方治疗糖尿病及糖尿病新药研发提供参考。

　　关键词：中药复方，糖尿病/并发症，作用机制，研究进展

　　糖尿病（DM）是一组以长期高血糖为主要特征的代谢综合征，是由遗传因素和环境因素长期相互作用所引起的胰岛素分泌不足或作用缺陷，同时伴有胰高血糖素不适宜增高的双激素病，以血中葡萄糖水平升高为生化特征，以多饮、多食、多尿、消瘦、乏力为临床特征的代谢紊乱症候群[1]，已成为全球范围内的一个主要公共卫生问题[2]。2 型糖尿病（T2DM）是主要类型之一，其显著的病理生理学特征为胰岛素调控葡萄糖代谢能力的下降（胰岛素抵抗）伴随胰岛 B 细胞功能缺陷所导致的胰岛素分泌减少（或相对减少）[3]。目前全世界有 4.2 亿多人患有糖尿病[4]，这个数字在未来可能还会继续增加。据预测，到2045 年，全世界约有 6.3 亿人将受到该病的影响[5]。同时它也对公共医疗支出产生巨大的影响，全球用于本病的总医疗成本为 8270 亿美元[6]。众所周知，2 型糖尿病患者占到糖尿病患者总数的 95%左右。因此，如何有效防治 2 型糖尿病，延缓其发生及并发症的进展，改善预后和减少致残率及病死率，是目前糖尿病防治中亟待解决的难题之一。中药复方注重整体治疗，具有多个活性成分，可通过单靶点的加合作用与多靶点协同作用，多途径干预糖尿病的发生与发展。因而从中药复方中找寻新的糖尿病治疗药物已成为降糖药研发中值得关注并付诸行动的重要目标。本文综述了中药复方在治疗糖尿病及其并发症中新的机制研究进展，根据文献研究内容进行归类后，拟从经典名方、时方验方、特色制剂 3 个方面进行阐述，冀能为中药复方治疗糖尿病的应用和中药新药开发提供参考。

一、经 典 名 方

（一）葛根黄芩黄连汤

葛根黄芩黄连汤简称葛根芩连汤，出自东汉·张仲景《伤寒论·太阳病脉证并治》第34条（葛根：黄芩：黄连：甘草= 8：3：3：2），主治协热下利证之泻下臭秽、烦热、口渴、咳喘、汗出等病症。

1. 改善胰岛素抵抗

葛根芩连汤通过降低脂多糖（LPS）、TNF-α、IL-6 等炎症细胞因子水平，进而改善胰岛素抵抗、调控血糖[7-8]。

2. 减轻胰腺负荷，保护受损 B 细胞

葛根芩连汤能增加模型大鼠肝糖原合成，降低空腹血糖和空腹血清胰岛素含量，升高胰岛素敏感指数，增加血清超氧化物歧化酶（SOD）含量，降低丙二醛（MDA）水平，发挥治疗 2 型糖尿病和保护受损胰岛 B 细胞的功能[9]。

3. 调节物质代谢及细胞免疫等相关通路

单思等[10]基于 Ingenuity Pathway Analysis（IPA）软件总结出葛根芩连汤可通过调节 FXR/RXR Activation 通路、IL-12 Signaling and Production in Macrophages 通路中视黄醛 X 受体 α（RXRα）、过氧化物酶体增殖物激活受体 γ（PPARγ）等位点参与物质代谢及调节免疫而发挥治疗 2 型糖尿病的作用。

4. 多途径改善糖脂代谢

葛根芩连汤还通过提高胰岛细胞 IRS-2/PI3K-Akt 信号转导通路的活性，激活过氧化物酶体增殖物激活受体 γ（PPARγ），上调脂连蛋白（ADPN）和葡萄糖转运蛋白 4（GLUT-4）表达，调节能量代谢、脂质代谢和氨基酸代谢，提升胰腺和肝脏抗氧化能力，促进胰岛素分泌和改善血脂代谢等多种途径发挥防治糖尿病的作用[11-15]。

5. 改善肠道菌群

葛根芩连汤的抗糖尿病作用与其改善肠道菌群的变化有关，葛根芩连汤可以丰富有益细菌的数量，如 *Faecalibacterium* spp，诱导肠道菌群的结构变化[16]。葛根芩连汤可以提高 2 型糖尿病湿热证患者肠道梭菌细菌和双歧杆菌，降低大肠菌群[17]，改善胰岛素抵抗所引起的大鼠氨基酸代谢、脂肪酸氧化和肠道微生物代谢等代谢紊乱状态[18]。

（二）半夏泻心汤

半夏泻心汤源自东汉·张仲景《伤寒论》第 149 条（半夏：黄芩：干姜：人参：黄连：甘草：大枣=4：3：3：3：1：3：3），主治寒热错杂之痞证。

1. 改善糖代谢

半夏泻心汤能够提高 GLUT-4 的表达，增强组织对葡萄糖的转运合成，改善糖尿病大鼠糖代谢功能[19]，也可以减少血管活性肠肽（VIP）、生长抑素（SS）分泌和增加胃动素（MOT）、神经肽 P 物质（SP 物质）分泌[20]，控制空腹血糖升高。

2. 改善胃动力

半夏泻心汤在治疗糖尿病胃轻瘫大鼠胰岛素抵抗时，有增加 GLUT-4 表达、降低糖原合成酶激酶-3（GSK-3）表达的作用[21]。

3. 调节肠道菌群

本方还能改善糖尿病胃轻瘫大鼠胃肠动力障碍，降低血糖，降低肠黏膜通透性，上调抗炎因子水平，促进益生菌生成，抑制有害菌群，减少肠道菌群对肠黏膜屏障的损伤，调控肠道黏膜免疫应答[22]。因此，本方对糖尿病性胃肠病变有较好的治疗作用，若能精准辨证用方，则疗效更佳。

（三）乌梅丸

本方源自东汉·张仲景《伤寒论》第 338 条[乌梅三百枚，细辛六两，干姜十两，黄连十六两，当归四两，附子（炮，去皮）六两，蜀椒（出汗）四两，桂枝（去皮）六两，人参六两，黄柏六两]，主治上热下寒之蛔厥证。

1. 调节核因子-κB（NF-κB）表达，改善空腹血糖

吴帆等[23]研究认为乌梅丸可以通过调节 2 型糖尿病模型大鼠空腹血糖，降低 NF-κB 的表达，上调 GLP-1 的表达。

2.调节肠道菌群，改善炎症反应

乌梅丸可以调节肠道菌群[变形菌纲（*Deltaproteobacteria*），乳酸菌（*Lactobacillus*）丰度均有所增加，拟杆菌门（*Bacteroidetes*），梭菌属（*Clostridium*）丰度降低]，改善炎症反应，增加短链脂肪酸的含量而降低血糖[24]。

3. 提高蛋白激酶表达，改善胰岛素抵抗

乌梅丸及其寒热配伍[25]通过提高肝脏、骨骼肌、脂肪组织蛋白激酶的表达，提高靶组织细胞对葡萄糖的摄取，降低血糖水平，抑制胰岛素过度分泌，改善胰岛素抵抗。

（四）黄连解毒汤

黄连解毒汤源自晋·葛洪《肘后备急方》（黄连：黄芩：黄柏：栀子=3：2：2：3），主治实热火毒、三焦热盛之证。

1. 改善炎症反应，降低胰岛素抵抗

黄连解毒汤能够调节糖尿病大鼠脂肪因子 visfatin、肝脏 NF-κB，TNF-α 蛋白的表达，抑制肠道双糖酶活性，降低炎症信号通路，改善慢性炎症反应，降低血脂、血糖水平，改善胰岛素抵抗程度[26-28]。

2. 抑制细胞凋亡，保护肾脏

黄连解毒汤通过抑制氧化应激，调控转化生长因子-β1（TGF-β1）/p38 丝裂原活化蛋白激酶（p38MAPK）信号通路，下调死亡信号传导效应酶-3（Caspase-3）蛋白表达，抑制细胞凋亡，保护肾脏[29]。

3. 改善肠道菌群

黄连解毒汤可通过增加短链脂肪酸（SCFA）产生细菌和减少条件致病菌，从而减轻高血糖并使微生物群失调恢复正常，包括胆汁酸生物合成的上调及糖酵解/糖异生和核苷酸代谢[30]。

（五）六味地黄汤（丸）

六味地黄汤出自宋·钱乙《小儿药证直诀》（熟地黄八钱，山萸肉、干山药各四钱，泽泻、牡丹皮、茯苓去皮，各三钱），主治肾阴亏虚证。

1. 改善胰岛素抵抗

六味地黄丸具有调节病理状态下血糖、脂连蛋白、胰岛素异常的作用，使机体对胰岛素敏感性提高，降低胰岛素抵抗指数（HOMA-IR）[31]，也可以通过抑制肝脏中糖异生关键酶磷酸烯醇式丙酮酸羧激酶（PEPCK）的活性，以及提高胰岛素信号通路磷脂酰肌醇 3 磷酸激酶（PI3K）/蛋白激酶 B（Akt）中胰岛素受体底物-1（IRS-1）和胰岛素受体底物-2（IRS-2）的表达，改善肝细胞的胰岛素抵抗[32-33]。

2. 保护胰岛细胞结构，减少其纤维化

六味地黄丸早期干预还能明显保护 OLETF（otsuka long-evans tokushima fatty）大鼠胰岛结构，减少其纤维化[34]。

3. 提高神经营养因子，促进病变神经细胞修复

六味地黄丸可以减轻机体氧化应激损伤，提高 2 型糖尿病伴胰岛素抵抗大鼠血液总超氧化物歧化酶（SOD）活性，减少丙二醛（MDA）的生成，改善胰岛素抵抗，保护神经组织[35]。研究显示[36-37]六味地黄丸能够明显提高大鼠坐骨神经组织神经营养因子（NGF）及胰岛素样生长因子-1（IGF-1）mRNA 的表达，降低醛糖还原酶（AR）活性，提高 Na^+-K^+-ATP 酶活性，从而促进病变神经组织的修复，改善临床糖尿病周围神经病变（DPN）患者的症状。

4. 延缓肾脏病变进展，保护肾脏功能

通过调控高糖环境下肾小管上皮细胞的线粒体活性氧簇（ROS）生成、改善线粒体膜电位和线粒体 DNA（mtDNA）拷贝数、抑制 Caspase 蛋白的级联激活反应，降低肾小管上皮细胞的氧化损伤和细胞凋亡，延缓糖尿病肾病的间质纤维化的进展[38]。也可以通过抑制 TGF-β1-Smad 信号通路延缓糖尿病肾病进展，保护肾脏功能[39]。

（六）黄芪六一汤

黄芪六一汤始载于宋代《太平惠民和剂局方》（黄芪：甘草=6：1），主治诸虚不足，肢体劳倦，胸中烦悸等证。

1. 降低空腹血糖，促进肾小管的双重作用

研究显示[40-41]黄芪六一汤能降低实验性糖尿病模型大鼠血糖、糖化血红蛋白水平，有降低模型大鼠肾组织中钠-葡萄糖共转运蛋白 2（SGLT-2）表达的作用。部分抑制肾小管上皮葡萄糖重吸收可能是黄芪六一汤治疗糖尿病的作用之一。

2. 保护胰腺和肾脏

常越等[42]采用 Illumina 测序平台对大鼠胰腺进行转录组测序，对靶点进行表达量统计，根据京都基因与基因组百科全书库数据库（KEGG）富集分析总结出黄芪六一汤可能在环境信息处理、细胞过程、生物系统、人类疾病这 4 类代谢通路上对 2 型糖尿病起到治疗作用。

（七）当归补血汤

当归补血汤出自金元时期李东垣《内外伤辨惑论》（黄芪：当归=5：1），主治劳倦内伤、虚阳外浮、气弱血虚等。

1. 调节代谢功能，延缓 2 型糖尿病进程

孙丽丽等[43]利用超高效液相色谱串联四极杆飞行时间质谱（UHPLC-Q-TOF-MS）的代谢组学方法探讨当归补血汤治疗 2 型糖尿病的作用机制，认为当归补血汤可以调节缬氨酸、亮氨酸和异亮氨酸代谢途径，改善甘油磷脂代谢功能障碍，使体内胆汁酸代谢恢复平衡，提高机体对胰岛素敏感性，调节糖脂代谢紊乱，减轻炎症反应，缓解 2 型糖尿病的进程。

2. 调节骨骼肌蛋白激酶 C-ζ 表达，改善血糖

当归补血汤可以通过增强肝脏、骨骼肌细胞葡萄糖转运蛋白 4（GLUT-4）、蛋白激酶 C-ζ（PKC-ζ）的表达调节血糖[44-45]。

3. 多途径的肾脏保护作用

李亚容等[46]研究表明当归补血汤调控核因子相关因子 E2（Nrf2）、血红素加氧酶 1（HO-1）的表达，减轻氧化应激，增强抗氧化能力，减轻糖尿病大鼠肾脏病理变化。叶太生等[47]指出

当归补血汤通过抑制微小核糖核酸（miRNA-21）表达，下调激活蛋白激酶 B（Akt-B）、总雷帕霉素靶蛋白（mTOR）及其 mRNA 表达，增强了肾足细胞的自噬活性，防治早期糖尿病肾病。此外，当归补血汤可以下调糖尿病肾病大鼠活化转录因子 6（ATF-6）、生长抑制 DNA 损伤基因 153（CHOP）、天冬氨酸特异性半胱氨酸蛋白酶-3（Caspase-3），抑制高糖下肾组织内质网应激通路-应激感受跨膜蛋白 α-应激活化蛋白激酶通路（IRE1α-JNK）的表达，减轻内质网应激反应，同时也可以降低肾脏核因子-κB（NF-κB）、单核细胞趋化蛋白-1（MCP-1）的表达，抑制肾脏炎症反应，从而减轻 DN 肾脏损伤，保护肾组织[48-50]。

4. 对糖尿病足的保护作用

杨利剑等[51]研究发现当归补血汤可改善糖尿病大鼠血糖、血脂代谢紊乱，降低异常升高的糖化血红蛋白（GHb）、C 肽（CP）、C 反应蛋白（CRP）水平，减轻肢端坏疽的症状，并能纠正升高的腓肠肌诱导型一氧化氮合酶（iNOS）mRNA 的表达，延缓大鼠糖尿病足高糖状态下的足部病变，对糖尿病足有一定的保护作用。

（八）交泰丸

交泰丸出自明·韩懋《韩氏医通》，由黄连、肉桂组成，主治心肾不交证。

1. 调节 AMPK 信号通路，改善糖脂代谢

研究表明[52-54]不同配伍比例的交泰丸能够改善糖脂代谢，通过增加骨骼肌胰岛素 AMPK 信号通路中胰岛素受体底物-1（IRS-1），葡萄糖转运体 4（GLUT-4）等蛋白的表达来调控血糖。

2. 保护胰腺和肾脏

交泰丸能够减少胰腺脂肪沉积和胰岛细胞凋亡，也可能通过改善氧化应激保护肾脏[55]。

3. 改善胰岛素抵抗和认知功能

李娟娥等[56]认为交泰丸可以抑制细胞内 tau 蛋白过度磷酸化，下调糖原合酶激酶 3β（GSK-3β）蛋白表达，上调磷酸化蛋白激酶（p-Akt），磷酸化糖原合酶激酶 3β（p-GSK-3β）表达，改善胰岛素抵抗及认知功能障碍的作用。

（九）黄连温胆汤

黄连温胆汤出自清·陆廷珍《六因条辨》（黄连：竹茹：法半夏：枳实：陈皮：茯苓：甘草：生姜=4：4：4：4：6：3：2：2），主治胆胃不和，痰热内扰证。

1. 改善胰岛素抵抗

刘紫君等[57]研究表明黄连温胆汤通过上调 PI3K-GLUT-4 信号通路相关基因 IRS1、PI3K-p85α 亚基、GLUT-4 mRNA 表达，改善鼠脂肪细胞的胰岛素抵抗。

2. 提高肠道菌群多样性

黄连温胆汤还增加肠道菌群中革兰氏阳性菌数量，提升菌群的多样性，从而达到防治 2

型糖尿病的目的[58]。

3. 改善肾损伤，延缓 DN 发生与发展

张卫华等[59]认为黄连温胆汤拆方通过上调肾组织足细胞相关蛋白 nephrin、podocin 的表达改善足细胞损伤，改善 DN 大鼠的肾脏损伤，延缓 DN 的进展。

4. 保护神经，避免损伤

通过上调海马胰岛素受体（InsR）表达，改善糖尿病大鼠血糖调节能力，降低海马区 β-分泌酶（ACE1-mRNA）表达，保护齿状回（DG）区神经，避免神经受损[60]。

二、时 方 验 方

（一）白虎二地汤

白虎二地汤由经方"白虎汤"和汪履秋教授"二地苦青汤"组方形成而来，由生石膏、知母、地锦草、地骨皮、黄连、鬼箭羽组成。功能：清热润燥，活血生津。

研究表明：本方具有增强胰岛素敏感性，改善糖脂代谢功能。白虎二地汤可以改善 2 型糖尿病胰岛素抵抗大鼠糖脂代谢异常，减轻胰岛素抵抗，通过降低脂毒性，减轻炎症反应，提高肌肉组织 PI3K 蛋白的表达，增强胰岛组织对胰岛素的敏感性，发挥其改善糖脂代谢紊乱和降糖降脂作用[61-62]。

（二）丹瓜方

丹瓜方由新四物汤及瓜蒌薤白半夏汤化裁而来，由丹参、瓜蒌、薤白、川芎、赤芍、郁金、法半夏、白僵蚕等组成。功能：清润活血，化痰通络。

1. 上调肝脏相关蛋白表达，调节糖脂代谢

丹瓜方通过上调糖尿病模型大鼠肝脏肝激酶 B1（LKB1）、T-AMPKα、P-AMPKα、沉默信息调节因子相关酶 1（SIRT1）蛋白的表达，改善肝脏组织病理形态，从而调节糖脂代谢[63]。对自发性动脉粥样硬化和高脂血症的 ApoE$^{-/-}$ 转基因小鼠的复合糖尿病模型有降低血糖、血脂及抗脂肪肝作用，降低内皮素（ET-1）、细胞黏附因子 1（VCAM-1）及其 mRNA 的表达，综合调控糖脂代谢，改善血管功能，防治糖尿病血管病变[64]。

2. 减轻糖尿病性心肾损伤，提高治疗获益度

丹瓜方也可以调节复合糖尿病模型糖脂代谢及氧化应激，调控 p38 丝裂原活化蛋白激酶（p38MAPK）、单核细胞趋化蛋白-1（MCP-1）、纤维连接蛋白（FN）及其 mRNA 表达，有益于减轻糖尿病的肾脏损害[65]。丹瓜方通过改善能量的利用方式对糖尿病大鼠心肌损害有治疗获益[66]。

3. 防治糖尿病性脑组织细胞凋亡

本方能够调节糖尿病糖脂代谢及脑组织细胞死亡信号转导效应酶 3（Caspase-3）蛋白及 B 淋巴细胞瘤-2（Bcl-2）、BCL2 相关蛋白 X（Bax）mRNA 表达，对糖尿病造成的脑组织细胞凋亡起到防治作用[67]。

（三）健脾清化方

健脾清化方由《脾胃论》"补脾胃泻阴火升阳汤"化裁而来，由党参、黄芪、山药、黄精、黄连、黄芩、葛根、卫矛等组成。功能：益气养阴，健脾化湿。

1. 促进肝糖原合成，抑制糖异生，改善胰岛功能

健脾清化方能有效改善 2 型糖尿病模型大鼠的血糖波动，通过影响肝脏糖原合成、糖异生相关酶的表达及改善肠道胰岛素抵抗等方式降低血糖[68-70]。还可以通过下调肝脏组织中 RASGRP1 的表达改善胰岛细胞功能[71]。

2. 多位点影响基因信号表达

应用 Affymetrix 基因芯片技术检测 2 型糖尿病大鼠肝脏组织的差异表达基因，健脾清化方可能通过影响多个信号通路中的基因表达来调控 2 型糖尿病大鼠肝脏基因转录水平，从而降低血糖含量[72]。

3. 调整肠道环境，降低胰岛素抵抗

李俊燕等[73]研究认为健脾清化方可能通过减少肠道辅助性 T 细胞 1（Th1）和辅助性 T 细胞 17（Th17）免疫细胞型转录因子表达及炎症因子浓度改善 2 型糖尿病大鼠的胰岛素抵抗。

（四）五子降糖方

五子降糖方由明·董宿《奇效良方》的茯菟丹和明·韩懋《韩氏医通》的三子养亲汤化裁而来，由菟丝子、女贞子、紫苏子、莱菔子、车前子组成。功能：补肾滋阴，理气化痰。

1. 抗炎、抗氧化，改善胰岛细胞功能

多项研究显示[74-76]五子降糖方通过抗氧化、抗炎作用，改善胰岛 B 细胞功能，提高骨骼肌 GLUT-4 蛋白表达，降低 2 型糖尿病模型大鼠空腹及餐后 2h 血糖。

2. 增加肝糖原合成，降低空腹血糖

研究显示，五子降糖方能够提高肝脏 AKT 及 GSK-3β 丝氨酸位点磷酸化水平，改善 2 型糖尿病模型大鼠糖代谢，增加肝脏糖原含量，降低血糖水平[77]。

（五）中药降糖复方

中药降糖复方为王学美教授经验方，由地锦草、丹参、黄连、黄芪、知母组成。功能：清热活血，益气养阴。

1. 调节糖代谢

中药降糖复方通过上调 PI3K/AKT 信号通路，减少糖原沉积，刺激骨骼肌中葡萄糖转运调控血糖[78]。

2. 降低体内炎症因子，保护肾脏

中药降糖复方水提取物还可能通过降低体内糖基化终末端产物（AGE）和糖基化终末端产物受体（RAGE），抑制氧化应激及核因子-κB 磷酸化，降低体内炎症因子水平，改善小鼠肾脏的病理形态学及肾功能[79-81]。

（六）辛开苦降方

辛开苦降方由经方半夏泻心汤与大柴胡汤加减而成，由柴胡、黄连、黄芩、半夏、生姜、大黄、枳实组成。功能：辛开苦降，调和寒热。

1. 抑制胰岛细胞凋亡，增加胰岛素敏感性

实验研究表明辛开苦降方可改善 KKAy 2 型糖尿病小鼠胰岛素敏感性，减轻肝胰岛素抵抗，抑制胰岛细胞凋亡，增加肝糖原合成，并能降低血及肝脏脂质水平，减轻肝脏脂肪变性，从而改善血糖水平[82-85]。

2. 改善通路蛋白表达，降低胰岛素抵抗

张先慧等[86]研究指出辛开苦降方调整肝脏的 IRS2/PI3K 通路相关的蛋白表达可能是辛开苦降方改善 KKay 2 型糖尿病小鼠的胰岛素抵抗作用靶点。

三、特 色 制 剂

（一）糖尿康片、黄连降糖片

糖尿康片、黄连降糖片是开封市中医院经河南省食品药品监督管理局批准生产的纯中药特色制剂。糖尿康片（豫药制字 Z04020167）由柴胡、苍术、黄芪、生地黄、玄参、黄连、鬼箭羽、生龙骨、生牡蛎等组成，功能：疏肝运脾，开郁调糖。黄连降糖片又名黄连降浊丸（豫药制备字 Z2018-0048000），由黄连、酒大黄、知母、麦冬、生地黄、牡丹皮等组成。功效：清热生津，泻浊化瘀。

临床研究表明[87]运用纯中药辨证论治加院内制剂（糖尿康片、黄连降糖片）治疗 2 型糖尿病，治疗两个疗程后可显著降低患者 FBG、2hBG、糖化血红蛋白、血脂等相关指标，并可显著改善其临床症状。糖尿康片[88]功效：①降低空腹血糖、餐后血糖，稳控血糖波动指标；②改善胰岛功能，减轻胰岛素抵抗；③改善糖脂代谢。黄连降糖片[89]功效：①可以有效干预 IGR，干预糖调节受损与二甲双胍肠溶片作用相当。②降低体重，改善胰岛素抵抗作用，在显著改善临床症状和体征、增加胰岛素敏感性方面优于二甲双胍肠溶片。③多途径调节糖脂

代谢作用。实验研究[90-92]表明黄连降糖片可明显降低 2 型糖尿病模型大鼠空腹血糖水平，明显改善血脂水平，升高脂连蛋白水平，降低 TNF-α、IL-6 水平，抑制氧化应激。

（二）金芪降糖片

金芪降糖片源于《备急千金要方》之千金黄连丸，由黄连、黄芪、金银花组成。功能：清热益气，生津止渴。

1. 金芪降糖片具有多组分多靶点协同抗糖尿病的作用

机制涉及抑制 α-葡萄糖苷酶、抑制脂肪酶、清除氧自由基、抑制醛糖还原酶、抑制一氧化氮（NO）释放[93]。

2. 调节肠道菌群，改善胰岛素抵抗

可以通过增加肠道屏障功能、减少宿主炎症，调节肠道菌群，促进 SCFA 的产生，改善 2 型糖尿病胰岛素抵抗[94]。

3. 抑制肾周围组织炎症，延缓肾脏损伤进程

郑凝等[95]研究发现通过降脂、抗氧化及降低核因子-κB p65（NF-κBp65）水平，可抑制肾周围组织炎症，减轻糖尿病慢性肾损伤的程度。

（三）糖耐康颗粒

糖耐康颗粒为刘铜华教授临证经验方，由夏枯草、番石榴叶、三白草、人参、女贞子组成。功能：清热生津，益气养阴。

1. 保护胰岛 B 细胞，改善胰岛素抵抗

研究显示[96-97]糖耐康颗粒通过增加骨骼肌 AKT 和 p-AKT（Thr308）的表达，增强 GLUT-4 的葡萄糖转运能力，调控死亡信号转导效应酶 3（Caspase-3），抑制凋亡级联反应，改善胰岛素抵抗，减少胰岛 B 细胞的凋亡，防治糖尿病；也能够改善 ob/ob 小鼠糖脂代谢，升高 α1-抗胰蛋白酶（α1-AT）水平，调节 IRS1/GLUT-4 信号的关键位点，改善脂肪组织胰岛素抵抗[98]。

2. 抑制肾脏系膜细胞增殖与肾纤维化

糖耐康颗粒通过抑制肾脏系膜细胞外基质中 FN、Ⅳ型胶原蛋白（Ⅳ-C）、TGF-β1 的分泌、产生，从而抑制了系膜细胞的增殖，改善肾纤维化，保护肾脏[99-100]。

（四）丹蛭降糖胶囊

丹蛭降糖胶囊为安徽中医药大学第一附属医院特色制剂，由太子参、地黄、牡丹皮、泽泻、菟丝子、水蛭组成。功能：益气化湿，行气活血。

1. 抑负益正，改善胰岛素抵抗

丹蛭降糖胶囊[101-102]可减轻骨骼肌脂质沉积，上调骨骼肌组织中的脂连蛋白、脂连蛋白受体结合蛋白（APPL1）、GLUT-4表达，抑制雷帕霉素靶蛋白（mTOR）信号通路并增强AMPK信号通路，增加糖尿病GK大鼠肝脏胰岛素受体底物的表达，改善胰岛素抵抗。

2. 减轻肾损伤

丹蛭降糖胶囊能有效改善糖尿病模型大鼠出现的肾小球肥大，鲍曼氏囊形态改变，肾小球、肾小管基底膜增厚，细胞外基质增多，炎性细胞浸润，纤维组织增生等病理改变，减轻肾脏损害[103]。

3. 改善基因信号表达，防治大血管并发症

丹蛭降糖胶囊可以调节TGF-β/Smad信号通路相关蛋白和基因表达及抑制高糖诱导Toll样受体4（TLR4）/连接蛋白MyD88/NF-κB信号通路过度表达，改善糖尿病大鼠心肌损伤[104-105]。丹蛭降糖胶囊可能调节miRNA-126、miRNA-155、miRNA-146a、miRNA-21水平，减少炎症因子、减轻血管炎症反应，对糖尿病大血管病变具有治疗效果[106]。

四、存在问题

目前，中药复方治疗糖尿病的临床及实验研究虽然取得了一定的研究成果，但也存在着一些问题。首先，中药复方治疗糖尿病研究较多，但缺乏高证据质量等级的客观化依据。其次，中药复方成分多样性导致了复杂的潜在作用机制，为深入了解药物的作用及进一步的研究带来了困难。再者，中药复方目前没有也很难形成统一质量及疗效评价标准，为中药复方的应用和推广带来了不便。最后，药物的安全性评价缺乏深入的、长期的临床观察。

五、述评与展望

随着糖尿病在分子、基因等方面发病机制研究的不断深入，中药复方治疗糖尿病的通路和靶点研究也在不断地深化并得到发掘。通过对106篇文献的学习、分析与归纳，初步认为，中药复方治疗糖尿病及其并发症作用机制主要有五个方面：一为调节肝脏、骨骼肌、胰腺PI3K/AKT信号通路相关蛋白及基因表达，增强葡萄糖转运蛋白的转运能力；二为改善胰岛素抵抗，减少胰岛B细胞的凋亡；三为抑制氧化应激、炎症反应，延缓或减轻并发症的发展；四为调节肠道菌群结构及代谢产物；五为影响肝脏糖原合成、糖异生相关酶的表达等。通过对以上作用机制归纳与阐述，相信必将为中药复方治疗糖尿病及其并发症提供新的思路和方法与借鉴。

中医药防治糖尿病（消渴病）经过几千年的临床实践，积累了丰富经验，形成了独特的理论体系。充分发挥中医药防治糖尿病及慢性并发症特色优势，积极开展中医药机制研究，对推动中医药现代化、国际化进程具有重要战略意义。如何发挥中药复方治疗糖尿病及其并发症的特色优势我们需要高度重视以下三个方面的工作：一是加快中药质量评价体系建设，推进质量标准化的进程；二是在遵循循证医学证据的基础上开展大样本、多中心的临床研究，以真实世界研究为途径，寻求中药复方治疗糖尿病的高证据质量等级的依据及安全性评价结果；三是加快科研平台建设，促进区域间合作及交流，推进中药复方在区域内的推广应用及疗效再评价。

参 考 文 献

[1] 庞国明. 糖尿病诊疗全书[M]. 北京：中国中医药出版社，2016. 98.

[2] Qin J J，Li Y G，et al. A metagenome-wide association study of gut microbiota in type 2 diabetes[J]. Nature. 2012Oct 4；490（7418）：55-60.

[3] 中华医学会糖尿病学分会. 中国 2 型糖尿病防治指南（2017 年版）[J]. 中华糖尿病杂志，2018，10（1）：3.

[4] World Health Organization（2016）Global Reports on Diabetes. World Health Organization. WHO Press，Geneva.

[5] International Diabetes Federation（IDF）（2017）Diabetes Atlas. Eighth Edition.

[6] Seuring T，Archangelidi O，Suhrcke M. The economic costs of type 2 diabetes：a global systematic review[J]. Pharmacoeconomics，2015，33：811-831.

[7] 王烨，朱向东. 葛根芩连汤对 2 型糖尿病 ZDF 大鼠 CRP，TNF-α，IL-6 的影响[J]. 中国实验方剂学杂志，2017，23（21）：130-134.

[8] 章常华，马广强，邓永兵，等. 葛根芩连汤对 KK-Ay 糖尿病小鼠血浆中 LPS、TNF-α、IL-6 及肠道菌群的影响[J]. 中草药，2017，48（8）：1611-1616.

[9] 李颖萌，范雪梅，王义明，等. 葛根芩连汤对 2 型糖尿病大鼠的治疗作用及其机制探讨[J]. 药学学报，2013，48（9）：1415-1421.

[10] 单思，涂珺，严小军，等. 基于 IPA 探析葛根芩连汤治疗 2 型糖尿病分子机制的研究[J]. 中华中医药杂志，2017，32（12）：5342-5345.

[11] 周琦，朱向东，仝小林，等. 葛根芩连汤对 2 型糖尿病模型大鼠胰岛细胞 IRS-2/PI3K-Akt 通路的影响[J]. 中医杂志，2018，59（11）：973-977.

[12] 罗新新，朱水兰，李冰涛. 葛根芩连汤激活 PPARγ 上调脂联素和 GLUT4 表达改善脂肪胰岛素抵抗[J]. 中国中药杂志，2017，42（23）：4641-4648.

[13] 李津，宋强，杜晨晖，等. 基于 p38MAPK 信号转导通路探讨葛根芩连汤发酵液对 T2DM 大鼠的降糖机理[J]. 时珍国医国药，2018，29（10）：2343-2345.

[14] 杜晨晖，李津，闫艳，等. 葛根芩连汤及其发酵产物干预 2 型糖尿病大鼠的 ^{1}H-NMR 代谢组学研究[J]. 中草药，2018，49（10）：2302-2311.

[15] 吴殿芳，柯李晶，刘宏波，等. 葛根芩连汤及其聚集物颗粒对 STZ 诱导 2 型糖尿病大鼠的降糖作用研究[J]. 福州大学学报（自然科学版），2014，42（6）：957-962.

[16] Xu J，Lian F M，Zhao L H，et al. Structural modulation of gut microbiota during alleviation of type 2 diabetes with a Chinese herbal formula. [J]. The ISME Journal，2015，9：552-562.

[17] 冯新格，严育忠，曾艺鹏，等. 葛根芩连汤对 2 型糖尿病湿热证肠道菌群的影响[J]. 世界中西医结合杂志，2016，11（8）：1110-1112.

[18] 汪双红，曾培，潘思娜，等. 基于 ^{1}H NMR 的代谢组学方法研究葛根芩连汤对高果糖诱导胰岛素抵抗大鼠粪便代谢组的影响（英文）[J]. 波谱学杂志，2019，36（2）：182-194.

[19] 邱桂兰，黄秀深，张丰华，等. 半夏泻心汤对糖尿病大鼠糖原合成及 GLUT4 表达的影响[J]. 中国实验方剂学杂志，2011，17（21）：207-209.

[20] 张丰华，孙香娟，邱桂兰，等. 半夏泻心汤对糖尿病大鼠空腹血糖与胃肠激素调控作用的研究[J]. 中药药理与临床，2014，30（1）：8-10.

[21] 王吉娥，刘童婷，黄秀深，等. 半夏泻心汤对糖尿病胃轻瘫大鼠胰岛素抵抗中 GLUT4 和 GSK-3 表达的影响[J]. 中药药理与临床，2015，31（4）：1-3.

[22] 杨旭，岳仁宋，徐萌，等. 探讨糖尿病胃轻瘫大鼠肠道菌群失衡致免疫功能失调的机制研究及半夏泻心汤的干预作用[J]. 中药药理与临床，2019，35（2）：17-21.

[23] 吴帆，刘圣徽，朱金华，等. 乌梅丸对 2 型糖尿病模型大鼠 NF-κB p65 及 GLP-1 的影响[J]. 中国实验方剂学杂志，2018，24（21）：144-148.

[24] 周国佩，吴帆，朱金华，等. 乌梅丸对 2 型糖尿病模型大鼠肠道菌群、炎性因子及短链脂肪酸的影响[J]. 中国实验方剂学杂志，2020，26（10）．

[25] 李井彬，陈广，徐丽君，等. 乌梅丸及其寒热配伍对 2 型糖尿病大鼠外周组织 AMP 蛋白激酶表达的影响[J]. 中国医院药学杂志，2014，34（9）：724-728.

[26] 杨文军，崔秋环，李丽，等. 黄连解毒汤对糖尿病大鼠脂肪因子 visfatin 表达的影响[J]. 山东中医杂志，2014，33（11）：917-920.

[27] 陈红，孙明杰，彭娟，等. 黄连解毒汤对糖尿病大鼠肝脏核因子-κB、肿瘤坏死因子-α 表达的影响[J]. 中国实验方剂学杂志，2010，16（18）：153-156.

[28] 邓远雄，刘晓东，刘李，等. 黄连解毒汤对糖尿病大鼠肠道二糖酶活性的影响[J]. 中草药，2010，41（7）：1127-1130.

[29] 王艺萍，张丽艳，王意忠，等. 黄连解毒汤对 2 型糖尿病肾病大鼠肾脏的保护作用及其机制探讨[J]. 现代生物医学进展，2018，18（5）：858-862.

[30] Chen M Y, Liao Z Q, Lu B Y, et al. Huang-Lian-Jie-du-decoction ameliorates hyperglycemia and insulin resistant in association with gut microbiota modulation[J]. Frontiers in microbiology，2018，9：2380.

[31] 杜亚明，李祥华，张家均. 六味地黄丸对 2 型糖尿病大鼠胰岛素抵抗的影响[J]. 中药药理与临床，2012，28（6）：6-9.

[32] 杜华，薛耀明，朱波. 六味地黄丸改善 OLETF 鼠肝脏胰岛素抵抗的实验研究[J]. 南方医科大学学报，2012，32（12）：1824-1827.

[33] 戴冰，吴沁璇，肖子曾，等. 六味地黄汤及其水提醇溶部位对 2 型糖尿病模型大鼠脂肪组织中 PI3K/Akt 信号通路的影响[J]. 中成药，2016，38（2）：428-430.

[34] 李佳，薛耀明，钱毅，等. 六味地黄丸对自发性糖尿病大鼠胰腺的保护作用[J]. 南方医科大学学报，2010，30（6）：1407-1409.

[35] 胡明财，何建华，刘剑，等. 六味地黄丸对 2 型糖尿病伴胰岛素抵抗并发周围神经病变大鼠的抗氧化作用[J]. 中成药，2014，36（4）：840-842.

[36] 何建华，胡明财，孙玉红，等. 六味地黄丸对 2 型糖尿病大鼠坐骨神经组织胰岛素样生长因子-1 mRNA 和神经生长因子 mRNA 表达的影响[J]. 中国老年学杂志，2014，34（9）：2505-2507.

[37] 胡明财，何建华，章卓，等. 六味地黄丸对 2 型糖尿病大鼠周围神经病变的影响[J]. 中国新药杂志，2014，23（3）：351-355.

[38] 谭颖颖，屈直，张琪. 六味地黄丸含药血清减低高糖诱导的肾小管上皮细胞的氧化损伤和凋亡的研究[J]. 时珍国医国药，2015，26（7）：1566-1569.

[39] 李志杰，张悦，陆海英，等. 六味地黄丸对糖尿病肾病大鼠肾组织 TGF-β1-smad 通路的影响[J]. 时珍国医国药，2017，28（8）：1811-1814.

[40] 温丽敏，许燕玲，李振，等. 黄芪六一汤对 2 型糖尿病大鼠降糖作用的机制研究[J]. 中药材，2018，41（3）：699-702.

[41] 许燕玲，郑媛嘉，李振，等. 黄芪六一汤对 2 型糖尿病模型大鼠肾小管上皮葡萄糖重吸收的作用[J]. 中国实验方剂学杂志，2017，23（11）：114-121.

[42] 常越，徐姣，闫嵩，等. 黄芪六一汤对 2 型糖尿病治疗效果的转录组学研究[J]. 中国中药杂志，2017，42（14）：2760-2766.

[43] 孙丽丽，白海英，郑文惠，等. 基于 UHPLC-Q-TOF-MS 的当归补血汤治疗 2 型糖尿病小鼠的代谢组学研究[J]. 中国中药杂志，2020，45（3）.

[44] 周珍，艾望，张莹雯. 当归补血汤对糖尿病大鼠肝脏、骨骼肌细胞膜上 GLUT4 的影响[J]. 中华中医药学刊，2018，11：2795-2798.

[45] 艾望，周珍，张曼玲，等. 当归补血汤对糖尿病大鼠肝脏、骨骼肌中 PKC-ζ 表达的影响[J]. 天津中医药，2018，35（11）：854-857.

[46] 李亚容，张莹雯，张曼玲，等. 当归补血汤对糖尿病大鼠肾脏 Nrf2 及 HO-1 的影响[J]. 中华中医药学刊，2017，32（9）：3981-3984.

[47] 叶太生，向楠，姚琼，等. 当归补血汤干预 miRNA-21 调控自噬保护早期糖尿病肾病大鼠肾功能的研究[J]. 时珍国医国药，2019，30（2）：282-286.

[48] 帅瑜，张思泉，沈鑫，等. 当归补血汤对糖尿病大鼠肾组织内质网 IRE1α-JNK 通路的抑制作用[J]. 中华中医药学刊，2018，36（6）：1372-1375.

[49] 张思泉，张莹雯，帅瑜，等. 当归补血汤对糖尿病肾病大鼠肾组织 ATF6、CHOP、Caspase-3 表达的影响[J]. 上海中医药杂志，2018，52（4）：91-95.

[50] 王秀萍，任小旦，张莹雯. 当归补血汤对糖尿病大鼠肾组织 NF-κB、MCP-1 表达的影响[J]. 天津中医药大学学报，2016，35（3）：167-172.

[51] 杨利剑，张莹雯. 当归补血汤对大鼠糖尿病足 iNOS mRNA 表达的影响[J]. 武汉大学学报（医学版），2010，31（5）：592-595.

[52] 袁琳，李慧姣，胡娜，等. 交泰丸不同配比组方降糖作用及相关机制探讨[J]. 中国实验方剂学杂志，2017，23（8）：130-137.

[53] 汪健红，陆付耳，董慧等. 不同配伍比例交泰丸对 2 型糖尿病大鼠的治疗作用[J]. 中国中药杂志，2011，36（16）：2271-2276.

[54] Dong H, Wang J H, Lu F G, et al. Jiaotai pill enhances insulin signaling through phosphatidylinositol 3-kinase pathway in skeletal muscle of diabetic rats[J]. Chinese Journal of Integrative Medicine，2013，9：668-674.

[55] 许啸虎，周俪姗，邹欣，等. 交泰丸对 2 型糖尿病大鼠糖脂代谢及肾脏保护作用的实验研究[J]. 中国医院药学杂志，2018，38

（2）：111-115.

[56] 李娟娥, 姜小帆. 交泰丸对糖尿病小鼠认知功能障碍的影响及机制[J]. 中国实验方剂学杂志, 2019, 25（17）：23-27.

[57] 刘紫君, 韩宇博, 彭鹏, 等. 黄连温胆汤含药血清改善小鼠脂肪细胞胰岛素抵抗的机制探讨[J]. 山东医药, 2018, 58（30）：14-18.

[58] 陈亚昕, 万红娇, 朱金华, 等. 黄连温胆汤对 2 型糖尿病模型鼠空腹血糖、INS 及肠道菌群变化的影响[J]. 中药药理与临床, 2019, 35（3）：2-7.

[59] 张卫华, 罗斌, 冯鸣, 等. 黄连温胆汤拆方对糖尿病大鼠肾脏的保护作用[J]. 时珍国医国药, 2018, 29（7）：1610-1612.

[60] 刘舟, 李月碧, 张卫华, 等. 黄连温胆汤对糖尿病大鼠海马胰岛素抵抗和神经发生受损的改善作用[J]. 中国实验方剂学杂志, 2015, 21（18）：115-119.

[61] 陈璇, 徐凛峰, 汪悦, 等. 白虎二地汤改善 2 型糖尿病胰岛素抵抗大鼠糖脂代谢的实验研究[J]. 时珍国医国药, 2015, 26（10）：2377-2379.

[62] 陈璇, 徐凛峰, 汪悦, 等. 白虎二地汤改善 2 型糖尿病大鼠胰岛素抵抗分子机制的研究[J]. 南京中医药大学学报, 2015, 31（4）：364-367.

[63] 黄苏萍, 康文倩, 刘永进, 等. 丹瓜方对糖尿病大鼠肝脏 LKB1、AMPK 及 SIRT1 表达的影响[J]. 中华中医药杂志, 2019, 34（9）：4003-4007.

[64] 衡先培, 李亮, 黄苏萍, 等. 丹瓜方对 ApoE-/-糖尿病模型小鼠糖脂代谢及血管细胞黏附分子-1 及 mRNA 表达水平的影响[J]. 中国中西医结合杂志, 2014, 34（9）：1086-1095.

[65] 衡先培, 杨柳清, 李亮, 等. 丹瓜方调控 Apo E-/-糖尿病模型小鼠肾脏 p38-MAPK、MCP-1、FN 蛋白及 mRNA 表达研究[J]. 中国中西医结合杂志, 2018, 38（4）：459-465.

[66] 徐睿熙, 王志塔, 陈依楚, 等. 丹瓜方对糖尿病大鼠心肌 ATP、PPAR-α、GLUT-4 及形态的影响研究[J]. 中国中西医结合杂志, 2018, 38（11）：1363-1368.

[67] 陈依楚, 李亮, 衡先培, 等. 丹瓜方对 ApoE-/-糖尿病模型小鼠脑组织 Caspase-3 蛋白及 Bcl-2、Bax mRNA 表达水平的影响[J]. 中国中西医结合杂志, 2017, 37（12）：1476-1481.

[68] 徐隽斐, 陈清光, 侯瑞芳, 等. 健脾清化方对糖尿病模型大鼠血糖波动的影响[J]. 上海中医药大学学报, 2017, 31（3）：71-74, 80.

[69] 邱艳, 陈清光, 李俊燕, 等. 健脾清化方对 2 型糖尿病模型大鼠肝脏糖原合成的影响[J]. 中华中医药杂志, 2019, 34（2）：594-597.

[70] 邱艳, 谭凌婕, 陈清光. 健脾清化方对 2 型糖尿病大鼠肝脏糖异生的影响[J]. 上海中医药大学学报, 2018, 32（4）：82-88.

[71] 李俊燕, 陶枫, 陈清光, 等. 健脾清化方对 2 型糖尿病大鼠肝脏 RASGRP1 的影响[J]. 中华中医药杂志, 2016, 31（10）：3995-3998.

[72] 李俊燕, 陶枫, 陈清光, 等. 健脾清化方对 2 型糖尿病大鼠基因表达谱及信号通路的影响[J]. 中医杂志, 2015, 56（17）：1498-1501.

[73] 李俊燕, 顾逸梦, 陈清光, 等. 健脾清化方调节肠道 Th1 和 Th17 免疫细胞型转录因子及炎症因子改善 2 型糖尿病大鼠胰岛素抵抗[J]. 中华中医药杂志, 2018, 33（7）：2770-2772.

[74] 王亚, 高秀娟, 贺宝玲, 等. 五子降糖方对 T2DM 大鼠血糖及血清 SOD、MDA、hsCRP、C-P 的影响[J]. 中华中医药杂志, 2014, 29（7）：2367-2369.

[75] 王亚, 董玉山, 喇孝瑾, 等. 五子降糖方对 T2DM 模型大鼠骨骼肌 GLUT4 蛋白表达的影响[J]. 中国实验方剂学杂志, 2013, 19（16）：193-196.

[76] 周雪梅, 董玉山, 喇孝瑾, 等. 五子降糖方对 T2DM 大鼠血糖、C-P 及 DPP-4 活性影响的实验研究[J]. 天津中医药大学学报, 2016, 35（6）：390-394.

[77] 王亚, 喇孝瑾, 邱昌龙, 等. 五子降糖方对 2 型糖尿病模型大鼠肝组织糖原及 AKT/GSK-3β 信号通路的影响[J]. 北京中医药大学学报, 2014, 37（2）：107-111.

[78] 洪金妮, 黎巍威, 富宏, 等. 中药降糖复方水提取物对 KK-Ay 糖尿病小鼠糖基化终末端产物及氧化应激的影响[J]. 中国中药杂志, 2017, 42（14）：2754-2759.

[79] 洪金妮, 黎巍威, 张宁, 等. 中药降糖复方水提物通过 PI3K/Akt/NF-κB 信号通路抑制 KK-Ay 小鼠糖尿病肾病炎症[J]. 药物评价研究, 2017, 40（10）：1389-1396.

[80] 洪金妮, 黎巍威, 张宁, 等. 中药降糖复方水提取物对 KK-Ay 糖尿病小鼠骨骼肌糖代谢 PI3K/Akt 信号通路的影响[J]. 药物评价研究, 2017, 40（10）：1397-1401.

[81] 洪金妮, 王学美, 富宏, 等. 中药降糖复方对 KK-Ay 小鼠糖尿病肾病的影响[J]. 中国中医基础医学杂志, 2018, 24（10）：1393-1397.

[82] 姜旻, 张先慧, 张艳红, 等. 辛开苦降方对初发 2 型糖尿病 KKAy 小鼠胰腺 InR 和 Bax 表达的影响[J]. 世界中西医结合杂志, 2015, 10（7）：991-994+998.

[83] 张先慧，张艳红，胡照娟，等. 辛开苦降方对初发 2 型糖尿病 KKay 小鼠胰岛素抵抗及脂质代谢的影响[J]. 北京中医药，2013，32（4）：243-247.

[84] 张艳红，张先慧，胡照娟，等. 辛开苦降方对初发 2 型糖尿病 KKay 小鼠肝脏 IRS-2/PI3K 通路的影响[J]. 世界中西医结合杂志，2013，8（11）：1099-1102+1106.

[85] 胡照娟，张先慧，张艳红，等. 辛开苦降方对初发 2 型糖尿病 KKAy 小鼠胰岛素敏感性及糖脂代谢的影响[J]. 世界中医药，2014，9（6）：774-777+780.

[86] 张先慧，胡照娟，张艳红，等. 辛开苦降方对初发 2 型糖尿病 KKay 小鼠肝脏胰岛素抵抗及 IRS-2/PI3K 通路的影响（英文）[J]. 中华中医药杂志，2015，30（5）：1774-1779.

[87] 庞国明，闫镛，朱璞，等. 纯中药治疗 2 型糖尿病（消渴病）的临床研究[J]. 世界中西医结合杂志，2017，12（1）：74-77.

[88] 闫镛，朱璞，张芳，等. 糖尿康片干预空腹血糖受损的临床研究[J]. 光明中医，2009，24（12）：2272-2274.

[89] 闫镛，王银姗，李亚欢，等. 黄连降糖片干预糖调节受损患者胰岛素抵抗的临床研究[J]. 四川中医，2016，34（5）：94-96.

[90] 闫镛，庞国明，苗明三，等. 黄连降糖片对 2 型糖尿病大鼠糖脂代谢及脂联素的影响[J]. 中华中医药杂志，2019，34（11）：5415-5418.

[91] 闫镛，庞国明，苗明三，等. 黄连降糖片对 2 型糖尿病模型大鼠 IL-6 及 TNF-α 的影响[J]. 天津中医药，2018，35（2）：131-133.

[92] 闫镛，庞国明，苗明三，等. 黄连降糖片对 2 型糖尿病模型大鼠氧化应激反应的影响[J]. 西部中医药，2019，32（3）：17-20.

[93] 王月，王涛，吴建霞，等. 金芪降糖片组分体外抗糖尿病的作用及机制[J]. 中国实验方剂学杂志，2015，21（16）：105-109.

[94] Cao Y, Yao G, Sheng Y, et al. JinQi Jiangtang tablet regulates gut microbiota and improve insulin sensitivity in type 2 diabetes mice[J]. J Diabetes Res. 2019；2019：1872134. Published 2019 Jan 10. doi：10. 1155/2019/1872134.

[95] 郑凝，魏世津. 金芪降糖片对糖尿病大鼠肾 NF-κB p65 表达的影响及机制[J]. 山东医药，2013，53（31）：19-22.

[96] 郭翔宇，段颖，李娟娥，等. 糖耐康对肥胖 Zucker 大鼠血糖的影响及其机制（英文）[J]. 中西医结合学报，2010，8（6）：535-540.

[97] 吴莉娟，孙文，刘铜华，等. 糖耐康改善 ZDF 大鼠胰岛 β 细胞凋亡的作用机制研究[J]. 世界科学技术-中医药现代化，2016，18（7）：1126-1132.

[98] 孙文，许光远，侯丹，等. 糖耐康对自发性 2 型糖尿病小鼠 NE，α-1-AT 蛋白表达的影响[J]. 中国实验方剂学杂志，2019，25（22）：22-27.

[99] 王志程，刘铜华，黄粤，等. 复方中药糖耐康对高糖诱导大鼠系膜细胞外基质的影响[J]. 上海中医药杂志，2012，46（10）：71-73.

[100] 吴丽丽，孙文，郭翔宇，等. 中药复方糖耐康对 2 型糖尿病 KKAy 小鼠糖脂代谢及肾脏形态学的影响[J]. 中华中医药杂志，2012，27（4）：972-976.

[101] 刘伟，陈明卫，童俊露，等. 丹蛭降糖胶囊改善肥胖大鼠骨骼肌胰岛素抵抗机制的初步研究[J]. 中国实验方剂学杂志，2014，20（22）：151-156.

[102] 尹昀东，方朝晖，尤良震. 丹蛭降糖胶囊对糖尿病 GK 大鼠肝脏胰岛素受体底物的影响[J]. 中华中医药杂志，2019，34（9）：4033-4037.

[103] 贾会玉，段陈方圆，李莉，等. 丹蛭降糖胶囊对糖尿病肾病大鼠 TGF-β1/Smads 信号通路的调控作用[J]. 中国药理学通报，2019，35（5）：714-720.

[104] 刘培培，施慧，王靓，等. 丹蛭降糖胶囊对糖尿病大鼠心肌损伤的影响[J]. 中成药，2019，41（8）：1816-1820.

[105] 施慧，王靓，方朝晖，等. 丹蛭降糖胶囊干预糖尿病心肌损伤作用及机制的实验研究[J]. 中国中药杂志，2019，44（23）：5159-5165.

[106] 尤良震，于东东，黄万秋，等. 基于 microRNAs 与炎症因子相关性探讨丹蛭降糖胶囊对 GK 大鼠糖尿病大血管病变治疗作用机制[J]. 中国中药杂志，2019，44（20）：4519-4528.

（李鹏辉　执笔，庞国明　审订）

第十七章 中药复方治疗 2 型糖尿病组方规律的研究进展

提　要: 通过对近年来的消渴症方药传统文献研究的回顾,分析现状并展望未来,为进一步找出治疗糖尿病组方规律,为新药开发及临床用药提供思路。鉴于目前的研究现状,从整体上看,单药、药对药理成分研究较多而对于组方及其规律研究较少,国外研究鲜有报道。近年来,随着大数据时代的到来,利用数据挖掘技术研究中药及组方规律的研究多了起来,但多局限于某一本古籍、某一个证型、某几味药、某一位医家的成果,仍然不够全面。由此,总结目前研究成果,对指导消渴症临床用药及新药开发提供参考及启发。

关键词: 消渴,糖尿病,组方规律

糖尿病是由遗传因素、环境因素等多种因素的共同作用导致的一种慢性、全身性代谢性疾病。糖尿病发病率逐年增加,成为继肿瘤、心血管疾病之后第三位严重的非传染性疾病。中医药治疗糖尿病历史悠久,相关用药经验报道丰富。中药应用及方剂配伍规律研究是中医药现代化研究的重要组成部分,对丰富和发展方剂学理论及有效指导临床遣药组方和新药开发具有重要意义。中药作为中医治病的物质基础,在文献中被大量刊载。对其进行全面分析和整理,有助于发现疾病治疗的核心规律,为进一步提高中医临床疗效、深入开展中医科研提供依据。随着大数据时代的到来,利用数据挖掘技术研究中药及组方规律的研究多了起来,纵观下来主要集中在对古文献消渴症证型、现代医家治疗消渴症的用药规律研究上。现在,就近几年应用数据挖掘技术研究消渴症中药复方研究规律的研究成果总结如下。

一、药典古籍用药规律研究现状

(一)《中医方剂大辞典》

1. 药物频次

研究者对《中医方剂大辞典》统计得出药物频次应用较高者多集中在麦冬、生地黄、五味子、瓜蒌、天花粉等养阴生津止渴药物及人参、黄芪、茯苓、山药等健脾补气药物,石膏、葛

根、知母、淡竹叶等辛凉解表清虚热药物；黄连等苦寒降泻药物及枸杞子、山萸肉等滋补肝肾药物。甘草最常用则多起到调和诸药之用。

郑红[1]认为在治疗消渴症的组方中，药物使用频次较高的有麦冬、生地黄、黄芪、葛根、五味子、瓜蒌、人参、黄连、茯苓、知母、葛根、山药、天花粉、玄参、枸杞子。这些药物均具有养阴、生津、止渴的功效，惟其作用靶点和作用机制不同。张晓晶等[2]总结得出补虚药（如甘草、人参、蜂蜜、黄芪等）出现频率较高；其次为清热泻火药（如天花粉、石膏、淡竹叶等）及解表药（如生姜、葛根、桂枝等）。王波等[3]总结《中医方剂大辞典》中341首消渴症方剂得出，最常用的药物为甘草，其次是麦冬、茯苓、人参、黄连等；王烨燃等[4]得出中药频次前十位分别是麦冬、甘草、人参、五味子、茯苓、熟地黄、天花粉、山茱萸、生地黄、黄芪、泽泻。

2. 药性归经

药性以寒性、温性、平性为主；药味以甘味、苦味、辛味为主；药物归经以脾胃经、肺经、肾经、肝经为主。郑红[1]总结药性选择以寒、温、平药物的应用为主，其中又以寒性药物的应用居第一位。消渴症的药味均以甘味居首，其次是苦味，辛味居第三位，淡、酸、涩、咸味的应用较少。药物归经涉及全身多个脏腑，但以胃经居第一位，其次是肺、心、脾、肾、肝、大肠经。王波等[3]得出药性偏于寒、温、平，药味偏于辛、苦、酸，归肺、胃、脾等经。

3. 组方规律

在组方规律方面普遍得出把握标本兼治的原则，根据消渴症涉及的主要病位为肺、脾、肾，其病机主要为阴精亏虚，燥热偏胜，总结得出用药以养阴、益气、清热生津并辅以活血化瘀、利水渗湿，药物配伍应寒热并用、攻补兼施。

郑红[1]总结得出组方规律为在临床治疗中应把握标本兼治的原则，补益为先、清泻为辅。补益之中重在养阴、益气、健脾为主，清泻中以清热、化痰、化瘀为要；药物配伍应寒热并用、攻补兼施。张晓晶等[2]同样以《中医方剂大辞典》为研究对象挖掘得到3个新方，方1由木香、白术、桂枝、大枣、生姜组成，以补脾为中心，配以行气之木香和温阳之桂枝，使补而不滞；方2由茯苓、麦冬、甘草、白术、桂枝组成，健脾益气；方3由栀子、黄连、大黄、蜂蜜组成，清热润肺，适用于上消之肺热津伤证，但此方生津止渴药物不足，临床用药时需考虑适当配伍生津止渴药。曹雯等[5]总结中医治疗消渴病的药物组方规律，如知母配石膏，麦冬配天花粉等。消渴症涉及的主要病位为肺、脾、肾，其病机主要为阴精亏虚，燥热偏胜，其中肺胃热盛、气阴亏虚、肾阴亏虚为其常见证型。临床上治疗消渴症的方药主要以益气生津、滋阴润燥、补益肝肾、活血化瘀、利水渗湿为主。王波等[3]研究得出其中17味药关联密切，人参、麦冬、茯苓、甘草为核心中药，麦冬是黄连、天花粉与核心中药联系的关键节点。

（二）《古今名医临证金鉴·消渴卷》

曹雯等[5]选取《古今名医临证金鉴·消渴卷》中各医家治疗消渴症的经验方，其中共选取复方156首，研究分析治疗消渴症的用药规律。得出用药频次大于50次的分别为黄芪、山药、茯苓、生地黄、麦冬、天花粉。功效方面用药最多的类别为补虚药，其次为清热药、活血化瘀药和利水渗湿药。药性归经方面消渴病涉及的主要病位为肺、脾、肾，其病机主要为阴精亏虚，燥热偏胜，其中肺胃热盛、气阴亏虚、肾阴亏虚为其常见证型。临床上治疗消渴症的方药主要以益气生津、滋阴润燥、补益肝肾、活血化瘀、利水渗湿为主。中医治疗消渴症的药物组方规律，如知母配石膏，麦冬配天花粉等。

（三）《普济方》

王茜等[6]筛选《普济方》中治疗消渴症的方剂，对筛选出治疗消渴症的处方进行组方规律分析。得出治疗消渴症药物为麦冬、黄连、瓜蒌根、人参、茯苓。分析得到新处方，新处方组成为桂心、泽泻、白术、当归、茯苓，合用可利水渗湿、补气健脾；另一新处方为四君子汤加泽泻，可增其益气健脾、利水泄热之效。

（四）《四圣心源》

陈泽冰等[7]将黄元御《四圣心源》方剂中涉及药物进行整理，对其用药情况进行组方规律研究。得出《四圣心源》消渴方剂肾气丸、猪苓汤、桂附苓乌汤，从药物使用频次可见，位居前四者为茯苓、泽泻、桂枝、附子；根据药味频数排序前3位为甘、淡、苦味；按归经使用频数排列前3位是肾经、肝经、心经；按药物类别排列第1位为利水渗湿药，主要有茯苓、泽泻、猪苓、滑石；其次为补虚药，如山药、阿胶、何首乌；第3类为清热药，以清热凉血药为主，分别为生地黄、牡丹皮。黄氏治消渴遣方用药主要从肝、脾、肾出发，治法主要为泻水补火，扶阳抑阴，兼顾疏肝，由此推出消渴病机总为水寒土湿木郁。

（五）《当代名医临证精华·消渴专辑》

米婷等[8]研究《当代名医临证精华·消渴专辑》共筛选出93首复方，共涉及药物150味，用药频次达1059次，其中用药频次大于30次的分别为山药、黄芪、生地黄、茯苓、天花粉、麦冬、党参。按照中药类别分析，用药总频次最多的类别为补虚药，其次为清热药和利水渗湿药。聚类分析结果显示清热生津药、补益脾气药、滋补肝肾药是临床治疗消渴病的常用配伍。结论：近代名医治疗消渴症主要以补虚、清热、利水渗湿为主。

综上所述，总结药典古籍用药规律研究现状认为，药典古籍中消渴症复方应用主要体现在应用频次较高的药物，如麦冬、生地黄、黄芪、葛根、五味子、瓜蒌、人参、黄连、茯苓、知母、山药、天花粉、玄参、枸杞子等；具有养阴、生津、止渴的功效；药性以寒、温、平为主；药味以甘、苦、辛为主；药物归经以脾胃、肺、肾、肝经为主。组方规律为补益为先、清泻为辅。补益之中重在养阴、益气、健脾、利湿为主，清泻中以清热、化痰、化瘀为要；药物配伍应寒热并用、攻补兼施。

二、证型用药规律研究现状

（一）阴虚燥热证

根据消渴阴虚为本、燥热为标的基本病机,阴虚燥热证消渴初期最早最易出现的临床证型,研究人员对养阴清热药方总结得出，养阴清热药方中，由养阴清热单味药占据主导诸如麦冬、天花粉、人参、甘草、生地黄等，药性频次居前的是平、温、微寒和寒；药味频次居前的是甘、苦、辛、酸；归经频次靠前的经络分别是肾、肺、肝、心、脾、胃；中药核心组合中，以养阴益气组合频次最高。

陈广坤等[9]得出养阴清热药物组合前 10 名药对：栀子-甘草-连翘，芦根-白茅根，鳖甲-柴胡-秦艽，柴胡-地骨皮-秦艽，柴胡-地骨皮-鳖甲，牡丹皮-五味子-磁石，胡黄连-龙胆草，柴胡-知母-鳖甲，柴胡-人参-鳖甲，天冬-麦冬-枇杷叶；涉及 19 味药物，其中柴胡出现 5 次；19 味药物中，有养阴清热单味药前 10 名中的 4 味。认为目前临床治疗消渴病以清热养阴药物为主。关明丹等[10]通过对消渴病（阴虚燥热证）理论框架本体中的 209 条条文进行分析，其中麦冬、天花粉、人参、甘草、生地黄频次居高。"关联规则分析"中显示，出现组合频次在前五位的药对分别由麦冬、天花粉、生地黄、黄连相互组成。各高频药对均取清热滋阴之功效，符合此次研究的消渴（阴虚燥热证）病机。研究的中药以甘、苦味药频次居高。通过分析古代医家对消渴（阴虚燥热证）的治疗用药得到的 4 个新处方提示，于消渴（阴虚燥热证）的治疗上除应以清热滋阴为治疗大法外，还应重视对心神的调养。王烨燃等[4]对《中医方剂大辞典》中治疗肾阴虚型消渴病方剂的用药规律进行分析。对筛选出的 88 首方剂进行中药频次、组方规律、性味归经、药量等方面的用药规律分析。得出药性频次居前 4 位的是平、温、微寒和寒；药味频次居前 4 位的是甘、苦、辛、酸；中药归经频次位于前 5 位的经络分别是肾、肺、肝、心、脾；4 味中药核心组合中，以茯苓、甘草、人参、麦冬组合的频次最高，其中人参用量比例最大，进一步体现了培土生金、气阴双补的治则。中药的关联规则分析反映了中医对肾阴虚型消渴病注重气阴双补、多脏同治的治疗理念。

（二）气阴两虚证

阴阳两虚是消渴病发展的必然趋势[11]，分析认为现代治疗消渴气阴两虚型的中药药性多偏于寒、温、平，药味多甘、苦、辛，方剂中高频数的药味多以补气滋阴为主，符合气阴两虚型消渴的基本病机；方剂组方规律分析，使用频率最高的组合以黄芪补气药物为主线辅以养阴生津止渴健脾益气药物，组方规律中体现这些药物之间存在较强的关联性。杨雪[12]等基于中医传承辅助平台系统软件，分析中国期刊全文数据库（CNKI）、万方数据库、维普数据库以中医药治疗糖尿病气阴两虚证的组方用药规律。分析认为现代治疗消渴气阴两虚型的中药药性多偏于寒、温、平，药味多偏于甘、苦、辛，体现消渴气阴两虚型"甘温补虚，苦寒泻实"的治疗原理。方剂中高频数的药味有黄芪、生地黄、麦冬、葛根、山药、五味子、天花粉、丹参、玄参、知母、苍术等，多为补气滋阴药物，正中气阴两虚型消渴的基本病机；方剂组方规律分析，得出使用频率前 3 的组合分别是生地黄-黄芪，葛根-黄芪，黄芪-山药。通过关联规则对收集的处方进行挖掘分析，所收集的常用药对以健脾补气、滋阴润燥药为主，药物之间存在较强的关联性。基于复杂系统熵聚类的治疗消渴气阴两虚的核心组合分析，发现其组成并非全以补气养阴为主，而呈现出药物组合配伍的多样性，其中，多数核心方有理气的药物，关于气虚，我们大都是在补气，而适当的理气能够让所补之气更好地行于人体，得到更好的临床效果。

（三）气虚血瘀证

气虚是消渴病迁延不愈的关键症结，血瘀是造成消渴病多种并发症的主要原因[11]。从瘀论治消渴组方用药较少单独使用活血化瘀法，而多是行气、清热、益气、滋阴与活血相结合。田丽凡、王清泉[13]分析探讨从瘀论治消渴病的用药规律，结果显示42首处方中共使用药物61味，使用频率最高的药物是丹参、生地黄、黄芪、当归、葛根，四气中出现频率最高的是微寒，五味中出现频率最高的是甘味，因子分析结果显示从瘀论治消渴多从行气活血、清热活血、益气活血、滋阴活血四个方面立法组方。

（四）肝气郁结证

湿浊、湿热困阻中焦，土壅木郁，脾失健运，肝失疏布，水谷精微壅滞血中是血糖升高与发病的重要环节[9]；李进、石岩[14]分析中国期刊全文数据库（CNKI）、万方数据库、维普数据库等，以中医药治疗肝气郁结型糖尿病的组方规律及用药规律。结果显示方剂中高频数的药味有柴胡、白芍、茯苓、枳实、黄芪、枳壳、当归、葛根、白术、甘草、荔枝核、生地黄、郁金、山药、赤芍等，多为疏肝理气的药物，正符合糖尿病的基本病机。从方剂组方规律和用药规律分析得出，用药模式频率前3的组合分别是白芍-柴胡，柴胡-茯苓，白芍-茯苓。基于药物间关联规则来分析药物间的关联程度，得到39个常用药物组合，其中置信度较高的，如甘草->柴胡，郁金->柴胡，香附->柴胡，黄芪，白芍->柴胡，白术，白芍->柴胡，当归，柴胡->白芍等；由上述关系可以看出柴胡与大多数药物都有关联，由此可再一次看出柴胡在治疗肝气郁结型糖尿病中的重要作用，也在一定程度上体现了中医药理论的传承与延续。通过对收集的处方进行数据挖掘分析，发现所收集的常用药对以疏肝理气、滋阴养肝药为主，大多数药物之间存在较强的关联性。基于复杂系统熵聚类的肝气郁结型糖尿病治疗的核心组合分析，其组成并非仅仅以疏肝理气为主，其呈现出药物组合配伍的多样性。

根据证型研究主要集中在气阴两虚、气虚血瘀、阴虚燥热、肝气郁结等4个证型。组方规律：气阴两虚证中药性多偏于寒、温、平，药味多偏于甘、苦、辛；药物如黄芪、生地黄、麦冬、葛根、山药、五味子、天花粉、丹参、玄参、知母、苍术等；药物组合多以健脾补气、滋阴润燥药为主。阴虚燥热证中多以麦冬、天花粉、人参、甘草、生地黄等养阴清热药为主，药物组合多由麦冬、天花粉、生地黄、黄连养阴清热苦寒降泄组合为主，药以甘、苦味频次居高。肝气郁结型中高频药物有柴胡、白芍、茯苓、枳实、黄芪、枳壳、当归、葛根、白术、甘草、荔枝核、生地黄、郁金、山药、赤芍等疏肝理气药物，组方规律高频组合分别是白芍-柴胡，柴胡-茯苓，白芍-茯苓等以疏肝敛阴健脾益气为主，由关联组合中柴胡在治疗肝气郁结型糖尿病中起到重要作用，总之，常用药对以疏肝理气、滋阴养肝药为主。

三、古今医家用药规律研究

古今医家对消渴病的总结比较分散，组方规律研究较少，多为个人经验组方，并无总结用药规律，现代医家对其总结研究多以清热补虚、补益脾肾、"敛脾精"为治疗消渴病的大法，药物以甘、苦、寒，兼以温阳、补精、生津止渴、活血化瘀之品为多。总结归纳如下。

（一）孙思邈用药规律

潘颖宜[15]研究孙思邈《备急千金要方》和《千金翼方》认为孙思邈奠定了清热补虚为治疗消渴病的大法：所清之热既清虚热又泻实火，且分清上、中、下三焦，选择药物甘苦并用，苦寒以清热泻火如黄连、黄芩、石膏、地骨皮、大黄、龙胆草等，甘寒以生津止渴如天花粉、麦冬、生地黄、鲜地黄等；所补之虚，则根据精、气、血、阴阳、津液诸正气之损耗而补之。注重先天之衰微，多选温肾阳、补肾精、固肾气之药物，顾护脾胃后天之弱，鼓舞胃气以助药力，如选甘草、人参、黄芪、白术等。时时注意气机之通畅，取温通辛散，祛除陈气，可理气化湿、祛风湿、解表、活血化瘀，选药如陈皮、枳实、牛膝等。

（二）李东垣用药规律

唐元等[16]总结金元四大家之一李东垣论治消渴学术思想得出，在治疗用药方面李东垣治疗消渴重视脾胃与元气，并创升阳泻火之法，治疗以补益脾胃元气、升阳泻火、散瘀降浊为治疗法则，用药上，除了以甘温、苦寒、甘寒之品补益元气、清热生津外，尤善用升发疏散之风药升阳散火，此外，以红花、桃仁、当归等活血化瘀润燥，杏仁肃肺润肠以降浊，达到标本兼顾之目的。

（三）张锡纯用药规律

崔一丽、沈雄伟[17]总结张锡纯在治疗消渴病方面认为：张氏推崇仲景经方。在《医学衷中参西录》中指出，白虎加人参汤、调胃承气汤、八味肾气丸是治三消证之良方。张锡纯指出，既要尊经师古，又应在古人规矩准绳基础上"扩充之，变化之，引伸触长之"，因此治疗消渴自创新方。张氏主张消渴属脾虚气化失司者当补其脾经。自拟玉液汤（生黄芪、葛根、生山药、知母、天花粉、五味子、生鸡内金），方中黄芪配葛根，升补元气，又助脾气上升，恢复脾气散精、通调水道之功；佐以山药、知母、天花粉大滋真阴；以五味子酸收，封固肾关，不使水饮急于下趋；用鸡内金助脾健运化水谷为精微。又拟滋膵饮（生箭芪、大生地黄、生怀山药、净萸肉、生猪胰子）。方中以生箭芪益气健脾；大生地黄、生怀山药、净萸肉补肾中之真阴，上润肺阴，下固肾关；取生猪胰子，是以胰补胰，治消渴属肾虚气亏者。两方分别用鸡内金、猪胰子之化食消物之品，并与他药合之，共表标本兼顾、补消同用之意。在治疗消渴证的用药上，张氏善用山药、黄芪、地黄。自拟两方中皆用山药，称山药为补脾固肾、润肺生津之品，是因其药性平和，补而不滞，上能养肺，中能补脾，下则益肾，涩精缩尿。现代药理研究结果证明，其两方中的益气补肾之品均有改善糖尿病临床症状和降低血糖、尿糖的功效。

（四）施今墨用药规律

麦美琪、刘宇翔[18]总结施今墨《施今墨对药》及《施今墨医案解读》得出，苍术、玄参，黄芪、山药，葛根、丹参是施今墨先生常用的 3 对降糖对药。施今墨先生认为，用苍术治疗糖尿病是以其有"敛脾精"的作用，苍术温燥，但可伍玄参之凉润，制其短而展其长。一润一燥，相互制约，相互促进，建中宫，止漏浊，可有效降低血糖。黄芪、山药配伍，黄芪甘温，偏补脾阳；山药甘平，养阴生津，益肾固精，偏补脾阴，一阳一阴，相互转化，共用可起健脾胃、促运化、敛脾精、止漏浊、消除尿糖之功。

（五）现代医家文献用药规律总结

方朝晖等[19]以中国学术期刊网络出版总库、中国生物医学文献数据库、中国中医药期刊文献数据库为检索源分析古今医家中医药治疗糖尿病用药规律，认为在治疗糖尿病方剂组成中，频数高的药物为生地黄、当归、黄芪、熟地黄、葛根、茯苓、丹参、麦冬、牡丹皮、川芎、山药、白术、桃仁、红花、天花粉等，符合新安医家治疗消渴病益气生津为主、活血化瘀贯穿始终的治疗思想。药物配伍组合规律显示，中药配伍以当归配黄芪、生地黄配葛根、当归配熟地黄、茯苓配葛根、当归配玄参、山药配黄芪、熟地黄配山药、玄参配天花粉、茯苓配白术、茯苓配山药、川芎配黄芪等几种药对配伍频次居高。谭芊任等[20]探讨全国名老中医凌湘力教授治疗糖尿病的用药规律，提炼出凌教授治疗糖尿病常用排名位于前12的药物有地骨皮、山药、黄芪、桑叶、茯苓、生地黄、牡丹皮、泽泻、丹参、大枣皮、草决明、丝瓜络。认为凌湘力教授治疗糖尿病临证多以益气养阴、健脾补肾、活血通络为治则。

综上所述，孙思邈《备急千金要方》和《千金翼方》认为清热补虚为治疗消渴病的大法，清热既清虚热又泻实火，且分清上、中、下三焦，选择药物甘苦并用，苦寒以清热泻火如黄连、黄芩、石膏、地骨皮、大黄、龙胆草等，甘寒以生津止渴如天花粉、麦冬、生地黄、鲜地黄等；注重先天之衰微，多选温肾阳、补肾精、固肾气之药物，顾护脾胃后天之弱，鼓舞胃气以助药力，如选甘草、人参、黄芪、白术等。时时注意气机之通畅，取温通辛散，祛除陈气，可理气化湿、祛风湿、解表、活血化瘀，选药如陈皮、枳实、牛膝等。李东垣论治消渴以补益脾胃元气、升阳泻火、散瘀降浊为治疗法则，用药上，除了以甘温苦寒甘寒之品补益元气、清热生津外，尤善用升发疏散之风药升阳散火，此外，以红花、桃仁、当归等活血化瘀润燥，杏仁肃肺润肠以降浊，达到标本兼顾之目的。张氏主张消渴属脾虚气化失司者当补其经气。多用生黄芪、葛根、生山药、知母、天花粉、五味子、生鸡内金、生箭芪、大生地黄、生怀山药、净萸肉、生猪胰子等药物。张氏善用山药、黄芪、地黄等补固肾气、润肺生津之品，是因其药性平和，补而不滞，上能养肺，中能补脾，下则益肾，涩精缩尿。施今墨先生应用对药，苍术、玄参、黄芪、山药，用苍术治疗糖尿病是以其有"敛脾精"的作用，苍术温燥，但可伍玄参之凉润，制其短而展其长。一润一燥，相互制约，相互促进，建中宫，止漏浊，可有效降低血糖。黄芪、山药配伍，黄芪甘温，偏补脾阳；山药甘平，养阴生津，益肾固精，偏补脾阴，一阳一阴，相互转化，共用可起健脾胃、促运化、敛脾精、止漏浊、消除尿糖之功。其余医家总结研究结论多与药典古籍研究结论相似不做赘述。

四、统计工具及方法

通过查阅文献发现目前对用药规律研究帮助较大的统计工具和统计方法在大量应用，为此进行归纳总结。统计软件应用广泛程度依次为中医传承辅助系统、Excel建立用药数据库、自行研发的中医方剂数据挖掘系统平台、采用SPSS 22.0软件及中国中医科学院中医药信息研究所建立的中国方剂数据库平台。统计方法主要有频数分析法、聚类分析、复杂系统熵聚类方法、无监督的熵层次聚类、关联规则分析等数据挖掘方法。

五、存 在 问 题

目前中药复方组方规律研究文献量相对较少，对古代医籍研究不够全面，多局限在主要方剂典籍上面；对证型用药规律方面，多集中在热盛伤津、气阴两虚这两个证型，且没有统一的证型命名规范，用药规律研究结果多有重复；古今医家用药规律在证型命名、用药规律研究方面同样存在上述问题。另外，个别研究只注重研究过程和研究方法，缺乏中医药内涵研究的总结和发掘。

六、评述与展望

纵观全文，随着大数据时代的到来，大数据分析在现代科技成果推动中医药发展过程中显得越来越重要，也体现了中医人在创新发展中医药事业过程中兼收并蓄的广阔胸怀。那么，总结中药复方治疗 2 型糖尿病组方规律研究在统计方法上主要有应用 Excel 建立数据库、SPSS 统计软件，应用中医传承辅助平台，应用万方、维普等检索工具，自主研发数据统计平台等研究方法，使研究更便捷、更广泛、更深入、更科学。首先，在研究内容上药典、方剂研究方面较为全面，但个别研究分析不够深入，结论总结不够，缺乏中医理论对研究结果的深入分析；其次，证型研究上面不够全面，当然也与消渴病在证型方面没有一个标准化的结论有关，但总体来说证型研究太少，有些研究自组新方没有临床实践依据；其三，在古代、近现代医家特别是在消渴病方面的知名医家的组方配伍规律研究上存在不足。然而，中医学前辈先贤在治疗消渴病方面积累了丰富的临床经验，创立了大量方剂，所用药物涉及植物、矿物、动物，乃至整个自然界，其中尚未以现代科技研发之处浩如烟海；所以，消渴病组方规律值得我们去深入挖掘，继承开发的道路任重道远。

参 考 文 献

[1] 郑红. 中医治疗消渴病的组方配伍规律探讨[J]. 山东中医药大学学报，2008，32（4）：286-288.

[2] 张晓晶，李楠楠，鲍慧清，等. 基于中医传承辅助系统的中医药治疗消渴病的组方规律分析[J]. 成都中医药大学学报，2015，38（4）：89-92.

[3] 王波，周荣荣，唐仕欢.《中医方剂大辞典》中消渴病方剂"核心药物-作用靶点"关联性挖掘研究[J]. 中国中药杂志，2018，43（19）：3919-3926.

[4] 王烨燃，张洋，秦琦冰，等. 基于数据挖掘的肾阴虚型消渴病方剂用药规律分析[J]. 中药新药与临床药理，2018，29（1）：97-103.

[5] 曹雯，喻嵘，王琦威，等.《古今名医证金鉴·消渴卷》治疗消渴病用药规律分析[J]. 中华中医药学刊，2016，34（5）：21-23.

[6] 王茜，唐瀚，崔雅华，等. 基于中医传承辅助系统的治疗消渴病组方分析[J]. 时珍国医国药，2016，27（3）：766-768.

[7] 陈泽冰，周晖，伍慧慧，等. 基于数据挖掘探讨《四圣心源》治疗消渴病的组方用药规律[J]. 中医药导报，2019，25（7）：21-25.

[8] 米婷，曹雯，喻嵘，等.《当代名医临证精华·消渴专辑》治疗消渴病组方用药规律分析[J]. 山东中医杂志，2017，36（8）：638-641.

[9] 陈广坤，杨阳，李萌，等. 基于中医古籍方剂治疗消渴病养阴清热药物组配研究[J]. 北京中医药，2016，35（8）：723-726.

[10] 关明丹，杨宇峰，曲超，等. 基于中医传承辅助平台探讨消渴病（阴虚燥热证）理论框架用药规律分析[J]. 辽宁中医药大学学

报，2019，21（8）：142-145.

[11] 庞国明，王凯锋，贾林梦，等. 纯中药治疗 2 型糖尿病"三辨诊疗模式"探悉[J]. 世界中西医结合杂志，2019，14（5）：712-717.

[12] 杨雪，杨娟，宋丹，等. 基于中医传承辅助平台系统的糖尿病气阴两虚型组方用药规律分析[J]. 中医临床研究，2017，9（35）：4-7.

[13] 田丽凡，王清泉. 基于数据挖掘的从瘀论治消渴病用药分析[J]. 江西中医药，2019，50（433）：48-50.

[14] 李进，石岩. 基于中医传承辅助系统的糖尿病肝气郁结型组方用药规律分析[J]. 中医药临床杂志，2019，31（4）：691-694.

[15] 潘颖宜，钟伟才，朱国福，等. 孙思邈辨治消渴病用药特色探析 [J]. 上海中医药杂志，2012，46（12）：13-16.

[16] 唐元，喻嵘，罗文娟，等. 李东垣论治消渴学术思想浅析[J]. 江苏中医药，2015，47（1）：12-13.

[17] 崔一丽，沈雄伟. 初探张锡纯论治消渴[J]. 吉林中医药，1994，4：2-3.

[18] 麦美琪，刘宇翔. 运用施氏对药组方治疗糖尿病的疗效观察[J]. 内蒙古中医药，2016，5：74-75.

[19] 方朝晖，罗云，陆瑞敏，等. 基于数据挖掘的中医药治疗糖尿病用药规律探析[J]. 中医药临床杂志，2013，25（8）：670-672.

[20] 谭芊任，崔峻松，肖政华，等. 基于数据挖掘分析凌湘力教授治疗糖尿病的用药规律[J]. 贵阳中医学院学报，2017，39（6）：9-13.

（翟纪功　执笔，庞国明、郭世岳　审订）

第十八章 药典及相关临床用药指南收录治疗糖尿病中成药综合分析与述评

提 要：通过对药典及相关临床用药指南标准中收载的 84 种治疗糖尿病的中成药进行归纳整理，分析研究其分类、用药依据、用法用量、临床应用、不良反应等情况，建立结构化数据库，综合分析以治疗糖尿病为适应证的中成药使用情况。通过分析：84 种以糖尿病为适应证的中成药中，糖尿病或消渴病专病专药有 69 种；证型明确的有 52 种；在用法用量中明确服药时间的有 14 种；含西药成分的有 9 种；明确糖尿病临床疗效评价的有 43 种；标注注意事项的有 40 种，仅有 2 种描述比较详细。处方组成以补虚药为主，清热药其次；寒性、甘味的药物用药频次最高；归经以肺经最多；中药饮片使用规律中，黄芪、天花粉、地黄使用频次居前三名，分别为 63.10%、52.38%、47.62%。84 种中成药中，剂型以传统口服剂型为主，药品说明书对适应证描述较为粗略，对不良反应的监测较少，缺乏安全性评价，临床使用个性化辨证用药亟待加强；研究开发应着重提高对其并发症的治疗，优化传统制剂工艺，提高此类中成药的质量和疗效。

关键词：糖尿病，中成药，结构化数据库，综合分析，述评展望

国际糖尿病联盟统计数据显示，全世界有 4.2 亿糖尿病患者，糖尿病已成为常见病、多发病。糖尿病的防治已经成为全球医学界的重大、疑难课题[1]。糖尿病防治需要在控制血糖的同时，进行多种危险因素的综合干预，单纯的降糖治疗不能有效控制疾病进展，需要进行多学科合作的综合防治[2]。糖尿病的中医药治疗也发生了巨大变化，由古代的纯中医药治疗糖尿病变成了以西医为主、中医为辅、中西医结合的治疗格局。现代医学可以称之为"病"的任何疾病，均有其共性，针对其共性的核心病机研发使用的药物，就是专病专药；然而，一种疾病的不同发展阶段其核心病机不同，用药也会相应变化，对于糖尿病这种具有多种病因、病机复杂的疾病更是如此。中医药更加注重个体化与整体的辨证施治，其治疗糖尿病的优势，不仅在于能够直接降低血糖水平，还在于相关指标的改善及引起血糖升高因素的消除等方面。本文对已上市并载入标准的糖尿病中成药进行收集、整理，建立结构化数据库。一方面运用数据统计对糖尿病中成药临床用药现状进行分析，并针对存在的问题提出相应的建议；另一方面对已上市中成药的组方规律进行系统分析，为糖尿病及其并发症的新药研发提供数据支撑及研究思路。

一、中成药统计来源与统计方法

经统计，共查到 84 种治疗糖尿病或消渴病的中成药。统计来源：国家食品药品监督管理局（现称国家药品监督管理局）网站数据查询系统[3]、《中华人民共和国药典》（2015 年版）[4]、《中华人民共和国卫生部药品标准·中药成方制剂》[5]、《国家中成药标准汇编·内科·气血津液分册》[6]、《中华人民共和国药典临床用药须知·中药成方制剂卷》[7]、《国家食品药品监督管理局国家药品标准新药转正标准》[8]；检索日期：截止到 2018 年 12 月；检索方法：由两名评价者分别独立进行资料检索，意见不一致时协商解决。依据 2015 年版《中华人民共和国药典》对 84 种中成药中涉及的中药饮片名称进行规范，药典未收载的依照《中华本草》名称予以规范。检索所得数据利用 Excel 2007 进行录入，建立数据库，进行分类、排序，利用 SPSS21.0进行频数计算，并分别对涉及中药饮片的功能分类、四气、五味、归经频次与频率进行统计。其中，用药频次是指根据所有处方算出每一味药的用药次数；用药频率是指该药使用的次数除以处方数（用药频率=用药次数/处方数）；相对用药频率是指每一味药的用药次数除以所有中成药处方中用药的总次数（相对用药频率=用药次数/总频次）[9]。

二、治疗糖尿病中成药的临床应用现状

（一）药物分类

1. 按功能主治分类

益气养阴类 39 种、清热生津类 13 种、补肾益阳类 8 种、活血化瘀类 2 种，其余 22 种未特指某一类功效，如益气、清热、化瘀、滋肾、健脾等。病因病机是中医学的重要组成部分，中医对消渴的病机认识主要以阴虚燥热为主，除此之外，消渴的病机还包括脾虚、血瘀、热毒、肾阳虚、肝郁、气虚等[10]，糖尿病中成药的功能主治与病因病机理论相符。

2. 按成分分类

含西药成分的共有 9 种（占 10.71%）：①含格列苯脲 4 种，糖维胶囊、消渴丸、十味降糖颗粒、消糖灵胶囊。②含人参茎叶皂苷 3 种，活力源口服液、活力源片、降糖胶囊。③其他 2 种，强力蜂乳浆胶丸（维生素 B_1、维生素 B_2）、山药参芪丸（薄荷脑）。

3. 按剂型分类

胶囊剂 41 种、颗粒剂 13 种、片剂 12 种、丸剂 11 种、口服液 4 种、茶剂 2 种、膏剂 1 种（外用）。

（二）用药依据与规范性

1. 专病专药情况

"消渴"主要表现为口渴多饮、饮水不解、随饮随消，或多食易饥，日渐消瘦，甚或尿有甜味，与当代临床所见糖尿病"三多一少"症状十分相似。因糖尿病作为疾病是依据实验室指标完成诊断的，故不能将糖尿病与消渴病完全等同。与此同时，一方面糖尿病及其并发症临床表现繁多、难以进行全面检索；另一方面消渴相关病证可以在很大程度上代表古代对糖尿病的认识[11]，故在本项研究中选择将"消渴"作为检索糖尿病的依据。84 种中成药中，糖尿病或消渴病专病专药有 69 种，占比 82.14%，详见表 18-1。

表 18-1　糖尿病中成药专病专药分布情况

标注病名	品种数	占比（%）
糖尿病	9	10.71
消渴	13	15.48
糖尿病+消渴	47	55.95
糖尿病或消渴病辅助用药	15	17.86

2. 证型分布情况

目前中医药治疗 2 型糖尿病尚没有统一的辨证分型标准，如林兰教授的"三型辨证"理论[12]，把糖尿病分为阴虚热盛型、气阴两虚型和阴阳两虚型，分别代表了糖尿病疾病进展的三个不同阶段；庞国明教授[13]主张先辨病诊断、确定中医病名，再辨证诊断、确立精准证型，当临床无证可辨时再进行精准辨体，进而逐步确立了"辨病-辨证-辨体"有机结合的"三辨诊疗模式"。辨证论治是中医认识疾病和治疗疾病的基本原则，不同派别、不同医家对于 2 型糖尿病的中医辨证类型不统一，正体现了中医"同病异治，异病同治"的辨证思想。有研究表明上市中成药中治疗糖尿病的核心药物组成为黄芪、地黄、天花粉、麦冬、葛根等，也佐证了糖尿病的治疗原则以益气养阴为主。69 种糖尿病专药中，标注明确证型的有 52 种，占比 75.36%，证型以气阴两虚为主，详见表 18-2。

表 18-2　专证专药分布情况

标注证型	品种数	占比（%）
气阴两虚证	29	42.03
气阴两虚兼内热证	12	17.39
气阴两虚兼血瘀证	8	11.59
气阴两虚兼内热血瘀证	2	2.90
气阴两虚痰湿内滞证	1	1.45

（三）用法用量分析

对 84 种中成药的用法用量进行分类汇总，详见表 18-3。数据分析提示，服用量较小的大多为中药提取物或含有西药成分；仅有 14 种中成药标明了具体的服药时间（餐前、餐后或睡前），占比 16.67%。

表 18-3　用法用量分类汇总

| 剂型 | 日服最小量 | 日服最大量 | 日服用量区间占比 | | | 日服用次数 |
			日服用量	品种	占比（%）	
胶囊	1.02g/d	16.00g/d	1.02～2.00g	2	4.88	一般为 2～4 次，以每日 3 次为主，占比 80.49%
	0.51g/次 2 次/日	4.00g/次 4 次/日	2.10～5.00g	25	60.98	
			5.10～10.00g	13	31.71	
			10.10～16.00g	1	2.44	
片剂	0.50g/d	10.80g/d	0.50～2.00g	1	7.14	一般为 2～4 次，以每日 3 次为主，占比 92.86%
	0.25g/次 2 次/日	3.60g/次 3 次/日	2.10～5.00g	4	28.57	
			5.10～10.80g	9	64.29	
颗粒	9.00g/d	72.00g/d	9.00～15.00g	6	46.15	一般为 2～4 次，以每日 3 次为主，占比 92.31%
	3.00g/次 3 次/日	24.00g/次 3 次/日	15.10～30.00g	5	38.47	
			45.00g	1	7.69	
			72.00g	1	7.69	
丸剂	0.48g/d	30.00g/d	0.48g	1	11.11	一般为 1～4 次，以每日 2～3 次为主，占比 66.67%
	0.48g/次 1 次/日	10.00g/次 3 次/日	2.00～8.00g	3	33.33	
			10.00～18.00g	3	33.33	
			20.00～30.00g	2	22.23	
口服液	20.00ml/d	60.00ml/d	20.00ml	1	33.33	2～3 次，各占 50.00%
	10.00ml/次 2 次/日	30.00ml/次 2 次/日	40.00ml	1	33.33	
			60.00ml	1	33.33	
茶剂	2 种：维甜美降糖茶和玉苓消渴茶，规格均为每袋 3.00g，1 袋/次，3 次/日					
贴膏	1 种：参芪山药膏，规格：每张净重 20.00g，3 日 1 张					

（四）相关文献临床疗效评价情况

84 种中成药中，有糖尿病临床疗效评价相关文献的共 43 种。其中临床研究文献 20 篇以上的有 3 种（六味地黄丸 80 篇、消渴丸 42 篇、糖脉康颗粒 25 篇），11～20 篇的 2 种（参芪降糖胶囊 14 篇、消渴安胶囊 11 篇），4～10 篇的 10 种，1～3 篇的 28 种。从上述数据可以看出，六味地黄丸、消渴丸、糖脉康颗粒、参芪降糖胶囊、消渴安胶囊等中成药临床应用、研究较为广泛。中成药治疗糖尿病的临床疗效，有待于开展多中心、大样本的临床试验加以提供循证医学证据。

（五）不良反应分析

84 种中成药中，标注有注意事项的有 40 种，注意事项涉及不良反应的有 3 种，均为胃肠道不适；涉及用药禁忌的有 36 种；注意事项较为详细全面的只有 2 种：消糖灵胶囊和十味玉泉胶囊，详细标明了慎用人群及服药期间需要注意的各种事项，其他均为简单概述。

经查询中国知网、万方等期刊资源，有不良反应文献报道的仅 5 种中成药（详见表 18-4），消渴丸的不良反应报道最多，可能与其含有格列苯脲有关。

表 18-4 不良反应文献报道情况

药品名称	不良反应
消渴丸	主要为低血糖，包括低血糖脑病、低血糖昏迷、精神错乱等；另外还有脱发、过敏的报道[15]
珍芪降糖胶囊	致老年患者低血糖脑病植物生存 1 例[16]
桂附地黄丸	致血尿 1 例[17]
糖脉康颗粒	致荨麻疹 1 例[18]
降糖舒胶囊	致过敏性紫癜 1 例[19]

另外，六味地黄丸以滋阴补肾为主，虽非糖尿病专药，因其可以减轻消渴病的耗液伤津，故广泛用于治疗消渴病（糖尿病），但必须辨证使用，不可滥用。糖尿病患者滥用所引起的直接不良反应则为血糖增加，血糖增加不仅会进一步加重患者病情，而且还会诱发胰岛素抵抗、感染、高血压、动脉粥样硬化甚至猝死等严重后果[20]。

（六）组方规律分析

1. 中药使用频次与频率

黄芪是古代消渴及其相关病名治疗的高频用药，专家认为以黄芪为主的中药复方制剂治疗糖尿病及糖尿病肾病疗效显著，且无严重不良反应[21]。郭照等[22]通过核心药物组合分析发现黄芪在治疗消渴病时常与补气药、清热药、补阴药、收涩类药物联用，天花粉、地黄、麦冬、葛根等清热生津之药的高频使用亦符合此治疗理念。该数据库中共有 84 个糖尿病中成药处方，共有 130 种中药饮片，总用药频次为 752 次。其中黄芪出现频次最多，达 53 次，处方占比为 63.10%，详见表 18-5。

表 18-5 治疗糖尿病中成药处方中药饮片使用频次及频率情况

用药频次（y）	中药饮片
y≥20	黄芪（53，63.10%）、天花粉（44，52.38%）、地黄（40，47.62%）、麦冬（34，40.48%）、五味子（32，38.10%）、葛根（29，34.52%）、山药（28，33.33%）、人参（23，27.38%）、茯苓（21，25.00%）、黄连（21，25.00%）
10≤y<20	黄精（19，22.62%）、知母（19，22.62%）、枸杞子（18，21.43%）、丹参（17，20.24%）、山茱萸（15，17.86%）、熟地黄（15，7.86%）、玄参（12，14.29%）、泽泻（12，14.29%）、牡丹皮（12，4.29%）、甘草（11，13.10%）、玉竹（10，11.90%）
y=9（10.71%）	红参、天冬
y=8（9.52%）	太子参、乌梅
y=7（8.33%）	北沙参、牛膝
y=6（7.14%）	党参、地骨皮、肉桂、石膏、淫羊藿
y=5（5.95%）	制附子、黄芩、鸡内金、荔枝核、白术
y=4（4.76%）	白芍、赤芍、红花、牡蛎、枇杷叶、桑叶、水蛭、西洋参
y=3（3.57%）	川芎、瓜蒌、麦芽、南瓜、牛蒡子、女贞子、沙苑子、石斛、檀香、甜叶菊、苍术
y=2（2.38%）	刺五加、大黄、当归、杜仲、番石榴叶、覆盆子、黄柏、僵蚕、绞股蓝、金银花、鹿茸、杧果叶、芡实、桑椹、山楂、乌药、五倍子、仙人掌、益智仁、玉米须、甘蔗鸡、珍珠粉、枳壳

续表

用药频次（y）	中药饮片
y=1（1.19%）	阿魏、白茅根、柏子仁、半枝莲、冰片、蚕蛾、茶叶、蝉蜕、地龙、冬虫夏草、冬葵果、干姜、蛤蚧、海龙、海马、虎杖、鸡血藤、蒺藜、姜黄、金荞麦、金丝苦楝、苦参、葵花盘、蓝花参、烈香杜鹃、露水草、没药、迷果芹、墨旱莲、佩兰、芹菜籽、青果肉、青皮、青葙子、人工麝香、乳香、三颗针、桑螵蛸、桑枝、沙棘、肾茶、手掌参、甜叶菜、菟丝子、土茯苓、威灵仙、喜马拉雅紫茉莉、香附、夜关门、益母草、银线莲、郁金、制何首乌

2. 功效分类情况

治疗糖尿病中成药处方所含中药饮片共 130 种，其中 111 种收载于 2015 年版《中华人民共和国药典》中。按《中药学》[23]归类方法进行功效归属统计，其中应用频次最多的是补虚药，其次是清热药，此两类中药所占比例达到 49.55%，详见表 18-6。

表 18-6　治疗糖尿病中成药处方中药饮片功效分类与使用频率情况

序号	药物分类	药味数量	百分比（%）	频次	相对频率（%）
1	补虚药	34	30.63	274	38.43
2	清热药	21	18.92	198	27.77
3	活血化瘀药	11	9.91	41	5.75
4	收涩药	7	6.31	62	8.70
5	理气药	6	5.41	14	1.96
6	利水渗湿药	5	4.50	37	5.19
7	消食药	5	4.50	12	1.68
8	平肝息风药	4	3.60	8	1.12
9	解表药	3	2.70	34	4.77
10	化湿药	3	2.70	5	0.70
11	温里药	3	2.70	12	1.68
12	化痰止咳平喘药	2	1.80	7	0.98
13	开窍药	2	1.80	2	0.28
14	安神药	2	1.80	3	0.42
15	止血药	1	0.90	1	0.28
16	祛风湿药	1	0.90	1	0.14
17	泻下药	1	0.90	2	0.28

3. 四气五味频次、频率情况

依据 2015 年版《中华人民共和国药典》和《中药学》教材对治疗糖尿病中成药处方所含中药饮片的四气（表 18-7）和五味（表 18-8）进行统计分析。结果显示：按四气来分，治疗糖尿病的中成药处方中寒性药用药频次最多，其次为平、微寒和微温，前 4 种药性合计占比达到 68.52%；按五味来分，甘味药出现频次最多，高达 469 次，其次为苦、微苦和辛味。

甘味药具有补益、和中、调和药性和缓急止痛的作用，多用于治疗正气虚弱、身体诸痛等证，苦味药具有清泻火热、燥湿、坚阴、泄降气逆的作用，多用于治疗热证、火证、湿证、阴虚火旺等证[24]。

表 18-7　治疗糖尿病中成药处方中药饮片四气频次与频率情况

序号	四气分类	用药频次	相对频率（%）	药味数量	百分比（%）
1	寒	175	24.54	28	25.93
2	平	155	21.74	25	23.15
3	微寒	144	20.20	14	12.96
4	微温	100	14.03	7	6.48
5	温	88	12.34	27	25.00
6	凉	33	4.63	3	2.78
7	热	7	0.98	2	1.85
8	大寒	6	0.84	1	0.93
9	大热	5	0.70	1	0.93

表 18-8　治疗糖尿病中成药处方中药饮片五味频次与频率情况

序号	五味分类	用药频次	相对频率（%）	药味数量	百分比（%）
1	甘	469	41.58	60	33.90
2	苦	214	18.97	39	22.03
3	微苦	127	11.26	9	5.08
4	辛	112	9.93	33	18.64
5	微辛	53	4.70	1	0.56
6	淡	34	3.01	3	1.69
7	酸	33	2.93	10	5.65
8	咸	33	2.93	13	7.34
9	涩	12	1.06	7	3.95
10	微甘	5	0.44	2	1.13

4. 归经频次、频率情况

肺为水液运行和排泄的通道，若肺脏受热邪所伤，则输布津液障碍，津液随小便而下，出现尿频；肾为后天之本，肾阳促进精液的化生和运行输布，肾阴为一身阴气之源，肾阴亏虚则虚火内生，灼伤津液发为消渴；脾胃乃后天之本，若脾胃蕴热、消化功能增强，则多食善饥，此外若脾脏虚弱、不能上输津液于肺，则出现口渴[25]。不同医家对糖尿病的归经论治也存在不同意见，如仝小林教授[26]认为糖尿病的病理中心在胃肠，治疗应以清热泻火、降脂化浊为主。祝谌予教授[27]认为糖尿病患者多有血瘀，提出活血化瘀法治疗糖尿病及其并发症，临床上常选用丹参等活血化瘀药物作为治疗糖尿病的基本用药。本次统计结果显示：治疗糖尿病的中成药处方中归肺经用药频次最高，其次为肾、脾和心经，详见表 18-9。

表 18-9　治疗糖尿病中成药处方中药饮片归经频次与频率情况

序号	归经分类	用药频次	相对频率（%）	药味数量	百分比（%）
1	肺	383	20.68	42	15.11
2	肾	331	17.87	45	16.19
3	脾	263	14.20	38	13.67
4	心	263	14.20	28	10.07
5	肝	259	13.98	59	21.22
6	胃	256	13.82	37	13.31
7	大肠	46	2.48	10	3.60
8	膀胱	28	1.51	10	3.60
9	胆	15	0.81	7	2.52
10	心包	3	0.16	1	0.36
11	小肠	5	0.27	1	0.36

三、数据分析及存在问题

目前已上市的 84 种中成药，通过分析其组方和功能主治，发现绝大部分组方中药为益气、养阴、清热药味，基本遵循糖尿病的传统辨证分型规律。除此之外，活血化瘀药与收涩药也占据较大的比例，这可能是近年来糖尿病治疗用药的一个新趋势[28]。用药归经方面，频次统计多归于肺、肾、脾、心、肝、胃经，尤以肺、肾、脾经为著，故认为消渴之发生多责于此三脏，具体表现为肺燥、肾虚和胃热，诸虚本于肾，滋阴益肾、健脾益气乃治疗糖尿病的关键所在[29]。从用药的分类来看，补虚药使用频率最高，其次为清热药、活血化瘀药、收涩药、理气药、利水渗湿药等，体现攻补兼施的临床用药原则。从用药的性味来看，以甘、苦、辛为主，并与辛开酸收之品相伍以达"酸甘化阴，辛甘化阳，苦寒清热，酸苦制甜"之意。在益气养阴之时，更应注意清热，其在直中病机、控制血糖方面至关重要[30]。

（一）中成药品种适用范围谱系窄，不能适应糖尿病"三辨诊疗模式"的需要

本研究数据统计显示，现有糖尿病中成药品种中 75.36%为益气养阴、清热生津之品，产品定位以气阴两虚证为主，庞国明教授[31]研究发现，当今气阴两虚证仅占37%。目前缺少符合临床实际证型及针对糖尿病慢性并发症的中成药，仅消渴通脉口服液 1 种中成药明确标明适用于 2 型糖尿病周围神经病变。目前市场上的中成药多针对改善糖尿病"三多一少"症状组方，缺乏中医思维和辨证施治原则，以致中成药降糖效果不及西药迅速，缺乏市场竞争力。糖尿病中成药的产品定位上也没有充分发挥中药在治疗糖尿病慢性并发症上的优势，所以糖尿病中成药的市场份额和市场竞争力都无法达到预期。南方医药经济所的统计数据显示，中成药在整个口服降糖药市场份额中仅占不到一成，处于辅助用药的位置[32]。

目前，庞国明教授及其团队在中医继传统理论总结临床实践的基础上，成功探索出符合当今临床实际的纯中药治疗 2 型糖尿病的"三辨诊疗模式"，即辨病论治、辨证论治、辨体论治，分别采用专病专药、专证专药、专体专药，或单用，或二联，或三联，根据血糖情况，序贯调

整用药方法。糖尿病中成药的研发可以此类研究为基础,将名老中医的临床经验处方转化为中药新药,造福广大糖尿病患者,实现惠益共享。

(二)中成药服用量大,制剂工艺亟待改进

目前上市的糖尿病中成药的制备问题,主要涉及两个方面,其一,绝大多数品种为半浸膏片(胶囊、颗粒、丸)剂,单次服用剂量最少的为3~4片(粒),最多的达到10片(粒),甚至更多,且片(胶囊)重基本为0.30g以上,单次服用量及片形较大导致服药不便、吞咽困难,患者依从性差;其二,中成药药味用量小,有调查显示[33],临床医师开给患者的汤剂的中药饮片剂量在60.00~80.00g/d,而中成药折算成中药饮片的量在10.00~20.00g/d,远小于汤剂的常用量,故中成药大多起效慢,短期内很难达到预期疗效,这也是患者依从性差的另一方面原因。基于以上问题,下一步应从优化制备工艺、提高质量入手,对疗效确切、应用广泛的现有品种,进行工艺筛选,去粗取精,提高糖尿病中成药的质量和疗效,减少服用量,增强患者的依从性。

(三)传统剂型为主导,制剂创新发展不均衡

目前上市的糖尿病中成药98.81%为口服制剂,其他剂型只有一种——参芪山药膏(外用膏剂)。口服制剂虽然品种、剂型繁多,但相当一部分是低水平重复,中药剂型改革应该确保药物有效成分的提取、保存、临床疗效的发挥[34]。现代新剂型的研究和开发力度不够,滴丸剂、微囊剂、巴布剂、粉针剂、高分子制剂等现代新制剂市场空白。

(四)说明书症状描述简略,辨证使用无明确依据

69种中成药糖尿病专药中,42.86%的说明书描述简单,缺乏临床症状描述,不能准确、快速地为临床医师诊疗用药提供参考。此外,患者的血糖水平随着治疗、病情的进展等也会有不同的变化,中成药说明书中很少涉及根据血糖控制情况进行剂量调整的问题,大多是一般推荐用量,不利于临床合理用药。

(五)说明书中服用注意事项不详,临床应用缺乏安全性评价

目前大部分中成药说明书中不良反应、禁忌、注意事项、特殊人群用药和药物相互作用等信息表达不够准确,多数仅以"尚不明确""不详"等模糊描述,甚至缺项。84种糖尿病中成药中,仅消糖灵胶囊和十味玉泉胶囊详细标明了慎用人群及服药期间需要注意的各种事项,其他均为简单概述。还有些中成药的不良反应报道增多,但说明书却未及时更新,不利于中成药的安全使用。目前我国药品不良反应报表尚未涉及中医证候等内容,无法从临床是否辨证用药来分析评价不良反应发生的原因,如胃肠道不良反应的发生,可能与辨证不明、错误使用清热滋阴类药物有关。

四、述评与展望

(一)突破传统消渴理论,调整研发糖尿病专科中成药的思维模式

数据证实75.36%降糖中成药以益气养阴生津为主,主要针对消渴病的病机特点"三多一

少"而定,但当今糖尿病与消渴症虽有一定的互含性但两者并不完全对等。随着疾病谱的改变,糖尿病的中医辨治需要重新思考,有关资料显示,约95.36%的2型糖尿病患者无典型的"三多一少"症状[35],糖尿病与消渴不能等同。西医"辨病"与中医"辨证"的脱节,阻碍中医药在糖尿病防治上取得更大突破。中医药治疗糖尿病降糖水平不显著,可能与应用传统消渴理论治疗无消渴症状的糖尿病有一定联系。因此,中成药在糖尿病的治疗中必须突破传统消渴理论,走出用单味药现代药理研究指导组方的误区,要用基于中医思维"三辨诊疗模式"的理念指导糖尿病中成药研发,针对糖尿病不同病理、不同证型、不同体质诊疗,抓住2型糖尿病的中医核心病机,制订理法方药,调整降糖中成药的研发思路。

（二）发挥中医特色优势，有序开发糖尿病慢性并发症几近空白的市场

数据证实,明确标明治疗糖尿病慢性并发症的中成药仅有1种——消渴通脉口服液,适用于2型糖尿病周围神经病变。糖尿病慢性并发症是导致糖尿病患者伤残和死亡的主要原因,其病变过程较慢,累及全身多器官。中药多成分、多靶点的特性在治疗该类慢性、复杂性病症方面有着得天独厚的优势。遵照中医辨证论治原则组方,结合现代制剂工艺,开发出疗效稳定、不良反应小的糖尿病并发症治疗新药,对提高糖尿病患者的生存质量意义重大。

（三）优化传统制剂工艺，提升糖尿病专科中成药的质量及疗效

现有糖尿病中成药处方中药味用量普遍较低,再加上制剂工艺简单,导致单次服用量较大且临床疗效不明显,患者依从性差,所以优化制剂工艺对于中成药占领市场份额至关重要。将现代制剂工艺如药材超细微粉技术、中药水提液冷冻浓缩技术等应用到糖尿病中成药新药的开发中来,以药效学试验为指标,筛选工艺、去粗存精,开发出微囊剂、巴布剂、粉针剂、高分子制剂等现代新制剂,在提高品种质量及疗效的同时减少服用量、丰富给药途径,以提高患者长期服药的依从性,破除中成药剂型发展停滞不前的僵局。

（四）加快院内名方制剂成果转化，助力糖尿病中成药新药开发

院内名方中药制剂多由临床名老中医多年经验、反映良好的经方验方研制而成,体现了中医地域特色及医院学术特色。从中筛选出安全性强、疗效可靠、质量稳定的中药制剂,通过药理试验,进行药物筛选和配伍,积极开展药效学研究,应用现代制剂技术,进行剂型合理性和制备工艺的研究,建立有效的质控标准。并在此基础上进一步开发研制新药,将可缩短研究周期,避免或少走弯路,为中药新药开发提供一条特有的捷径。将其开发为新药能有效继承名老中医的临床经验,推动中医药的继承与创新,形成品牌效应,加快中药产业化发展步伐。

（五）加强合理用药宣传与监测，保证患者用药安全有效

对患者进行合理用药教育,部分患者潜意识里认为中药无毒,服用效果不佳后自行加大药量,还有些患者出现不适时,意识不到可能是药物引起的不良反应而继续服用,导致不良反应持续或加重。

加强药品不良反应监测力度,及时对发生的不良反应进行统计分析,更好地认识其安全性问题,识别药物的潜在风险。加强与临床医生的沟通,尽量避免或减轻不良反应的发生,保障

临床用药更加安全、合理、有效。

（六）强化糖尿病专科诊治辨证指导，提升中成药使用准确率

有研究者通过大量的临床实践将糖尿病分为热盛伤津证、气阴两虚证、肝郁脾虚证、痰浊中阻证、湿热中阻证、脾肾气虚证和阴阳两虚证七个证型[36]，中医药对于糖尿病的治疗，在益气养阴、清热润燥传统治法的基础上，宜逐渐重视活血化瘀、调肝理气等法在治疗糖尿病中的作用。影响糖尿病中成药合理使用的因素主要是中医辨证问题，应做到辨证准确（正确应用中成药的前提）、依法选药（在明确诊断、确定证型后，提出恰当的治法和治疗原则，再依据治疗法则选择相应的中成药）、依证选药（按照患者的病情和兼证选药）[37]。但目前一大部分中成药由西医医师开具，往往以药名对病名，缺乏中医的辨证施治，造成中成药使用不规范不合理。因此，应定期对医师进行中成药知识培训，尤其是西医师。此外，医师在开具处方之前，要认真阅读说明书，了解组方中所含中药的性味归经、功能主治，尤其是含有化学药物成分的复方制剂，要了解其药理、毒理、药代动力学等内容，避免重复用药引发低血糖等不良反应。

（七）重视糖尿病专科中西药正确联用，确保临床治疗减毒增效

中药在防治糖尿病慢性并发症方面具有一定的优势，但与西药相比，单纯中药降糖作用相对缓和，中西药联用可以发挥西药降糖快、中药多靶点多环节的优势，达到提高疗效又非单纯降糖的目的，还可降低不良反应发生率。有研究通过对金芪降糖片、玉泉丸、天芪降糖胶囊、津力达颗粒等糖尿病常用中成药与口服降糖西药联合使用进行临床研究及安全性评价，结果证实，中西药合用除了能够降低血糖，还能调节血脂，增强胰岛素敏感性，改善部分胰岛功能，保护血管内皮细胞功能。"单纯降糖并不能延缓并发症的出现，也不能使已经发生的并发症得到良好控制"，中西药合用既能快速使血糖降至正常水平，又可针对患者个体情况辨证用药防治并发症，为糖尿病及其并发症的治疗提供了一条新的探索之路[38]。

但中成药和西药的联合使用也应有"度"，不适宜的联用会适得其反，应警惕重复用药或配伍禁忌。如口服西药盐酸苯乙双胍片又同时服用中成药消渴丸，可因降血糖太过，而增加低血糖发生风险；西药降糖药（胰岛素、格列美脲等）不宜与含苷类成分的中药及中成药（人参、三七、桔梗、桃仁、杏仁、鹿茸、甘草等）合用，因这类中药能产生糖皮质激素样作用，有排钾作用和致水钠潴留效应，且能加速糖原异生，从而减弱胰岛素等降糖药的疗效。

五、结　语

随着人们生活水平的提高，生活方式的改变，人口老龄化的到来，糖尿病的发生发展呈逐渐增长的趋势。近年来中医药在治疗糖尿病及其并发症方面进行了大量的探索和研究，一些新的中药复方制剂相继出现。从已上市的用于糖尿病的中成药看，一般情况下中成药的降糖作用强度不如西药，大多数降糖效果并不明显。但中医药防治糖尿病优势在于其不仅能平稳降糖，使血糖控制长期稳定达标，还在于其能充分发挥复方优势对机体调整的特点，改善糖耐量异常，降低胰岛素抵抗，提高机体胰岛素的敏感性，促进中医证候的缓解，对防治糖尿病慢性并发症

的发生与发展有明确的作用[39]。

在糖尿病治疗过程中，中成药的使用还存在一些问题，诸如创新不够、工艺落后、使用不合理等，但其仍然发挥着不可替代的作用。糖尿病的发展是动态变化的，对于各发病阶段特点的精准把握是提高临床疗效的关键，也是中医药向精准医学靠近的必然趋势[40]。完善中医理论体系，走出糖尿病中医消渴的误区，针对具体病情个性化用药，与现代疾病概念对接，加强上市后评价研究，获得中医临床高级别证据，必将会给糖尿病的药物治疗带来崭新的发展空间。

参 考 文 献

[1] World Health Organization（WHO）（2016）Global on Diabetes. http：//apps. Who. Int/h/iris/bitstream/10665/204871/1/9789241565257-eng. pdf.

[2] 赵进喜，王世东，黄为钧. 中医药防治糖尿病及其并发症研究述评[J]. 世界中医药，2017，12（1）：10-15.

[3] 国家药品监督管理局数据查询系统. http：//app1. nmpa. gov. cn/data_nmpa/face3/dir. html？type=yp8CbSIDIHO=9ACSrqr/v2x/vzx/v7AukgzeZGlnfgpdpauuRtIutCqqqmE.

[4] 国家药典委员会. 中华人民共和国药典[M]. 北京：中国医药科技出版社，2015.

[5] 国家药典委员会. 中华人民共和国卫生部药品标准中药成方制剂. 北京：中华人民共和国卫生部药典委员会，1995.

[6] 国家药品监督管理局. 国家中成药标准汇编内科气血津液分册[S]. 批件号 2002 ZD-1147.

[7] 国家药典委员会. 中华人民共和国药典临床用药须知中药成方制剂卷[M]. 北京：中国医药科技出版社，2015.

[8] 国家药典委员会. 国家食品药品监督管理局国家药品标准新药转正标准[J]. 中国药品标准，2009，（6）：472-476.

[9] 陈新则，马浩玲，丁丽琴，等. 治疗糖尿病上市中成药处方规律研究[J]. 辽宁中医药大学学报，2017，19（5）：131-133.

[10] 王学文. 糖尿病中西医治疗的研究进展[J]. 中西医结合心血管病电子杂志，2016，4（9）：180-181.

[11] 刘媛. 基于中医古籍研究的"消渴"理论源流及内涵探讨[D]. 北京：中国中医科学院，2015：9-11.

[12] 闫秀峰，倪青，陈世波，等. 对林兰糖尿病中医"三型辨证"理论的探讨[J]. 中医杂志，2005（12）：885-887.

[13] 庞国明，王凯锋，贾林梦，等. 纯中药治疗 2 型糖尿病"三辨诊疗模式"探悉[J]. 世界中西医结合杂志，2019，14（5）：712-717.

[14] 郭东臣，张惠敏，梁淑新，等. 中成药治疗 2 型糖尿病证治-方药的调查分析[J]. 中成药，2015，37（2）：442-456.

[15] 谢雁鸣，刘峘，王永炎. 消渴丸上市后临床不良反应文献专家判读[J]. 中国中药杂志，2011，36（20）：2855-2858.

[16] 李慧，李巍，曲方. 珍芪降糖胶囊致老年患者低血糖脑病植物生存[J]. 实用药物与临床，2013，16（3）：256-257.

[17] 赵柳红. 桂附地黄丸致血尿一例报告[J]. 右江医学，2016，44（3）：362.

[18] 闫红元. 糖脉康致荨麻疹 1 例[J]. 临沂医专学报，2000（1）：80.

[19] 杜向军. 降糖舒致过敏性紫癜 1 例[J]. 山东医药，1994（5）：55.

[20] 韩军涛，于红. 糖尿病患者六味地黄丸用药警戒[J]. 中医药导报，2016，22（22），55-56+62.

[21] 白静，郑曙琴. 以黄芪为主中药复方治疗糖尿病肾病有效性及安全性 Meta 分析[J]. 辽宁中医药大学学报，2017，19（1）：179-182.

[22] 郭照，郑曙琴. 含黄芪中成药治疗糖尿病及其并发症组方用药规律分析[A]. 中国中西医结合学会内分泌专业委员会. 第十二次全国中西医结合内分泌代谢病学术大会暨糖尿病、甲状腺疾病高峰论坛论文资料汇编[C]. 中国中西医结合学会内分泌专业委员会，2019：2.

[23] 钟赣生. 中药学[M]. 北京：中国中医药出版社，2016.

[24] 袁宇楠.《中医方剂大辞典》治疗消渴病用药经验研究[D]. 唐山：华北理工大学，2017：9-10.

[25] 李琪. 基于文献及真实世界数据的中医药治疗消渴（2 型糖尿病）的分析研究[D]. 成都：成都中医药大学，2018.

[26] 仝小林. 糖尿病中医认识及研究进展述评[J]. 北京中医药，2016，35（6）：509-512.

[27] 史丽伟，倪青. 当代名医辨治糖尿病用药经验举隅[J]. 河北中医，2018，40（2）：165-169+186.

[28] 魏军平，高嘉良. 益气活血法治疗糖尿病肾病的临床研究进展[J]. 世界中西医结合杂志，2014，9（4）：446-448.

[29] 邓铁涛. 邓铁涛临床经验辑要[M]. 北京：中国医药科技出版社，1998：124.

[30] 关怿. 糖尿病中医用药规律分析[J]. 河南中医，2013，33（6）：981-982.

[31] 庞国明，闫镛，朱璞，等. 纯中药治疗 2 型糖尿病（消渴病）的临床研究[J]. 世界中西医结合杂志，2017，12（1）：74-77.

[32] 成龙，申竹芳，孙桂波，等. 糖尿病动物模型研究进展及在中药研究中的应用[J]. 药学学报，2015，50（8）：951-958.

[33] 杨艳，吕文英，胡楠，等. 基于上市中成药数据挖掘的糖尿病组方分析[J]. 中国现代中药，2017，19（9）：455-457.

[34] 王慧玉. 从同名称不同剂型中成药的统计分析谈中药剂型改革[J]. 中华中医药学刊，2011，29（2）：396-398.

[35] 庞国明. 纯中药治疗 2 型糖尿病实践录[M]. 北京：中国中医药出版社，2019：28-38.

[36] 庞国明. 糖尿病诊疗全书[M]. 北京：中国中医药出版社，2016：253-262.

[37] 黄亦琦，黄文传. 中成药辨证运用探析[J]. 中医药通报，2007，6（3）：48-50.

[38] 田国庆. 糖尿病常用中成药与西药联合使用的临床评价[J]. 中国临床医生，2014，42（6）：4-7.

[39] 段新，陈美华，丘斌，等. 纳洛酮和氟哌啶醇联合治疗兴奋型老年性谵妄的临床对照研究[J]. 中华行为医学与脑科学杂志，2013，22（2）：120-123.

[40] 仝小林. 糖尿病中医认识及研究进展述评[J]. 北京中医药，2016，35（6）：509-512.

（李　丹　执笔，周丽霞　审订）